Langenbecks Archiv für Chirurgie

Gegründet 1860

Kongreßorgan der Deutschen Gesellschaft für Chirurgie

Supplement · Kongreßband 1991

Redigiert von E. Ungeheuer

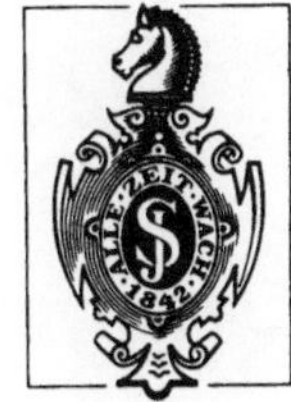

Die Chirurgie und ihre Spezialgebiete Eine Symbiose

108. Kongreß der Deutschen Gesellschaft für Chirurgie
16.–20. April 1991, München

Präsident: W. Hartel

Mit 180 Abbildungen

Springer Verlag Berlin Heidelberg GmbH

Langenbecks Archiv für Chirurgie

Ab Band 120 Kongreßorgan der Deutschen Gesellschaft für Chirurgie. „Archiv für klinische Chirurgie" begründet 1860 von B. v. Langenbeck, Herausgegeben von Th. Billroth, E. Gurit, E. v. Bergmann, W. Körte, A. v. Eiselsberg, A. Bier, F. Sauerbruch, E. Payr, A. Borchard, O. Nordmann u.a. Bis Band 117 (1921) Berlin, A. Hirschwald, ab Band 118 Berlin, Springer.

Seit 1948 (Band 207/260) unter dem Titel „Langenbecks Archiv für klinische Chirurgie" vereinigt mit: Deutsche Zeitschrift für Chirurgie. Begründet 1872 von A. v. Bardeleben, W. Baum u.a. Herausgegeben von H. v. Haberer und F. Sauerbruch. Bis Band 254 Leipzig-Berlin, F. C. W. Vogel, ab Band 255 (1941) Berlin, Springer.

Ab Band 324 (1969) unter dem Titel „Langenbecks Archiv für Chirurgie".

Ab Band 338 (1975) vereinigt mit Bruns' Beiträge für Klinische Chirurgie. München, Urban & Schwarzenberg.

Professor Dr. med. Wilhelm Hartel
Bundeswehrkrankenhaus Ulm
Oberer Eselsberg 40, W-7900 Ulm/Donau
Bundesrepublik Deutschland

Professor Dr. med. Edgar Ungeheuer
Generalsekretär der Deutschen Gesellschaft für Chirurgie
Steinbacher Hohl 28, W-6000 Frankfurt/M. 90
Bundesrepublik Deutschland

ISBN 978-3-540-54335-0 ISBN 978-3-642-95662-1 (eBook)
DOI 10.1007/978-3-642-95662-1

Gesamtherstellung: Graphischer Betrieb K. Triltsch, Würzburg
24/3130-543210 – Gedruckt auf säurefreiem Papier

Inhaltsübersicht

Inhaltsverzeichnis/Contents

2. Hauptthema

Der Chirurg in der Notfallmedizin 80

3. Hauptthema

Postoperative Notzustände 129

4. Hauptthema

5. Hauptthema

Wert klinischer und experimenteller Ergebnisse für die Praxis 273

Poster

Allgemeine Chirurgie/Endoskopie

Kurse

Eröffnungsansprache, Begrüßungsansprachen, Ehrungen, Mitgliederversammlung

Die feierliche Eröffnung des 108. Kongresses der Deutschen Gesellschaft für Chirurgie in der Bayernhalle des Kongreßzentrums im Messegelände – Theresienhöhe am 16. April 1991 um 17.30 Uhr wird musikalisch eingeleitet mit:

Georges Bizet, aus L'Arlésienne Suite No. 1 für Orchester
Nr. 1 Prélude.
Allegro deciso (Tempo di marcia – Andantino – Andante molto)
Nr. 2 Minuetto. Allegro giocoso
Nr. 4 Carillon. Allegretto moderato – Andantino

Begrüßung durch den Präsidenten

Präsident Professor Dr. med. Wilhelm Hartel, Ulm

Verehrte Gäste, liebe Kolleginnen und Kollegen!
Nach der L'Arlesiénne-Suite von Georges Bizet vom Jahre 1872, dem Gründungsjahr unserer Gesellschaft, eröffne ich den 108. Deutschen Chirurgenkongreß.

Er ist deshalb eine Besonderheit, weil er der erste Kongreß nach der Wiedervereinigung ist. Deshalb grüße ich zuerst – entgegen der üblichen Konvention – diejenigen Kolleginnen und Kollegen aus dem östlichen Teil der Bundesrepublik, die zum ersten Mal als freie Bürger dieses Staates ihre Reise zu uns planen konnten. Das zählt augenblicklich mehr als alles andere.

Sie alle heiße ich sehr herzlich willkommen.

Besonders richtet sich mein Gruß an alle Repräsentanten des Staates, des öffentlichen Lebens, der Kirchen und der Wissenschaft sowie an die Ehren- und korrespondierenden Mitglieder unserer Gesellschaft.

So sind unter uns, und ich begrüße herzlich als Vertreter des Bundes Herrn Staatssekretär Baldur Wegner, von der Bayerischen Staatsregierung Herrn Sozialminister Dr. Gebhard Glück, der Stadt München Herrn Oberbürgermeister Georg Kronawitter, der katholischen Kirche Herrn Weihbischof Engelbert Siedler, der Jüdischen Kultusgemeinde Herrn Präsidenten Dr. Dr. Snopkowski, der Bundesärztekammer Herrn Präsidenten Dr. Vilmar und der Bundeswehr Herrn Generaloberststabsarzt Dr. Desch.

Sehr herzlich begrüßen möchte ich als Repräsentanten der Wissenschaft den Nobelpreisträger für Chemie des Jahres 1939, Herrn Professor Adolf Butenandt.

Die Deutsche Gesellschaft fühlt sich durch Ihre Anwesenheit hoch geehrt.

Ich heiße herzlich willkommen die Präsidenten der Österreichischen und Schweizer Gesellschaft für Chirurgie, die Herren Professoren Zimmermann, Feldkirch, und Chapuien, Lausanne sowie die Ehrenpräsidenten und Präsidenten des Berufsverbandes Deutscher Chirurgen, Herrn Professor Müller-Osten und Herrn Dr. Hempel. Die Teilnahme so vieler Präsidenten und Generalsekretäre wissenschaftlicher Gesellschaften dokumentiert die freundschaftliche Verbundenheit zu unserer Gesellschaft. Dafür sei herzlich gedankt.

Als Sanitätsoffizier begrüße ich meine jetzigen und ehemaligen Vorgesetzten sowie die Herren Generale und Generalärzte, unter ihnen den Kommandierenden General des II. Korps, Herrn Generalleutnant Verstl, die ehemaligen Inspekteure, Herrn Professor Rebentisch und die Herren Doktoren Linde, Voss und Daerr sowie den Befehlshaber im Wehrbereich VI, Herrn Generalmajor von Mengden.

Mit großer Freude sehe ich meine Kollegen und Mitarbeiter des Bundeswehrkrankenhauses Ulm. Für ihr Kommen sei herzlich gedankt.

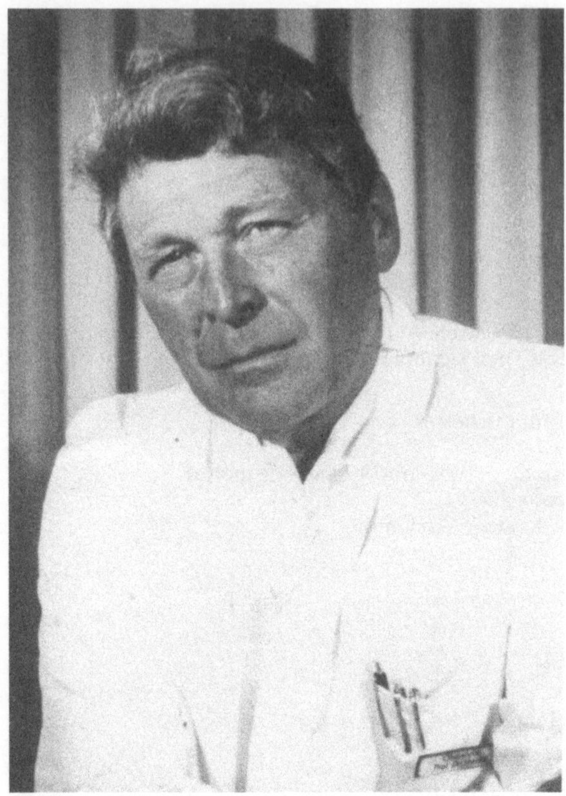

Abb. 1. Prof. Dr. med. W. Hartel, Ulm

Dieser 108. Kongreß hat das Leitmotiv „Chirurgie und ihre Spezialgebiete – eine Symbiose". Ich möchte daran erinnern, daß das eine vom anderen lebt und, daß dieses Gesetz nicht leichtfertig beiseite geschoben werden darf. Damit will ich nicht der Personalunion eines Ordinariats von Chirurgie und Augenheilkunde das Wort reden. Der Erlanger und spätere Klinikvorstand Karl Thiersch in Leipzig vereinigte diese beiden Ämter noch in seiner Person. Karl Thiersch war es auch, der genau vor 100 Jahren diesen Kongreß hier eröffnete; es war der zwanzigste. Auf diesem Kongreß ließ er, wie es damals üblich war, die Bedeutung Robert Kochs für die Chirurgie besprechen. 1895 wurde er unser Ehrenmitglied.

Begrüßungsansprachen

Präsident Professor Dr. med. W. Hartel, Ulm: Ich darf nun um die Begrüßungsansprachen bitten. Zunächst Herrn Staatssekretär Baldur Wegner.

Staatssekretär B. Wegner, Bundesgesundheitsministerium: Sehr geehrter Herr Präsident, meine Damen und Herren! Ich habe die Ehre, Ihnen zum 108. Kongreß Ihrer Fachgesellschaft die Grüße der Bundesregierung wie auch die persönlichen Wünsche der Bundesgesundheitsministerin Frau Gerda Hasselfeldt zu überbringen.

Dieser Kongreß der Deutschen Gesellschaft für Chirurgie findet in einer politisch außerordentlich interessanten und spannenden Zeit statt. Am 3. Oktober 1990 wurde die Einheit Deutschlands vollzogen und damit ein langersehntes Ziel erreicht. Ich grüße deshalb besonders die Teilnehmer aus den neuen Ländern und freue mich mit Ihnen allen, daß nunmehr für Ärzte und Wissenschaftler aus ganz Deutschland der fachliche Erfahrungsaustausch immer mehr zu einer Selbstverständlichkeit wird.

Sie, die Mitglieder der ältesten ärztlichen Fachgesellschaft in Deutschland, können einen wichtigen Beitrag zu einem raschen Zusammenwachsen des Gesundheitswesens in den neuen und alten Bundesländern leisten. Ich weiß, daß es dazu bei Ihnen einer besonderen Ermunterung nicht bedarf.

Gesundheitspolitisches Ziel der Bundesregierung bleibt es weiterhin, im Rahmen eines freiheitlichen Gesundheitswesens allen Bürgern den Zugang zu einer qualitativ hochstehenden Gesundheitsversorgung offenzuhalten. Das gilt als Herausforderung in besonderer Weise im Blick auf die neuen Länder. Die Chirurgie hat in diesem Zusammenhang eine tragende Funktion. Sie hat in den letzten eineinhalb Jahrzehnten in erheblichem Maße zur qualitativen Leistungssteigerung des medizinischen Versorgungsspektrums beigetragen. Diese Tatsache verdient Dank und Anerkennung. Doch jeder hier im Saal weiß auch, daß sich mit steigendem Grad der Exzellenz der ärztlichen Kunst auch ethische Fragen stellen, Fragen, die die Grenze zwischen Machbarem und Vertretbarem berühren.

Ich will und kann auf solche Grenzfragen hier und heute keine Antwort geben. Aber eines will ich für mich klar bekennen: Das Streben um die Fortentwicklung der diagnostischen und therapeutischen Möglichkeiten mit dem Ziel der Krankheitsbekämpfung zum Beispiel liegt im Interesse des einzelnen und der Allgemeinheit. Spitzenleistungsmedizin mit dem Ziel, helfen und heilen zu wollen, hat in meinem Verständnis folglich viel mit Humanität zu tun. Auch die Geschichte der Medizin belegt eindeutig, daß Humanität und medizinischer Fortschritt miteinander vereinbar sind.

Die Gesundheit ist, wie jeder weiß, ein besonderes Gut. Es ist unser gemeinsamer Auftrag, Auftrag der Gesundheitspolitik ebenso wie Auftrag all jener, die Leistungen im Gesundheitswesen erbringen, dafür zu sorgen, daß Menschen möglichst lang gesund bleiben können oder bei Krankheit optimal behandelt werden.

Bei der Erfüllung dieser gemeinsamen Aufgabe freue ich mich auf eine gute Zusammenarbeit und wünsche Ihnen, Herr Professor Hartel, und Ihnen allen eine glänzende Bilanz und einen glatten Verlauf Ihres so angesehenen und traditionsreichen Kongresses. Vielen Dank für Ihre Aufmerksamkeit.

Präsident Professor Dr. med. W. Hartel, Ulm: Herr Staatssekretär, ich danke Ihnen herzlich vor allem deswegen, weil Sie so kurzfristig diese Aufgabe übernommen haben, die Frau Gesundheitsministerin in letzter Minute ersetzen zu müssen. Herzlichen Dank, Herr Staatssekretär.

Ich bitte nun den bayerischen Sozialminister, Herrn Dr. Gebhard Glück, zu seinem Grußwort.

Staatsminister Dr. Gebhard Glück: Sehr geehrter Herr Präsident, meine sehr geehrten Damen und Herren! In Vertretung der Bayerischen Staatsregierung und vor allem unseres Bayerischen Ministerpräsidenten darf ich Sie alle hier in der Bayernhalle in München herzlich willkommen heißen. Mein besonderer Dank geht an die gastgebende Gesellschaft, die Deutsche Gesellschaft für Chirurgie, und an ihren Präsidenten, Herrn Professor Dr. Hartel.

Dazu seien mir zwei historische Hinweise gestattet:

Die Deutsche Gesellschaft für Chirurgie wurde im Jahr 1872 – davon war heute schon die Rede – von preußischen Sanitätsreserveoffizieren gegründet und steht somit im 120. Jahr ihres Bestehens. Mit Professor Dr. Hartel steht ihr auch heute wieder ein aktiver Sanitätsoffizier vor.

Der diesjährige Kongreß mit dem Leitthema „Chirurgie und ihre Spezialgebiete – eine Symbiose" ist der erste Deutsche Chirurgenkongreß seit der Wiedervereinigung Deutschlands. Erstmals wurde es möglich, neben vielen internationalen Teilnehmern auch Vertreter aus den neuen Bundesländern ohne Reisebeschränkungen und ohne Grenzformalitäten hier in München begrüßen zu können.

Zu diesem Kongreß werden bis zu 5000 Teilnehmer, Spezialisten aus allen westeuropäischen Ländern, Ostblockstaaten und Kanada sowie den Vereinigten Staaten von Nordamerika erwartet. Geladen sind internationale und nationale Gesellschaften für Chirurgie, Vertreter von chirurgischen Standesvereinigungen, Sektionen und Arbeitsgemeinschaften, Vertreter der Bundesärztekammer und der Landesärztekammer sowie des Berufsverbandes der Deutschen Chirurgie.

Meine sehr geehrten Damen und Herren! Ich habe ein wenig in Ihrem Tagungsprogramm geblättert und konnte mich von der Aktualität, aber auch von der außerordentlichen Breite und Vielfalt Ihrer Themen überzeugen. Das Leitthema des Kongresses, bei aller Spezialisierung das Verbindende nicht zu übersehen, hätte nicht zutreffender lauten können. Besonders angesprochen haben mich die Bereiche „Schonend operieren" und „Der chirurgische Eingriff als Prophylaxe". Hierdurch wird auch dem Laien ein anschaulicher Eindruck davon vermittelt, wie sich die operative Medizin weiterentwikkelt. Wie in allen großen Fächern der Trend zu mehr Spezialisierung gegeben ist, so etablieren sich auch in der Chirurgie mehr und mehr organbezogene Subspezialitäten. Dies wiederum bedeutet eine Zunahme von Kenntnissen bis ins Detail sowie neue, meist komplizierte chirurgische Methoden bzw. verfeinerte Operationstechniken. Heute kann man zum Beispiel mit Einschränkung aus der Größe einer Narbe auf die Zeit ihrer Entstehung schließen. Ich meine, hier wird jedem vor Augen geführt, welch enorme Ansprüche an Qualität und Vervollkommnung Ihres Fachgebietes Sie sich selbst setzen.

Damit wird jedoch zugleich auch die Erwartung des Patienten in die Chirurgie, in ihren Fortschritt sowie in besonderem Maße in die chirurgische Ärzteschaft unterstrichen. Diese Erwartungshaltung hat auch ihre Schattenseiten, unter anderem, wenn sie überzogen wird. Umfassende Patientenaufklärung oder Haftungsfragen haben heute in Ihrem Gebiet einen Stellenwert erhalten wie nie zuvor. Gerade deshalb ist der zweite Aspekt Ihres Leitthemas, die Symbiose, der Blick über die eigene Schublade hinaus, so wichtig.

Fortschritt in der Chirurgie beinhaltet auch das notwendige Nebeneinander von Spezialisten und breit geschulten Chirurgen.

Lassen Sie mich in diesem Zusammenhang als für das bayerische Krankenhauswesen verantwortlicher Minister einige Gedanken zur Krankenhausversorgung sagen, auf deren stationären Bereich die unaufhörlichen tiefgreifenden Wandlungen der Chirurgie strukturelle Auswirkungen haben. Dazu ein paar Schlaglichter aus der Situation Bayerns:

Einschließlich der Hochschulkliniken sind in Bayern derzeit annähernd 3300 Gebietsärzte chirurgisch in 253 Krankenhäusern an 200 verschiedenen Orten tätig. Die Zahl unserer chirurgischen Betten ist von 1980 bis 1990 von rund 24 000 auf 22 000 zurückgegangen. Obwohl die Zahl der jährlich in Bayern chirurgisch behandelten Patienten im gleichen Zeitraum um ca. 47 000, also etwa 9 Prozent, sich erhöht hat, ist der Belegungsgrad dieser Betten bei rund 85 Prozent nahezu konstant geblieben. Wenn die chirurgisch-stationäre Versorgung heute mit geringerer Bettenkapazität sichergestellt werden kann, so nicht zuletzt deshalb, weil binnen dieser zehn Jahre ein Rückgang der durchschnittlichen Verweildauer der Patienten dieser Fachrichtung in bayerischen Krankenhäusern um nicht weniger als 2,3 Tage zu verzeichnen war.

Was sich hinter dieser nüchternen Zahl verbirgt, wissen Sie selbst am besten. Leistungen und Fortschritt auf Ihrem Fachgebiet haben es ermöglicht, immer mehr Patienten mit Aussicht auf Erfolg zu behandeln und dies in immer kürzerer Zeit. Ich bin mir bewußt, daß diese Erfolge nicht nur oftmals mit wachsenden Belastungen für Ärzte und Pflegepersonal verbunden waren, sondern in vielen Fällen auch einer zunehmenden Spezialisierung Ihres Fachgebietes zu verdanken sind.

Dennoch gibt mir das Leitthema Ihres diesjährigen Kongresses Anlaß, eine Frage anzusprechen, deren ausgewogene Lösung mir sehr wichtig erscheint. Das Wort von Karl Emil Frey: „Die Chirurgie ist so breit geworden, daß ein Gehirn und ein paar Hände nicht mehr ausreichen, um ihren neuen Teilgebieten gerecht zu werden", beschreibt eine Entwicklung, die gerade für einen Flächenstaat wie Bayern, der für die stationäre Versorgung seiner Bürger auch auf kleinere, wohnortnahe Krankenhäuser der Grundversorgung angewiesen ist, zum Problem werden kann. Nicht zuletzt im Interesse einer Kostenbegrenzung im Krankenhausbereich ist es geboten, am Prinzip einer funktionellen Abstufung unseres Systems einer flächendeckenden Krankenhausversorgung festzuhalten. Dies bedeutet einerseits, daß die Vorhaltung chirurgischer Spezialgebiete bei geeigneten größeren Krankenhäusern sicherlich wichtig, ja notwendig ist, andererseits aber auch die schon vor zehn Jahren bei der Eröffnung Ihres 98. Kongresses von Professor Spohn ausgesprochene Warnung vor einem wahllosen Hineintragen der Spezialisierung in kleinere und mittlere Krankenhäuser sicherlich nichts von ihrer Richtigkeit verloren hat. Gerade bei kleinen Krankenhäusern der Grundversorgung kann auch heute auf breitgeschulte Chirurgen mit einem großen Spektrum an Erfahrung nicht verzichtet werden. So wichtig einerseits eine Spezialisierung am rechten Ort sein mag, um Hochleistungsmedizin bieten zu können, so unverzichtbar ist andererseits eine qualifizierte, aber auf den vorgegebenen Rahmen beschränkte, chirurgische, stationäre Grundversorgung. Niemand wäre damit gedient, zum Beispiel ein kleineres Kreiskrankenhaus durch einseitig ausgeübtes Spezialistentum in seiner Funktion einschränken oder durch ein Angebot zahlreicher Spezialgebiete zu einem kleinen Universitätsklinikum ausbauen zu wollen. Dies wäre auch wirtschaftlich weder sinnvoll noch realisierbar, da der finanzielle Rahmen bei den Investitionskosten und Betriebskosten gesprengt würde.

Meine sehr geehrten Damen und Herren! Ich wünsche eine fruchtbare Arbeit am Fortschritt der Chirurgie, dem 108. Kongreß der Deutschen Gesellschaft für Chirurgie einen erfolgreichen wissenschaftlichen Verlauf und Ihnen allen einen angenehmen Aufenthalt in unserer schönen Landeshauptstadt München. Ich danke Ihnen.

Präsident Professor Dr. med. W. Hartel, Ulm: Herr Minister, ich danke Ihnen, daß Sie als Vertreter der Bayerischen Staatsregierung zu uns gekommen sind, und wenn Sie es noch nicht wissen sollten, will ich Ihnen sagen, wie sehr wir uns in all den 40 Jahren in Bayern wohlgefühlt haben. Ich sage es deswegen, weil es einmal anders kommen könnte, und wenn es so kommt, werden wir das sehr vermissen.

Ich freue mich auf die Grußworte des Herrn Oberbürgermeisters Georg Kronawitter.

Oberbürgermeister Georg Kronawitter, Landeshauptstadt München: Sehr geehrter Herr Präsident Professor Hartel, meine sehr geehrten Damen und Herren! Zum 108. Kongreß der Deutschen Gesellschaft für Chirurgie begrüße ich Sie im Namen der bayerischen Landeshauptstadt wieder einmal sehr herzlich bei uns in München.

Obwohl Ihre Jahrestagung seit 1951 bereits das 40. Mal in München stattfindet – herzlichen Dank dafür –, so feiert sie heute doch eine schöne Premiere. Es ist der erste Chirurgenkongreß nach der Wiedervereinigung Deutschlands. Ich freue mich sehr, daß bemerkenswert viele Chirurgen aus den neuen Bundesländern dazu erstmals in unsere Stadt gekommen sind. Auch als Oberbürgermeister darf ich Sie sehr herzlich willkommen heißen. Unser aller Bemühen muß es sein, daß die völkerrechtliche Einheit Deutschlands auch mit Leben erfüllt wird, daß nun möglichst schnell auch eine gesellschaftliche Einheit und ein menschliches Miteinander geschaffen werden, und zwar auf allen Ebenen. Das Zusammenwirken in gemeinsamen Berufsverbänden und Standesorganisationen, wie hier in der Deutschen Gesellschaft für Chirurgie, kann dazu ebenso gute Beiträge leisten, wie zum Beispiel die Zusammenarbeit der Kommunen. Ich selbst habe erst kurz vor Ostern Thüringen besucht, um mich wieder einmal über Möglichkeiten partnerschaftlicher Hilfestellung für die dortigen Kommunen zu informieren. Die Landeshauptstadt München hat sehr früh damit begonnen, den Städten in den neuen Bundesländern beim Aufbau einer funktionierenden Selbstverwaltung zu helfen. Ich nenne insbesondere unser Gesundheitsreferat, das Partnerschaften zwischen den Krankenhäusern München-Neuperlach und Dresden-Neustadt sowie München-Schwabing und Dresden-Friedrichstadt unterhält. Die beiden Dresdner Krankenhäuser können darauf vertrauen, daß ihnen mit München als Stadt der medizinischen Wissenschaft und Forschung und als größtem kommunalen Krankenhausträger Bayerns ein erfahrener und kompetenter Partner zur Verfügung steht.

Auch in der Chirurgie hat das Münchner Gesundheitswesen einen guten Ruf, obwohl Philipp Franz von Walther, einer der großen Münchner Chirurgen, einmal behauptet hat, „an der Isar gedeihe die Chirurgie nicht". Welch große Tradition die Chirurgie in München hat, zeigen allein Namen der Münchner Präsidenten Ihrer Gesellschaft. So sind Otmar von Angerer, Ferdinand Sauerbruch zu seiner Münchner Zeit, Erich Lexer, Emil Karl Frey, Rudolf Zenker, Georg Heberer und der 1980 verstorbene Georg Maurer aus den Annalen der Deutschen Gesellschaft für Chirurgie und der Münchner Medizin nicht wegzudenken. Bis heute tragen renommierte Münchner Chirurgen, die chirurgischen Abteilungen unserer Krankenhäuser und zahlreiche medizinische Forschungseinrichtungen in unserer Stadt auf vielschichtige Weise zum chirurgischen Fortschritt bei. Auch spezielle medizinische Modelle werden in München auf den Weg gebracht. Lassen Sie mich nur drei aktuelle Beispiele herausgreifen:

So wurde im letzten Jahr erstmals in der Chirurgischen Universitätsklinik, Herr Minister, eine hochmoderne Einheit von Intensivabteilung und Notaufnahmestation eröffnet, bei der die diagnostische und therapeutische Sofortversorgung aller nur möglichen Verletzungsfolgen unter einem Dach ermöglicht wird.

So läuft am Klinikum Großhadern derzeit das Münchner Projekt Knochentransplantation am Menschen, das als Endstufe Ganzgelenkstransplantation vorsieht und das bei der ersten europäischen Konferenz der Knochenbanken in Holland als modellhaft herausgestellt worden ist.

Und so startet unser Gesundheitsreferat nun ein Münchner Projekt „Vertrauen durch Qualität", durch das Methoden der Qualitätssicherung in den städtischen Krankenhäusern eingeführt werden sollen. Diese Initiative zur Qualitätssicherung in Kliniken ist bisher einmalig.

Trotz all dieser medizinischen Leistungen drückt München im Gesundheitswesen ganz woanders und ganz erheblich der Schuh. Ich meine den extremen Pflegenotstand in unseren Krankenhäusern. In München fehlen Hunderte von Krankenschwestern und Krankenpflegern. Über 300 Betten können deshalb in städtischen Kliniken nicht belegt werden. Ganze Stationen mußten wegen fehlendem Krankenhauspersonal geschlossen werden. Mit einem ganzen Maßnahmenpaket versuchen wir nun, den Pflegenotstand zu therapieren. Neben dem finanziellen Anreiz der sogenannten München-Zulage, neben Wiedereingliederungskursen für Pflegekräfte und neben ganz neuen Arbeitsmodellen sollen rund 300 preisgünstige Wohnungen für Schwestern und Pfleger gebaut werden mit einem großen finanziellen Aufwand und verstärkt Betriebskindergärten eingerichtet werden.

Mit diesem kurzen Überblick und Ausblick heiße ich Sie noch einmal sehr herzlich in unserer Stadt willkommen, von der Kurt Tucholsky einmal behauptet hat: „Die Münchner sind verschlampte Preußen, vor ihnen sei gewarnt. Doch sogar das norddeutsche – ich habe nicht gesagt: preußische – Nachrichtenmagazin „Der Spiegel" hat unserer Stadt besondere Gastlichkeit attestiert und dazu geschrieben: „Nirgendwo sonst mischen sich Knödldampf, Bierdunst und Weihrauch so nah, so innig mit dem Duft der großen Welt, nirgendwo fühlen sich Playboys und Professoren, Bayern und Preußen, Sozis und Spezis, Gamsjäger und Kulturkritiker in gleichem Maße zu Hause wie eben in dieser Stadt München."

In diesem Sinne hoffe ich, daß sich auch die Damen und Herren Professoren und Doktoren aus der Chirurgie in München wie zu Hause fühlen. Ich wünsche Ihnen neben einem erfolgreichen Verlauf des Deutschen Chirurgenkongresses 1991 auch einen schönen und angenehmen Aufenthalt in unserer Stadt, von der der frühere österreichische Bundeskanzler einmal gemeint hat: „Das Schöne an München ist, daß es nicht mehr Österreich ist und noch nicht Deutschland." Herzlich willkommen bei uns in München!

Präsident Professor Dr. med. Hartel, Ulm: Herr Oberbürgermeister, ich danke Ihnen für Ihre freundlichen Worte aus München, besonders auch dafür, daß Sie versucht haben, uns dies mit den Worten des „Spiegel" nahezubringen. Aber das wußten wir vorher schon.

Ich darf als nächsten zu seinem Grußwort aufrufen den Präsidenten der Bundesärztekammer, Herrn Dr. Vilmar.

Dr. Vilmar, Präsident der Bundesärztekammer: Herr Präsident, meine sehr verehrten Damen, meine Herren, liebe Kolleginnen und Kollegen! Allen Teilnehmerinnen und Teilnehmern dieses 108. Deutschen Chirurgenkongresses überbringe ich die Grüße der Bundesärztekammer, verbunden mit den besten Wünschen für einen erfolgreichen Verlauf.

Das Kongreßprogramm belegt wiederum den unvermindert raschen Fortschritt in der Medizin und zeigt das auch in der Chirurgie ständig erweiterte Leistungsspektrum mit erhöhten Chancen für eine wirksame Behandlung vieler Patienten bei gleichzeitig oft erheblich verminderten Risiken. Dennoch ist dieser Kongreß nicht einfach ein weiterer in einer langen und sich hoffentlich auch in Zukunft noch verlängernden Reihe eindrucksvoller Veranstaltungen, er ist vielmehr auch geprägt von den schon heute als historisch zu wertenden politischen Ereignissen der Jahre 1989 und 1990; es wurde bereits darauf hingewiesen. Diese Ereignisse waren Schlußpunkt und Neuanfang zugleich. Auf unabsehbare Zeit für unlösbar gehaltene Probleme sind ebenso wie jahrzehntelang unüberwindbare Grenzen entfallen, und von den Menschen in Ost und West nicht nur unseres Vaterlandes können jetzt in Freiheit viele neue Chancen genutzt werden.

Für die deutsche Ärzteschaft hat eine zügige Verbesserung der gesundheitlichen Versorgung der Bevölkerung in den neuen Bundesländern sowohl im ambulanten als auch stationären Bereich oberste Priorität; denn trotz des engagierten Einsatzes und der Improvisationsgabe vieler Ärzte und Pflegekräfte – das sollte man nie vergessen – sowie anderer im Gesundheitswesen Tätiger muß das gescheiterte sozialistische Gesundheitssystem der ehemaligen DDR ebenso wie vieler anderer Länder in Osteuropa grundlegend erneuert werden, wenn das auch international anerkannt hohe Leistungsniveau der ärztlichen Versorgung in den alten Bundesländern vergleichbar erreicht werden soll.

Bei diesem Erneuerungsprozeß ist eine Vielzahl teilweise ungeahnter Probleme sichtbar geworden. Diese jetzt in gemeinsamer Anstrengung zu überwindenden Schwierigkeiten sind jedoch nicht Folge der Einigung, wie viele uns weismachen wollen, sondern vielmehr das Ergebnis jahrzehntelanger sozialistischer Plan- und Kommandowirtschaft und der damit nicht selten verbundenen Verwirrung des Denkens. Was wir beispielhaft und oft geradezu hautnah in den neuen Bundesländern erleben, ist auch in anderen Ländern des früheren Ostblocks zu beobachten, wo zentralistische Einheitsstrukturen ebenfalls in den Staatsbankrott geführt haben. Nicht nur für die Deutschen in Ost und West, sondern auch die anderen Europäer und die gesamte Weltöffentlichkeit ist mit dieser Entwicklung der früher immer wieder propagierte Wettstreit der Systeme doch wohl sicher eindeutig und endgültig entschieden.

Oberstes Ziel muß es sein, möglichst rasch in allen Teilen Deutschlands und in Europa vergleichbare Lebens- und Arbeitsbedingungen zu erreichen.

Für die Ärzteschaft bedeutet dies, unter Wahrung der Belange der Allgemeinheit berufliche Unabhängigkeit und ärztliche Entscheidungsfreiheit auf der Basis wirtschaftlicher Sicherheit und frei von staatlicher fachfremder Bevormundung und administrativer Gängelung zu sichern und auszubauen sowie Eigeninitiative und Eigenverantwortung zu fördern, um damit die Voraussetzungen für eine möglichst gute individuelle medizinische Versorgung aller Kranken und Hilfsbedürftigen nach dem jeweiligen Stand medizinisch-wissenschaftlicher Erkenntnisse und der medizinischen Technik zu schaffen.

Die in der 12. Wahlperiode des Deutschen Bundestags nach der Vereinigung der beiden Teile Deutschlands verstärkt notwendigen Überlegungen für weitere Gesetzesregelungen im Gesundheitswesen müssen daher auch in Anbetracht begrenzter Ressourcen die auf täglicher ärztlicher Erfahrung in Klinik und Praxis beruhenden Erkenntnisse und Forderungen der Ärzteschaft berücksichtigen. Durch einen weiteren Ausbau administrativ reglementierender und dirigistischer Regelungen für alle Bereiche unseres Gesundheitswesens werden nämlich allmählich mehr neue Probleme geschaffen als alte gelöst. Auf die Dauer könnten dadurch die tragfähigen Fundamente für ein leistungsfähiges freiheitliches Gesundheitswesen eher gefährdet werden.

Ein leistungsfähiges Gesundheitswesen erfordert aber zur Sicherung der Strukturqualität natürlich auch eine der Medizin jeweils entsprechende Weiterbildungsordnung. Für die neuen Bundesländer wurde deshalb mit den dort neugebildeten Ärztekammern zunächst eine Übergangsweiterbildungsordnung erarbeitet, in der sowohl im Interesse eines Vertrauensschutzes als auch einer Besitzstandswahrung vorgesehen ist, daß alle diejenigen Ärztinnen und Ärzte, die schon mehr als die Hälfte der Weiterbildungszeit absolviert haben und die deshalb kurz vor ihrer dort noch immer so genannten Facharztanerkennung stehen, die Weiterbildung nach den alten Bedingungen beenden können, und lediglich für diejenigen, die noch nicht die Hälfte ihrer Weiterbildungszeit absolviert haben, die neuen Bestimmungen gelten. Für die Bezeichnungen wurden ebenfalls Regelungen geschaffen.

Es ist zu begrüßen, daß in den neuen Bundesländern aufgrund einer Vereinbarung zwischen den Spitzenverbänden der gesetzlichen Krankenkassen und der Deutschen Krankenhausgesellschaft die Kosten für die in den Krankenhäusern tätigen Ärzte in Weiterbildung, die dort früher anders getragen wurden, nunmehr über den Pflegesatz finanziert werden können. Durch diese Vereinbarung und die im Rahmen des Gemeinschaftswerks Aufschwung-Ost der Bundesregierung vorgesehene Förderung zur Finanzierung von Ärzten zum Abschluß ihrer Weiterbildung werden wichtige Beiträge für eine Verbesserung des Versorgungsstandards in den neuen Bundesländern geleistet.

Notwendig ist aber darüber hinaus auch, und das wäre unsere Bitte an die Bundesregierung, eine zufriedenstellende Regelung zur Sicherung des Abschlusses der Ausbildung der Ärztinnen und Ärzte im Praktikum, die in den fünf neuen Bundesländern derzeit größere Schwierigkeiten bereitet als bei uns. Der auf dem 108. Kongreß der Deutschen Gesellschaft für Chirurgie zu erwartende intensive Gedanken- und Erfahrungsaustausch insbesondere auch zwischen Ost und West kann über den engeren Bereich der Chirurgie hinaus auch zur Gestaltung einer vernünftigen Gesundheits- und Sozialpolitik beitragen. Die Novellierung der Weiterbildungsordnung für das nunmehr wiedervereinigte Deutschland wird in wenigen Tagen den 94. Deutschen Ärztetag in Hamburg beschäftigen. Die 250 Delegierten der Ärztekammern aller Bundesländer, unter ihnen nun auch 38 Delegierte aus den neuen Bundesländern, werden nach sechs Jahrzehnten erstmals nun gemeinsam aus ganz Deutschland zusammenkommen können und in erster Lesung – ich betone das wegen mancher Unruhe, die auch hier entstanden ist – eine neue Weiterbildungsordnung für ganz Deutschland beraten, in der die Konsequenzen aus der Entwicklung der Medizin seit der letzten Überarbeitung gezogen werden sollen und in der strukturelle Änderungen vorgesehen sind, die sich daraus ergeben. Trotz der damit notwendigen weiteren Differenzierung und Verselbständigung von Spezialgebieten – so auch in der Chirurgie mit der Einführung der neuen Gebiete Herzchirurgie, Kinderchirurgie und Plastische Chirurgie – muß es unser gemeinsames Anliegen sein, einen notwendigen Gesamtzusammenhang der großen Fachgebiete, nicht nur der Chirurgie, das gilt auch für andere, aufrechtzuerhalten. Diesem Ziel soll die Umwandlung der bisherigen Teilgebietsbezeichnungen in den wertneutralen Begriff „Gebietsbezeichnung" dienen, der zum Ausdruck bringt, daß es sich dabei um den ergänzenden Erwerb von Erkenntnissen innerhalb des Gebietes handelt. Spezialisierung und Differenzierung sollen so ermöglicht, eine totale Zersplitterung der Medizin dagegen verhindert werden. Dies stünde auch wirksamem ärztlichen Handeln, da stets auf den ganzen Menschen, auf Soma und Psyche gerichtet sein muß, entgegen.

Die nach über vier Jahrzehnten erste, vermutlich aber auch letzte Chance, die Teilung Deutschlands und Europas – das sollten wir nie vergessen – zu überwinden, erfordert mutige Entscheidungen. Angst und Resignation sind deshalb nicht angebracht. Den in allen Bereichen unseres gemeinsamen Staates und damit auch im Gesundheitswesen und in anderen Bereichen der sozialen Sicherung zu lösenden Aufgaben müssen sich auch die Ärzteschaft und ihre Selbstverwaltungskörperschaften, ihre Verbände, Organisationen, medizinisch-wissenschaftliche Fachgesellschaften und andere stellen, um den Menschen in Deutschland und in ganz Europa ein Leben in Frieden und Freiheit zu ermöglichen.

Mögen der 108. Kongreß und die weitere Arbeit der Deutschen Gesellschaft für Chirurgie mit dazu beitragen, unter Wahrung bewährter ethischer Grundsätze die Fundamente ärztlicher Tätigkeit zu erhalten, zu erweitern und zu festigen und damit die ärztliche Versorgung der Patienten weiter zu verbessern. Ich wünsche dem Kongreß einen guten Verlauf. Danke schön.

Präsident Professor Dr. med. W. Hartel, Ulm: Herr Präsident, herzlichen Dank für Ihren Bericht aus der Arbeit der Bundesärztekammer, vor allem auch über Ihre Aktivitäten in den neuen Bundesländern.

Ich darf nun meinen höchsten Vorgesetzten im Sanitätswesen, Herrn Generaloberstabsarzt Dr. Desch zu seinem Grußwort bitten.

Generaloberstabsarzt Dr. Desch: Herr Präsident, verehrte Gäste! Ihrem Wunsch, hier ein Grußwort zu sprechen, entspreche ich sehr gern. Ich überbringe die Grüße des Bundesministers der Verteidigung Dr. Stoltenberg und nehme die Gelegenheit sehr gern wahr, durch dieses kurze Grußwort die enge Verbindung zwischen der Chirurgie und der Wehrmedizin zu unterstreichen.

Als Inspekteur des Sanitäts- und Gesundheitswesens der Bundeswehr möchte ich natürlich auch meiner Freude Ausdruck verleihen, daß das ehrenvolle Amt des Präsidenten der Deutschen Gesellschaft für Chirurgie mit Oberstarzt Professor Dr. Hartel erstmals einem Sanitätsoffizier der Bundeswehr übertragen wurde.

Die Einbindung der Bundeswehr in eine nunmehr über Jahrzehnte hinweg erfolgreiche Strategie der Friedenssicherung durch militärische Wachsamkeit erlaubt dem Sanitätsdienst die Konzentration auf eine Krankenversorgung nach friedensmäßigem Standard. Gleichzeitig müssen wir doch einen Ausbildungs- und Kenntnisstand aufrechterhalten, der uns befähigt, auch in der Notlage eines Krieges wirksam helfen und heilen zu können. Hier gilt in ganz besonderer Weise, was hinsichtlich der Medizin im allgemeinen Goethe so ausgedrückt hat: „Wie das Wasser, das durch ein Schiff verdrängt wird, gleich hinter ihm wieder zusammenstürzt, so schließt sich auch der Irrtum, wo vorzügliche Geister ihn beiseite gedrängt und den Platz gemacht haben, hinter ihnen sehr geschwind wieder naturgemäß zusammen."

Leider müssen wir uns die Richtigkeit dieses Vergleiches eingestehen. Mangelnde chirurgische Erfahrung war in der Vergangenheit jeweils am Beginn von Kriegshandlungen eine ganz besondere Quelle vermeidbarer Behandlungsfehler. Damit im Bedarfsfall eine chirurgische Versorgung mit einfachen Mitteln unter besonderen Einschränkungen und schwierigen äußeren Verhältnissen gewährleistet werden kann, müssen kriegschirurgisch bedeutsame Erkenntnisse auch in Friedenszeiten bewahrt und weiterentwickelt werden.

Mit einem ganz bescheidenen Handinstrumentarium, das aus wenigen Skalpellen, Pinzetten und Klemmen bestand, war Bernhard von Langenbeck als beratender Chirurg im Krieg 1870/71 ausgerüstet. Er hat späterhin der Chirurgie zahlreiche technische Fortschritte vermittelt. Dieses kleine Taschenbesteck aus der Zeit des deutsch-französischen Krieges ist normalerweise im Medizinhistorischen Museum in Ingolstadt aufbewahrt. Es ist uns gelungen, dieses Kleinod für einen Tag nach München zu bringen. Sie können es morgen während des gesamten Tages am Ausstellungsstand der Bundeswehr besichtigen.

Bernhard von Langenbeck war Mitbegründer und erster Präsident Ihrer Gesellschaft. Er hat in besonders eindrucksvoller Weise sein Wirken als weltweit anerkannter Chirurg mit der Bereitschaft verbunden, sein ärztliches Können als Sanitätsoffizier zum Wohle der Kriegsverletzten einzusetzen. Freilich hat sich seither das Bild sowohl des Militärarztes in unserer Gesellschaft als auch die Basis der Chirurgie wesentlich verändert. Traumatologische Erkenntnisse waren für Langenbeck noch in erster Linie aus Kriegsverwundungen zu gewinnen. In der heutigen Zeit haben Sport und Verkehr im wesentlichen diese Funktion übernommen. Um so mehr bedarf der Sanitätsdienst heute der ständigen und intensiven Zusammenarbeit und des Austausches mit den Fachvertretern der Chirurgie.

Für die Bereitschaft hierzu darf ich der Deutschen Gesellschaft für Chirurgie im Namen der gesamten Bundeswehr meinen Dank aussprechen und Ihrem Kongreß einen guten Verlauf wünschen. Danke schön.

Präsident Professor Dr. med. W. Hartel, Ulm: Herr Generalarzt, herzlichen Dank für Ihre Worte. Ich glaube, das ist auch einmal eine Gelegenheit zu betonen, welch eine hervorragende Arbeitsmöglichkeit ich persönlich in der Bundeswehr gefunden habe. Es wird meistens nur an der Bundeswehr kritisiert. Ich halte dieses nicht für gerechtfertigt. Es war ein sehr gutes Arbeiten mit Ihnen in Ihren Kreisen. Vielen Dank.

Ehrungen

Präsident Professor Dr. med. W. Hartel, Ulm: Es ist für mich eine ganz besondere Ehre und Freude, die erste Ehrung meinem ehemaligen Chef, dem Generalsekretär der Gesellschaft, aussprechen zu dürfen, der in geheimer Wahl zum Ehrenmitglied der Deutschen Gesellschaft für Chirurgie gewählt worden ist.

Herr Generalsekretär, der Sie natürlich nicht nur die anderen Arbeiten alle auswendig kennen, die Sie minutiös machen, so wie Sie früher operiert haben, so kennen Sie mit Sicherheit auch den Text dieser Urkunde ganz genau. Aber unsere Gäste kennen diesen Text nicht, und deswegen werde ich ihn verlesen:

Die Deutsche Gesellschaft für Chirurgie ernennt ihr Mitglied,
Herrn Prof. Dr. Edgar Ungeheuer, Frankfurt a.M.,
zu ihrem Ehrenmitglied.
Mit dieser Ernennung ehrt die Deutsche Gesellschaft für Chirurgie eine herausragende Chirurgenpersönlichkeit für ihre Verdienste um die klinische Chirurgie und ihre wissenschaftlich-praktische Darstellung,

– und jetzt kommt etwas ganz Wichtiges:

ihr unermüdliches Engagement für die Erhaltung der Einheit der Chirurgie und Ihre aufopfernde Tätigkeit als Generalsekretär der Deutschen Gesellschaft für Chirurgie.

München, den 16. April 1991

Der Präsident

Herzlichen Glückwunsch!

Professor Dr. med. Edgar Ungeheuer, Frankfurt: Herr Präsident, Hohes Präsidium, meine sehr verehrten Damen, meine Herren, liebe Kolleginnen und Kollegen! In diesem Augenblick ist man voll Freude und voll Dank. Der Dank gilt vor allem dem Präsidium für sein Vertrauen, zeigt es mir doch, daß der Weg, den ich eingeschlagen habe, auch als Generalsekretär, vom Präsidium, wenn es manchmal auch nicht so aussah, anerkannt wird. Dafür danke ich ganz besonders.

Ich denke in diesem Augenblick auch an meine Eltern und danke ihnen, und ich denke an meine Lehrer in der Schule und meine Lehrer an der Universität. Ich denke vor allen Dingen an meine Lehrer in Heidelberg, Professor Karl Bauer, und in Frankfurt, Professor Geisendörfer. Es wäre ungerecht, wenn ich in diesem Augenblick nicht auch meinen vielen Mitarbeiterinnen und Mitarbeitern in den 45 Jahren Chirurgie danken würde. Sie haben es nicht leicht gehabt mit mir. Es war schwer, bei mir Schritt zu halten. Dabei denke ich vor allen Dingen auch an meine liebe Frau und danke ihr. Es war schwer, 40 Jahre mit mir Schritt zu halten und damit einig zu gehen, daß ich fast keine Zeit oder kaum Zeit für die Familie und für sie hatte. Vielen Dank.

Meine Damen und Herren! Einer meiner Mitarbeiter steht hier, es ist der Präsident unserer Gesellschaft. Es freut mich ganz besonders, daß er mir diese Ehrung überreichen durfte. Ich war früher sein Chef, er ist heute mein Präsident. Das finde ich ganz ausgezeichnet.

Der Herr Präsident hat es schon angedeutet: Ich danke ganz besonders dafür, daß ich diese Ehrung jetzt noch bekommen habe, wo die Chirurgie eine Einheit darstellt, für die ich seit Jahrzehnten kämpfe. Ob das in einigen Jahren noch möglich wäre, weiß ich nicht. Die Hoffnung besteht. Die Einheit der Chirurgie darf nicht zerschlagen werden. Das ist meine Bitte an Sie alle: Die Einheit muß erhalten werden, wir müssen auch die Spezialisten in der Einheit behalten. Nur so können wir die Chirurgie weiterhin auf diesem Niveau und in dieser Tradition halten. Ich danke Ihnen.

Präsident Professor Dr. med. W. Hartel, Ulm: Ich bitte nun die Herren Professoren Keminger und Kock aufs Podium. – Herr Kock ist offenbar nicht da.

Die Deutsche Gesellschaft für Chirurgie ernennt Herrn Prof. Dr. med. Kurt Keminger, Vorstand der Chirurgischen Abteilung des Kaiserin-Elisabeth- Spitals in Wien, Österreich, in Würdigung seiner hervorragenden Verdienste als Kliniker und Wissenschaftler um die Förderung der Chirurgie und in dankbarer Anerkennung seiner seit Jahrzehnten engen Verbindung mit unserer Gesellschaft und den deutschen Chirurgen zu ihrem korrespondierenden Mitglied.

Herr Keminger, ich gratuliere Ihnen sehr herzlich.

Professor Dr. med. Keminger, Wien: Herr Präsident, Hohes Präsidium, meine sehr verehrten Damen und Herren! Ich danke sehr für die Ernennung zum korrespondierenden Mitglied Ihrer Gesellschaft, der ich seit 1963 angehöre. Die Anerkennung, vor allem von Kollegen des eigenen Faches, ist ein beglückendes Gefühl. Ich danke Ihnen dafür sehr.

Ich denke in diesem Augenblick vor allem an meine Eltern und meine Lehrer, die mir den Weg bereitet haben und die mir Vorbild waren und Vorbild sind. Vor allem aber danke ich meinem Herrgott, daß er mir diese Stunde zu erleben ermöglicht hat.

Als ich vor 36 Jahren 1956 das erste Mal als junger Assistent den Kongreß besuchen durfte, der im Deutschen Museum auf der Isarinsel stattfand, und die führenden Chirurgen der Zeit nicht ohne Angst und Ehrfurcht sehen und hören durfte, dachte ich kaum, daß mir jemals diese Ehre beschieden sein wird.

Ich möchte bei dieser Gelegenheit aber auch der Österreichischen Gesellschaft für Chirurgie ganz herzlich danken, die mich für 1992 zu ihrem Präsidenten ernannt hat. Dem Präsidenten der Österreichischen Gesellschaft für Chirurgie ist es nicht nur gestattet, das Programm zu erstellen, sondern auch den Ort des Kongresses zu bestimmen. Ich habe erstmals das östlichste Bundesland, das Burgenland, und zwar dessen Landeshauptstadt Eisenstadt dafür bestimmt. Ich darf Sie heute schon sehr herzlich zu dem 33. Kongreß 1992 einladen, der vom 18. bis 20. Juni im Schloß Esterhazy stattfinden wird. Ich freue mich sehr auf Ihren Besuch und auf ein Wiedersehen in Eisenstadt!

Präsident Professor Dr. med. W. Hartel, Ulm: Herr Professor Kock hatte zugesagt, seine Ernennung in Empfang zu nehmen. Er ist wahrscheinlich verhindert. Wir werden ihm die Urkunde zusenden.

Totenehrung

Präsident Professor Dr. med. W. Hartel, Ulm

Ich komme zur Ehrung unserer Toten, die Conrad Ferdinand Meyer im Chor der Toten sprechen läßt:

> Wir Toten, wir Toten sind größere Heere,
> als Ihr auf der Erde, als Ihr auf dem Meere.

M. Allende, Córdoba	11. 07. 1990
H.-J. Denecke, Heidelberg	28. 04. 1990
W. Dick, Tübingen	10. 09. 1990
W. Düben, Hannover	11. 03. 1991
H. Evers, Uelzen	09. 10. 1990
W. Gerhartz, Darmstadt	14. 05. 1990
H. Herbig, Düsseldorf	06. 12. 1990
R. Mäusel, Mainburg	27. 02. 1991
H. Moser, Graz	04. 01. 1991
A. Müller, Starnberg	05. 01. 1991

O. Neyses, Remagen	08. 05. 1990
G. Ostapowicz, Salzgitter	06. 11. 1990
H. Rinne, Hannover	05. 05. 1990
H. Scheunemann, Mainz	15. 10. 1990
A. Stanischeff, München	12. 05. 1990
M. Steinbrück, Soest	29. 04. 1990
H.-J. Streicher, Wuppertal	26. 08. 1990
A. Thelen, Freiburg	27. 01. 1991
W. Wachsmuth, Würzburg	07. 06. 1990
W. Wegehaupt, Wiesbaden	11. 09. 1990

Lassen Sie mich noch einmal die Namen der Ehrenmitglieder und Präsidenten unter den Toten nennen: Walter Dick, Ehrenmitglied seit 1978, Hans Joachim Streicher, Präsident 1986, und Werner Wachsmuth, Präsident 1967 und Ehrenmitglied seit 1970.

Ich bitte Sie, sich zum Gedenken unserer Toten zu erheben.

– Ich danke Ihnen.

Ich hatt' einen Kameraden, Bearbeitung für Symphonieorchester

Preisverleihungen

Verleihung des von-Langenbeck-Preises

Präsident Professor Dr. med. W. Hartel, Ulm: Ich bitte Herrn Dr. Ertel zu mir. – Herr Ertel, ich glaube, daß Ihnen bewußt ist, daß wir jetzt den höchsten Preis für wissenschaftliche Arbeiten zu vergeben haben, den die Deutsche Gesellschaft für Chirurgie zu vergeben hat. Wir haben diesen Preis in folgenden Text gekleidet:

> Die Deutsche Gesellschaft für Chirurgie verleiht ihrem Mitglied, Herrn Dr. med. Wolfgang Ertel, Ludwig-Maximilians-Universität München, Klinikum Großhadern, für die wissenschaftliche Arbeit „Tumornekrosisfaktor und Prostaglandin E 2 – zentrale Mediatoren der Immunsuppression nach hämorrhagischem Schock" den
>
> **von Langenbeck-Preis** 1991.
>
> Herr Dr. med. Wolfgang Ertel hat aufgrund einer innovativen Versuchsanordnung nachgewiesen, daß den inflammatorischen Mediatoren Tumornekrosisfaktor und Prostaglandin E 2 eine zentrale Rolle für die Immunsuppression im hämorrhagischen Schock zukommt. Der Ausblick auf neue therapeutische Möglichkeiten verleiht dieser Arbeit eine besondere klinische Bedeutung.

Herr Ertel, ich darf Sie sehr herzlich zu diesem sehr hohen Preis, um den Sie mancher beneiden wird, beglückwünschen.

Dr. med. Wolfgang Ertel: Sehr geehrter Herr Präsident, Hohes Präsidium, meine sehr verehrten Damen und Herren! Ich möchte mich ganz herzlich bei der Deutschen Gesellschaft für Chirurgie und dem Preisrichterkollegium dafür bedanken, daß ich heute diese hohe Auszeichnung in Empfang nehmen durfte. Es ist mir bewußt, daß es eine hohe Ehre ist, in meinem noch jungen akademischen Leben diese Auszeichnung zu erhalten. Ich möchte mich kurz bei allen meinen Mentoren und akademischen Lehrern bedanken, ohne die diese Auszeichnung nicht möglich gewesen wäre, an erster Stelle bei Herrn Professor Heberer, der mir nicht nur das Knoten beibrachte, sondern mir auch einen sehr erfolgreichen USA-Aufenthalt ermöglicht hat, bei Herrn Professor Walter Brendel, der leider nicht mehr unter uns sein kann, und Herrn Professor Messmer, die mir zeigten, daß Lymphozyten und Makrophagen für einen Chirurgen von außerordentlicher Wichtigkeit sein können, und nicht zuletzt meinem jetzigen Chef, Herrn Professor Schildberg, der mich in seine Klinik nach meinem USA-Aufenthalt aufgenommen hat und mir beste Bedingungen für ein weiteres, erfolgreiches, wissenschaftliches Arbeiten ermöglichte. Ich weiß, daß dieser Preis eine hohe Auszeichnung ist und eine große Herausforderung darstellt. Ich hoffe, dieser gerecht werden zu können. Vielen Dank.

Jubiläumspreis der Firma B. Braun-Melsungen

Präsident Professor Dr. med. W. Hartel, Ulm: Ich darf die Herren Professoren Schmiedt, München, Chaussy, München, und Eisenberger, Stuttgart sowie für den verstorbenen Walter Brendel Herrn Messmer sowie Herrn Dr. Forßmann aus Germering aufs Podium bitten.

> *Die Deutsche Gesellschaft für Chirurgie verleiht den Herren Professoren Dr. med. Schmiedt, München, Dr. med. Chaussy, München, Dr. med. Eisenberger, Stuttgart, Dr. med., Dr. med. h.c. Brendel posthum, München, und Herrn Dr. rer. nat. Forßmann, Germering, den* **Jubiläumspreis** *der Firma B. Braun-Melsungen.*

Die Begründung ist folgende:
Sie würdigt damit die beispielhafte Zusammenarbeit zwischen Industrie, experimenteller Chirurgie und Klinik bei der Entwicklung der Lithotrypsie.

Was das bedeutet, ist jedem bewußt. Meine Herren, ich gratuliere Ihnen sehr herzlich.

Ich muß hier ergänzend hinzusetzen, daß für Herrn Professor Brendel Herr Professor Messmer den Preis entgegennimmt.

Professor Dr. med. Schmiedt, München: Herr Präsident, Hohes Präsidium, meine sehr verehrten Damen und Herren, liebe Kolleginnen und Kollegen! Es ist für uns eine ganz, ganz große Ehre, von der Deutschen Gesellschaft für Chirurgie, auch wenn der Preis von Braun-Melsungen ist, heute eine derartige Ehrung zu erfahren. Ich darf mich als der Senior der Gruppe und als der, der die ganze Geschichte mit der Stoßwellenlithotrypsie ins Rollen gebracht hat, zum Sprecher machen und auch im Namen der anderen Herren sehr herzlich danken, daß uns diese große Ehre zuteil geworden ist. Ich darf in den Dank auch die Firma Dornier einbeziehen. Es ist für uns, wir sind hauptsächlich Urologen, aber wir kommen letztlich auch aus der Chirurgie, eine große Ehre.

Mein größter Lehrer war, wie Sie vielleicht wissen, Rudolf Zenker. Ich bin glücklich, daß ich hier stehen und damit auch meines verehrten Lehrers Rudolf Zenker gedenken darf.

Dieser Preis wird für uns Ansporn sein, auf diesem Gebiet der – wenn Sie so wollen – unblutigen Chirurgie fortzuarbeiten zum Wohle unserer Patienten. In diesem Sinne danke ich Ihnen allen noch einmal sehr herzlich. Ich wünsche der Deutschen Chirurgie inklusive Urologie alles Gute für die Zukunft.

Verleihung des Erich-Lexer-Preises

Präsident Professor Dr. med. W. Hartel, Ulm: Ich darf dann Herrn Professor Land zu mir bitten. – Er ist offenbar nicht da. Auch er war unterrichtet, wahrscheinlich ist er verhindert. Auch er hatte zugesagt. Er wird den **Erich-Lexer-Preis 1991** bekommen. Ich möchte die Urkunde verlesen:

Die Deutsche Gesellschaft für Chirurgie verleiht ihrem Mitglied, Herrn Professor Dr. med. Walter Land, Ludwig-Maximilians-Universität München, Klinikum Großhadern, in Würdigung seiner Verdienste auf dem Gebiet der Organtransplantation den Erich-Lexer-Preis 1991 der Firma Ethicon.
Professor Dr. med. W. Land hat sich hervorragende Verdienste beim Aufbau und der Organisation der Nierentransplantationschirurgie erworben. Mit seinem beispielhaften „Münchner Modell" machte er die Bedeutung der Organspende der Öffentlichkeit bewußt.

Wir werden Herrn Professor Land die Urkunde zuschicken.

Video-Filmpreis 1991

Präsident Professor Dr. med. W. Hartel, Ulm: Ich bitte Herrn Professor Sunder-Plassmann zu mir.

Die Deutsche Gesellschaft für Chirurgie verleiht den Video-Filmpreis 1991 nach einstimmigem Urteil des zuständigen Ausschusses Herrn Prof. Dr. med. Ludger Sunder-Plassmann, Ludwig-Maximilians-Universität München, Klinikum Großhadern, für den Video-Film „Stadiengerechte Lungenresektion beim Bronchialkarzinom."

Herr Professor Plassmann, wir freuen uns ganz besonders deswegen über diesen hervorragenden Film, weil er von einem sogenannten allgemeinchirurgischen Klinikum kommt. Herr Professor Plassmann, ganz herzlichen Glückwunsch.

Professor Dr. med. Sunder-Plassmann: Sehr geehrter Herr Präsident, Hohes Präsidium, sehr geehrte Damen und Herren! Ich danke Ihnen und besonders dem Präsidium der Deutschen Gesellschaft für Chirurgie für diese hohe Auszeichnung, die mir gezeigt hat, daß es richtig war, auch als Allgemeinchirurg auf dieses Teilgebiet mit zu setzen. Ich danke an dieser Stelle insbesondere auch meinem damaligen chirurgischen Lehrer, Herrn Professor Heberer, der die Thorax-Chirurgie immer sehr hochgehalten hat. Ich danke Ihnen für die Anerkennung, die, glaube ich, für mein persönliches Schaffen gerade im richtigen Moment kommt. Aber eine Anerkennung kommt eigentlich immer im richtigen Moment. Vielen Dank.

Siegel der Deutschen Gesellschaft für Chirurgie

Präsident Professor Dr. med. W. Hartel, Ulm: Ich bitte Herrn Dr. Specker zu mir aufs Podium.

> *Das Siegel der Deutschen Gesellschaft für Chirurgie wird verliehen Herrn Dr. Manfred Specker, Blaubeuren.*
> *Herr Dr. Manfred Specker hat in besonderem Maße die Belange der Weiter- und Fortbildung in der klinisch-wissenschaftlichen Chirurgie mit seinen Möglichkeiten unterstützt und somit die Umsetzung wertvoller Innovationen in die klinische Praxis gefördert.*
>
> *München, den 16. 4. 1991*

– Herr Specker, ich freue mich, Ihnen das Siegel der Deutschen Gesellschaft überreichen zu dürfen.

Dr. med. Manfred Specker: Herr Präsident, Hohes Präsidium, meine sehr verehrten Damen und Herren! Es ist mir nicht nur eine große Freude, sondern vor allem eine große Ehre, von diesem Präsidium, von Ihnen allen geehrt zu werden für die Arbeit, die ich sehr gerne und mit viel Engagement gerade für Ihr Fachgebiet mache. Es wird mir Ansporn sein, zukünftig mein Bestes zu tun, dieser Erwartung und dieser Ehre vor allen Dingen gerecht zu werden. Herzlichen Dank.

Verleihung der Werner-Körte-Medaille

Präsident Professor Dr. med. W. Hartel, Ulm: Ich bitte Herrn Dr. Ketzler zum Podium.

> *Die Deutsche Gesellschaft für Chirurgie verleiht Herrn Dr. med. h.c. Klaus Ketzler, Neu-Isenburg, in Anerkennung seiner Verdienste um die Deutsche Gesellschaft für Chirurgie die* **Werner-Körte-Medaille** *in Gold.*
> *Die Gesellschaft ehrt damit die besonderen Verdienste sowohl bei der Versorgung von Dialyse-Patienten als auch besonders beim Aufbau der Transplantationschirurgie in Deutschland, an der Herr Dr. Ketzler maßgeblich beteiligt war.*

Herzlichen Glückwunsch.

Dr. med. h.c. Ketzler: Herr Präsident, Hohes Präsidium, meine sehr verehrten Damen und Herren! Ich danke herzlich für diese außerordentliche Auszeichnung, über die ich mich sehr freue, die ich vor allem als eine große Ermutigung empfinde, die Arbeit fortzuführen.

Präsident Professor Dr. med. W. Hartel, Ulm: Damit sind die Ehrungen und Preisverleihungen beendet.

Rede des Präsidenten

Meine sehr verehrten Damen und Herren!
Dem Präsidium und den Mitgliedern der Deutschen Gesellschaft für Chirurgie, deren Gründer preußische Sanitätsreserveoffiziere waren, gebührt herzlicher Dank dafür, mich mit dem Amt des Präsidenten betraut zu haben. Mit dieser Wahl ehren Sie auch die Bundeswehr. Sie ehren damit die Eltern und Söhne, die nahezu 40 Jahre lang einer Verteidigungsbereitschaft Ausdruck geben, die von den meisten – allerdings nicht immer bedenkenlos – getragen wird.

Ein ehrendes Erinnern möchte ich vor Ihnen allen den Ärzten, den Sanitätern und Schwestern widmen, die in Zeiten einer verächtlich gemachten Humanität – aber eben doch in ihrem Namen – Verletzten und Verwundeten, in der Fremde und daheim, selbstlos halfen. Das darf nicht vergessen sein!

Nach gutem Herkommen
- ehrt der Präsident eine richtungsweisende Chirurgenpersönlichkeit und
- wertet aus seiner Sicht das politische Umfeld und
- die wissenschaftliche Entwicklung seines Faches.

Nicht immer geschah das ohne Irrtum, Pathos oder Fehldeutung; stets aber in Dankbarkeit gegenüber unseren chirurgischen Vorfahren, in Verbundenheit mit dem Schicksal unserer Heimat und im Bekenntnis zur Wissenschaftlichkeit der Chirurgie.

I. Ehrung von Karl-Heinrich Bauer

Daher möchte ich mich zuerst Karl-Heinrich Bauer zuwenden.

Er war zuletzt Ordinarius für Chirurgie in Heidelberg von 1942–1962. Er hätte in meinem Präsidentenjahr am 26. September – dem Fest der Chirurgenpatrone Cosmas und Damian – seinen 100. Geburtstag feiern können. Meine Assistentenzeit bei Rudolf Geissendörfer und besonders bei Edgar Ungeheuer macht mich zum Enkel dieses visionären Chirurgen, der Grundlegendes zur Krebsforschung beitrug. Seine wissenschaftliche Arbeit auf diesem Gebiet möchte ich in den Mittelpunkt stellen und sie knapp zusammenfassen.

Der Humanist Karl-Heinrich Bauer – Humanist wurde er an einem Bamberger Gymnasium – eignete sich zusätzlich profunde und breitangelegte naturwissenschaftliche Kenntnisse an.

Sein zentrales Thema war die Mutationstheorie des Krebses, d.h. der Übergang von der gesunden Körper- in die Geschwulstzelle durch Genänderung. Nicht ohne Vorläufer gehabt zu haben, entwikkelte er diese Idee stufenweise.

Diese Stufen waren die Gewebe- und Vererbungslehre sowie die Molekularbiologie.

Er ging zurück bis auf den französischen Histologen Bichat und den rheinischen Gewebeforscher Theodor Schwann. Virchow und Aschhoff lehrten ihn die Zellerkrankung, der Göttinger Zoologe Alfred Kühn das biologische Denken. Schließlich erklärte ihm die Mendelsche Vererbungslehre die Weitergabe der Mutation auf die Zellnachkommen.

Aber die Frage nach dem letzten stofflichen Träger blieb so lange offen, bis Avery ihn 1943 als Desoxyribonucleinsäure identifizierte. Damit tat sich die molekularbiologische Dimension der Krebsforschung auf. Visionär ahnte K. H. Bauer diese Entwicklung und trat entschieden für die Gründung des Heidelberger Krebsforschungszentrums ein.

In seinem Buch „Aphorismen für Chirurgen“ liest man, daß mit der Erkenntnis auch das Geheimnis wächst.

Das war seine persönliche Art, Ehrfurcht vor der letztlich unergründlichen Schöpfung auszudrükken.

II. Die Wertung des politischen Umfeldes

Meine Damen und Herren!

Dieser 108. Kongreß ist der erste nach der Wiedervereinigung unseres Heimatlandes.

Das gibt ihm seine besondere Bedeutung.

Unser gemeinsames Forum wurde wieder möglich, weil die Mehrheit jenseits der damaligen Mauer den deformierenden politischen Druck, der immer neue politische Lebenslügen zeugte, nicht länger ertrug.

Davor bewahrt geblieben zu sein, war ein Geschenk – kein Verdienst.

Traditionsreiche ostdeutsche Hochschulen gehören wieder der Gesamtheit unseres Volkes. Endlich können sie sich ohne ideologische Gesichtsfeldeinengung der Wissenschaft und den Kranken zuwenden.

Klinikleiter können wieder unabhängig entscheiden. Jeder wird dafür dankbar sein, daß für ihre Position die Zugehörigkeit zu einer Einheitspartei nicht länger Vorbedingung ist. Im Gegenteil; sie ist eher suspekt, weil sie dem Pluralismus entgegensteht: nur dieser bewältigt die Zukunft.

Auch das 3. Hochschulgesetz der ehemaligen DDR darf vom ideologischen Inhalt her keine duldende Übergangsgültigkeit behalten, denn sein Inhalt:

- ideologische Durchdringung des Lehrstoffes und
- die parteitreue Erziehung der Studenten

durch ebenso parteitreue – oder besser: parteiabhängige – Lehrer eignet sich nicht als Lehrkonzept einer Universität. Im Gegenteil: es tötet sie.

Ihre Hauptaufgabe, sich forschend der Wahrheit zu nähern, wird durch Parteibeschluß gelöst. Nur die radikale Trennung von dieser Vergewaltigung des Geistes und der Menschen kann Heilung bringen.

Zur Heranbildung angehender Ärzte sind das Klassendenken und die philosophische Ideologie eines Marxismus-Leninismus gänzlich ungeeignet.

Ganz anderes tut not:

- eine beispielhafte Erziehung zu Mitgefühl,
- Hilfsbereitschaft in jeder Situation – auch bei jeder Art von Krisenfall – und
- breit angelegte Bildung.

Güte und Klugheit des Herzens sind transzendente Eigenschaften und reichen über das diesseitige Leben hinaus. Wir können sie uns nur wünschen und erbitten. Am konzentriertesten faßt das der Wahlspruch der Chirurgenpatrone Cosmas und Damian zusammen.

Er lautet: „Omnia omnibus". Was kann man mehr als alles für alle tun? So manches Parteiprogramm enthält dagegen nur Phrasen ohne Leben. Übrigens befindet sich der kostbare Reliquienschrein unserer Patrone seit 1647 hier in München in der Jesuitenkirche St. Michael.

Nun, da dieser sozialistische Alptraum endlich vorübergegangen ist, drängt es mich geradezu, diejenigen ostdeutschen Kollegen besonders willkommen zu heißen, die bisher kein Reiseprivileg hatten und sich nicht nach freier Entscheidung umfassend informieren konnten. Ihnen ganz besonders ist es gelungen, die politische Unfreiheit zu überwinden.

Aber eine neue Unfreiheit deutet sich bei uns an: der Bürokratismus. Er droht sich zwischen Arzt und Patient zu drängen.

Wie sonst ist der Aufruf von 217 Angehörigen des Personals eines süddeutschen Krankenhauses zu verstehen, der sich im Januar dieses Jahres gegen die Behandlung potentieller amerikanischer Verwundeter stellte?

Die aus humanitären Gründen nicht zu umgehende Hilfe wird als Zwang und Erpressung bezeichnet, um eine brutale Militärmaschinerie zu unterstützen.

Welche Eiseskälte weht einem da entgegen? Welcher Verwundete überhaupt möchte schon in einem solchen Krankenhaus behandelt werden?

III. Die wissenschaftliche Entwicklung der Chirurgie und der Lehrpraxis unseres Faches

Zuwenden möchte ich mich einem weiteren Kreis chirurgischer Kollegen, die die besondere Fürsorge unserer Gesellschaft erwarten dürfen, denn in 10 bis 15 Jahren bestimmen sie die Qualität unseres Faches. Daher heiße ich die neuen Mitglieder unserer Gesellschaft und den chirurgischen Nachwuchs herzlich willkommen.

Wenn ich zuletzt die aktuellen Entwicklungstendenzen in der Chirurgie und die Lehre aufgreife, so beziehe ich das besonders auf unseren Nachwuchs; denn vor allem auf ihn wirken sich die gegenwärtigen Weichenstellungen aus.

A. Die wissenschaftliche Entwicklung in der Chirurgie

Nicht zu bestreiten ist, daß das Kernfach Chirurgie in allen Ländern eine Periode des Abgebens durchgemacht hat.
So gehen die Operationszahlen beispielsweise in der Ulcus- und Gallenchirurgie zurück. Die Operationsfrequenz am Magen sank an westdeutschen Universitätskliniken in den letzten 10 Jahren um fast 40 Prozent, die an der Galle um 10 Prozent. Das gefährdet auf diesen Gebieten die ausreichende Erfahrung des Nachwuchses. Es ist nicht von der Hand zu weisen, daß dadurch in komplizierten Fällen das Operationsrisiko ansteigen könnte.

Auch fachfremdes Operieren am Gastrointestinaltrakt hat zu dieser bedenklichen Entwicklung geführt.

Der regelmäßig in Anspruch genommene Dienstzeitausgleich und die Beschäftigung zu vieler Assistenten ist ein weiterer Nachteil, der die Erfahrungseinheit „Indikation, Operation und Nachbehandlung" zerstört.

Wer sollte an einer solchen Entwicklung interessiert sein? Nur Unerfahrene können darin vermeintliche Vorteile sehen.
Die Natur zeigt es doch: eine Saat, auf zu kleinem Raum gesät, bleibt unterentwickelt.

Wie kann dem begegnet werden?

Neue Entwicklungen in den Operationstechniken müssen in ihrer Bedeutung erkannt, aufgegriffen und flexibel in das chirurgische Repertoire aufgenommen werden.

Auch wenn dem endoskopischen und minimal-invasiven Operieren eine gewisse Modebedeutung anhaftet, so werden sie zweifellos die chirurgisch-therapeutische Bandbreite erweitern.

Die Differentialtherapie wird individueller: Therapeutische Einfalt ist nicht mehr vertretbar.

Besonders in der Entwicklungsphase gehören diese neuen Methoden in chirurgisch erfahrene Hände, denen jede Variante der konventionellen Methoden vertraut ist, denn in der Chirurgie, und dort vom Erfahrenen, kann am besten mit konventionellen Methoden verglichen, am neutralsten indiziert und können Komplikationen am besten behandelt werden. Gerade diese Komplikationen dürfen in der Anfangseuphorie nicht bagatellisiert werden.

All dies erfordert eine aufmerksame Beobachtung des Umfeldes und die Bereitschaft, sich auch Techniken eines Spezialgebietes oder gar das Spezialgebiet selbst zusätzlich anzueignen.

So ist beispielsweise die Karzinomchirurgie ohne gute Kenntnisse in der Gefäßchirurgie nicht souverän zu betreiben.

Anzunehmen, in der Chirurgie gäbe es kurze Wege, ist ein Irrtum. Umwege dauern zwar länger, führen aber zu größerer Kompetenz.

Das soll auch mit dem Leitmotiv des 108. Chirurgenkongresses „Chirurgie und ihre Spezialgebiete – eine Symbiose" ausgedrückt werden: ein Gebiet kann ohne die anderen nicht leben. Das schließt somit strikte Abgrenzung aus. Es wird und muß Überschneidungen im Interesse einer nicht zu eng gefaßten therapeutischen Kompetenz geben.

Ich bin ganz sicher, daß die besten der kommenden Chirurgengeneration integrierende Persönlichkeiten sein werden.

Die Notwendigkeit der wissenschaftlichen Durchdringung unseres Faches kann nicht genug betont werden. Schon das Hochschulstudium sollte dazu erzogen haben. Experimentelles Arbeiten erzieht zum naturwissenschaftlichen Denken, selbst die literarische Arbeit hat einen erzieherischen Sinn: sie zwingt zur Ordnung der Gedanken und Klarheit der Formulierung.

In Zusammenarbeit mit der experimentellen Chirurgie ist daher die klinische Forschung zu intensivieren. Das bewahrt Kliniker und experimentelle Chirurgen davor, jeweils von den Möglichkeiten des anderen nichts zu wissen. Chirurgen sollten mit den Augen des Naturforschers und experimentelle Chirurgen mit denen des Klinikers sehen lernen.

Schließlich ist eine Verbesserung unserer beruflichen Situation durch eine Empfehlung zu erwarten: das Fachgespräch am Ende der Weiterbildungszeit sollte in ein Examen umgewandelt werden.

Eine solche Empfehlung mag zunächst erschrecken. Aber dann ist auch zu fragen, wen?

Die Vorteile überwiegen. Sie bestehen in:

- einer Intensivierung der Weiterbildung als Examensvorbereitung und Anhebung des Breitenwissens

sowie in

- größeren Chancen für die examinierten Chirurgen.

Schließlich wird

- die Vergleichbarkeit mit unseren europäischen Nachbarn ohnehin eine Vereinheitlichung der Qualifikation verlangen.

Dies aber kann nur auf hohem Niveau sein!

Nur so kann die zentrale Weiterbildung im Mutterfach auf Dauer ihre Bedeutung behalten. Das bewahrt den Chirurgen in leitenden Positionen – mit welchem Schwerpunkt auch immer – am besten davor, vor seinen Aufgaben zu versagen.

B. Die wissenschaftliche Lehre

Meine Damen und Herren!

Ich komme nun zum letzten Punkt.

Die Forschung macht Schlagzeilen. Unberechtigterweise findet die zeitaufwendige Lehre nicht die gleiche Anerkennung. Und dennoch ist sie es ganz besonders, die den ärztlichen Nachwuchs prägt. Und der bemerkt auch sehr schnell Defizite!

Unterschieden wir selbst nicht gute von didaktisch weniger begabten Hochschullehrern?

Oft war das entscheidend für die Wahl des Studienortes. Aber sind die Stimmen wirklich berechtigt, die die Lehre verbessern wollen, wie der ASTA in Münster, der sogar eine „Notgemeinschaft der deutschen Lehre" fordert? Wie konnte es soweit kommen?

Ein Grund ist das sich verschlechternde Studenten-Professorenverhältnis. Es sank von 1975 bis heute von 1:29 auf 1:150 in den überfüllten Fächern.

In der Medizin verlor die systematische Hauptvorlesung ihre Bedeutung, weil sie nicht mehr „scheinpflichtig" war. Welch ein gravierender Fehler, sie deshalb zu meiden!

Unterricht in kleinen Gruppen sollte das Allheilmittel sein. Nur fehlten dafür vielerorts erfahrene Hochschullehrer. Auch für den Unterricht in kleinen Gruppen und im Lehrkrankenhaus, wo schließlich 80 Prozent der Ärzte im Praktischen Jahr ausgebildet werden, sind sie unentbehrlich.

Der Mangel muß zu oft durch Nachwuchskräfte ohne Lehrerfahrung ausgeglichen werden. Wo übrigens eignen sich angehende Hochschullehrer didaktische Fähigkeiten an? Naturtalente sind selten!

So sank die Teilnehmerzahl in den Hauptvorlesungen, denn geprüft werden ja nur zusammenhanglose Fakten, kein problembezogenes Wissen. Nicht ein Lehrer prüft, sondern ein Computer durch Quizfragebogen.

Damit entfiel auch die persönliche Begegnung des Schülers mit dem Lehrer, der durchaus nicht fehlerlos sein muß. – Wer ist das schon?

Aber die Begegnung mit dem Erfahrenen als Wissenschaftler und Persönlichkeit ist durch nichts zu ersetzen.

In Wirklichkeit aber gibt es für die Hauptvorlesung keinen Ersatz, nur Ergänzungen. Der Student muß miterleben, wie der Lehrer bei einem Problem entscheidet, oft selbst zweifelnd.

Welchen Schwierigkeiten schließlich stehen unsere Studenten gegenüber?

Kann das reformierte und gegenreformierte Gymnasium überhaupt ausreichend auf das Hochschulstudium vorbereiten?

Man möchte das bezweifeln, wenn Begriffe wie Fleiß, Konzentration und Eigeninitiative bei Reformvorschlägen gänzlich fehlen.

Als Vorbereitung auf das Medizinstudium eignet sich nach meiner Erfahrung am besten die Kombination von humanistischem mit naturwissenschaftlich-neusprachlichem Gymnasium. Diese Zusammenstellung verbindet strenge Schulung durch eine alte Sprache. Verständnis für naturwissenschaftliche Abläufe und deren mathematische Erfassung, mit dem Angebot neuer Sprachen. Schon im Blick auf die Europäisierung der Medizin ist diese Kombination eine Notwendigkeit.

Besonders Studenten mit akademischen Ambitionen werden ohne diese Grundlage immer wieder von diesem Defizit belastet. Jüngste Vorschläge des Bayerischen Kultusministeriums kommen diesem Ideal am nächsten. Eine solche Vorbereitung gleicht der eines Naturforschers, der nach vielseitigem Überlebenstraining mit wenig Überflüssigem startet.

Mein Schlußwort möchte ich als Wunsch, als Vorgriff auf die Zukunft, als ein erträumtes Wirkliches äußern:

Ich wünsche unserer Gesellschaft einen Nachwuchs, der in ihrer Tradition steht, das Verbindende unseres Faches verteidigt und dessen Pflichtgefühl sich in erster Linie dem Patienten zuwendet. Unsere religiöse Tradition feiert heute symbolhaft in der Gestalt des Heiligen Stephanus Begeisterung, Mut und Standhaftigkeit.

Möge davon etwas auf uns überkommen!

Zum Ausklang: Joseph Haydn, Deutschlandlied aus dem Streichquartett in C-Dur Hob. III: 77 (Op. 76/3) „Kaiserquartett" in der Bearbeitung für großes Sinfonieorchester.

Mitgliederversammlung (Erster Teil)

Mittwoch, 17. April 1991

Präsident Professor Dr. med. R. Hartel, Ulm: Liebe Kolleginnen und Kollegen, ich eröffne den 1. Teil der Mitgliederversammlung und übergebe das Wort an den Herrn Generalsekretär zu seinem Bericht.

Bericht des Generalsekretärs (Erster Teil)

Generalsekretär Prof. Dr. med. E. Ungeheuer: Herr Präsident, hohes Präsidium, verehrte Damen und Herren!

Meinen Bericht möchte ich mit dem wichtigsten Ereignis, das wir Deutsche, und damit auch wir Chirurgen, im vergangenen Jahr erlebt haben, beginnen.

EIN DEUTSCHLAND – EINE CHIRURGENGEMEINSCHAFT

Die deutschen Chirurgen sind nach 28 Jahren der Trennung wieder in *einer wissenschaftlichen Gesellschaft* vereint.

Am 18. August 1990 hat die Mitgliederversammlung, der damals noch bestehenden GESELLSCHAFT FÜR CHIRURGIE DER DDR, beschlossen, diese ab sofort aufzulösen. Damit war der Weg frei für alle Chirurgen in Ostdeutschland, sich um die Mitgliedschaft in der DEUTSCHEN GESELLSCHAFT FÜR CHIRURGIE zu bewerben.

Allen Mitgliedern aus den fünf neuen Bundesländern rufe auch ich ein herzliches Willkommen zu und hoffe auf eine langjährige und fruchtbringende Zusammenarbeit.

Mit großer Genugtuung können wir jetzt wieder auf unsere traditionsreiche wissenschaftliche Chirurgengemeinschaft blicken. Keine Mauern hindern nunmehr Jung und Alt an dem Besuch des DEUTSCHEN CHIRURGENKONGRESSES.

Es trifft das zu, was Kirschner in seiner Eröffnungsrede auf dem Chirurgenkongreß 1934 folgendermaßen formulierte:

„Wir fühlen es, hier auf unserer alljährlichen Tagung ist der Mittelpunkt, hier schlägt das Herz der Deutschen Chirurgen".

So erfreulich dieser Schritt in eine gemeinsame Zukunft im letzten Jahr war, so bedauerlich sind die Bestrebungen, die seit Generationen bestehende *Einheit* der Chirurgie, durch Verselbständigung von *drei Teilgebieten in eigenständige Gebiete,* zu gefährden.

Unsere Gemeinschaft der chirurgischen Fächer kann nur dann bestehen bleiben, wenn sie von allen gewollt, getragen, und wenn notwendig, auch verteidigt wird.

Nur *eine Gemeinschaft* aller chirurgischen Bereiche, also Gebiet und Spezialgebiete, ist stark genug, um auch in Zukunft die unausbleiblichen Kämpfe um ureigenste Gebiete oder auch Grenzabschnitte in Wissenschaft und Praxis halten und pflegen zu können.

Glanz und Elend, Auf und Ab, Unruhe und Stetigkeit, die Gemeinschaft der Chirurgen hat alle Höhen und Tiefen durchmessen und so meine ich, durch den Gleichklang ihrer Einheit war sie bis heute stabil und souverän.

Und nun zu unserem Problem

1968 wurden die ersten Teilgebiete des Gebietes der Chirurgie geschaffen. 1976 waren dann die fünf Teilgebiete in der Weiterbildungsordnung fest etabliert. Wenn sich diese Regelung auch über Jahrzehnte an und für sich bewährt hatte, so blieben – aus welchen Gründen auch immer – Anpassungsschwierigkeiten, Grenzüberschreitungen, Diskriminierungen, vermeintliche oder auch sichere Prestigeverluste, aber auch negative Selbsteinschätzungen, nicht aus, so daß die Bestrebungen zur Loslösung in Form eines *Gebietes,* von manchen Teilgebietsvertretern immer wieder erhoben wurden.

Das *MEMORANDUM DER LEHRSTUHLINHABER* im Jahre 1988 war dann der letzte Anlaß für die Teilgebiete, eine Kommission zu bestimmen, die sich mit der Stellung der Teilgebiete innerhalb und außerhalb des Gebietes zu befassen hatte. Von Seiten der DEUTSCHEN GESELLSCHAFT FÜR CHIRURGIE waren der Generalsekretär, weitere Präsidiumsmitglieder, der Präsident des Berufsverbandes und der Sprecher des Ordinarienkonvents die Gesprächspartner für die Kommission. Die Verhandlungen waren nicht einfach, sie wurden hart, aber fair geführt und dauerten ca. 1½ Jahre. Sie mußten dann aber unterbrochen werden, weil ein Termin der Bundesärztekammer für die Abgabe eines Präsidiumsbeschlusses eingehalten werden mußte. Die Besprechungen können jederzeit, sowohl mit den Teilgebieten, wie auch mit der Bundesärztekammer, fortgesetzt werden.

In der Präsidiumssitzung der DEUTSCHEN GESELLSCHAFT FÜR CHIRURGIE am 28. und 29. September 1990 wurden dann in einer langen und eingehenden Diskussion mit den Vorsitzenden der Sektionen der fünf Teilgebiete die Beratungsergebnisse dieser Sitzungen diskutiert und danach mehrheitliche Beschlüsse gefaßt, die ich hier nur auszugsweise anführen möchte.

„Die DEUTSCHE GESELLSCHAFT FÜR CHIRURGIE befürwortet eine Fortentwicklung der Muster-Weiterbildungsordnung, besonders der dazugehörenden Richtlinien, je nach Stand der wissenschaftlichen und praktischen Entwicklung.

Eine engere Zusammenarbeit der WISSENSCHAFTLICHEN FACHGESELLSCHAFTEN mit den zuständigen Ausschüssen der BUNDESÄRZTEKAMMER wäre dringend notwendig."

Das Präsidium hat mit großer Zurückhaltung und großem Bedauern den nochmals von den jeweiligen Vertretern vorgetragenen, unabänderlichen Beschluß der drei Teilgebiete, KINDERCHIRURGIE, PLASTISCHE CHIRURGIE, THORAX- UND KARDIOVASCULAR-CHIRURGIE, die Gebietsbezeichnung für ihr jeweiliges Teilgebiet bei der BUNDESÄRZTEKAMMER zu beantragen, zur Kenntnis genommen, aber nicht gebilligt. Es ist auch *nicht der Ansicht, daß die Muster-Weiterbildung einer solch grundlegenden Änderung bedarf.*

Sollte der DEUTSCHE ÄRZTETAG in einer Novelle der Muster-Weiterbildungsordnung diesen Anträgen folgen, so würden die genannten drei Teilgebiete nicht mehr zu dem bis jetzt bestehenden Verbund CHIRURGIE gehören, zum Vergleich seien die Gebiete UROLOGIE, ORTHOPÄDIE, NEUROCHIRURGIE angeführt.

In vielen Sitzungen wurde von uns immer wieder darauf hingewiesen, daß auch jetzt schon bei Beachtung der bisherigen gültigen Weiterbildungsordnung durch die zuständigen Krankenhausträger und Fakultäten, diesen Spezialgebieten absolut selbständige Arbeitsmöglichkeiten in jeder Form eingeräumt werden könnten. Aber auf der anderen Seite wäre eine Gebietsanerkennung auch nicht gleichermaßen mit einer rechtlichen Verpflichtung von Strukturänderungen an Universitäten und Krankenhäusern verbunden.

Das Präsidium hat jedoch beschlossen, dem schon seit mehreren Jahren immer wieder vorgetragenen *Wunsch der Herzchirurgen,* bezüglich einer *Neugründung eines Gebietes, zu entsprechen.*

Die Entwicklung in der Herzchirurgie und die permanenten Klagen über die zu geringen Kapazitäten für Herzoperationen, sowohl durch die betreffenden Vertreter des Teilgebietes, als auch besonders durch Behörden und Verbände, *berechtigt den Wunsch zu einem Gebiet, das sich vorwiegend, ja ausschließlich, mit der Herzchirurgie beschäftigt.*

Das Präsidium fordert aber eindringlich, daß die THORAXCHIRURGIE wieder voll im Gebiet CHIRURGIE integriert wird, wobei für eine sogenannte *Ergänzende Gebietsbezeichnung* – dies ist die neue Bezeichnung – THORAXCHIRURGIE im *GEBIET CHIRURGIE* kein Hindernis bestehen dürfte.

Die Eingriffe an Lunge und Mediastinum, ebenso wie auch an der Pleura, sind zu einem überwiegenden Anteil durch maligne Erkrankungen bedingt. *Thoraxchirurgie ist also onkologische Chirurgie.* Die ONKOLOGIE hat heute in der Chirurgie einen wissenschaftlichen und praktischen Standard erreicht, der nur durch ständige Weiterbildung und Fortbildung eine adäquate Diagnostik und Behandlung von malignen Erkrankungen ermöglicht. Diese Voraussetzungen sind bei einem Kardiochirurgen nicht gegeben.

Desweiteren gehört die *Diagnostik und Therapie des Thoraxtraumas* zu den *täglichen Aufgaben des sogenannten Allgemein-Chirurgen und des Unfallchirurgen.* Daher ist es erforderlich, daß eine entsprechende Weiterbildungsmöglichkeit in diesen Abteilungen und Kliniken gesichert ist, ganz abgesehen davon, daß die relativ wenigen thoraxchirurgischen Einrichtungen nicht in der Lage wären, die Primärversorgung von fraglichen Polytraumatisierten und Thoraxverletzten zu übernehmen.

Die eigentliche *Gefäßchirurgie* ist bereits durch die derzeit gültige Weiterbildungsordnung ohnedies schon bei dem Teilgebiet *Gefäßchirurgie* etabliert. Auch aus diesem Grund empfiehlt die DEUTSCHE GESELLSCHAFT FÜR CHIRURGIE für das neu zu schaffende Gebiet die Bezeichnung HERZCHIRURGIE oder *Kardio-Chirurgie.* Dieses würde dann *Herz und die herznahen Gefäße* umfassen.

Die reinen THORAX-Zentren hätten durch diese Änderung keinerlei Strukturveränderungen zu befürchten. Im Gegenteil, es würde sich unserer Ansicht nach der erst kürzlich von Professor Vogt-Moykopf beklagte Forschungsrückstand, in enger Zusammenarbeit mit chirurgischen Zentren und der CHIRURGISCHEN ARBEITSGEMEINSCHAFT FÜR ONKOLOGIE der DEUTSCHEN GESELLSCHAFT FÜR CHIRURGIE verringern, ja beseitigen lassen. Vogt-Moykopf, der letztjährige Präsident der DEUTSCHEN GESELLSCHAFT FÜR THORAX- UND KARDIOVASCULARCHIRURGIE, empfiehlt außerdem, an allen deutschen Universitäten und vor allem an Häusern der Maximalversorgung, Einrichtungen für die THORAX-CHIRURGIE zu schaffen, weil es sich hierbei „in der Regel um Tumoroperationen ... die nur von einem Chirurgen vorgenommen werden sollten, der sich auch täglich mit der Pathologie der Lungentumoren auseinandersetzt, handeln würde".

Das Präsidium hat weiterhin beschlossen, das Gebiet CHIRURGIE gemeinsam durch die sogenannte *ALLGEMEIN-CHIRURGIE, UNFALL-CHIRURGIE* und *GEFÄSSCHIRURGIE* neu zu strukturieren und es hat damit dem Wunsch der Vertreter der UNFALL-CHIRURGIE und GEFÄSS-CHIRURGIE voll entsprochen. Es gibt dann keine Teilgebiete mehr und der neue Begriff – ergänzende Weiterbildung – oder ergänzende Gebietsbezeichnung – kann und darf hier keine Anwendung finden.

Ich habe mich vor einigen Minuten noch einmal überzeugt: Der Beschluß, den die Deutsche Gesellschaft für Chirurgie an die Bundesärztekammer im Oktober 1990 in dieser Angelegenheit geschickt hat, ist in Köln vorliegend. Es ist außerordentlich bedauerlich, daß er nicht in den jetzt vorliegenden Ausführungen für den Deutschen Ärztetag, auf die ich gleich noch eingehen werde, berücksichtigt wurde. Aber dafür ist natürlich die Deutsche Gesellschaft für Chirurgie nicht verantwortlich.

Falls der DEUTSCHE ÄRZTETAG diesen Vorstellungen entspricht, besteht das Gebiet CHIRURGIE aus drei Schwerpunkttätigkeiten, wobei die Mindest-Weiterbildungszeit auf sechs Jahre festgelegt ist. Davon entfallen vier Jahre auf die Grundweiterbildung für alle drei und zwei Jahre auf das gewählte Spezialgebiet.

Meine Damen und Herren, all diese im Präsidium gefaßten Beschlüsse wurden, wie bereits erwähnt, selbstverständlich auch an die dafür zuständige „STÄNDIGE KONFERENZ FÜR ÄRZTLICHE WEITERBILDUNG" der BUNDESÄRZTEKAMMER weitergeleitet. An dieser Stelle sei nun nochmals festzuhalten, weder die DEUTSCHE GESELLSCHAFT FÜR CHIRURGIE, noch die BUNDES- und LANDESÄRZTEKAMMERN, haben einen rechtsverbindlichen Einfluß auf die Strukturen der Krankenhäuser und der Universitätskliniken. Das heißt, *Neuschaffung eines Gebietes bedeutet nicht gleichzeitig Neuschaffung einer Abteilung bzw. Klinik.*

Nach den mir vorliegenden Informationen kommt es nicht zu einer Verabschiedung einer neuen Weiterbildungsordnung auf dem diesjährigen ÄRZTETAG vom 30. April bis 4. Mai in Hamburg. Aber die von den Ausschüssen der BUNDESÄRZTEKAMMER erarbeiteten Grundzüge zur Novellierung werden zunächst vorgestellt und diskutiert. Voraussichtlich kommt es zu einem sogenannten Tendenzbeschluß, der dann auf dem DEUTSCHEN ÄRZTETAG 1992 zu einem Beschluß, nach nochmaliger Diskussion, führen dürfte.

Mit Erstaunen und Befremden hat das Präsidium der DEUTSCHEN GESELLSCHAFT FÜR CHIRURGIE einen Entwurf des STÄNDIGEN AUSSCHUSSES FÜR ÄRZTLICHE WEITERBILDUNG der BUNDESÄRZTEKAMMER vom 21./22. März 1991 für die Tendenzbeschlußvorlage in 14 Tagen in Hamburg in seiner Präsidiumssitzung *erstmalig* zur Kenntnis nehmen müssen. Er entspricht, was das Gebiet CHIRURGIE mit den drei Schwerpunkten betrifft, wie erwähnt, nicht dem Beschluß der DEUTSCHEN GESELLSCHAFT FÜR CHIRURGIE, der am 4. 10. 1990 an die BUNDESÄRZTEKAMMER eingereicht worden war.

Diese Tatsache wurde in der gestrigen Präsidiumssitzung eingehend diskutiert. Neben einem Protest von uns wird dem Präsidenten des DEUTSCHEN ÄRZTETAGES und dem Vorsitzenden des STÄNDIGEN AUSSCHUSSES FÜR ÄRZTLICHE WEITERBILDUNG, die dringende Bitte und Forderung vorgetragen, noch vor dem DEUTSCHEN ÄRZTETAG in den Tendenzentwurf unseren Beschluß einzufügen.

Meine sehr verehrten Damen und Herren, ich habe etwas ausführlicher dieses heikle Kapitel dargelegt, weil es auch für die WISSENSCHAFTLICHE FACHGESELLSCHAFT Änderungen mit sich bringen könnte. Bei Annahme der Anträge auf Gebietsanerkennung der drei Teilgebiete muß jedoch nicht unbedingt eine alte Tradition der WISSENSCHAFTLICHEN FACHGESELLSCHAFT zu Ende gehen. Die DEUTSCHE GESELLSCHAFT FÜR CHIRURGIE würde sich sicherlich nicht umbenennen, aber sie könnte eine zusätzliche *FÖDERATION OPERATIVER FACHGESELLSCHAFTEN* als lose Verbindung zu gegebener Zeit in ihre Überlegungen einbeziehen.

Durch die Vielfalt der operativen Fächer würde sich unter dem Dach der DEUTSCHEN GESELLSCHAFT FÜR CHIRURGIE eine solche *Föderation* in angemessener Weise darstellen lassen.

Einige Bemerkungen zu der Tagesordnung und zu den Wahlen:
Gemäß unserer Satzung wurden Sie, meine Damen und Herren, rechtzeitig mit den MITTEILUNGSHEFTEN Nr. 1 und 2/1991 zu dem ersten und zweiten Teil der Mitgliederversammlung und damit auch zu den Wahlen eingeladen.

Folgende Anträge auf Ergänzung der Tagesordnung waren bis zum 3. April 1991 eingegangen:
1) Herr Professor Dr. EIGLER bittet die Tagesordnung um den Punkt *„Weiterbildung"* zu ergänzen.
2) Herr Dr. ESCH beantragt, die Tagesordnung mit folgendem Antrag zu erweitern:
„In Zukunft sollte bei der Wahl der Mitglieder des Präsidiums gewährleistet sein, daß sie sich voll und ganz zum „Ärztlichen Standesrecht" bekennen."

Der *Punkt Weiterbildung* bezieht sich vorwiegend auf die personelle Erweiterung der STÄNDIGEN WEITERBILDUNGSKOMMISSION unserer Gesellschaft.

Den 2. Antrag würde ich am Freitag als Punkt 8 der Tagesordnung erläutern und TOP VERSCHIEDENES wäre dann TOP 9.

Kollege Eigler hat folgendes ausgeführt:

Die Abtrennung der drei Teilgebiete oder die Wünsche der drei Teilgebiete zu einem selbständigen Gebiet haben viel Unruhe in die Chirurgengemeinschaft gebracht. Er empfiehlt, daß die Kommission, die wir im Präsidium gegründet haben, erweitert wird; ich lese den Satz vor:

„Dabei wäre dann das Präsidium zu bitten, die Ständige Weiterbildungskommission so zu erweitern, daß ihr mindestens drei aktiv im Beruf stehende Allgemeinchirurgen angehören. Auf diese Weise ist zu hoffen, daß die Gesellschaft vorausschauend die Entwicklung der Weiterbildung beeinflussen kann."

Nun ist aus den Mitteilungen, Heft 2/90, vielleicht nicht so klar hervorgegangen, wer in dieser Kommission mit tätig ist. Ich darf aufzählen. Es ist erstens einmal der Präsident der Gesellschaft, er ist bisher meistens ein Allgemeinchirurg gewesen; zweitens der erste stellvertretende Präsident, er ist ebenfalls Allgemeinchirurg; drittens der stellvertretende Präsident, dann der Sprecher der Lehrstuhlinhaber, der immer zu der Sitzung eingeladen gewesen ist, weiter der Generalsekretär und der Präsident des Berufsverbandes. Es waren also sechs Kollegen. Wir waren der Ansicht, daß diese sechs Kollegen, wenn diese Kommission weiter bestehen soll, und der Ärztetag keinen endgültigen Beschluß faßt, unbedingt, und zwar sofort, ihre Tätigkeit wieder aufnehmen sollte. Es sollten ein niedergelassener Chirurg und ein Oberarzt in leitender Position dazukommen.

Das wäre unser Vorschlag. Ich frage nun Herrn Eigler, ob er mit diesem Angebot einverstanden ist.

Dr. Eigler: Ich bin etwas überrascht, daß wir heute darüber diskutieren. Aber ich will gern dazu Stellung nehmen.

Generalsekretär Prof. Dr. med. E. Ungeheuer: Darf ich kurz etwas sagen, Herr Eigler. Ich habe es deswegen vorgezogen, weil ich eben über die Weiterbildung gesprochen habe.

Dr. Eigler: Eine Ständige Kommission bedeutet für mich, daß die Mitglieder über eine längere Zeit zusammenarbeiten. Wie Sie dargestellt haben, ist durch den Ablauf des Präsidiums ein Wechsel vorgegeben. Es wechselt der Präsident, es wechselt der Stellvertreter. Insofern glaube ich, daß es gut wäre, wenn die Kommission aus der Mitgliederversammlung ergänzt würde. Ich habe diesen Antrag deswegen gestellt, weil nach meinen Informationen die jetzt eingetretene Situation nicht zuletzt deshalb heraufbeschworen worden ist, weil die bestehenden Teilgebiete sich in ihren Vorstellungen von einer gemeinsamen Weiterbildung nicht genügend berücksichtigt gefühlt haben. Meiner Vorstellung nach müßte ein solcher Ausschuß unabhängig von Ärztetagen die Probleme der Weiterbildung diskutieren, so modifizieren, daß jemand, der Kinderchirurg werden will, nicht die ganze große Dickdarmchirurgie absolviert haben muß, ehe er sich seinem Gebiet zuwendet. Aus vielen Gesprächen weiß ich, daß auch in anderen Bereichen ein solcher Wunsch besteht. Ich könnte mir vorstellen, daß wir durch eine solche Kommission, die die Dinge inhaltlich miterarbeitet, vielleicht erreichen, daß die Chirurgen gemeinsam bleiben.

Generalsekretär Prof. Dr. med. E. Ungeheuer: Ich möchte eines hinzufügen: Es sind nicht nur die drei Teilgebiete, die ich genannt habe. Ich sehe Gefahren auch für die, die jetzt noch dabeibleiben, wenn wir uns nicht durchringen, in gemeinsamen Gesprächen die Grundlagen der Weiterbildung in der Chirurgie festzuhalten. Ich habe Sie auch alle schon x-mal gebeten, in den Ärztekammern doch aktiv zu werden. Melden Sie sich zu Delegierten und gehen Sie auf die Ärztetage und helfen Sie dort der Chirurgie. Das ist das erste, was ich sagen wollte.

Wir standen unter Zeitdruck. Wir mußten bis zum 1. Oktober 1990 einen Beschluß fassen. Bis dahin hatten sich die drei Teilgebiete auch festgelegt. Das sind die Fakten, die müssen wir anerkennen, daran können wir nichts ändern. Wir haben jetzt noch 14 Tage Zeit bis zum Deutschen Ärztetag in Hamburg. In diesen 14 Tagen werden wir mit Sicherheit die Kollegen nicht umstimmen. Aber ich habe in der Präsidiumssitzung gestern übereinstimmend die Erlaubnis bekommen, daß wir sofort in der Kommission weitermachen können. Die Kommission kann im Sinne von Herrn Eigler erweitert werden. Wir müssen dazu wahrscheinlich eine Sondersitzung des Vorstandes einberufen, die über die Zusammensetzung dieser Kommission entscheidet. Anders kann ich mir im Moment ein Vorgehen nicht vorstellen. Sind dazu weitere Fragen?

Prof. Encke: Der Lehrstuhlkonvent hat gestern Nachmittag sehr ausführlich und unter Beteiligung aller Teilgebiete die Problematik noch einmal diskutiert. Wenn ich das Ergebnis zusammenfasse, ist es so, daß alle, auch die Vertreter der Teilgebiete, die einen Antrag gestellt haben, im Grunde befürworten, wenn es zu einer Einigung käme, das Fachgebiet Chirurgie und eine gemeinsame Weiterbildung mit Modifizierung für den einzelnen zu erhalten. Wir sehen genauso die Gefahr, die Herr Eigler angesprochen hat, wenn es nicht zu einer solchen Einigung kommt, daß dann auch die Teilgebiete Unfallchirurgie und Gefäßchirurgie sich überlegen werden, einen eigenen Weg zu gehen. Die Vertreter der Teilgebiete, die den Antrag gestellt haben, sind verständlicherweise nicht in der Lage und auch nicht bereit, im Moment ihren Antrag zurückzuziehen. Sie sind aber durchaus bereit, neu zu verhandeln, wenn auch von seiten der Allgemeinchirurgie ein Konzept vorliegt, wie sie sich selbst diese Teile der Chirurgie und die ganze Gliederung der Chirurgie vorstellen. Es besteht deswegen der Wunsch der Lehrstuhlinhaber, daß einerseits die Mitgliederversammlung oder das Präsidium, was wir ja jetzt bereits tun, den Ärztetag bittet, die Diskussion, zumindest die Entscheidung über diesen Tendenzvorschlag, zu vertagen, weil unseres Erachtens neue Gesichtspunkte aufgetaucht sind zu der inhaltlichen Gestaltung der gemeinsamen Weiterbildung, und daß zum zweiten, die von Herrn Eigler geforderte Weiterbildungskommission erweitert wird um Kollegen, die nicht Lehrstuhlinhaber sind, aus allen Teilgebieten und der Allgemeinchirurgie. Wir sollten dann zu einem gemeinsamen Konzept innerhalb möglichst kurzer Zeit beitragen.

Prof. Dr. Zwirner: Herr Ungeheuer, es ist ja auch etwas mißlich. Die Gesellschaft hat sich eigentlich nie bemüht, mit den Chirurgen, die Delegierte auf einem Ärztetag sind, ins Gespräch zu kommen. Vor vielen Jahren, vor der Verabschiedung der letzten Weiterbildungsordnung, hat Herr Hempel die Delegierten in Aachen, die Chirurgen waren, vorher eingeladen. Herr Baldus und ich waren da, das war alles, es kam sonst kein Mensch. Das heißt, es könnten die Delegierten, die Chirurgen sind, Frau Hasselblatt ist da, zusammenarbeiten und einfach die Strategie erarbeiten, die wir dann auf dem Ärztetag vertreten. Es gibt ja keine Kommunikation zwischen der Gesellschaft und den Chirurgen, die auf dem Deutschen Ärztetag mit entscheiden. Ich habe das Glück, daß ich jetzt in der Ständigen Konferenz für Weiterbildung bin, seit ich der Verantwortliche für Weiterbildungsfragen in Baden-Württemberg geworden bin. Wir haben Kanäle, nur werden die nicht genutzt.

Generalsekretär Prof. Dr. med. E. Ungeheuer: Dann frage ich Sie, Herr Zwirner, warum die Vorschläge und Forderungen vom Präsidium, wenn Sie in diesem Ausschuß sind, nicht bearbeitet wurden. Daran sieht man, daß Sie dort zwar nominiert sind, aber keine Macht haben.

Prof. Dr. Zwirner: Ich habe gesagt, ich bin gerade jetzt erst hineingewählt worden, jetzt vor 14 Tagen. Die Delegierten des Ärztetages, die Chirurgen sind, und die Gesellschaft haben nie kommuniziert.

Generalsekretär Prof. Dr. med. E. Ungeheuer: Ich bin sehr froh, daß Sie, Frau Hasselblatt und Herr Schriefers heute hier sind. Damit sind schon drei Delegierte des Ärztetages anwesend. Herr Präsident Vilmar, sagen Sie bitte, wieviele Delegierte hat der Ärztetag? – *250,* ob da unsere 3 Chirurgen etwas ausrichten können, müssen wir mal abwarten.

Dr. Winters, Bielefeld: Nur kurz. Ich bin Mitglied der Ärztekammer Westfalen-Lippe und Mitglied des Weiterbildungsausschusses dieser Ärztekammer. Ich kann Herrn Eiglers Bedenken nur unterstützen. Wir haben auch schriftlich den Antrag gestellt, daß auf dem Hamburger Ärztetag diese Sachen nicht abschließend behandelt und beschlossen werden. Wir werden dies auch weiter unterstützen. Ich war auch auf dem Deutschen Ärztetag in Würzburg dabei. Wir werden weiter verfolgen, wie Sie das auch strategisch vorgeschlagen haben, daß nichts beschlossen wird gegen Kollegen. Sie wissen, daß die Unfallchirurgen das geschrieben haben, und daß wir schreiben werden. Die Unfallchirurgen haben es gestern gemacht, wir machen es morgen oder übermorgen. Das ist kein Antrag von irgend jemand anderem.

Generalsekretär Prof. Dr. med. E. Ungeheuer: Wir werden jetzt aus kompetentem Mund hören, wo wir stehen. Herr Präsident Vilmar.

Präsident Dr. med. K. Vilmar: Es ist vielleicht doch nötig, daß man noch ein klärendes Wort sagt. Es wird nötig sein, einfach weil es der Ärztetag in Würzburg beschlossen hat, daß dieser Ärztetag sich mit dem Thema Weiterbildung befaßt. Daran kommen wir nicht vorbei. Es hat sich aber gezeigt, und das haben die Weiterbildungsgremien und auch der Vorstand der BÄK erkannt, daß es in diesem Jahr nicht möglich ist, einen völlig neuen Entwurf einer Weiterbildungsordnung zu verabschieden. Es ist deshalb aber notwendig, darüber in erster Lesung zu sprechen, damit all das, was, auch in anderen Fachgesellschaften, an Unmut laut geworden ist, diskutiert werden kann. Man bewältigt das Problem nicht durch Vertagung, sondern nur dadurch, daß man darüber spricht. Aus dieser Erkenntnis ist eine Beschlußvorlage entwickelt worden, von der die meisten offenbar nur die Unterpunkte gelesen haben, aber nicht die sehr wichtige Präambel der Beschlußvorlage des Vorstandes an den Ärztetag, der sich aus 250 Delegierten zusammensetzt, die lautet:

> *„Der Deutsche Ärztetag nimmt den vorgelegten ersten Bericht zur Fortentwicklung der Musterweiterbildungsordnung zur Kenntnis und begrüßt die darin enthaltenen Änderungs- und Ergänzungsvorschläge mit der Maßgabe, daß den Landesärztekammern ausreichend Zeit zur Beratung und Stellungnahme gegeben wird. Der Deutsche Ärztetag bittet eine novellierte Musterweiterbildungsordnung dem nächsten Deutschen Ärztetag“*

– das ist dann 1992 in Köln –

> *„zur Beschlußfassung vorzulegen. Der Deutsche Ärztetag empfiehlt hierzu folgende Vorschläge weiter zu verfolgen ...“*

Die kann man dann in gedanklichen Überlegungen weiter verfolgen oder auch ad acta legen. Aus dem Grund bitte ich jetzt nicht auf Vertagung zu plädieren, nicht in Panik zu geraten, sondern nach nüchterner Analyse rational vorzugehen. Es geht ja auch nicht nur um ein Problem der Chirurgie, sondern es müssen übergeordnete Gesichtspunkte aus dem Sozialgesetzbuch hinsichtlich der Qualitätssicherung, der Abgrenzung, inwieweit hausärztliche oder fachärztliche Versorgung, für die Kassenärztliche Versorgung überlegt werden, damit gewisse Dinge innerhalb des Berufsrechts bleiben und nicht in die gemeinsame Selbstverwaltung Krankenkassen/KVen abgleiten. Denn dann bestimmen dort paritätisch Krankenkassenvertreter mit. Es muß das Weiterbildungsrecht, das auf landesgesetzlicher Grundlage unter Berücksichtigung des Bundesverfassungsgerichtsbeschlusses vom 9. Mai 1972 geregelt ist, beachtet werden, und es müssen die EG-rechtlichen Vorstellungen berücksichtigt werden, die in Richtlinien seit 1975 niedergelegt sind. Wir müssen nämlich verhindern, daß unsere deutsche Facharztanerkennung, Gebietsarztanerkennung nicht mehr EG-kompatibel wäre, was sie würde, wenn Vorstellungen durchdringen würden, die Weiterbildung in der Chirurgie auf drei Jahre zu reduzieren.

Eine große Bitte nicht nur an die Deutsche Gesellschaft für Chirurgie, sondern generell an alle Fachgesellschaften, weil die Diskussion mit den Gremien der Bundesärztekammer unter mangelnder Konstanz der Argumentation leidet, da kann ich Herrn Eigler nur voll recht geben. Es wäre wichtig, wenn die Fachgesellschaften mit größerer Konstanz ihre Argumente in die Beratungen einbringen könnten, die ja über Jahre laufen. *Es ist unerträglich, ich meine jetzt nicht die Chirurgen,* wie oft manche Argumentationen von Fachgesellschaften sich innerhalb eines Jahres um 180 Grad drehen, wie Wetterfahnen geradezu. Die dringende Bitte also an die Mitglieder der Deutschen Gesellschaft für Chirurgie, sich in den Kammern zu engagieren, und die Bitte an die Deutsche Gesellschaft für Chirurgie, diejenigen, die in den Kammern engagiert sind, zu den Beratungen zuzuziehen und dann mit großem Nachdruck, aber ohne Panik, bis zum nächsten Ärztetag über die Landesärztekammer und über die Bundesärztekammer zu versuchen, Vorstellungen, die dann möglichst von allen getragen werden sollten, durchzusetzen. Danke schön.

Generalsekretär Prof. Dr. med. E. Ungeheuer: Wenn ich Sie richtig verstanden habe, wären Sie also dafür, daß wir unseren Antrag, nämlich den Präsidiumsbeschluß vom September 1990 in Köln in Erinnerung bringen, damit er in dem neuen Papier seinen Niederschlag findet.

Von Seiten des Generalsekretärs wurde der Mitgliederversammlung zugesichert, daß möglichst umgehend eine STÄNDIGE KOMMISSION mit folgender Zusammensetzung gegründet werden soll.

1) Allgemein-Chirurgen aus Universitätskliniken und Allgemeinen Krankenhäusern (aus dem Präsidium)
2) Oberarzt in Nichtselbständiger Stellung (aus dem Präsidium)
3) Niedergelassener Chirurg (aus dem Präsidium)
4) Präsident des BERUFSVERBANDES DER DEUTSCHEN CHIRURGEN
5) Der Generalsekretär der DEUTSCHEN GESELLSCHAFT FÜR CHIRURGIE
6) Der Sprecher des Ordinarienkonvents

Meine Damen und Herren! Wir sind in der Zeit schon sehr weit fortgeschritten. Die Kollegen stehen schon hier und warten auf das nächste Programm. Ich muß jetzt weiterfahren und nach weiteren Vorschlägen für die Wahl fragen. Sind Sie damit einverstanden, daß ich die einzelnen Namen nicht noch einmal vorlese? Es sind keine weiteren Vorschläge eingegangen. Die Vorschläge sind zweimal in den Mitteilungen abgedruckt. – Sie sind damit einverstanden. Vielen Dank.

Das Präsidium hat in seiner Sitzung vom 28./29. September 1990 beschlossen, der Mitgliederversammlung folgende Persönlichkeiten für die Wahl vorzuschlagen:

1) Zum *ZWEITEN STELLVERTRETENDEN PRÄSIDENTEN* für die Amtsperiode 1991/92 und Präsident 1992/93
   Herrn Professor Dr. med. Hans-Martin Becker, München
2) Als Oberarzt in nichtselbständiger Stellung einer chirurgischen *Universitätsklinik*
   Herrn Privatdozent Dr. med. Hans-Detlev Saeger, Mannheim
3) Als Oberarzt in nichtselbständiger Stellung einer chirurgischen Krankenhausabteilung
   Herr Privatdozent Dr. med. Michael Probst, Frankfurt/M.

Meine Damen und Herren, die Wahl wird in der Mitgliederversammlung ZWEITER TEIL, am 19. 4. 1991 in der Kongreßhalle um 14:30 Uhr stattfinden. Bitte beachten Sie, daß Sie nur mit dem *Mitgliederausweis* Einlaß zur Mitgliederversammlung haben.

Reisestipendium

Um das Reise- und Fortbildungsstipendium der DEUTSCHEN GESELLSCHAFT FÜR CHIRURGIE haben sich für dieses Jahr neun Chirurgen beworben.

Es stehen 40 000 DM zur Verfügung, so daß wiederum an vier Herren ein Betrag von je 10 000 DM vergeben werden konnte.

Der Ausschuß, bestehend aus den Professoren HÄRING, DOHRMANN, BAUER, DENECKE und UNGEHEUER, hat sich für folgende Herren entschieden:

1) Priv.-Doz. Dr. Hendrik DIENEMANN, Klinikum Großhadern München
2) Prof. Dr. Johannes SCHEELE, Chirurg. Univ. Klinik, Erlangen
3) Dr. Michael STEEN, Berufsgenossenschaftl. Unfallklinik Ludwigshafen
4) Dr. Carsten ZORNIG, Chirurgische Univ.-Klinik Hamburg

Auch von hier aus möchte ich die Herren Stipendiaten beglückwünschen und sie bitten, die Bestimmungen für das Stipendium genau zu beachten.

Meine Damen und Herren! Zum Abschluß des ersten Teils meines Berichtes habe ich einen Dank auszusprechen. Der Dank gilt dem Berufsverband der Deutschen Chirurgen, seinem Präsidenten und seinem Präsidium, für die bestehenden Kontakte und für das gemeinsame Verständnis bei den Problemen, wozu auch die Weiterbildung gehört, die wir eben diskutiert haben.

Die Deutsche Gesellschaft für Chirurgie wird auch in Zukunft, wie seit einigen Jahren, im Kongreßprogramm am Mittwochnachmittag gemeinsame Veranstaltungen mit dem Berufsverband durchführen. Den vom Berufsverband initiierten Chirurgentag gestaltet die Wissenschaftliche Gesellschaft jetzt auch mit.

Soweit mein erster Bericht. Ich danke Ihnen für Ihre Aufmerksamkeit.

Präsident Prof. Dr. med. Hartel: Herr Generalsekretär, ich danke Ihnen sehr herzlich für Ihren präzisen Bericht, der deswegen nicht ganz einfach war, weil ihm teils kämpferische Diskussionen vorausgegangen sind. Ich glaube, nur ein Insider kann ermessen, welch aufopferungsvolle Arbeit Sie in diesen Bericht hineingesteckt haben. Dafür danke ich Ihnen sehr herzlich.

Die Einladung zur zweiten Sitzung ist schon erfolgt. Ich wiederhole noch einmal: Freitag, 19. April, 14:30 Uhr, Kongreßhalle.

Mitgliederversammlung (Zweiter Teil)

Freitag, 19. April 1991

Präsident Professor Dr. med. W. Hartel, Ulm: Liebe Kolleginnen und Kollegen! Ich begrüße Sie zum zweiten Teil der Mitgliederversammlung. Sie wurden ordnungsgemäß im Mitteilungsblatt unserer Gesellschaft eingeladen. Dort wurde auch die Tagesordnung veröffentlicht. Über weitere Vorschläge zur Tagesordnung wird der Herr Generalsekretär berichten.

Der erste Tagesordnungspunkt sind

Wahlen

Der Satzung entsprechend wurden Sie darüber ebenfalls informiert. Anwesend sind nur stimmberechtigte Mitglieder. Ich darf bitten, die Türen zu schließen, damit wir mit dem Wahlvorgang beginnen können.

Ich darf ankündigen, daß Herr Notar Dr. Beck den Ablauf der Wahl beobachten wird. Herr Notar Dr. Beck, ich darf Sie herzlich in unseren Reihen begrüßen.

Herr Löprecht hat sich als Wahlleiter zur Verfügung gestellt. Ihnen und Ihren Helfern herzlichen Dank für Ihre Bereitschaft.

Ich hoffe, daß Sie alle Ihre Wahlzettel bekommen haben und darf Sie nun bitten, mit dem Ausfüllen dieser Wahlzettel zu beginnen.

Generalsekretär Prof. Dr. med. E. Ungeheuer, Frankfurt/M.: Meine Damen und Herren, ich bitte noch um Geduld. Es ist ein solcher Andrang von Mitgliedern, die noch herein wollen. Letztes oder vorletztes Jahr hat es Ärger gegeben, weil wir sie nicht mehr zur Wahl hereinlassen wollten. Das wollen wir heuer vermeiden. Wir lassen noch ein paar Minuten offen. Ich nehme an, daß das kein Wahlvergehen ist, wenn wir das machen. Oder?

Notar Dr. Beck: Nein!

Sind jetzt alle Wahlzettel abgegeben? – Wir werden dann die Wahl zum Auszählen der Wahlzettel unterbrechen. Wir fahren in der Zwischenzeit mit der Tagesordnung fort.

Während der Auszählung der Stimmen fährt die Versammlung in der Tagesordnung fort.

Preis für die Wissenschaftliche Ausstellung 1991

Präsident Professor Dr. med. W. Hartel, Ulm: Ich bitte Herrn Privatdozent Dr. Detlef Schröder zu mir. Seine Arbeit ist zusammen verfaßt mit den Herren Gall, Seifert und Hamelmann von der Chirurgischen Universitätsklinik Kiel, Abteilung Allgemeinchirurgie, und hat den Titel „Wert interdisziplinärer Zusammenarbeit bei der theoretischen Forschung am Beispiel der Biomechanik des Hüftgelenks“. Der Text, der Sie zu diesem Preis berechtigt, lautet:

> *Von einer interdisziplinären Arbeitsgruppe werden wichtige Erkenntnisse der Biomechanik des Hüftgelenks didaktisch hervorragend dargestellt.*
>
> *gez. Prof. Dr. med. Rudolf Häring*

Herr Schröder, ich beglückwünsche Sie sehr herzlich. Ich darf Ihnen die Urkunde mit dem Scheck überreichen.

Preis für die Poster-Ausstellung 1991

Dazu darf ich Herrn Privatdozent Dr. R. Weiner aus dem Bezirkskrankenhaus St. Georg, Leipzig, zu mir bitten. – Herr Weiner ist nicht da, Herr Hartig, bitte!

Herzlich willkommen! Ich bin sicher, daß dieser Applaus zunächst einmal überhaupt Ihrer Anwesenheit gilt. Die Auszeichnung lautet:

> *Die Autoren konnten beweisen, daß die Dünndarmresektion nach Eingriffen am Abdomen nur wenig beeinflußt ist und der limitierende Faktor für die frühzeitige physiologische und künstliche orale Ernährung die gastrale Entleerungsstörung ist.*

Ich freue mich sehr, Ihnen, den Kollegen aus dem östlichen Teil unserer Heimat, diesen Preis überreichen zu dürfen.

Forumpreis

Das Preisrichterkollegium faßt sein Urteil folgendermaßen zusammen; es ist etwas ausgedehnter, aber das wird der Arbeit auch gerecht. Abstrakt-Preisträger hielten insgesamt zehn Vorträge, die ausgewählt worden waren. Der beste Vortrag wurde nach Form, Inhalt und Redner und seinem Bestehen in der Diskussion beurteilt. Die Begründung für die Preisverleihung an Herrn Dr. Hans Peter Friedl, Zürich, den ich zu mir bitte, lautet folgendermaßen:

> *Thema der Arbeit: „Pathogenetische Bedeutung toxischer Sauerstoffradikale bei intravaskulären Permeabilitätsschäden von Gefäßendothelien".*
> *Die bisher erarbeiteten Ergebnisse, teilweise durch die Arbeitsgruppe selbst, wurden auf eine äußerst vorsichtige gefäßchirurgische Fragestellung übertragen, das Problem der Reperfusion nach OP eines intrarenalen Aortenaneurysmas. Herr Friedl weist auf einen kausalen Zusammenhang zwischen der reperfundierten Ausbildung reversibler intravaskulärer Permeabilitätsstörungen im Bereich der Lunge hin. Der anerkannte Pathomechanismus wird in der Klinik beachtet und berücksichtigt werden müssen in Zukunft.*

Herzlichen Dank, herzlichen Glückwunsch!

Dr. H. P. Friedl, Zürich: Ich möchte mich bei der Deutschen Gesellschaft für Chirurgie bedanken für die Verleihung dieses ehrenvollen Preises. Ich möchte mich auch beim Preisrichterkollegium besonders dafür bedanken. Ich möchte mich außerdem bedanken bei Herrn Professor Hartel, meinem ersten chirurgischen Lehrer, für die tatkräftige Förderung meiner klinischen und wissenschaftlichen Arbeit, und letztlich bei meinem heutigen Chef in Zürich, Herrn Professor Trentz. Vielen Dank.

Bericht des Präsidenten

Meine Damen und Herren!
Im Zentrum meiner Präsidentenzeit standen

1. die wissenschaftliche Vorbereitung des Kongresses
2. die Verpflichtungen in den Vorstands- und Präsidiumssitzungen
3. sowie die Kontaktpflege mit anderen und ausländischen chir. Gesellschaften.

Ad 1.
Bei der Vorbereitung des Kongresses hatte ich vor allem die drohende weitere Aufsplitterung und die Überschneidung unseres Faches mit anderen Bereichen vor Augen. Das bestimmte die Auswahl der Hauptthemen.
Dazu ein paar Zahlen:
Die Gesamtzahl eingereichter Arbeiten ohne Filme betrug 1273.
Im einzelnen waren das:

- 845 Vorträge
- 329 Forumsbeiträge
- 68 Poster
- 31 Tafeln für die Wissenschaftliche Ausstellung

Angenommen wurden:
- 33,5% der Vorträge
- 30,3% der Forumsbeiträge
- 45,0% der Poster
- 70,0% der Anmeldungen für die Wissenschaftliche Ausstellung.

Wie schwer eine solche Auswahl ist, kennt jeder, der dies einmal machen mußte. Ausschlaggebend waren Qualität der Arbeit und Beschäftigung mit dem vorgegebenen Thema. In diesem Zusammenhang möchte ich den Herren Herfarth, Betzler und Raute meinen allerherzlichsten Dank für die präzise Arbeit des Forumausschusses aussprechen, dies nicht nur für diesen Kongreß, sondern für die letzten 10 Jahre, da der Forumsausschuß in andere Hände übergeht.

Ad 2.
Durch die minuziöse Vorarbeit des Herrn Generalsekretärs verliefen die Vorstands- und Präsidiumssitzungen trotz auch kontroverser Diskussionen in einer freundschaftlich-konstruktiven Atmosphäre.

Ad 3.
Die Kontaktaufnahme mit Eurochirurgie in Paris und die guten Beziehungen zu den deutschsprachigen Gesellschaften wurden ergänzt durch Mitwirkung am nationalen japanischen Kongreß. Besonders haben wir uns aber auch um unsere Kollegen aus dem östlichen Teil der BRD gekümmert und an Symposien teilgenommen.

Auch konnten wir Gaststellen für onkologisch interessierte Kollegen in Kliniken der alten Bundesländer vermitteln. Über die Bewegungen innerhalb der Gesellschaft wird im einzelnen der Herr Generalsekretär berichten.

Bericht des Generalsekretärs (Zweiter Teil)

Generalsekretär Prof. Dr. med. E. Ungeheuer: Herr Präsident! Meine sehr verehrten Damen und Herren!
Die DEUTSCHE GESELLSCHAFT FÜR CHIRURGIE ist außerordentlich bemüht, den Kontakt mit den Kolleginnen und Kollegen aus den fünf ostdeutschen Ländern so rasch als möglich zu normalisieren, zu vertiefen und zu intensivieren.

Das Präsidium hat daher in seiner Sitzung am 22. Februar 1991 einen GASTSITZ im Präsidium für einen Vertreter aus diesen Ländern geschaffen.

Da seit der Wiedervereinigung vier neue Regionalvereinigungen gegründet und die Vorsitzenden von den Mitgliedern gewählt wurden, erfolgt die Nominierung von Herrn Professor Dr. GLÄSER, dem Direktor der Chirurgischen Universitätsklinik Halle, der z.Z. Vorsitzender der CHIRURGENVEREINIGUNG SACHSEN-ANHALT ist, für diese Position.

Der Gastsitz, der nicht in der Satzung verankert ist, wurde bis zu dem Zeitpunkt limitiert, an dem ein ordentliches Mitglied aus den fünf neuen Bundesländern durch die Mitgliederversammlung in das Präsidium gewählt wird.

Die Mitgliederbewegung im Jahr 1990 zeigt erfreuliche Zahlen. Insgesamt haben wir jetzt eine Mitgliederzahl von 4 573. 567 Kolleginnen und Kollegen haben ihre Mitgliedschaft neu erhalten. Davon sind 203 aus Westdeutschland und 271 aus Ostdeutschland, dazu kommen nochmals 93 Altmitglieder aus der früheren DDR, bei denen die Mitgliedschaft nur geruht hat. Zusammen haben wir also 364 Mitglieder aus den fünf neuen Bundesländern aufgenommen.

Alle neuen Mitglieder sind herzlich willkommen. Es würde uns sehr freuen, wenn das Jahr 1991 ein weiteres Anwachsen der Mitgliederzahl aus Ost und West bringen würde.

Es ist bedauerlich, daß es immer noch eine große Zahl von Chefärzten und Oberärzten gibt, die nicht den Weg zu ihrer wissenschaftlichen Fachgesellschaft gefunden haben.

Darf ich Sie, meine Damen und Herren, um Ihre Mithilfe bei der Werbung von Neumitgliedern herzlich bitten.

Videothek

Nun ein kurzer Bericht, wie alljährlich, über die Entwicklung unserer VIDEOTHEK.

Im Zeitraum 1989/90 wurden 616 Filme verliehen und 122 verkauft. Das ist gegenüber dem Geschäftsjahr 1988/89 ein Plus von 208 Verleihvorgängen, aber ein Minus von 51 Verkaufsvorgängen.

Trotz der steigenden Nachfrage bei der Ausleihung und den daraus resultierenden Einnahmen ergab sich eine Differenz von Minus 38 878 DM, die wiederum in dankenswerter Weise von der Firma B. BRAUN-DEXON übernommen wurde.

Ihr gilt ein ganz besonderer Dank der Gesellschaft für diese Großzügigkeit.

Es sei erneut den Veranstaltern der Regionalvereinigungen empfohlen, die Filme der VIDEOTHEK auszuleihen.

Auch dem VIDEO-Ausschuß, den Herren Professoren Betzler, Holz, Rothmund und Witte, sei für ihre großen Mühen bei der Themen- und Autorenwahl sowie bei der Auswahl der Video-Filme selbst bestens gedankt.

Arbeitsgemeinschaften

Wir kommen nun kurz zu den Aktivitäten der CHIRURGISCHEN ARBEITSGEMEINSCHAFTEN:

Es wurde im letzten Jahr von mir eingehend darüber berichtet. Die Trennung der CHIRURGISCHEN ARBEITSGEMEINSCHAFT FÜR ENDOSKOPIE UND SONOGRAPHIE in zwei selbständige Arbeitsgemeinschaften, vor einem Jahr, hat sich bestens bewährt. Die beängstigende und rasante Entwicklung in der **endoskopisch-laparoskopischen Chirurgie,** wurde in Symposien, Kursen, Workshops und Seminaren, vor allem auch jetzt in einem Trainingskurs der CAE an 40 Phantomen im neuen Kongreßzentrum in Davos, bearbeitet. Uns kam es vor allem darauf an, in der Phase der Entwicklung eine kritische Definition der Voraussetzungen, der Vor- und Nachteile, der Grenzen, der Fehler und Gefahren sowie der Besonderheiten, vor allem bei den laparoskopisch endoskopischen Verfahren aufzuzeigen und die derzeitigen Indikationen zu erarbeiten. Dem Vorsitzenden der CAE, Herrn Prof. Schreiber und seinem Stellvertreter, Herrn Prof. Manegold, danke ich ganz besonders für ihr Engagement und für die gute Zusammenarbeit mit der Gesellschaft.

Mit großem Arbeitsaufwand haben sich auch Vertreter der CHIRURGISCHEN ARBEITSGEMEINSCHAFT INTENSIV- UND NOTFALLMEDIZIN unter der Leitung von Herrn Professor ENCKE, dem Vorsitzenden dieser Arbeitsgemeinschaft, mit dem Problem eines sogenannten Qualifikationsnachweises für „CHIRURGISCHE INTENSIVMEDIZIN" beschäftigt. Die erarbeitete Stellungnahme des Ausschusses konnte aber, aus formalen Gründen, in der Präsidiumssitzung am 22. Februar 1991 nur kurz beraten werden.

Das Präsidium befürwortet einen gemeinsamen Qualifikationsnachweis bzw. Fachkundennachweis „Operative Intensivmedizin" mit den Anästhesiologen. Eine eigene chirurgische Intensivmedizin sei nicht anzustreben. In weiteren Sitzungen, die insbesondere zusammen mit den Vertretern der Anästhesiologie notwendig sind, werden Vorschläge erarbeitet, die dann dem Präsidium vorgelegt und evtl. an die Bundesärztekammer weitergeleitet werden.

Langenbeck's-Archiv

Auch in diesem Jahr muß ich leider die Probleme, die mit der Veröffentlichung im Kongreßband LANGENBECK'S-ARCHIV auftreten, erwähnen. Wie Sie wissen, haben wir im letzten Jahr die Abstrakte aus Raumgründen weglassen müssen.

In diesem Jahr wird es wahrscheinlich möglich sein, sie in der bisherigen Form, zusammen mit den Vorträgen, in einem Band unterzubringen. Dazu ist es aber notwendig, daß alle Vorträge, entsprechend den Richtlinien, insbesondere was die Zahl der Abbildungen betrifft, abgegeben werden.

Ich erinnere erneut an die Abgabefrist, 14 Tage nach Kongreßende. Erinnerungen können wir leider aus arbeitstechnischen Gründen nicht mehr verschicken.

In der Präsidiumssitzung vom 22. Februar 1991 wurden verschiedene Vorschläge zur Reduzierung des Umfanges des Kongreßbandes diskutiert. Dabei spielte auch die Zitierfähigkeit der Abstrakte eine Rolle. Eine Kommission wird Vorschläge erarbeiten, die in einer der nächsten Präsidiumssitzungen diskutiert werden sollen.

Es wäre zu hoffen und zu wünschen, daß damit auch die finanziellen Verluste, die der Gesellschaft durch die Nichtabnahme von Kongreßbänden entstehen, – im Jahre 1989 waren es 5000 DM und 1990 7000 DM – reduziert oder sogar beseitigt werden könnten.

Ich appeliere an Sie, meine sehr verehrten Damen und Herren, mitzuhelfen, die Zahl von 34 Exemplaren, allein vom letzten Kongreß, durch Abruf in der Geschäftsstelle zu reduzieren.

Mitgliedsbeitrag

Trotz massiver Mehrbelastung im finanziellen Bereich der DEUTSCHEN GESELLSCHAFT FÜR CHIRURGIE wurde der MITGLIEDSBEITRAG in den letzten acht Jahren nicht erhöht. Wir wollen auch eine Änderung der Beitragshöhe z.Z. nicht vorschlagen. Aber der Zeitraum für die Mitglieder in der Weiterbildung, in dem die Beitragshöhe auf 100 DM bereits 1983 festgelegt worden war, wird neu definiert. In der Präsidiumssitzung am 22. Februar 1991 in Frankfurt/M., wurde beschlossen, daß der volle Beitrag von 200 DM acht Jahre nach Beginn der Weiterbildungszeit zu entrichten ist.
Diese Regelung tritt ab 1. Januar 1992 in Kraft.
Der Mitgliedsbeitrag für die Chirurgen aus den fünf ostdeutschen Bundesländern beträgt lt. Beschluß des Präsidiums, auch für 1992 und 1993, 30 DM.

Mitteilungen

Die in den letzten Jahren stark gestiegenen Leistungen und die damit verbundenen Kostenerhöhungen bei der Herausgabe unserer MITTEILUNGEN und bei der Betreuung am Kongreßstand, haben den DEMETER-**Verlag** veranlaßt, nach 10jähriger Pause mit uns über eine Erhöhung der Pauschalvergütung zu verhandeln. Die Gründe für die Kostenerhöhung sind plausibel: eine gestiegene Auflage mit erhöhten Versandzahlen, erweiterte Seitenzahl und erheblich erhöhte Postgebühren.

Gleichzeitig ist eine deutliche Verminderung der Anzeigen zu verzeichnen.

Neben einigen kostenreduzierenden Maßnahmen wurde eine angemessene Erhöhung der vor 10 Jahren angesetzten Pauschale vereinbart, die einen annähernden Ausgleich der Druck- und Verlegerkosten möglich macht.

EUROCHIRURGIE 1992

Der nächste EUROCHIRURGIE-KONGRESS findet 1992 in Brüssel statt. Die deutsche Sektion und den deutschen wissenschaftlichen Teil leitet Herr *Professor Dr. Siewert, München.*

Es wurde das Thema ÖSOPHAGUS-KARZINOM gewählt.

1993 findet EUROCHIRURGIE in London statt.

Laut Satzung der EUROCHIRURGIE stellt das Land, das im Jahr darauf EUROCHIRURGIE auszurichten hat, den Präsidenten. Das wäre also Deutschland für den Londoner Kongreß. Das Präsidium der DEUTSCHEN GESELLSCHAFT FÜR CHIRURGIE hat für die Präsidentschaft in London Herrn *Professor Dr. Trede, Mannheim,* nominiert, der auch bereits von dem Präsidium EUROCHIRURGIE in seiner letzten Sitzung in Paris, an der Privatdozent Dr. Probst für uns teilnahm, bestätigt.

Bericht über das LANGENBECK-VIRCHOW-Haus in Berlin

Bis Kriegsende waren die DEUTSCHE GESELLSCHAFT FÜR CHIRURGIE und die BERLINER MEDIZINISCHE GESELLSCHAFT Eigentümer des Langenbeck-Virchow-Hauses in der Hermann-Mattner-Straße 58 in Berlin.

Die Senatsverwaltung für Finanzen in Berlin hat den von uns beauftragten Rechtsanwälten am 7. Januar 1991 mitgeteilt, daß das Grundstück bereits am 1. Februar 1953 enteignet worden sei.

Eine Entschädigung wurde nicht bezahlt.

Danach gehört das Grundstück grundsätzlich zu denjenigen, die nach den Vorschriften des „GESETZES ZUR REGELUNG OFFENER VERMÖGENSFRAGEN" zurückzuübertragen bzw. zu entschädigen sind.

In einem Schreiben vom 27. 3. 1991 unserer Rechtsanwälte wurde nach einer persönlichen Vorsprache diesen mitgeteilt, daß mit einer Entscheidung über die von uns beantragte Rückgabe in absehbarer Zeit nicht zu rechnen sei.

Der jetzige Rechtsträger ist nach wie vor die AKADEMIE DER KÜNSTE. Herr Professor Dohrmann wurde vom Präsidium gebeten, diese Angelegenheit vor Ort zu beobachten und unsere Interessen bei den Anwälten und Behörden zu vertreten.

Leistungsbezogene Personalbesetzung des Ärztlichen Dienstes der Krankenhäuser

Von der DEUTSCHEN KRANKENHAUSGESELLSCHAFT sind wir seit ca. 2 Jahren bei Verhandlungen und Hearings über die Anhaltszahlen zugezogen worden. Die überwiegend auf den Anhaltszahlen der DEUTSCHEN KRANKENHAUSGESELLSCHAFT aus dem Jahr 1969 basierende Personalbesetzung der Krankenhäuser, insbesondere im ärztlichen Dienst, kann der Vielzahl neuer arbeitsaufwendiger Methoden in Diagnostik und Therapie nicht mehr gerecht werden. Es war daher seit langer Zeit zur Ermittlung des Personalbedarfs notwendig, ein Verfahren zu entwickeln, das sich von der bisherigen Anhaltszahlensystematik und den Indikatoren BETTENZAHL und VERWEILDAUER (auch Mitternachtwarmes Bett genannt) löst. Die DEUTSCHE KRANKENHAUSGESELLSCHAFT hat ein neues Konzept 1990 entwickelt und in verschiedenen Hearings diskutieren lassen. Bei dem letzten Hearing am 8. März 1991, an dem Herr Professor Dr. Bauer, Altötting, unsere Interessen wahrgenommen hat, wurde von allen Beteiligten Fachverbänden das ausgearbeitete DKG-Konzept als eine sehr gute Grundlage für die Verhandlungen angesehen. Es wird darin von der DKG und auch von den Fachverbänden gefordert, daß an Stelle einer linearen Fortschreibung der bisher bestehenden Anhaltszahlen, der Personalbedarf mit Hilfe eines analytischen Berechnungsverfahrens ermittelt werden muß.

Folgende Entwicklungen müssen dabei berücksichtigt werden:

1. Eine immer größere Zahl von Patienten mit einer immer kürzeren Verweildauer
2. Eine sich verändernde Altersstruktur, Sozialstruktur und zunehmende Mehrfacherkrankungen des Patienten
3. Eine steigende Zahl von Schwerstkranken mit einer Zunahme von arbeitsintensiven ärztlichen Leistungen in Diagnostik und Therapie (bedingt durch den medizinischen Fortschritt).
4. Eine Zunahme der Belastungen im organisatorischen und personellen Bereich durch Gesetze und Rechtssprechung.

Allgemein wird mit einer notwendigen Erhöhung der Arztzahlen von rund 15% gerechnet.

Mit den gesetzlichen Krankenversicherungen konnte bisher keine Einigung erzielt werden, so daß jetzt das zuständige Bundesministerium gefordert ist, das Problem zu lösen. Es ist anzunehmen, daß von dieser Seite aus Expertenkommissionen gebildet werden und wir hoffen, daß die DEUTSCHE GESELLSCHAFT FÜR CHIRURGIE dabei auch vertreten sein wird.

Schlußwort

Am Ende meiner Ausführungen möchte ich meinen Dank für die hervorragende Zusammenarbeit und Hilfe in den verschiedenen Bereichen mit dem Präsidenten, seinen Mitarbeiterinnen und Mitarbeitern, aussprechen. Vor allem aber verbeuge ich mich mit Respekt vor Frau Hartel, die das Rahmenprogramm erarbeitete und wie ich meine, auch hervorragend durchführte.

Ein weiterer Dank gilt den Damen in der Geschäftsstelle, stellvertretend für alle darf ich Frau Koch-Heinzinger nennen.

Den drei Münchner Universitätskliniken, Großhadern, Innenstadt und Rechts der Isar, möchte ich für die Hilfe bei der Durchführung der POSTER-Ausstellung, der DIA-Projektion, der WISSENSCHAFTLICHEN-Ausstellung sowie bei den organisatorischen Problemen beim Rahmenprogramm einen besonderen Dank sagen.

Wie Sie sicherlich bemerkt haben, haben wir in diesem Jahr ein anderes Team in der PRESSE-Stelle für die Betreuung der Medien zur Verfügung. Ich darf an dieser Stelle der Firma BAYER-Leverkusen und ihrem Vertreter, *Herrn Udo Schreiber,* einen besonderen Dank sagen und ihnen bestätigen, daß wir mit ihrer Medien-Betreuung, die sie zum ersten Mal bei uns durchgeführt haben, sehr zufrieden sind.

Meine Damen und Herren, am Ende dieses Berichtes möchte ich ebenfalls einen Dank an all die Damen und Herren der MÜNCHENER MESSEGESELLSCHAFT, an die Aussteller und an die vielen stillen Mitarbeiterinnen und Mitarbeiter, die sich im Hintergrund um den Ablauf des Kongresses ebenso bemühten wie die, die ich bereits genannt habe, aussprechen.

Ihnen allen, liebe Kolleginnen und Kollegen, rufe ich einen herzlichen Dank zu, daß Sie gekommen sind und bitte, wie jedes Jahr, um Ihre Mithilfe bei der Werbung um die Mitgliedschaft in der DEUTSCHEN GESELLSCHAFT FÜR CHIRURGIE.

Präsident Professor Dr. W. Hartel: Herr Generalsekretär, nochmals sehr herzlichen Dank. Ich darf nun den Herrn Schatzmeister um seinen Bericht bitten.

Bericht des Schatzmeisters

Professor Dr. R. Dohrmann, Schatzmeister: Herr Präsident, meine sehr verehrten Damen und Herren! Der Jahresabschluß auf den 31. Dezember 1990 und die Prüfung der Bücher mit der Rechnungslegung für die Zeit vom 1. Januar bis 31. Dezember 1990 wurden auftragsgemäß wie in den Vorjahren von dem Wirtschaftsprüfer Dr. jur. Ekkehard Mihm im Februar dieses Jahres vorgenommen. Die Buchführung, die Vermögensaufstellung sowie die Gegenüberstellung der Einnahmen und Ausgaben wurden aus den Konten entwickelt, und nach entsprechender Prüfung im Rahmen der von Dr. Mihm durchgeführten Arbeiten wurde die Ordnungsmäßigkeit der Buchführung festgestellt. Die Prüfung war Mitte Februar abgeschlossen. Der Bericht wurde unter Beachtung der gesetzlichen Bestimmungen und der Satzung am 15. Februar 1991 mit dem Bestätigungsvermerk versehen. Eingeschlossen in die Prüfung wurden die von uns übernommenen Einnahmen/Ausgaben Rechnungslegungen der 1990 durchgeführten Symposien der Arbeitsgemeinschaft Onkologie, klinische Studien und der Chirurgischen Arbeitsgemeinschaft Biomaterialien.

Über das positive Ergebnis des ersten Halbjahres, insbesondere des Berliner Kongresses, der erstmals durch einen Generalunternehmer, die Firma Zietemann, Karlsruhe, abgerechnet wurde, konnte ich bereits bei der Herbstsitzung dem Präsidium in Ulm berichten.

Das für uns zuständige Finanzamt für Körperschaften in Berlin hat im letzten Jahr eine Lohnsteueraußenprüfung für die Jahre 1983 bis 1989 durchgeführt. Die Feststellungen des Prüfers betrafen ausschließlich die Kongreßaushilfen, deren Bezüge ab 1985 mit Durchschnittssätzen besteuert werden müssen. Es war notwendig, für die im Prüfungszeitraum zu leistenden Nachzahlungen bereits im Vorjahr eine Rückstellung von 16 000 DM zu bilden. Die Vergütungen der Kongreßaushilfen werden jetzt, so auch bereits vergangenes Jahr, das trifft auch für die Arbeitsgemeinschaften zu, entsprechend von uns versteuert. Mit Ablauf des Jahres 1991, im Frühjahr 1992, wird eine erneute Prüfung unserer Gesellschaft durch das Berliner Finanzamt stattfinden.

Die Umsatzerlöse, die sich im wesentlichen aus Mitgliedsbeiträgen, Kongreßteilnehmerkarten, Ausstellergebühren, Kongreßbericht, Forumsband, Kongreßrahmenprogramm und dem Kongreß zugedachten Spenden zusammensetzen, ergaben mit den sonstigen betrieblichen Erlösen insgesamt 1 633 000 DM. Dem standen an Ausgaben gegenüber für Kongreß inklusive Preisverleihungen usw. 771 478 DM. An Personalkosten und Aufwandsentschädigungen mußten wir 343 500 DM abgerundet ausgeben. Abschreibungen und sonstige betriebliche Ausgaben hatten eine Höhe von 285 000 DM, so daß letztlich Ausgaben in Höhe von 1 400 000 DM aufgewendet wurden. Ich freue mich, damit mitteilen zu können, daß der Gesamtjahresüberschuß rund 230 000 DM beträgt. Dieses Geld und die inzwischen gebildete Rücklage werden wir aber benötigen, wenn, wie bereits vom Generalsekretär angesprochen, das von der ehemaligen DDR enteignete Langenbeck-Virchow-Haus in Berlin wieder in unseren Besitz rückübertragen wird. Die Aussichten sind relativ günstig, das sagte der Generalsekretär schon. Wir gehen hier konform, vielleicht kennen sie einige, mit der Kaiser-Friedrich-Stiftung für die ärztliche Fortbildung mit einem großen Komplex auch unweit der Charité, nicht weit von unserem Langenbeck-Virchow-Haus entfernt. Es haben schon die Besprechungen mit dem Kuratorium stattgefunden. Es ist so, daß die im Augenblick dort untergebrachte Akademie der Künste wahrscheinlich zum 30. Juni als Ost-Akademie zu existieren aufhören wird, und es wird dann sicherlich von der hierfür zuständigen Finanzverwaltung für offene Vermögensfragen unser Teil vorgezogen und bearbeitet werden. Im Augenblick sind nur ein Referatsleiter und drei Damen dort, die ab 1. Januar ihre ersten Schreibmaschinen und Papier und Kopierer bekamen. Man kann sich vorstellen, daß das alles ein bißchen verzögert ist. Aber es läßt sich wahrscheinlich beschleunigen.

Letztlich noch eine Bitte an die Mitglieder, die leider wahrscheinlich nicht anwesend sind. Es betrifft noch nicht bezahlte Beiträge des Jahre 1988 bis 1990. Die Rückstände an Mitgliedsbeiträgen betragen rund 50 000 DM. Mahnungen wurden verschickt, auch das kostet Geld. Die Außenstände für Kongreßberichte betragen 47 000 DM, davon rund 30 000 DM für den Bericht 1990. Zusammen mit den noch nicht bezahlten Forumsbänden sind dies rund 100 000 DM, eine beträchtliche Summe, die besser bei uns Zinsen bringen könnte. Ich appelliere also an die Nichtanwesenden und an die Zahlungsverpflichtung und natürlich auch die Zahlungsmoral. Auf der anderen Seite vielleicht auch noch den Hinweis, daß es eine beträchtliche Anzahl von Mitgliedern gibt, die doppelte Zahlungen leisten; auch deren Rückerstattung macht zusätzliche Arbeit.

Ich schließe meinen Bericht mit Dank an die Kassenprüfer, die Herren Schumpelick und Zumtobel für ihre Mühewaltung und bedanke mich bei den Damen der Geschäftsstelle, hier speziell bei der für die Buchführung zuständigen Frau Blaschke für ihre stets präzise geleistete Arbeit.

Präsident Professor Dr. med. W. Hartel: Herr Dohrmann, ich danke Ihnen für den Bericht. Ich muß die Frage stellen, ob zu den Berichten des Generalsekretärs und des Schatzmeisters noch Fragen sind. – Das ist nicht der Fall.

Bericht der Kassenprüfer

Präsident Professor Dr. med. W. Hartel: Die Berichte geben die Herren Zumtobel und Schumpelick. Ich möchte die beiden Herren bitten, ihren Prüfungsbericht abzugeben.

Prof. Dr. V. Schumpelick, Kassenprüfer: Ich habe den Bericht geprüft, für richtig befunden und keine Beanstandung. Ich empfehle für die Kassenprüfer Entlastung.

Prof. Dr. med. V. Zumtobel: Ich habe unabhängig von dem zweiten Kassenprüfer alle Positionen des Berichts sorgfältig nachvollzogen. Der Bericht ist sehr übersichtlich und gut nachvollziehbar und weist keinerlei Unregelmäßigkeiten auf. Auch ich bitte, den Schatzmeister zu entlasten.

Professor Dr. med. W. Hartel: Ich danke den Rechnungsprüfern und darf mich jetzt an das Auditorium wenden. Ich bitte Sie ebenfalls, Schatzmeister und Präsidium zu entlasten. Ist jemand der Herren dagegen? – Das Präsidium enthält sich der Stimme. – Ich darf nochmals Herrn Dohrmann sehr herzlich danken, auch den Herren des Präsidiums.

Wahlen

Präsident Prof. Dr. med. W. Hartel: Jetzt kommt der spannende Moment. Die Wahl ist abgeschlossen. Ich möchte bekanntgeben, daß zum zweiten stellvertretenden Präsidenten des Jahres 1991/92 und dann Präsident 1992/93 Herr H. M. Becker, München, mit absoluter Mehrheit gewählt wurde. Herzlichen Glückwunsch, Herr Becker!

Professor Dr. med. H. M. Becker: Herr Präsident, Hohes Präsidium, liebe Kolleginnen und Kollegen! Sie sehen mich mit einiger Bewegung hier oben stehen. In der langen Geschichte unserer traditionellen Gesellschaft haben Sie eben zum zweiten Mal einem Teilgebietschirurgen Ihr Votum gegeben, zum ersten Mal einem Gefäßchirurgen. Damit unterstreichen Sie die Bedeutung dieses jungen Schwerpunktfaches der Chirurgie. Die Gefäßchirurgie ist heute die schärfste Waffe, die wir im Kampf gegen die Geisel unserer Industriegesellschaft, nämlich die Arteriosklerose, besitzen. Alle deutschen Gefäßchirurgen, die ich die Ehre habe, derzeit vertreten zu dürfen, danken Ihnen für dieses Votum für die Gefäßchirurgie. Ich nehme Ihr Votum mit aller Bescheidenheit, aber auch mit ein wenig Stolz an.

Es ist gute Sitte und Tradition unserer Gesellschaft, daß der also Gekürte hier an dieser Stelle sich in Dankbarkeit seiner Lehrer erinnern darf, die für seinen beruflichen Weg von Bedeutung sind.

So möchte ich mit tiefempfundener Dankbarkeit Rudolf Zenker nennen, ehemals Präsident dieser Gesellschaft, der mich die Kunst der Chirurgie lehrte, darüber hinaus aber auch die Achtung und Ehrfurcht vor dem leidenden Menschen.

Als zweiten möchte ich in Dankbarkeit Georg Heberer nennen, der unter uns ist, ehemals Präsident dieser Gesellschaft. Er führte mich nicht nur in die Geheimnisse der thorakalen und thorakoabdominellen Chirurgie ein, sondern brachte mir auch bei, wie man eine Abteilung führt und seinen Mitarbeiterstab motiviert.

Erlauben Sie mir ausnahmsweise, daß ich auch einen dritten Namen nenne, nämlich den meines Onkels Franz Theo Becker, Orthopäde, Lexer-Preisträger, der mit seinen 89 Jahren auch hier unter uns ist. Er hat beizeiten in den verwaisten Neffen den Wunsch, Chirurg zu werden, eingepflanzt. Ich verdanke meinem Onkel, daß er mein ganzes Leben mir privates und berufliches Vorbild geblieben ist mit seiner ermunternden und auch kritisierenden Hand. Ich möchte ihm an dieser Stelle öffentlich meinen tiefempfundenen Dank vor Ihnen allen aussprechen dürfen.

Liebe Kolleginnen und Kollegen! Sie haben mir mit Ihrem Votum die größte Ehre zugeteilt, die einem Chirurgen in seiner Laufbahn zugeteilt werden kann. Dafür danke ich Ihnen. Die damit verbundene Aufgabe wird mir sehr schwer fallen. Ich werde sie mit allen mir zur Verfügung stehenden Kräften und Mitteln zu lösen versuchen. Dafür gebe ich Ihnen mein Wort. Ich danke Ihnen.

Präsident Prof. Dr. med. W. Hartel: Ich komme zum Ergebnis der Wahl des zweiten Oberarztes in nichtselbständiger Stellung einer chirurgischen Universitätsklinik. Gewählt wurde gleichfalls mit absoluter Mehrheit Herr H. D. Saeger, Mannheim. Ich darf Herrn Saeger fragen, ob er die Wahl annimmt.

Priv.-Doz. Dr. med. H. D. Saeger: Vielen Dank für das von Ihnen ausgesprochene Vertrauen. Ich nehme die Wahl selbstverständlich an.

Präsident Professor Dr. med. W. Hartel: Die dritte Wahl bezieht sich auf den Oberarzt in nichtselbständiger Stellung einer chirurgischen Krankenhausabteilung. Es wurde mit absoluter Mehrheit Herr M. Probst, Frankfurt a.M., gewählt. Herr Probst, nehmen Sie die Wahl an?

Priv.-Doz. Dr. M. Probst, Frankfurt a.M.: Ich danke allen Mitgliedern für die Wahl und freue mich auf die Mitarbeit im Präsidium. Vielen Dank.

Präsident Professor Dr. med. W. Hartel: Damit darf ich zum nächsten Tagesordnungspunkt nochmals an den Herrn Generalsekretär übergeben.

Generalsekretär Professor Dr. med. E. Ungeheuer: Meine Damen und Herren! Wir haben in der ersten Mitgliederversammlung gehört, daß ein Antrag von Herrn Dr. Esch als Tagesordnungspunkt 7 eingefügt wurde. Der Antrag lautet:

Da die Deutsche Gesellschaft für Chirurgie einen hohen Stellenwert in der Repräsentation der deutschen Ärzteschaft hat und damit auch gefordert ist, ärztliches Standesrecht nach außen und nach innen glaubhaft zu vertreten, sollte in Zukunft bei der Wahl der Mitglieder des Präsidiums gewährleistet sein, daß nur solche Honoratioren für eine Wahl in Frage kommen, die sich auch voll und ganz zum ärztlichen Standesrecht bekennen.

Als Begründung wurde angeführt: „Im konkreten Fall" soll es heißen, daß sich das zur Wahl vorgeschlagene Mitglied an die standesrechtliche Verpflichtung gehalten hat, die eigenen Mitarbeiter an den Nebeneinnahmen angemessen zu beteiligen; § 15 der Ärztlichen Berufsordnung.

Wir haben darüber in den Mitteilungen 1989 schon einmal berichtet. Ich glaube, ich sollte Ihnen ganz kurz den § 15 anführen:

„Ärzte, die andere Ärzte zu ärztlichen Verrichtungen bei Patienten heranziehen, denen gegenüber nur sie einen Liquidationsanspruch haben, sind verpflichtet, diesen Ärzten eine angemessene Vergütung zu gewähren."

Soweit dieser Paragraph. Nach der Berufsordnung für Ärzte, die von den einzelnen Landesärztekammern erlassen werden, nachdem vorher der Deutsche Ärztetag darüber entschieden hat, hat die alleinige Aufsichtspflicht über die niedergelegten standesrechtlichen Verpflichtungen die jeweilige Landesärztekammer. Nach der gültigen Satzung der Deutschen Gesellschaft für Chirurgie (§ 2) bezweckt die Deutsche Gesellschaft für Chirurgie die Förderung der wissenschaftlichen und praktischen Belange der Chirurgie in weitestem Umfang. In keinem Punkt des § 2 wird von der Deutschen Gesellschaft für Chirurgie eine Kontrolle der in dem ärztlichen Standesrecht aufgeführten Bestimmungen gefordert, ja wir haben auch kein Recht dazu, wie eben dargelegt.

Es ist aber eine Selbstverständlichkeit, daß alle Mitglieder der Deutschen Gesellschaft für Chirurgie, nicht nur die des Präsidiums, sich an die Bestimmungen des ärztlichen Standesrechts halten. Aus diesem Grunde wurde auch in den Mitteilungen 1989 auf diesen bestimmten Paragraphen der Berufsordnung von uns verwiesen.

Meine Damen und Herren! Ich möchte zusammenfassend feststellen, daß die Deutsche Gesellschaft für Chirurgie keine verantwortliche Position für die Einhaltung standesrechtlicher Aufgaben hat. Sie erwartet aber von ihren Mitgliedern die Beachtung der Berufsordnung. Ich möchte vorschlagen und Sie bitten, daß wir nicht in eine Diskussion darüber eintreten, da das Problem außerhalb unseres Aufgabengebietes liegt, ganz abgesehen davon, daß ärztliches Standesrecht allein der Aufsicht der zuständigen Landesärztekammern unterliegt.

Ich erbitte dazu jetzt Ihre Meinung, ob Sie meinem Vorschlag entsprechen, dies ohne Diskussion zur Kenntnis zu nehmen. Wer ist anderer Meinung? – Bitte schön, gehen Sie ans Mikrofon.

Dr. Meyer: Wir haben vor einigen Jahren zusammen mit sieben Kollegen den Verband der Oberärzte gegründet, und ich darf Sie versichern, daß es ein großes Problem an vielen kleinen und mittleren Krankenhäusern gibt, nicht nur bezüglich der finanziellen Beteiligung, auch bezüglich der Aufgabenverteilung und der Möglichkeiten, daß Oberärzte in irgendeiner Weise Mitspracherecht bezüglich der Verwaltung und Investitionen bekommen. Ich meine, daß die Gesellschaft für Chirurgie gut daran täte, die jeweiligen Landesärztekammern dahin zu beeinflussen, daß sich da einfach was ändert.

Generalsekretär Professor Dr. med. E. Ungeheuer: Herr Meyer, das ist aber nicht das Problem, das hier in § 15 angesprochen ist. Über das Problem, das Sie ansprechen, sind wir absolut bereit, mit Ihnen einmal zu reden.

Dr. Meyer: Wenn Sie sagen „angemessene Beteiligung“, was ist denn „angemessen“?

Generalsekretär Professor Dr. med. E. Ungeheuer: Das müssen Sie die Landesärztekammern fragen, die haben die Berufsordnung herausgegeben, nicht wir.

Dr. Meyer: Das ist richtig, aber es nützt weder den Chefärzten noch den Oberärzten, wenn Frust verbleibt in den Häusern und dieser Frust immer größer wird.

Generalsekretär Professor Dr. med. E. Ungeheuer: Wenn die Oberärzte ein gutes Verhältnis zu ihren Chefs haben und umgekehrt, werden sie auch angemessen beteiligt werden, nehme ich an.

Dr. Meyer: Da haben Sie die Antwort.

Generalsekretär Professor Dr. med. E. Ungeheuer: Wollen wir diesen Antrag diskutieren, ja oder nein? Die Mehrzahl hat bei „nein“ applaudiert. Ich bin auch dankbar dafür. Das Problem von Herrn Meyer können wir einmal extra behandeln.

Weitere Wortmeldungen dazu? – Wenn das nicht der Fall ist, dann ist dieser Punkt abgeschlossen. Ich danke Ihnen.

Präsident Professor Dr. med. W. Hartel: Meine Damen und Herren! Ich darf Ihnen danken, daß Sie sich so zahlreich an dem zweiten Teil der Mitgliederversammlung beteiligt haben. Ich schließe die Mitgliederversammlung. Vielen Dank.

1. Hauptthema
„Schonendes Operieren"

1. Schonendes Operieren – Einführung

H. W. Schreiber

Alte Landstr. 40, W-2000 Hamburg 63, Bundesrepublik Deutschland

Careful Operative Technique

Summary. To choose a careful operative technique is to choose an advantageous cost/benefit ratio in terms of natural and human science. The results are comparable with those of other techniques, but there is an additional advantage in terms of quality of life.

Key words: Careful Operation

Zusammenfassung. Schonendes Operieren ist eine kalkulierte ökonomische Rechnung, die sich an natur- und humanwissenschaftlichen Wegeschildern orientiert. Das Resultat wird dem mit einem vergleichsweise besseren Komfort ausgestatteten gut Operierten gut geschrieben unter dem Kennwort Lebensqualität.

Schlüsselwörter: Schonendes Operieren

Schonendes Operieren gibt es seit etwa Mitte des vorherigen Jahrhunderts. Schrittmacher war die Nutzung des Faktors „Zeit". Die Zeit wurde verfügbar durch die Eliminierung des Schmerzes durch die Narkose, durch die Minderung der Gefahr einer Infektion durch Anti- und Asepsis und später durch die Überwindung des Schocks durch adäquate Substitution bzw. Prophylaxe und Therapie [7].

Mit diesem neuen Guthaben an Zeit gelang es, die Effektivität der chirurgischen Operation entscheidend zu verbessern. So konnte man durch die Erhebung präziserer Befunde reale Vergleichsmöglichkeiten erreichen, naive Erfahrungen durch Szientifikation überwinden, vor allem aber die operative Technik verfeinern und der anatomischen Ausschilderung folgen.

Tatsächlich steht am Beginn des schonenden Operierens der anatomische Gedanke! Er wurde von dem Anatomen G. B. Morgagni begründet, von dem Chirurgen J. L. Petit erstmals systematisch aufgegriffen, später von dem Pathologen R. Virchow und C. Rokitansky neu belebt und in unserer Zeit durch die Entdeckung neuer Biostrukturen durch W. Lierse und F. Stelzner in eine neue reale Ebene gehoben [2, 5, 6, 7].

Auf dieser Bahn konnten sich bionome und biotechnische Chirurgie entwickeln und die subtile operative Technik, das Gütezeichen moderner Chirurgie gedeihen [3].

Mit dem Etikett des schonenden Operierens ist der weite Bereich der endoskopischen Chirurgie, z.B. die minimalinvasive Chirurgie der Kanal- und Schlauchsysteme sowie die der Körperhöhlen angetreten. Sprachlich konkurrieren derzeit die begrifflich nicht ganz identischen Namen wie minimal-invasive Chirurgie und maximal-schonende Chirurgie. Beide Begriffe tragen einen nicht ganz glücklichen Ausschließlichkeitsanspruch. Ausreichend und wertneutraler ist der Überbegriff der „endoskopischen Chirurgie". Die endoskopische Chirurgie ist das Ergebnis herkömmlicher chirurgischer Erfahrung, einer verbesserten präoperativen Diagnostik, originärer Ideen und eines speziellen Instrumentariums. Optik- bzw. Fernsehtechnik erlauben einen sparsamen Zugang bei adäquater Darstellung der anatomischen Situation. Es steht außer Frage, daß die endoskopische Chirurgie ausschließlich in chirurgischer Kompetenz steht [1, 4]!

Schonendes Operieren gehört heute zum imperativen Fundamentalkodex der chirurgischen Disziplin. Schonendes Operieren ist mit unserem Verständnis für Medizin und Operieren identisch. Es gilt als selbstverständliche Richtgröße.

Selbstverständliches weiß jedermann, es erklären zu wollen, kann bekanntlich schwierig sein. Bekanntes und Neues wird unter der formativen Kraft dieses Themas neu geordnet. Die Problemvermessung stellt sich wie folgt: Es geht:

1. um die Definition und um die Respektierung des Begriffes sowie
2. um die Nutzanwendung.

Was ist schonendes Operieren?

Wir verstehen darunter die Summe aller Überlegungen, Handlungen sowie Unterlassungen, die geeignet sein können, die Belastung der Operation und die der Narkose zu mindern, die Heilung zu fördern und die Wiederherstellung zu stabilisieren.

Schonendes Operieren beginnt längst vor der Operation; es endet mit der Rehabilitation des Operierten und mit der Analyse der dann möglichen wie notwendigen Bilanz.

Das Zwischenfeld wird von einem Katalog vielfältiger – auch nichtchirurgischer – Aufgaben erfüllt.

Die aktuelle Problemstellung oszilliert um die zentralen Anliegen wie:

Chirurgische Anatomie,
Anästhesiologie,
Persönlichkeit des Operateurs,
chirurgische Verfahrenswahl und
Taktik sowie Technik.

Schonendes Operieren ist mehr als Operieren!

Es ist eine Rechnung mit Daten aus Natur- und Humanwissenschaften im konditionalen Verbund.

Schonendes Operieren war und ist das Operieren der Wahl zugunsten einer besseren Lebensqualität des operierten Kranken.

Literatur

1. Kümmerle F, Staritz M (1991) Wandel in der Einschätzung des Traumas in Chirurgie und innerer Medizin am Beispiel der Behandlung des Gallensteins. Dtsch Med Wochenschr 115:1971–1974
2. Lierse W (1990) Hernien-Anatomie. In: Schumpelick V (Hrsg) Hernien. Encke, Stuttgart, 2. Aufl.
3. Schreiber HW (1983) Ansprache des Präsidenten. Langenbeck's Arch Chir 361:3–15
4. Schreiber HW, Effenberger Th (1991) Chirurgische Laparoskopie – minimal-invasive Chirurgie. Langenbeck's Arch Chir 376:65–66 (weiterf. Literatur)
5. Stelzner F, Lierse W (1968) Der angiomuskuläre Dehnverschluß der terminalen Speiseröhre. Langenbeck's Arch Chir 321:35–39
6. Stelzner F (1991) Das Faszienskelett der Bauchhöhle – Hernien und anorektale Inkontinenz. Langenbeck's Arch Chir 376:108–120
7. Wangensteen OH, Wangensteen SD (1978) The rise of surgery. Dawson and sons, Ltd., Cannon House, Folkestone Kent, England

2. Schonendes Operieren

F. Stelzner

Chirurgische Universitätsklinik, Sigmund-Freud-Str. 25, W-5300 Bonn-Venusberg, Bundesrepublik Deutschland

Minimally Traumatic Surgery

Summary. Today the potentially dangerous aftereffects of surgical procedures such as shock or wound infection can be effectively prevented. The use of a dissection technique which minimizes trauma to the surrounding tissues by means of a scalpel or electrocautery reduces the general impact of an operation. The use of atraumatic needles and modern, synthetic suture materials have decreased the incidence of wound infections significantly. Dissection along avascular fascial planes such as the adjacent lamellae allows the removal of large volumes of tissue without sequelae. Adjacent lamellae are special fasciae which enclose organs protectively.

Key words: Wound – wound suture – surgical anatomy – adjacent lamellae

Zusammenfassung. Die Vermeidung gefährlicher allgemeiner Operationsfolgen, Schock und Infekt sind heute möglich. Die schonende Wundsetzung durch das Messer, aber auch durch die Diathermie vermindern die Operationsbelastung ebenso wie die Wundnaht mit der atraumatischen Nadel und den modernen Fäden. Die Eröffnung blutgefäßloser Spalträume zwischen Hüllfaszien gestatten die Entfernung riesiger Volumina ohne Wundfolgen.

Schlüsselwörter: Wunde – Wundnaht – Grenzlamellen – Anatomie chirurgische

Jeder lokalen Verwundung folgt eine Allgemeinreaktion, der Schock oder Wundschlag. Er ist gekennzeichnet durch eine Kontraktion der meisten Blutgefäße. Früher hat er den Umfang eines operativen Eingriffs begrenzt.

Dieses im Zentrum der Wundheilkunst stehende Phänomen Schock kann *lokal* durch schonende Wundsetzung und *allgemein* durch die Anästhesie, durch die Vermeidung einer Blutung oder durch den Ersatz des verlorengegangenen Blutes und durch die Infektionsverhütung vermindert, ja völlig unterdrückt werden.

Jeder operative Eingriff ist ein Angriff, wie können wir ihn mildern, wenn schon nicht mindern?

Die Operationswunde

Eine Operationswunde ist eine ideale Wunde, sie ist eine Schnittwunde. Heute ist sicher, daß unter bestimmten Umständen, z.B. am Darm, im infektiösen Milieu also, eine Wunde mit dem Diathermiemesser der Inzision mit dem klassischen Skalpell überlegen ist [5]. Der Vorteil des Schmelzschnittes ist die sichere Blutstillung und die Koagulationsabdichtung der Oberfläche gegen einen akuten Keimeinbruch [12]. So können wir nach der Inzision der Bauchdecke mit dem Skalpell am Darm alles weitere mit dem Diathermiemesser unternehmen. Dies ist wider alles Erwarten schonendes Operieren. Der Schmelzschnitt provoziert keine Verwachsungen, keine Wundinfektion, er ist ab 24 Stunden schmerzgemindert. Dies wurde erst 1990 wieder nachgewiesen [1].

Ganz entscheidend für schonendes Operieren ist auch unser modernes *Nahtmaterial.* Diese Kunstfäden haben bei minimaler Masse maximale Haltekraft. Die Naht mit einer *atraumatischen Nadel* ist eine ideale Stichwunde. Betrachten wir dagegen die Rißquetschwunde einer *eingefädelten Nadel* so ist klar, daß die Summierung dieser Schäden zu dem Satz berechtigt: Die Naht als Atrium mortis. Zum schonenden Operieren gehört auch eine einfache Nahttechnik. Das ist z.B. die fortlaufende Naht. Die fortlaufende Naht *schnürt nicht* und hält besser; oder am Dünndarm einreihig genähte Anastomosen. Großer Nahtaufwand ist symbolische Chirurgie. Nicht doppelt genäht *hält besser,* sondern einfach genäht heilt sicher! [9]

Vermeidung einer zu großen Operationswunde

Jede Wunde führt lokal zu einer Kreislaufunterbrechung und allgemein zu einer Kreislaufbelastung. Die heilende Wunde vermittelt Schmerzen, sie blüht auf wie eine Rose und verwelkend heilt sie und kommt zur Ruhe. Dieses Ereignis kann am falschen Ort, zur falschen Zeit und im falschen Maß lebensgefährlich sein. Diese unumgängliche Wundreaktion mindert man am besten indem man die Verwundung begrenzt. Heute ist die Operationssterblichkeit durch eine konventionelle Operationswunde fast erloschen. Die Zukunft wird entscheiden, wann die jetzt entwickelte endoskopische Chirurgie tatsächlich noch einen Schritt weiter zum schonenden Operieren bedeutet. Über die neue, minimal invasive Chirurgie wird anschließend berichtet. Lindenschmidt hat 1975 als Erster auf die Vorteile der Laparoskopie für den Chirurgen hingewiesen [3]. Neben der sicher vorliegen-

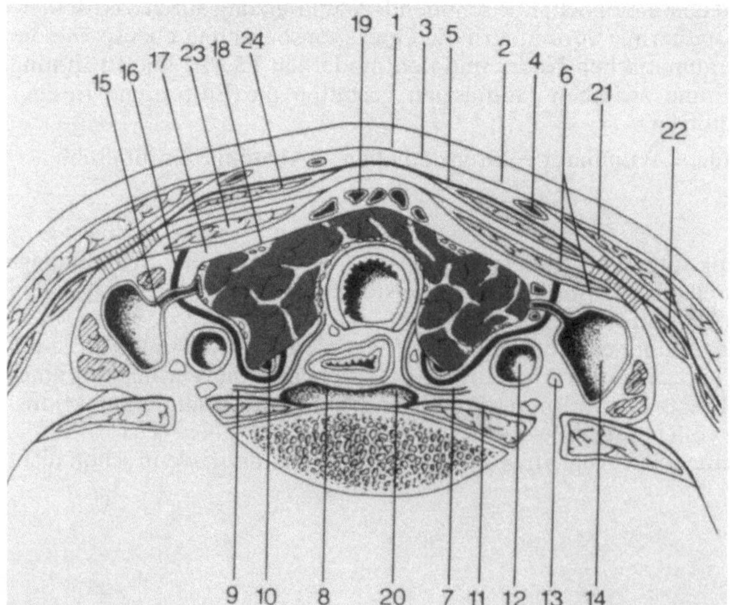

Abb. 1. Die vordere (16) und die hintere (8) Grenzlamelle der Schilddrüse (Nach Stelzner 1988) in einem Querschnitt des Halses

den geringeren Belastung durch die Wunde wird die optische Vergrößerung ein Vorteil, z.B. für die Strukturen an der Leberpforte sein [2].

Sind wir in das Innere einer Körperhöhle oder zum Operationsobjekt vorgedrungen, so ist die Kenntnis anatomisch nicht definierter faszienbegrenzter Spatien für die wundlose Mobilisation selbst größter Operationsobjekte von entscheidender Bedeutung für das erstrebte schonende Vorgehen.

Besonders schön und eindrücklich ist das Prinzip bei den Eingriffen an der Schilddrüse darzustellen. Hier hat die Natur eine sehr stark durchblutete, weil endokrine Drüse mitten im Gewebe an einer fatalen Stelle am Kehlkopf, dem Tor zur Lunge entwickelt. Eigentlich sind hier 3 endokrine Drüsen untergebracht. Der ganze Organkomplex ist von sogenannten *Grenzlamellen* eingescheidet und wie die Gefäße und Nerven aller gestielten Organe von einer *vorderen* und von einer *hinteren Grenzlamelle* rundum bedeckt [8] (Abb. 1). Die Struma liegt auf ihrer vorderen Grenzlamelle wie in einer Schale (Abb. 2).

Je größer eine Struma wird desto dicker wird diese vordere Lamelle. Sie reagiert wie ein Bruchsack bei einer Hernia permagna – mit reaktiver Hyperplasie. Weiß ein Operateur um diese Strukturen, so kann er zwischen der Faszia und Capsula propria der Drüse und den Grenzlamellen selbst sehr große Geschwülste ohne die mindeste Blutung mobilisieren. Dabei schont er den so variablen Nervus recurrens, der immer und ohne Ausnahme *hinter der* unberührten *vorderen Grenzlamelle* liegt (Abb. 3).

Die gleichen Prinzipien, Aufspüren und Schonen dieser Hüllfaszien und die Eröffnung nicht präformierter Spatien durch die Hand des Operateurs gelten für alle außerhalb der drei Körperhöhlen liegenden Organe. Für das Urogenitalsystem, für das anorektale Kontinenzorgan ebenso wie für die Speiseröhre. Hier sehen Sie einige *Grenzlamellen des Urogenitalsystems,* die unbekannt sind.

Betrachten wir einmal unter dem Blick auf schonendes Operieren die drei Körperhöhlen.

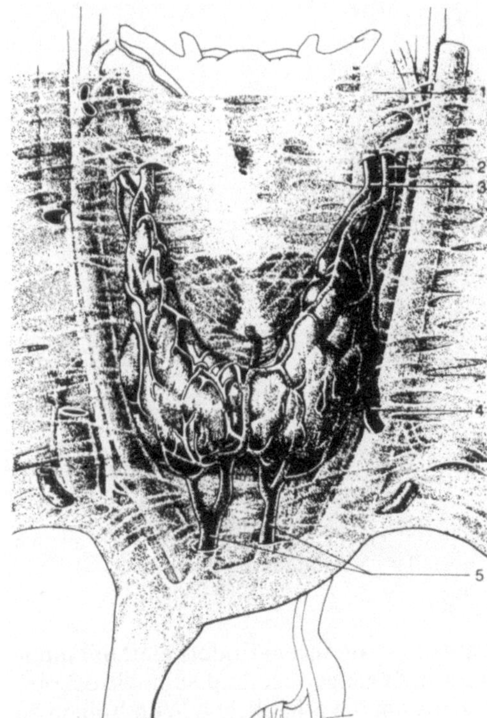

Abb. 2. Die Schilddrüse auf der vorderen Grenzlamelle (Nach Stelzner 1988)

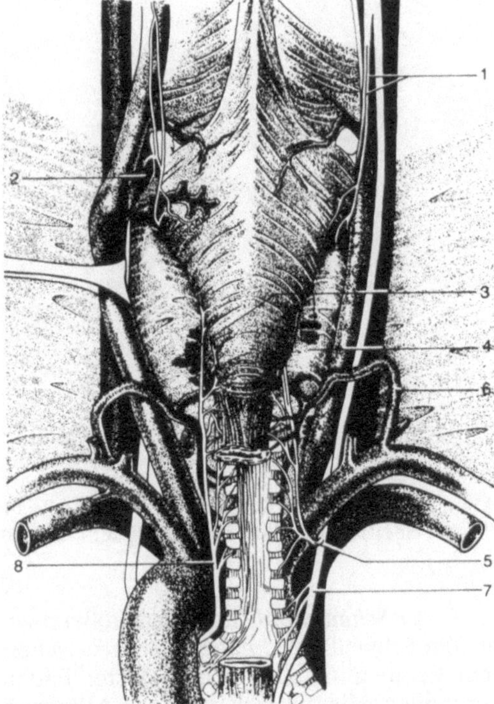

Abb. 3. Die Nn. recurrentes (5, 8) hinter der vorderen Grenzlamelle (Nach Stelzner 1988)

Duodenalstumpfverschluß bei einer
Gastrojejunostomia oral. total.
isoperistaltica (retro- oder antecolisch)

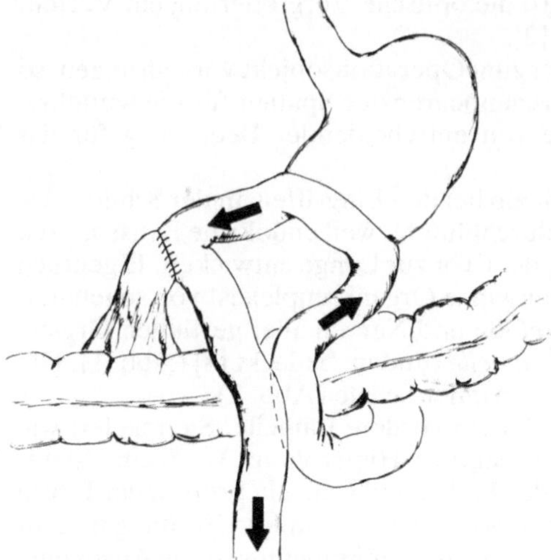

Abb. 4a. Der Verschluß eines narbigen Duodenalstumpfes mit einer aufgenähten Jejunumschlinge nach einer Magenresektion

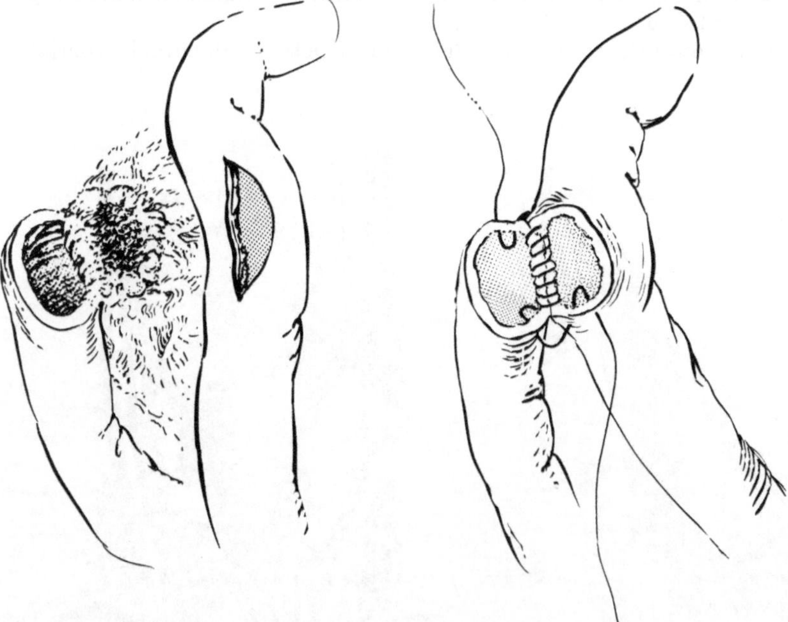

Abb. 4b. Empfehlenswerte fortlaufende Allschichtnaht mit einem Mukosaschlingenstich an den Ecken. Er erleichtert die Einstülpung der immer stark vorfallenden Dünndarmschleimhaut

In der Schädelhöhle mit ihrem äußerst vulnerablen Inhalt, ihrem Endoskelett mit minimalem Schwellraum, haben sich inzwischen kleinste Zugangswege und submakroskopische Feinmanipulationen mit feinsten Fäden bewährt um die schädlichen Wundfolgen zu vermeiden. Hier hat sich das in der Allgemeinchirurgie gerade entwickelnde minimal invasive Operieren mit großem Erfolg durchgesetzt. Ist es nicht wunderbar, wenn ein Neurochirurg durch Abtastung eines Nerven mit einer Spürsonde einen dort wachsenden Tumor entfernen kann, ohne die Nervenkabel zu zerstören? Bedenken Sie, ein solcher Eingriff ist mit der alten Technik überhaupt nicht möglich gewesen!

Mit dem Neuromonitoring und mit einer Anatomie die jede über 1,5 mm breite vitale Arterie genau benennt, hat sich die Neurochirurgie eine neue Dimension erschlossen [4].

In der Brusthöhle war die Beherrschung der Druckdifferenz die erste Voraussetzung um überhaupt operieren zu können der erste Schritt. Der zweite Schritt war wieder die von den Operateuren entwickelte speziellste Anatomie z.B. für die Entfernung der so ohne weiteres nicht sichtbaren Lungensegmente.

Zum schonenden Operieren gehört hier wie andernorts die Erkenntnis von der Individualität des Malignoms von der es heute heißt, nicht so radikal wie möglich, sondern nur so radikal wie nötig.

Das Herz und die großen Gefäße sind durch ihr infektionsfreies Terrain und durch inerte Kunststoffe nach Schaffung der extrakorporalen Zirkulation hier kein Thema mehr.

Schonendes Operieren in der *Bauchhöhle* bedarf aber noch einer besonderen Aufmerksamkeit. Zum Lebenselement des Magendarmkanals gehört der infektiöse Keim. Die gefährlichen, in sehr großer Zahl dort lebenden Mikroorganismen werden durch eine sehr gute flexible Durchblutung nicht nur in Schach gehalten, sondern sie sind so auch in eine symbiotische Funktion eingebunden.

Ein Colonkarzinom bedeutet ein Ulcus im hochinfektiösen Milieu. Niemals haben sie aber davon einen progredienten Infekt ausgehen sehen, denn der Karzinomtumor ist phantastisch durchblutet und Durchblutung bedeutet auch unter diesen Umständen Infektionsschutz. Nehmen wir den Tumor aber weg und mißhandeln die Operationswunde durch schnürende Nähte, dann induzieren wir unter Umständen eine sehr gefährliche Wundinfektion.

Wunde und Wundnaht heißt immer Durchblutungsminderung und Infektprovokation. Wundheilung und Infektabwehr heißt Steigerung der Durchblutung; dem steht eigentlich die Naht entgegen, aber wir können auf die Naht nicht verzichten. Das nützliche Gleichgewicht zu finden, das ist die Kunst jedes operativ schonenden Vorgehens im Magendarmkanal. Zur Lösung dieser vielen Fragen muß man sich ihnen von mehreren Seiten her nähern.

1. Die Antibiotika können vorübergehend aber in einem entscheidenden Zeitraum von wenigen Tagen die gefährliche Vermehrung der Keime unterbinden.
2. Nur dünnes und sparsam angewendetes Nahtmaterial verbindet Verschluß bei zureichend erhaltener Blutzirkulation. Falsch ist es, einen *narbigen Duodenalstumpf* mit dikken Fäden zu bezwingen; richtig auf das offene Narbenloch eine gesunde gut durchblutete Dünndarmschlinge zu anastomosieren [7] (Abb. 4a, b). Die modernen Klammernähte garantieren einen präzisen Sitz und Haltefähigkeit mit nahezu ungestörter Durchblutung. So sind die Anastomosen am Rektum und an der Speiseröhre unproblematisch geworden, wenn man die enorme Elastizität dieser Organe einkalkuliert. Haifische schlucken noch vom Rachen direkt in den Magen. Die Entwicklung des Atemapparates im begrenzt mobilen Thorax hat die Speiseröhre des Menschen erst zu diesem hochelastischen Rohr mit dem Dehnverschluß gemacht. Er ist nur am diaphanischen Präparat nachweisbar. Ich zeige Ihnen den *Dehnverschluß offen und geschlossen.* Er arbeitet vertikal, also in der Grundentwicklungsrichtung dieses Organs. Ebenso craniocaudal ist die *Nervengefäßarchitektur* der Speiseröhre ausgerichtet. Deshalb wird die endoskopische Mobilisation unter Schonung der Vitalzone Lunge hier vermutlich eine Zukunft haben [4]. Sie gelingt ja schon *konventionell.* Dieses Beispiel soll Ihnen zeigen, wie umfangreich der Begriff – schonendes Operieren zu fassen ist und wie auch stammesgeschichtliches Wissen ihn uns zuführt.
3. Die moderne speziellste Anatomie tritt beim schonenden Operieren in der Bauchhöhle gegenüber den eben genannten Wundfolgen nur scheinbar in den Hintergrund. Scheinbar weil sie bei ihrer Vernachlässigung nicht so ohne weiteres sofort ungünstig auffällt.
   Aber auch im Bereich der Chirurgie der Bauchhöhle garantiert die Berücksichtigung der Grenzlamellen für das technische Vorgehen die Schonung lebendiger Substanz.

Fast jedes pathologische Geschehen ist mit einer Gefäßaussprossung verbunden. Die Grenzlamellen sind gefäßlos und gefäßdicht. So garantieren sie eine *tumordichte Verpak-*

kung des mit enormer Gefäßneubildung vorwachsenden Malignoms. Eröffnet sich ein Operateur diese *gefäßlosen Spalträume,* so gelingt ihm unter minimaler Wundsetzung ohne Blutverlust, wie bei der Struma, auch große Tumoren des Magendarmkanals zu entfernen ohne den so Behandelten ungebührlich zu belasten. Da auch die *Hauptmetastasenstraße* von Grenzlamellen umhüllt ist, kann man beim Rektocolon diese in Zusammenhang mit dem Primärtumor herausnehmen. Deshalb die guten Heilungsziffern.

Bei rückfälligen Krebsen ist das schonende Operieren allerdings oft unmöglich geworden oder zumindest sehr begrenzt.

Zum schonenden Operieren gehört auch die Rücksichtnahme auf wichtige Körperfunktionen. Heute ist erwiesen, daß sogar die knappe Kontinenzresektion beim Rektumkarzinom radikal ist. Die von uns nachgewiesenen anatomischen Gründe sind 1. *am Beckenboden fehlen perirektal* cm-weit alle Lymphknoten. Unsere sehr tiefe Anastomose liegt deshalb *in einer Zone der Unschuld,* wie wir sagen, und 2. die Lymphbahnen der Hauptmetastasenstraße haben *Klappen,* die diese Straße zur *Einbahnstraße,* die nur zum Bauch hin offen ist, machen. Wenn wir den Tumor richtig auswählen, haben wir unter diesen Umständen keinen lokalen Rückfall zu erwarten [11]. So ist die Rektumamputation heute die Ausnahme. Aber auch bei ihr können wir oft die sexuelle Potenz des Mannes schonen. Ein wenige cm^2 *großes Wandstück* des Mastdarms über der Urethra membranatea unberührt zurückgelassen, schont alle dort gebündelten Nn. erigentes die einem überflüssigen Scherenschlag zum Opfer fallen können. Der günstig sitzende Krebs erlaubt auch diese Rücksichtnahme unter voller Wahrung der Radikalität [10].

Wir kennen keine operativen Eingriff, der mit dem Erfolg nicht auch Nachteile festlegen würde. Die Aufgabe der Wissenschaft ist es, den Erfolg zu mehren und die Nachteile zu mindern. Manchmal wird bei diesen Versuchen ein Fortschritt allerdings nur vorgetäuscht. Unsere noch so raffinierte Statistik ist falsch, wenn wir ihr eine inhomogene Stichprobe zugrunde legen; dann haben wir ein Scheinproblem aufgegriffen. Hier liegen die großen Schwierigkeiten für die Bewertung konventioneller und minimal chirurgischer Eingriffe im großen Mittelfeld [2].

Heilung durch die Wunde unter Kleinstbelastung und Maximalschonung aller Lebensäußerungen, das ist unser utopisches Ziel. Trotzdem darf der Weg dahin nie aus dem Auge verloren werden. Dieser Weg führt immer über das schonende Operieren. Schonendes Operieren betrifft aber nicht nur die Wunde, nein es betrifft schon die Planung, die Wahl des Eingriffs und die Rücksicht auf die Organfunktion. Das alles ist einer immer währenden Wandlung unterworfen und es war meine Absicht dies Ihnen darzustellen. Denn jeder chirurgische Eingriff ist ein Angriff – wir können ihn mindern. Von mir haben Sie dazu den Primat der Anatomie gehört.

Literatur

1. Johnson CD, Serpell JW (1990) Woundinfection after abdominal incizion with scalpel or diathermy. Br J Surg 77:626
2. Pitzpatrick JM, Wicklman JE (1990) Minimal invasive surgery. Br J Surg 77:721
3. Lindenschmidt ThO, Zimmermann HG (1975) Chirurgische Laparoskopie. Chirurg 46:254
4. Schramm J (1991) Moderne Neurochirurgie. Antrittsvorlesung in Bonn (Manuskript)
5. v. Seemen H (1932) Allg. und spez. Elektrochirurgie. Springer, Berlin
6. Stelzner F (1981) Die abdomino-collare Speiseröhrenresektion. Langenbecks Arch Chir 365:63
7. Stelzner F (1968) Postoperative Frühkomplikationen in Magenresektion. In: Bartelheimer, Schreiber (Hrsg) de Gruyter, Berlin
8. Stelzner F (1988) Die chirurgische Anatomie der Grenzlamellen der Schilddrüse und der Nn. laryngei. Langenbecks Arch Chir 373:355
9. Stelzner F (1988) Theorie und Praxis der fortlaufenden Laparotomienaht. Chirurg 59:654
10. Stelzner F, Fritsch H, Fleischhauer K (1989) Die chirurgische Anatomie der Genitalnerven des Mannes und ihre Schonung bei der Exzision des Rektums. Chirurg 60:228
11. Stelzner F (1989) Die Begründung, die Technik und die Ergebnisse der transanoabdominalen Kontinenzresektion. Langenbecks Arch Chir 374:303
12. Zschau H (1931) Elektrokoagulation und Lymphgefäße. Dtsch Z Chir 233:109

3. Anästhesiologische Gesichtspunkte

K. Peter a. E., München

(Manuskript bis Redaktionsschluß nicht eingegangen)

4. Die Persönlichkeit des Operateurs

H. Hamelmann

Abteilung Allgemeine Chirurgie der Chirurgischen Universitätsklinik, Arnold-Heller-Str. 7, W-2300 Kiel 1, Bundesrepublik Deutschland

The Personality of the Surgeon

Summary. The surgeon's image has been altered considerably throughout the past decades by social and political influences. Most important of course are the many innovations within the field of surgery. A surgeon must be capable of adapting to changes within the realm of basic concepts and operative techniques. The qualifications of the individual surgeon therefore require an invariably high standard.

Key words: Personality – Charakter tracts – Changes in surgery

Zusammenfassung. Das Bild des Chirurgen hat sich durch gesellschaftliche und politische Einflüsse verändert. Entscheidend wird die Tätigkeit des Chirurgen und Operateurs durch den schnellen Wandel innerhalb unseres Faches beeinflußt. Er muß sich dem Wechsel der Konzepte und der operativen Technik anpassen. An die Qualifikation des Chirurgen werden daher unverändert hohe Anforderungen gestellt.

Schlüsselwörter: Persönlichkeit – Charaktermerkmale – Wandel der Chirurgie

Die Persönlichkeit des Chirurgen im Rahmen des Themas „schonendes Operieren" unvoreingenommen zu charakterisieren, fällt mir nicht leicht. Man kann nicht eine Vielzahl positiver oder passender Eigenschaften mosaikförmig zusammenfügen, um so ein Idealbild zu entwerfen, das allen Erwartungen entspricht. Dieser Gedanke ist illusorisch, allein schon in Anbetracht hunderter vor mir sitzender Kollegen, die den Anspruch erheben, Individualisten zu sein und ihre Qualifikation als gute Chirurgen aus den unterschiedlichsten Persönlichkeitsmerkmalen ableiten.

Wir müssen uns zunächst fragen, ob sich das Charakterbild des Chirurgen heute anders darstellt, als in der Vergangenheit. Leuchtende Beispiele aus der heroischen Zeit der Chirurgie gibt es viele. Zum Beispiel Ernst von Bergmann (1836–1907). Nicht *ein* hervorstechendes Merkmal oder *eine* spezifische Begabung, sondern eine breite Skala bemerkenswerter Eigenschaften haben seine Persönlichkeit ausgezeichnet. Gerühmt wurden seine überdurchschnittliche Begabung, sein lebendiger Geist, sein Humor und seine Offenheit. Trotz der „Urkaft seines Körpers" war er eine in sich geschlossene, sensible Persönlichkeit. Als Mensch und Chirurg wurde ihm eine außergewöhnliche Ausstrahlung nachgesagt. Eine Persönlichkeit mit hohem Selbstwert und adäquatem gesellschaftlichen Ansehen. Er galt als schneller und sicherer Operateur mit kurzen Operationszeiten. Entsprechend seiner Zeit war sein Operationsstil großzügig, längeres oder subtiles Arbeiten lagen ihm weniger (nach Rehn).

Trotzdem war er in seiner Epoche ein herausragender Chirurg, und ich glaube nicht, daß wir ihn deshalb heute, hundert Jahre später, unter dem Aspekt des schonenden und oft länger dauernden Operierens geringer qualifizieren dürfen. Doch hinter dem mehr von der Umwelt aufgesetzten Glanz seiner Persönlichkeit verbarg sich ein bescheidener Mensch, und die auf einen Chirurgen der damaligen Zeit häufig angewandte Formel, er müsse das Herz eines Löwen haben, kommentierte er: „Die Chirurgen, die mehr eines Kindes als eines Löwen Herz haben, sind mir die lieberen".

Das Herz eines Löwen und das Auge eines Adlers waren Attribute, mit denen Chirurgen jener Zeit etikettiert wurden. Der entschlossen zupackende Griff kräftiger Hände war damals sicherlich gebräuchlicher und bewunderter, als zartes, sensibles Präparieren. Ein Prototyp dieser für ihre Zeit typischen Chirurgen war uch *Rydygier* (1850–1920). Mut und Unbeirrbarkeit gehörten dazu, zur gleichen Zeit wie Billroth an einem kleinen Krankenhaus in Kulm, südlich von Danzig, Erstoperationen am Magen durchzuführen. Ein unter uns weilender Chirurg traf seine frühere Operationsschwester und fragte sie nach der Persönlichkeit Rydygier's. Sie antwortete: „Er war groß und stark, und er konnte operieren." Dieses Bild von ihm hängt im Warschauer Nationalmuseum.

Ebenso war *Sauerbruch* einer der profiliertesten Chirurgen seiner Zeit (1875–1951). Originalität und Virtuosität befähigten ihn zu kühnen chirurgischen Leistungen. Die Chirurgie hatte durch seine bahnbrechenden Ideen neue Dimensionen erreicht, doch es genügten nicht mehr allein Mut und Unerschrockenheit. Kritische Prüfung seiner operativen Maßnahmen und die Vollendung durch technisch geschicktes Operieren waren wesentliche Voraussetzungen für seinen Erfolg.

Spätestens damals begann die Ära, in der die Bereitschaft zum Wagnis mehr in abwägende Verantwortung überging.

Gewiß hatte schon *von Langenbeck* ein halbes Jahrhundert vorher gefordert, „nicht zerstörend, sondern erhaltend" zu operieren.

Auch *Billroth's* prophetische Mahnung, die chirurgische Leistung nicht in ihrer manuellen Virtuosität und am Einzelfall, sondern an ihren Spätergebnissen zu messen, blieb Jahrzehnte ungehört.

Beliebig ließen sich die glänzenden Vorbilder großer Chirurgen der vergangenen Zeit aneinanderreihen.

Zu den Persönlichkeiten, die auf eine *neue Epoche* hinweisen, gehörte *Nissen*. Jeder Pathetik abgeneigt, haßte er laute und geschwätzige Personen. Er forderte Einfachheit, Bescheidenheit, Disziplin und Verantwortungsbewußtsein. Seine bewundernden Worte über *Enderlen* behalten für jeden Operateur bleibenden Wert: „Jeder Eingriff sah bei ihm einfach aus und vollzog sich fast wortlos. Jeder Handgriff war klar, fast selbstverständlich und ästhetisch befriedigend, keiner war ziellos. Obwohl jede Hast fehlte, war er der schnellste Operateur." Was *Liebermann* über die Malerei sagte: „Die Kunst liegt im Weglassen", gilt im übertragenen Sinne auch für die Chirurgie.

Auch mein verehrter Lehrer, *Rudolf Zenker,* warnte davor, in „Spiralen" zu denken, d.h. er konnte die unwesentlichen Dinge abstrahieren und operierte mit dem Gespür für das Wesentliche zielgerichtet, konzentriert und somit komplikationsarm und schonend. So gehörte er mit vielen anderen zu den Wegbereitern in die neue Zeit, in der anspruchsvolle Entwicklungen die operativen Techniken verändern und differenzieren.

Damit komme ich auf die eingangs gestellte Frage zurück, ob sich die *Persönlichkeit des Chirurgen* gegenüber der Vergangenheit verändert hat oder zwangsläufig ändern muß?

Nach einer ewigen Spruchweisheit sind uns die Veränderungen gesetzmäßig vorgezeichnet. Diese betreffen meiner Meinung nach nicht die *Grundstruktur* der Chirurgen, auch nicht der jüngeren Ärzte, die sich für den Beruf des Chirurgen entscheiden. Bei aller Unterschiedlichkeit der Charaktere gibt es gewisse übereinstimmende Merkmale der Chirurgen. Vielleicht, weil sie zu einem bestimmten Typ gehören oder unter dem prägenden Einfluß der Chirurgie bestimmte Eigenschaften entwickeln. Eine Vielfalt seelischer, geistiger und körperlicher Anlagen – wie sie unter anderem Ungeheuer beschrieben hat – wird auch in der Zukunft wie bisher die Persönlichkeitsstruktur des Chirurgen charakterisieren.

Und dennoch hat sich der *Beruf des Chirurgen* geändert und auch das *Bild des Chirurgen.* Gesellschaftliche und politische Entwicklungen bleiben nicht ohne Auswirkung auf das Arztbild. Unausweichlich aber führt der rasante Wandel innerhalb unseres Faches zu Veränderungen.

Nach *Stelzner* ist der Chirurg heute ein anderer als in der Vergangenheit. „Er hat sich mit seiner Disziplin gewandelt. Die früher immer wieder beschworene Heldenhaftigkeit des Operateurs gilt heute nicht mehr ..."

Nach wie vor ist die *handwerkliche Geschicklichkeit* eine der tragenden Säulen der Chirurgie, nach *Schreiber* „die souveräne obligate Leitschiene der operativen Arbeit".

Die *chirurgische Technik* aber befindet sich in ständiger Veränderung und Verbesserung. Nie war dieser Umbruch aufsehenerregender als zur jetzigen Zeit, und es wird uns nicht gelingen, das Ende dieser Entwicklung abzusehen.

Operationen werden heute eleganter, weniger traumatisch und mit fortschrittlichen Instrumenten durchgeführt. *Schonendes Operieren* umfaßt ein breites Feld von Eingriffen bis hin zu endoskopischen und mikrochirurgischen Maßnahmen an Gefäßen und Organen.

Der Chirurg wird deshalb nicht die glorreichen Tugenden verändern müssen, die große Chirurgen seit Generationen auszeichneten, er wird aber neue Zeichen setzen, ein neues Image erwerben, er wird lernen müssen, sich flexibler und schneller den Erfordernissen der expandierenden Entwicklung anzupassen und sein Gespür für neue Entwicklungen zu schärfen.

Schonendes Operieren ist mehr als die technische Phase eines Eingriffes. Diese ist am ehesten lernbar und wird schulmäßig vermittelt. Schonendes Operieren ist vor allem ein Appell an die Menschlichkeit des Chirurgen. Das *Interesse* der Chirurgen bezieht sich zu sehr auf technische Details und manuelle Fähigkeiten, vielleicht noch auf die Biochemie und Pathophysiologie. Doch der Chirurg muß lernen, hinter der Technik und den Konzepten den *Menschen* zu sehen. Die Schulung der *ärztlichen Persönlichkeit* ist eine große und lohnende Aufgabe.

Schonendes Operieren beginnt *vor* der Operation, z.B. mit bescheidener, aber überzeugender *Zuwendung* zum Patienten. So sind ein einfaches *Gespräch,* eine angemessene *Aufklärung* geeignet, dessen *Vertrauen* zu erwerben.

Die *Angst* des Patienten vor dem Eingriff können wir in ihrem Ausmaß selten erkennen. Wir können sie aber weitgehend abbauen, wenn wir dem Patienten verständnisvoll begegnen und ihm zuhören.

Schonendes Operieren heißt nach wie vor, daß der Operateur die *Indikation* zum Eingriff sorgfältig überdenkt, daß er sich einer subtilen *Technik* bedient und den *Eingriff* auch unter der Berücksichtigung der postoperativen *Befindlichkeit* und der *Lebensqualität* des Patienten auswählt.

Schonendes Operieren heißt: Die Menschenwürde beachten.

5. Schonendes Operieren – Verfahrenswahl und Strategie: Invasives versus minimal invasives Operieren

H. Troidl, E. Eypasch, W. Spangenberger, R. Langen und U. Holthausen

Chirurgische Klinik Köln-Merheim, II. Chirurgischer Lehrstuhl der Universität zu Köln, Ostmerheimer Str. 200, W-5000 Köln 91, Bundesrepublik Deutschland

Conservative Surgery – Choice of Intervention and Strategy

Summary. From the patient's view conservative surgery means less stress and strain through therapeutic interventions. Important criteria for assessment are freedom of pain, preservation of health or quick recovery from bodily impairments as well as reestablishment of integrity and fitness. The surgeon meets the patient's expectations through a careful interview, an operation with a minimally traumatizing access, a rather reliable technique and a careful follow-up. Endoscopic surgery most likely complies with this conception. This is shown in a prospective observational study on laparoscopic cholecystectomies in 500 patients and can also be expected for future indications.

Key words: Endoscopic surgery – Criteria for assesment – Laparoscopic cholecystectomy – Pain

Zusammenfassung. Aus der Sicht des Kranken bedeutet schonendes Operieren eine möglichst geringe Belästigung durch die Therapie. Wichtige Bewertungskriterien sind Schmerzfreiheit und der Erhalt bzw. die schnelle Wiederherstellung der körperlichen Integrität und Leistungsfähigkeit. Der Chirurg realisiert dies durch ein ausführliches Vorbereitungsgespräch, einen wenig traumatisierenden Eingriff, eine komplikationsarme Technik und eine gekonnte Nachsorge. Dieser Konzeption entspricht am ehesten die endoskopische Chirurgie. Dies wird in einer hier dargestellten Beobachtungsstudie am Beispiel der laparoskopischen Cholezystektomie an 500 Patienten nachgewiesen und kann in Zukunft auch für andere Indikationen erwartet werden.

Schlüsselwörter: endoskopische Chirurgie – Bewertungskriterien – laparoskopische Cholezystektomie – Schmerz

Bei der vorgegebenen Gesamtthematik war es klar, daß wir uns vor allem an der Definition bzw. Vorstellung des Begriffes „schonendes Operieren" orientieren mußten.

Da wir uns in den letzten Jahren sehr intensiv mit den Zielkriterien Lebensqualität und Schmerz befaßten [9, 13, 14, 15, 18], waren wir uns sicher, daß bei der *Definition* der schonenden Chirurgie überwiegend – wenn auch nicht ausschließlich – die Sicht des Patienten entscheidend ist und bei der *Realisierung* überwiegend – wenn auch hier nicht ausschließlich – der Chirurg das Sagen hat. So wird zum Beispiel ein Kranker mit einem Ileus den für

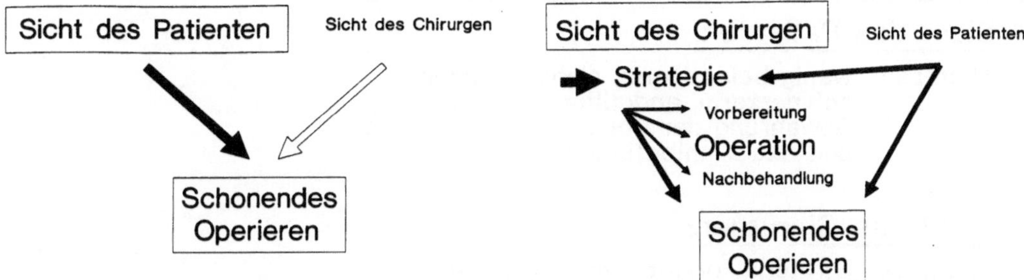

Abb. 1. Zugang zur Thematik: „Schonendes Operieren" aus der Sicht des Patienten und des Chirurgen

ihn extrem belästigenden Magenschlauch akzeptieren müssen, andererseits wird der Chirurg bei einem Rektumkrebs seine Strategie und operative Technik auch nach den Wünschen des Kranken orientieren, ja sogar orientieren müssen.

Der Chirurg andererseits hat bei der Realisierung dieser im höchsten Maße ärztlichen Aufgabe *die Strategie und die Operation* zur Verfügung (Abb. 1). Dabei ist klar bzw. muß endlich klar werden, daß die „nackte" operative, noch so diffizile Technik hierfür nicht ausreicht. Es gilt die „Volksweisheit": Man kann mit der besten Technik die falsche Operation machen.

Diese entscheidende Konzeption für eine effektive moderne Chirurgie hat Stig Bengmark [1] mit den von ihm graphisch, plakativ dargestellten *Interestogramm* des Chirurgen überzeugend deutlich gemacht (Abb. 2). Vorbereitung und Nachbehandlung sind für eine effektive Therapie fast gleichrangig mit der von den meisten Chirurgen zu hoch eingeschätzten alleinigen operativen Technik.

Zum Beweis für diese Konzeption – nur eine von vielen Untersuchungen: R. Klußmann untersuchte mit verschiedensten Methoden die Wirkung der Vorbereitung (Aufklärung, Umfeld etc.) auf die Akzeptanz eines künstlichen Afters bei über 600 Karzinomkranken. Ergebnis: eine sorgfältige individuelle Aufklärung verstärkt *meßbar* die Akzeptanz eines sonst technisch einwandfrei angelegten Stomas [6]. Nebenbei, eine so wirksame präoperative Vorbereitung ist nur dann möglich, wenn der Operateur weiß, was er vorbereiten muß und worüber er aufklären muß!

Zurück zu dem Problem Definition „schonendes Operieren".

Wie bei unserer Forschung zum Zielkriterium Lebensqualität [4] gelernt, haben wir eine kleine Umfrage bei 91 Kranken sowie 30 Ärzten, Schwestern und Pflegern durchge-

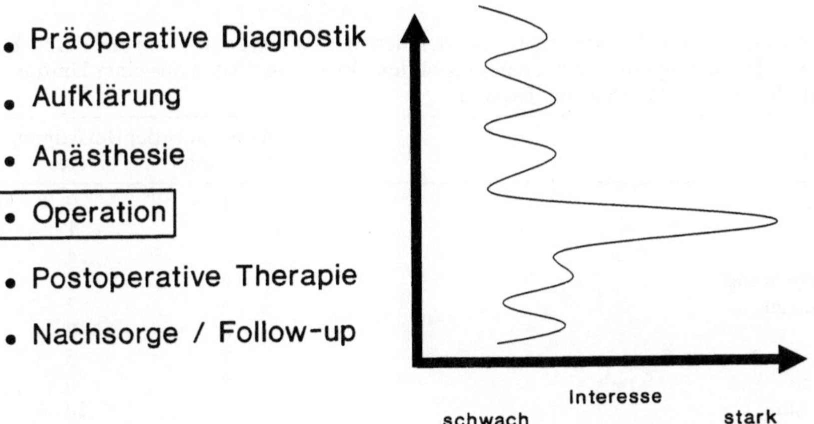

Abb. 2. Interestogramm der Chirurgen nach S. Bengmark [1] [Mod. n. H. Troidl]

- **Sicht des Patienten:**

  Therapie: wenig belästigend, sicher, schnell, schmerzarm, endgültig
  Bewahrung der körperlichen Integrität und des Wohlbefindens

- **Sicht des Chirurgen:**

  Therapie: Strategie-orientierter Zugang mit wissenschaftlich fundierter Konzeption
  anatomisch-atraumatisch
  sicher, effektiv, schnell, wenig Trauma, elegant

Abb. 3. Definition des Begriffes „Schonendes Operieren" aus der Sicht des Patienten und des Chirurgen

führt. Es wurde die simple, aber doch sehr wichtige Frage gestellt: Was ist bzw. war für Sie eine Belästigung während der bei Ihnen durchgeführten operativen Maßnahme? Geben Sie uns bitte eine Rangordnung für die für Sie am stärksten belästigenden *Maßnahmen* bis zu den am wenigsten belästigenden an. Ärzte und Pflegepersonal wurden in ähnlicher Weise befragt. Auch sie mußten auflisten, was nach ihrer Ansicht ein Kranker im Rahmen einer chirurgischen Therapie als Belästigung empfinden würde. Das Ergebnis dieser kleinen Umfrage ist sicher informativ, für manche überraschend, wenn auch nicht für uns (Abb. 3).

Wie bei der Lebensqualität [4] waren die Vorstellungen der Ärzte und des Pflegepersonals den Angaben der Kranken in weiten Bereichen diametral entgegengesetzt. So rangierten die „Schläuche" (Magenschlauch, Drainagen, Blasenkatheter, nicht zuletzt alle „Leitungen" zur intravenösen Therapie und Überwachung) bei der Beurteilung der Kranken an erster Stelle der Belästigung. Ärzte und Pflegepersonal, hatten diese häufige, alltägliche Maßnahme als Belästigung für den Kranken kaum realisiert und fast nicht ausgeführt. Andererseits war vor allem vom Personal und von den Patienten, aber auch weitgehend von Seiten der Ärzte, der Schmerz und die Angst vor Narkose und Operation gleich hoch in der Wirkung für Belästigung eingeschätzt worden, an zweiter Stelle (Tabelle 1).

Was die Drainagen angeht, so gibt es hierzu hervorragende kontrollierte Studien zu den häufigsten chirurgischen Eingriffen, die keine Vorteile der Drainage-Applikation aus

Tabelle 1. Rangordnung der Stärke der Belästigung aus der Sicht der Patienten (n = 91) und der Sicht der Ärzte (n = 30). Die Befragung erfolgte vor einer geplanten Operation. Daten aus einer Umfrage in der eigenen Klinik, März 1991; Holthausen, Eypasch

Kriterium	Rangordnung der Belästigung	
	Patienten	Ärzte
Schläuche im Körper	1	9
Schmerzen	2	1
Angst vor Schmerzen	3	4
Angst vor der Untersuchung	4	8
Angst vor der Operation	5	2
Unwohlsein	6	7
Angst vor der Narkose	7	3
Schlechte Aufklärung	8	6
Angst vor der Entlassung	9	10
Unfreundlichkeit	10	4

Tabelle 2. Drainagen bei verschiedenen Operationen untersucht in kontrollierten Studien

Operation	Autor	Jahr	Ergebnis
Strumaresektion	Wihlborg	1988	kein Vorteil
Cholezystektomie	Monson	1986	kein Vorteil
Colonresektion	Mennigen	1987	kein Vorteil
Arthroskopie	Klein	1989	kein Vorteil[a]

[a] = unveröffentlichte eigene Daten

Prinzip erkennen lassen (Tabelle 2). Wenn also die „Schläuche" in der Skala der Belästigung recht hoch rangieren, sollte man mit den „Schläuchen" sehr sorgfältig umgehen [3, 7, 8, 17].

Die formulierte Hypothese, daß bei der Definition der „schonenden Chirurgie" vor allem die Sicht des Patienten und sozusagen an zweiter Stelle die Vorstellungen und Einsichten des Chirurgen zum Tragen kommen soll, läßt uns folgende Vorstellung formulieren: Das Therapiekonzept muß insgesamt mit geringster Belästigung machbar sein. Belästigende Diagnostik und Vorbereitung, aber auch perioperative Maßnahmen oder lange postoperative Behandlung sind schlecht! Die Therapie soll möglichst schmerzarm, endgültig und natürlich sicher sein. Dann kann man neben dem vom Patienten immer wieder geäußerten Problem Schmerz auch der Problematik Angst effektiver begegnen. Der Zugang des Chirurgen zur schonenden Chirurgie ist festgelegt durch eine klare, wissenschaftlich fundierte Konzeption, die atraumatisch durchgeführt werden muß, dabei schnell, aber auch elegant und sicher sein soll.

Es stellt sich nun die Frage, wie wir 1991 diesen Anforderungen gerecht werden können.

In der Beantwortung dieser Frage ist Verständnis und Beschränkung notwendig. Verständnis dafür, daß ich mich fast ausschließlich in dieser Problemstellung der Entwicklung bei der Therapie des Gallensteinleidens bediene. Hier stehen uns derzeit einigermaßen ausreichende Daten zur Verfügung, die eine Diskussion zulassen. Beschränkung also selbst innerhalb der endoskopischen Chirurgie auf die laparoskopische Cholezystektomie und damit Beschränkung und Vorsicht für eine allgemeingültige Aussage!

Die laparoskopische Cholezystektomie kann als ein Paradebeispiel der patientenfreundlichen, maximal schonenden Chirurgie gelten [16].

Damit gilt es zu klären, was wir unter maximal schonender Chirurgie verstehen, nämlich *mehr Komfort* und *weniger Trauma* [16] (Abb. 4).

Mehr Komfort heißt: keine Belästigung durch die Therapie verschiedenster Art, weniger oder keine Schmerzen, wenig Abgeschlagenheit, damit schnelle Rekonvaleszenz. Die

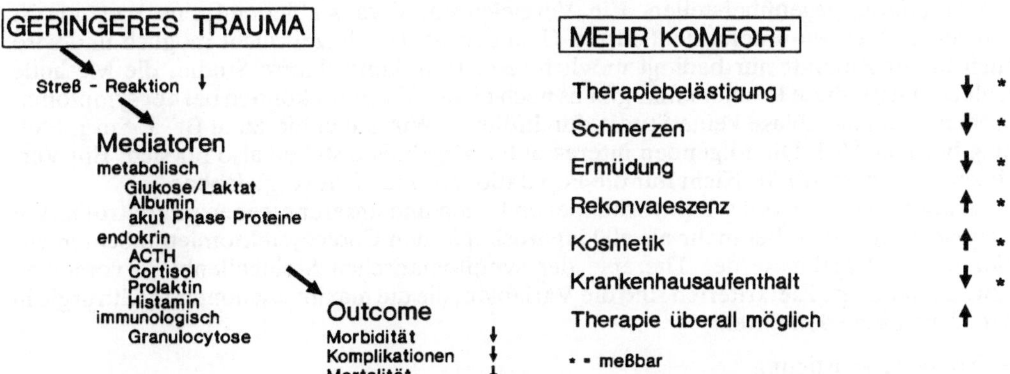

Abb. 4. Konzept des schonenden Operierens: Patienten-freundliche Chirurgie am Beispiel der symptomatischen Cholelithiasis

Therapie muß mit der gleichen Leistungsfähigkeit möglichst überall verfügbar sein und sollte ökonomisch vernünftig sein. Hier ist die Parallele zum Übergriff „schonende Chirurgie“ mehr als deutlich.

Weniger Trauma, die zweite bestimmende Dimension der maximal schonenden Chirurgie ist die Reaktion des Organismus (z.B. Streßreaktion) auf metabolischer, endokriner und immunologischer Ebene.

Damit sind im übrigen neben der Definition auch die relevanten Zielkrieterien [18] der maximal schonenden Chirurgie, minimal invasive Chirurgie genannt, beschrieben.

Nur wenn wir Aussagen und Daten zu diesen Zielkriterien erheben und vorlegen, sind wir in der Lage, über minimal invasive oder besser maximal schonende Chirurgie zu sprechen. Die alleinige technische Machbarkeit (technical performance), definiert mit erfolgreicher technischer Machbarkeit und geringe, akzeptable Komplikationen durch die Technik, ist nur ein erster Schritt [5, 12].

Realisierung der schonenden Chirurgie Strategie/Operation

Unsere Hypothese lautet, daß bei der Realisierung überwiegend der Chirurg das Sagen hat. Es stehen ihm hierfür *die Strategie und die Operation* mit dem „Vorher“ und „Nachher“ als Instrumente zur Verfügung.

Bei dem Gallensteinleiden läßt sich dies derzeit deutlich machen. Eine symptomatische Steingallenblase kann durch orale Lyse, perkutane Lyse und extrakorporale Schockwellen-Lithotrypsie behandelt werden oder durch die laparoskopische Cholezystektomie in Kombination mit ERCP. Die Strategie muß sich richten nach den Grenzen der Methode, der Definition der schonenden Chirurgie und den Wünschen des Patienten.

Kann der Kranke eine allgemeine Narkose und Operation absolut nicht akzeptieren, wird für ihn die laparoskopische oder konventionelle Cholezystektomie nicht in Frage kommen. Man weiß jedoch, daß die allgemeine Anwendbarkeit und vor allem auch die schnelle, effektive Behandlung bei den anderen Therapiemöglichkeiten sehr eingeschränkt sind.

Will man eine schnell wirksame und wenig belästigende, maximal schonende und für die meisten klinischen Situationen anwendbare Therapie, dann ist die konventionelle und vor allem die laparoskopische Cholezystektomie die Therapie der Wahl.

Beim Rektumkrebs sind die strategischen Möglichkeiten ähnlich differenziert und nach den Vorstellungen der maximal schonenden Chirurgie möglich, wenn auch noch nicht so geprüft und verbreitet. Auf alle Fälle wird die sog. transanale endoskopische Mikrochirurgie [2] bei geeigneten Patienten eine hervorragende Alternative sein.

Um meinem Thema zu entsprechen, soll ich nun das invasive dem sog. minimal invasiven Operieren gegenüberstellen. Ein Vergleich und daraus ableitend eine Wertung ist gefordert. Aus den unterschiedlichsten Gründen ist dies derzeit nicht möglich und wird auch in der Zukunft nur bedingt möglich sein. Eine kontrollierte Studie, die Methode schlechthin für diese Problematik, gibt es noch nicht. Wir selbst können bei der symptomatischen Steingallenblase keine Studie durchführen. Wir haben hierzu in Br. J. Surg. Stellung bezogen [10]. Die folgenden interessanten Ergebnisse stehen also für sich. Ein Vergleich ist nicht statthaft. Nicht nur die Populationen sind nicht vergleichbar.

Aufgrund der derzeit schon vorhandenen Daten und unserer eigenen unkontrollierten Beobachtungsstudie bei mehr als 500 laparoskopischen Cholezystektomien möchten wir hier unsere Ergebnisse der Therapie der symptomatischen Steingallenblase vorstellen bzw. „benützen“. Zielkriterien sind die Variablen, die die maximal schonende Chirurgie in der Hauptsache definieren:

- Therapiebelästigung
- Schmerzen
- Abgeschlagenheit

Tabelle 3. Maximal schonende Chirurgie. Zielkriterium: geringe Therapiebelästigung am Beispiel der laparoskopischen Cholezystektomie

keine Darmvorbereitung	Mobilisation
keine Magensonde	Essen / Trinken
keine Thromboseprophylaxe	minimaler Verband
keine Infusion	Schmerztherapie
keine Harnableitung	on demand
keine Drainage	

- langer Krankenhausaufenthalt und
- die Analyse der unerwünschten Ereignisse, die teilweise den herkömmlichen Komplikationen entsprechen

Bei unseren Kranken ist mit Ausnahme der Tatsache, daß eine allgemeine Narkose notwendig ist und es sich um eine Operation handelt, die Belästigung durch das Therapiekonzept gering (Tabelle 3). Wir verzichten bei unseren Patienten auch auf eine generelle Thromboseprophylaxe, „Schläuche" jedweder Art sind nicht notwendig.

Eine Studie von Schaupp [11] hat gezeigt, daß auch eine sog. „ideale" Cholezystektomie zumindest ohne Magenschlauch und Drainage möglich ist.

Übelkeit und Erbrechen sowie eine gewollte und tolerierte Nahrungsaufnahme sind Variablen, die man ebenfalls unter dem allgemeinen Begriff Belästigung nennen kann. Noch am Operationstag war das in einem geringen Prozentsatz ein Problem (Tabelle 4). Es kann sein, daß dies die Folge der Narkose ist.

Ein sicher sehr relevantes Zielkriterium ist die Intensität des Schmerzes nach der Operation. Abb. 5 zeigt, daß bei unseren 500 Patienten die Schmerzintensität grundsätzlich nicht hoch war und vor allem am 2. und 3. postoperativen Tag praktisch verschwunden war (Abb. 5).

Bei nur 21 Kranken, die aus verschiedenen Gründen im gleichen Zeitraum konventionell operiert wurden, war die gemessene Schmerzintensität vor allem am Operationstag höher und blieb auch lange hoch.

Eindrucksvoll und letztlich überzeugend war die Wirkung der laparoskopischen Cholezystektomie auf die Variable „Abgeschlagenheit". Bei 400 Patienten zeigte die Operation fast keine Wirkung auf dieses Zielkriterium und was noch bedeutsamer ist: 14 Tage nach der Operation sind die Patienten wieder „fit" (Abb. 6).

Bei 21 der Kranken, bei denen wir konventionell operiert haben, zeigte die Messung mit der Schätzskala eine starke Wirkung, die auch noch nach 14 Tagen vorhanden war.

Es ist klar, daß Komplikationen neben der Sicherheit auch ein hohes Maß an Belästigung bedeuten. Wir haben uns deshalb bemüht, die Auswirkungen der laparoskopischen Cholezystektomie mit einer speziellen Klassifikation zur Beschreibung von möglichst vielen Informationen zu bekommen [16]. Tabelle 5 zeigt die unerwünschten Ereignisse der laparoskopischen Cholezystektomie bei unseren 500 Patienten. Bei nahezu 80% gab es für den Kranken aus seiner Sicht ein ideales Ergebnis. Zwei Patienten haben wir bis jetzt verlo-

Tabelle 4. Zielkriterium: Komfort. Postoperative Übelkeit, Erbrechen und Appetit am Beispiel von 500 laparoskopischen Cholezystektomien

Dauer	Übelkeit (Pat. %)	Erbrechen (Pat. %)	Appetit (Pat. %)
Op.-Tag	21	14	66
1. Tag post-op.	5	7	66
2. Tag post-op.	8	2	76
3. Tag post-op.	5	1	85
Entlassung	1	1	94

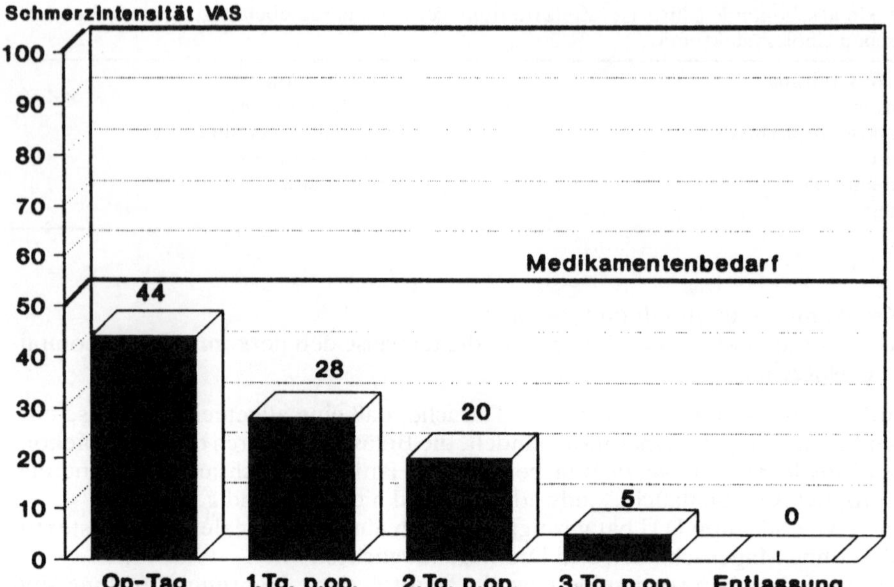

Abb. 5. Mehr Komfort = geringere Schmerzen. Stärkste Schmerzintensität innerhalb 24 Stunden nach laparoskopischer Cholezystektomie bei 500 Patienten, ermittelt anhand einer visuellen Analog-Skala zu festgelegten Zeitpunkten: morgens und abends (Troidl und Neugebauer 1990)
Schmerzmittel (Suppositorien) als Eigenmedikation nach Bedarf zulässig.
Schmerzintensität ab 50 ⟶ Analgetikawunsch des Patienten 0 = kein Schmerz, 100 = stärkster vorstellbarer Schmerz

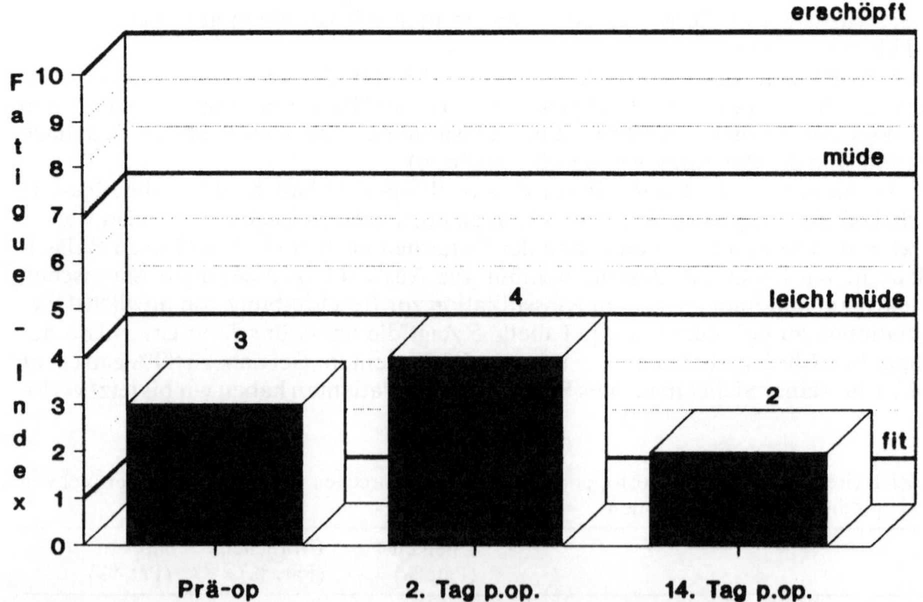

Abb. 6. Zielkriterum: Fatigue Index (= physische und psychische Abgeschlagenheit) ermittelt anhand einer visuellen Analog-Skala zu festgelegten Zeitpunkten: morgens, prä- und postoperativ bei laparoskopischer Cholezystektomie (Pat. Nr.:101-500)
1 = fit; *4* = leicht müde; *7* = müde; *10* = erschöpft (Nach T. Christensen et al. (1982) und B. Petersson et al. 1990)

Tabelle 5. Unerwünschte Ereignisse und Wirkungen bzw. Komplikationen bei 500 laparoskopisch cholezystektomierten Patienten

		%
Klasse I.	keine Vorkommnisse	55,4
Klasse II.	chirurgisch-technisches Problem, aber kein Nachteil für den Patienten (z.B. Steinverlust, Blutung)	25,2
Klasse III.	kein chirurgisch-technisches Problem, aber Nachteil für den Patienten (z.B. Hämatom, Wundinfekt)	12,6
Klasse IV.	chirurgisch-technisches Problem und Nachteil für den Patienten (z.B. Relaparotomie, Umsteiger)	6,4
Klasse V.	Letalität	0,4

Tabelle 6. Komplikationen nach konventioneller und laparoskopischer Cholezystektomie.
konventionell – Qualitätssicherung Chirurgie Nordrhein 1989
laparoskopisch – Beobachtungsstudie; Chir. Klinik Köln-Merheim 1991

		Stand: 1989 Nordrhein konvent. Chol.	Stand: 1991 Köln-Merheim laparosk. Chol.
Patienten gesamt	(n)	5170	500
Wundheilungsstörung	(%)	5,9	12,4
Komplikationen	(%)	14,2	19,4
Op-Reintervention	(%)	1,9	1,6
Umsteiger	(%)	–	5,4
Letalität	(%)	0,6	0,4

Tabelle 7. Krankenhausaufenthaltsdauer nach konventioneller und laparoskopischer Cholezystektomie.
konventionell – Qualitätssicherung Chirurgie Nordrhein 1989
laparoskopisch – Beobachtungsstudie; Chir. Klinik Köln-Merheim 1991

		Stand: 1989 Nordrhein konvent. Chol.	Stand: 1991 Köln-Merheim laparosk. Chol.
Patienten gesamt	(n)	3785	500
Liegedauer	(Tage)		
– gesamt		15	5
– präoperativ		2	1
– postoperativ		12	3

ren. Wir haben darüber ausführlich berichtet [16]. Eine 76jährige Frau starb an Herz-Kreislauf-Versagen einen Tag nach eine Reoperation wegen eines nicht geklipptem Zystikusstumpfes. Eine 56jährige Frau starb nach mehreren Reoperationen 6 Monate nach offener Cholezystektomie, die als laparoskopische Operation begonnen worden war. Sie hatte ein erst am offenen Abdomen festgestelltes Pfortaderkavernom. Dies bedeutet 0,4% Letalität.

Die Daten zur Qualitätssicherung in Kammerbereich Nordrhein (1989) sind in Tabelle 6 aufgeführt. Die Letalität liegt bei 5170 unkomplizierten Eingriffen an der symptomatischen Steingallenblase bei 0,6%.

Trotzdem ist ein Vergleich mit unseren Ergebnissen nicht möglich und nicht gestattet. Allein die verschiedenen Definitionen sind hier zu bedenken.

Der Krankenhausaufenthalt als ein weiteres wichtiges, oft benütztes und strapaziertes Zielkriterium ist in Tabelle 7 angegeben.

Bei vorsichtiger Interpretation könnte es sein, daß bei Kranken, bei denen eine laparoskopische Cholezystektomie durchgeführt wird, weil sie möglich ist, der Krankenhausaufenthalt im Vergleich zur konventionellen Cholezystektomie auf ⅓ reduziert ist.

Die laparoskopische Cholezystektomie – *ein* Beispiel des endoskopischen Operierens – ist *das* chirurgische Therapiekonzept der maximal schonenden Chirurgie.

Literatur

1. Bengmark S (1989) Surgery – a changing profession in a changing world. Theor Surg 3:198–202
2. Bueß G, Kipfmüller K, Naruhn M (1987) Endoscopic microsurgery of rectal tumours. Endoscopy 19:38–42
3. Cheadle WG, Vitale GC, Mackie CR, Cuschieri A (1985) Prophylactic postoperative nasogastric decompression. Ann Surg 202:361–366
4. Eypasch E, Troidl H, Wood-Dauphinee S, Williams JI, Reinecke K, Ure B, Neugebauer E (1990) Quality of life and gastrointestinal surgery – a clinimetric approach to developing an instrument for its measurements. Theor Surg 5:3–10
5. Jennet B (1986) Technology assessment – a question of information. In: Jennet B (ed) High Technology Medicine. Univ Press, Oxford, pp 227–248
6. Klußmann R (1987) Stomaakzeptanz. Münch Med Wochenschr 23:129
7. Mennigen R, Kusche J, Troidl H (1987) Drainieren oder nicht drainieren. Eine randomisierte Klinische Studie zu einem alltäglichen Problem. Chir Praxis 37:61–70
8. Monson JRT, MacFie J, Irving H, Keane FBV, Brennan TG, Tanner WA (1986) Influence of intraperitoneal drains on subhepatic collections following cholecystectomy: a prospective clinical trial. Br J Surg 73:993–994
9. Neugebauer E, Troidl H (1989) Meran conference on pain after surgery and trauma. A consensus conference of various clinical disciplines and basic research. Theor Surg 3:220
10. Neugebauer E, Troidl H, Spangenberger W, Dietrich A, Lefering R (1991) Conventional versus laparoscopic cholecystectomy and the randomized controlled trial. Br J Surg 78:150
11. Schaupp W, Menges HW, Schworm HD (1988) Die „ideale" Cholezystektomie. Chirurg 59:661–664
12. Troidl H, Spangenberger W (1988) Bewertung der Endoskopie. Langenbecks Arch [Suppl II]:386–392
13. Troidl H, Neugebauer E (1990) Akuter Schmerz in der Chirurgie – Klinische Bedeutung, Meßmethoden und Therapie. Chirurg 61:485–493
14. Troidl H (1989) Lebensqualität: ein relevantes Zielkriterium in der Chirurgie. Chirurg 60:445–449
15. Troidl H, Kusche J, Vestweber KH, Eypasch E, Bouillon B (1987) Quality of life: An important endpoint both in surgical practice and research. J Chronic Dis 40:523
16. Troidl H, Spangenberger W, Dietrich A, Neugebauer E (1991) Laparoskopische Cholezystektomie. Chirurg 62:257–265
17. Wihlborg O, Bergljung L, Matensson H (1988) To drain or not to drain in thyroid surgery. Arch Surg 123:40–41
18. Wood-Dauphinee S, Troidl H (1991) Endpoints for clinical studies: conventional and innovative variables. In: Troidl H (eds) Principles and practice of research. Springer, Berlin Heidelberg New York Tokyo, pp 151–169

6. Bauchchirurgie

H.-D. Becker, Tübingen

(Manuskript bis Redaktionsschluß nicht eingegangen)

7. Schonende Operationstechniken mit Klammernahtgeräten

F. M. Steichen

130 East 77th Street, New York, New York 10021, USA

Gentle Operative Techniques with the use of Stapling Instruments

Summary. The effect of gentle tissue handling during an operation is best assessed by the overall postoperative results. In bronchopulmonary surgery, stapling has reduced the incidence of bronchopleural fistulae and has improved parenchymal hemostasis and aerostasis. In operations on the esophagus, reconstruction is facilitated and anastomotic leaks have been statistically reduced with various stapling techniques. Similarly in colorectal surgery, anastomotic insufficiencies have been drastically reduced. In addition, there is an increase in oncologically safe anterior resections at the expense of the more debilitating abdominoperineal resection.

Key words: Gentle technique stapling

Zusammenfassung. In der Lungenchirurgie haben die Klammernahtgeräte eine statistische Verminderung der Bronchus- und Parenchymfisteln sowie der intrapulmonalen Haematomen als Erfolg. In der Chirurgie der Speiseröhre sind die anastomotischen Nahtinsuffizienzen sowie die Lungenkomplikationen verringert. Dieser Vorteil wird mit einem fraglich häufigeren Vorfall von dehnbaren Anastomosenstenosen belastet. In der kolorektalen Chirurgie sind nicht bloß die Nahtinsuffizienzen verringert, aber ist auch die Schonung des Mastdarmes im tiefen Karzinom erleichtert, sowie die Wahrung der analen Schließmuskeln gesichert.

Schlüsselwörter: Schonende Klammernahtgeräte

(Manuskript bis Redaktionsschluß nicht eingegangen)

8. Schonende Operationstechniken: Schilddrüsen- und Nebennierenchirurgie

M. Rothmund

Klinik für Allgemeinchirurgie, Philipps-Universität Marburg, Baldingerstraße, W-3550 Marburg, Bundesrepublik Deutschland

Atraumatic Surgical Technique: Thyroid and Adrenal Surgery

Summary. Atraumatic surgery in endocrine tumors means both anatomically atraumatic and functionally adequate. Anatomically, in thyroid diseases above all both the recurrent nerve and the parathyroids have to be preserved; also an minimally visible scar is of importance for the patient. Functionally, adequate technique in nontoxic goiter rendering the patient euthyroid despite the removal of all nodules. In diffuse autonomy and Graves' disease, hypothyroidism must be taken into account.
Among adrenal tumors, pheochromocytomas deserve a careful approach: adequate preparation and early ligation of the adrenal vein after transabdominal access are the main goals. All other benign tumors should be resected through a posterior incision. Preserving a remnant of a normal adrenal gland after surgery for bilateral tumors is controversial.

Key words: Atraumatic Surgery – Thyroid – Adrenalglands

Zusammenfassung. Schonendes Operieren hat in der endokrinen Chirurgie zwei Dimensionen: anatomisch und funktionell. Anatomisch schonendes Operieren bei Schilddrüsenerkrankungen heißt vor allem Schonung von Nervus recurrens und Nebenschilddrüsen, letztlich auch Hinterlassen einer möglichst nicht sichtbaren Narbe. Funktionell wird dann schonend operiert, wenn bei blander Knotenstruma nach Entfernung aller Knoten eine Euthyreose erreicht wird, während bei bestimmten Hyperthyreoseformen eine postoperative Hypothyreose in Kauf genommen wird.
Unter den Nebennierentumoren bedarf vor allem das Phäochromocytom schonenden Vorgehens. Hier tragen adäquate Vorbereitung, frühe Ligatur der Nebennierenvene, jedoch nicht der transabdominelle Zugang bei. Alle anderen benignen Tumoren sollten von einem dorsalen Zugang aus operiert werden. Das Belassen von normalem Drüsengewebe bei bilateralen Tumoren wird widersprüchlich diskutiert.

Schlüsselwörter: Schonendes Operieren – Schilddrüse – Nebenniere

Theodor Kocher, dessen 150. Geburtstag wir in diesem Jahr feiern, berichtete schon zu Ende des letzten Jahrhunderts über erstaunlich niedrige Komplikationsraten bei den von ihm vorgenommenen Schilddrüsenresektionen. Sie lagen weit unter denen seiner Kollegen, auch unter denen Billroths. William Halsted, der beide besucht hatte, fand dafür folgende Erklärung:

„Ich habe diese Frage viele Jahre überdacht und bin zu dem Schluß gekommen, daß die Erklärung in den operativen Methoden der beiden illustren Chirurgen liegt.

Kocher geordnet und präzise, blutarm operierend, entfernte die ganze Schilddrüse sorgfältig und verursachte wenig Schaden außerhalb der Kapsel.

Billroth operierte schneller und, wie ich mich erinnere, mit weniger Rücksicht auf Gewebe und weniger Bedacht auf Blutstillung. Er konnte leicht die Nebenschilddrüsen entfernt oder zumindest ihre Blutversorgung gestört und Teile der Schilddrüse zurückgelassen haben" [4].

Diese Schilderung der beiden so unterschiedlichen Operateure durch einen kompetenten Zuschauer beleuchtet den Vorteil schonenden Operierens bei endokrinen Tumoren: Die Erhaltung anatomischer Strukturen und die adäquate Beeinflussung der Funktion.

1. Schilddrüse

Schonendes Operieren in der Schilddrüsenchirurgie beginnt mit dem Hautschnitt. Bekanntermaßen ist für viele, nicht nur weibliche Patienten, das kosmetische Ergebnis wichtiger als das funktionelle. Ich zeichne den Kocher'schen Kragenschnitt am Abend vor der Operation am stehenden Patienten, der den Kopf maximal rekliniert hält an und lege ihn in dieser Haltung zwei Querfinger über den zu tastenden Oberrand des Sternums. Bei normaler Haltung des Kopfes kommt der Schnitt dann unmittelbar oberhalb des oberen Sternalrandes bzw. der Sternoclavikulargelenke zu liegen. Hat der Patient in unmittelbarer Nähe etwas oberhalb oder etwas unterhalb eine entsprechend verlaufende Hautfalte, was häufig vorkommt, wird der Schnitt in diese Falte gelegt. Die Naht am Ende der Operation wird fortlaufend intrakutan mit einem resorbierbaren, nicht gefärbten Faden vorgenommen, was dazu führt, daß der primäre Wundverschluß kurz- und langfristig kosmetisch gut wird und die Patienten, die zwischen dem 2. und 4. postoperativen Tag entlassen werden, nicht mehr zum Ziehen der Fäden in die Klinik kommen müssen. Wird eine Redon-Drainage eingelegt, was nicht obligatorisch ist, wird diese im lateralen Halsdreieck supraclaviculär ausgeleitet.

Nach Hochpräparieren des Haut-Platysma-Lappens wird die gerade Halsmuskulatur nach Längseröffnung der Bindegewebsschicht zwischen der linken und rechten Halsseite (Linea alba colli) nach lateral mit einem Roux-Haken zurückgehalten und die Exploration der ersten Seite begonnen. Es ist nicht notwendig, die auf der geraden Halsmuskulatur verlaufende Fascie und die darin verlaufenden meist kaliberstarken Venen routinemäßig zu durchtrennen. Bei sehr großer Struma oder gar malignen Tumoren, die eine großzügigere Exposition des Operationsgebietes erfordern, ist die Durchtrennung der geraden Halsmuskulatur mit Fascie und Gefäßen erforderlich. Bei Anwendungen unterschiedlicher Techniken zur Freihaltung des Operationsgebietes hat sich mir der in Nordamerika verbreitete Mahorner-Haken bewährt, der zusätzlich zu langblättrigen Roux-Haken (Struma-Roux) eine hervorragende Exposition des Operationsgebietes ermöglicht [9].

Schonendes Operieren in der Schilddrüsenchirurgie bedeutet im wesentlichen Schonung des Nervus laryngeus recurrens und der Durchblutung der Nebenschilddrüsen.

1.1 Schonung der Nerven

Obwohl eine prospektive kontrollierte Studie zur Frage der Häufigkeit der Recurrensparesen nach Freilegen oder Nicht-Freilegen bislang fehlt, ist auf der Grundlage der auch in neuerer Zeit publizierten Daten hochwahrscheinlich, daß die möglichst routinemäßige Darstellung des Nervus recurrens zu den geringsten Pareseraten führt [9]. Lahey hat 1938 als erster über eine erstaunlich niedrige Pareserate von 0,3% bei grundsätzlicher Darstellung des Nervus recurrens hingewiesen [7]. Obwohl diese Zahl mit Vorbehalt zitiert wer-

Tabelle 1. Raten definitiver Recurrensparesen nach operativer Behandlung verschiedener Schilddrüsenerkrankungen mit und ohne Aufsuchen der Nerven [Aus 14]

	NLR dargestellt	Primäre Parese	NLR nicht dargestellt	Primäre Parese
Erstoperation	776	33 (4,2%)	367	36 (9,8%)
Recidiveingriffe	36	5 (13,9%)	41	7 (15,5%)
Maligne Tumoren	75	4 (5,3%)	17	4 (23,5%)
Gesamt	887	42 (4,7%)	425	47 (11,1%)

den muß – es wurden nur symptomatische Patienten postoperativ laryngoskopiert – muß er als Vater dieser Operationstechnik angesprochen werden. Tschanz hat in einer umfangreichen, sorgfältigen Untersuchung gezeigt, daß bei Nicht-Aufsuchen des Stimmbandnerven eine definitive Pareserate von 3,3%, bei Nachweis des Nerven durch Palpation von 1,6% und bei Sichtbarmachung des Nerven von 0,4% zu registrieren war [13]. Er selbst registrierte bei grundsätzlicher Freilegung des Nerven bei 100 konsekutiven Patienten nicht eine einzige permanente Parese [1]. Aus der Arbeitsgruppe von Bay wurden die Ergebnisse von zwei Gruppen von Operateuren verglichen, von denen die eine den Nerven grundsätzlich darstellte, die andere ihn nicht aufsuchte. Es zeigte sich eine primäre Pareserate von 4,7% bei den Chirurgen, die den Nerven darstellten, im Vergleich zu 11,1% bei den Chirurgen, die ihn nicht darstellten. Die Operationen beinhalteten Ersteingriffe und Rezidiveingriffe bei gutartigen Schilddrüsenerkrankungen sowie Operationen bei Schilddrüsenmalignomen (Tabelle 1, 14).

In der eigenen Klinik wird nach vorsichtiger Luxation der Schilddrüse und Durchtrennung der oberen Polgefäße zunächst die Arteria thyreoidea inferior dargestellt. Anschließend in einem Dreieck, das medial von der Schilddrüse, lateral von der Arteria carotis und kranial von der Arteria thyreoidea inferior begrenzt wird, der Nerv palpiert. Er ist meistens wie eine Geigensaite auf dem Griffbrett einer Geige auf der Trachea tastbar. Er wird dann auf einer kurzen Strecke dargestellt, so daß man eine Vorstellung von seiner Verlaufsrichtung hat. Ist eine Operation geplant, die über eine subtotale Resektion hinausgeht (Fast-Totale-Resektion, Lobektomie, totale Thyreoidektomie) wird der Nerv in seinem gesamten Verlauf am Hals dargestellt.

Vor allem bei retrosternalen, tief in das vordere oder hintere Mediastinum hinabsteigenden Strumen, ist schon bei der Luxation die Gefahr der Dehnung, Zerrung oder gar des Abreißens des Stimmbandnerven gegeben. Obwohl manche Operateure damit prahlen, wie große Strumen sie noch mit dem Finger nach cervikal luxieren können und dies auch in der Tat elegant machen, so wenig wird jedoch darüber berichtet, wie häufig dabei Verletzungen des Nervus recurrens sind. Nach einschlägigen Erfahrungen in den vergangenen Jahren verzichten wir auf derartige Manöver, es sei denn der Nervus recurrens ist im Halsbereich gut sichtbar und verschwindet nach dosal kaudal in das hintere Mediastinum bei ventral liegender retrosternaler Struma. Wir ziehen hier eher eine partielle Sternotomie vor, um vor Luxation des retrosternalen Anteils, den tatsächlichen Verlauf des Nerven, der sich manchmal um den Knoten herumschlingen kann, zu identifizieren.

Ein Nerv, der im Rahmen der Schilddrüsenchirurgie weniger Berücksichtigung findet, dessen Schädigungsfolgen auch geringer sind, ist der äußere Ast des Nervus laryngeus superior, der für die Stellung der Aryknorpel verantwortlich ist und bei dessen Schädigung rasche Stimmschwankungen von hohen zu tiefen Stimmlagen und umgekehrt sehr schwer oder gar nicht mehr möglich sind. Wichtig ist, daß dieser Nerv in der Nähe der oberen Polgefäße laufen kann und daß man ihn bei grober Massenligatur der oberen Polgefäße mitfassen und durchtrennen kann. Es empfiehlt sich deshalb, die oberen Polgefäße exakt darzustellen, bindegewebige Anteile, in denen der Nerv verlaufen kann, nach medial in Richtung zur Kehlkopfmuskulatur abzuschieben und dann erst die Arterie unter Sicht mit einer Klemme zu fassen und zu durchtrennen und zu ligieren [5].

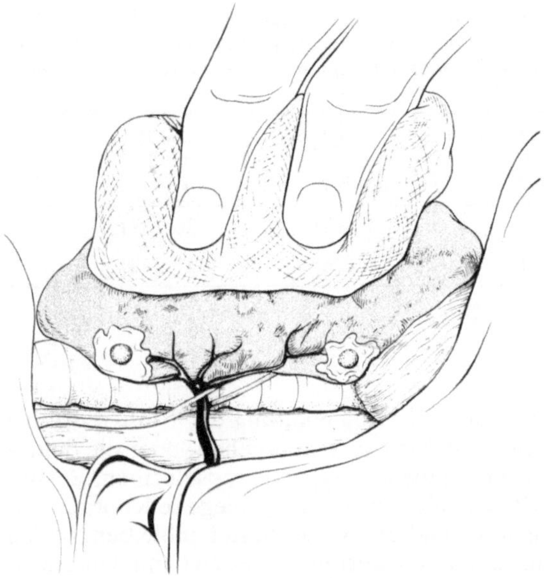

Abb. 1. Normale Lage der Nebenschilddrüsen an der Dorsalseite der Schilddrüsenkapsel eingebettet in Fett [Aus 11]

1.2 Schonung der Nebenschilddrüsen

Eine Schädigung der Nebenschilddrüsen und die Auslösung einer symptomatischen Hypokalzämie kommt bei Erstoperationen wegen gutartiger Schilddrüsenerkrankungen in 0,5–2% der Fälle vor. Häufiger sind die klinischen Manifestationen eines Hypoparathyreoidismus nach totaler Thyreoidektomie wegen Schilddrüsenmalignomen.

Bei subtotalen Resektionen wegen gutartiger Veränderungen werden die Nebenschilddrüsen nicht dargestellt. Es ist jedoch wichtig, ihre Lage und ihr Aussehen zu kennen, um sie bei ausgedehnteren Schilddrüsenresektionen schonen zu können. Die *oberen* Nebenschilddrüsen liegen in relativ konstanter Lage *dorsal* des Nervus recurrens und *kranial* der Arteria thyreoidea inferior in naher Beziehung zur Eintrittsstelle des Nervus laryngeus recurrens in die Membrana cricothyreoidea. Die *unteren* Nebenschilddrüsen liegen in der Nähe der unteren Schilddrüsenpole *kaudal* der Arteria thyreoidea inferior und *ventral* des Nervus recurrens, sind jedoch häufig in die bindegewebigen Strukturen zwischen unterem Schilddrüsenpol und Thymuszunge oder in die Thymuszunge selbst verlagert, da sie mit dieser Drüse einen gemeinsamen embryologischen Ursprung haben. Beide Nebenschilddrüsen werden von Ästen der Arteria thyreoidea inferior versorgt, wobei die oberen Nebenschilddrüsen auch aus Rami communicantes der unteren Schilddrüsenarterie mit der oberen versorgt werden können [11]. Meist können die oberen Nebenschilddrüsen bei totaler Thyreoidektomie in ihrer Durchblutung erhalten und nach dorsal von der Schilddrüsenkapsel abgeschoben werden. Sie sind dort in Fett eingebettet und können durch Spalten eines zarten bindegewebigen Häutchens freigelegt werden. Sie liegen dann im umgebenden Fett wie ein Eigelb auf einem Spiegelei (Abb. 1). Wird eine Nebenschilddrüse im Rahmen einer Schilddrüsenresektion versehentlich entfernt oder in ihrer Durchblutung gestört, kann man sie in drei bis fünf winzige Teile schneiden und jedes Teil in einzelne kleine Muskeltaschen in die Halsmuskulatur, am leichtesten in den Musculus sternocleidomastoideus einsetzen. Es gilt jedoch der Satz, daß eine in situ verbliebene, gut durchblutete Nebenschilddrüse funktionell immer besser ist als eine autotransplantierte.

Tabelle 2. Funktionslage nach mehr oder weniger ausgedehnter Resektion der Schilddrüse bei Immunthyreopathie (Morbus Basedow). Man erkennt die höhere Frequenz an postoperativen Hypothyreosen bei ausgedehnter Resektion gegenüber der höheren Frequenz von Rezidivhyperthyreosen bei der weniger ausgedehnten Resektion [Aus 2]

	Hyperthyreose-rezidiv n (%)	Euthyreot ohne T_4 n (%)	Euthyreot mit T_4 n (%)
Rest 4– 8 g	0	4 (13)	26 (87)
Rest 8–12 g	11 (26)	11 (26)	21 (49)

1.3 Funktionelle Ziele

Funktionelle Ziele der Schilddrüsenchirurgie sind die Beibehaltung der Euthyreose bei Erkrankungen, die mit einer euthyreoten Stoffwechsellage einhergehen, oder die definitive Beseitigung der Hyperthyreose bei den verschiedenen Hyperthyreoseformen. Bei der euthyreoten Knotenstruma sollten grundsätzlich alle, auch dorsal gelegene Knoten, entfernt werden, und es sollte möglichst viel nicht verändertes Gewebe stehenbleiben, so daß postoperativ ohne Substitutionstherapie eine Euthyreose erreicht werden kann. Die Nachbehandlung geschieht mit Jodid oder bei Unterfunktion mit Schilddrüsenhormon für mindestens ein halbes Jahr, wobei nach diesem Zeitpunkt eine Funktionskontrolle stattfindet und dann festgelegt wird, ob die Hormonbehandlung noch stattfinden muß. Die Jodid-Behandlung sollte lebenslang durchgeführt werden. Das gleiche operative Konzept gilt für unifokale oder multifokale Autonomien. Hier sollten die knotigen Veränderungen entfernt und möglichst viel normales Gewebe belassen werden.

Anders ist das Vorgehen bei der Immunthyreopathie (Morbus Basedow). Hier kommt es darauf an die Hyperthyreose definitiv zu beseitigen, wobei man in jüngerer Zeit wegen der Einfachheit der Substitutionstherapie eine Hypothyreose gerne inkauf nimmt, um auf jeden Fall die schwieriger zu behandelnde Rezidivthyreose zu vermeiden. Aus einer Untersuchung von Dralle et al. aus zwei verschiedenen Zeiträumen geht hervor, daß bei Belassung eines 8–12 g schweren Schilddrüsenrestes in 26% der Patienten eine Rezidivhyperthyreose zu verzeichnen war. Euthyreot ohne Schilddrüsenhormone waren immerhin ein Viertel der Patienten, euthyreot unter Gabe die Hälfte. In einem zweiten Zeitraum in dem aggressiver operiert wurde und nur 4–8 g Restgewebe stehenblieben, war keine Rezidivhyperthyreose mehr feststellbar. Euthyreot ohne Thyroxin waren nur 13% der Patienten, die übrigen (87%) waren substitutionsbedürftig (Tabelle 2; 2).

2. Nebenniere

Nebennierentumoren kommen in der chirurgischen Praxis sehr viel seltener vor als Erkrankungen der Schilddrüse, um so wichtiger ist es, die Regeln für schonendes Operieren zu kennen.

2.1 Vorbereitung

Der schonende Umgang mit dem Kranken beginnt schon vor der Operation durch eine adäquate Diagnostik, die zu einer sicheren Definition der Erkrankung führt und durch eine adäquate Vorbereitung des Patienten auf die Operation. Der Tumor, der das differenzierteste Vorgehen erfordert ist das Phäochromozytom. Seine Diagnostik ist im wesentlichen bereichert worden durch die Metajodbenzylguanidin-Szintigraphie (MIBG-Szintigraphie). Die Untersuchung ist, wenn sie positiv ist, konklusiv für das Phäochromozytom. Andere Nebennierentumoren stellen sich mit dieser Methode nicht dar, bei Phäochromozytomen jedoch auch multiple Tumoren und Metastasen, falls sie das Radionuklid speichern. Etwa 10% der Phäochromozytome sind MIBG-negativ [3].

Eine Adrenalektomie wegen Phäochromozytoms ist eine risikoarme, sicher durchzuführende Operation geworden, seitdem die Patienten mit Alpha-Blockern (Desoxybenzamin) vorbereitet werden. Wir bevorzugen eine mindestens einwöchige Therapie mit Dibenzyran, beginnend mit einer Dosis von 30 mg. Diese Dosis wird täglich um 10–20 mg gesteigert auf Dosen bis zu 100–130 mg pro Tag oder bis der Patient Nebenwirkungen der Alpha-Blockade bemerkt (hypostatische Symptome, Paraesthesien im Gesicht). Die Tatsache eines unter dieser Therapie normalen Blutdruckes schließt Blutdruckkrisen während operativer Manipulationen nicht aus, d.h. es reicht nicht auf eine Therapiesteigerung zu verzichten, wenn der Blutdruck normal ist. In neuerer Zeit wird die Kombination von Phenoxybenzamin mit dem Tyrosin-Hydroxylase-Inhibitor Metyrosin empfohlen [8]. Unter dieser Kombinationsvorbereitung ist mit einer sichereren Normotension, einem geringeren Blutverlust und einer geringeren Flüssigkeitssubstitution während der Operation zu rechnen.

Bei Vorliegen eines Conn-Syndroms, sei es durch ein Nebennierenadenom oder eine bilaterale Hyperplasie verursacht, ist eine präoperative Kaliumsubstitution bis zum Erreichen dauerhafter Normokaliämie notwendig. Patienten mit einem Cushing-Syndrom werden heute nur selten durch Adrenalektomie behandelt. Wichtig ist hier schon präoperativ eine adäquate Thromboseprophylaxe durchzuführen, um den größsten Risikofaktor bei der chirurgischen Behandlung dieses Krankheitsbildes, eine Thrombose und vital gefährdende Embolien, auszuschalten.

2.2 Zugang

Wesentlich zu schonendem Operieren hat in der Nebennierenchirurgie die Benutzung des dorsalen Zuganges beigetragen, wenn immer dies möglich ist. Der Patient liegt hierbei auf dem Bauch mit leicht angezogenen Knien, die Inzision erfolgt längs neben der Lendenwirbelsäule in nach außen ziehender Schnittführung in etwa über der 12. Rippe. Nach Resektion dieser Rippe geht man durch ihr Bett in das Retroperitoneum ein, wobei darauf zu achten ist, daß der weit nach unten reichende dorsale Recessus der Pleurahöhle nicht verletzt wird. Wenn man den oberen Nierenpol dann mit einem langen Haken nach kaudal zieht, kann man nach Durchtrennung der Gerota'schen Fascie und Auseinanderdrängen des perirenalen Fettes leicht an die Nebenniere gelangen. Dieser Zugang ist für alle Nebennierentumoren geeignet außer für das Phäochromozytom und Nebennierenkarzinome, vor allem für Patienten mit Cushing-Syndrom, Conn-Syndrom, mit zufällig entdeckten hormoninaktiven Nebennierentumoren (Inzidentalome), oder auch seltenere Tumoren wie z.B. Nebennierenzysten, wenn die Tumoren nicht zu groß sind, d.h. einen Durchmesser von 6–8 cm nicht überschreiten [3].

Russel et al. zeigten in einer Untersuchung an 103 Patienten mit Nebennierenrindentumoren der Mayo-Klinik die Überlegenheit des dorsalen Zuganges im Vergleich zu dem vorderen transabdominellen [12]. Bei dorsalem Zugang mußten signifikant weniger Blutkonserven gegeben werden, auch waren die Verweildauer und die Mortalität deutlich niedriger. Bei 18% der Patienten kam es während des linksanterioren Zuganges zu einer technischen Splenektomie, bei einem Viertel der Patienten war allerdings bei posteriorem Zugang ein Pneumothorax aufgetreten, der jedoch durch meist intraoperative vorübergehende Saugdrainage definitiv behandelt werden konnte (Tabelle 3). Auch im eigenen Krankengut zeigt sich die Überlegenheit des posterioren Zuganges.

Ein anteriorer Zugang ist notwendig bei Phäochromozytomen und Nebennierenkarzinomen. Beim Phäochromozytom wird hier die bessere Exposition sowohl rechts als auch links genützt, um möglichst wenig am Tumor zu manipulieren bis die kurze, dicke Vene, die bei rechtsseitigen Tumoren direkt in die Vena cava mündet, ligiert werden kann, bzw. die entsprechende Vene, die bei linksseitigen Tumoren von kranial in die linke Nierenvene einmündet. Abgesehen davon, sind bei der Möglichkeit eines malignen Wachstums even-

Tabelle 3. Vergleich des transabdominellen gegenüber dem translumbalen Zugang zur Nebenniere bei Rindentumoren [Aus 12]

		anterior n = 64	posterior n = 39	p-Wert
Splenektomie		18%	–	
Pneumothorax		–	26%	
Konservengabe	unilat.	23%	–	0,01
	bilat.	37%	8%	0,07
Verweildauer	unilat.	9,3 + 3,8	5,3 + 1,4	
(Tage)	bilat.	10,6 + 3,8	7,5 + 2,5	
Mortalität		1,9%	–	

tuelle Lymphknotenmetastasen oder auch multiple Phäochromozytome eher zu erfassen. Nebennierenkarzinome sind meist groß und mit Organen der Umgebung verbacken oder in sie eingewachsen (Leber, Vena cava). Hier muß ein ventraler Zugang, bei großen Tumoren von vornherein ein abdominothorakaler Zugang, gewählt werden [3].

2.3 Funktionelle Aspekte

Bei Entfernung eines Nebennierentumors und damit nur *einer* Nebenniere ist keine Substitutionstherapie mit Glucocorticoiden oder Mineralocorticoiden erforderlich. Bei bilateralen Hyperplasien bzw. bilateralen Tumoren z.B. im Rahmen der multiplen endokrinen Neoplasie Typ IIa, muß eine bilaterale Adrenalektomie erfolgen. Nur gelegentlich haben Autoren versucht, eine partielle Adrenalektomie durchzuführen. Die Einfachheit der Handhabung einer Substitutionstherapie spricht hier für die totale Adrenalektomie, gemessen am Risiko des Entstehens eines Rezidivtumors bei belassenem Nebennierenrest. Werden die Patienten postoperativ exakt eingestellt, wobei von einer durchschnittlichen Dosis von 30 mg Cortisol pro Tag und 0,1 mg Fluohydrocortison ausgegangen werden muß, ist die hormonelle Substitution nach totaler Adrenalektomie problemlos. Wichtig ist, den Patienten einen Corticoidausweis mitzugeben und auf einen höheren Hormonbedarf bei Streßsituationen hinzuweisen [6].

Literatur

1. Bay V, Engel U (1980) Komplikationen bei Schilddrüsenoperationen. Chirurg 51:91–98
2. Dralle H (1988) Operative Behandlung der Immunthyreopathie. Krankenhausarzt 61:340–343
3. Edis AJ, Grant CS, Egdahl RH (1984) Manual of endocrine surgery. Springer, New York Berlin Heidelberg Tokyo
4. Halsted WS (1919) The operative story of goitre. Johns Hopkins Hosp Rep 19:71–257
5. Keminger K (1989) Schilddrüse. In: Kremer K, Lierse W, Platzer W, Schreiber HW, Weller S (Hrsg) Chirurgische Operationslehre. Stuttgart, New York
6. Labhart A (1978) Die Unterfunktion der Nebenniere. In: Labhart A (Hrsg) Klinik der inneren Sekretion. Springer, Berlin, Heidelberg, New York
7. Lahey FH (1938) Routine dissection and demonstration of recurrent laryngeal nerve in subtotal thyreoidectomie. Surg Gynecol Obstet 66:775
8. Perry RR, Keiser HR, Norton JA, Wall R, Robertson CN, Travis W, Pass HI, Walther MM, Linehan M (1990) Surgical management of pheochromocytoma with the use of metyrosine. Ann Surg 212:612–628
9. Rothmund M (1987) Kommentar auf Anforderung der Schriftleitung zu Rieger R, Pimpl W, Riedl E, Boeckl O, Waclawiczek HW (1987) Der Einfluß einer modifizierten Strumaresektionstechnik auf die Rate von Läsionen des Nervus laryngeus recurrens. Chirurg 58:259

10. Rothmund M (1990) Selbsthaltender Strumahaken. Chirurg 61:472–473
11. Rothmund M (1991) Chirurgische Anatomie. In: Rothmund M (Hrsg) Hyperparathyreoidismus. Stuttgart, New York
12. Russel CF, Hamberger B, van Heerden JA, Edis AJ, Ilstrup DM (1982) Adrenalectomy: Anterior or posterior approach? Am J Surg 144:322–324
13. Tschantz P (1978) Prävention der Recurrensparese und der Nebenschilddrüsenläsion bei Thyreoidektomie. Fortschr Med 96:2286
14. Zornig C, de Heer K, Koenecke S, Engel U, Bay V (1989) Darstellung des Nervus recurrens bei Schilddrüsenoperationen – Standortbestimmung. Chirurg 60:44–48

9. Schonende Operationstechniken im Bereich der Lungenchirurgie

H. Toomes, A. Linder und G. Friedel

Klinik Schillerhöhe, Zentrum für Pneumologie und Thoraxchirurgie, Thoraxchirurgische Abteilung, Solitude Str. 18, W-7016 Gerlingen, Bundesrepublik Deutschland

Careful Operation Techniques in Lung Surgery

Summary. An important condition for careful operations in lung surgery are modern anesthesia procedures like one-lung ventilation and high-frequency jet ventilation. The aim of careful procedures is the preservation of normal lung tissue. Most commonly broncho- and angioplastic resections are performed to avoid a pneumonectomy without loss of radicality. Minimally invasive endoscopic surgical techniques combined with laser application complete the spectrum of careful procedures in thoracic surgery, e.g., for resection of lung cysts or for thoracic sympathectomy.

Key words: Minimally invasive surgery – Lung surgery – Sleeve resection – Sympathicus surgery

Zusammenfassung. Voraussetzung für schonendes Operieren in der Lungenchirurgie sind moderne Anästhesieverfahren wie seitengetrennte Beatmung und Jet-Ventilation in Kombination mit modernen Operationstechniken. Das Ziel schonender Verfahren, die Erhaltung von funktionsfähigem Lungenparenchym, wird heutzutage durch organsparende Manschettenresektionen an Bronchus und Gefäß ohne Einbuße an Radikalität erreicht. Minimal invasive, endoskopische OP-Techniken mit Laser ergänzen z.B. bei der Resektion von Lungenzysten oder der thorakalen Sympathektomie diese schonenden OP-Verfahren.

Schlüsselwörter: Minimal invasive Chirurgie – Lungenchirurgie – Manschettenresektion – thorakoskopische Sympathektomie

Grundvoraussetzung für schonendes Operieren im Thorax ist eine reibungslose Kooperation zwischen einem gut ausgebildeten Operations- und Anästhesieteam. Moderne Beatmungstechniken mit Doppellumentubus und Jet-Ventilation müssen beherrscht werden, um die individuelle Anpassung der Beatmung an die Operationssituation zu gewährleisten. Dann erst sind schonende, d.h. parenchymsparende Lungenresektionen möglich.

Gerade am Beispiel einer Bifurkationsresektion werden die Vorteile der *Jet-Ventilation* evident. Die End-zu-End-Anastomose der Atemwege gelingt mit dieser Technik ohne nennenswerte Behinderung der Übersicht durch einen voluminösen Tubus (Abb. 1).

Die seitengetrennte Beatmung über einen Doppellumentubus ermöglicht eine komplette Atelektase der zu operierenden Lunge, führt zu einer besseren Übersicht und gewährt so mehr Sicherheit, eine verkürzte Operationsdauer und die Reduktion postoperativer Komplikationen.

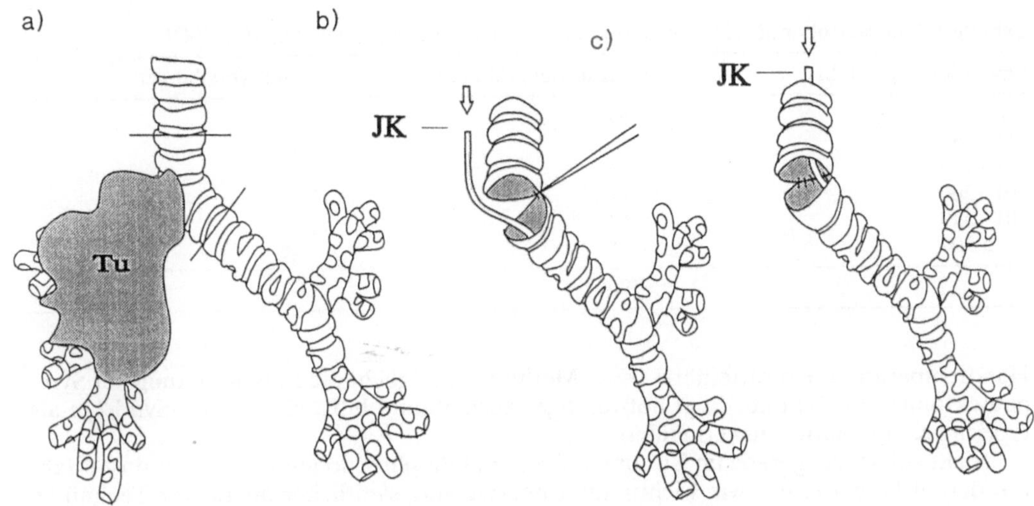

Abb. 1a–c. Beatmungstechnik bei der Bifurkationsresektion, **a** Zentrales Bronchialkarzinom rechts (Tu = Tumor), **b** Jet-Ventilation via OP-Feld nach Bifurkationsresektion (JK = Jet-Katheter), **c** Orale Jet-Ventilation während ventraler Anastomosennaht

Zur Senkung der Pneumonektomierate gilt als Standard die Beherrschung *broncho- und gefäßplastischer Resektions- und Anastomosentechniken*. Mit Bronchusmanschettenresektionen bzw. kombinierten Bronchus- und Gefäßmanschettenresektionen kann durch Reimplantation eines Lungenlappens ein Maximum an funktionsfähigem Lungenparenchym erhalten werden [5]. Neue monofile, resorbierbare *Nahtmaterialien* haben gerade bei den Bronchusanastomosen die postoperativen Komplikationen ganz erheblich gesenkt (Tabelle 1).

Der Einsatz moderner *Klammernahtgeräte* unterstützt das schonende Operieren an der Lunge entscheidend [1]. Die Klammernaht ist zeitsparend und sorgt durch luftdichten Parenchym- oder Bronchusverschluß für eine kurze Dauer der postoperativen Drainagebehandlung.

Die von Maaßen Anfang der 70er Jahre beschriebene Technik der minimal invasiven Lungenbiopsie [2] und Empyemausräumung gilt als wichtiger Beitrag zu den schonenden Operationstechniken in der Thoraxchirurgie. Dazu gehören auch *minimal invasive endoskopische Verfahren,* die seit der Einführung der Thorakoskopie durch Jacobäus Anfang des Jahrhunderts mit unterschiedlicher Intensität betrieben werden und derzeit nicht zuletzt wegen der Einbeziehung der Lasertechnik eine Renaissance erleben, was am Beispiel der endoskopischen Laserabtragung oberflächlicher Lungenzysten dargestellt werden kann [6].

Die *endoskopische thorakale Sympathektomie* als ein weiteres Beispiel eleganter minimal invasiver Operationstechniken [4, 7] wird von uns durch simultane Messung der

Tabelle 1. Nahtmaterialbedingte Komplikationen nach bronchoplastischen Resektionen

	nicht resorbierbar n = 95	resorbierbar n = 135
Fadengranulome	70,5%	0%
Entfernte Fadenreste	60,0%	3,7%
Stenosen	15,8%	1,5%
Bronchusfisteln	9,5%	4,4%

Tabelle 2. Umfrage über die Häufigkeit thoraxchirurgischer Eingriffe in der BRD 1989

Operationen pro Jahr	Anzahl der Abteilungen		% aller Abteilungen	
0– 20	67	} 125	35,3	} 65,8
21– 50	58		30,5	
51–100	24		12,6	
101–200	22		11,6	
201–500	14		7,4	
>500	5		2,6	
	190		100	

Handtemperatur noch verfeinert. Diese Methode ermöglicht die Einschränkung der Sympathektomie auf das unbedingt notwendige Ausmaß und hilft, ein Horner-Syndrom als typische Komplikation zu vermeiden.

Nicht zuletzt sei gerade im Zusammenhang mit diesen schonenden Operationsverfahren darauf hingewiesen, wie wichtig die Beherrschung sämtlicher operativer Techniken der Lungenchirurgie ist, wenn die o.g. hohen Ansprüche an das Operationsergebnis gestellt werden. Trotz eines hohen Anteils onkologischer Chirurgie sind schonende Resektionstechniken ohne Verlust an Radikalität möglich. Allerdings nur dann, wenn ausreichende Erfahrung des Operationsteams gewährleistet ist. Eine *Umfrage* [3] unter den chirurgischen Abteilungen, die Thoraxchirurgie als einen ihrer Schwerpunkte angegeben haben, hat erbracht, daß mehr als die Hälfte (65,8%) dieser Abteilungen die Thoraxchirurgie mit jährlich weniger als 50 Thoraxeingriffen nur als Gelegenheitschirurgie betreiben (Tabelle 2). Bei derart mangelnder thoraxchirurgischer Routine und fehlender Infrastruktur können die Voraussetzungen für ein schonendes und qualitätsbewußtes Operieren nicht aufrecht erhalten werden, weshalb eine Konzentration dieser Chirurgie auf dafür geeignete Abteilungen zu wünschen wäre.

Literatur

1. Linder A (1989) Nahttechnik in der Thoraxchirurgie. Ethicon OP Forum 139:11
2. Maaßen W (1975) Mediastinoskopie und chirurgische Lungenbiopsie. Handbuch der Tuberkulose Bd. III. Thieme, Stuttgart
3. Toomes H (1990) Entwicklung, Voraussetzungen und spezielle Aufgaben der allgemeinen Thoraxchirurgie. Thorac Cardiovasc Surg 38:324
4. Toomes H, Linder A (1989) Thorakoskopische Sympathektomie bei Hyperhidrosis. Prax Klin Pneumol 43:107
5. Vogt-Moykopf I, Toomes H, Heinrich S (1982) Sleeve resection of the bronchus and the pulmonary artery. Jap J Surg 12:311
6. Wakabayashi A (1989) Thoracoscopic ablation of blebs in the treatment of recurrent or persistent spontaneous pneumothorax. Ann Thorac Surg 48:651
7. Wittmoser R (1990) Operative Thorakoskopie. Langenbecks Arch Chir Suppl II (Kongreßbericht 1990):1325

10. Gefäßchirurgie

H.-M. Becker, München

(Manuskript bis Redaktionsschluß nicht eingegangen)

11. Unfallchirurgie

D. Wolter, Hamburg

(Manuskript bis Redaktionsschluß nicht eingegangen)

12. Schonendes Operieren bei der Mastektomie mit Sofortrekonstruktion als Alternative zur brusterhaltenden Therapie

H. Bohmert

Chirurg. Univ.-Klinik München, Plast. Chir. Klinikum Großhadern, Marchioninistr. 15, W-8000 München, Bundesrepublik Deutschland

Immediate Breast Reconstruction as an Alternative to Conservative Treatment of Breast Cancer

Summary. Immediate reconstruction of the breast following mastectomy has become an important integral part of the primary treatment of breast cancer. It is an attractive alternative for all patients who are not candidates for conservative treatment, regardless of the stage of the disease. Reconstruction is planned for maximal benefit of the patient and is correlated with any adjunctive chemotherapy or radiation therapy.

Key words: Conservative Treatment of Breast Cancer – Breast reconstruction

Zusammenfassung. Die Sofortrekonstruktion der Brust nach Mastektomie ist ein wichtiger integraler Bestandteil im Therapiekonzept des Mammakarzinoms. Dieses Verfahren ist eine attraktive Alternative bei allen Patientinnen, die für die brusterhaltende Therapie nicht in Betracht kommen, unabhängig vom Stadium der Erkrankung. Die Rekonstruktion bietet der Patientin eine verbesserte Lebensqualität und behindert weder die Chemo- noch die Radiotherapie.

Schlüsselwörter: Brusterhaltende Therapie beim Mammakarzinom – Brustrekonstruktion

13. Schonendes Operieren in der Ösophaguschirurgie durch intraoperative Ein-Lungen-Beatmung – eine 10-Jahres-Analyse

U. Hartenauer a. E., A. Holzgreve, H. Bünte, P. Lawin, Münster

(Manuskript bis Redaktionsschluß nicht eingegangen)

14. Erste Erfahrungen in der operativen Thorakoskopie

M. Hürtgen, Ch. Lukosch, W. Padberg und K. Schwemmle

Zentrum für Chirurgie, Universität Gießen, Klinikstraße 29, W-6300 Gießen, Bundesrepublik Deutschland

Thoracoscopic Operations – First Experiences

Summary. Since the beginning of 1990 we have performed 20 thoracoscopic operations. Twice we performed them to gain tissue samples, three lost catheters were removed, and in 16 patients with pneumothorax persisting airleaks were closed. Ten of these patients were treated successfully by thoracoscopic means only; six patients had to undergo resection or decortication after endoscopic evaluation. In patients with persisting airleaks, open surgery may be avoided by thoracoscopic procedures.

Key words: Thoracoscopic Operation – Pneumothorax

Zusammenfassung. Seit 1/90 führten wir in Gießen 20 operative Thorakoskopien durch. Zweimal diente der Eingriff der Histologiegewinnung, dreimal der Fremdkörperentfernung und 16× dem Verschluß von Luftfisteln. 8× konnte die Fistel eindeutig identifiziert und verschlossen werden. Zwei ungezielte Fibrinpleurodesen führten zum verzögerten Fistelverschluß. 6× wurde die Indikation zur Resektion oder Dekortikation gestellt. Die Thorakoskopie kann bei persistierender Luftfistel dem Patienten Thorakotomie oder frustrane Sogbehandlung ersparen.

Schlüsselwörter: Thorakoskopie – Pneumothorax – Operation

15. Schonendes Operieren beim Bronchialkarzinom: Bedeutet die radikale systematische Lymphadenektomie eine Gefährdung?

J. R. Izbicki, O. Thetter, T. Kreusser, A. Trupka, H. Waldner und L. Schweiberer

Chirurg. Klinik und Poliklinik im Klinikum Innenstadt der LMU, Nußbaumstraße 20, W-8000 München 2, Bundesrepublik Deutschland

Radical Systematic Lymphadenectomy in Bronchial Carcinoma – Preliminary Results of a Controlled Prospective Randomized Clinical Trial

Summary. The value of radical systematic lymphadenectomy (LA) in the treatment of bronchial carcinoma is controversial. In a controlled trial, we compared LA with conventional lymphadenectomy (LS). Comparison of short-term results revealed a significantly longer operation time, and higher blood loss in the LA group. Mortality at 30 days was comparable in both groups. The incidence of postoperative complications was significantly increased in LA. In conclusion, LA leads to a better staging of bronchial carcinoma, but is associated with significantly higher morbidity.

Key words: Bronchial Carcinoma – Surgical Technique – Radical Systematic Lymphadenectomy – Complications

Zusammenfassung. Der Wert der radikalen systematischen Lymphadenektomie in der Therapie des Bronchialkarzinoms ist umstritten. Im Rahmen einer prospektiven kontrollierten randomisierten Studie wurde daher die radikale systematische Lymphadenektomie (LA) mit der konventionellen Lymphadenektomie mit Lymphknoten-Sampling (LS) verglichen. Insgesamt gingen bisher 114 Pat. in die Studie ein, wobei auf die Gruppe LS 56 und auf die Gruppe LA 58 Pat. entfielen. Bei den intraoperativen Parametern zeigte sich eine signifikante Erhöhung der OP-Dauer, des Blutverlustes und des Bluttransfusionsbedarfes in der Gruppe LA. Die 30 Tage-Letalität war in beiden Gruppen vergleichbar, insgesamt war die postoperative Komplikationsrate in der Gruppe LA signifikant höher. Zusammenfassend führt die radikale systematische Lymphadenektomie zwar zu einem verbesserten Staging des Bronchialkarzinoms, jedoch auf Kosten einer signifikant erhöhten Morbidität.

Schlüsselwörter: Bronchialkarzinom – chirurgische Technik – radikale systematische Lymphadenektomie – Komplikationen

16. Schonendes Operieren beim Thoracic Outlet Syndrom

F. Gebhard, A. Baier und W. Hartel

Bundeswehrkrankenhaus Ulm, Oberer Eselsberg 40, W-7900 Ulm, Bundesrepublik Deutschland

Minimal Invasive Surgery in Thoracic Outlet Syndrome

Summary. The thoracic outlet syndrome implicates a number of various diagnoses concerning either vascular and/or nerval compression syndromes. Best results are reported on transaxillary first rib resection in vascular compression. At our department, the diagnosis is based on a follow-up of clinical provocation tests, X-ray and intravenous digital subtraction angiography with positional provocation. The operation is only done on vascular compression using the transaxillary resection of the first rib. Eleven cases show good to excellent functional and aesthetic results, so that we rate this procedure to be an example of minimal invasive surgery.

Key words: Minimal Invasive Surgery – Thoracic Outlet Syndrome – Transaxillary Rib Resection

Zusammenfassung. Das Thoracic Outlet Syndrom ist eine Zusammenfassung verschiedener Diagnosen, die entweder Gefäß- und/oder Nervenkompressionssyndrome beinhalten. Bei Gefäßkompressionen werden die besten operativen Ergebnisse mit der transaxillären Resektion der ersten Rippe erreicht. Nach klinischen Provokationstests, Röntgenbild und intravenöser digitaler Subtraktionsangiographie in Provokationsstellung führen wir bei vaskulärer Kompression die transaxilläre Resektion der ersten Rippe durch. Diese Vorgehensweise zeigt in 11 Fällen gute bis hervorragend funktionelle und ästhetische Ergebnisse, so daß wir dies als Beitrag zum schonenden Operieren erachten.

Schlüsselwörter: Schonendes Operieren – Thoracic Outlet Syndrom – Transaxilläre Rippenresektion

17. Ergebnisse der endoskopischen Perforansvenendissektion

M. Jugenheimer, K. Nagel und Th. Junginger

Klinik und Poliklinik für Allgemein- und Abdominalchirurgie, Langenbeckstraße 1, W-6500 Mainz 1, Bundesrepublik Deutschland

Results of Endoscopical Sectioning of Perforating Veins

Summary. A new endoscopic technique allows insufficient perforating veins to be sectioned under direct visual control with minimal trauma. The endoscopical sectioning of perforating veins was performed on 61 patients in 86 legs. Perforating veins have most frequently been separated in the area of the Cockett group (185), the 24-cm perforating vein (74), and the Boyd group (63). Two patients showed disturbances of wound healing after the operation. By a follow-up examination 2 years postoperatively, insufficient perforating veins were not found in any of the 86 legs operated on. New varices were seen in six legs. With respect to a staging of chronic venous insufficiency, it can be said that in 90% of cases a more favorable stage or complete healing is reached.

Key words: Varices-Endoscopical sectioning of perforating veins – Results

Zusammenfassung. Eine neue endoskopische Technik erlaubt eine gezielte Durchtrennung der Perforansvenen unter direkter Sicht mit geringem Trauma. Die endoskopische Perforansdurchtrennung wurde bei 61 Patienten an 86 Beinen durchgeführt. Am häufigsten wurden Perforansvenen im Bereich der Cockett'schen Gruppe (185), der 24-cm-Perforans (74) und der Boyd'schen Perforansvenen (63) durchtrennt. Zwei Patienten erlitten postoperativ Wundheilungsstörungen. Bei einer Nachuntersuchung (Nachbeobachtungszeit 2 Jahre) fanden sich an keinem der 86 operierten Beine Hinweise für insuffiziente Perforansvenen. Neu aufgetretene Varizen am Unterschenkel sahen wir an 6 Beinen. Unter Zugrundelegung einer Stadieneinteilung der chronisch-venösen Insuffizienz ergab sich, daß in 90% der Fälle ein Stadienwechsel in das günstigere Stadium bis hin zur völligen Abheilung gefunden wurde.

Schlüsselwörter: Varicosis-Endoskopische Perforansvenendissektion – Ergebnisse

18. Zugangswege zur Ligatur der A. thyreoidea inferior und ihre Auswirkung in der Strumachirurgie

K. Keminger, Wien

(Manuskript bis Redaktionsschluß nicht eingegangen)

19. Schonende Resektion der euthyreoten Struma – geringere Hypothyreoseinzidenz?

W. Weder, A. Kohler, R. Schimmer, J. Furrer und F. Largiadèr

Dept. Chirurgie, Universitätsspital, Rämistraße 100, CH-8091 Zürich, Schweiz

Minimized Resection of Nodular Goitre – Decreased Hypothyroidism?

Summary. In our clinic, nodular goitre is treated surgically with partial lobe resection leaving behind a parenchym a measuring 2 × 1 × 0.5 cm. Postoperatively thyroxine is only given in the case of hypothyroidism (HT). Three months postoperatively of 31 patients who underwent bilateral operations, 7 had a manifest HT and 11 a latent HT with mean TSH of 10.14 ± 2.52. Of 26 patients who underwent unilateral operations with a mean TSH of 2.55 ± 0.29, one showed latent HT. After 12 months, TSH decreased in both groups without new cases of HT. We conclude that without general thyroxine substitution, TSH must be controlled postoperatively the 3-month value is relevant. To reduce the incidence of postoperative HT, we minimize the resection in bilateral operations.

Key words: Nodular Goitre – TSH – Resection – Hypothyroidism

Zusammenfassung. Die euthyreote Knotenstruma wird bei uns durch Lappenteilresektion unter Zurücklassen eines Parenchymrestes von 2 × 1 × 0,5 cm behandelt. Postoperativ erfolgt eine Thyroxingabe bei Hypothyreose (HT). Nach 3 Monaten zeigten von 31 bds. Operierten 7 eine manifeste HT und 11 eine latente HT bei mittlerem TSH von 10,14 ± 2,52. Bei 26 einseitig Operierten war nur 1 Fall mit latenter HT bei mittlerem TSH von 2,55 ± 0,29. Nach 12 Monaten war das TSH in beiden Gruppen rückläufig ohne neu aufgetretene HT. Konkl.: Ohne generelle Thyroxin-Substitution muß das TSH postoperativ bestimmt werden, wobei 3 Monate postoperativ aussagekräftig ist. Zur Verhinderung einer postoperativen HT werden wir bei beidseitiger Operation das Resektionsausmaß reduzieren.

Schlüsselwörter: Euthyreote Struma – TSH – Resektion – Hypothyreoidismus

20. Die dorsale Adrenalektomie – ein schonender Zugang zu den Nebennieren

B. Steckmeier, H. Waldner, A. Schmolder, L. Schweiberer, München

(Manuskript bis Redaktionsschluß nicht eingegangen)

21. Schonende Präparation am inneren Leistenring zur Vermeidung inguinaler Schmerzsyndrome nach Leistenhernien-Reparationen

Ch. Töns, D. Kupczyk-Joeris und V. Schumpelick

Chirurg. Klinik RWTH Aachen, Pauwelsstr., W-5100 Aachen, Bundesrepublik Deutschland

Groin Hernia Repair – Avoidance of Inguinal Pain Syndrome

Summary. The incidence of chronic inguinal pais as a complication of hernia repair was shown as part of a prospective study. Since 12/87, 1099 Shouldice repairs, 770 primary hernias (PH), and 329 recurrent hernia (RH) were studied. Therefore, at least 1 year after operation (median 16.2 month) the patients underwent a standardized interview and a physical examination with a follow-up rate of 89.7% for PH and 88.7% for RH. In the control (c) group, (CPH, $n = 237$; CRH, $n = 2$) postoperative inguinal pain was found in 4.2% of PH and 6.4% RH. A precise preparation of the genital branch of genitofemoral nerve, performed in 554 of the PH and 235 of the RH reduced the rate of inguinal pain (PH, 1.4%; RH 2.6%) significantly ($p < 0.05$), without elevating the rate of other complications or of recurrences. Complications CPH 5.5% to PH 7.0%, and CRH 11.7% to RH 11.2%. The recurrence rate was CPH 0.5% to PH 1.4% and CRH 3.2% to RH 3.0%. The syndrome of R. genitalis is as important as the syndrome of N. ilioinguinalis and can be avoided by precise preparation, routine separation, and facultative severance of the genital branch of the genitofemoral nerve in the deep inguinal ring.

Key words: Shouldice-repair – chronic inguinal pain – R. genitalis syndrome – results

Zusammenfassung. Im Rahmen unserer prospektiven Leistenhernienstudie (12. 85 bis 2. 91 1471 Shouldice-Reparationen) wurde der chronische Leistenschmerz nach 1099 Shouldice-Reparationen (770 Primärhernien [PLH] u. 329 Rezidivhernien [RLH] untersucht. Methodik: Shouldice-Reparation, jahrgangsweise Nachuntersuchungen mit standardisierter neurologischer Diagnostik (Median 16,2 Monate p.op.). Follow up PLH 89,7% und RLH 88,9%. Chronischer Leistenschmerz fand sich in der Kontrollgruppe (K-PLH n = 237; K-RLH n = 112) bei PLH mit 4,2% und bei RLH mit 6,4%. Gezielte schonende Darstellung am inneren Leistenring (Präparation, Ablösung und fakultative Durchtrennung des R. genitalis des N. genitofemoralis) erfolgte bei PLH n = 554 und RLH n = 235 mit signifikant reduzierter Inzidenz des chronischen Leistenschmerzes (PLH 1,4%, $p < 0{,}05$ u. RLH 2,6%, $p < 0{,}05$). Komplikationsquote (K-PLH 5,5% zu 7,0%; K-RLH 11,7% zu 11,2%) und Rezidivrate (K-PLH 0,5% zu 1,4%; K-RLH 3,2% zu 3,0%) bleiben durch die modifizierte Präparationstechnik unbeeinflußt. Für die Ursache des chronischen Leistenschmerzes ist das Ramus Genitalis-Syndrom ebenso wichtig wie das Ilioinguinalis-Syndrom. Die schonende Präparation des R. Genitalis am inneren Leistenring ist dringlich zu empfehlen.

Schlüsselwörter: Shouldice-Reparation – Chronischer Leistenschmerz – R. Genitalis-Syndrom – Ergebnisse

22. Konventionelle und erweiterte Operationsverfahren bei Malignomen der Leber

R. Pichlmayr, G. Gubernatis und P. Lamesch

Klinik für Abdominal- und Transplantationschirurgie, Medizinische Hochschule Hannover, Konstanty-Gutschow-Str. 8, W-3000 Hannover 61, Bundesrepublik Deutschland

Careful Operating Techniques: Conventional and Extended Liver Resections for Malignancies

Summary. Minimizing surgical trauma is not confined to so-called minimal invasive surgery, but also plays a major role particularly in large operations. Two examples of surgical techniques to reduce the risk of extended liver surgery are mentioned: (a) The careful and selective dissection of the IVC and of the hepatic veins, particularly the right one. Complete initial transsection of adhesions of the right liver and ligaments covering the region of the diaphragm, IVC, and right hepatic vein must be performed carefully. (b) The in situ cooling of the liver, combined if necessary with transsection of the suprahepatic IVC (partial ex situ technique), may render extended liver resections safer and perhaps more radical.

Key words: Liver resection – in situ cooling – ex situ liver resection

Zusammenfassung. Schonendes Operieren beschränkt sich nicht nur auf kleine operative Eingriffe, sondern hat auch bei großen Operationen eine entscheidende Bedeutung. Zwei Beispiele aus der großen Leberchirurgie seien hierfür angeführt: a) Große Resektionen erfordern u.E. eine genaue Darstellung und Isolierung der Lebervenen. Dieses impliziert eine vollständige Lösung von den Adhäsionen (auch beim Trauma häufig nicht ausreichend durchgeführt) und die sehr sorgfältige Durchtrennung von Bindegewebe am Zwerchfell, VCI und Lebervene rechts. b) Die in situ-Leberkühlung erscheint für große Eingriffe im Lebervenenbereich geeignet, ggf. kombiniert mit einer Durchtrennung der suprahepatischen VCI (partielle ex situ bzw. ante situm-Technik).

Schlüsselwörter: Leberresektion – in situ-Kühlung – ex situ-Leberresektion

23. Anatomische Varianten – Chirurgische Fallen

M. Herrmann und V. Spanke

Abt. Anatomie, Universität Ulm, Albert-Einstein-Allee 11, W-7900 Ulm, Bundesrepublik Deutschland

Anatomical Variants – Surgical Pitfalls

Summary. During embryonal development, the vascular system undergoes multiple changes. Hence a great variability in the coeliac trunk and the superior mesenteric artery results. Besides the different configurations of the coeliac trunk (trifurcation, hepatosplenic trunk, and hepatogastric or gastrosplenic trunk), the supply of the liver often shows aberrations. We found in 24% (i.e., 29 of 122) an aberrant right, i.e., the only right, hepatic artery coming out of the superior mesenteric artery. Frequently an aberrant left, i.e., the only left, hepatic artery arose from the left gastric artery, running in the hepatogastric ligament. The offspring of the cystic artery showed similar variability as the right gastric artery. It is remarkable that we never found an offspring of the cystic artery from the left hepatic artery.

Key words: Coeliac trunk – Aberrant right and left hepatic artery – Cystic artery

Zusammenfassung. Während der embryonalen Entwicklung ist das Gefäßsystem zahlreichen tiefgreifenden Wandlungen unterworfen. Daraus resultiert besonders (im Oberbauch) im Bereich des Truncus coeliacus und der A. mesenterica superior eine große Variationsbreite. Neben den verschiedenen Ausprägungsformen des Truncus coeliacus (Tripus Halleri, Truncus hepatosplenicus, Truncus hepatogastricus oder gastrosplenicus) bot die Versorgung der Leber häufig Abweichungen von der Norm. So konnte von uns in 24% der untersuchten Fälle (n = 122) eine aberrierende A. hepatica dextra aus der A. mesenterica superior nachgewiesen werden. Sehr oft ging auch eine A. hepatica sinistra aus der A. gastrica sinistra hervor, die im Ligamentum hepatogastricum verlief. Der Ursprung der A. cystica zeigte eine ebenso große Variabilität wie der der A. gastrica dextra. Auffallend war, daß die A. cystica nie aus der A. hepatica sinistra hervorging.

Schlüsselwörter: Truncus coeliacus – aberrierende A. hepatica dext. et sin. – A. cystica

24. Probleme bei der Patienten-Selektion zur laparoskopischen Cholezystektomie

Chr. Petermann, W. Schaupp, B. Rumstadt und M. Trede

Chirurgische Universitätsklinik, Theodor-Kutzer-Ufer, W-6800 Mannheim, Bundesrepublik Deutschland

Problems in Selection of Patients for Laparoscopic Cholecystectomy

Summary. Laparoscopic cholecystectomy is a fascinating new technique for the treatment of cholelithiasis. One problem is correct selection of patients suitable for this kind of operation. Acute and chronic cholecystitis may cause perioperative technical problems. Preoperative danger signs of cholecystitis are case history, raised ESR, pathological ultrasound, and negative cholecystography. Using these diagnostic methods it is possible to find out which patient may cause problems during laparoscopic cholecystectomy and should be operated on conventionally.

Key words: Laparoscopic cholecystectomy – Preoperative diagnosis

Zusammenfassung. Die laparoskopische Cholezystektomie ist ein inzwischen von Patienten und Chirurgen bevorzugtes Verfahren. Es ist wünschenswert, die für diese Operation weniger oder nicht geeigneten Patienten möglichst bereits präoperativ zu erkennen. Die Kombination von entsprechender Anamnese, BKS-Erhöhung, pathologischem Ultraschallbefund und negativem Cholezystogramm macht das Vorliegen einer Cholezystitis wahrscheinlich. Durch rationale Diagnostik können diese für die laparoskopische Cholezystektomie weniger oder nicht geeigneten Patienten rechtzeitig erkannt werden.

Schlüsselwörter: Laparoskopische Cholezystektomie – Präoperative Diagnostik

25. Laparoskopische Cholezystektomie – Tücken und Komplikationen

K. Schönleben, I. Brune und G. Adamidis

Chirurgische Klinik, Klinikum der Stadt Ludwigshafen, Bremserstraße 79, W-6700 Ludwigshafen, Bundesrepublik Deutschland

Laparoscopic Cholecystectomies – Problems and Complications

Summary. Complications after 250 laparoscopic cholecystectomies were subdivided into three categories: Group I included those that were controlable intraoperatively (23.6%) and, therefore, not relevant for complication rate. Group II included complications requiring immediate laparotomy (one aortal lesion, one case of severe adhesions). Group III complications were those that required postoperative conservative, laparoscopic, or operative treatment (*n* = 11; 4.4%), e.g., pancreatitis, bleeding, stenosis of the common bile duct, or thrombosis. Complication rates are diminishing with growing experience (operations 0–30, 13.3%; 31–70, 7.6%; 71–250, 2.7%) and approach those after conventional cholecystectomy.

Key words: Laparoscopic cholecystectomies – Problems and complications

Zusammenfassung. Die Komplikationen bei 250 laparoskopischen Cholezystektomien wurden in 3 Kategorien eingeteilt: I. Intraoperativ beherrschbare Komplikationen (23,6%), welche für die Komplikationsrate nicht relevant sind. II. Komplikationen, die eine Notfall-Laparotomie (einmal wegen Aortenverletzung: 0,4% bzw. ein „Umsteigen" wegen Verwachsungen: 0,4%) erforderten. III. Komplikationen, die postoperativ konservativ, laparoskopisch oder operativ (n = 2) zu behandeln waren: (n = 11; 4,4%). (Pankreatitis, Nachblutung, Choledochusstenose, Thrombose). Die Komplikationsrate sinkt mit zunehmender Erfahrung (OP-Nr. 0–30: 13,3%; 31–70: 7,6%; 71–250: 2,7%) auf Werte, die denen der konventionellen Cholezystektomien entsprechen.

Schlüsselwörter: Laparoskopische Cholezystektomie, Tücken – Komplikationen

26. Lasereinsatz bei der laparoskopischen Cholezystektomie

A. J. Coburg, R. Wolharn, N. Weinelt, Neuss

(Manuskript bis Redaktionsschluß nicht eingegangen)

27. Die Standard-Cholezystektomie in Form der Minilaparotomie

J. W. Weidringer, H. P. Becker, J. Radomsky und W. Hartel

Abteilung Chirurgie, Bundeswehrkrankenhaus, Oberer Eselsberg 40, W-7900 Ulm, Bundesrepublik Deutschland

Cholecystectomy via a Standardized Minilaparotomy

Summary. A cholecystectomy via a minilaparotomy is not lethality assigned to a specialized team exclusively. With 929 patients, a retrospective analysis from 1980–1990 revealed our rate of morbidity: 0.2% retained stones; 0.9% bleeding with readmission; 0.08% lethality. On average, it took 35 min for a skilled surgeon to perform a cholecystectomy, the patients being kept in hospital for 7.2 days, with mean hospital charges of DM 1800. The standardized minilaparotomy is applicable everywhere, for nearly everybody, offering a safe and quick therapy with minor trauma.

Key words: Cholecystectomy – Minilaparotomy – Morbidity – Cost-benefit

Zusammenfassung. Die Cholezystektomie über eine transrektale Minilaparotomie ist nicht an ein spezielles Team gebunden. In einer retrospektiven Analyse unseres Patientenguts von 1980–1990 wurden bei 929 Patienten u.a. folgende Parameter ausgewertet: Morbidität (z.B. 0,2% Residualsteine; 0,9% Blutungen mit Relap.; 0,08% Letalität). Der erfahrene Operateur benötigte durchschnittlich 35 Minuten für die Cholezystektomie bei einer p.o. stationären Aufenthaltsdauer von 7,2 Tagen und stationären Behandlungskosten von 1800 DM. Die überall anwendbare Standard-Minilaparotomie bietet prinzipiell für jeden Habitus und Situs eine sichere Therapie bei minimalem Trauma.

Schlüsselwörter: Cholezystektomie – Minilaparotomie – Morbidität – Effizienz

28. Organschonendes Operieren bei Morbus Crohn

M. Betzler, S. Post, B. v. Ditfurth, Ch. Herfarth, Heidelberg

(Manuskript bis Redaktionsschluß nicht eingegangen)

29. Wann ist die lokale Exzision eine adäquate Therapie des kolorektalen Karzinoms?

P. Hermanek, A. Altendorff-Hofmann, F. P. Gall, Erlangen

(Manuskript bis Redaktionsschluß nicht eingegangen)

30. Intersphinktere Rectumresektion mit coloanaler Anastomose – Alternative zur abdomino-perinealen Exstirpation?

V. Schumpelick und J. Braun

Klinikum der RWTH Aachen, Pauwelsstraße, W-5100 Aachen, Bundesrepublik Deutschland

Intersphincteric Rectal Resection with Coloanal Reconstruction – An Alternative to Abdominoperineal Resection?

Summary. The long-term clinical and functional results of coloanal anastomosis (CAA) in the management of low and midrectal cancer were analyzed and compared with an age-matched group of patients with abdominoperinal resection (APR). No patient died as a result of pelvic sepsis. Anastomotic leakage occurred in 7% (handsewn 20%, stapled 3%), anastomotic strictures in 2.4%. Nine months after CAA, complete or nearly complete continence was achieved by 85% of the patients. More than 3 years postoperatively (1977–1987), 57 patients with curative resection could be analyzed. After a mean (± SD) length of follow-up of 6.8 years (range 3–13.6 years), local recurrence cumulative rates were 11% after CAA and 17% after APR, distant recurrence rates were 33% and 34%, respectively. The cumulative 5-year survival rate was 62% for patients with CAA and 53% for patients with APR. From these results we conclude that intersphinteric resection with CAA is a safe and efficient alternative to APR in many distal rectal carcinomas.

Key words: Rectal carcinoma – Rectal resection, coloanal reconstruction – Morbidity – Oncological and functional results

Zusammenfassung. Die klinischen und funktionellen Ergebnisse der intersphincteren Rectumresektion mit direkter coloanaler Anastomose (CAA) (n = 85) bei der Behandlung von Carcinomen im mittleren und unteren Rectumdrittel werden mit einer entsprechend strukturierten Gruppe von Patienten mit Rectumexstirpation (APR) (n = 27) verglichen. 62mal befand sich der Tumor im unteren, 23mal im mittleren Rectumdrittel. Kein Patient verstarb an den direkten Folgen einer pelvinen Sepsis. Klinisch relevante Anastomoseninsuffizienzen traten in 7% auf (Handnaht 20%, Klammernaht 3%), Anastomosenstrikturen in 2,4%. 9 Monate nach CAA waren 85% der Patienten komplett oder nahezu komplett kontinent. 57 von 63 Patienten, die zwischen 1977 und 1987 operiert wurden, konnten kurativ reseziert werden. Nach einem mittleren Nachbeobachtungszeitraum von 6,7 Jahren (3–13,6 Jahre) betrug die kumulative lokale Rezidivrate nach CAA 11%, nach APR 17%. Fernmetastasen wurden in 33 resp. 34% beobachtet. Die 5-Jahres-Überlebensrate betrug nach CAA 62%, nach APR 53%. Diese Ergebnisse bestätigen, daß die CAA in vielen Fällen eine sichere und effiziente Alternative zur APR darstellt.

Schlüsselwörter: Rectumcarcinom – Rectumresection, coloanale Anastomose – Morbidität – Ergebnisse, onkologisch und funktionell

31. Schonendes Operieren am Anus – Knotennaht bei Hämorrhoiden

S. Kiene

Chirurgische Klinik der Universität Leipzig, Liebigstr. 20a, O-7010 Leipzig, Bundesrepublik Deutschland

Gentle Operation on Anus – Pile Suture on Hemorrhoids

Summary. Pile suture for the treatment of 2nd and 3rd degree hemorrhoids starts above the pile at the artery, runs over the pile, and ends at the dentate line. In 5.5 years, 129 patients were treated, 102 with additional procedures as fistulotomy, hemorrhoidectomy, fissurectomy; Operation time: 15 min; mild postoperative pain; 1–2 days hospitalization postoperatively; unfit for work for 1–2 weeks. Complications: 8 cases of dysuria; 8 cases of perianal edema; 3 cases of blood stained stools; 24 months later there were 3 recurrences.

Key words: Hemorrhoids – pile suture – complications – recurrence

Zusammenfassung. Die Knotennaht der primären Hämorrhoidalknoten II. und III. Grades mit fortlaufender Naht, oberhalb des Knotens an der zuführenden Arterie beginnend, über den Knoten bis an Linea dentata, reicht bis in die Submukosa. In 5,5 Jahren an 129 Patienten, davon bei 102 synchron weitere Eingriffe (Fistulotomie, Hämorrhoidektomie, Fissurektomie). Operationsdauer ca. 15 min, geringer postoperativer Schmerz, postoperativ stationär 1 bis 2 Tage, A.U.f. 1 bis 2 Wochen. Geringe Komplikationen: 8mal passagere Miktionsstörung, 8mal erhebliches Ödem des Anoderms, 3mal mehrere Tage Schmierblutung mit dem Stuhlgang. Bei 24 Monaten Nachbeobachtung 3 Rezidive.

Schlüsselwörter: Hämorrhoiden – Knotennaht – Komplikationen – Rezidive

2. Hauptthema

Der Chirurg in der Notfallmedizin

32. Prioritäten beim Polytrauma

G. H. Engelhardt

Klinik für Allgemeinchirurgie, Klinikum Barmen, Heusnerstr. 40, W-5600 Wuppertal 2, Bundesrepublik Deutschland

Priority of Measures in Cases of Polytrauma

Summary. *Principles of medical action in cases of polytrauma:* Immediate concentrated introduction of all measures; simultaneous diagnosis and therapy; ideal management; inspection and palpitation initially adequate; systematic examination from head to foot; choice of a suitable hospital; appropriate scoring. *Priority of action (in the hospital):* disturbances in vital functions first; puncture/drain valvular pneumothorax and cardiac tamponade; laparotomize intraabdominal bleeding; emergency thoracotomy if severe bleeding persists; laboratory and X-rays; relieve intracranial bleeding; surgery to save vital organs; intensive-care ward.

Key words: Polytrauma – treatment priorities

Zusammenfassung. *Grundsätze ärztlichen Handelns beim Polytrauma:* Sofortiger massiver Beginn aller Maßnahmen; gleichzeitige Durchführung von Diagnostik und Therapie; optimales Management; Inspektion und Palpation zunächst ausreichend; systematische Untersuchung von Kopf bis Fuß; Wahl einer geeigneten Zielklinik; sinnvolles Scoring. *Maßnahmenprioritäten (in der Klinik):* Vitalfunktionsstörungen zuerst; Spannungspneumothorax und Herztamponade punktieren/drainieren; intraabdominelle Blutung laparotomieren; Notthorakotomie bei anhaltend starker Blutung; Labor und Röntgen; intrakranielle Blutung entlasten; organerhaltende Operationen; Intensivstation.

Schlüsselwörter: Polytrauma – Behandlungsprioritäten

Meine Damen und Herren!
Der Präsident unserer Gesellschaft hat völlig zu Recht die chirurgische Notfallmedizin zu einem Hauptthema unseres diesjährigen Kongresses gemacht. Zu Recht deshalb, weil es sich dabei um Patienten handelt, für deren Überleben wir einzustehen haben. Zu Recht auch deshalb, weil wir Chirurgen uns diesen Auftrag nicht nehmen lassen dürfen. Wie ist es aber zu verstehen, daß in Deutschland an den meisten Notarztdiensten heute kaum noch Chirurgen beteiligt werden, obschon die entscheidenden Initiativen hierzu bereits in den 50er Jahren von unserem Fachgebiet ausgegangen sind und obschon im Rettungsdienst ein größerer Anteil an chirurgischen Notfallpatienten zu versorgen ist.

Notfallmedizin ist auch für den Chirurgen eine verantwortungsreiche und anspruchsvolle Herausforderung; verantwortungsreich, weil es gilt, durch rasches und systematisches Eingreifen eine akute Lebensgefahr abzuwenden; anspruchsvoll, weil dies ein zielorientiertes Management unseres Handels voraussetzt.

Notfallmedizin umfaßt alle diagnostischen und therapeutischen Maßnahmen zur Behandlung von Notfallpatienten und ihrer elementaren Bedrohung am Notfallort, auf dem Transport und in der Klinik.

Notfallpatienten sind Personen, bei denen Störungen der lebenswichtigen Körperfunktionen der Atmung, des Bewußtseins und des Kreislaufs vorhanden sind, nicht sicher ausgeschlossen werden können oder zu befürchten sind, sofern nicht unverzüglich ärztliche Hilfe eingreift.

Präklinisch soll die Notfallmedizin das Überleben des Patienten sichern, Sekundärschäden vermeiden helfen und die Grundlagen für eine klinische Anschlußbehandlung schaffen.

Klinisch soll sie die am Notfallort eingeleitete Soforttherapie weiterführen oder – sofern eine präklinische Versorgung nicht erfolgte – entsprechende Maßnahmen unverzüglich einleiten.

In unserer heutigen Sitzung soll die Komplexität von Behandlungsprioritäten in der chirurgischen Notfallmedizin deutlich werden am Polytrauma. Der Mehrfachverletzte ist per definitionem ein Notfallpatient, dessen Prognose abhängig ist von

- der Art und Schwere der Verletzung,
- dem Lebensalter des Verletzten,
- der raschen und umfassenden Diagnostik,
- der Wirksamkeit der Behandlung,
- der präklinischen Initialversorgung,
- den sinnvollen Behandlungsprioritäten.

Da die Störungen der Vitalfunktionen beim Polytrauma unmittelbar nach dem Unfall eintreten, hängt die Prognose ganz entscheidend auch ab von einer so früh wie möglich einsetzenden Initialtherapie, möglichst noch am Unfallort. Die lebensrettende Wirkung einer bereits präklinisch eingeleiteten Therapie konnten wir schon früher aufgrund von Behandlungsergebnissen an vergleichbaren Patientengruppen nachweisen.

Dies gilt offensichtlich auch dann, wenn das dem Unfallort nächstgelegene Krankenhaus in kürzester Zeit erreichbar ist.

Die lebensrettenden Sofortmaßnahmen am Unfallort sind demnach nicht durch einen schnellen Transport in eine stationäre Behandlung zu ersetzen. Gut organisierte Rettungsdienste mit qualifiziert ausgebildeten Notärzten und Rettungssanitätern bieten seit Jahren vielerorts die besten Voraussetzungen zur fachgerechten Behandlung von Schwerverletzten – bis hin zur ebenso wichtigen Anschlußbehandlung in einem für die Schwere der Verletzung geeigneten Krankenhaus.

Wie überall in der Medizin, ist es auch beim Polytrauma schwierig, Behandlungsanweisungen aufzustellen, die jeden denkbaren Fall berücksichtigen und zudem eine zweifelsfreie Prioritätenordnung wiedergeben. Deswegen nenne ich zunächst einige wesentliche Grundsätze ärztlichen Handelns beim Polytrauma, die zwar keine Dringlichkeitsstufen berücksichtigen, dafür jedoch von allen Sachkundigen akzeptiert werden können:

1. *Sofortiger Beginn aller Maßnahmen*
   Die Bedeutung und die Erfolge unverzüglicher Sofortmaßnahmen beim Schwerverletzten habe ich bereits erwähnt.
2. *Diagnostik und Therapie simultan durchführen.*
   Unter notfallmedizinischen Aspekten ist die sofortige Therapie, insbesondere der Vitalfunktionsstörungen, wichtiger als die qualifizierte Diagnostik. Die Ursachenermittlung einer Atemstörung oder eines Schocks tritt eindeutig zurück hinter der Notwendigkeit sofortigen Therpiebeginns.
3. *Initial massiver Therapiebeginn.*
   Notfallmedizin ist keine Sache für Zauderer, gilt es doch, massiv in die Behandlung einzusteigen. Eine Übertherapie ist selten schädlich, eine Untertherapie immer.

4. *Optimales Management.*
   Nur wer sich und seine Maßnahmen richtig organisiert, kommt ans Ziel. Das optimale Management der Notfallmaßnahmen und der sinnvolle Einsatz medizinischer Kenntnisse sind wichtiger als die Kenntnisse selbst.
5. *Technische Hilfsmittel primär entbehrlich.*
   Bei der Diagnostik eines Notfalls kann auf aufwendige technische Hilfsmittel verzichtet werden, allenfalls genügt ein Blutdruck-Apparat und ein EKG-Gerät.
6. *Inspektion und Palpation zunächst ausreichend.*
   Schon beim ersten Blick-Kontakt läßt sich oft erkennen, wie die Situation einzuschätzen ist.
7. *Systematische Untersuchung von Kopf bis Fuß.*
   Nach Prüfung und notfalls erster Sicherung der Vitalfunktionen erfolgt eine kurze Organdiagnostik. Diese orientierende Untersuchung wird schnell, vollständig und stets systematisch von kranial nach kaudal durchgeführt und ist innerhalb von 2 bis 3 Minuten sachgerecht zu machen.
8. *Wahl einer geeigneten Zielklinik durch Notarzt.*
   Die Auswahl des mit einem Notfallpatienten anzufahrenden Krankenhauses gehört zu den elementaren Verantwortlichkeiten des Notarztes. Eine falsche Entscheidung über Transportziel, -mittel oder -weg kann sich für den Verletzten bei noch so guter präklinischer Versorgung verhängnisvoll auswirken.
9. *Scoring sinnvoll.*
   Die standardisierte Bewertung und Beschreibung von Art und Schwere einer Verletzung mit Hilfe eines Systems der Klassifizierung ermöglicht Hinweise zur Morbidität und Letalität, zum Management und Versorgung mit Prioritätenfolge, zur Therapieplanung und -prüfung und kann bereits unmittelbar nach der Erstversorgung zu praktischen Konsequenzen führen.
   Außerdem lassen sich mit Hilfe eines Scoringsystems Patientenkollektive verschiedener Behandlungszentren beschreiben, katalogisieren und vergleichbar machen.
10. *Vitalfunktionsstörungen haben höchste Priorität.*
    Hierauf habe ich bereits soeben hingewiesen.

Um in der meist hektischen Situation am Unfallort oder in der Notfallaufnahme unserer Kliniken nichts zu übersehen, tun wir gut daran, uns die folgenden Fragen systematisch zu stellen und zu beantworten:

- Was ist passiert?
- Welche Funktionen sind gestört?
- Liegt ein Schädel-Hirn-Trauma vor?
- Ist die Halswirbelsäule verletzt?
- Ist der Brustkorb verletzt?
- Ist der Bauch verletzt?
- Finden sich Verletzungen an den Extremitäten?
- Wohin mit dem Verletzten?

Insbesondere für die Klinik lassen sich einige spezielle Regeln aufstellen zu Maßnahmen-Prioritäten beim Polytrauma.

1. Auch in der Klinik steht die Therapie zur Behandlung von Vitalfunktionsstörungen an erster Stelle.
   Atmung geht vor Kreislauf, will heißen: Die Intubationsbeatmung bei respiratorischer Insuffizienz ist dringlicher als die Schockbekämpfung. Am besten werden die Intubation und die venösen Zugänge simultan gelegt.
2. Ein Spannungspneumothorax muß unverzüglich drainiert werden. Aus Gründen der gesicherten Diagnose und wegen des Zeitgewinns kann man zuvor im 2. oder 3. ICR der MCL punktieren.
   Ebenso gehört die Punktion einer seltenen traumatischen Herztamponade zu den unaufschiebbaren Maßnahmen.

3. Eine durch ausreichende Infusion nicht beherrschbare intraabdominelle Blutung gehört schnellstens auf den Operationstisch zur Not-Laparotomie zwecks Blutstillung. In diesem Fall muß auch der Rettungsdienst von der Regel des schonenden Transportes abweichen und den Verletzten möglichst schnell in ein Krankenhaus mit sofortiger Versorgungsmöglichkeit transportieren. Dies erfolgt am besten durch Voranmeldung über Funk.
   Wir sollten nicht mehr darüber streiten, daß ein Verletzter mit Bauchtrauma, der nicht bewußtlos ist, noch vor dem Transport Analgetika, auch Opioide, in ausreichender Menge benötigt.
4. Wenn es beim Thoraxtrauma aus der primär gelegten Pleuradrainage zu einer anhaltenden und massiven Blutentleerung kommt, besteht eine eindeutige Indikation zur Not-Thorakotomie mit dem Ziel der Blutstillung. 90% aller Thoraxtraumen sind konservativ zu behandeln, vornehmlich mit einer Thoraxdrainage und mit Beatmungstherapie.
5. Nach Stabilisierung der Vitalfunktionen ist der Weg frei für eine mehr kontrollierte Therapie, wobei der Weg akuter Notfallchirurgie allmählich verlassen wird.
6. Die jetzt angezeigte fundierte Diagnostik umfaßt das Notfall-Labor, das Röntgen von Schädel, Brustkorb, Becken, Wirbelsäule und Gliedmaßen sowie bei Hinweisen auf einen intrakraniellen Druckanstieg die Computer-Tomographie.
7. Jetzt erst ist die Zeit gekommen zur Entlastung einer intrakraniellen Blutung. Intrakranielle Blutungen, die in der ersten Stunde nach dem Trauma auftreten, haben eine nahezu infauste Prognose. Erst in der zweiten Stunde wird ihre Versorgung dringlich. Deshalb gehört auch beim schweren Schädel-Hirn-Trauma die erste Stunde den Vitalfunktionsstörungen.
   Deshalb ist auch beim schweren Schädel-Hirn-Trauma ein überstürzter Transport des Verletzten in eine Neurochirurgische Klinik nicht indiziert.
8. Die nächste Versorgungsstufe ist geprägt von einer weitergehenden Diagnostik und dient der Erhaltung von verletzten Organen und Organfunktionen. Sie entspricht Stufe III und mehr noch IV des von Herrn Schweiberer aufgestellten Versorgungsplans.
   Damit geht die akute Notfallchirurgie über in die planbare intensiv-medizinische Frühversorgung des Polytraumatisierten. Sie ist – im Gegensatz zur Notfallchirurgie – unter optimalen personellen und technischen Voraussetzungen durchführbar. Dennoch vermag sie nicht immer, die in der Akutphase der notfallmedizinischen Versorgung einmal eingetretenen medizinischen und organisatorischen Unzulänglichkeiten zu kompensieren.

Wir wollen sehen, ob die nachfolgenden Referate diese Thesen stützen können.

33. Frühversorgung im Abdominalbereich

M. Probst

Chir. Klinik, Krankenhaus Nordwest, Steinbacher Hohl 2–26, W-6000 Frankfurt 90, Bundesrepublik Deutschland

Early Treatment of Abdominal Trauma

Summary. Abdominal trauma has the priority in diagnosis and therapy after assuring cardiorespiratory function. Abdominal injuries are seen in 2%–5% of all accidents, often as polytrauma. In the FRG there are mainly blunt traumas (90%). Abdominal trauma is the leading injury in 51.6% of fatal traffic accidents. The frequency of the organ traumas is: spleen 30.2%, liver 19.2%, stomach/gut 13.1%, pancreas 5%, mesentery 2.2%. The consistently reported mortality rate of 20% obliges rapid and directed use of all diagnostic procedures, i.e. ultrasound, lavage, CT.

Key words: Abdominal trauma – Indication – Early treatment

Zusammenfassung. Das Abdominaltrauma folgt in Diagnostik und Therapie unmittelbar der Sicherstellung der kardiorespiratorischen Funktion. Bei 2–5% aller Unfälle sind abdominelle Verletzungen zu beobachten, oft im Rahmen eines Polytrauma. In der Bundesrepublik überwiegen stumpfe Bauchtraumen (90%). Bei 51,6% der tödlichen Verkehrsunfälle war das Abdominaltrauma führend. Nach Häufigkeit sind folgende Organe/Systeme betroffen: Milz 30,2%, Leber 19,2%, Magen/Darm 13,1% Pankreas 5%, Mesenterium 2,2%. Die einheitlich mit 20% angegebene Letalität verpflichtet zum zielgerichteten Einsatz der diagnostischen Möglichkeiten: Sonographie, Lavage, CT.

Schlüsselwörter: Abdominaltrauma – Indikation – Frühversorgung

Die Versorgung der Verletzungen im Abdomen folgt in der Prioritätenliste unmittelbar der Sicherung der kardiorespiratorischen Funktionen. Da die Verletzungen intraabdomineller Organe oft im Rahmen eines Polytraumas auftreten, ist die Differenzierung der Symptome, d.h. das Erkennen einer Abdominalverletzung schwierig, zumal die Patientin meist intubiert und beatmet sind, somit die klinischen Parameter nur bedingt zu verwerten sind. Bei Verletzungsmustern, die einen tödlichen Ausgang konditionieren ist das Abdominaltrauma zu 51,6% beteiligt (Abb. 1)

Grundsätzlich ist zwischen den penetrierenden Verletzungen und den stumpfen Bauchtraumen zu unterscheiden. Während bei den penetrierenden Verletzungen immer die Indikation zur operativen Revision gegeben ist, erfordern die stumpfen Traumen eine diagnostische Eingrenzung, um eine zielgerichtetes Vorgehen zu ermöglichen. Dabei ist die Häufigkeit der Organbeteiligung ein Hinweis (Abb. 2). Diagnostische Hilfsmitteln sind

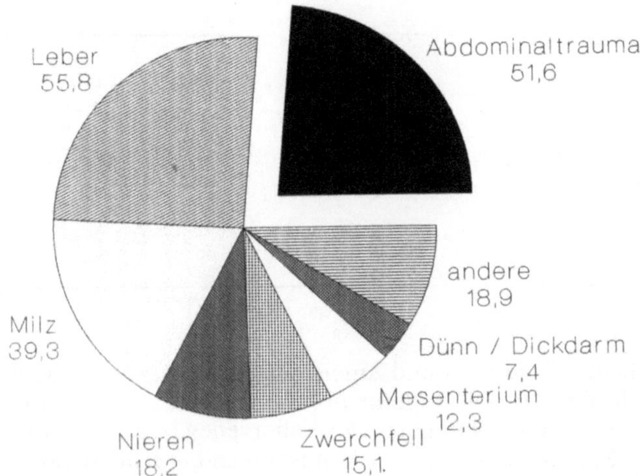

Abb. 1. Sektionsstatistik (%) tödlich verunfallter Verkehrsteilnehmer (n = 552, nach G. Dotzauer)

neben der Klinik, insbesondere der Wertung des Unfallhergangs, die Sonographie, die Lavage (Root 1965, Olsen 1972) sowie die Computertomographie.

Die Milzruptur ist die häufigste Verletzung eines parenchymatösen Organs im Abdomen. Die Diagnostik mittels Lavage weist unter einem Prozent falsch negative Befunde auf. Die Versorgung (Tabelle 1) sollte immer zuerst die Erhaltung des Organs anstreben, was in bis zu 50% möglich ist (Gall, Scheele 1985). Die Splenektomie ist trotz aller Verfahren zur Milzerhaltung immer noch im Notfall bei erheblichen Blutverlust die Therapie der Wahl. Für die Klebung, Naht oder Versorgung mit einem Vicrylnetz ist eine Operationszeit von 20 Minuten zu kalkulieren, so daß die Entscheidung über die Therapie nur individuell, der Situation angemessen, erfolgen kann. Bei Kindern ist die konservative Therapie unter intensivmedizinischer Kontrolle bei annähernd 50% der Milzverletzungen erfolgreich (Cohen 1982).

Einrisse des Leberparenchyms können in vier Kategorien eingeteilt werden: 1. oberflächliche Risse, 2. Abrisse von Teilen der Leber, 3. tiefgreifende Parenchymdefekte mit Ruptur größerer Blut- oder Gallegefäße, 4. Ein- oder Abriß von Hilusstrukturen oder der Lebervenen.

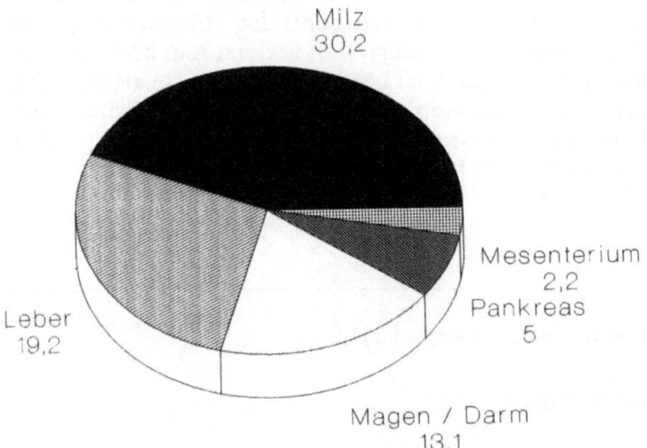

Abb. 2. Organbeteiligung bei stumpfen Bauchtraumen (%). Sammelstatistik, n = 1476

Tabelle 1. Milzruptur – Versorgung

- Splenektomie
  - Teilresektion (Pole)
  - evtl. Replantation
- Naht, Tamponade

  Fibrinkleber – evtl. mit Kollagenvlies
- Vicrylnetz
- Konservativ (bei Kindern)

Therapeutisch ist die Versorgung der Gruppen 1 und 2 meist unproblematisch. Leberresektionen sind nur in 4–10% erforderlich. Die Ligatur der A. hepatica zur Blutstillung ist nur in 12,4% effektiv (Flint 1977). Die Verletzung der Lebervenen ist in 50–75% tödlich. Heroische Maßnahmen mit Ballontamponade der Hohlvene und anschließender Versorgung ist sicher spezialisierten Zentren vorbehalten und auch dort nur in 30% erfolgreich (Misra 1983). Als sinnvolle Therapie einer sonst nicht zu beherrschenden Blutung ist die Tamponade anzusehen, entweder, um den Patienten in eine spezialisierte Klinik zu verlegen, oder als Überbrückung bis zu einer definitiven späteren Versorgung.

Verletzungen des Magens sind selten, da dieser intraperitoneal beweglich ist und damit einwirkenden Kräften ausweichen kann. 80% der Verletzungen des Magen-Darm-Traktes sind zwischen dem Treitz'schen Band und dem terminalen Ileum lokalisiert. Die retroduodenalen Läsionen des Duodenum, vergesellschaftet mit Pankreasverletzungen, sind schwierig zu diagnostizieren (ERCP, Gastrografintest, CT), sie verlaufen unbehandelt tödlich. Bei Versorgung innerhalb der ersten 24 Stunden beträgt die Letalität 11%, wenn später operiert wird, steigt die Sterblichkeit auf 40% an. Darmkontusionen oder Wandhämatome können, ebenso wie die unvollständigen Einrisse, über eine Wandnekrose zur Ruptur des Darms führen.

Die Letalität der penetrierenden Kolonverletzungen betrug im 2. Weltkrieg 37–53%, im Koreakrieg 12–15%, unter der Zivilbevölkerung heute 2,5–16%. Diese Verminderung ist ursächlich auf die Antibiotikatherapie zurückzuführen, auf die verbesserten Wiederbelebungsmaßnahmen und die verkürzten Intervalle von Bergung bis zur Versorgung.

Die Verletzungen der Nieren können in drei Schweregrade eingeteilt werden (Tabelle 2). Die Verletzungen Grad 2 und 3 müssen operativ versorgt werden. In der Diagnostik sind Sonographie und Kontrastmitteldarstellung wegweisend.

Die retroperitonealen Hämatome, die in der diagnostischen Abgrenzung zu intraperitonealen Verletzungen oft problematisch sind, können in drei Regionen aufgeteilt werden: 1. zentral medial, 2. lateral, Flanke, 3. Beckenbereich. Die zentralen Hämatome sollten revidiert werden, da die Abgänge der großen Intestinalarterien verletzt sein können. Die retroperitonealen Flankenhämatome sind individuell zu betrachten, wenn sie als Ursache einer Kreislaufinstabilität angesehen werden müssen, ist eine Operation indiziert. Die Hämatome im Beckenbereich sollten nach Ausschluß von Verletzungen der großen Gefäße oder infravesikaler Läsionen, konservativ behandelt werden.

Tabelle 2. Nierenverletzungen – Schweregrade

- Grad I: 65–80%
  Kontusion, Hämatom, kleiner Parenchymeinriß (subkapsulär)
- Grad II: 10–25%
  Kapsel-Parenchymriß, Nierenbeckenriß, Urinom
- Grad III: 5–10%
  Organzertrümmerung, Gefäßein-abriß, Schock, Peritonitis

Verletzungen des Pankreas sind zu 75% Kontusionen, die mit einer Drainage ausreichend versorgt sind. Bei einer Durchtrennung des Organs hat die direkte Versorgung der Enden durch Naht meist eine Nekrose der Enden zu Folge. Deshalb ist die Ableitung des Pankreassekretes in eine nach Roux ausgeschaltete Schlinge anzustreben; der Pankreaskopf kann, bei ausreichendem Abfluß über die Papille, blind verschlossen werden. Da die Verletzungen oft mit Duodenalverletzungen kombiniert auftreten ist eine ausgiebige Mobilisierung des Organs unbedingt erforderlich.

Die Verletzungen des Zwerchfells sind mit 1% selten. Bei revisionsbedürftigen frischen Verletzungen ist der abdominelle Zugang zu wählen, damit gleichzeitig die abdominelle Sanierung erfolgen kann. Ältere Zwerchfellrupturen sollten thorakel angegangen werden.

Zusammenfassung

Die Indikationen für die Frühversorgung im Abdominalbereich nach einem Trauma lassen sich auf die Blutung und die Perforation eines Hohlorgans reduzieren. Hier ist das rasche, gezielte Einschreiten lebensrettend. Perforierende Abdominalverletzungen sind immer eine Indikation zur operativen Revision. Die hierzulande mit 90% überwiegenden stumpfen Bauchtraumen erfordern eine Beurteilung durch erfahrene Untersucher und den Einsatz der technischen Hilfsmittel (Sonographie, Lavage, CT). Die Letalität der stumpfen Bauchtraumen wird in der Literatur mit 20% angegeben, dieser hohe Prozentsatz muß eine Herausforderung an den Chirurgen sein.

Literatur

Cohen, RC (1982) Blunt splenic trauma in children. Aust Paediatr J 18:211

Flint LM, Mays ET, Aaron WS, Fulton RL (1977) Selectivity in the management of hepatic trauma. Ann Surg 185:613

Gall FP, Scheele J (1985) Abdominalverletzungen beim Polytrauma. In: Ungeheuer E (Hrsg) Das Polytrauma. Urban und Schwarzenberg, München Wien Baltimore

Misra B, Wagner R, Boneval H (1983) Injury of hepatic veins. Am Surg 49:55

Olsen WR, Redman HC, Hildreth DH (1972) Quantitative peritoneal lavage in blunt abdominal trauma. Arch Surg 104:536

Root HD, Hauser CW (1965) Diagnostic peritoneal lavage. Surgery 57:633

34. Frühversorgung im Intrathorakalbereich

J. Lenz, H. Roscheck und K. Marohl

Abteilung Chirurgie (Ltd. Arzt: Oberstarzt Prof. Dr. med. habil. J. Lenz) des Bundeswehrzentralkrankenhauses Koblenz (Chefarzt: Admiralarzt Dr. med. K. Fliedner), Rübenacher Straße 170, W-5400 Koblenz 1, Bundesrepublik Deutschland

Primary Management of Intrathoracic Injuries

Summary. The procedures of preclinical management of chest injuries are presented. Emphasis is put on the different aspects of "acute thorax": sucking chest wound, pericardial tamponade, oligemic shock and open thorax. The primary acute management includes the chest tube, intubation, ventilation, pericardiocentesis and surgical management of penetrating chest trauma. The different in the literature are discussed.

Key words: Acute Thorax – Primary Acute Management

Zusammenfassung. Die Maßnahmen der präklinischen Versorgung intrathorakaler Verletzungen werden dargestellt. Im Vordergrund stehen dabei die Formen des „akuten Thorax": Der Spannungspneumothorax die Herztamponade, der Volumenmangelschock und der offene Thorax. Die essentielle Soforttherapie umfaßt vor allem die Thoraxdrainage, Intubation und Beatmung, Perikardpunktion und die Lokaltherapie bei penetrierenden Traumata. Die unterschiedlichen Ansichten aus der Literatur werden diskutiert.

Schlüsselwörter: Akuter Thorax – Soforttherapie bei Thoraxverletzungen

Nach einem Thoraxtrauma stellt sich am Unfallort im wesentlichen die Frage: „Muß ich drainieren, intubieren, beatmen?"

Ein dramatisches Kriterium fordert eine kompetente Versorgung schon am Unfallort: Die stumpfe Thoraxverletzung führt nämlich in viel kürzerer Zeit zum Tode als die anderer Regionen. Dies bestätigt Glinz: Bei stumpfen Traumata generell bleibt die Letalität in den ersten Stunden bei 25%. War das stumpfe Thoraxtrauma die hauptsächliche Todesursache, erhöhte sich die Rate auf 67%. Nach Engelhardt stirbt ein Drittel der Brustkorbverletzten in den ersten 4 Stunden.

Die *Prognose* des *penetrierenden* Traumas dagegen ist bei den primär Überlebenden ungleich günstiger. So erreichen nach Demetriades in Johannesburg jährlich über 3000 penetrierende Thoraxtraumatisierte die Klinik überwiegend hämodynamisch stabil und ohne respiratorische Insuffizienz.

Ein großer *diagnostischer* Vorteil der Thoraxverletzungen liegt darin, daß einfachste klinische Untersuchungsmethoden zur adäquaten therapeutischen Konsequenz führen können. Es sind neben Inspektion, Perkussion, Palpation und Auskultation die Blutdruckmessung und ein EKG-Monitoring. Dabei können bei der *Inspektion* auch thoraxferne Symptome, wie subkonjunktivale- oder Schleimhautblutungen beim Perthes-Braun-Syndrom auf eine abgelaufene Thoraxkompression hinweisen.

Therapeutisch vorteilhaft ist die Tatsache, daß die *Erst*therapie oft schon *definitive* Behandlung sein kann. Die Operationsrate lag im eigenen Krankengut mit ganz überwiegend stumpfen Enwirkungen nur bei 9,5%.

Zurück zum Unfallort: Hier zwingen folgende Formen des „akuten Thorax“ zum Soforteingriff:

1. Der Spannungspneumothorax,
2. die Herztamponade
3. der Volumenmangelschock
4. der offene Thorax.

Sie münden in die zwei Leitsymtome, nämlich

1. die respiratorische Insuffizienz,
2. die Hypovolämie.

Parallel zur Diagnostik laufen die *einfachen* Sofortmaßnahmen ab:

1. Lagerung auf die verletzte Seite und Reinigen der oberen Atemwege,
2. Analgesierung,
3. Volumenersatz,
4. O_2-Zufuhr.

Dazu nur folgende kurze Bemerkung: Die Lagerung erfolgt auf die *verletzte* Seite. Dadurch werden Rippenfrakturen geschient, Schmerzen vermindert, die Atmung bessert sich. Zur *O_2-Zufuhr* ist das Maskenventilbeutelsystem mit Ausnahme der Intubation am wirksamsten: Hier sind inspiratorische O_2-Konzentrationen von 80 bis 100% erzielbar (Hässler et al.).

Die obigen Zustände erfordern folgende *spezielle* Maßnahmen:

1. Die Thoraxdrainage,
2. Intubation und Beatmung,
3. Perikardpunktion,
4. Lokaltherapie bei penetrierendem Trauma.

Zu 1. Thoraxdrainage:

Wie wird die Situation erkannt?

Beim *einfachen* Pneu führt meist erst der Totalkollaps zur *Dyspnoe*. Nach Diagnosestellung aufgrund der klinischen Symptomatik ist in den meisten Fällen am Unfallort keine Drainage notwendig.

Beim *Spannungspneumothorax* ist das Atemgeräusch aufgehoben, der Klopfschall hypersonor, die betreffende Thoraxhälfte bleibt angehoben, die Dyspnoe wird immer bedrohlicher, evtl. tritt eine Einflußstauung hinzu. Diese Form tritt nach einem Thoraxtrauma meist nur unter Beatmung auf, selten unter Spontanatmung.

Die *Therapie* besteht in der sofortigen Druckentlastung und Überführung in einen einfachen Pneu. Dabei darf der Drainageschlauch anschließend nie abgeklemmt werden. Bei fehlender Ableitungsmöglichkeit oder unter Wasserableitung kann der Schlauch zunächst offengelassen werden. Wird unter der *Fehldiagnose* eines *vermeintlichen* Pneus drainiert, stehen die Nachteile in keinem Verhältnis zu den sonst katastrophalen Folgen einer unterlassenen Behandlung.

Beim nach außen *offenen Pneu* kann das schlürfende Geräusch ein- und austretender Luft hinzukommen. Therapie am Unfallort ist der Wundverschluß. Bei *luftdichtem* Verband muß eine Drainage die Gefahr eines Spannungspneus bannen. Besser – zur Prophylaxe eines Spannungspneus – ist ein *luftdurchlässiger* Verband, bei dem sich eine Drainage erübrigt.

Der *Hämatothorax* wird an perkutorischer Dämpfung erkannt. Die Zeichen des Volumenmangelschocks deuten nach Glinz jedoch in mehr als der Hälfte der Fälle auf eine gleichzeitige Abdomialverletzung hin.

Wann wird drainiert?

Bei noch ausreichender Spontanatmung braucht am Unfallort *nicht* drainiert zu werden. Bei respiratorischer Insuffizienz als Folge eines Pneus und vor allem bei notwendiger Beatmung *muß* jeder Pneu drainiert werden.

Wie wird drainiert?

Konkurrierende Verfahren am Unfallort sind die Druckentlastung durch großlumige Kanülen oder ein Drain mit starren Troikar. Die Kanüle hat den gleichen Entlastungseffekt beim Spannungspneu, die Applikation ist für den Ungeübten ungleich gefahrloser. Nach allgemeiner Ansicht erübrigt sich hier das Anlegen eines Gummifingerlings als sogenanntes Tiegel'sches Ventil. Die Komplikationsmöglichkeiten beim Einbringen des starren Drains und die mangelnde Sterilität lassen viele Autoren der Kanüle den Vorzug geben. Insgesamt besteht der Eindruck, ich zitiere Valesky, daß Chirurgen am Unfallort *eher* die Indikation zur Draineinlage großzügiger stellen, während bei Notärzten anderer Disziplinen die Hemmschwelle höher einzuschätzen ist. Allerdings gibt unter den Chirurgen auch Glinz am Unfallort der Kanülendrainage kategorisch den Vorzug zur Verminderung einer Kontamination und unnötiger Komplikationen.

Wird ein Drain eingelegt, erfolgt die Verbindung mit einem Heimlich-Ventil oder mit einem Gefäß mit Wasserschloß.

Wo wird drainiert?

Prädilektionspunkte sind beim *Pneu* der 2. oder 3. ICR in der Medioclavicularlinie nach Monaldi. Beim *Hämatothorax* im 6. ICR in der mittleren Axillarlinie. Bei noch ungeklärter Situation legen wir, wie auch andere Autoren, ein Drain in den mittleren Thoraxbereich in die Axillarlinie oberhalb der Mamille. Dadurch werden Luft *und* Flüssigkeit drainiert. Nach Klinikaufnahme und Röntgen-Thoraxübersicht legen wir natürlich beim Hämato-Pneumothorax die Drainagen an die klassischen Punkte Monaldi und Bülau mit oder ohne Sog.

Zu 2. Intubation und Beatmung.

Im präklinischen Bereich ist die Aufrechterhaltung der Spontanatmung anzustreben unter O_2-Zufuhr und adäquater Schmerztherapie. Ein *isoliertes* Thoraxtrauma an sich ist *keine* Indikation zur Beatmung. Nach Hässler et al. gelten folgende Kriterien für eine *Inbutation* am Unfallort:

1. Zunehmende Dyspnoe,
2. Tachypnoe über 35 pro Minute,
3. Zyanose,
4. zunehmende Schocksymptomatik,
5. gleichzeitiges Schädel-Hirn-Trauma,
6. Polytraumatisierung.

Beim *Polytrauma* vermindert eine frühzeitige Beatmung die Frequenz des ARDS, die hier bis zu 75% angegeben wird, beim isolierten Thoraxtrauma dagegen nur bis 11%. Breitfuß empfiehlt ein frühzeitiges Umstellen auf eine Periduralanästhesie zur Vermeidung der Beatmungsfolgen und – wie auch von uns ausgeübt – eine konsequente Bronchialtoilette durch regelmäßiges bronchoskopisches Absaugen.

Wenn während der Beatmung trotz Pleuradrainage die Beatmungsdrucke zunehmen, muß an eine zentrale Bronchus- oder Trachearuptur gedacht werden. In diesem Fall muß die Beatmung eingestellt und durch Freihalten der Atemwege mit O_2-Zufuhr ersetzt werden.

Zu 3. Perikardpunktion.
Im Akutfall führen bereits 150 bis 200 ml Blut im Herzbeutel zu einer lebensgefährlichen Kreislaufdekompensation. Die klassische *Symptomentrias:* hoher Venendruck, abgeschwächte Herzgeräusche und arterielle Hypotonie findet sich selten oder kann andere Ursachen haben. Wenn der Patient lebend die Klinik erreicht, gibt die *Echokardiographie* eine sichere, sogar quantitative Aussage. Daher ist bei Verdacht am *Unfallort* die *Perikardpunktion* diagnostisches Hilfsmittel und Therapie. Nach Klinikaufnahme trägt ein Rechtsherzkatheter, z.B. nach Swan-Ganz, erheblich zur Sicherung der hämodynamischen Konsequenzen bei.

Zu 4. Maßnahmen bei penetrierenden Thoraxverletzungen
Häufigste Ursachen sind Stich-, Schuß- oder Pfählungsverletzungen. Während sich unser ziviles Krankengut in Deutschland ganz überwiegend aus stumpfen Traumata nach Arbeits- und Verkehrsunfällen zusammensetzt, dominieren penetrierende Verletzungen im Krieg bei weitem. Wie anfänglich angedeutet, ist bei den primär Überlebenden in einer hohen Rate eine lebensrettende Behandlung mit einfachsten Mitteln möglich. So war nach Whelan im Vietnam-Krieg bei 629 penetrierend Thoraxverletzten nur in 17 Fällen, das sind 2,7%, eine initiale Thorakotomie notwendig. Doppelte weitlumige Drains in den Positionen Monaldi und Bülau waren fast immer ausreichend. Bei gleichzeitiger Antibiotikatherapie sank die Empyemrate von 30% im 1. Weltkrieg auf 8%, wohlgemerkt bei stark verschmutzten Kriegsverletzungen.

Bei einer Verletzung in der *unteren* Thoraxgegend muß an eine Zwerchfell- oder Abdominalbeteiligung gedacht werden. Unbedingt notwendig ist aber das Belassen eines noch in situ befindlichen penetrierenden Gegenstandes, um eine Blutung nach Entfernen des tamponierenden Fremdkörpers zu verhüten. Bei rascher Kreislaufdekompensation muß neben massiver Blutung, Spannungspneu und Herzbeuteltamponade auch an eine Luftembolie durch Verletzung großer Venen gedacht werden. Über der Herzspitze entsteht ein quatschendes Geräusch. Die einzige Überlebenschance besteht hier in einer Notthorakotomie mit Aspiration der Luft.

Die *Indikation zur Notthorakotomie* wird generell in folgenden Fällen diskutiert:

1. *im Schockzustand* bei der Klinikaufnahme, wenn der Kreislauf konservativ nicht stabilisiert werden kann. Eine Notthorakotomie am Unfallort zur Herzmassage oder Blutstillung sollte allenfalls eine absolute Ausnahme sein.
2. *beim großen Blutverlust über die Drainage.*

Der *primäre* Blutverlust nach Einlegen des Drains veranlaßt, laut Literatur unterschiedlich, schon bei einer Höhe von 800 ml oder erst bei 1500 ml zur Operation. Andere Autoren wiederum intervenieren bei anhaltenden Blutverlusten schon bei mehr als 300 ml pro Stunde über 2 bis 3 Stunden oder erst über 4 Stunden. In einer prospektiven Studie bei 543 penetrierenden Traumata hat Demetriades jedenfalls nur in 5 Fällen die Operationsindikation *nur* aufgrund des Blutungsausmaßes gestellt. Wichtiger waren die anderen Symptome des akuten Thorax. Der Zeitpunkt des Eingriffes bei einer Blutung hängt also wesentlich vom Temperament und der Erfahrung des Chirurgen bei der Indikationsstellung ab, wobei eher der *anhaltende* Blutverlust die *größere* Rolle spielt.

3. bei bronchopleuraler Leckage.

Ein hoher *anfänglicher* Luftverlust über die Drainage rechtfertigt ein *konservatives* Verhalten. Auch *massive* Luftlecks können sich noch nach Tagen verschließen. Glinz allerdings fällt die Entscheidung zur Thorakotomie früh, um eine Infektion zu verhüten. Dem steht die Erfahrung von Demetriades in seinem großen Kollektiv gegenüber, der bei extrem konservativem Verhalten unter Antibiotikaprophylaxe über eine Empyemrate von nur 0,4% berichtet. Allerdings muß bronchoskopisch eine zentrale Atemwegsruptur ausgeschlossen werden. Eine kollare Mediastinotomie zur Entlastung eines massiven mediastinalen Emphysems sollte der klinischen Phase vorbehalten sein.

Literatur

1. Breitfuß H, Glaser F, Muhr G (1987), Prognose und Therapie des schweren stumpfen Thoraxtrauma. Unfallchirurg 90:539–546
2. Demetriades D (1989), Penetrierende Verletzungen des Thorax. Herz Thorax Gefäßchir 3 [Suppl 1]: 33–35
3. Engelhardt G, Jentgens H, Bott H, (1982), Verletzungen des Brustkorbs. Rettungssanitäter 5:187–192
4. Glinz W (1989), Diagnostik und Behandlung von Notfallsituationen bei Thoraxverletzungen. Aktuel Chir 24:219–226
5. Hässler R, Madler C, Peter K (1989), Thoraxtrauma: Indikation zur Intubation und Beatmung. Herz Thorax Gefäßchir 3 [Suppl 1]:25–28
6. Lenz J (1979): Erstmaßnahmen bei Thoraxverletzungen im Katastrophenfall. Wehrmed Monatschr 4:101–102
7. Roscheck H, Marohl K, Lenz J (1989) Therapie und Prognose des Thoraxtraumas. Wehrmed Monatschr 7:297–300
8. Schweiberer L, Nast-Kolb D, Duswald K-H, Waydhas Ch, Müller K (1987) Das Polytrauma – Behandlung nach dem diagnostischen und therapeutischen Stufenplan. Unfallchirurgie 90:529–538
9. Valesky A (1984) Das Thoraxtrauma – ein Problem für den Notarzt. In: Schildberg FW, Hohlbach G, Depay AW, (Hrsg) Atemstörungen beim Polytrauma – praktische Aspekte. Zuckschwerdt, München Bern Wien, S 32–39
10. Whelan jr, TJ, Burkhalter WE, Gomez A (1968) Management of war wounds. Adv Surg 3:227

35. Der gefäßchirurgische Notfall – Taktik und Technik

L. W. Storz, Mannheim

(Manuskript bis Redaktionsschluß nicht eingegangen)

36. Der Chirurg in der Notfallmedizin – Frühversorgung im Extremitätenbereich

Ch. Ulrich

Unfallchirurgische Klinik, Klinik am Eichert, W-7320 Göppingen, Bundesrepublik Deutschland

Emergency Surgery: Primary Management of Limb Injuries

Summary. The general principles at the scene of the accident are the following: Soft tissue wounds are covered with local sterile compresses to stop bleeding and abandon contamination. In facture or luxation of small joints immediate reposition by careful traction and splint-fixation in neutral position ist most important. The correct primary management of open fractures combines the measures for wound and fracture treatment. Even in cases of spine trauma primary careful traction is essential, with emphasis on physiologic lordoses. Gentle transport and observation for neurologic changes ensue. The primary destination should be the nearest trauma center, not a specialist clinic.

Key words: Emergency medicine – Trauma – Primary treatment – Limbs

Zusammenfassung. Am Unfallort gelten folgende Prinzipien: Weichteilwunden sind mit sterilen Kompressen abzudecken, um Kontamination fernzuhalten und Blutungen zu stillen. Frakturen oder Luxationen kleiner Gelenke sind durch kontrollierten Längszug zu reponieren und nachfolgend in Neutralposition zu fixieren. Bei offenen Frakturen ist sinngemäß die Wund- und Frakturbehandlung zu kombinieren. Wirbelsäulenverletzungen sind ebenfalls über kontrollierten Längszug mit Betonung der physiologischen Lordosen zu reponieren. Der schonende Transport auf einer Vakuummatratze ist essentiell, wobei insbesondere neurologische Veränderungen während des Transports beachtet werden müssen. Primäres Ziel des Notarztwagens sollte ein Unfallzentrum und nicht eine Spezialklinik sein.

Schlüsselwörter. Notfallmedizin – Extremitätentrauma – Torsotrauma

Spätinvalidität und das Schicksal traumatisierter Patienten können eng mit den am Unfallort getroffenen Erstmaßnahmen zusammenhängen. Deswegen sollte der primär behandelnde Notarzt sein Augenmerk schon während oder unmittelbar nach der Beseitigung der Elementargefährdung des Unfallverletzten auf begleitende Extremitätenverletzungen richten, um die für den weiteren Heilungsverlauf entscheidenden Therapieschritte anzubahnen.

Doch vor Einleitung erster Therapiemaßnahmen steht die exakte Diagnostik der angetroffenen Verletzung.

Dabei sollte man sich am Unfallort auf einfache Prüfungen beschränken, für die die fünf Sinne völlig ausreichen.

Von besonderer Wichtigkeit erscheint die ungefähre Rekonstruktion des Unfallhergangs, wodurch wertvolle Hinweise auf das zu erwartende Verletzungsmuster gewonnen werden können.

Beweisend für die Extremitätenverletzung bzw. Fraktur sind dann Verformung, abnorme Stellung, Asymmetrie, Wunden, hervorstehende Knochenteile, Palpation von Dehiszenzen und Krepitationen. Am wachen Patienten könne zusätzliche Informationen über Funktion, Sensibilität und Schmerzen eingeholt werden. Unabdingbar ist die palpatorische Kontrolle der peripheren Pulse.

Schon während der diagnostischen Maßnahmen, spätestens aber bei Manipulationen am Patienten sollten zum gegenseitigen Schutz sterile OP-Handschuhe getragen werden.

Weichteilwunden sollen unabhängig vom Grad der Wundausdehnung und Verschmutzung schnellstmöglich mit sterilen Kompressen abgedeckt werden. Es wird dadurch sowohl die sekunäre Kontamination verhindert als auch eine effektive Blutstillung erzielt. Differenzierte Wundversorgungen mit Desinfektionsmittel oder Situationsnähten am Unfallort sind obsolet. Auch nach Durchtrennung eines arteriellen Gefäßes resuliert in der Regel durch das Trauma ein spontanes Sistieren der Blutung, was durch die adäquate Kompression nur unterstützt wird. Dies gilt sinngemäß auch für die venöse Blutung. Bei Durch-Blutung soll lediglich die Kompressenzahl und Kompression erhöht werden, ohne die Wunde erneut freizulegen.

Liegt diagnostisch ein *Fraktur* vor, ist der Längszug der betroffenen Extremitäten nach vorheriger medikamentöser Analgesie die adäquate und zugleich schonendste Maßnahme zur Reposition, um Sekundärschäden von Gefäßnervenbahnen durch Frakturdislokation zu vermeiden. Im allgemeinen führt der Längszug nicht nur zur Reposition, sondern stellt gleichzeitig eine wirksame Bekämpfung des Frakturschmerzes dar [3].

Bei *Luxationen* insbesondere im Bereich spärlicher Weichteilbedeckung führt die notfallmäßige Längszugreposition über die dadurch erzielte Hautentspannung zu einer raschen Erholung der gestreßten Weichteile. Große Gelenke sollen am Unfallort nicht reponiert werden.

Nach Reposition bzw. axialer Ausrichtung der verletzten Extremität im Längszug erfolgt die Schienung unter Beibehaltung dieses Zuges. Auf diese Schienung sollte keinesfalls verzichtet werden; steht die dafür bestens geeignete pneumatische Zweikammerschiene nicht zur Verfügung, sollte eine einfache Kramerschien angewickelt werden. Diese Maßnahmen sollten auch bei Frakturverdacht getroffen werden [1].

Die Lagerung des so geschienten Patienten erfolgt zweckmäßigerweise auf einer Vakuummatratze, in der durch allseitige Einbettung des Patienten und nachfolgender fester Anmodellierung nach Evakuation eine suffiziente Ruhigstellung des gesamten Körpers möglich ist.

Eine spezielle Problemkombination bietet die *offene Fraktur*. Hier ist die Gefahr einer primären Knochenkontamination mit sekundärer Infektion und den daraus entstehenden Invalidisierungen des Verletzten außerordentlich hoch. Es hat sich aber gezeigt [2], daß durch die einfache Kombination der Wund- und Frakturbehandlung am Unfallort, nämlich die primär sterile Abdeckung und die sekundäre Längszugreposition mit nachfolgender Schienung die wirksamste Prophylaxe gegen nachfolgende Infektionen der offenen Fraktur getroffen werden kann.

Amputierte Gliedmaßen sind ebenso wie abgelderte größere Haut- und Weichteilstücke steril einzupacken und stets an die weiterbehandelnde Klinik mitzugeben. Auch wenn eine Replantation des Amputates nicht möglich ist, kann dieses doch evtl. als Spenderorgan für Haut- oder Knochenersatz herangezogen werden. Besteht die Möglichkeit, Eis oder Eiswasser zu besorgen, soll das wasserdicht verpackte Amputat in diesem konserviert werden, ohne selbst mit dem Wasser in Berührung zu kommen. Das Amputat sollte zwar möglichst kühl transportiert werden, Kältepackungen sollen wegen der zu niedrigen Temperatur aber nicht verwendet werden, da sie das Amputat definitiv zum Einfrieren bringen und dadurch zur Replantation unbrauchbar machen können.

Die Stumpfversorgung wird nach den Regeln der oben beschriebenen Wundversorgung durchgeführt: Steriles Abdecken und lokale Kompression bis zum Sistieren der Blutung.

Sind *Wirbelsäulenverletzungen* bei Rekonstruktion des Unfallhergangs und nach Vorliegen von Sensibilitätsausfällen bis hin zum Querschnitt anzunehmen, sollte palpatorisch nach Dornfartsatzlücken oder einem Gibbus gefahndet werden. Ein Priapismus am männlichen Unfallverletzten ist ein sicherer Hinweis für eine Halsmarkschädigung.

Als Erstmaßnahme ist auch hier der Längszug am liegenden Patienten das Mittel der Wahl, um durch die Ligamentotaxis Wirbelkörperfragmente zu reponieren. Dabei müssen die physiologischen Lordosen überbetont weden, was durch Reklination des Kopfes für die Halswirbelsäule am wirksamsten erreicht werden kann. Besteht am eingeklemmten Unfallopfer der Verdacht auf eine Halswirbelsäulenverletzung, soll schon im verunglückten Fahrzeug für die Rettung des Verunfallten eine Cervicalstütze appliziert werden, um weitere Dislokationen während der nachfolgenden notwendigen Manipulationen verhindern zu können.

Steht das optimale Lagerungsmittel für die Wirbelsäulenverletzten, die Vakuummatratze, nicht zur Verfügung, müssen für den Transport die physiologischen Lordosen der Wirbelsäule mit Tuchrollen unterpolstert werden. Wichtig ist im weiteren Transport die Überwachung des wachen Patienten, da Veränderungen, insbesondere Verschlechterungen der neurologischen Situation, eine Indikation für eine sofortige operative Dekompression und Stabilisation darstellen können.

Sowohl bei taumatischen Amputationen wie auch bei Wirbelsäulenverletzungen gilt ganz besonders, daß der primär behandelnde Notarzt stets das zuerst erreichbare Traumazentrum anzufahren hat und nicht Spezialkliniken aufzusuchen sollte, da hier allfällige Zusatzverletzungen nicht optimal diagnostiziert und behandelt werden könnten.

Frakturen des Beckens sind von der Lokalversorgung her für den Notarzt unproblematisch. Zu bedenken ist – nach der Diagnosestellung durch den typischen Beckenkompressionsschmerz – lediglich der zu erwartende hohe Blutverlust, der den Patienten leicht in eine Schocksituation bringen kann.

Zweifellos kann der Notarzt durch seine Maßnahmen am Unfallort sowohl bei der Beseitigung der Elementargefährdung als auch bei der Erstbehandlung der primär nicht lebensbedrohlichen Extremitätenverletztungen für den Patienten entscheidende Weichen stellen.

Literatur

1. Nast-Kolb D, Kessler S, Duswald K-H, Betz A, Schweiberer L (1986), Extemitätenverletzungen polytraumatisierter Patienten: Stufengerechte Behandlung. Unfallchirurg 89:149–154
2. Rojczyk M, Tscherne H (1982) Bedeutung der präklinischen Versorgung bei offenen Frakturen. Unfallheilkunde 85:72–75
3. Ulrich Ch (1990) Extremitäten- und Wirbelsäulenverletzungen – Erstmaßnahmen entscheiden. Ärztl Prax 42:10–11

37. Strategie beim akuten Abdomen

P. Merkle

Chirurgische Klinik des Katharinenhospitals Stuttgart, Kriegsbergstraße 60, W-7000 Stuttgart 1, Bundesrepublik Deutschland

Management of the Acute Abdomen

Summary. The most important measure in assessing the acute abdomen is the selection of the patients requiring urgent operation. Hitherto, the patient's history and careful physical examination by an experienced surgeon have formed the basis for decision making and management. Provided adequate experience is available, ultrasonography is considered helpful in certain cases. Special laboratory tests and extensive equipment-related measures should be applied only following specific questioning.

Key words: Acute abdomen – Management

Zusammenfassung. Die wichtigste Maßnahme beim akuten Abdomen ist die Selektion derjenigen Patienten, bei denen eine rasche operative Therapie erforderlich ist. Anamnese und sorgfältige klinische Untersuchung durch den erfahrenen Chirurgen sind auch heute noch die Basis für die Entscheidungsfindung und Festlegung des weiteren Vorgehens. Die Ultraschalluntersuchung ist bei ausreichender Erfahrung bei bestimmten Erkrankungen sehr hilfreich; spezielle Laboruntersuchungen und aufwendige apparative Maßnahmen sollten nur mit gezielter Fragestellung eingesetzt werden.

Schlüsselwörter: Akutes Abdomen – Strategie

Der Begriff „akutes Abdomen" charakterisiert einen in den Bauchraum lokalisierten, potentiell lebensbedrohlichen Schmerzzustand, der durch verschiedene, zunächst nicht immer exakt zu definierende Ursachen ausgelöst wird. Der Schmerz tritt oft akut und intensiv ein, gelegentlich ist er kolikartig oder an Intensität zunehmend. Walter Dick (1952) charakterisiert das akute Abdomen als „... eine durch Zeitnot diktierte, vorläufige Bezeichnung für derartige Krankheitsbilder bis zur ihrer diagnostischen Klärung ...". Die Leitsymptome sind: Bauchschmerzen, Abwehrspannung, gestörte Peristaltik.

Das Ursachenspektrum beim akuten Abdomen reicht von banalen Veränderungen (z.B. Gastroenteritis, Gallensteinkolik) bis zu gravierenden, lebensbedrohlichen Erkrankungen (z.B. Ulcusperforation, Aneurysmaruptur); bei ca. 5% aller Patienten werden Bauchschmerzen durch nicht im Abdomen lokalisierte Erkrankungen ausgelöst (z.B. Pseudoperitonitis diabetica, Hinterwandinfarkt). Tabelle 1 beschreibt das Ursachenspektrum; in Tabelle 2 sind die frühen und späten Leitsymptome beim akuten Abdomen aufgezeigt.

Tabelle 1. Ätiologie des akuten Abdomens

1. Verschluß (Passagehindernis) eines Hohlorgans
   z.B.: Ileus
   Ureterstein-Kolik
2. Entzündung eines intraabdominellen Organs
   z.B.: Pankreatitis
   Appendicitis
3. Organruptur (-Perforation)
   z.B.: Ulcusperforation
   Aneurysmaruptur
4. Akute Durchblutungsstörung
   z.B.: Mesenterialinfarkt
   Milzinfarkt
   Pfortaderthrombose
5. Extraabdominelle Ursachen
   z.B.: Basale Pneumonie
   Myocardinfarkt
   Metabolische Störungen

Bei etwa 15–25% aller Patienten mit akutem Abdomen liegt eine dringlich operativ zu behandelnde Ursache vor; die übrigen Patienten können konservativ behandelt bzw. zu späteren Zeitpunkten elektiv operiert werden. Die erste und wichtigste Maßnahme beim akuten Abdomen ist daher die Selektion derjenigen Patienten, die unumgänglich einer operativen Therapie bedürfen. Diese Entscheidung erfordert neben der Erhebung der allgemeinen bzw. der speziellen Schmerzanamnese die sorgfältige, eventuell nach einigen Stunden zu wiederholende klinische Untersuchung. Empfehlenswert ist folgende Reihenfolge:

- Inspektion des Patienten
- Palpation und Perkusion des Abdomens
- Auskultation des Abdomens

Zur Erstuntersuchung gehören ferner die Messung der Pulsfrequenz, des Blutdruckes und der Körpertemperatur. In der Regel sollte eine rektal-digitale Untersuchung durchgeführt werden.

Erst nach sorgfältiger Untersuchung können gelegentlich zusätzlich apparative Maßnahmen angezeigt sein (siehe Tabelle 3); die Indikation hierzu ergibt sich nicht routinemäßig, sondern unter speziellen Fragestellungen. Von diagnostischer Relevanz ist die Röntgen-Leeraufnahme des Abdomens; die Röntgenuntersuchung des Thorax, das EKG und die aufgeführten Laboruntersuchungen sind für die Diagnostik nur eingeschränkt verwertbar (z.B. Amylase), jedoch im Rahmen der Narkosevorbereitung bzw. zum Ausschluß metabolischer Veränderung indiziert. Als ergänzendes, wenig invasives diagnosti-

Tabelle 2. Leitsymptome beim akuten Abdomen

1. Bauchschmerzen
2. Umschriebener oder diffuser Druckschmerz
3. Abwehrspannung der Bauchdecken
4. Erbrechen
5. Fakultativ Schockzeichen
6. Oberflächliche, schmerzhafte Atemexkursionen
7. Spätzeichen:
   a) Stuhl- und Windverhaltung
   b) Exsikkose
   c) Temperaturanstieg

Tabelle 3. Akutes Abdomen – Diagnostische Maßnahmen

Röntgen-Abdomen, Röntgen-Thorax	
EKG	
Laboruntersuchungen:	BB, BZ
	Elektrolyte
	Harnstoff, Kreatinin
	Gerinnungswerte
	Urinstatus
	Amylase
	Laktat, Blutgase
Sonographie	

Tabelle 4. Akutes Abdomen – Ergänzende apparative Untersuchungen

Intravenöse Urographie
Röntgen-Darstellung des Dickdarms
Endoskopie (Coloskopie)
Peritoneallavage
Laparoskopie
Computertomographie
Mesentericographie

sches Zusatzverfahren bietet sich die abdominelle Ultraschalluntersuchung an. Diese Methode ergänzt in den Händen des Erfahrenen die klinische Diagnostik, ohne sie jedoch zu verdrängen. Die diagnostische Aussagekraft der Sonographie ist nach eigenen Erfahrungen besonders hoch bei biliären Erkrankungen oder bei der Differentialdiagnose von Nieren- und Harnwegsveränderungen, beim Nachweis intraperitonealer Flüssigkeitsansammlungen sowie beim Aortenaneurysma. In mehreren Studien konnte gezeigt werden, daß die sog. negative Laparotomie-Rate bei der Appendicitis berabgesetzt werden kann.

Weitere, heute zur Verfügung stehende apparative Untersuchungen (siehe Tabelle 4) sind nur mit gezielter Fragestellung und in Abhängigkeit vom klinischen Bild dann durchzuführen, wenn genügend Zeit zur Verfügung steht. Bei über 90% aller Patienten mit einem akuten Abdomen ist zur Entscheidungsfindung und Festlegung des weiteren Vorgehens die klinische Untersuchung, ergänzt durch die Röntgen-Leeraufnahme des Abdomens, ausreichend. Nur bei einem kleinen Teil der Patienten sind zusätzliche, oft aufwendige apperative Maßnahmen indiziert, wobei die exakte Diagnosestellung in der Notsituation des aktuten Abdomens zweitrangig wird, wenn sich das Vorliegen einer Operationsindikation bereits aus der klinischen Untersuchung ergibt.

Je nach Art und Schwere der zugrunde liegenden Erkrankung liegen oft Störungen des Wasser-, Elektrolyt- oder Säure-Basen-Haushaltes vor (z.B. Ileuskrankheit), die klinisch oder laborchemisch erfaßbar sind und möglichst vor Operationsbeginn korrigiert werden sollten. Die hierzu erforderlichen Maßnahmen sollten bereits frühzeitig, d.h. während des diagnostischen Ablaufs eingeleitet werden.

38. Lücken in der Rettungskette? – Zur zeitgerechten Versorgung Schwerverletzter im Krankenhaus der Regel- und Maximalversorgung

K. Dresing, U. Obertacke, Th. Joka und Th. Peterson

Universitätsklinikum Essen, Abteilung für Unfallchirurgie, Hufelandstraße 55, W-4300 Essen, Bundesrepublik Deutschland

Interruption in the Emergency Chain? The Correct Timing of Treatment of Severely Injured Patients in Hospitals Providing Regular and Maximal Treatment

Summary. The success of the emergency service is impaired if injured patients treated by the emergency physician are not accepted for subsequent treatment by the hospitals. This nation-wide problem is confirmed by 90% of the emergency helicopter centers. A total of 301 injured patients were admitted emergency ambulances/helicopters in Essen. The mortality was 18% for 53 patients with over 25 km transport to hospital (duration: ambulance 1.56 ± 0.46; helicopter 2.22 ± 2.12 h) and 7.8% for 248 patients with transport of below 25 km (duration: ambulance 2.34 ± 0.12; helicopter 0.12 ± 0.23 h). The main cause of death was fatal bleeding in a body cavity after delayed subsequent treatment due to inadequate facilities in local hospital. *Conclusion:* The emergency physician must decide on the type, destination and timing of the transport. Discharges from clinics are not considered. After stabilization in the nearest suitable clinic the patient can be transported to the specialist centre.

Key words: Casualty service – Emergency chain – Subsequent treatment – Severely injured patients

Zusammenfassung. Die Erfolge des Rettungswesens werden in Frage gestellt, wenn die notärzlich versorgten Verletzten nicht zur Weiterbehandlung von den Krankenhäusern übernommen werden. Dieses flächendeckende Problem in der BRD bestätigen 90% der RTH-Stationen. Bei 301 mit NAW/RTH in Essen eingelieferten Verletzung ergab sich: von 53 Verletzten über 25 km Antransport (Dauer: NAW: 1:56 ± 0:46; RTH: 2,22 ± 2:12 [Std] verstarben 18%, von 248 Verletzten unter 25 km (Dauer: NAW: 2:34 ± 0:12; RTH: 0:12 ± 0:23 [Std] verstarben 7,8%. Haupttodesursache: tödliche Blutung in eine Körperhöhle nach verzögerter Weiterbehandlung mangels Versorgung in nähergelegenen Krankenhäusern. *Fazit:* Der Notarzt muß über Art, Ziel und Zeitpunkt des Transportes entscheiden. Abmeldungen von Kliniken bleiben unberücksichtigt. Nach Stabilisierung in der nächsten geeigneten Klinik kann die Verlegung ins Zentrum erfolgen.

Schlüsselwörter: Rettungskette – Rettungsdienst – Schwerverletzte – Weiterbehandlung

39. Die Qualität der notärztlichen Diagnosen

A. Lechleuthner, B. Bouillon, M. Vorweg und Th. Tiling

II. Chirurgischer Lehrstuhl der Universität zu Köln Klinikum Merheim, Ostmerheimer Str. 200, W-5000 Köln 91, Bundesrepublik Deutschland

Prehospital Diagnostic Accuracy in Severe Tetrauma

Summary. In severe injured patients ($n = 319$) classified by score systems (TS > 15, ISS, TRISS), the prehospital diagnoses were compared with the intrahospital findings. The average sensitivity was 35%, the PPV 50%. With decreasing Glasgow Coma Scale (GCS), score the sensitivity for injuries in patients without head injury also decreased. On the contrary, with decreasing GCS, the sensitivity for head injuries increased. *Conclusions:* Since injuries are difficult to diagnose at the scene of the accident, the emergency physician should treat the injured patient with standardized techniques.

Key words: Diagnosis – Prehospital – Physician – Trauma

Zusammenfassung An schwerverletzten Patienten ($n = 319$), die durch (TS < 15), GCS, ISS- und TRISS-Scoresysteme definiert wurden, sind die Diagnosen des Notarztes (NA) mit den Kliniksdiagnosen verglichen worden. Im Mittel betrug die Sensitivität der NA-Diagnose 35%, der positive Vorhersagewert 50%. Bei Verletzten ohne Schädelhirntrauma (SHT) fiel die Sensitivität streng korrelliert mit der Bewußtseinslage (GCS) ab. Umgekehrt wurde ein SHT mit sinkendem GCS besser erkannt. *Schlußfolgerung:* Da Verletzungen am Unfallort schwer erkannt werden, soll der NA algorithmisch handeln.

Schlüsselwörter: Diagnosen – Prähospital – Notarzt – Trauma

40. Anforderungen an den Chirurgen als Notarzt in der Großstadt

A. Schmidt-Matthiesen, P. Beyer, J. Kreuzer, J. Windolf, Frankfurt/Main

(Manuskript bis Redaktionsschluß nicht eingegangen)

41. Der Einsatz des Chirurgen in der Rettungsstelle der Charité

H. Winkler, D. Krausch und J. Pertschy

HUB zu Berlin, Chirurgische Klinik (Charité), Schumannstraße 20/21, O-1040 Berlin, Bundesrepublik Deutschland

The Tasks of the Surgeon in the Emergency Room of the Charité Hospital

Summary. The emergency room of Charité Hospital is a part of the Clinic for Anesthesia and Intensive Therapy. A total of 8762 patients were treated in the emergency room in 1990, 2947 of them by the surgeons: 45% children's surgery, 27% traumatological surgery, 22% general surgery, and 5% neurosurgery. The following surgical emergency measures were carried out: 45 thoracic drainages, 17 peritoneal lavages, wound care in

885 cases, and 27 repositions of fractures and luxations. In 246 patients the indication for an emergency operation was given.

Key words: First aid-post – Patients – Surgical emergency measures

Zusammenfassung. Die Rettungsstelle der Charité ist ein Bereich der Klinik für Anästhesie und Intensivtherapie. 1990 wurden in der Rettungsstelle der Charité 8762 Patienten vorgestellt, darunter 2947 dem Chirurgen. Diese unterteilen sich wie folgt: 45% Kinderchirurgie; 27% Unfallchirurgie; 22% Allgemeinchirurgie und 5% Neurochirurgie. Folgende chirurgische Sofortmaßnahmen wurden in der Rettungsstelle durchgeführt: 45 Thoraxdrainagen; 17 Peritoneallavagen; 885 Wundversorgungen und 27 Repositionen von Frakturen und Luxationen. Bei 246 Patienten wurde die Indikation zur Akutoperation gestellt.

Schlüsselwörter: Rettungsstelle – Patientengut – chirurgische Sofortmaßnahmen

42. Wieviel Chirurgie gibt es in der Notfallmedizin ?

B. Bouillon, M. Schweins, A. Lechleuthner, M. Krämer, Th. Tiling und H. Troidl

Universität zu Köln, II. Lehrstuhl für Chirurgie, Ostmerheimerstr. 200, W-5000 Köln 91, Bundesrepublik Deutschland

The Importance of Surgery in Preclinical Emergency Care

Summary. There are three main factors supporting a tole of surgery in preclinical emergency care:

1. Surgeons have been responsible for numerous innovations in preclinical emergency care.
2. In a prospective trial performed in Cologne between 01. 01. 87 and 31. 12. 90, all 45054 emergency cases were registered in a standard protocol. Some 27% of all patients received surgical diagnoses and 19% had to be treated surgically.
3. Surgeons' quick decision-making encourages effective preclinical emergency care.

Key words: Preclinical emergency care – Surgery – Prospective trial

Zusammenfassung. Es gibt drei wichtige Gründe, warum die Chirurgie in der Notfallmedizin vertreten sein sollte:

1. Die Chirurgie hat der Notfallmedizin entscheidende Impulse gegeben.
2. In einer prospektiven Beobachtungsstudie wurden vom 01. 01. 87–31. 12. 90 alle 49 054 Notarzteinsätze in Köln standardisiert erfaßt. Dabei zeigte sich, daß 27% aller versorgten Patienten eine chirurgische Diagnose hatten und bei 19% eine typisch chirurgische Intervention durchgeführt wurde.
3. Die Entscheidungsfreudigkeit von Chirurgen kommt einer effektiven Notfallmedizin entgegen.

Schlüsselwörter: Notfallmedizin – Chirurgie – prospektive Studie

43. Die Notwendigkeit chirurgischer Präsenz in der präklinischen Notfallmedizin – eine Analyse von 1920 Primäreinsätzen

C. Neumann, M. Holch, C.-J. Kant und M. L. Nerlich

Unfallchirurgische Klinik, Medizinische Hochschule Hannover, W-3000 Hannover 61, Bundesrepublik Deutschland

Necessity of Surgical Experience in Preclinical Emergency Medicine: An Analysis of 1920 Rescue Missions

Summary. Between 1988 and 1990, 1920 out of 4887 rescue helicopter missions were allrounted for by surgical emergencies (NACA severity 3–6). Along with normal emergency treatment such as shock therapy (97%), analgesia (49%), and intubation and ventilation (32%), the following surgical procedures were performed: reduction and preliminary fixation of 733 fractures of the upper and lower extremities, 120 tube thoracostomies, 73 venous cutdowns, 4 cricothyroidotomies. In this group of 1920 patients no correlation was found between the initially assessed physiologic parameters (blood pressure, heart rate, etc.) and the severity of injury. We therefore conclude that not only the ability to perform surgical procedures but also surgical experience in the judgement of injury severity is mandatory in treatment of trauma emergencies.

Key words: Trauma – Emergency medicine – Preclinical treatment

Zusammenfassung. Von 4887 Rettungshubschraubereinsätzen der Jahre 1988 entfielen 1920 Einsätze auf chirurgische Notfälle der NACA Schweregrade 3 bis 6. Neben selbstverständlichen notfallmedizinischen Maßnahmen wie Schockbekämpfung (97%), Analgesie (49%), Intubation und Beatmung (32%) wurden folgende chirurgische Maßnahmen durchgeführt: Reposition und Schienung von 733 Frakturen der Extremitäten, 120 Thoraxdrainagenanlagen, 73 Vena sectio, 4 Koniotomien. In diesem Kollektiv von 1920 Patienten konnte die Verletzungsschwere nicht mit initial gemessenen physiologischen Parametern (Blutdruck, Puls etc.) korreliert werden. Neben der Beherrschung der chirurgischen Technik ist daher die chirurgische Erfahrung in der Beurteilung der Verletzungen unentbehrlich.

Schlüsselwörter: Trauma – Notfallmedizin – präklinische Behandlung

44. Leitender Notarzt – verpaßt der Chirurg seine Chance?

A. Ekkernkamp und A. Dávid

Chirurg. Universitätsklinik u. Poliklinik, BG-Krankenanstalten Bergmannsheil Bochum, Gilsingstr. 14, W-4630 Bochum, Bundesrepublik Deutschland

The Coordinating Emergency Physician – A Surgeon's Task

Summary. In contrast to individual prehospital emergencies, where internal and neurological problems dominate, the mass accident is characterized by the numerous casualties. The management of these situations demands knowledge of triage and experience in aspects of regional emergency medical and technical facilities. The „coordinating emergency physican“ who is confronted with a large number of trauma victims should have a special education and continued training. In our opinion, a surgeon's qualification is the best basis for the „coordinating emergency physican.“

Key words: Coordinating emergency physican – Prehospital management

Zusammenfassung. Dem Individualnotfall (NAW, RTH) liegen vorrangig internmedizinische Ursachen zugrunde. Im Zeitraum 3. 88–3. 91 entfielen bei 9709 Einsätzen 6447 (60,5%) auf interne Erkrankungen, chirurgisch verursacht waren 1588 (16,5%) Einsätze.
Der Leitende Notarzt kommt zum Einsatz beim Massenanfall von *Verletzten.* Zahlen der Ärztekammern belegen die Zurückhaltung der Chirurgen in den qualifizierenden Fortbildungsseminaren: Von 472 Qualifizierten waren 278 auf dem Gebiet Anaesthesie (58,9%), 74 auf dem Gebiet Chirurgie (15,7%), 52 in der Inneren Medizin (11,0%), 27 in der Allgemeinmedizin (5,7%) und 41 in sonstigen Gebieten (8,7) tätig. Durch die zugewiesenen Aufgaben von taktischer Führung und Koordination wird der LNA zum Ansprechpartner und Berater des örtlichen Rettungsdienstes mit weitreichenden Konsequenzen.
Nach dem Rückzug der Chirurgen aus den Intensivstationen scheint sich der Verlust eines weiteren Standbeines chirurgischer Tätigkeit anzubahnen.

Schlüsselwörter: Leitender Notarzt – Notfallmedizin

45. Intensivtherapie am Unfallort – Einsatz des Hubschrauber-Notarztes

N. Demartines, J. M. Rothenbühler, D. Scheidegger und F. Harder

Allgemeinchirurgische Klinik, Departement Chirurgie der Universität, Kantonsspital, CH-4031 Basel, Schweiz

Advanced Preclinical Emergency Care – Helicopter Medical Team

Summary. Decreased morbidity and mortality due to preclinical emergency care has been well documented. We present a review of 1546 consecutive patients treated and transported by our helicopter emergency medical team between 1986 and 1989. A total of 1085 (70.2%) were trauma patients and 54.3% of these were treated ot the scene of the accident. Some 47.4% of the patients scored 5, 6, or 7 on the NACA index, i.e. were severely injured. The low mortality before and during the flight (3.0% and 0.3% respectively) confirms our treatment concept of applying ICU principles at the scene of the accident.

Key words: Transportation of patients – On-site intensiv care – Traumatology

Zusammenfassung. Die Vorteile einer Notfallmedizin mit Beginn der Therapie am Unfallort sind längst belegt und führen zur Senkung von Morbidität und Letalität. Wir präsentieren eine Analyse von 1546 konsekutiven mittels Rettungshelikoptereinsatz zwischen 1986 und 1989 versorgten Patienten. 1085 (70,2%) waren Traumapatienten, wovon 54,3% im Rahmen eines Primäreinsatzes versorgt wurden. 47,4% der Patienten wiesen einene NACA-Schwergradindex von 5, 6 oder 7 auf. Die Letalitätsrate vor resp. während des Fluges (3,0 resp 0,3%) war ausgesprochen tief und spricht für die Richtigkeit unseres interventionellen Konzeptes mit Therapieeinleitung am Unfallort zur Kreislauf- und Beatmungsstabilisation und zu adäquatem Monitoring.

Schlüsselwörter: Traumatologie – Intensivtherapie – Patiententransport

46. Qualitätssicherung in der Notfallmedizin – Spezielle Problematik und Lösungskonzepte

E. Höcherl, K.-G. Kanz, F. Eitel und L. Schweiberer

Chirurgische Klinik und Poliklinik, Klinikum Innenstadt, Nußbaumstraße 20, W-8000 München 2, Bundesrepublik Deutschland

Quality Assurance in Prehospital Emergency Medicine – Special Problems and Solutions

Summary. Today's emergency medicine must be characterized first by methods of quality assurance and second by excellent training and planned teamwork. Quality assurance consists of three major, interrelated components: structure, process and outcome. The German emergency medical services with on-board physicians is one of the leading systems of the world, but the qualification and training of its personnel still represents a challenge. Realistic training on megacode and traumacode stations and a standardized concept are for goals the future.

Key words: Emergency medicine – Quality assurance – Standards – Special problems and solutions

Zusammenfassung. Die Qualität ärztlicher Kompetenz wird durch die drei Faktoren Prozeß-, Struktur-, Ergebnisqualität bestimmt. Für den Bereich der Prozeßqualität findet sich kein „state-of-the-art standard" im Sinne eines festdefinierten Algorithmus. Das deutsche Rettungssystem ist in seiner Ausstattung führend, allerdings ergeben sich hinsichtlich der Qualifikation spezielle Anforderungen. Praktischen Fertigkeiten und Kenntnissen müssen an Simulationssystemen trainiert werden, da die Inzidenz von Notfallsituationen zu Ausbildungszwecken nicht ausreichend ist.

Schlüsselwörter: Notfallmedizin – Qualitätssicherung – Standards – Lösungskonzepte

47. Konservative oder operative Therapie der Ösophagusperforation

Th. Böttger, W. Schäfer und Th. Junginger

Klinik und Poliklinik für Allgemein- und Abdominalchirurgie der Johannes Gutenberg-Universität Mainz, Langenbeckstraße 1, W-6500 Mainz, Bundesrepublik Deutschland

Conservative or Operative Therapy for Esophageal Perforation

Summary. In order to examine whether operative therapy or, in defined situations, conservative therapy can be applied we made a retrospective analysis of 32 patients with an esophageal perforation from our patient material, as well as a metaanalysis of the corresponding literature in both German and English taking in 78 publications of 1913 cases of esophageal perforation from the past 10 years. With an overal mortality rate of 20.2%, the patient's history, the location of the lesion and the underlying illness were prognosticaly relevant. The results of operative treatment, in cervical as well as thoracoabdominal perforations in comparable patient material, were significantly more favorable than the results conservative treatment. Sutures with an additional muscle-pleura patch had significantly more favorable results than sutures alone. Iatrogenically perforated esophageal carcinoma showed no difference in mortality rate between implantation of a tube and esophageal resection. The results show that operative therapy for cervical as well as for thoracoabdominal esophageal perforation is preferable to conservative therapy.

Key words: Esophageal perforation – Therapy

Zusammenfassung. In einer retrospektiven Analyse des eigenen Krankengutes über 32 Patienten mit einer Ösophagusperforation sowie einer Metaanalyse der zugrundeliegenden deutsch- und englischsprachigen Literatur der letzten 10 Jahre über 78 Publikationen mit 1913 Fällen einer Ösophagusperforation wurde untersucht, ob operativ oder in definierten Situationen auch konservativ vorgegangen werden kann. Bei einer Letalität von 20,2% waren die Anamnesedauer, die Lokalisation der Läsion und die zugrundeliegende Erkrankung von prognostischer Relevanz. Sowohl bei zervikaler wie auch bei thorakoabdomineller Lokalisation der Perforation hatten in einem vergleichbaren Krankengut die operative Therapie statistisch signifikant günstigere Ergebnisse als die konservative Behandlung. Die Naht mit einer zusätzlichen Deckung mit einem Muskelpleuralappen hatte statistisch signifikant günstigere Ergebnisse als die alleinige Naht. Bei iatrogen perforierten Ösophaguskarzinomen fand sich bei entsprechender Selektion kein Unterschied in der Letalität nach Tubusimplantation und Ösophagusresektion. Die Ergebnisse zeigen, daß die operative Therapie sowohl bei zervikaler wie auch bei thorakoabdomineller Ösophagusperforation einer konservativen Behandlung vorzuziehen ist.

Schlüsselwörter: Ösophagusperforation – konservative Therapie – Operation

48. Schuß- und Stichverletzungen des Abdomen

M. Nagel, H. D. Saeger und H. Kopp

Chirurg. Universitätsklink Mannheim Theodor-Kutzer-Ufer 1, W-6800 Mannheim 1, Bundesrepublik Deutschland

Abdominal Gunshot and Stab Wounds

Summary. This is a retrospective study of 58 penetrating abdominal gunshot or stab wounds. While the indication for surgery in gunshot wounds is clear, we think, that abdominal stab wounds need a more selective procedure. In the absence of shock, peritonitis or evisceration, careful initial assessment, monitoring and regular re-examination is a satisfactory method of treatment. The onset of clinical symptoms is an indication for laparotomy. This procedure showed a decrease in the number of unnecessary laparotomies to 10.8%, while no severe injury was overlooked.

Key words: Penetrating abdominal wounds – Surgical treatment

Zusammenfassung. Dies ist eine retrospektive Studie über 58 Schuß- und Stichverletzungen des Abdomens. Während die Indikation zur Laparotomie bei Schußwunden eindeutig ist, benötigen abdominelle Stichverletzungen u.E. ein differenziertes Vorgehen. Bei Fehlen von Schock, Peritonitis oder Organprolaps sollte eine engmaschige klinische Kontrolle und Überwachung erfolgen. Das Auftreten klinischer Symptome stellt eine Indikation zur Laparotomie dar. Dieses Vorgehen zeigt mit 10,8% eine geringe Quote unnötiger Laparotomien ohne schwerwiegende Verletzungen zu übersehen.

Schlüsselwörter: Penetrierende Abdominalverletzungen – Therapie

49. Notzustände bei Lebertrauma nach primärer Akutversorgung

Th. Manger, H. Wolff und K. Gellert

Universitätsklinikum Charité der HUB, Chir. Klinik, Schumannstraße 20/21, O-1040 Berlin, Bundesrepublik Deutschland

Emergency Situations in Liver Trauma After Primary Acute Treatment

Summary. In the period between 1984 and 1989 46 patients suffering from traumatic liver ruptures who had been transferred from surrounding hospitals after first aid were treated in the Surgical Clinic (Charité). According to the Moore classification they have been divided among class II to V with emphasis on class IV (n = 26). All patients operated on in other hospitals (n = 41) were additionally provided with an open (n = 6) or closed (n = 35) tamponade. This ensured that all patients were in a stable circulatory situation when transferred from distances up to 150 km. The tamponades ware removed on the 4th to 6th day. We did not notice a higher sepsis or necrosis rate caused by one of the tamponades. The lethality amounted to 15%.

Key words: Secondary care – Traumatic liver rupture – Tamponade

Zusammenfassung. In der Chirurgischen Klinik (Charité) wurden von 1984 bis 1989 n = 46 Patienten mit traumatischen Leberrupturen behandelt, die aus umliegenden Krankenhäusern nach erfolgter Erstversorgung verlegt wurden. Bei einer Klassifikation nach Moore verteilen sie sich auf Grad II bis V mit Schwerpunkt für Grad IV (n = 26). Alle auswärts voroperierten Patienten (n = 41) waren zusätzlich mit einer offenen (n = 6) oder geschlossenen (n = 35) Tamponade versorgt worden. Diese ermöglichte in allen Fällen eine Verlegung in kreislaufstabilem Zustand aus einem Umkreis von 150 km. Die Tamponaden wurden am 4.–6. Tag entfernt. Eine der Tamponade anzulastende höhere Sepsis- oder Nekroserate beobachteten wir nicht. Die Letalität betrug 15%.

Schlüsselwörter: Sekundärversorgung – traumatische Leberruptur – Tamponade

50. Die schwere Leberruptur im Rahmen des Polytrauma – eine Herausforderung an den Chirurgen

M. Varney, H. Becker und H. D. Röher

Klinik für Allgemeine und Unfallchirurgie, Heinrich-Heine-Universität, Moorenstraße 5, W-4000 Düsseldorf, Bundesrepublik Deutschland

Severe Liver Injury Associated with Polytrauma – A Challenge to the Surgeon

Summary. Some 29 of 62 polytraumatized patients with rupture of the liver (July 1986–December 1990) showed major parenchymal destruction which was unilobar in 15 patients (Grade IV Moore) or bilobar in 14 patients (Grade V). Grade V rupture was in all cases associated with injury of the hepatic veins and in 8 patients with lesions of the retrohepatic vena cava. Surgical treatment involved resection (n = 18), suture (n = 4), suture of the cava (n = 5), packing (n = 8; in addition n = 5); no therapy was possible in 4 patients. The mortality rate was 62% (n = 18), with hemorrhage as the most common cause of death (n = 10) due primarily to the rupture of the vena cava.

These patients benefit only from direct surgical intervention, otherwise conservative organ preserving therapy was pursued.

Key words: Polytrauma – Severe liver injury – Injury of the hepatic veins

Zusammenfassung: Bei 62 Polytraumen mit Leberruptur (1. 7. 86–31. 12. 90) fanden sich 15mal einseitige Parenchymzerstörungen (Grad IV n. Moore) und 14mal beidseitige (Grad V) stets in Kombination mit Lebervenen-, 8mal mit retrohepatischer Cavaverletzung. Therapie: Resektion n = 18, Parenchymnaht n = 4, Cavanaht n = 5, Tamponade n = 8 (additiv n = 5), keine Therapie möglich n = 4. 19 Patienten befanden sich im hämorrhagischen Schock, 6mal erfolgte die Laparotomie unter Reanimation. Blutungsbedingte Todesursachen lagen bei 10 der 18 Verstorbenen vor. Ursächlich war in erster Linie die Cavaruptur. Hier ist bei ansonsten organerhaltendem Therapieziel nur nach sofortigem Erkennen und direkter Nahtversorgung ein Überleben möglich.

Schlüsselwörter: Polytrauma – schweres Lebertrauma – Lebervenenverletzung

51. Ist die Peritoneallavage bei der Diagnostik des stumpfen Bauchtraumas noch gerechtfertigt?

E. Spitzenpfeil und H. Rupprecht

Chirurgische Klinik mit Poliklinik, Maximiliansplatz 2, W-8520 Erlangen, Bundesrepublik Deutschland

Is Peritoneal Lavage Still Justified in Diagnosis of Blunt Abdominal Trauma?

Summary. A total of 789 peritoneal lavages and 109 abdominal ultrasound examinations were performed in 1132 polytraumatized patients between 1979 and 1989. The accuracy for lavage was 93.8% and 88.3% for ultrasound. A slight positive result during lavage needs critical evaluation (accuracy 73.9%), but negative, massive and immediately positive results show an accuracy of over 95%. Peritoneal lavage as an invasive, but uncomplicated and precise diagnostic procedure has still clear-cut indications: poor examination conditions for ultrasound (gas-dilated bowel loops), free intraabdominal fluid of other origin than blood, no possiblitiy of performing ultrasound or no experienced examiner.

Key words: Peritoneal lavage – Sonography – Blunt abdominal trauma – Polytraumatized patients

Zusammenfassung: Zwischen 1979 und 1989 wurden bei 1132 Polytraumatisierten 789 Peritoneallavagen und 109 Sonographien durchgeführt. Die Treffsicherheit für die Lavage betrug 93,8% für die Sonographie 88,3%. Eine leicht positive Lavage ist bei 73,9% Treffsicherheit vorsichtig zu bewerten, für negative, massiv und spontan positive Lavagen betrug sie über 95%. Die zwar invasive, aber komplikationsarme und aussagekräftige Methode der Lavage hat nach wie vor ihre Indikationen: schlechte Untersuchungsbedingungen für die Sonographie (Luftüberlagerung!), Verdacht auf freie intraabdominelle Flüssigkeit anderer Genese als Blut, keine Möglichkeit der Durchführung einer Sonographie oder unerfahrener Untersucher.

Schlüsselwörter: Peritoneallavage – Sonographie – stumpfes Bauchtrauma – Polytrauma

52. Sonographie in der Hand des Chirurgen – 8 Jahre Erfahrung in der Diagnostik bei Schwerverletzten

J. V. Wening, N. Meenen, C. Zornig und K. H. Jungbluth

Abteilung Unfall- und Wiederherstellungschir., UKE Hamburg, Martinistr. 52, D-2000 Hamburg 20, Bundesrepublik Deutschland

Surgical Ultrasound – 8 Years of Experience in Patients with Multiple Injuries

Summary. Between 1981 and 1989 clinical examination of 366 patients with multiple injuries was performed by ultrasound (56.% intubated). In blunt abdominal trauma lavage was abolished and replaced by ultrasound with a reliability of 100% in patients with intraabdominal bleeding needing immediate laparotomy. Surgical ultrasound examination includes transcutanous chest (hemothorax) and heart (pericardial effusion) ultrasound under emergency conditions. Transoesophageal endosonography after severe thoracic trauma in intubated patients is the method of choice in suspected aortic lesions. These primary investigations are supplemented with ultrasound examination if no life-threatening injuries are found. Arthrosonography of the shoulder (effusion, rotator cuff tear) and knee joint (cruciate ligament lesion, meniscus tear, effusion), achilles tendon and blunt muscular trauma may lead to further diagnostic measurements or operative treatment. Our clinical experience proves that ultrasound performed by the experienced surgeon on duty is highly reliable, gives excellent information and allows immediate action for the benefit of the patient.

Key words: Surgical ultrasound – Polytrauma – Experiences

Zusammenfassung. In den Jahren 1981–1989 wurden 366 Mehrfachverletzte neben der üblichen Diagnostik sonographisch beurteilt. (58,8% intubiert) Beim stumpfen Bauchtrauma hat die Sonographie mit einer Treffsicherheit von fast 100% in der Hand des erfahrenen Chirurgen eine Lavage ersetzt. Während freie Flüssigkeit ab 50 ml sicher zu erkennen ist, bleibt die Organläsion in ihrer genauen Lokalisation schwierig. Richtungsweisend ist die Flüssigkeitsansammlung in der betroffenen Region. Die Sofortdiagnostik schließt Herz (transcutanes Echo: Pericardeinblutung) und Thorax (Hämatothorax) neben dem Abdomen mit ein. Bei schwerem Thoraxtrauma mit Verdacht auf eine Aortenläsion kann die transoesophageale Sonographie richtungsweisend werden. Gelenke (Schulter: Erguß, Rotatorenruptur) (Knie: Bänder, Menisceu) und Weichteilverletzungen (Muskel, Sehnen, Hämatome) werden in der Sekundärphase untersucht; Hämatome unter sonographischer Kontrolle entlastet. Die klinischen Erfahrungen bestätigen die publizierte Effizienz der nebenwirkungsfeien, sicheren und schnellen diagnostischen Methode Ultraschall und bekräftigen die Forderung nach chirurgische Sonographie – Diagnose und Operation bleiben in einer Hand.

Schlüsselwörter: Chirurgische Sonographie – Polytrauma – Erfahrungen

53. Pfortader- und Cavaverletzungen beim stumpfen Bauchtrauma

B. Kremer, D. Henne-Bruns, U. Meyer-Pannwitt, Hamburg

(Manuskript bis Redaktionsschluß nicht eingegangen)

54. Lebensbedrohliche Blutungen aus pelvinen Gefäßläsionen beim Polytrauma – Stellenwert der Embolisationsbehandlung

Th. Hölting, H. J. Brambs, H. J. Buhr und J. R. Allenberg

Chirurgische Universitätsklinik, Im Neuenheimer Feld 110, W-6900 Heidelberg, Bundesrepublik Deutschland

Life Threatening Bleeding from Pelvic Vessels in Multiple Trauma Patients – The Value of Angiographic Embolisation

Summary. Since 1984 18 multiple trauma patients with pelvic fractures and arterial bleeding from pelvic vessels received angiographic diagnosis and consecutive embolization by transcatheter angiography. Seven Patients survived. The overall time delay until bleeding localization was 7 h, requiring a median substitution of 9 units of blood and 3 FFP's. Three patients died immediately, three others died of severe head injuries. Five patients died of septic multiorgan failures. This last group had a threefold increased time delay until embolization, requiring an increase of substitution by factor 3 (med. 21 h, 30 units of blood, 14 FFP's). Quoad vitam an early diagnosis of arterial bleeding from pelvic vessels is of highest importance and in cases of persisting bleeding early angiography is mandatory.

Key words: Hemorrhagic shock – Multiple transfusion – Angiography – Embolisation

Zusammenfassung. Seit 1984 erfolgte bei 18 polytraumatisierten Patienten mit Beckenfrakturen die angiographische Lokalisation und Embolisation massiv blutender arterieller Beckengefäße (vergleichbare Verletzungsschwere Grad III–IV, Hannover PTS). Das zeitliche Intervall bis zur angiographischen Blutungslokalisation und Embolisation der pelvinen Blutungen betrug bei sieben Überlebenden median 7 Stunden mit einem medianen Substitutionsbedarf von 9 EK's und 3 FFP's. Drei schwerverletzte Patienten verstarben unmittelbar, drei erlagen den Folgen eines SHT. Fünf Patienten verstarben im septischen Multiorganversagen. In dieser Gruppe war ein 3fach längeres Intervall bis zur Blutungslokalisation sowie ein dreifach höherer Substitutionsbedarf auffällig (med. 21 Std., 30 EK's, 14 FPP's). Quoad vitam ist zur frühen Diagnose bei Blutungspersistenz die Angiographie essentiell.

Schlüsselwörter: Hämorrhagie – Massivtransfusion – Angiographie – Embolisation

55. Ileus und Perforation als Notfallsituation beim colorektalen Karzinom

R. Kasperk, J. Braun, V. Schumpelick, Aachen

(Manuskript bis Redaktionsschluß nicht eingegangen)

56. Neurotraumatologische Versorgung in der Allgemein- bzw. Unfallchirurgie

A. Parzhuber a. E., H. Waldner, M. Richter-Turtur, München

(Manuskript bis Redaktionsschluß nicht eingegangen)

57. Noteingriffe in der Herzchirurgie – Determinanten des Risikos und Ergebnisse bei 259 Patienten

E. Struck, P. Pracki, H. Kellner, P. Schröder, Augsburg

(Manuskript bis Redaktionsschluß nicht eingegangen)

58. Präklinische Behandlung beim Torsotrauma

B. Vock und A. Wentzensen

B.G. Unfallklinik Ludwigshafen, Ludwig-Guttmann-Straße 13, W-6700 Ludwigshafen 25, Bundesrepublik Deutschland

Prehospital Treatment of Torso Injuries

Summary. Respiratory insufficiency requires early artificial respiration. A pneumothorax should be drained, at least, in the patient being respirated, after digital opening of the thorax by silicon drainage. In mediastinal emphysema with serious haemodynamic consequences collar mediastinotomy is indicated. If there is a pericardiac tamponade with circulatory collapse after a perforating trauma, the patient must be seen by a surgeon as quickly as possible. If patient with a rupture of the trachea cannot be respinated, immediate exposure of the rupture site is imperative.

Key words: Torso injuries prehospital

Zusammenfassung. Die respiratorische Insuffizienz erfordert die frühzeitige Beatmung. Ein Pneumothorax sollte zumindest bei einem beatmeten Patienten drainiert werden. Die Entlastung sollte nach digitaler Eröffnung des Thorax durch eine Silicon-Drainage erfolgen. Liegt ein Mediastinalemphysem mit erheblicher hämadynamischer Auswirkung vor, ist die Entlastung durch kollare Mediastinotomie angezeigt. Liegt eine Pericardtamponade mit drohendem Kreislaufversagen nach perforierendem Thoraxtrauma vor, muß der Patient schnellstmöglich einer chirurgischen Behandlung zugeführt werden. Kann ein Patient mit Trachealruptur nicht beatmet werden, ist die sofortige Freilegung der Rupturstelle dringlich.

Schlüsselwörter: Torsotrauma präklinisch

59. Thoraxverletzungen beim Polytraumatisierten – Erstversorgung am Unfallort

R. Huf, G. Maiwald, S. Kraft und F. W. Schildberg

Klinikum Großhadern, Marchioninistr. 15, W-8000 München 70, Bundesrepublik Deutschand

Thoracic Trauma in Patients with Multiple Injuries – Prehospital Management

Summary. In 1030 polytraumatized patients (1978–1990) we found 63.6% with thoracic trauma. The rate of patients with contusion of the lung who arrived of the hospital

intubated increased from 44.8% (1979–1983) to 56.2% (1985–1989). The survival rate of these patients increased from 67.9% to 85.4%.
The mortality rate of all patients with thoracic trauma decreased from 20.8% to 14.3%. Early intubation, PEEP ventilation and – if needed – chest tube are important factors that can decrease mortality rate in patients with thoracic trauma.

Key words: Thoracic trauma – Emergency medicine – Chest-tube

Zusammenfassung: Unter 1030 polytraumatisierten Patienten (1978–1990) fanden wir 63,6% mit Thoraxtrauma. Der Anteil von Patienten mit begleitender Lungenkontusion, der die Klinik intubiert erreichte stieg von 44,8% (1979–1983) auf 56% (1985–1989). Die Überlebensrate dieser Patienten stieg von 67,9% auf 85,4%.
Die Letalität aller Patienten mit begleitendem Thoraxtrauma sank gleichzeitig von 20,8% auf 14,3%.
Frühzeitige Intubation, PEEP-Beatmung und nötigenfalls Thoraxdrainage sind wichtige Faktoren, die die Letalität polytraumatisierter Patienten mit begleitenden Thoraxverletzungen senken können.

Schlüsselwörter: Thoraxtrauma – Notfallmedizin – Thoraxdrainage

60. Nutzen und Risiko der präklinischen Thoraxdrainage beim Schwerverletzten

C.-J. Kant a. E., M. Holch, C. Neumann, M. Nerlich, Hannover

(Manuskript bis Redaktionsschluß nicht eingegangen)

61. Polytrauma – Gerinnungsstörungen während der präklinischen Phase

L. Lampl, K. H. Bock, J. W. Weidringer, E. Seifried und M. Tisch

Abt. für Anästhesiologie und Intensivmedizin, Bundeswehrkrankenhaus Ulm, Oberer Eselsberg 40, W-7900 Ulm/Donau, Bundesrepublik Deutschland

Coagulation Disorders in Polytrauma Patients During Prehospital Treatment

Summary. In order to investigate the early onset of coagulation disorders in polytrauma patients, blood samples were taken from 20 randomly selected patients (mean ISS: 36.7) at the scene of the emergency (mean 18 min after trauma) and at the time of hospital admission (mean 78 min after trauma). Activation of intravascular coagulation, consumption of physiological inhibitors and activation of fibrinolysis lead to complex coagulation disturbances at the time of hospital admission. These are intensified by haemodilution due to fluid replacement and are most pronounced in patients with predominant thoracic injury.

Key words: Polytrauma – Prehospital – Coagulation disorders

Zusammenfassung. Zur Erfassung frühzeitig nach Polytrauma auftretender Gerinnungsstörungen wurden Blutproben von 20 unselektierten Patienten (ISS: $\bar{x} = 36{,}7$) am Notfallort ($\bar{x}$ = 18 min. nach Trauma) und bei Klinikübergabe ($\bar{x}$ = 78 min. nach Trauma) entnommen. Initiale Gerinnungsaktivierung, Verbrauch physiologischer Gerinnungsinhibitoren und Aktivierung des fibrinolytischen Systems führen bis zur

Klinikaufnahme zu komplexen Hämostasestörungen. Diese sind besonders ausgeprägt bei Patienten mit prädominierendem stumpfem Thoraxtrauma. Hämodilution infolge hochdosierter Volumensubstitution führt zur Verstärkung dieser Störungen.

Schlüsselwörter: Polytrauma – Präklinik – Gerinnungsstörungen

62. Effektivitätskontrolle der Unfallrettung

U. Obertacke, U. Orda, Th. Joka und K. P. Schmit-Neuerburg

Universitätsklinikum Essen, Abt für Unfallchirurgie, Hufelandstr. 55, W-4300 Essen 1, Bundesrepublik Deutschland

Efficiency of Preclinical Care in Trauma Patients

Summary. The aim of the study was to asses the efficiency of preclinical medical care in trauma patients. All accidents in the city of Essen were prospectively registered in a 2-year period. In cases of severe injury (n = 78) we evaluated the preclinical diagnoses and treatment. Head injuries were overestimated, thoracic and intraabdominal injuries were underestimated. In case of limited injury severity (ISS <20) we found no effect of preclinical care on survival, but the duration of the preclinical therapy-free interval was very important. On the other hand, in the whole study group, inadequate preclinical care (no intubation, low volume replacement, delay) leads to an increase of complications (shock syndrome, secondary increase of intracranial pressure, progressive lung failure) and mortality (1/17 vs 4/20).

Key words: Preclinical trauma care – Prospective study

Zusammenfassung. Studienziel war die Beurteilung der Effektivität der präklinischen notärztlichen Versorgung in der Unfallrettung. Sämtliche Unfälle in der Stadt Essen wurden in einem 2-Jahresintervall prospektiv erfaßt, und bei den als schwerverletzt klassifizierten Patienten (n = 78) eine Kontrolle hinsichtlich des Effektes der notärztlichen Versorgung durchgeführt: Bezüglich der diagnostischen Sicherheit wurde das Schädel-Hirn-Trauma *über-,* Thorax- und Abdominaltrauma *unter*schätzt. Bei begrenzter Verletzungsschwere (PTS < 30) konnte kein Effekt notärztlicher Therapie hinsichtlich des Überlebens erkannt werden, wohl aber die Bedeutung des präklinischen therapiefreien Intervalls (22' zu 10'). Im Gesamtkollektiv begünstigt jedoch die fehlende adäquate notärztliche Versorgung (bezügl. Intubation, Volumensubstitution, und präklinischer Zeitintervalle) sekundäre Komplikationen (protrah. Schock, sekund. intracranieller Druckanstieg, akutes Lungenversagen) und eine erhöhte Sterblichkeit beim Vergleich gegenübergestellter Gruppen (1/17 zu 4/20).

Schlüsselwörter: Unfallrettung – präklinische Therapie – prospektive Studie

Kinderchirurgie

Akuter kindlicher Bauch

63. Zum Begriff des akuten Abdomens

S. Hofmann-v. Kap-herr

Kinderchirurgische Universitätsklinik Mainz, Langenbeckstraße 1, W-6500 Mainz, Bundesrepublik Deutschland

What Is „Acute Abdomen"?

Summary. The term "acute abdomen" stands for a group of abdominal symptoms which rapidly get worse and therefore require immediate treatment – especially conditions associated with peritonitis, ileus or massive bleeding. No time should be wasted on lengthy diagnosis or organizational problems.
In the majority of cases a simple clinical diagnosis gives sufficient indication for surgery. Various manifestations simulating acute abdomen in children are discussed in order to prevent unnecessary laparotomy.
Key words: Acute abdomen – Childhood

Zusammenfassung. Mit „akutem Abdomen" wird ein Symptomkomplex im Bauchraum bezeichnet, der als bedrohliche Situation von Zeitnot diktiert einer unverzüglichen Therapie bedarf. Dies betrifft die Krankheitsgruppen, die mit Peritonitis, Ileus oder massiver Blutung einhergehen. Wertvolle Zeit darf nicht mit aufwendigen diagnostischen Maßnahmen oder Desorganisation vertan werden. Einfache klinische Diagnostik genügt zumeist für die Operationsindikation. Zahlreiche im Kindesalter ein akutes Abdomen vortäuschende Krankheitsbilder werden zur Warnung aufgeführt, um nicht unter einer Fehldiagnose zu laparotomieren.
Schlüsselwörter: Akutes Abdomen – Kindesalter

Zum Begriff „Akutes Abdomen"

Die Bezeichnung „Akutes Abdomen" stammt vermutlich aus dem amerikanischen Schrifttum, zunächst wohl entwickelt aus „acute abdominal diseases". Meines Wissens wird der Begriff „Akutes Abdomen" erstmals in einem amerikanischen Indexkatalog 1918 erwähnt. In Deutschland erscheint diese Bezeichnung erst spät, nach dem 2. Weltkrieg, möglicherweise unter Einfluß der anglo-amerikanischen Fachliteratur, in der Kinderchirurgie erst in den späten fünfziger Jahren.

Zwei Bücher unter dieser Bezeichnung sind bekannt u. z. 1948 von Kunz und 1965 von Cope. Interessanterweise wird aber in keinem der beiden auch nur annähernd der Versuch unternommen, diesen Begriff zu präzisieren. In der Tat ist eine Definition ausgesprochen schwierig, obgleich jeder weiß, was mit „Akutem Abdomen" gemeint ist.

Die Definitionsproblematik entsteht wahrscheinlich aus der Unlogik dieses Schlagwortes. Wenn man „akut" exakt übersetzt, heißt das: frisch auftretend, schnell, heftig verlaufend. Damit kommt der ganze sprachliche Unsinn zutage, denn dann hieße es: frisch auftretender oder schneller Bauch.

Es handelt sich hier also um eine bestimmte Krankheitsgruppe, die sich im Bauchraum manifestiert und – mit dem Begriff „Akutes Abdomen" vorläufig bezeichnet – durch Zeitnot diktiert einer sofortigen Therapie bedarf.

Wenngleich die Schnelligkeit des Handelns entscheidend ist, müssen alle diagnostischen Möglichkeiten ausgeschöpft werden, die wenig zeitaufwendig sind. Einige modernste Techniken sind dafür wegen ihrer Kompliziertheit nicht geeignet. Besonders Unerfahrene sind versucht, diagnostische Angebote bis zum Exzeß auszuschöpfen. Damit verstreicht wertvolle Zeit für aktives Vorgehen.

Die Unsicherheit in diesem plötzlichen Geschehen beruht in der ersten Allgemeinreaktion des Körpers auf den Krankheitsbeginn mit einem viscero-visceralen Reflexschock. Erst später entwickeln sich organspezifische Reaktionen, die differentialdiagnostisch bedeutsam werden und beitragen, Sitz und Art des pathologischen Prozesses einzugrenzen. Dies ist schwierig, weil gerade im Abdomen hinter einer gewissen Gleichförmigkeit klinischer Symptome sich eine große Zahl verschiedenster Krankheitsbilder verbergen kann. Neben der Anamnese ist die sorgfältige Abwägung der klinischen Symptome, nämlich Schmerz, Abwehrspannung, Resistenz, Peristaltikveränderung, Blutverlust und Schockzeichen wichtig. Deshalb sind solange keine symptomatisch wirkenden Medikamente – beispielsweise zur Schmerzstillung – zu verordnen, bis die Diagnose bzw. Operationsindikation sicher ist.

Freilich muß man sich damit begnügen können, lediglich die Dringlichkeit des Zustandes und die Notwendigkeit sofortiger operativer Hilfe festzustellen; denn die Prognose verschlechtert sich im gleichen Maße wie der Beginn einer zweckmäßigen Therapie hinausgezögert wird.

Betrachtet man nun die Ursachen so akuter Krankheitsverläufe im Abdominalbereich, daß man von einem „Akuten Abdomen" im engeren Sinne sprechen kann, dann muß man prinzipiell 4 Symptomkomplexe in Betracht ziehen:

1. Peritonitis
2. Ileus
3. massive Blutung
4. Krankheiten, die ein „Akutes Abdomen" vortäuschen.

Inspektion, Palpation, Perkussion und Auskultation bringen eine Fülle an Informationen. Nicht zu vergessen sind rektale Untersuchung, vergleichende axillär-rektale Temperaturmessung und die Überprüfung der Bruchpforten. Zusätzlich genügen eine abdominothorakale Röntgenaufnahme, Laboruntersuchungen und Ultraschall. Das Wissen um die spezifischen Krankheitsbilder der einzelnen Altersgruppen, nämlich der Neugeborenenperiode, des Säuglings-, Kleinkindes- und Schulalters, engt die diagnostischen Überlegungen schnell ein.

Die operative Dringlichkeit entspricht einer dynamischen Größe, die weniger von der Grundkrankheit als vielmehr von ihren Komplikationen und Rückwirkungen auf andere Organsysteme bestimmt ist. Im Vordergrund steht die akute Bedrohung des Lebens, wobei man sich darüber im klaren sein muß, daß die Operation allein die kritische Situation nicht überwinden kann. Damit wird die dringliche Chirurgie zum Bestandteil der Intensivmedizin.

Es steht außer Zweifel, daß heute Schockzustände in der Regel ausgeglichen werden können, *bevor* operiert wird. Somit hat man eine gewisse Zeitspanne für eine zügige und zielstrebige Vorbereitung des Kindes auf den Eingriff zur Verfügung, die aber nicht vertan werden darf. Leider ist immer häufiger zu beobachten, daß aufgrund der Überschätzung solchen Gewinnes fatale Verzögerungen und konservative Polypragmasie einsetzen.

Andererseits muß oberster Grundsatz sein, mit allen Mitteln zu vermeiden, daß eine Erkrankung zur Laparotomie kommt, die dieser nicht bedürfte und die unter Umständen

Tabelle 1. Differentialdiagnose des akuten Abdomens im Kindesalter

Allgemein	Allgemein	Thorax
Infektionskrankheiten Allgemeininfarkt allergische Reaktionen diabetische Ketoazidose Herpes zoster Hämophilie	akute Porphyrie Purpura Schönlein-Henoch Sichelzellanämie Bleivergiftung Poliomyelitis	Bronchopneumonie Pleuritis
Abdomen	**Skelett**	**ZNS**
Lymphadenitis mesenterialis Enterocolitis	akuter Gelenkrheumatismus Wirbelkörpereinbruch (Tumor, Osteomyelitis)	Encephalitis Meningitis
Uretersteinkolik		Tabes dorsalis (gastrische Krisen)
akute Pankreatitis		abdominelle Epilepsie
	Keine Operationsindikation	

dann den Tod des Patienten bedeutet. Die Vielzahl der hierfür in Betracht kommenden, ein akutes Geschehen vortäuschenden, Krankheitsbilder sind in Tabelle 1 zusammengestellt. Hier spielt für die Erkennung der eigentlichen Gefahr und für die Fähigkeit zur frühzeitigen und richtigen Entscheidung die Erfahrung des Arztes eine wesentliche, wenn nicht entscheidende Rolle. Besonders schwierig wird es, wenn solche Erkrankungen mit einem akuten Abdominalprozeß kombiniert sind. Ich erinnere nur an die Kombination von dekompensiertem Diabetes mit perforierter Appendicitis.

Die Beherrschung solch schwerer Situationen ist fundiert in einer verantwortungsvollen Indikationsstellung zum rechten Zeitpunkt und in der speziellen kinderchirurgischen Operationsstrategie. Hierbei sind Kinderarzt und junge Kinderchirurgen gleichermaßen nicht selten überfordert. Sie müssen als erstes lernen zu erkennen, unverzüglich den Erfahrenen herbeizuholen. Dann hat in der täglichen Praxis die etwas unglückliche Bezeichnung „Akutes Abdomen“ wenigstens einen *Sinn*.

Dieses „akute Abdomen“ mag ja heute vielleicht einen Teil seiner Brisanz verloren haben, letztlich aber ist die Problematik geblieben. Denn durch die diagnostische Spezialisierung sind Forderungen und Ansprüche entstanden, an der Versorgung des akut kranken Kindes auch teilzunehmen. Dies macht aber eine gutverzahnte und organisierte Zusammenarbeit zwischen Pädiatern, Apparatediagnostikern und Kinderchirurgen zwingend. Letzere haben es dadurch nicht einfacher, auf ihre Entscheidungs- und Behandlungspriorität aufmerksam zu machen.

64. Radiologische und sonographische Diagnostik

J. Tröger a. E., Heidelberg

(Manuskript bis Redaktionsschluß nicht eingegangen)

65. Besonderheiten des akuten kindlichen Abdomens

J. Waldschmidt

Kinderchirurgische Abteilung des Universitätsklinikums Steglitz der FU Berlin, Hindenburgdamm 30, W-1000 Berlin 45, Bundesrepublik Deutschland

Characteristics of Acute Abdomen in Childhood

Summary. In infants, acute abdomen is manifested in various ways. Besides age, associated diseases and underlying causes must also be taken into account. Time is another important factor. The predominance of sequelae duo to late presentation renders the diagnosis more difficult in many cases. The physician who sees the child first should therefore try to determine from the history and clinical findings whether to recommend immediate surgery or conservative treatment.
Key words: Acute abdomen

Zusammenfassung. Das akute Abdomen manifestiert sich im Kindesalter sehr unterschiedlich. Neben dem Alter sind insbesondere Zweit- und Begleiterkrankungen sowie die Grundkrankheit zu beachten. Ferner spielt der Zeitfaktor eine wesentliche Rolle. Die Diagnose ist um so schwieriger zu stellen, je später ein Kind zur Untersuchung kommt, da zum Zeitpunkt der Klinikeinweisung oft bereits die Folgeerscheinungen dominieren. Für das Kindesalter ist es daher von besonderer Bedeutung, daß bereits der Erstbeurteilende aufgrund der Anamnese und des klinischen Befundes die Entscheidung zum unverzüglichen chirurgischen Handeln oder zum Abwarten zu stellen versucht.
Schlüsselwörter: akutes Abdomen

(Manuskript bis Redaktionsschluß nicht eingegangen)

66. Akutes Abdomen nach Voroperationen

G. H. Willital, Münster

(Manuskript bis Redaktionsschluß nicht eingegangen)

67. Das akute Abdomen in der Neugeborenenperiode

R. Daum und H. Roth

Kinderchirurgische Abteilung, Chirurgisches Zentrum der Univ. Heidelberg, Im Neuenheimer Feld 110, W-6900 Heidelberg, Bundesrepublik Deutschland

The Acute Abdomen in the Newborn Period

Summary. Over a period of 22 years 91 cases of perforation or rupture of the intestinal tract were observed. Necrotising enterocolitis was most frequent (45%) followed by ruptures of congenital atresias of the intestinal tract (32%). In the first 11 years the mortality rate was 50%, in the following second period 25%. Infant birth weight registered in the first period was over 3000 g in 26% of the babies, in the second period in 11,5%. Wehreas no child weighing less then 1000 g was admitted to hospital in the first period, 14% of those admitted in the second period did.

Key words: Intestinal Perforation – Necrotising Enterocolitis – Fatality

Zusammenfassung. Es wird über 91 Fälle von Perforationen oder Rupturen berichtet (22 Jahre). Mit 45% lag die NEC an erster Stelle, gefolgt von den Berstungsrupturen bei kongenitalen Darmverschlüssen mit 32%. Die Letalität betrug in den ersten 11 Jahren 50%, im zweiten Abschnitt 25%. Das Geburtsgewicht lag in 26% der Kinder im ersten Kollektiv über 3000 g, im zweiten Vergleichsabschnitt 11,5%. Während im ersten Kollektiv kein Kind unter 1000 g zur Aufnahme kam, betrug der Prozentsatz im zweiten Abschnitt 14%.

Schlüsselwörter: Intestinale Perforation – Nekrotisierende Enterocolitis – Letalität

Das akute Abdomen in der Neugeborenenperiode gibt in vielen Fällen nicht nur chirurgische, sondern generell auch interpretatorische, definitorische und nomenklatorische Probleme auf.

Im angloamerikanischen Sprachraum wird gerne der Begriff des surgical abdomens gebraucht, die Franzosen sprechen in besonders gelagerten Fällen auch von einem cas d'extreme urgence.

Grundsätzlich können nahezu alle Krankheitsbilder auch in der Neugeborenenperiode auftreten. Es gibt jedoch eine Reihe von Ereignissen, die sich speziell in der Neugeborenenperiode manifestieren.

Eine Sonderstellung nehmen die Perforationen mit anschließender Peritonitis ein, denen eine ganze Reihe von Ursachen zugrunde liegt. Dabei sind Perforation und Ruptur manchmal nicht ganz klar zu trennen.

Bevor die Perforationen dargelegt werden, sollen einige Krankheitsbilder herausgegriffen werden, die zwar selten auftreten, jedoch eine besondere Problematik in sich bergen.

Arterio-mesenterieller Darmverschluß

Der arterio-mesenterielle Darmverschluß tritt beispielsweise nur selten in der Neugeborenenperiode auf, bietet jedoch dann das Bild einer akuten Symptomatik. Im Vordergrund steht der mächtig aufgetriebene Magen, bedingt durch die Kompression der Pars horizontalis des Duodenums bei atypisch verlaufender Arteria mesenterica superior. Wegen des starken Erbrechens mit Dehydration und Schocksymptomatik ist die sofortige Operation angezeigt. Sie besteht darin, das Treitz'sche Band einzukerben, oder eine Umgehungsanastomose durchzuführen.

Kongenitale Leberzysten

Angeborene multiple Leberzysten führen zu einer erheblichen Auftreibung des Abdomens und Hochdrängung der Zwerchfelle. Wegen der Lungenkompression mit konsekutiver Ateminsuffizienz kann nur der sofortige operative Eingriff lebensrettend sein. Er besteht in der Drainage der Leberzysten.

Duplikaturen des Alimentärtraktes

Duplikaturen des Alimentärtraktes sind zwar bekannt, in den meisten Fällen treten jedoch erst jenseits der Neugeborenenperiode Komplikationen auf. Bei tubulären Formen, wie bei einem Neugeborenen, bei dem eine Duplikatur vorlag, ausgehend von einem Meckel'schen Divertikel mit einer Doppelung des Ileums, der Appendix und des gesamten Colons bis zum Sigma, führte die blind endigende Duplikatur zu einer Kompression und zum Ileus, so daß der sofortige Eingriff und die Resektion des gedoppelten Darmabschnittes erforderlich wurde (Daum et al.).

Meckel'sches Divertikel

Ebenso bekannt sind perforierte Meckel'sche Divertikel, allerdings in einem späteren Lebensalter. Besonderheiten sind dann gegeben, wenn eine Perforation in utero stattfindet und unmittelbar postnatal zu einem Strangulationsileus führt. Daum und Hollmann berichteten über einen solchen Fall, auch Gilbert und Rainay.

Angeborene Tumoren

Angeborene Tumoren geben nur selten in der Neugeborenenperiode eine Indikation zur Operation ab. Bei einer Thrombose der Vena renalis, die zu einer Totalnekrose der linken Niere und damit zu einem Tumor führt, sollte an dieses Krankheitsbild gedacht werden, insbesondere dann, wenn neben dem tastbaren Tumor im Flankenbereich eine Makro- oder Mikrohämaturie besteht und eine Thrombozytopenie vorliegt.

Volvulus

Schließlich sollte bei jedem akuten Abdomen bei Neugeborenen ein Volvulus in die Differentialdiagnose einbezogen werden, der ohne Zeitverzögerung operativ angegangen werden muß. Nicht selten kommt die chirurgische Intervention zu spät, so daß nur noch eine Resektionen des geschädigten Dünndarms infrage kommt. Die Problematik nach ausgedehnter Resektion besteht in dem sogenannten Kurzdarmsyndrom, ein Problem, das bis heute nicht endgültig gelöst ist.

Wie anfangs erwähnt, stellen Perforation und Ruptur in der Neugeborenenperiode die größte Komplikation dar.

Ursachen der Perforationen und Rupturen

nekrotisierende Enterokolitis,
Ruptur bei Darmverschlüssen,
spontane Perforationen,
iatrogene Perforationen,
medikamentös induzierte Perforationen,
andere seltene Formen wie Perforationen bei Volvulus, Morbus Hirschsprung, Milchstuhlperforation, Appendicitis, Meckel'sches Divertikel etc.

In 22 Berichtsjahren wurden 91 Perforationen oder Rupturen (Abb. 1) beobachtet, deren Häufigkeit dargelegt wird. An erster Stelle steht die *nekrotisierende Enterokolitis* mit 45%, gefolgt von den Berstungsrupturen bei kongenitalen Darmverschlüssen und Mekoniumileus mit 32%. Andere Ursachen wie Spontanperforationen, iatrogene oder medikamentös induzierte Perforationen spielen dagegen eine etwas untergeordnete Rolle. Bei einer Gegenüberstellung zweier gleich großer Kollektive des Krankengutes, von 1969 bis 1979 und 1980 bis 1990, wird evident, daß die Perforation bei der nekrotisierenden Enterokolitis im zweiten Kollektiv erheblich zugenommen hat, und zwar 29 gegenüber 12 Fällen. Diese Tatsache ist den Pädiatern und Kinderchirurgen zwar bekannt, eine endgültige Antwort für die Zunahme steht jedoch noch aus. Pohlandt gibt eine ganze Reihe von Ursachen an, wie Hypoxie, Ischämie, enterale Ernährung, Infektionen, Frühgeburtlichkeit. Es scheint jedoch wie so oft keiner dieser Faktoren für sich alleine eine Rolle zu spielen. Ein wesentlicher Faktor ist die Untergewichtigkeit.

Berstungsrupturen

Die Ursache der *Berstungsrupturen bei Verschlüssen* liegt auf der Hand. Bei allzulangem Zuwarten bei prästenotisch dilatierten Darmabschnitten kommt es zu einer Perforation bzw. Ruptur und zur Peritonitis. Wie bei anderen kongenitalen Fehlbildungen besteht eine Gratwanderung, wenn auf der einer Seite versucht wird, den Allgemeinzustand zu verbessern, auf der anderen Seite durch zu langes Warten die Gefahr der Ruptur heraufbeschworen wird.

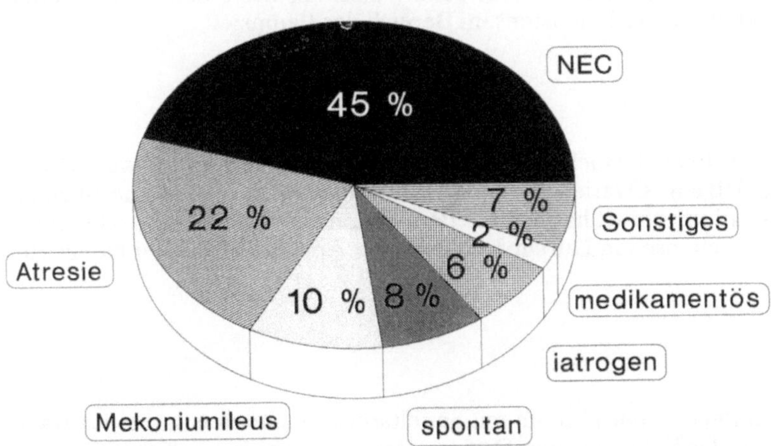

Abb. 1. Perforationsursachen (n = 91), 1969–1990

Das alte chirurgische Wort, daß der Dünndarmileus nach einem operativen Eingriff „schreit“, trifft in besonderem Maße für die Atresie des Jejunums und Ileums zu. Anders liegen die Verhältnisse beim hochsitzenden Ileus, z.B. der Duodenalatresie oder beim tiefsitzenden Verschluß, wie bei der Anal- und Rektumatresie. Hier hat man Zeit, die Diagnose abzuklären. Beim Mekoniumileus, der in etwa 80 bis 90% zu einem Verschluß im Bereich des Ileums führt, kommt es nicht selten zu einer zusätzlichen Komplikation im Sinne einer Torsion mit Ruptur, so daß zeitintensive therapeutische Versuche mit Anspülungen abzulehnen sind.

Spontanperforation

Die Spontanperforation als Folge einer Texturstörung wurde bislang abgelehnt.

Daum und Hecker berichteten 1966 jedoch über einen Fall eines 17 Tage alten Säuglings mit Peritonitis und Luftsichelbildung unter dem Zwerchfell, bei dem neben einer 3 cm langen Rißstelle im Bereich der kleinen Kurvatur das ganze ovale Viertel der Magenvorderwand papierdünn war. Eine Stelle perforierte auf leichten Druck mit der Pinzette, die gesamte Muskulatur fehlte in diesem Bereich, nur eine sehr dünne, bläulich durchschimmernde Mucosa war zu erkennen. Es wurde eine Raffung im Sinne einer Stopfmethode der Fundusvorderwand durchgeführt und ein Gastrostoma angelegt. Der postoperative Verlauf war komplikationslos. Bei der histologischen Untersuchung fand sich eine deutliche Verschmälerung der Muskulatur, die durch Bindegewebe ersetzt war. Die Submucosa war verbreitert und faserreich ödematös aufgelockert.

Dieser Fall ist beweisend für eine kongenitale Störung des Aufbaus der Magenwand.

Iatrogene Perforation

Unter 91 Perforationen fanden sich 6 Fälle, 5 im zweiten Kollektiv in den Jahren 1980 bis 1990 bei untergewichtigen Kindern. Iatrogene Verletzungen sind stets auf eine falsche Technik zurückzuführen. Sie können dadurch vermieden werden, daß während des Anspülens das Darmrohr in den sich erweiternden Darmabschnitt vorgeschoben wird. Die Maßnahme des Anspülens, insbesondere bei Neugeborenen und Säuglingen, sollte einem erfahrenen Arzt vorbehalten bleiben.

Medikamentös induzierte Perforation

Von den *medikamentös induzierten Perforationen,* die den Spontanperforationen sehr gleichen, spielt vor allen Dingen das Indometacin beim Verschluß des Ductus botalli eine Rolle. Die Lokalisation befindet sich meistens im Bereich des Ileums.

Sonstige Ursachen

Aus der Gruppe der sonstigen Ursachen sei eine Dünndarmperforation erwähnt, die dadurch zustande kam, daß eine Ovarialzyste am Mesenterium adhärent war und zu einer Torsion mit Darmperforation geführt hatte. Eine Perforation beim Morbus Hirschsprung wurde einmal beobachtet, ebenso ein Durchbruch bei einer Appendicitis in der Neugeborenenperiode.

Zur Therapie

Bei einem ausgeprägten Pneumoperitoneum mit Satteltaschenphänomen und Hochdrängen beider Zwerchfelle ist das Einlegen eines Drains unter sonographischer Kontrolle sehr nützlich. Es kommt schlagartig zu einem Tiefertreten der Zwerchfelle, zu einer besseren

Spontanatmung oder zu einer Verbesserung der apparativen Beatmung. Lange therapeutische medikamentöse Maßnahmen bringen keine Verbesserung der Situation. Nur die sofortige Entlastung ist unter Umständen lebensrettend.

„Mit dem kleinsten Eingriff die größte Wirkung erzielen."
Dieser Satz von K. H. Bauer sollte auch und gerade bei den Perforationen und Rupturen angewandt werden.

Operatives Vorgehen

Das operative Vorgehen ist jeweils individuell der Situation anzupassen. Bei einer Spontanperforation oder bei einer medikamentös induzierten Perforation, ist in den meisten Fällen die Übernähung ausreichend. Bei einer iatrogenen Perforation sollte man nach der Übernähung einen Sigmaanus vorschalten. In einigen Fällen kann auch ein Hartmann-procedere durchgeführt werden, um den geschädigten Darmabschnitt ruhigzustellen. Bei Kindern mit einer perforierten nekrotisierenden Enterokolitis, auch bei einer Berstungsruptur bei Dünn- oder Dickdarmverschluß haben wir in den letzten Jahren auf eine End-zu-End-Anastomose, auf eine End-to-back-Anastomose oder auf eine Koop- type-Anastomose verzichtet (Schweizer). Nach sparsamer Resektion werden die beiden Darmabschnitte als Stomata herausgeleitet. Dieses Verfahren hat den Vorteil des geringen Zeitaufwandes, schließt eine Anastomoseninsuffizienz aus. Außerdem besteht die Möglichkeit, in den abführenden Darmschenkel eine Tropfinfusion zu geben, die je nach der Höhe der Stomata entsprechend variiert werden kann. Der Vorteil dieses Verfahrens besteht darin, daß das Kaliber des abführenden Schenkels bei der Rückverlagerung und End-zu-End-Anastomose kaum differiert, eine Zottenatrophie nicht zustande kommt und das Kind besser gedeiht.

Letalität

Die Gesamtletalität in 22 Jahren betrug 34% und zwar aller Perforationen. Stellt man die Kollektive von jeweils 11 Jahren gegenüber, so zeigt sich, daß die Letalität von 50% im ersten Kollektiv auf 25% im zweiten Kollektiv abgefallen ist. Es muß dabei berücksichtigt werden, daß bei der Letalität alle Patienten der Kollektive berücksichtigt wurden, d.h. auch die sogenannten high risk Patienten mit extremem Untergewicht und multiplen Mißbildungen.

Auch Patienten, die nicht an einer chirurgischen Erkrankung verstorben sind, wurden in die Statistik aufgenommen.

Der Rückgang der Sterblichkeit von 50% auf 25% ist um so höher zu bewerten, als das mittlere Geburtsgewicht im ersten Kollektiv (Tabelle 1) 2400 g betrug, im zweiten Kollektiv 2000 g. Schlüsselt man das Körpergewicht weiter auf (Tabelle 2) und stellt die beiden Zeitabschnitte gegenüber, so ergibt sich, daß im ersten Abschnitt 44% der Kinder ein Normalgewicht hatten, im zweiten Kollektiv nur 30% oder anders ausgedrückt, im ersten Kollektiv waren 56% der Kinder, im zweiten Kollektiv 70% untergewichtig. Weiterhin ist auf dem Diagramm zu erkennen, daß 26% der Kinder im ersten Kollektiv über 3000 g wogen,

Tabelle 1. Letalität bei Perforation

1969–1970		1980–1990
N = 34		N = 57
gest. 17		gest. 14
50%		25%
2400 g	⊖ Gewicht	2000 g

Tabelle 2. Körpergewicht – Perforation

1969–1979 N = 34		1980–1990 N = 57
15 = 44%	Normalgewicht	17 = 30%
19 = 56%	Untergewicht	40 = 70%
9 = 26%	>3000 g	6 = 11%
0 = 0%	<1000 g	8 = 14%

Tabelle 3. Letalität 1969–1970 (N = 34)

	N	gest.	%
NEC	12	8	67
Atresie	11	4	36
Mekoniumileus	4	3	75
Spontanperforation	4	2	50
Sonstiges	3	0	0

Tabelle 4. Letalität 1980–1990 (N = 57)

	N	gest.	%
NEC	29	6	21
Atresie	9	2	22
Mekoniumileus	5	2	40
Spontanperforation	3	0	0
Sonstiges	11	4	36

im zweiten Vergleichsabschnitt jedoch nur 11%. Im ersten Zeitabschnitt kamen keine Kinder unter 1000 g zur Operation, dagegen lag im zweiten Abschnitt der Prozentsatz der Kinder unter 1000 g bei 14%.

Letalität verschiedener Ursachen

Bei der perforierten NEC sank die Letalität von 67% auf 21%, die der Atresie von 36 auf 22% und die Letalität (Tabelle 3 und 4) beim perforierten Mekoniumileus von 75% auf 40%. Von 1986 bis 1990 ist die perforierte NEC sogar auf 17,6% gesunken. Diese enorme Verbesserung der Überlebensquote ist Folge der Einrichtung neonatologischer Einheiten, Folge einer intensiven Zusammenarbeit zwischen Kinderchirurgen und Pädiatern und Folge einer besseren pränatalen Diagnostik und Operationstaktik.

Literatur

1. Daum R, Hollmann G (1967) Fetale Perforation eines Meckel'schen Divertikels als Ursache eines Neugeborenenileus. Zbl Chir 92:107–109
2. Daum R, Schüler HW, Tonnesen HJ, Holschneider A, Hecker WCh (1972) Duplikaturen des Magen-Darmtraktes. Beitrag zum Ileus im Neugeborenen-, Säuglings und Kindesalter. Z Kinderchir (Suppl) 11:64–79
3. Daum R, Schütze U (1973) Der thrombotische Verschluß der Vena renalis, Beitrag zur Differentialdiagnose der retroperitonealen Tumoren in der Neugeborenenperiode. Z Kinderchir 12:261–269

4. Daum R, Hecker WCh, Rüter E (1966) Die spontane Magenperforation bei Neugeborenen und Säuglingen. Z Kinderchir 3:481–490
5. Pohland F (1990) Prophylaxe und Behandlung der nekrotisierenden Enterokolitis des Neugeborenen aus pädiatrischer Sicht. Z Kinderchir 45:267–272
6. Schweizer P (1990) Die nekrotisierende Enterokolitis aus der Sicht des Kinderchirurgen – Therapeutische Überlegungen. Z Kinderchir 45:273–277

68. Funktioneller Ileus

K.-L. Waag, Düsseldorf

(Manuskript bis Redaktionsschluß nicht eingegangen)

69. Chirurgische Therapie des Morbus Crohn und der Colitis ulcerosa im Kindesalter

A. Würfel, K. L. Waag und S. Hofmann-v. Kap-herr

Kinderchirurgische Universitätsklinik Mainz, Langenbeckstraße 1, W-6500 Mainz, Bundesrepublik Deutschland

The Surgical Treatment of Crohn's Disease and Ulcerative Colitis in Childhood

Summary. Surgery in children with Crohn's disease – like in adults – most frequently consists in the repair of stenoses, abscesses and fistulae. However, if growth and development are retarded, surgery must also be used to prevent irreversible impairment. Seventeen (of 32) patients were considerably retarded before surgery; 13 of these recovered to normal after operation. As regards ulcerative colitis, surgery is rarely needed in children, but if so, the indication and procedure is the same as for adults.

Key words: Crohn's Disease – Ulcerative Colitis – Operative Treatment – Childhood

Zusammenfassung. Im Kindesalter muß beim Morbus Crohn auch dann schon operiert werden, wenn die klinische Symptomatik noch nicht dekompensiert ist, jedoch ein Wachstums- und Entwicklungsrückstand festzustellen sind. Unter 32 operierten Patienten hatten 17 präoperativ eine deutliche Retardierung, die in 13 Fällen postoperativ aufgeholt werden konnte. Die rechtzeitige Operation verhindert den irreversiblen Kleinwuchs. Am häufigsten wurden Stenosen operiert. Resektionen sollen so sparsam wie möglich sein, um ein Kurzdarmsyndrom zu vermeiden. – Die Colitis ulcerosa muß im Kindesalter nur äußerst selten operiert werden. Indikationen und Operationstechnik unterscheiden sich nicht vom Erwachsenenalter.

Schlüsselwörter: M. Crohn – Colitis ulcerosa – Operationen – Kindesalter

Die Colitis ulcerosa und der Morbus Crohn können im Kindesalter, besonders im Anfangsstadium der Erkrankung, klinisch sehr ähnlich sein. Die Genese beider Krankheiten konnte bis heute nicht zweifelsfrei geklärt werden. Diagnostische Möglichkeiten gestatten allerdings eine Zuordnung, beweisend ist der histologische Befund.

Colitis ulcerosa

Die Colitis ulcerosa befällt ausschließlich den Dickdarm. Das Rektum ist immer mitbefallen, perianale Veränderungen sind aber – im Gegensatz zur Enterocolitis Crohn – sehr selten. Die Erstmanifestation kann vom Säuglingsalter bis ins höhere Lebensalter beobachtet werden.

Tabelle 1. Operationsverfahren bei Colitis Ulcerosa

Rectocolektomie mit definitivem Ileostoma
Colektomie mit ileorektaler Anastomose
Colektomie mit Rektummukosaentfernung und ileoanalem Durchzug (n. v. Ekesparre)

In der Mehrzahl der Fälle ist die konservative Therapie erfolgreich. Ein elektiver Eingriff wäre zu begründen mit einem mangelhaften Ansprechen der Therapie und einem daraus resultierenden Wachstumsrückstand, einer Medikamentenunverträglichkeit und mit der Karzinomengefährdung. Letztere wird mit 3% nach 15 Jahren, mit 5% nach 20 und 9% nach 25 Jahren angegeben (Lennard-Jones et al. 1990). Regelmäßige endoskopische und ggf. bioptische Kontrollen sind deshalb auch im Kindesalter zu fordern.

Tabelle 1 zeigt die in Betracht kommenden Operationsverfahren.

Schwerwiegende Komplikationen wie Perforation und mechanischer Ileus sind die Ausnahme, erfordern aber selbstverständlich die notfallmäßige Laparotomie.

Bei der akuten Blutung und bei der am meisten gefürchteten Komplikation, dem toxischen Megacolon, wird zunächst versucht, die Situation mit konservativen Mitteln zu beherrschen. Gelingt dies aber nicht, muß auch hier operativ eingegriffen werden. Dennoch sind Operationen im Kindesalter ausgesprochen selten.

An den Universitätskliniken Frankfurt und Mainz waren in den vergangenen 20 Jahren keine Operationen bei Colitis ulcerosa im Kindesalter erforderlich. Von den 16 in Mainz betreuten Kindern mußte bisher 1 Patient wegen einer Stenose operiert werden, dies aber erst im Alter von 22 Jahren.

Die Bedeutung der Colitis ulcerosa aus kinderchirurgischer Sicht bezieht sich lediglich auf Einzelfälle.

Morbus Crohn

Der Morbus Crohn hingegen erfordert auch schon im Kindesalter des öfteren chirurgische Eingriffe.

Die eigenen Erfahrungen stützen sich auf 145 Patienten der letzten 20 Jahren im Kindes- und Jugendalter. Die Gesamtzahl gliedert sich auf in 90 Patienten aus der Frankfurter und 55 aus der Mainzer Klinik. 18 der Frankfurter Kinder und 14 der Mainzer Kinder, also insgesamt 32 Kinder, mußten operativ behandelt werden. Das Durchschnittsalter bei Erkrankungsbeginn war in beiden Kliniken mit 11,5 Jahren identisch, die Zeitdauer bis zur Operation betrug in Frankfurt 3,7 Jahre, in Mainz 5,2, im Durchschnitt 4,5 Jahre, das Durchschnittsalter bei der Operation betrug 15,9 Jahre.

Die Lokalisation dieser Veränderungen war ganz eindeutig im Bereich des Ileozökalgebietes dominierend (Tabelle 2). 20mal war dieses Gebiet isoliert betroffen und weitere 5mal kombiniert mit Veränderungen im angrenzenden Colon. Damit verblieben nur 6mal isolierte Dünndarmveränderungen und 1mal ein isolierter Colonbefall unter den 32 operierten Kindern.

Tabelle 2. Morbus Crohn im Kindesalter

Lokalisation bei 32 Operationen	
Ileocoecalregion	20
Ileocoecalregion und Colon	5
Dünndarm	6
Dickdarm	1

Tabelle 3. Morbus Crohn im Kindesalter

Indikationen für elektive Operationen
1 Stenose
2 gedeckte Perforation – Abszeß-Fistel
3 Wachstums- und Entwicklungsrückstand (inklusive psychische Probleme)

Akute Operationsindikation

Die Komplikationen des Morbus Crohn verursachen dann ein akutes Abdomen, wenn ein plötzlicher Darmverschluß oder eine freie Perforation auftritt. Diese Situation ist selten! Unter den 14 Mainzer Fällen haben wir nie einen akuten Verschluß und nur 2mal eine freie Perforation, nämlich 1mal im Dünndarm und 1mal im Quercolon, erlebt. Die intraoperative Strategie entspricht derjenigen der elektiven Operationsindikation.

Elektive Operationsindikation

Ganz allgemein stehen konservative Maßnahmen im Vordergrund der Behandlung, da die Erfahrung gemacht werden mußte, daß auch ausgedehnte Resektionen nicht kurativ sein können. Daraus ergeben sich folgende Indikationen für elektive Eingriffe (Tabelle 3):

1. Stenosen
2. gedeckte Perforationen, die dann über Abszeß- und Fistelbildungen zu Konglomerattumoren führen können
3. Wachstums- und Entwicklungsrückstand sowie psychische Probleme

Stenosen, gedeckte Perforationen, Konglomerattumoren und Fisteln

Am häufigsten sind Stenosen zu beobachten, und zwar in der überwiegenden Mehrzahl im Bereich des Ileozäkalgebietes. Die prästenotische Dilatation ist typischer Ausgangspunkt für gedeckte Perforationen, die dann über eine Abszedierung zu ausgedehnten Konglomerattumoren führen und später eine innere Fistel bilden können. Insgesamt wurden 22 gedeckte Perforationen und Fistelbildungen beobachtet (Tabelle 4) und zwar 9 gedeckte Perforationen, 6 ileoileale, 5 ileosigmoidale und 2 enterocutane Fisteln. Weiterhin fanden sich bei den 32 Operationen 25 Stenosen, 12 bei den 14 Mainzer und 13 bei den 18 Frankfurter Kindern.

Die *Therapie der Stenosen und Fisteln* hängt von der Lokalisation ab. In der Regel erforderten die Stenosen eine Ileozökalresektion; im Mainzer Krankengut mußte 5mal die Resektion auf längere Strecken des Colons ausgedehnt werden.

Die gedeckte Perforation stellt sich oft als Konglomerattumor dar, gelegentlich mit Penetration in Nachbarorgane. So fanden wir 1mal einen Einbruch in die Leber, der eine partielle Leberparenchymresektion erforderlich machte.

Tabelle 4. Morbus Crohn im Kindesalter

	Elektive Operationen		
	Mainz	Frankfurt	zusammen
gedeckte Perforation	5	4	9
ileo-ileale Fistel	1	5	6
ileo-sigmoidale Fistel	1	4	5
entero-cutane Fistel	1	1	2
Stenose	12	13	25

In einem anderen Fall waren beide Adnexen in den Konglomerattumor miteinbezogen. Diese Patientin ist interessanterweise zur Zeit schwanger.

Innere Fisteln können ohne weiteres an der Einmündungsstelle übernäht werden und fallen am Ursprungsort mit der Stenoseresektion fort. Nur bei sehr engen Verhältnissen in der Fisteleinmündungsstelle kann eine kleine Darmresektion erforderlich werden.

Äußere Fisteln heilen nicht aus und bedürfen der Resektion. Ursache dafür sind gelegentlich postoperative Drainagen oder Appendektomieresiduen.

Die operative Strategie muß davon ausgehen, daß eine radikale Resektion aller von Morbus Crohn befallener Darmabschnitte nicht indiziert ist. Wir wissen, daß selbst im makroskopisch unauffälligen Darm epitheloidzellige Granulome nachgewiesen werden können (Hamilton 1973), und daß deshalb sog. „Resektionen im Gesunden" keine Garantie für ein längeres symptomfreis Intervall darstellen. Es wird hingegen die Entstehung eines Kurzdarmsyndroms begünstigt.

Daraus ergibt sich die Forderung nach sparsamer Resektion ohne Rücksicht auf die Ausdehnung der chronisch entzündlichen Veränderungen.

In keinem unserer Fälle gab es dadurch postoperative Komplikationen. Die Anastomose ist dort anzulegen, wo sie sicher durchgeführt werden kann.

Nur selten wird vorübergehend ein Anus praeter erforderlich sein. In solchen Fällen verbieten Allgemeinzustand oder schwierige intraabdominelle Verhältnisse die Sofortsanierung. Umgehungsanastomosen von Konglomerattumoren und Stenosen kommen heute, insbesondere bei Kindern, nicht mehr in Betracht. Die in den letzten Jahren in den USA in Mode gekommene Stenose-Erweiterungsplastik nach Heinecke-Mikulics wird wohl nur in seltenen Fällen durchführbar sein, wegen der starren Wandung im Stenosebereich.

Von Ausnahmesituationen abgesehen, wie z.B. Penetration in parenchymatöse Organe stellt das operative Vorgehen im Kindesalter keine größeren Probleme dar und führt in der postoperativen Phase kaum zu Komplikationen. Unter unseren 32 Beobachtungen wurde nur 1 Adhäsionsileus, 1 Wundabszeß und 1 enterocutane Fistel nach Drainage gesehen.

Wachstums- und Entwicklungsrückstand, psychische Probleme

Für die elektive Operation kommen Patienten in Betracht die aufgrund der protrahierten Entzündungsvorgänge und wegen ausgeprägter unabläßiger Schmerzen in ihrer geistigen, körperlichen und auch seelischen Entwicklung gestört sind. Der Eingriff muß in diesen Fällen auch dann schon erfolgen, wenn die klinische Problematik noch *nicht* dekompensiert ist.

Dies gilt besonders in der peripubertären Zeit. Die Crohn-Patienten erreichen zum Teil noch nicht einmal die 3. Pencentile für Körpergewicht und Körperlänge.

Bei unseren Patienten konnte beobachtet werden, daß bis zu 14 Jahre lang konservative Behandlungsversuche unternommen wurden, bis dann doch noch operiert werden mußte. Solche Kinder haben einen Entwicklungsrückstand, der durch die frühzeitige Operation überwunden werden kann. Diese Erfahrung bestätigt das Krankengut beider Kliniken. So sahen wir (Tabelle 5) bei 30 Kindern postoperativ einen Gewichtsanstieg, der in den ersten 3 Monaten durchschnittlich 6,1 kg betrug, gefolgt von einem Längenwachstum von durchschnittlich 2,3 cm.

Tabelle 5. Morbus Crohn im Kindesalter. Postoperative Entwicklung (n = 32)

Gewichtszunahme (in 3 Monaten)	6,1 kg
Längenwachstum (in 6 Monaten)	2,3 cm
Minderwachstum präoperativ	17 Pat.
Minderwachstum postoperativ (irreversibel)	4 Pat.
4 Rezidivoperationen bei	3 Pat.

Der Gewinn an Körperlänge setzt regelmäßig erst nach einer deutlichen Gewichtssteigerung ein, im Durchschnitt 8–12 Wochen nach dem operativen Eingriff und ist abhängig von der präoperativen Retardierung im Knochenalter und von dem Pubertätsstadium.

Bei fortgeschrittener Pubertät wird in der postoperativen Erholungsphase die Zeit für weiteres Längenwachstum nicht ausreichen, trotz zunächst noch offenen Epiphysenfugen. Daraus resultiert einer bleibender Minderwuchs. Bei unseren Patienten wurde dies 4mal beobachtet.

Notwendige Rezidiveingriffe – 4mal bei 3 Patienten – verschlechtern die Situation zusätzlich.

Die von Tanner beschriebenen Pubertätsstadien sollten deshalb unbedingt bei den klinischen Untersuchungen festgehalten werden.

Aus all dem ergibt sich, daß beim Morbus Crohn im Wachstumsalter nicht nur der klinische Verlauf der Erkrankung für die Operationsindikation bedeutsam ist, sondern ebenso der Entwicklungszustand des Kindes.

Auch wenn Resektionen niemals kurativ sein können und die medikamentöse Behandlung postoperativ fortgeführt werden muß, stellt die Operation unter Umständen die einzige Möglichkeit dar, einen irreversiblen Kleinwuchs zu vermeiden.

Ein solcher Eingriff ist oft der Schlüssel zur Überwindung der Stagnation von Wachstum und allgemeiner Entwicklung, der Schlüssel für jahrelange Schmerzfreiheit und damit körperliche und psychische Erholung.

70. Akutes kindliches Abdomen aus der Sicht des Allgemeinchirurgen

H. Bauer, Altötting

(Manuskript bis Redaktionsschluß nicht eingegangen)

3. Hauptthema

Postoperative Notzustände

71. Einführung – Chirurg und postoperative Phase

K. H. Duswald, München

(Manuskript bis Redaktionsschluß nicht eingegangen)

72. Diagnostisches Vorgehen bei postoperativen Komplikationen

H. Bartels und J. R. Siewert

Chirurgische Klinik und Poliklinik der TU München Klinikum rechts der Isar, Ismaniger Str. 22, W-8000 München 80, Bundesrepublik Deutschland

Diagnostic Procedure in Postoperative Complications

Summary. 17% of postoperative ICU patients develop postoperative complications. In 84% of cases, complications are related to surgery, in 16% they are not. The main postoperative surgical complications are abdominal sepsis (65%), postoperative bleeding (25%), and bowel obstruction (7%). Therefore, the primary objective of postoperative investigations must be to check the sites of operation. Bedside procedures are examination of drainage fluid, sonography, endoscopy, and X-ray (gastrografin swallow). The diagnostic value of these procedures is 80%. Other diagnostic procedures include CT, angiography, and diagnostic laparatomy.

Key words: Postop. complications – ICU-treatment – Abdominal sepsis – Relaparotomy

Zusammenfassung. Im selektionierten KG einer chirurgischen IPS ist in 17% mit postop. Komplikationen zu rechnen. In 84% liegen Eingriffsspezifische (chirurgische) und in 16% Eingriffs-unabhängige (allg.) Komplikationen vor. Bei den chir. Komplikationen ist die abdominelle Sepsis (65%) führend vor der Blutung (25%) und dem Ileus (7%). Somit steht die Suche nach der chir. Komplikation im Vordergrund. An praktischer Diagnostik bieten sich bettseitig an: Analyse der Drainagesekrete, Sonographie, Endoskopie und Anastomosenkontrolle mit Gastrografin. In 80% gelingt damit der entscheidende diagnost. Befund. Verfahren außerhalb der IPS sind CT, Angiographie und diagnostische Laparotomie.

Schlüsselwörter: Postoperative Komplikationen – IPS-Behandlung – abdominelle Sepsis – Relaparotomie

Fragestellung

Voraussetzung für eine zielgerichtete Diagnostik bei postop. Komplikationen ist die Beantwortung von 2 Fragen: 1. Welche Komplikationen sind häufig, welche sind selten (Inzidenz der Komplikation)? 2. Wann ist mit welcher Komplikation zu rechnen (Prävalenz der Komplikation)? Zur Beantwortung dieser Fragestellung wurde das eigene Krankengut prospektiv analysiert.

Tabelle 1. Krankengut (OP-Art) Chirurg. Klinik – TU München. IPS (1611 Pat.) 1. 1. 1989–1. 1. 1991

Oesophagektomie	n = 177
Gastrektomie	n = 248
Pankreas-Resektion	n = 138
Leber-Resektion	n = 144
Colorektale Resektion	n = 335
Transplantation	n = 153
ausged. Weichteil-Tu-Resektion	n = 60
sonstige Eingriffe (Risiko-Pat.)	n = 356

Eigene Untersuchungen

Krankengut

In dem Zeitraum 1. 1. 1989–1. 4. 1991 kamen insgesamt 3571 Laparotomien zur Durchführung. 1960 Pat. (54,9%) wurden postop. auf der Normalpflegestation betreut. 1611 Pat. (45,1%) wurden direkt postop. auf die chirurg. Intensivstation übernommen. Gründe für eine postop. Intensivbehandlung waren der „große" chirurgische Eingriff, introperative Komplikationen und anästhesiologische Probleme oder es handelte sich um ein erhöhtes präoperatives Risiko (pulmonal, cardiovaskulär, hepatogen, renal usw.) bzw. um Patienten mit präop. durchgeführter Radio- und/oder Chemotherapie [2]. Die Eingriffe dieser Risikogruppe (postop. IPS-Patienten), auf die sich die folgende Auswertung bezieht, sind in Tabelle 1 aufgeführt.

Inzidenz der Komplikationen

Bei 1347 Pat. (83,6%) war der postop. Verlauf ungestört. Bei 264 Pat. (16,4%) traten postop. Komplikationen auf. Das entspricht einer Häufigkeit von 17% bei den IPS-Patienten und von 7,5% bezogen auf alle Patienten nach Laparotomie. 216mal (81,8%) lagen Eingriffs-spezifische (chirurgische) Komplikationen vor. Nur bei 48 Pat. (18,2%) handelte es sich um eingriffsunabhängige (allgemeine) Komplikationen. Das entspricht einem Zahlenverhältnis von 4:1 (Abb. 1). Bei den allgemeinen Komplikationen war das isolierte Lungenversagen (n = 27) anteilmäßig führend. Bezogen auf die Gesamtkomplikationsrate trat es aber nur bei 10% der Patienten und bezogen auf alle postop. IPS-Patienten nur in 1,7% der Fälle auf. Somit stellt das isolierte Lungenversagen wie auch Herzkreislaufversagen, Leberversagen usw. als postop. Komplikation die eigentliche Ausnahme dar [7].

Mehr als 80% der Komplikationen waren auf den Eingriff selbst zurückzuführen (Tabelle 2). Zahlenmäßig im Vordergrund stand dabei die abdominelle Sepsis (65,3%) vor der postop. Blutung (24,3%) und dem postop. Ileus (6,9%). In 57,4% war die septische Komplikation Folge einer Anastomoseninsuffizienz.

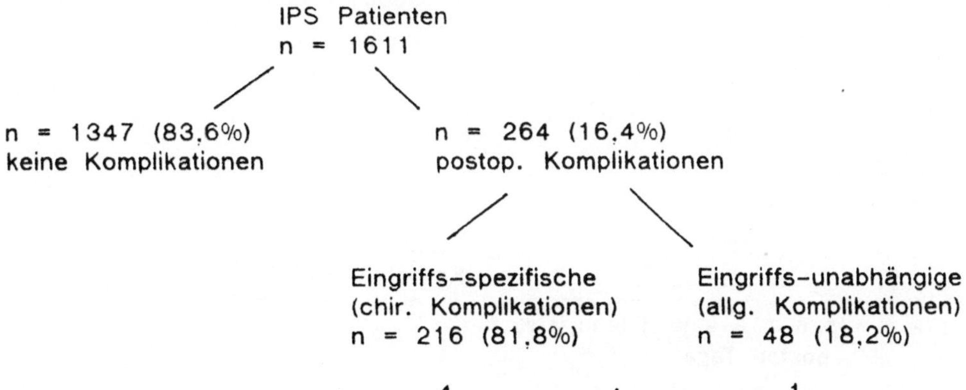

Abb. 1. Krankengut (Komplikationen); 1. 1. 1989–1. 4. 1991 (prospektive Analyse)

Tabelle 2. Eingriffs-abhängige Komplikationen (216 Pat.)

Art und Häufigkeit		
abdominelle Sepsis	n = 141	(65,3%)
postop. Blutung	n = 53	(24,3%)
postop. Ileus	n = 15	(6,9%)
sonstige Komplik.	n = 7	(3,2%)

Prävalenz der Komplikation
Allein aus dem Zeitpunkt des Auftretens einer Komplikation kann auf ihre Ursache zurückgeschlossen werden. Die Blutung ist eine Komplikation der ersten 2 postop. Tage (Abb. 2). Die späte Blutung ab dem 6. Tag ist selten und zumeist Folge einer Drainagekomplikation, septischen Arrosion oder Anastomoseninsuffizienz [9]. Dagegen hat die abdominelle Sepsis ihre Prädilektionstermine zwischen dem 3. und 4. postop. Tag. Der postop. Ileus ist wohl infolge schonender OP-Techniken und verbesserten Nahtmaterials heute eher selten geworden [1].

Symptome postoperativer Komplikationen
Die postop. Komplikation stellt nicht „eo ispo" ein Problem dar. Probleme entstehen erst aus dem Umgang mit der Komplikation. Das Vorliegen einer Komplikation wird dann wahrscheinlich, wenn postop. laborchemische Veränderungen auftreten wie Leukozytose, Thrombozytopenie, Anstieg der Retentionswerte usw. Das gleiche gilt für Funktionsstörungen einzelner Organsysteme, für die es vordergründig keine andere Erklärung gibt, für postop. Fieber, Unruhe und Verwirrtheitszustände des Patienten und natürlich für jede Veränderung in den Drainagesekreten. Das Auftreten dieser Symptome – einzeln oder in Kombination – muß an eine chirug. Komplikation denken lassen und Anlaß für eine zielgerichtete Diagnostik sein [2].

Praktische Diagnostik
Das diagnostische Vorgehen ist in Tabelle 3 zusammengefaßt. An erster Stelle steht hier die Analyse der Drainagesekrete. Eine extraluminale Blutung und gastrointestinale Fistel (Anastomoseninsuffizienz, Perforation usw.) lassen sich hiermit nachweisen. Die Sonographie dient dem intraabdominellen Flüsskigkeitsnachweis [4]. Endoskopisch kann die

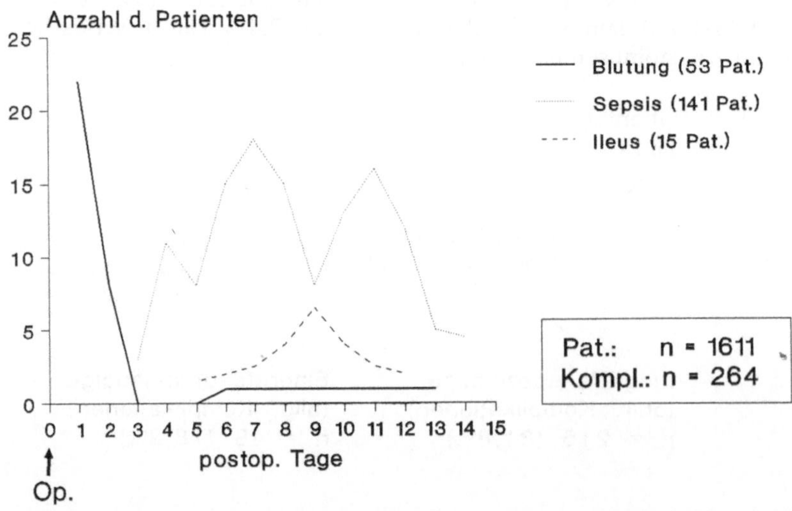

Abb. 2. Prädilektionstermine postop. Komplikationen (1. 1. 1989–1. 4. 1991)

Tabelle 3. Praktische Diagnostik

- Sekret aus Drainagen (Intestinalsekret?)
- Ultraschall (Flüssigkeitsnachweis?)
- Endoskopie (Vitalität? Fistel?)
- Anastomosenkontrolle mit Gastrografin
- Computertomographie (Flüssigkeitsnachweis?)
- spez. Diagnostik (Angiographie, Scan)
- diagnostische Relaparotomie

Tabelle 4. Entscheidender diagnostischer Befund

– klinische Untersuchung inkl. Drainage-Sekret – Rö-Anastomose	46,8%
– Ultraschall (Punktion)	26,9%
– Endoskopie	4,5%
– Computertomographie	10,3%
– diagnost. Relaparotomie	11,5%

Vitalität einer Anastomosenregion beurteilt und eine Insuffizenz bewiesen oder ausgeschlossen werden [8]. Die gleiche Fragestellung liegt bei der Anastomosenkontrolle mit Gastrografin vor. Diese Untersuchungsverfahren sind bettseitig durchführbar und haben den Vorteil, daß sie eine rasche Information liefern und daß der aufwendige und risikoreiche Transport des Patienten von der Intensivstation vermieden werden kann.

Untersuchungsverfahren außerhalb der Intensivstation sind natürlich die Computertomographie – mit der gleichen Fragestellung wie die Sonographie [6] – und bei spezieller Indikation die Angiographie und das Leukozytenscan. Können alle genannten Methoden bei dem begründeten Verdacht auf Vorliegen einer Sepsis kein Ergebnis erbringen, muß diagnostisch relaparotomiert werden [5].

Diagnostische Wertigkeit
In 47% der Fälle lieferten klinische Untersuchung, Analyse der Drainagesekrete und Rö-Darstellung der Anastomose den entscheidenden diagnostischen Befund (Tabelle 4). In 27% sicherte der Ultraschall mit sonographisch gezielter Punktion und in 4,5% die Endoskopie die Diagnose. Somit war im eigenen Krankengut in nahezu 80% aller Fälle die Diagnostik bettseitig durchführbar. In 10% lieferte das CT den entscheidenden diagnostischen Befund. Bei 30 Pat. (11,5%) mußte bei Versagen aller genannten Untersuchungsverfahren diagnostisch relaparotomiert werden.

Zusammenfassung und Schlußfolgerung

Im selektionierten Krankengut einer chirurgischen Universitätsklinik entwickeln ca. 7,5% aller Patienten postoperativ Komplikationen. Von der Risikogruppe postoperativer IPS-Patienten entwickeln ca. 17% postoperative Komplikationen. Bei diesen Komplikationen sind mehr als 80% auf den Eingriff zurückzuführen, mehr als 65% sind septische Komplikationen und davon mehr als 60% Folge einer Anastomoseninsuffizienz. Mit dem Auftreten einer Anastomoseninsuffizienz ist ab dem 3. postop. Tag zu rechnen.

Bei einem gestörten postop. Verlauf ist immer und zuerst an eine chirug. Komplikation zu denken. Damit steht die Suche nach der chirurgischen Komplikation im Vordergrund. Zielgerichtete Diagnostik bedeutet:

1. Kontrolle des Op-Situs (Klinik, Drainage, Sonographie, Rö-Kontrolle).
2. Kontrolle benachbarter Zonen (Sonographie, CT, usw.)

Im Zweifelsfall muß eine Relaparotomie die Diagnose sichern. Eine Relaparotomie ist kein Eingeständnis einer Fehlleistung der Erst-OP, sondern der sicherste Weg der intraabdominellen Diagnostik (9).

Literatur

1. Bartels H, Siewert JR (1990) Postop. Verlauf und seine Störungen. In: Siewert JR, Harder F, Allgöwer M, Blum AL, Creutzfeld W, Holländer CF, Peiper HJ (Hrsg) Chirurgische Gastroenterologie 1. Springer, Berlin Heidelberg New York Tokyo, S 363–384
2. Bartels H, Lehr L, Siewert JR (1988) Risikoabschätzung der chirurgischen Therapie beim Oesophaguscarcinom. Z Herz-, Thorax-, Gefäßchir 2:119–122
3. Bartels H, Siewert JR Postoperative Intensivüberwachung nach Oesophagektomie. Z. Herz-, Thorax-, Gefäßchir 2:131–134
4. Gertzoff SG, Johnsen WC, Robins AH (1985) Expanded criteria for percutaneous abscess drainage. Arch Surg 120:224–231
5. Keller E (1983) Relaparotomie, retrospektive Analyse und intensivmedizinische Aspekte. Langenbecks Arch Chir 360:167–171
6. Kurz B (1990) Röntgendiagnostik prae- und postoperativ bei Peritonitis. Chir Gastroenterol 2:173–180
7. Redel-Wenzel EM, Armbruster C, Edelmann G, Fischel E, Kolazny, Wechsler F, Sporren P (1990) Noradrenalin im „High Output-Low Resistance State" beim septischen Abdominalpatienten. Anesthesie 39:525–529
8. Riemann JF (1985) Technische Verfahren in der Intensivmedizin. – Diagnostische und therapeutische Endoskopie. Intensivmed Prax 22:11–17
9. Siewert JR (1970) Die Frühlaparotomie: Chirurg 41:76–79

73. Postoperative Nachblutung

E. H. Farthmann, B. Strittmatter, H.-J. Mappes und M. Voigt

Chirurgische Universitätsklinik, Hugstetter Str. 55, W-7800 Freiburg, Bundesrepublik Deutschland

Postoperative Hemorrhage

Summary. Postoperative hemorrhage is the second most frequent indication for early relaparotomy. The incidence depends on the level of care in a given hospital. It is highest, therefore, in institutions delivering maximal care with many trauma cases. We performed 3443 laparotomies from January 1988 to March 1991. 214 (5.9%) patients had to be reoperated, 48 of them because of postoperative bleeding. This amounts to 1.3% of the total number of laparotomies. Bleeding was identified through drains, ultrasonography or endoscopy, ultrasonography having the highest sensitivity and specificity. Total mortality was 30%. Analysis of the literatur shows that mortality is lowest when relaparotomies are performed on 3%–6% of patients.

Key words: Postoperative hemorrhage – Relaparotomy – Diagnosis – Mortality

Zusammenfassung. Die postopertive Nachblutung ist mit 20% nach der Peritonitis die zweithäufigste Indikation zur Frührelaparotomie. Ihre Inzidenz ist abhängig von der Versorgungsstufe und ist in Kliniken der Maximalversorgung mit einem hohen Anteil traumatisierter Patienten am höchsten. In unserer Klinik wurden von 1/88–3/91 3443 Laparotomien durchgeführt und 214 (5,9%) Patienten relaparotomiert, hiervon 48 wegen postoperativer Nachblutung. Dies entspricht 1,3% unserer Gesamtlaparotomierate. Der Blutungsnachweis erfolgte durch Drainage, Sonographie oder Endoskopie, wobei die Sonographie die höchste Sensitivität und Spezifität besitzt. Die Letalität lag bei 30%. Die Analyse der Literaturdaten zeigt, daß sie am geringsten ist, wenn die Relaparotomierate zwischen 3 und 6% liegt.

Schlüsselwörter: Postoperative Nachblutung – Relaparotomie – Diagnostik – Letalität

Die postoperative Nachblutung ist mit 20% nach der Peritonitis die zweithäufigste Indikation zur Frührelaparotomie [13]. Ihre Inzidenz ist in Kliniken der Maximalversorgung mit einem hohen Anteil traumatisierter Patienten am höchsten [8]. Sie ist in den letzten Jahren kontinuierlich angestiegen [6, 7, 12, 18]. Die Relaparotomierate wegen Blutung beträgt 0,7–1,3% [7, 12]. Dies ist nicht Folge der operativen Technik, sondern der erweiterten Indikationsstellung bei Risikopatienten, der Zunahme von komplikationsträchtigen Eingriffen und des höheren Anspruches an das Radikalitätsprinzip [6].

Im postoperativen Verlauf treten Früh- und Spätblutungen auf. Bereits der Blutungszeitpunkt kann Aufschluß über die Blutungsursache geben. So sind Frühblutungen am ersten postoperativen Tag meist operationstechnisch bedingt, während Spätblutungen durch Arrosion und Ulzeration infolge von Infekten, Tumoren oder Drainagen entstehen.

Als häufigste Blutungsquellen werden in der Literatur kleine Arterien in 36% vor diffusen Blutungen in 27% angegeben [2]. In 14% der Fälle kann die Blutungsquelle bei der Operation nicht identifiziert werden. Blutungen aus Mucosa (11%), Venen (7%), großen Arterien (5%) sind eher selten [2].

Bei der Diagnostik kommt dem „klinischen Blick" des erfahrenen Chirurgen eine besondere Bedeutung zu. Ungeachtet der psychologischen Situation muß er unbefangen und objektiv die diagnostischen Maßnahmen einleiten. Diese konzentrieren sich auf die Feststellung von Ursache, Lokalisation und Ausmaß der Blutung. Die Differenzierung zwischen intra- und extraluminaler Blutung ist unproblematisch. Unterschiedliche therapeutische Konsequenzen verlangen zunächst die differentialdiagnostische Abgrenzung der chirurgischen Blutung von der Gerinnungsstörung. Der Blutungsnachweis erfolgt durch Drainage, Sonographie oder Endoskopie [3, 12, 14, 18].

Die Korrigierbarkeit der Kreislaufparameter durch die Intensivmedizin erschwert die Diagnostik. Hämoglobin- und Hämatokrit-Wert reagieren verzögert. Die Zunahme des Bauchumfanges ist unzuverlässig, und auch die Blutungsdrainage ist in ihrer Aussage limitiert [1, 2, 5, 9]. So fand Bergqvist bei 182 Patienten mit Nachblutung nur in 18% einen diagnoseweisenden Blutverlust über die Drainage, während bei 82% der Patienten der Blutverlust über die Drainagen nicht signifikant war [2]. Eine Gerinnungsstörung ist im postoperativen Verlauf immer möglich, sie kann auch sekundär als Folge der Blutung auftreten. Sie läßt sich laborchemisch analysieren und differenzieren.

Die Sonographie ist heute die Methode der Wahl zum Nachweis und zur Quantifizierung der intraabdominellen extraluminalen postoperativen Blutung. Sie hat eine Sensitivität von 97–100% bei einer Spezifität von 80–98%, daraus ergibt sich ein positiver Vorhersagewert von 80–93% [4, 12, 14, 17]. Den höchsten Aussagewert erreicht die Sonographie in der Hand des Chirurgen, der klinischen Befund und intraoperativen Situs kennt [14].

Zur Lokalisation und Stillung der intraluminalen Blutung wird die Endoskopie eingesetzt. Sie kann in den meisten Fällen eine Relaparotomie vermeiden. Die Angiographie wird selten zur Lokalisation der Blutungsquelle benötigt. Dabei können z.B. Blutungen aus Beckengefäßen durch Embolisation gestillt werden. Bei Verdacht auf postoperative Nachblutung hat sich eine formalisierte Strategie bewährt, die von der Diagnostik zur Therapie führt (Abb. 1).

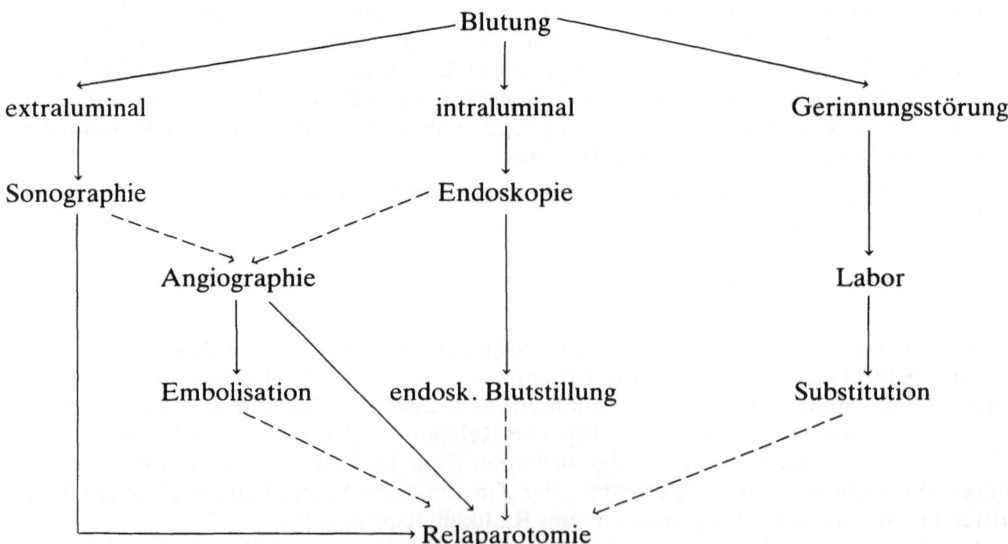

Abb. 1. Diagnostikschema bei Verdacht auf postoperative Nachblutung

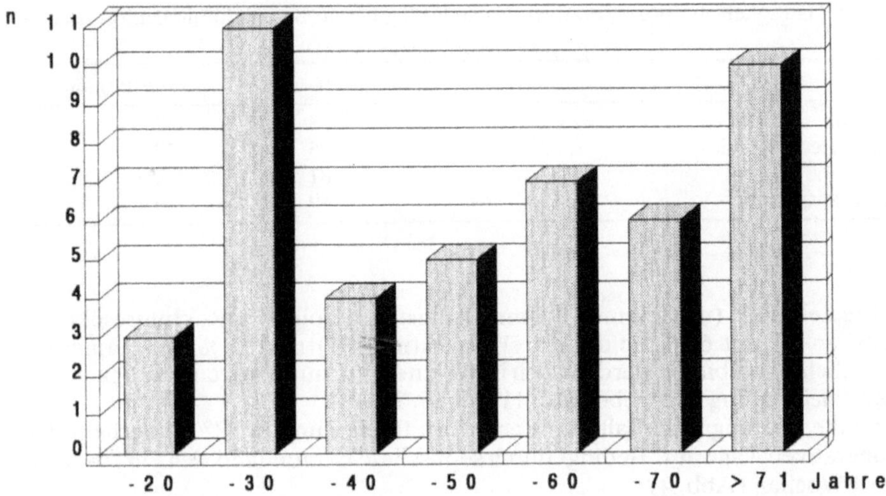

Abb. 2. Altersverteilung bei 48 Patienten mit postoperativer Nachblutung; Durchschnittsalter 50 Jahre

Eigene Ergebnisse

In der Chirurgischen Universitätsklinik Freiburg wurden von 1/88–3/91 3443 Laparotomien durchgeführt und 214 (5,9%) Patienten relaparotomiert, hiervon 48 wegen postoperativer Nachblutung. Dies entspricht 1,3% der Gesamtlaparotomien. Die Altersverteilung zeigt eine Häufung zwischen dem 20. und 30. Lebensjahr, zwischen dem 50. und 60. Lebensjahr und bei den über 71jährigen Patienten. Das Durchschnittsalter betrug 50 Jahre, die Geschlechtsverteilung 1,4:1 zugunsten der Männer (Abb. 2).

Die Häufigkeitsverteilung der Nachblutung zeigt eine fast gleichmäßige Verteilung in Bezug auf den Primäreingriff (Abb. 3). Bei den großen abdominalchirurgischen Eingriffen war die postoperative Nachblutung nach Ösophagusresektion (n = 25) und nach partieller

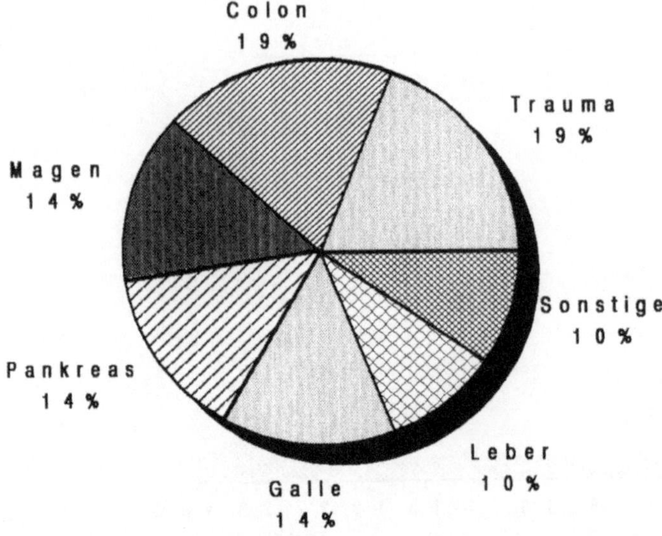

Abb. 3. Häufigkeitsverteilung der Primäreingriffe (n = 48)

Tabelle 1. Relative Häufigkeit der postoperativen Nachblutung bei großen abdominalchirurgischen Eingriffen

	n	Blutung %
Ösophagusresektion	25	12
part. Duodenopankreatektomie	25	12
Gastrektomie	81	2,5
Rektumresekt./-exstirpation	49	6,1

Duodenopankreatektomie (n = 25) mit 12% am häufigsten, gefolgt von Rektumresektion/-exstirpation (n = 49) mit 6,1% und Gastrektomie (n = 81) mit 2,5% am geringsten (Tabelle 1). Ähnliche Ergebnisse werden auch in der Literatur zur relativen Häufigkeit der postoperativen Nachblutung angegeben [10, 11, 12, 15, 16, 17].

In 58% trat die Blutung innerhalb der ersten 24 Stunden und in 82% innerhalb der ersten 5 postoperativen Tage auf. Bedingt durch septische Arrosion fand sich eine weitere Häufung nach 4 Wochen (Abb. 4).

Der Blutungsnachweis wurde überwiegend sonographisch geführt, nur in wenigen Fällen waren Drainagen oder Sonden diagnoseweisend. Endoskopischer und angiographischer Blutungsnachweis waren selten (Abb. 5).

Die Problematik der Relaparotomie liegt in der rechtzeitigen Indikationsstellung. Sie gehört zu den schwierigsten Entscheidungen eines Chirurgen [4]. Der individuellen Erfahrung kommt eine besondere Bedeutung zu.

Die Indikation zur Relaparotomie bei extraluminaler Frühblutung muß gestellt werden, wenn mehr als 2 Konserven über 4 Stunden notwendig sind. Bei Spätblutung sollte bei einem Bedarf von 4 Konserven über 24 Stunden relaparotomiert werden.

Bei 31 Patienten fanden wir sog. chirurgische Blutungen, am zweithäufigsten war die Gerinnungsstörung bei 18 Patienten; die septische Spätblutung durch Arrosion fand sich bei 8 Patienten.

In 43 Fällen wurde die Blutstillung durch Umstechung und in 20 durch zusätzliche oder alleinige Tamponade erreicht. Endoskopische Verfahren zur Blutstillung waren bei 2 Anastomosenblutungen notwendig. Das seltene Auftreten der Anastomosenblutung ist als Folge der verbesserten Nahttechnik anzusehen [10]. Die Embolisation wurde bei einem polytraumatisierten Patienten mit Blutung aus einer Beckenarterie eingesetzt (Tabelle 2).

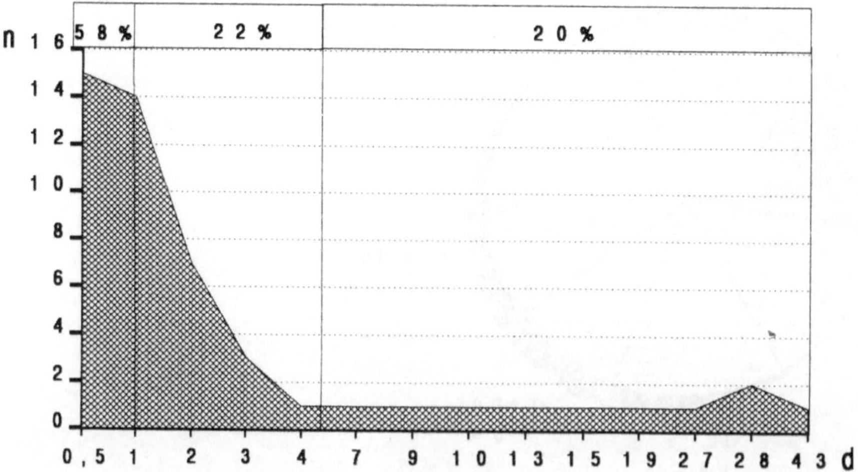

Abb. 4. Zeitpunkt der postoperativen Nachblutung

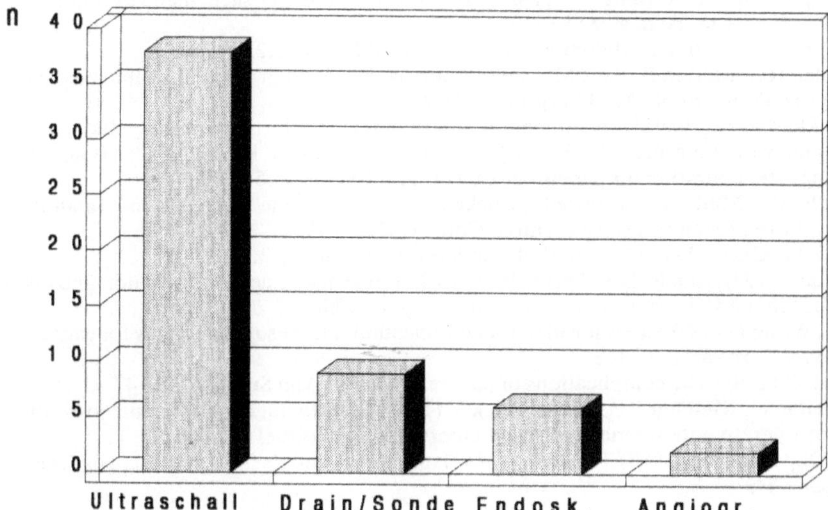

Abb. 5. Nachweis der postoperativen Nachblutung

Tabelle 2. Verfahren der Blutstillung

	n
Umstechung	43
Tamponade	20
Endoskopie	2
Embolisation	1

Die Letalität steigt mit der Relaparotomierate und liegt insgesamt bei 30%, wobei das Durchschnittsalter 59 Jahre betrug. Zwei Patienten, die bis zur definitiven Blutstillung viermal relaparotomiert werden mußten, überlebten.

Trägt man die Literaturdaten in einem Diagramm „Letalität vs Relaparotomiefrequenz" auf, findet sich bei der Erstellung der empirischen Verteilungsfunktion die geringste Letalität bei einer Relaparotomiefrequenz von 5% [2, 6, 7, 8, 13, 18]. Somit ist davon auszugehen, daß in einem normal verteilten Krankengut die Relaparotomiefrequenz wegen Blutung zwischen 3% und 6% liegen sollte, um eine möglichst niedrige Letalität dieser gefürchteten chirurgischen Komplikation zu erreichen [4].

Literatur

1. Allen-Mersh TG, Sprague DB, Mann CV, Turner MJ (1989) Pelvic drainage after anterior resection of the rectum. Dis Col Rect 32:223–226
2. Bergqvist D, Källerö S (1985) Reoperation for postoperative haemorrhagic complications. Acta Chir Scand 151:17–22
3. Farthmann EH, Strittmatter B (1990) Stumpfes Bauchtrauma: Praktische diagnostische Strategie. Langenbecks Arch Chir (Suppl II):607–612
4. Farthmann EH, Lehberger FJ (1978) Postoperativer mechanischer Ileus. Langebecks Arch Chir (Kongreßbericht) 347:379–385
5. Franco D, Karaa A, Meakins JL, Borgonovo G, Smadja C, Grange D (1989) Hepatectomy without abdominal drainage. Ann Surg 210:748–750
6. Günther K, Taubert E, Mehwald J (1988) Der gestörte postoperative Verlauf. Zbl Chir 113:384–390

7. Hirner A, Häring R, Kania U, Oellinger V (1982) Die Relaparotomie: Ursachen und Letalität im Literaturvergleich. Helv Chir Acta 49:815–819
8. Krause R (1987) Reintervention in abdominal surgery. World J Surg 11:226–232
9. Lewis RT, Goodall RG, Marien B, Park M, Lloyd-Smith W, Wiegand FM (1990) Simple elective cholecystectomy: To drain or not. Am J Surg 159:241–245
10. Maurer W, Frankhauser G (1989) Duodenopankreatektomie. Helv Chir Acta 56:103–106
11. Meinke WB, Twomey PL, Guernsey JM, Frey CF, Farias LR, Higgins G, Keehn R (1983) Gastrointestinal bleeding after operation for pancreatic cancer. Am J Surg 146:57–60
12. Paolucci V, Kirchner J, Müller C, Morawe G, Encke A (1991) „Routine"-versus „On-demand"-Sonographie des chirurgischen Intensivpatienten. Chirurg 62:126–132
13. Siewert R, Schulz G, Cassau D (1970) Die Frührelaparotomie. Chirurg 2:76–81
14. Strittmatter B, Lausen M, Salm R, Kohlberger E (1988) Die Wertigkeit der Ultraschalldiagnostik beim stumpfen Bauch- und Thoraxtrauma. Langenbecks Arch Chir 373:202–205
15. Tam PC, Fok M, Wong J (1989) Reexploration for complications after esophagectomy for cancer. J Thorac Cardiovasc Surg 98:1122–1127
16. Trede M, Schwall G (1988) The complications of pancreatectomy. Ann Surg 207:39–47
17. Truong S, Winkeltau G, Riesener KP, Schumpelick V (1988) Effektivität der abdominalen Sonographie in der postoperativ-intensivmedizinischen Überwachung. Aktuel Chir 23:27–32
18. Zer M, Dux S, Dintsmann M (1980) The timing of relaparotomy and its influence on prognosis. Am J Surg 139:338–343

74. Postoperative Peritonitis

M. M. Linder und G. Schäfer

Chirurgische Klinik I des Klinikum Ingolstadt, Krumenauerstr. 25, W-8070 Ingolstadt, Bundesrepublik Deutschland

Postoperative Peritonitis

Summary. In a 5-year-period (1986–1990), 7818 patients underwent abdominal operations. 40 developed diffuse peritonitis postoperatively, of whom 14 (35%) died.
Postoperative peritonitis is best subgrouped according to primary surgery (operations on colon, duodenum, small intestine, biliary tract and pancreas; gynecological surgery; interventional operations).
Diagnosis relies mainly on clinical signs and laboratory parameters (e.g. serum endotoxin level); imaging techniques may present additional hints. Reoperation should be initiated early. Scheduled relaparotomy was successful in six patients.

Key words: Postoperative diffuse peritonitis – Scheduled relaparotomy – Serum endotoxin level

Zusammenfassung. In den Jahren 1986 bis 1990 wurden 7818 abdominalchirurgische Eingriffe durchgeführt. Bei 40 Patienten trat postoperativ eine diffuse Peritonitis auf, 14 (35%) dieser Patienten verstarben.
Das Krankengut läßt sich nach Art des Primäreingriffes unterteilen (Operation an Dickdarm, Zwölffingerdarm, Dünndarm, Gallenwegen und Pankreas, gynäkologische Operationen sowie interventionelle Eingriffe).
Die Diagnose wird immer klinisch gestellt, Labor (z. B. Endotoxinbestimmung) und bildgebende Verfahren können wichtige ergänzende Hinweise liefern. Die Indikation zur Relaparotomie ist frühzeitig zu stellen, hierbei hat sich in unserem Krankengut bei „nur" 6 Patienten die Etappenlavage bewährt.

Schlüsselwörter: Postoperative diffuse Peritonitis – Etappenlavage – Endotoxinbestimmung

Einleitung

Die postoperative Peritonitis hat von allen Peritonitisformen die höchste Letalität. Sie betrug bei Martin Kirschner 1926 noch 100% [2], in einer Sammelstatistik von Eduard Farthmann aus den Jahren 1970–1985 zwischen 30 und 60% [1]. In diesem Vortrag möchte ich mich beschränken auf die Bauchfellentzündung nach Abdominaleingriffen (Tabelle 1). Die Größenordnung des Themas soll dargestellt werden an dem rezenten Krankengut eines bayerischen Schwerpunktkrankenhauses (Tabelle 2): Die Hälfte der 15 700 Opera-

Tabelle 1

Postoperative Peritonitis = Peritonitis nach Baucheingriffen ≠ Persistierende Peritonitis Peritonitis in der postoperativen Phase Peritonitis nach Trauma

Tabelle 2. Krankengut (1986–1990)

Operationen		15700
Abdominaleingriffe		7818
mit Peritonitis		1138 (15%)
Postop. Peritonitis		84 (1,1%)
lokal	44	
diffus	*40*	

Tabelle 3. Postoperative Peritonitis, Schwierigkeiten

Voroperationsproblematik
Postaggressionsstoffwechsel
Regelrechter (?) Verlauf:
Schmerzen
Magen-, Darmparalyse
Bronchopneumonie
Informationsfluß
Psyche des Chirurgen

tionen aus 5 Jahren sind Abdominaleingriffe, bei jedem 6. Patienten bestehen Zeichen einer Bauchfellentzündung. 84 Kranke werden wegen einer postoperativen Peritonitis behandelt, 40 mit der diffusen Form.

Im Folgenden sollen zunächst die Besonderheiten bei der Diagnose der postoperativen Peritonitis allgemein aufgezeigt werden. Das Krankengut wird dann entsprechend den befallenen Organen unterteilt.

Probleme der Diagnostik

Der Verlauf der Abdominaleingriffe wird nur in etwa 1% durch eine Peritonitis kompliziert. Die postoperative Peritonitis ist also selten.

Eine postoperative Peritonitis-Krankheit beginnt schleichend und trifft dann auf den Patienten im Postaggressionsstoffwechsel mit geschwächter Abwehrkraft und reduzierter Nährstoffverwertung (Tabelle 3). Auch der normale postoperative Patient hat erhöhte Temperatur, Schmerzen, Zeichen der Darmparalyse und reduzierte Lungenfunktion: Alles mögliche Signale einer beginnenden Peritonitis.

Bei der heutigen Arbeitszeitverkürzung bedeutet der häufige Wechsel des Personals im pflegerischen und inzwischen auch im ärztlichen Bereich einen Verlust an Information. Zarte, in Kenntnis des Einzelfalles aber bedrohliche Entwicklungen können dann übersehen oder fehlgedeutet werden.

Tabelle 4. Postoperative Peritonitis, Klinische Zeichen

Fieber
Tachykardie
Blähbauch
Path. Darmgeräusche
Abwehrspannung
Trübes Drainsekret
Trockene, träge Zunge
Hyperventilation
Verwirrtheit

Tabelle 5. Postoperative Peritonitis, Apparative Befunde

Labor:	*Bildgebende Verfahren:*
Leukozyten	Thorax
Harnstoff	Abdomen
C-reaktives Protein	Ultraschall, CT
Elastase	Endoskopie
Gerinnungsfaktoren	KM-Darstellung
Endotoxin	
pa O_2	

Jeder Chirurg ist verschieden, gemeinsam ist aber den meisten Selbstvertrauen und der Wunsch nach Perfektion, hier schmerzt das Auftreten einer postoperativen Peritonitis, ist sie doch Folge des eigenen Tuns.

Klinik

Die hier aufgeführten klinischen Zeichen der Bauchfellentzündung gelten natürlich genauso in der postoperativen Phase (Tabelle 4). Besonders hinweisen möchte ich auf das Vorzeigetempo und Feuchtigkeit der Zunge: Dies ist der beste und billigste klinische Test zur Beurteilung des Gesamtzustandes des Kranken. Hyperventilation und Verwirrtheit, zusammen mit anderen Bauchsymptomen, lassen auf eine beginnende Peritonitis-Krankheit schließen.

Apparative Diagnostik

Die apparative Diagnostik unterteilt sich in das Routinelabor und fallbezogene, bildgebende Verfahren (Tabelle 5). Elastase und Endotoxin sind Parameter, die in einigen spezialisierten Kliniken den Zustand besser beurteilen lassen und evtl. die Entscheidung zum Reeingriff erleichtern, mehr darüber vielleicht in der Diskussion [4].

Bildgebende Verfahren weisen Unversehrtheit oder Pathologie wichtiger Organsysteme nach. Diese Informationen helfen bei der Planung und der praktischen Durchführung der Relaparotomie. Sie verkürzen den operativen Eingriff und ermöglichen schonendes Operieren, wie von unserem Präsidenten gewünscht.

Krankengut-Kategorien

In Ingolstadt behandelten wir in 5 Jahren 84 Kranke wegen postoperativer Peritonitis (Tabelle 6). 40 Fälle traten bei über 1800 Eingriffen an Kolon und Rektum auf, das sind

Tabelle 6. Postoperative Peritonitis (PP) nach verschiedenen Abdominaleingriffen 1986–1990

Operationen	n	PP	diffus	verstorben
Kolorektal	1864	48 (3%)	20	2 (10%)
NPL	500	30 (6%)	11	1
benigne	90	4 (4%)	3	1
Appendix	1274	14 (1%)	6	–
Dünndarm	105	9 (9%)	6	5
Magen, Duodenum	302	11 (4%)	2	2
Galle, Pankreas	1189	6 (0,5%)	5	2
Interventionelle		8	5	3
Gynäkologie		2	2	–
		84	40	14 (35%)

Tabelle 7. Postoperative Peritonitis, Operative Therapie (n = 84)

Relaparotomie	57
Resektion	5
Anus praeter	11
Etappenlavage	6

3%. Nach Dünndarmeingriffen war die Rate der postoperativen Peritonitis mit 9% am höchsten, dies stammt von dem hohen Anteil an Mesenterialinfarkt als Erstdiagnose. 11 postoperative Peritonitiskranke entstammen 302 Operationen an Magen und Duodenum, entsprechend 4%. Eingriffe an Galle und Pankreas ziehen selten eine postoperative Peritonitis nach sich, nämlich nur 0,5%. Interessant sind 10 Patienten nach interventionellen, endoskopischen und sonographischen Maßnahmen sowie gynäkologischen Operationen.

Ist die Diagnose gestellt, soll rasch operiert werden. Behandlungsprinzipien bei der postoperativen Peritonitis gleichen denen der spontanen Peritonitis. Bei 57 Patienten mußte relaparotomiert werden, bei 5 Kranken wurde Darm trotz der Peritonitis reseziert und anastomosiert, 6× wurde die Etappenlavage geplant eingesetzt (Tabelle 7).
Nun zu den Organsystemen:

Kolorektale Primäreingriffe

Nach kolorektalen Primäreingriffen tritt die diffuse Peritonitis unterdurchschnittlich häufig auf, sie ist meist Folge von Anastomosen-Insuffizienzen. Hier genügt meist die Relaparotomie mit Anus praeter und Drainage oder einer Etappenlavage. Bei massiver Insuffizienz und schlechtem Allgemeinzustand ist eine Hartmann-Operation geeigneter. Diffuse Peritonitiden nach blanden Appendektomien sind immer wieder überraschend: Bei einem 26jährigen Mann wurde intraoperativ eine Ileitis terminalis belassen, die postoperativ perforierte. Die Perforation wurde spät erkannt. Bei einer 21jährigen Frau trat nach laparoskopischer Appendektomie klinisch am 2. Tage postoperativ eine diffuse Unterbauchperitonitis auf, die ohne Wundschmerz schwer imponierte. Bei der Revision fand sich nur reichlich seröses Exsudat im Unterbauch, keine weitere Pathologie: meines Erachtens ein interessantes neues Krankheitsbild.

Primäre Dünndarmeingriffe habe ich oben bereits angesprochen.

An Magen und Duodenum erfolgen Eingriffe wegen gut- oder bösartigen Erkrankungen. Eine postoperative Peritonitis ist selten diffus. Die beiden diffusen Peritonitiden endeten aber letal. Wichtigste Faktoren: hohes Alter und aggressive maligne Grunderkrankung.

Tabelle 8. Diffuse postoperative Peritonitis, Letalität

Operationen	diffuse PP	verstorben
Kolorektal	20	2
Dünndarm	6	5
Magen, Duodenum	2	2
Galle, Pankreas	5	2
Interventionell	5	3
Gynäkologie	2	0
Gesamt	40	14 (35%)

Tabelle 9. Postoperative Peritonitis, Todesursachen

Multiorganversagen	6
Herzkreislaufversagen	6
Lungenembolie	1
Tumorkachexie	1
Gesamt	14

Tabelle 10. Postoperative Peritonitis, Keimnachweis (n = 30)

E. coli		19
Enterococcen		7
Proteus		4
Enterobacteriaceae		4
Klebsiella		3
Citrobacter		2
Andere		4
Nachweis:	1 Keim	17
	2 Keime	6
	3 Keime	5
	Steril	2
1986–1990 IN IV/91		

Galle und Pankreas

Nach Eingriffen an Galle und Pankreas ist die postoperative Peritonitis selten. Sie tritt meist diffus auf. Gerade nach Pankreasresektion muß bei leisester Klinik frühzeitig relaparotomiert werden.

Interventionelle und gynäkologische Voreingriffe

Hier drückt sich der Fortschritt der gesamten Medizin aus mit den Risiken nach endoskopischen und sonographischen Eingriffen: Ich nenne nur endoskopische Polypabtragung, Sklerosierung blutender Ulcera peptica mit Magenwandnekrose, Sphinkterotomien, chemische Cholezystolitholyse und laparoskopische Operationen. Hier ist die interdisziplinäre Zusammenarbeit gefragt, das „über den eigenen Schatten springen". Die Letalität entspricht dem konventionellen Durchschnitt.

Schlußbemerkung

Von den 84 Kranken mit postoperativer Peritonitis hatten 40 die diffuse Form, nur aus dieser Gruppe stammen die 14 Verstorbenen (Tabelle 8), entsprechend einer heute üblichen Letalität von 35%. Todesursachen entnehmen Sie bitte dieser Tabelle (Tabelle 9). Nur bei 2 von 14 Patienten war die Peritonitis nicht beherrscht (Tabelle 10).

Ich hoffe, das vielschichtige Problem der postoperativen Peritonitis herausgearbeitet zu haben. Sie haben erkennen können, wie schwer vergleichbar die Patienten mit dieser Diagnose sind. Herr Wacha und ich haben deswegen bei der Erstellung des Mannheimer Peritonitis-Index die postoperative Peritonitis bewußt herausgelassen [3].

Literatur

1. Farthmann EH, Schoeffel U (1990) Principles and limitations of operative management of intraabdominal infections. World J Surg 14:210–217
2. Kirschner M (1926) Die Behandlung der akuten eitrigen freien Bauchfellentzündung. Arch Klin Chir 142:253
3. Linder MM, Wacha H, Feldmann U, Wesch G, Steifenstand RA, Gundlach E (1987) Der Mannheimer Peritonitis-Index. Chirurg 58:84–92
4. Oettinger W, Berger D, Beger HG (1987) Die bakterielle Peritonitis als Mediatorerkrankung – diagnostische und therapeutische Implikationen. In: Wacha H (Hrsg) Peritonitis. Springer, Berlin Heidelberg New York Tokyo, S 144–150

75. Perkutane Behandlung der lokalen postoperativen Peritonitis

A. Hirner[1], C. H. Siebert[1], R. Goldschmidt[2] und Th. Harder[2]

[1] Chirurgische Universitätsklinik und Poliklinik der Rheinischen Friedrich-Wilhelms-Universität Bonn
[2] Radiologische Universitätsklinik der Rheinischen Friedrich-Wilhelm-Universität Bonn, Sigmund-Freud-Str. 25, W-5300 Bonn (Venusberg), Bundesrepublik Deutschland

Percutaneous Treatment of Local Postoperative Peritonitis

Es gibt keine Bauchchirurgie ohne früh-postoperative Relaparotomie [4]. Die mit 45% wichtigste Einzelursache hierfür ist die Peritonitis. Die diesbezügliche Interventionsrate betrug bei uns in Bonn für den Zeitraum Februar 1989 bis Februar 1991 2,8%: 63 von 2262 laparotomierten Patienten. In der Literatur liegt dieser Prozentsatz etwas tiefer [3].

Im folgenden wird lediglich über die 48 Patienten mit lokaler Peritonitis berichtet. Davon haben wir 31 relaparotomiert, 17 perkutan drainiert. Die Gründe für das eine bzw. andere Vorgehen sind vielfältig, und es gehen viele persönliche Erfahrungen und Bedingungen des Umfeldes ein [1, 10]. Im wesentlichen lassen sich 5 Fragen differenzieren.

1. Apparative und personelle Logistik einer perkutanen Abszeßdrainage!

Dem CT mit enteralem und intravasalem Kontrast wird noch immer die höchste Spezifität und Sensitivität in der Erkennung solcher Abszesse zugesprochen [6]. Allerdings haben wir in der eigenen Erfahrung keinen Unterschied zum Ultraschall gesehen: Bei den 17 perkutan drainierten Patienten hatten wir jeweils 1 falsch negatives Resultat. Das falsch-negative CT-Resultat ist in Abb. 1 wiedergegeben: großer Schlingenabszeß nach Proctocolectomie wegen Colitis ulcerosa, der für eine perkutane Abszeßdrainage bestens geeignet gewesen wäre – unnötige Relaparotomie!

Die eigentliche Punktion wurde meist unter Ultraschall-Kontrolle durchgeführt. Dies scheint uns einfacher zu sein als das Arbeiten in der engen Röhre.

Meist verwenden wir doppellumige Katheter, damit über einen dünnen Zulauf die Höhle täglich mehrmals gespült werden kann: ausschließlich mit physiologischer Kochsalzlösung. Der Drainagekatheter sollte einen Innendurchmesser von zumindest 2,7 mm aufweisen.

Bei den 17 Drainagen erlebten wir einmal eine methodenspezifische Komplikation: Arrosion der Duodenalwand bei subhepatischem Abszeß. Nach Zurückziehen der Katheterspitze versiegte die Fistel innerhalb einiger Tage (Abb. 2).

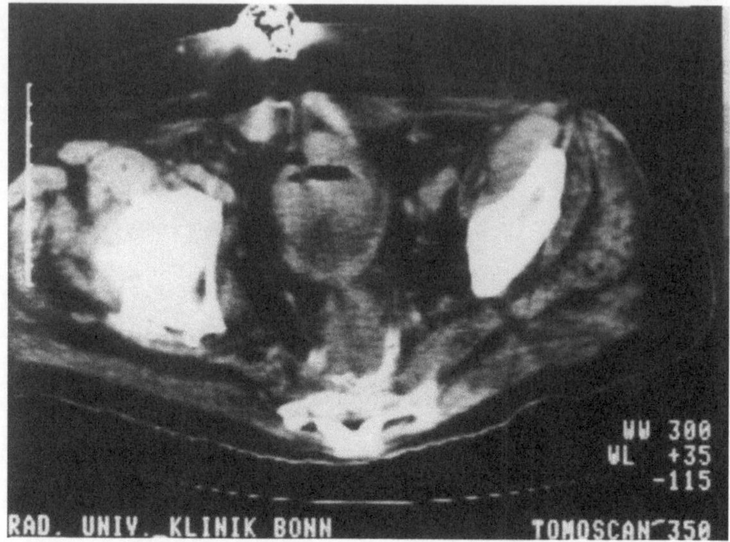

Abb. 1. Computer-Tomographie bei einem 53jährigen Mann, 15 Tage nach Revisionseingriff bei Z. n. Proctocolectomie (Colitis ulcerosa): großer bauchdeckennaher Schlingenabszeß im Unterbauch, zunächst als Darmschlinge interpretiert

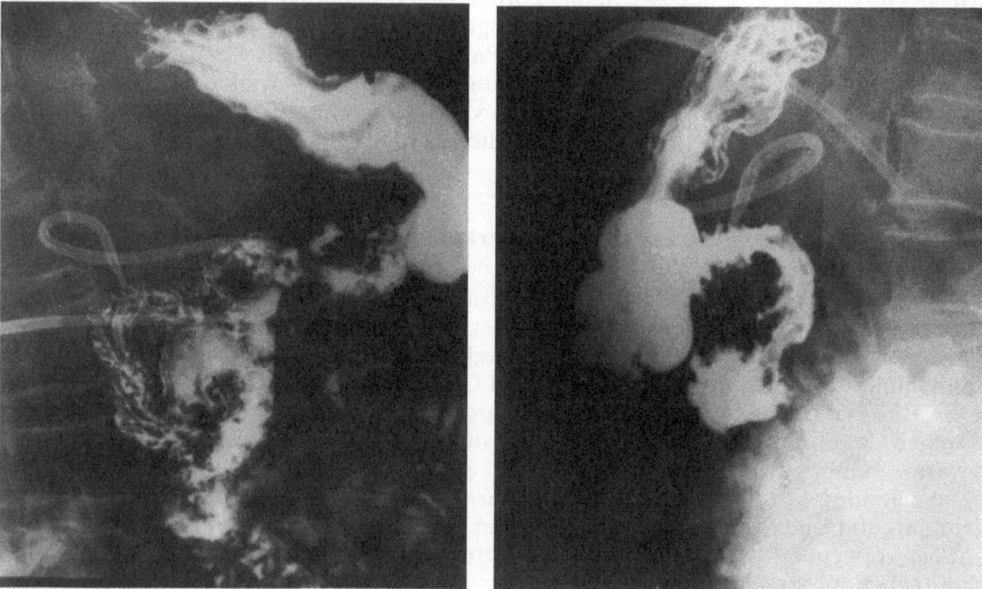

Abb. 2. Magen-Duodenal-Passage (Gastrografin) bei perkutan drainiertem subhepatischem Abszeß: Die Spitze des Katheters (2 Ebenen!) perforiert die Duodenalwand

Tabelle 1. Perkutane Drainage bei intraabdominellem Abszeß wegen/mit biliodigestiver Fistel

	Therapiedauer
biliär: Choledochotomie	22 Tage
biliär: Hemihepatektomie	19 Tage
Duodenalstumpf	31 Tage
Pylorusperforation (nach Dilatation)	27 Tage
Ösophagojejunostomie	44 Tage

2. Welche Lokalisation eines Abszesses kommt für die perkutane Drainage in Frage?

Bei unseren 17 perkutan behandelten Patienten hatte der Abszeß folgende Lokalisation: 6× subphrenisch, 6× subhepatisch und 5× retroperitoneal, letztere insbesondere nach operativer Therapie einer nekrotisierenden Pankreatitis. Bauchdeckennahe Abszesse haben wir nicht behandelt: Sie kommen aber durchaus hierfür auch infrage.

3. Welchen Einfluß hat das Vorliegen einer Fistel auf die Therapieentscheidung: Relaparotomie oder perkutane Drainage?

Dies Problem wird noch kontrovers beurteilt. Noch 1989 hatte der Autor selbst geschrieben: „Liegt ein Abszeß *ohne* Nahtinsuffizienz zugrunde, kann perkutan drainiert werden, andernfalls wird meist relaparotomiert werden müssen" [5]. Dies halten wir – wie auch andere Autoren – heute nicht mehr aufrecht [3, 8]. Wir haben unter den 17 Patienten alle 5 Patienten mit einer zugrundeliegenden Fistel erfolgreich perkutan therapieren können: 3× bei einer Galle-Leckage und 2× bei einer Anastomoseninsuffizienz (Tabelle 1).

4. Welchen Einfluß hat das Vorliegen einer sogenannten „high-output-Fistel" auf die Therapieentscheidung: Relaparotomie oder perkutane Drainage?

Auch in der neuesten Literatur findet man noch die Angabe, daß bei einer täglichen Fistel-Fördermenge von über 200 ml eine perkutane Drainage-Behandlung eher abzulehnen sei [6]. Wir haben bei 12 unserer Patienten Sekretionsmengen verzeichnet (Abb. 3), die weit

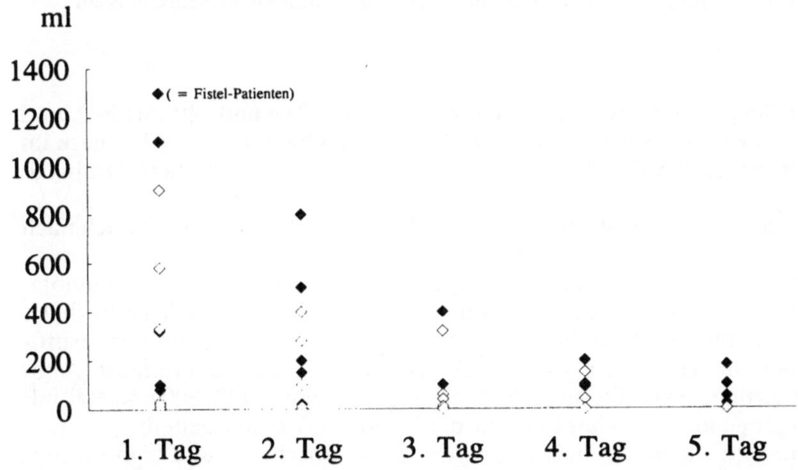

Abb. 3. Tägliche Sekretmenge nach perkutaner Drainage. Die 5 Patienten mit Fistelkommunikation sind gekennzeichnet

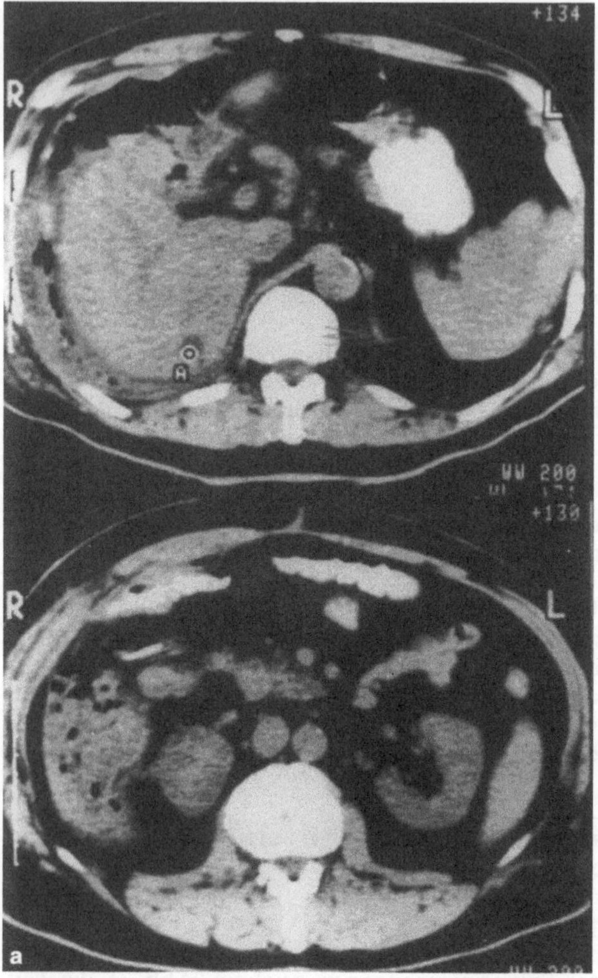

Abb. 4. a Computer-Tomographie bei einem 69jährigen Mann, 8 Tage nach einer komplizierten Gallenoperation (siehe Text): subphrenisch/subhepatischer Abszeß mit multiplen Gaseinschlüssen

über diesen Angaben liegen: im Durchschnitt 400 ml am ersten Tag und 140 ml am 2. und 80 ml am 3. Tag. Dabei war der Streubereich sehr breit: von 8 bis 1400 ml. Alle diese im oberen Förderbereich liegenden Fistelpatienten konnten durch die perkutane Drainage geheilt werden.

Das Argument, eine high-output-Fistel stelle eine Kontraindikation dar, ist auch nach unserer Meinung nicht mehr aufrechtzuhalten [9, 11].

Ein sehr eindrückliches Beispiel einer high-output-Fistel: übel perforiertes Gallenblasenempyem mit Fistel in einen Duodenalstumpf hinein bei Zustand nach Billroth II. Zunächst kombiniert subphrenisch-subhepatischer Abszeß, auf dem Boden der insuffizient gewordenen Duodenalnaht (Abb. 4a). Der Abszeß wurde perkutan drainiert (Abb. 4b). Die tägliche Fördermenge von Duodenalsaft betrug anfänglich 1400, 800 und 400 ml; nach beinahe 3wöchiger geduldiger Therapie war die Duodenalfistel ausgeheilt.

Zusammenfassend sind wir in den beiden Fragen „Fistel überhaupt und high-output-Fistel" also sehr viel großzügiger geworden und versuchen, sofern der Prozeß lokalisiert ist, zunächst einmal perkutan zu verfahren. Dies entspricht den großen Erfahrungen der

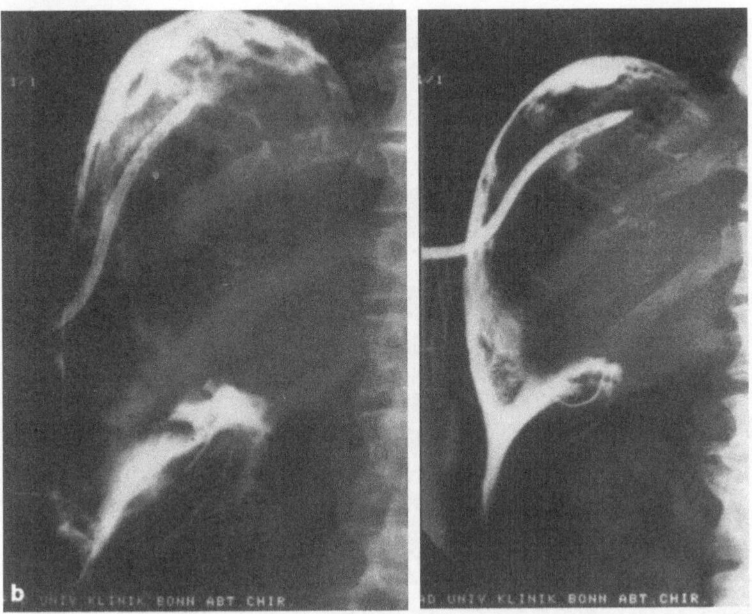

Abb. 4. b Direkte Darstellung der Abszeßhöhle, 1 Woche später: deutliche Verkleinerung

Mainzer Radiologie: Klose berichtet über eine 85%ige Erfolgsrate bei zugrundeliegender Fistelkommunikation [7].

5. Gibt es Abszesse, die entsprechend CT-Kriterien nicht perkutan drainiert werden sollten?

Im Gegensatz zu früheren Jahren ist man sich heute sicher, daß die Heranziehung des computertomographischen Erscheinungsbildes keine prognostische Aussage zur Heilungstendenz eines einzelnen Abszesses zuläßt [8]. Einzelmerkmale wie hoher Dichtewert, Randenhancement, Spiegel, diffuse Gasblasen oder Septierungen bedeuten im Einzelfall keine Kontraindikation. Retrospektiv fallen 4 unserer punktierten Abszesse unter diese Kategorie: Einen davon, den in Abb. 5 gezeigten retroperitonealen Abszeß, haben wir wegen Mißerfolg dann doch operativ freigelegt.

Wir können keine in jedem Fall schlüssige Antwort geben, warum wir von den 48 postoperativen Abszeßpatienten letztendlich 31 relaparotomiert und 17 perkutan drainiert haben. Wichtige Einzelgründe für die Relaparotomie waren Abszeß- Multiplizität, ungünstige Lokalisation, das eher frühe Auftreten in Verbindung mit einer nicht drainierten Insuffizienz und personelle Logik. Vieles davon hat sich schon heute, 2 Jahre nach Beginn dieser Dokumentation, relativiert.

Ergebnisse

Interessant ist allerdings eine Zuordnung, die wir im vorhinein nicht vermutet haben: nämlich die Art der Dringlichkeit der Erstoperation. Praktisch alle perkutan drainierten Patienten (16 von 17) hatten initial eine Elektivoperation, während sich bei den 31 relaparotomierten Patienten Elektiv- und Notfalloperation ungefähr die Waage hielten (19 elektiv von 31 gesamt).

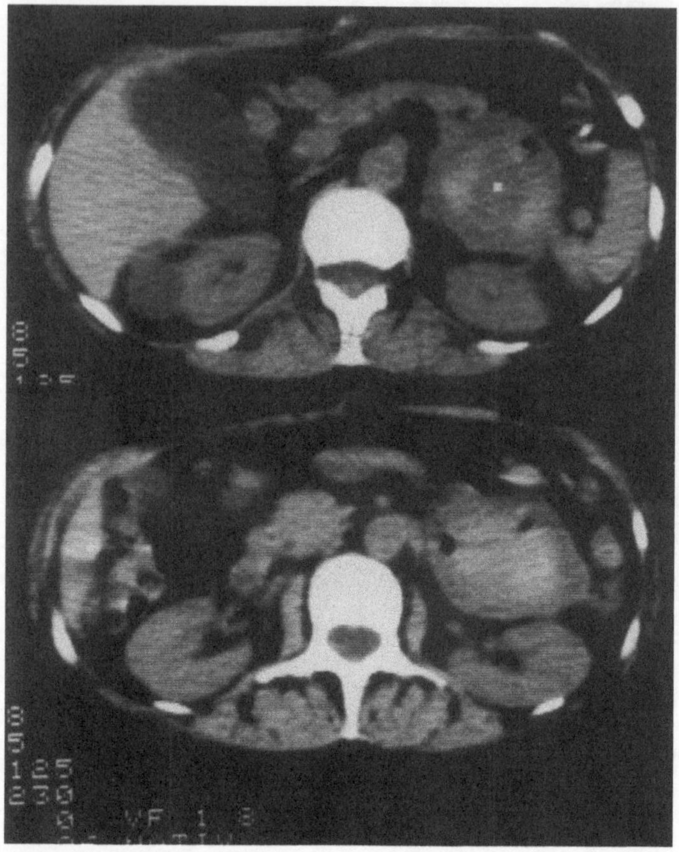

Abb. 5. Computertomographie bei einer 74jährigen Frau, 16 Tage nach notfallmäßiger Laparotomie wegen spontaner retroperitonealer Markumar-Blutung: Der chronische Abszeß mußte nach ergebnisloser perkutaner Abszeßdrainage doch mittels Relaparotomie behandelt werden

Der Zeitpunkt der Intervention lag bei den relaparotomierten Patienten mit durchschnittlich 18 Tagen etwas früher als bei den perkutan drainierten Patienten mit 22 Tagen. Da der Streubereich allerdings sehr groß ist, hat diese Angabe für den einzelnen Patienten keine Wertigkeit.

Die Behandlungsdauer bei Relaparotomie bzw. perkutaner Drainage unterschied sich nicht: 25 gegen 26 Tage, wiederum bei großer Streubreite.

Daß nach Relaparotomie mehr Patienten versterben als nach perkutaner Drainage, liegt nicht am Verfahren, sondern an der zugrundeliegenden Gesamtproblematik: 19 gegen 12%. Andere Autoren sehen bei intraabdominellem Abszeß keinen Unterschied in der Letalität nach Laparotomie bzw. perkutaner Drainage [2]. Allerdings handelt es sich bei unseren Patienten um früh-postoperative Komplikationen.

Bei den perkutan drainierten Patienten haben 15 überlebt: 10 mit einmaliger Abszeßdrainage, 2 mit weiteren Kathetern und 3 mit nachgeschalteter Relaparotomie.

Bei den relaparotomierten Patienten haben 25 überlebt: 17 mit einmaliger Relaparotomie, 6 mit weiterer Relaparotomie und 2 mit nachgeschalteter perkutaner Drainage.

Schlußbemerkung

Die perkutane Drainge bei früh-postoperativ lokalisierter Peritonitis ist ein Standardverfahren geworden. Die indikatorischen Grenzen können wegen der Risikoarmut der Methode weit gesteckt werden. Ein doppellumiger Katheter ist zur Spülung sinnvoll. Subphrenische, subhepatische, retroperitoneale und bauchdeckennahe Abszesse scheinen besonders gut angehbar zu sein. Auch high-output-Fisteln und chronische Abszesse mit dicker Abszeßwand und eingedicktem Inhalt können und – nach unserer Meinung – sollen mit dieser Methode angegangen werden. Die Methode ist mit großer Wahrscheinlichkeit risikoärmer als eine wegen isolierten intraabdominellen Abszesses durchgeführte Relaparotomie.

Literatur

1. Dähnert W, Günther RW, Börner N, Braun G, Gamstätter G, Rothmund M (1985) Die percutane Drainage abdominaler Abscesse. Chirurg 56:579–583
2. Deveney CW, Lurie K, Deveney KE (1988) Improved treatment of intraabdominal abscess. Arch Surg 123:1126–1130
3. Farthmann EH, Lausen M, Schöffel U (1990) Intraabdominelle Abszesse – Indikation zur Operation. In: Bünte H, Junginger T (Hrsg) Jahrbuch der Chirurgie, vol 3. Biermann, Zülpich, S 79–86
4. Hirner A, Häring R (1982) Frühe postoperative Relaparotomie. In: Häring R (Hrsg) Dringliche Bauchchirurgie. Thieme, Stuttgart New York, S 482–519
5. Hirner A, Häring R, Peter F (1989) Indikation zur Relaparotomie bei postoperativer Sepsis. In: Reinhart K, Eyrich K (Hrsg) Sepsis. Springer, Berlin Heidelberg New York Tokyo, S 315–328
6. Karnel F, Schurawitzki H, Jantsch H, Kumpan W, Walter R, Wittich G, Feil W, Schiessel R (1989) Percutane Drainage abdomineller Abscesse. Chirurg 60:846–850
7. Klose KJ, Thelen M (1990) Intraabdominelle Abszesse – perkutane Therapie. In: Bünte H, Junginger T (Hrsg) Jahrbuch der Chirurgie, vol 3. Berimann, Zülpich, S 87–100
8. Klose KJ (1988) Perkutane Abszeßdrainage. Thieme, Stuttgart New York, S 303–322
9. Olak J, Christou NV, Stein LA, Casola G, Meakins L (1986) Operative vs percutaneous drainage of intra-abdominal abscesses. Arch Surg 121:141–146
10. Rothmund M (1985) Intraabdominelle Abszesse – perkutane oder chirurgische Drainage? DMW 110:527–528
11. Treutner KH, Truong S, Klose K, Schubert T, Schumpelick V, Günther RW (1989) Intraabdominal abscesses – percutaneous catheter drainage versus operative treatment. Klin Wochenschr 67:486–490

76. Postoperativer mechanischer Ileus

H. Wacha

Chirurgische Klinik, Hospital z. heiligen Geist, Akadem. Lehrkrankenhaus d. Johann-W.-Goethe-Universität, Langestr. 4–6, W-6000 Frankfurt/M., Bundesrepublik Deutschland

Postoperative Mechanical Ileus

Summary. Postoperative GI obstruction is the third most common postoperative complication, after peritonitis and bleeding, leading to laparotomy. The mortality has declined in the last decade from around 20%–35% to 10%–20%. This is probably caused by better intra-operative surgical techniques and better understanding of the pathophysiology of gastrointestinal motility. The problem most frequently lies in the proximal small bowel particularly after operations on the colon, especially in the presence of inflammation or peritonitis. Differentiation between postoperative paralysis and mechanical obstructions is very difficult. Modern diagnostic techniques have not changed this fact. For assessment of the abdomen, repeated surgical investigations is still of more value than laboratory data alone.

Key words: Postoperative Mechanical Ileus

Zusammenfassung. Der postoperative Ileus ist die 3. häufigste postoperative Komplikation nach Peritonitis und Blutung. Die Letalität ist in den letzten Jahren von 25–35% auf 10–20% gesunken. Gründe sind in den verbesserten intraoperativen chirurgischen Maßnahmen und dem besseren Verständnis der pathophysiologischen Zusammenhänge zu sehen.
Die häufigste Ursache ist der Frühstrang des Dünndarms, besonders häufig nach Eingriffen am Darm und hier besonders bei Vorliegen von Entzündungen und der Peritonitis. Die Differenzierung zwischen postoperativer Paralyse und mechanischer Obstruktion ist weiterhin schwierig. Daran ändern auch modernste Untersuchungstechniken nichts. Zur Beurteilung des Abdomens ist die wiederholte Untersuchung des Chirurgen von größerer Bedeutung als Laborwerte alleine.

Schlüsselwörter: Postoperativer mechanischer Ileus

So einfach die Definition des postoperativen Ileus klingen mag:

„Aufhebung der Darmpassage, die in direktem zeitlichen und ursächlichen Zusammenhang mit einer vorangegangenen Laparotomie steht, und innerhalb des gleichen Krankenaufenthaltes auftritt –"

so problematisch können Diagnose und Therapie sein.

Wundschmerz und Analgetika, postoperative Darmparalyse, parenterale Ernährung, Sedierung u.a.m. können eine *mechanische Funktionsstörung* des Darmes verschleiern.

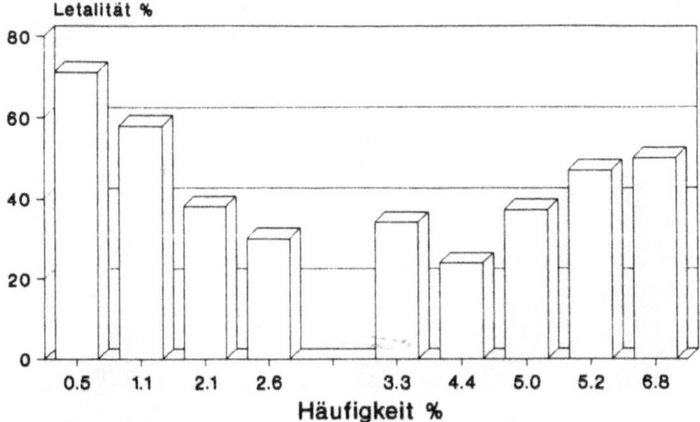

Abb. 1. Relaparotomiefrequenz zur Letalität

1980 kann aus einer Sammelstatistik (Schriefers) eine Relaparatomiefrequenz von durchschnittlich 3,4%, in 0,7% wegen eines Ileus entnommen werden.

Mit 20–35% aller Reeingriffe ist der Ileus neben der Peritonitis und der Blutung die dritthäufigste Ursache aller Relaparotomien. Die Letalität ist von etwa 30% vor 10 Jahren auf 10–20% gesunken (Hirner, Stewart u.a.). Unsere Relaparotomiefrequenz war schon damals mit 0,16% und einer Letalität nach Relaparotomie wegen Ileus von 11,6% auffallend niedrig (Cappel).

In älteren Statistiken scheint die seltene bzw. besonders häufige Relaparotomie mit einer höheren Letalität verbunden (Farthmann) (Abb. 1). Heute scheinen die Relaparotomieraten und Letalität zumindest für den Ileus international gesunken (Stewart). Für den Ileus im allgemeinen ist der Anstieg der Letalität mit zunehmender Ileusdauer und Alter des Patienten bekannt (Linder).

Ein Zusammenhang zwischen Relaparotomiefrequenz und Letalität läßt sich für den postoperativen Ileus aus aktuellen Literaturstudien nur vermuten.

Prädisponierende Faktoren sind Eingriffe am Darm selbst. Das Risiko ist besonders hoch, wenn Entzündungen vorliegen (perforierte Appendizitis, Morbus Crohn, Peritonitis, die postoperative sog. „Mini-Insuffizienz" u.a.m.) (Abb. 2). Nach Eingriffen im Ober-

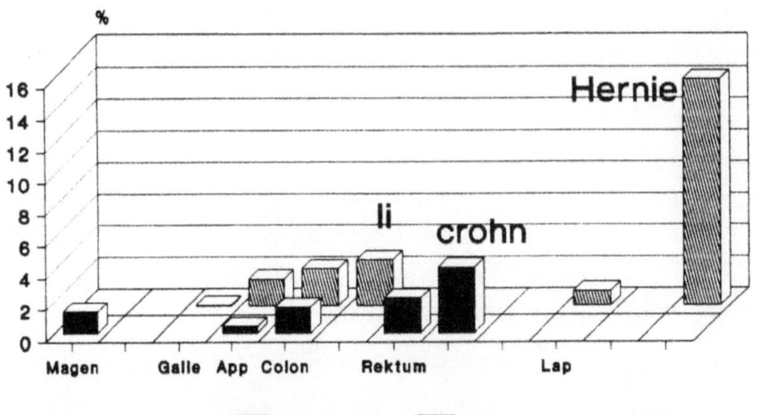

Abb. 2. Häufigkeit der Relaparotomie wegen eines postoperativen Ileus nach verschiedenen Eingriffen im Literaturvergleich [Nach Lindenschmidt]

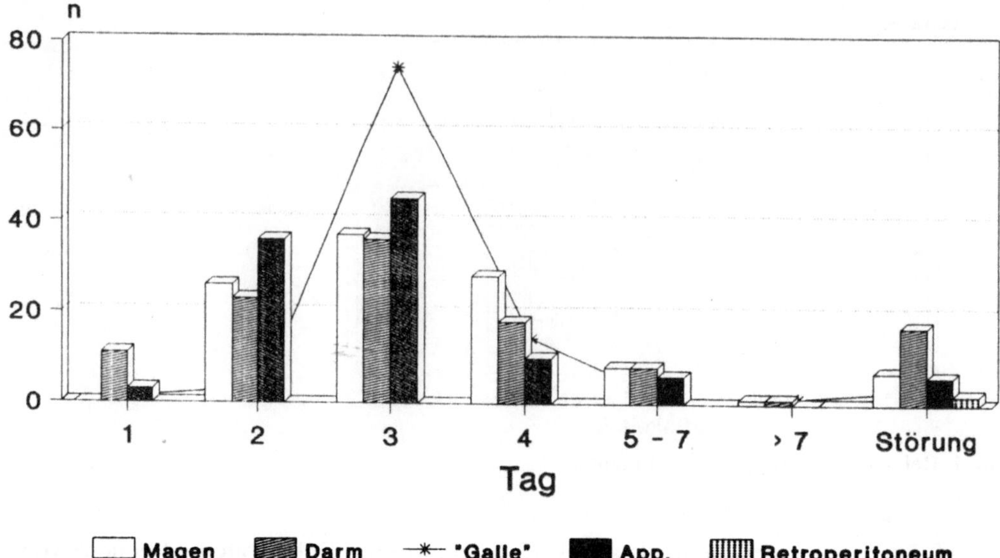

Abb. 3. Postoperative Motilität und Motilitätsstörungen des Darmes (n = 500). [Cappel, 1980]

bauch ist der postoperative Früh-Ileus eine Seltenheit. *Rein statistisch* stellt die mediane Unterbauchlaparotomie ein größeres Risiko als der Rippenbogenrandschnitt (Stewart) dar. Vom chirurgischen Standpunkt aus muß dies natürlich differenzierter gesehen werden.

Als Ursache kommen in über 80% Frühstrangbildungen in Frage, seltener innere Hernien mit Einklemmungen. In den meisten Fällen ist der Dünndarm involviert.

Zu den Raritäten gehören die retrograde Invagination einer Braun'schen Anastomose nach B II, Stenosen und Invaginationen nach Pankreaseingriffen, das sogenannte Arteria-mesenterica-superior-Syndrom (Enge im Bereich der flexura duodeno-jejunalis) nach Colektomie und nach großen Gefäßeingriffen.

Dank neuer chirurgischer Techniken sind Stenosen nach Darmanastomosen als Ursache für einen postoperativen Ileus auch zur Seltenheit geworden.

Die Differenzierung zwischen mechanischem und paralytischem Ileus macht oft große Probleme.

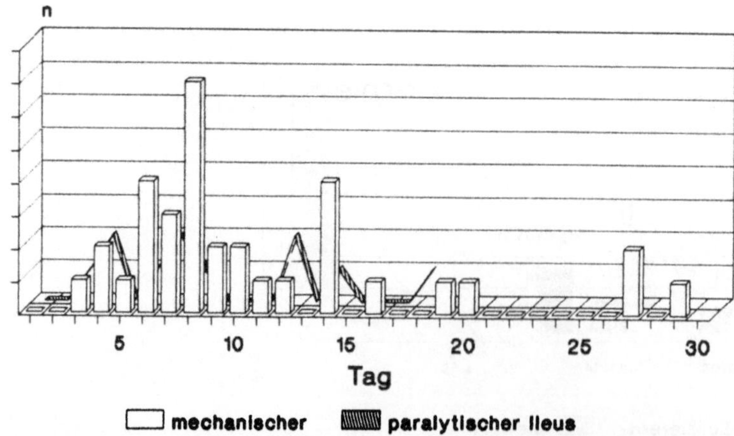

Abb. 4. Relaparotomiezeitpunkt wegen eines mechanischen (paralytischen) postoperativen Ileus (n = 43) [Mod. nach Farthmann 1978]

1. Die normale Peristaltik setzt nach einer *physiologischen Magen-Darmatonie* von 12–24 Stunden wieder ein. Das betrifft auch Eingriffe außerhalb des Abdomen, wie z.B. Operationen am Thorax. Dies ist die Regel (Lindenschmidt) (Abb. 3). Dennoch, leichte Verzögerungen sind Eingriffsspezifisch zu erwarten. Besonders auffällig ist hier die verlängerte postoperative Paralyse nach retroperitonealen Eingriffen aber auch nach Traumen des Retroperitoneum sowie nach Wirbel- und Beckenfrakturen.

2. Andererseits können die *ersten Symptome eines mechanischen Ileus* schon ab dem 2. postoperativen Tage auftreten, typischerweise jedoch erst am 7. postoperativen Tag nach einer oft normalen Stuhlentleerung und ersten oralen Nahrungsaufnahme.

Die Problematik der Diagnostik spiegelt sich in der Zeitdauer bis zur erfolgten Laparotomie wider: es dauert Stunden bis 9 Tage bis zur Relaparotomie (Stewart). In den meisten Studien wird weder über die Zeitdauer bis zur Operation noch über den Erfolg berichtet.

In einer eigenen Untersuchung erfolgte die Laparotomie im Mittel am 7. Tag (Cappel).

In einigen Fällen konnte eine mechanische Ursache für den Ileus nicht gefunden werden (Abb. 4).

Diagnostik

Die obligate Röntgenübersichtsaufnahme im Stehen zeigt unmittelbar postoperativ häufig passagere Dünndarmspiegel. Ihre Aussage steigt mit der Wiederholung in Abhängigkeit der Zeit.

Die Gastrographin Passage ist eine wertvolle Ergänzung. Die verzögerte Passage ergibt den Verdacht auf eine mechanische Behinderung. Die osmotische Wirksamkeit hat meist einen günstigen Nebeneffekt: die Stuhlentleerung.

Der Gastrographineinlauf ist zweifelsfrei indiziert zur Überprüfung der Anastomosedichtigkeit.

Der Transport der oft Schwerkranken in die Röntgenabteilung, die Aspirationsgefahr und Nebenwirkungen von Gastrographin sind zu beobachten.

Diagnostische Maßnahmen, die am Krankenbett durchgeführt werden können, sind daher wünschenswert.

Die Sonographie als klassische „bed-side“-Maßnahme könnte nach neueren Untersuchungen die Röntgenaufnahme ersetzen. Mit geduldiger sonographischer Untersuchung fand Camillieri bei Beobachtung der Kontraktionsintervalle Hinweise auf einen mechanischen Ileus. Meister konnte bei 111 Fällen in 98% die richtige Diagnose Ileus und in 46% sogar die Ursache richtig erkennen. Postoperativ ist die Sonographie erheblich erschwert, die Diagnostik sicherlich im Einzelfall möglich. Studien liegen jedoch nicht vor.

3. Laborwerte sind auf einer modernen Intensivstation ausgeglichen. Die Laborwerte beim mechanischen Ileus sind in der Hälfte bis zu zwei Drittel der Fälle normal z.B. das Kalium zu 80%, Leukozyten zu 50%. Erst nach eingetretenem Organversagen, hier Darm, kann mit sicher pathologischen Laborwerten gerechnet werden (Endotoxin, Lactat u.a.).

4. Neuere Untersuchungsmethoden wie z.B. die Dünndarmmanometrie (Richards) und die Computeranalyse von Darmgeräuschsignalen (Yoshino) sollen wertvolle Hilfen bei der Differentialdiagnose des Ileus sein. Es fehlen jedoch auch hier Aussagen zum postoperativen Ileus.

5. Es gilt die Regel, daß die Fördermenge aus der Magensonde bis 1500 ml täglich ein Warnzeichen und über 3000 ml die sichere Indikation zur Relaparotomie bedeutet (Kern).

Andererseits hatte das frühe Ziehen der Magensonde in einer Studie von Clever im Vergleich zu einem Kollektiv mit verbliebener Sonde keinen Einfluß auf den postoperativen Verlauf.

Stenosen aufgrund entzündlicher Schwellung lassen sich bei der heutigen Qualität der parenteralen Ernährung sehr wohl über Wochen bis zur Normalisierung der Darmpassage therapieren.

6. Sarr stellte fest, daß nicht einmal ein erfahrener Chirurg ein Abdomen mit Strangileus ausreichend sicher beurteilen könne, wenn er ohne Zusatzbefunde und Informationen alleine auf sich gestellt entscheiden sollte.

Es muß also festgestellt werden: keine der angeführten Untersuchungsmethoden reicht alleine für eine eindeutige Indikation zur Laparotomie aus.

Aber die ständig wiederholte Untersuchung des Abdomens durch den Chirurgen, die Berücksichtigung aller nur erreichbaren Informationen und Befunde und deren Veränderungen in Abhängigkeit von der Zeit werden den Entschluß zur adäquaten Vorgehensweise bestimmen.

Ganz bestimmte Konstellationen (Eingriffsart, Anatomie, Entzündung u.a.) Schmerzcharakteristika am 2.–7. Tag, nach anfänglichem Wohlbefinden auftretende zunehmende Tension des Abdomen, Stenoseperistaltik oder gar peritonitische Zeichen bestimmen die Indikation zur Relaparotomie, nicht Einzeldaten. Das bedeutet die ständige Beobachtung des Abdomens durch den Chirurgen, Untersuchung mit den Händen und dem Stetoskop, die Beachtung einer jeden Veränderung des Allgemeinzustandes in direktem persönlichen Kontakt mit dem Kranken, ganz gleich, wo sich der Patient befindet und wer die Intensiveinheit leiten mag.

Warum ist das Bild des postoperativen Ileus so bunt und vieldeutig?

Pathophysiologie: Jede Verlängerung der physiologischen Mobilitätsstörung des Darmes führt zur Zunahme der Darmkeimbesiedelung, zur Autolyse der Darmmukose, zur Endotoxinausschüttung und zur toxischen Lähmung des Darmes (Zühlke). Diese Störungen werden nach einer neueren Hypothese durch Stickstoffbildung (Gasbildung) (Malone) verstärkt. Der Darm kann nicht mehr abatmen. Der Innendruck steigt. Die Darmdurchblutung wird schlechter. Die Mukose wird minderdurchblutet, stirbt ab. Darmkeine ernähren sich wegen Mangel an adäquaten Nährstoffen durch die Mukosa (Offenbartel). Die Zunahme der Permeabilitätsstörungen, Fehlbesiedelung durch pathogene Keime, Zunahme der intraluminalen Flüssigkeitsmenge u.a.m. zeichnen das Organversagen des Darmes aus und bleiben nicht ohne Einfluß auf den Gesamtorganismus.

Therapie und Prophylaxe: Mit der Dauer der Motilitätsstörung des Darmes nimmt die Schwierigkeit zu, einen mechanischen von einem paralytischen Ileus zu unterscheiden.

Nach Ausschöpfung aller medikamentösen Therapien (Bruch, Grund), Sympatikolyse Gabe von Neostigmin im Wechsel, unterstützt durch eine gastrointestinale, Dekompression muß die Laparotomie erfolgen.

Im Gegensatz zur Peritonitis ist hier die Angst, durch einen erneuten Eingriff die Letalität zu steigern, im allgemeinen unter den Chirurgen groß. Andererseits haben auch konservative Behandlungen, z.B. mit der Miller-Abbot-Sonde sehr gute Erfolge gebracht. Die Letalität war in einer Studie von Stilianu im Vergleich zur Operation äußerst niedrig (9,8/31,7%). Wenn auch die Vergleichbarkeit der Patientenkollektive m.a. nicht gegeben ist, so muß doch die intraluminale Schienung ob als prophylaktische Maßnahme oder Therapie als effizient angesehen werden (Manger, Ermisch).

Es darf nicht unerwähnt bleiben: diese Therapieformen sind weder immer durchführbar noch komplikationsfrei.

Bedacht werden muß jedoch, daß in nicht seltenen Fällen das *Symptom* Ileus ein Symptom einer verdeckten Peritonitis gerade in der postoperativen Phase sein kann.

Im Zweifelsfalle ist die Laparotomie anderen Verfahren vorzuziehen.

Zu verhindern scheint der postoperative Ileus durch prophylaktische Maßnahmen wie das Einlegen von tiefen Sonden auch nicht (Brolin 87).

Dennoch ist der Rückgang der Letalität eher in vielen prophylaktischen Maßnahmen und im besseren Verständnis der pathophysiologischen Zusammenhänge des Ileus zu suchen.

1. neue chirurgische Techniken: Anastomosentechniken, Fibrinklebung, laparoskopische Verfahren und mikrochirurgische Techniken u.a.m. sowie
2. intensivmedizinische Maßnahmen: die Frühernährung zur Normalisierung der Darmmotalität und Verbesserung des Energiehaushaltes der Darmbakterien um deren wildes Wachstum in Schach zu halten und,
3. die zeitlich streng begrenzte Antibiotikatherapie nach Prophylaxe.

Der sorgsame Umgang mit der Darmserosa, nicht die mechanische Reinigungswut des Chirurgen, der im Makroskopischen zwar vieles schafft, aber im Mikroskopischen Unheil anrichtet und die Darmserose lädiert mit programmierter Abszeßbildung und Verklebungen, ist wieder gefragt.

Denn gerade bei *entzündlichen Darmerkrankungen,* insbesondere nach perforierten Appendizes und nach Peritonitiden ist der postoperative Ileus am häufigsten.

Schlußbetrachtung: Die moderne Intensivtherapie hat viele Vorteile gebracht, und kann die meisten Organfunktionen ersetzen. Dies mag für Herz-Kreislauf- und Nierenfunktion sowie Lungenfunktion zutreffen. Die Darmfunktion ist nicht ersetzbar. Daher muß Wert darauf gelegt werden so früh wie möglich zur normalen Darmmotilität und zur normalen Darmfunktion zurückzukehren. Abgesehen von Strangbildungen sind die mechanischen Ursachen für einen Ileus relativ selten. Sie sind jedoch bei bestimmten Eingriffen seltener, aber operationsspezifisch und müssen intraoperativ Beachtung finden. Darüberhinaus kann die geringste Stenosierung durch Ausbildung einer schleichenden Darmparalyse zur pathologischen Zusammensetzung des Darminhaltes mit Motilitätsstörung führen, die durch manche intensivmedizinische Maßnahme eher unterhalten als auf gehoben oder verhindert wird.

Die Fülle der Befunde, der vermeintliche Wissensvorsprung vieler Untersucher interdisziplinärer Intensivstationen bleiben nicht ohne Einfluß auf die Entscheidung zur Relaparotomie. Nur ein ständig präsenter Chirurg wird die richtige Entscheidung treffen für einen Eingriff, den er alleine zu verantworten hat.

Danksagung: Frl. Barbara Brüning wird für die Unterstützung bei der Sichtung der Literatur gedankt.

Literatur

1. Brolin RE, Krasna MJ, Mast BA (1987) Use of tubes and radiographs in the management of small bowle obstruction. Ann Surg 206 (2):126–133
2. Bruch HP (1989) Ileus Krankheit. Chirurg 60:198–202
3. Camillieri M (1989) Jejunal manometry in distal subacute mechanical obstruction: significance of prolonged simultaneous contraction. Gut 30 (4):468–475
4. Cappel J, Ungeheuer E, Fabin W (1980) Zur Indikationsstellung der Relaparotomie beim postoperativen Ileus. Therapiewoche 30, 51:8604–8605
5. Clevers GJ, Smout AJ (1989) The natural course of postoperative ileus following abdominal surgery. Neth J Surg 41 (5):97–99
6. Deltz E, Albers U, Schroeder P, Beske CH (1989) Indikationsstellung beim Ileus mit Hilfe eines einfachen klinischen Index. Chirurg 60:99–103
7. Ermisch J, Schneider H, Wenske H (1989) Zur Technik der geschlossenen Dekompression und Dünndarmschienung. Zentralbl Chir 114 (20):1371–1376
8. Farthmann EH, Lehberger FJ (1978) Postoperativer mechanischer Ileus. Langenbecks Arch Chir 347:379–384
9. Grund KE (1985) Sympatikolytische Behandlung funktioneller Ileuszustände. In: Haering R (Hrsg) Ileus. De Gruyter, Berlin New York, pp 427–434
10. Hirner A, Tzannetakis P (1985) Der früh-postoperative mechanische Ileus. In: Haering R (Hrsg) Ileus. De Gruyter, Berlin New York, pp 279–283
11. Kern E (1980) Postoperativer Ileus: Grundsätzliches zur Pathophysiologie und Klinik. Chirurg 51 (4):193–197
12. Lindenschmidt TO (1976) Postop. Komplikationen. Postoperative Magen-Darm-Atonie oder paralytischer Ileus. Springer, Berlin Heidelberg New York, S 23–34
13. Linder MM, Wesch G, Trede M (1985) In: Haering R (Hrsg) Ileus. Retrospektive 11 Jahresanalyse des Ileus-Krankengutes einer chirurgischen Klinik. De Gruyter, Berlin New York, S 149–156
14. Luedtke-Handjery A (1983) Die Früh-Relaparotomie. Aktuel Chir 18:113–119
15. Malone PC (1987) The physiology of intestinal oxygenation and the pathophysiology of intentestinal ileus. Med Hypothese 22(2):111–157
16. Manger T, Winkler H (1990) Erfahrungen in der intraluminalen Dünndarmschienung. Zentralbl Chir 115 (12):749–755

17. Meiser G, Meissner K (1987) Ileus and intestinal obstruction – ultrasonographic findings as a guidline to therapy. Hepatogastroenterology 34 (5):194–199
18. Offenbartl K, Bengmark S (1990) Intraabdominal infections and gut origin sepsis. World J Surg 14 (2):191–195
19. Richards W, Parish K, Williams LF (1990) The usefullness of small bowel manometry in the diagnosis of gastrointestinal motility disorders. Am Surg 56 (4):238–244
20. Sarr MG, Bulkley BG, Zidema GD (1983) Preoperative recognition of intestinal strangulation obstruction. Prospective evaluation of diagnostic capability. Am J Surg 145:176
21. Schriefers KH, Gerometta P, Dobler L (1980) Postoperativer Ileus – Klinik und Chirurgische Therapie. Chirurg 51:202–206
22. Stewart RM, Page CP, Brender J, Schwesinger D, Eisenhut D (1987) The incidence and risk of early postoperative small bowle obstruction. A cohort study. Am J Surg 154 (6):643–647
23. Stilianu L, Miller K, Stilianu G (1988) Zum Stellenwert der Miller-Abbot-Sonde in der Behandlung des postoperativen Ileus. Langenbecks Arch Chir 373:147–150
24. Yoshino H, Abe Y, Yoshino T, Ohsato K (1990) Clinical application of spectral analysis of bowel sounds in intestinal obstruction. Dis Colon Rectum 33 (9):753–757
25. Zuhlke HV, Lorenz EPM, Harnoss BM, Rodloff A (1988) Endotoxinaemie und Bacteriaemie unter manueller oraler Dekompression im Ileus. Chirurg 59:349–356

77. Rethorakotomie nach Lungenresektion

O. Thetter, M. Habekost und J. R. Izbicki

Chir. Klinik und Poliklinik im Klinikum Innenstadt der Universität München, Nußbaumstraße 20, W-8000 München, Bundesrepublik Deutschland und Thoraxchirurgie im Zentral-Krankenhaus Gauting der LVA Oberbayern, W-8035 Gauting, Bundesrepublik Deutschland

Rethoracotomy After Lung Resection

Summary. Postoperative complications after lung resection necessitating rethoracotomy are rare. The most common early complication is hemorrhage. Reintervention is indicated if bloody secretion of more than 250 ml/h persists over a period of hours. Any large intrapleural hematoma should be removed to avoid infection or development of pleural callosity. Further indications for rethoracotomy are: persistent parenchyma fistula, pneumothorax, residual cavity, pleural empyema, leakage of the bronchial stump and mechanical bronchial obstruction.

Key words: Rethoracotomy – Hemorrhage – Air leakage – Empyema

Zusammenfassung. Nach Lungenresektionen sind Komplikationen, die zur Rethorakotomie zwingen selten. Die häufigste Komplikation ist die Nachblutung, die bei Blutungsmengen aus den Drainagen von 250–500 ml/h über mehrere Stunden zur Reoperation führen muß. Ein großes Pleurahämatom ist eine Indikation zur operativen Ausräumung, um Infektion und Schwartenbildung zu vermeiden. Weitere Indikationen zur Rethorakotomie sind: persistierende Parenchymfistel, Pneumothorax, Resthöhle, Pleuraempyem, Bronchusstumpfinsuffizienz sowie mechanische Obstruktion des Bronchus.

Schlüsselwörter: Rethorakotomie – Lungenresektion – Bronchopleurale Fistel – Pleuraempyem

Einleitung

Nach jedem thoraxchirurgischen Eingriff können Komplikationen auftreten, die sowohl durch die Grundkrankheit, als auch durch die Art der Operation bedingt sind. Immer stellt sich für den Chirurgen dann die Frage, ob und zu welchem Zeitpunkt eine chirurgische Reintervention angezeigt ist.

Grundsätzlich müssen Rethorakotomien entsprechend ihrem zeitlichen Abstand von der Erstoperation in Früh- und Spätreoperationen unterschieden werden. Wenn man auch davon ausgehen kann, daß die häufigsten Reoperationen in der unmittelbaren postoperativen Phase durchgeführt werden, so ist daraus nicht unbedingt abzuleiten, daß man nur zu diesem Zeitpunkt von einem postoperativen Notzustand sprechen kann.

Tabelle 1. Indikation zur Rethorakotomie

Nachblutung
Persistierende Parenchymfistel
Pneumothorax
Resthöhle
Pleuraempyem
Bronchusstumpfinsuffizienz
Mechanisch bedingte Atelektase:
– Mittellappentorsion
– Stenosierung nach Bronchoplastik
Pulmonalisverschluß nach Angioplastik
Resttumor im Resektionsrand

Auch Wochen nach einer Lungenresektion kann es zu lebensbedrohlichen Zuständen kommen, die eine notfallmäßige Rethorakotomie erfordern. In Frage kommen in erster Linie septische Spätkomplikationen, die Bronchusstumpfinsuffizienz nach Pneumonektomie und eventuell auch die Arrosionsblutung oder die Herzluxation nach Pneumonektomie und Pericardteilresektion.

Indikation zur Rethorakotomie

Tabelle 1 gibt eine Übersicht über die postoperativen Komplikationen, die eine Indikation zur Rethorakotomie darstellen, wobei von oben nach unten eine deutliche Abnahme in der Häufigkeit zu verzeichnen ist. In der deutschen Literatur werden Rethorakotomieraten zwischen 0,6% und 4,9% angegeben.

Thorakale Nachblutung

An erster Stelle aller Probleme, die zu einer chirurgischen Reintervention führen, steht als typische Frühkomplikation die Nachblutung (Tabelle 2). Die gefürchtete und meist deletäre große Nachblutung aus einem insuffizient versorgten Hilusgefäß sollte der Vergangenheit angehören und dürfte auch bei Chirurgen, die nur gelegentlich am Thorax operieren, nicht mehr vorkommen. Sie ist mittels Durchstechnungsligaturen oder durch die exakte Übernähung der Gefäßstümpfe zu vermeiden.

Kommt es tatsächlich einmal zu einer Massenblutung aus den Drainagen, dann muß unter Umständen der Thorax auch auf Station ohne Rücksicht auf die Sterilität eröffnet und die Blutungsquelle komprimiert werden. Erst dann kann der Transport in den Operationssaal erfolgen.

Häufiger zu beobachten sind Blutungen aus kleinen Gefäßen der Thoraxwand, wie z.B. aus Ästen der Intercostalgefäße und der A. thoracica interna. Die postoperativen Blutungen aus Bronchialarterien und kleinen Mediastinalvenenästen sind heute der Preis für unser radikaleres Vorgehen bei der Behandlung des Bronchial-Carcinoms. Sie treten häufiger in Erscheinung seit wir zusätzlich zur Lungenresektion routinemäßig eine systemati-

Tabelle 2. Thorakale Nachblutung

Ligaturabgang: Hilusgefäß
Intercostalgefäß
A. und V. thoracica int.
Bronchialarterie
kl. Mediastinalgefäß
Lungenparenchymdefekt
Pleuraadhäsionen
Gerinnungsstörungen

sche radikale Lymphadenektomie durchführen. Bei dieser von den japanischen Chirurgen übernommenen Methode, wird das hiläre und mediastinale Lymphabflußgebiet des Bronchial-Carcinoms en bloc reseziert, wobei vor allem die kleinen Mediastinalvenenäste vollständig ligiert oder mit Clips versorgt werden sollten, um ein Nachbluten aus den retrahierten Gefäßstümpfen zu verhindern. In unserem Patientengut war die Blutungsmenge aus den Drainagen wohl höher als beim konventionellen Vorgehen, jedoch mußte deswegen keine Rethorakotomie durchgeführt werden.

Als weitere Blutungsquellen kommen Parenchymdefekte in Frage, die nicht ausreichend vernäht wurden oder nicht vernäht werden konnten, sowie Bezirke an der inneren Thoraxwand oder an der Lungenoberfläche, an denen Pleuraschwarten gelöst oder Adhäsionen durchtrennt wurden. Vor allem bei der Dekortikation kommt es immer zu großflächigen und diffusen Blutungen, die nicht alle intraoperativ gestillt werden können und daher oft der spontanen Blutstillung überlassen werden müssen. In der Versorgung speziell dieser diffusen Blutungen hat sich der Einsatz des Infrarotkoagulators sehr bewährt.

Zuletzt sei noch auf das große Feld der Gerinnungsstörungen und Störung der Gefäßpermeabilität hingewiesen, die zu Nachblutungen führen können. Ein tragischer Fall aus der letzten Zeit ist uns in Erinnerung, bei dem eine unstillbare diffuse Blutung nach Lungenresektion und Rethorakotomie letztendlich zum Tode führte. Die Gerinnungsparameter waren anfangs alle im Bereich der Norm. Aus der Anamnese war lediglich eine jahrelange Einnahme von Thrombozyten-Aggregationshemmern bekannt.

Schwere bzw. mittelschwere Nachblutungen nach Lungenresektionen stellen eine absolute Indikation für die sofortige Rethorakotomie dar (Tabelle 3).

In der Literatur werden die Blutungsmengen aus den Thorax-Drainagen, die zum operativen Vorgehen zwingen, mit 250 bis 500 ml pro Stunde angegeben. Immer muß bei der Beobachtung und Beurteilung einer chronischen Blutungssituation gewährleistet sein, daß die Drainagen frei durchgängig und nicht durch Koagel verstopft sind. Gelingt es durch den Dauersog über die Drainagen die völlige Wiederausdehnung der Lunge zu erreichen, so bewirkt das Aneinanderlegen der Pleurablätter einen Kompressionseffekt und es kommt zum Sistieren der Blutung.

Wenn eine Blutung zwar spontan zum Stehen kommt, jedoch im Röntgen Verschattungen des Hemithorax nachzuweisen sind, sollte man an eine frühzeitige operative Ausräumung des meist umfangreichen und sich rasch organisierenden Hämatoms denken, da damit gerechnet werden muß, daß das Blut nicht völlig durch die Drainage abgesaugt werden konnte. Große Koagel sind weder durch Punktion oder Drainage, noch durch fermentative Auflösung zu entfernen und bilden einen idealen Nährboden für Keime und stellen damit eine ständige Empyemgefahr dar. Dies ist vor allem dann der Fall, wenn zusätzlich noch eine bronchopleurale Parenchymfistel besteht, die durch das Koagel offengehalten wird. Ein nichtinfiziertes und organisiertes Hämatom führt hingegen rasch zur umfangreichen Pleuraschwartenbildung und damit zur Funktionseinschränkung des Lungenparenchyms. Erst 4 bis 6 Wochen später kann versucht werden, durch eine sogenannte Frühdekortikation eine Besserung zu erreichen.

Vor allem bei diffuser Nachblutung wird durch die Hämatomausräumung bereits eine Maßnahme gesetzt, die eine vollständige Blutstillung auch dann erreicht, wenn keine eigentliche Blutungsquelle gefunden werden kann. Mit dem Hämatom werden auch Plasminogene, Lysokinasen und Fibrinspaltprodukte entfernt, die eine lokale Gerinnungsstörung unterhalten können.

Persistierende bronchopleurale Fisteln

Wie schon erwähnt, können persistierende Parenchymfisteln unter Umständen erhebliche Probleme machen und zu einem zweiten operativen Vorgehen zwingen, wenn durch den Dauersog über die Drainagen keine Entfaltung der Lunge und eine Verklebung der Lekkage zu erzielen ist. Lang anhaltende und hohe Luftvolumina fördernde Lecks, können vor allem bei beatmeten Patienten zu einer lebensbedrohlichen Beatmungssituation führen.

Tabelle 3. Nachblutung, Indikation zur Rethorakotomie

Notfallmäßig: SOFORT
Blutungsmenge aus Drainage:
>250 ml/h über mehr als 4 h.
300–500 ml/h über mehrere Stunden,
keine abfallende Blutungstendenz erkennbar.
Hämatomausräumung:
ab Faustgröße bzw. >¼ Volumen des Hemithorax
ev. Decortikation 4–6 Wochen postop.

Zu beobachten sind solche Zustände in erster Linie nach Spätdekortikation und nach Eingriffen am zystisch-veränderten oder hochgradig-emphysematösen Lungenparenchym. In diesem Gewebe ist eine Parenchymnaht äußerst problematisch, da eine Abdichtung sehr schwer zu erreichen ist. Bewährt haben sich zur Versiegelung von einreißenden Nahteinstichstellen und nichtvernähbaren Parenchymdefekten der humane Fibrinkleber oder das Aufkleben von resorbierbaren Trägersubstanzen, die mit Fibrinogen beschichtet sind. Auch die Infrarotkoagulation und der Neodym-Yag-Laser sind als Hilfsmittel zu nennen. Der Einsatz des Nahtklammergerätes zur Durchtrennung und Versorgung von Parenchymbrücken beim ausgeprägten Emphysem oder bei zystischen Prozessen vermeidet diese Undichtigkeiten des Parenchyms weitgehend.

Resthöhlen

Bei der Rethorakotomie zur Behebung einer persistierenden bronchopleuralen Fistel ist der erfolgreiche Verschluß des Lecks auch davon abhängig, ob es gelingt, die Lunge soweit auszudehnen, daß die Thoraxhöhle völlig ausgefüllt wird. Bleibt trotz aller Maßnahmen wie Dekortikation und Entfesselung der Lunge eine Resthöhle zurück, so ist mit einem Fistelrezidiv und der Infektion und letztlich mit dem postoperativen Empyem zu rechnen. Es muß daher versucht werden, die Thoraxhöhle operativ zu verkleinern, um ein Anlegen der Lunge zu erreichen. Dies ist durch eine Thorakoplastik oder durch eine Transposition des Zwerchfellansatzes nach cranial möglich, kann aber auch durch Auffüllen der Höhle mit einem gestielten Muskellappen oder Omentum majus erreicht werden. Als Muskel eignet sich vor allem der Musculus latissimus dorsi.

Pleuraempyem

Eine lebensbedrohliche septische Komplikation ist die Entwicklung eines postoperativen Pleuraempyems. Ursachen sind die intraoperative oder durch mehrfache Pleurapunktionen in der postoperativen Phase ausgelöste Infektion sowie die schon erwähnte langdauernde Paranchymfistel und letztlich die Bronchusstumpfinsuffizienz.

Als Erstmaßnahme ist eine Pleuradrainage einzulegen, um den Eiter aus dem Pleuraraum zu entfernen. Meist sind damit die akuten septischen Erscheinungen in den Griff zu bekommen. Weitere Maßnahmen sind von den auslösenden Faktoren abhängig. Ist die Sepsis durch dieses primäre Vorgehen nicht zu beeinflussen, muß rethorakotomiert und der Sepsisherd z.B. durch Dekortikation entfernt werden. Wenn eine Bronchusstumpfinsuffizienz bronchoskopisch nachgewiesen werden kann, so ist vor allem nach Pneumonektomie eine dringliche Operationsindikation gegeben. Der nekrotische Bronchusstumpf muß nachreseziert und durch verschiedene Maßnahmen verschlossen und mit vitalem Gewebe wie Muskel oder Omentum majus gedeckt werden. Bronchusstumpfinsuffizienzen sind heute dank resorbierbarer Nahtmaterialien bzw. der Möglichkeit, den Bronchusstumpf mit dem linearen Klammernahtgerät zu verschließen, sehr selten geworden. In unserem Patientengut haben wir eine Bronchusstumpfinsuffizienzrate von 0,7% (288 Fälle, 2 Insuffizienzen, 1985–1988). Die nach wie vor hohe Letalität solcher Komplikationen ist nur bei frühzeitiger Diagnose und raschem chirurgischen Handeln zu verbessern.

Tabelle 4. Rethorakotomierate

Thorakotomie n = 2011
Rethorakotomie n = 20
Blutung: 11
1. Tag: 6
2. Tag: 5
Parenchymfistel: 3
2., 16. und 35. Tag
Bronchusstumpfinsuffizienz: 1
Empyem: 5
18,. 29., 45., 46. und 62. Tag

Mechanisch bedingte Atelektase

Zuletzt soll noch kurz auf mechanisch bedingte postoperativ auftretende Stenosierungen oder Verschlüsse des Bronchialsystems eingegangen werden. Diese führen zur Obturationsatelektase des zugehörigen Lungenbezirks, in dem sich im weiteren Verlauf eine Pneumonie und letztlich ein septischer Herd entwickelt. Zeigt sich in der Bronchoskopie ein mechanisches Hindernis, sollte der Entschluß zur Rethorakotomie schnell gefaßt werden, um die Ursache rechtzeitig zu beseitigen, bevor irreversible Schädigungen des betroffenen Lungenlappens und septische Erscheinungen eingetreten sind. Als Ursache kommen in erster Linie die Torquierung des Mittellappenbronchus nach Lobektomie des Ober- oder Unterlappens in Frage, dann wenn das Interlob tief ausgebildet und der Bronchialstiel des Mittellappens sehr schmal ist. Eine ähnliche Situation ist im Lingulabereich möglich. Zur Verhinderung dieser Komplikation sollte ein rotationsgefährdeter Mittellappen immer in richtiger Position an den benachbarten Lappen durch Naht fixiert werden.

Eine mechanische Obturation ist auch nach einer Manschettenresektion möglich, wenn die Bronchialanastomose zu eng angelegt wurde oder der Bronchus im Anastomosenbereich nach Aufblähen der Lunge und Thoraxverschluß abknickt.

Auf den thrombotischen Lungengefäßverschluß und den dadurch bedingten Perfusionsausfall der Lunge nach einem angioplastischen Resektionsverfahren soll nur der Vollständigkeit halber hingewiesen werden.

Nicht eingegangen wird auf die Rethorakotomie wegen eines in der histologischen Aufarbeitung des Resektionspräparates nachgewiesenen Resttumors, da diese einen elektiven und nicht notfallmäßigen Eingriff darstellt.

Patientengut

Tabelle 4 zeigt unser Patientengut und die Komplikationen, die eine notfallmäßige Rethorakotomie notwendig machten (n = 20).

Zusammenfassung

Es zeigt sich in dem dargestellten Patientengut, daß die Rethorakotomierate nach Eingriffen an der Lunge heute sehr niedrig zu halten ist (~1%).

Trotzdem sind die Thoraxchirurgen mit dem geschilderten postoperativen Komplikationen immer wieder konfrontiert, nur treten diese Probleme in graduell unterschiedlichen Schweregraden auf. Den meisten Komplikationen ist durch konservative Maßnahmen wirkungsvoll zu begegnen, so daß die Entscheidung zur chirurgischen Reintervention nur im äußersten Notfall gefällt werden muß.

Die niedrige Rethorakotomierate ist ein Erfolg der interdisziplinären Zusammenarbeit und des perioperativen Managements auf Station, im Operationssaal und auf der Intensivstation.

Literatur beim Verfasser!

78. Computertomographie des Abdomens bei postoperativen Notzuständen chirurgischer Intensivpatienten

H. Servatius, R. Ernst, H. Glanz, J. Brandt und V. Zumtobel

Chirurgische Klinik St. Josef-Hospital Ruhr-Universität, Gudrunstr. 56, W-4630 Bochum 1, Bundesrepublik Deutschland

Computed Tomography of the Abdomen in Postoperative ICU Emergencies

Summary. From 1985 to 1990, 171 CT scans of abdomen and thorax (n = 35) from 114 surgical ICU patients were evaluated and compared to intraoperative state and clinical outcome. Indications for CT were: search for focus of sepsis (n = 125), primary disease (n = 106), bleeding (n = 26), trauma (n = 21) checking course of disease (n = 62) and postoperative complications (n = 92). In 88 CTs intervention was recommended: in 40 cases surgery followed immediately; in 10 cases CT-guided drainage was successful and in two cases surgery, followed unsuccessful CT drainage. In the 83 CTs in which no intervention was recommended, surgery ensured in only six cases. Hence 45% of all CTs made surgery unnecessary.

Key words: Computed tomography – ICU-patients – Post-operative urgencies

Zusammenfassung. Von 1985 bis 1990 wurden bei 114 chirurgischen Intensivpatienten 171 Abdomen- und Thorax-CT's mit dem OP-Befund und klin. Verlauf verglichen. CT-Indikationen waren (Mehrfachn. möglich): Suche nach Sepsisherd 125×, Grundkrankheit 106×, Blutung 26×, Traumen 21×, Verlaufskontrollen 62×, post-op. Komplikationen 92×. 88× wurde durch die CT eine Intervention nahegelegt. 40 × wurde sofort operiert. 10× wurde erfolgreich und 2× erfolglos (mit anschl. OP) CT-gesteuert drainiert. Bei 83 CT's, die keine Intervention nahelegten, erfolgte nur 6× eine OP. Letztendlich dienten 45% aller angefertigten CT's der Absicherung gegen ein operatives Vorgehen.

Schlüsselwörter: Computertomographie – Intensivpatienten – post-operative Notzustände

79. Notfallsituation auf Chirurgischen Intensivstationen – Wertigkeit apparativer Diagnostik vs. klinische Beurteilung

Ch. Töns, U. Klinge und V. Schumpelick

Chirurgische Klinik, RWTH Aachen, Pauwelsstr., W-5100 Aachen, Bundesrepublik Deutschland

Emergency Situations in Surgical Intensive Care Units – High-technology Diagnosis versus Clinical Experience

Summary. Management of emergencies in the surgical intensive care unit (ICU) is a matter of swift reaction and not of time-consuming diagnostic methods. Fast and thus preferred methods are EKG, CVP, arterial BP and bedside ultrasound. Physical examination by an experienced physician is much safer and faster than high-technology diagnostic techniques. The standard monitoring equipment alarms the medical staff, who then conduct a physical examination of the patient. The quality of experience determines the quality of treatment. After physical examination, acute intervention is accompanied by instrumental diagnosis. Dealing with emergencies in a surgical ICU demands clinical experience which cannot be replaced by high-tech diagnostic methods.

Key words: Surgical intensive care unit – High technical diagnostic – Clinical experience – Management of diagnostic

Zusammenfassung. Der Zeitbedarf ist die entscheidende Dimension zur Bewertung diagnostischer Maßnahmen auf chirurgischen Intensivstationen. Neben dem Standard-Monitoring mit EKG-, ZVD-Überwachung und arterieller Druckmessung ist die bedside-Sonographie schnellste und effektivste apparative Diagnostik. Zur Bewältigung primär unklarer Akutsituationen bleibt klinischer Blick, Untersuchung und Erfahrung zuverlässig und konkurrenzlos schnell jeder zeitaufwendigen hochtechnisierten apparativen Diagnostik überlegen.
Das apparative systematische Standard-Monitoring ist 1. Stufe des Sicherheitsscreenings und bringt den Kliniker an das Bett, wo er benötigt wird. Die Qualität chirurgischer Intensivmedizin hängt entscheidend von der klinischen Qualifikation ab. Nach klinischer Akutbeurteilung wird präliminare Sofort-Therapie eingeleitet und parallel objektivierende apparative Diagnostik eingeleitet. Apparative Diagnostik auf chirurgischen Intensivstationen muß unter klinischem Aspekt beurteilt, verwaltet und damit erst effektiv eingesetzt werden. Die Beherrschung vitaler Notzustände verlangt weiter qualifizierte klinische Beurteilung, die unter der Flut apparativer Umfelddiagnostik nicht verloren gehen darf.

Schlüsselwörter: Chirurgische Intensivmedizin – Apparative Diagnostik – Klinische Beurteilung – Diagnostik Management

80. Indikation zur frühen Reoperation auf einer chirurgischen Wachstation

M. Hartel, H.-J. Günther, Mannheim

(Manuskript bis Redaktionsschluß nicht eingegangen)

81. Verhinderung und Behandlung postoperativer respiratorischer Notzustände von Intensivpatienten durch Bronchoskopie

K. H. Bauer, R. Ernst und V. Zumtobel

Chirurgische Universitätsklinik St. Josef-Hospital, Gudrunstr. 56, W-4630 Bochum 1, Bundesrepublik Deutschland

Prevention and Treatment of Postoperative Respiratory Emergency Conditions in Critically Ill Patients by Means of Bronchoscopy

Summary. From March 1988 to January 1990, 125 bronchoscopies were performed on 75 patients on the postoperative intensive care unit; 49 patients were intubated and respirated. The main indications for postoperative bronchoscopy ($n = 98$) were secretion and the atelectasis formation. In 85% of the cases, specific bronchial lavage, achieved an improvement that was radiologically visible and could be confirmed by bloodgas analysis. Other indications included lung infiltrations (n = 16), where bronchoscopy was curried out to acquire material for bacteriological tests and determination of resistance. After aspiration (n = 7) the incidence of postaspiratory pneumonia (n = 2) could be reduced due to the early indication for bronchoscopic lavage and removal by suction.

Key words: Postoperative bronchoscopy – Bronchiallavage – Secretion retention

Zusammenfassung. Von März 88 bis Januar 90 führten wir auf der postoperativen Intensivstation 125 Bronchoskopien bei 75 Patienten durch, 49 Patienten waren intubiert und beatmet. Die Hauptindikation zur postoperativen Bronchoskopie (n = 98) war die Sekretretention und Atelektasenbildung. In 85% der Fälle konnte durch die gezielte Bronchiallavage eine radiologisch sichtbare und blutgasanalytisch meßbare Verbesserung erzielt werden. Weitere Indikationen waren Lungeninfiltrate (n = 16) zur gezielten Materialgewinnung zur bakteriologischen Untersuchung und Resistenzbestimmung. Nach Aspiration (n = 7) kann durch die frühzeitig gestellte Indikation zur bronchoskopischen Lavage und Absaugung die Inzidenz der Postaspirationspneumonie (n = 2) gesenkt werden.

Schlüsselwörter: Postoperative Bronchoskopie – Bronchiallavage – Sekretretention

82. Das Fettemboliesyndrom: Ein vermeidbarer postoperativer Notfall?

D. Schröder, K. Buttenschön und F. Herrmann

Chirurgische Klinik, Krankenhaus Nordwest, Steinbacher Hohl 2–26, W-6000 Frankfurt/M. 90, Bundesrepublik Deutschland

The Fat Embolism Syndrome: An Avoidable Postoperative Emergency?

Summary. Fat embolism syndrome (FES) occurs after intramedullary nailing of femur and tibia. Other causes include burns, of pancreatitis and severe soft tissue injury. Release of fat droplets from displaced marrow, loss of chylomicron emulsion stability and shock and particularly the combination of these mechanisms, cause obstruction of pulmonary capillaries. Pulmonary and cerebral manifestations are typical (ARDS, altered mental status). Prevention of shock, optimal fracture treatment and individual management decrease the incidence of FES. PEEP ventilation, dilatation of lung vessels by drugs, prevention of right heart failure, heparin, DHB and increase of renal perfusion led to *restitutio ad integrum.* Phospholipids, aprotinin, alcohol, steroids and dextran is without proved effect.

Key words: Fat embolism – Causes – Pathophysiology – Therapy

Zusammenfassung. Nach Ober- und Unterschenkelverriegelungsnagelung wurde ein Fettemboliesyndrom beobachtet. Auch Verbrennung, Pankreatitis, große Weichteilverletzung u.a. sind als Ursache bekannt. Pathogenetisch führen Knochenmarkverschleppung, Entemulgisierung der Blutfette, Schock sowie insbesondere deren Zusammenwirken zur Verlegung der Lungenkapillaren. Charakteristisch sind pulmonale und cerebrale Erscheinungen (ARDS, Somnolenz). Schockprophylaxe, adäquate Frakturbehandlung und individuelles Therapiekonzept vermindern die Inzidenz. PEEP-Beatmung, medikamentöse Lungenstrombahnerweiterung, Senkung der Rechtsherzbelastung, Heparin, DHB und Optimierung der Nierenperfusion führten zur resitutio ad integrum. Phospholipide, Aprotinin, Alkohol, Kortikoide und Dextrane sind umstritten.

Schlüsselwörter: Fettembolie – Ursache – Pathophysiologie – Therapie

83. Das postoperative akute Nierenversagen auf der Chirurgischen Intensivstation

Ch. Töns, U. Klinge, H. Kierdorf und V. Schumpelick

Chir. Klinik, RWTH Aachen, Pauwelsstr., W-5100 Aachen, Bundesrepublik Deutschland

Postoperative Acute Renal Failure in Surgical Intensive Care Units

Summary. Acute renal failure (ARF) is a postopertive complication associated with high mortality. Different methods of treatment were used in 104 patients with ARF in our surgical intensive care between unit 1987 and 1990 (68.2% mortality). Continuous venovenous hemofiltration (CVVH) permits effective regulation of volume, urea and creatine without cardiac stress. The indication for CVVH is ARF with anuria and oedema in the presence of catecholamine-dependent circulatory disturbances. Successful treatment of ARF demands interdisciplinary cooperation between surgeon and nephrologist.

Key words: Acute renal failure – Conception of therapy – Continous venovenous hemofiltration

Zusammenfassung. Das akute Nierenversagen (ANV) stellt auf chirurgischen Intensivstationen im postoperativen Verlauf eine dramatische, mit hoher Letalität verbundene Komplikation dar. Anhand von 104 behandelten Patienten mit einem ANV zwischen 1987 und 1990 (Letalität 68,2%) werden Argumente zur Verfahrenswahl sowie praktische Erfahrungen einer chirurgischen Intensivstation im Umgang mit dem ANV dargestellt.

Zunehmende Bedeutung erlangt die pumpengestützte kontinuierliche veno-venöse Hämofiltration (CVVH). Effektive Volumen- und Retentionswerte-Regulation bei geringer kardialer Belastung und die Möglichkeit adaptierte Infusionsregime auch bei Anurie fortführen zu können, begründen den zunehmenden Einsatz der CVVH beim ANV. Die Indikation zur CVVH sehen wir bei einem ANV mit Anurie, drohender oder bestehender Überwässerung und gleichzeitig hochgradiger Katecholaminpflichtigkeit gegeben. Das ANV auf chirurgischer Intensivstation verlangt ein interdisziplinäres Management zwischen chirurgischem Intensivmediziner und Nephrologen.

Schlüsselwörter: Akutes Nierenversagen – Therapiekonzept – kontinuierliche venovenöse Hämofiltration

84. Postoperative und posttraumatische Notfälle nach schweren Thoraxtraumen – Hilft die Computertomographie weiter?

K. Dresing, U. Obertacke, Th. Joka und K. P. Schmit-Neuerburg

Universitätsklinikum Essen, Abteilung für Unfallchirurgie, Hufelandstraße 55, W-4300 Essen, Bundesrepublik Deutschland

Postoperative and Posttraumatic Emergency Situations After Severe Thoracic Traumas – Does Computer Tomography Help?

Summary. The treatment of patients with thorax injuries and lung contusions is characterized by long-term artificial respiration and frequently by pulmonary septic complications. Conventional radiological diagnosis often fails to detect the septic focus of these injuries. In nine patients with severe septic complications after thoracic trauma, we recorded the following findings via CT alone: gangrene of the lower lobe (n = 5), empyemas (n = 5). In four cases we performed resections of the lower lobe in three we scooped out and drained empyemas and in three we used drainage alone to reduce fever and ensure a sterile condition. The indicators for thorax CT must be set generously: aggravation of the respiration parameters without changes on radiography, persistent septic conditions (without detection of focus) and suppurating bronchoscopic suction secretion.

Key words: Thoracic trauma – Lung contusion – Computer tomography – Septic complications

Zusammenfassung. Die Behandlung von Thoraxverletzten und Patienten mit Lungenkontusionen ist gekennzeichnet durch Langzeitbeatmung und pulmonale septische Komplikationen. Die konventionelle Röntgendiagnostik versagt häufig bei der Suche nach dem septischen Fokus dieser Verletzten. Bei 9 Patienten mit gravierendem septischen Verlauf nach Thoraxtrauma fanden wir *nur* in der CT folgende Befunde: 5× eine Unterlappengangrän, 5× Empyeme. 4× führten Unterlappenresektionen, 3× Empyemausräumungen und Drainage, 3× alleinige Drainage zum Entfiebern und blanden Verlauf. Die Indikation zur Thorax-CT muß großzügig gestellt werden: bei Verschlechterung der Beatmungsparameter ohne Veränderungen des Röntgenbildes, persistierenden septischen Zuständen (ohne Herdnachweis) und eitrigem bronchoskopischen Absaugsekret.

Schlüsselwörter: Thoraxtrauma – Lungenkontusion – Computertomographie – septische Komplikationen

85. Postoperative pulmonale Infektionen bei abwehrgeschwächten Patienten – Risikofaktoren und Management am Beispiel der allogenen Nierentransplantation

M. Büsing, U. T. Hopt, G. Köveker und I. Irkin

Chirurgische Universitätsklinik Hoppe-Seyler-Str. 3, W-7400 Tübingen, Bundesrepublik Deutschland

Postoperative Pulmonary Infections in the Immunocompromised Host – Risk Factors and Management After Allogeneic Kidney Transplantation

Summary. Pulmonary infections were analyzed retrospectively in patients (n = 515) with kidney allografts. The incidence was 12%. Acute renal failure (50%), antirejection therapy (70%) and CMV infections (60%) were shown to be major risk factors. At the time of diagnosis 19% of the patients presented significant leucocytosis. Bronchial lavage was most helpful in identifying relevant pathogens (80%) and thus enabling the initiation of specific therapy. Therefore early and, if necessary, invasive diagnostic procedures are recommended in immunocompromised patients.

Key words: Pulmonary infections – Immunocompromised host – Kidney transplantation

Zusammenfassung. Infektbedingte pulmonale Komplikationen nach allogener Nierentransplantation (n = 515) wurden retrospektiv analysiert. Bei einer Inzidenz von 12% fanden sich als Risikofaktoren ein akutes Nierenversagen (50%), Abstoßungsbehandlungen (70%) und CMV-Infektionen (60%). Zum Zeitpunkt der Diagnose bestand nur bei 19% der Patienten eine Leukozytose. Der sicherste Keimnachweis gelang mittels Bronchiallavage (80%), so daß hier die rasche Einleitung einer gezielten Therapie möglich war. Ein aggressives diagnostisches Vorgehen ist auch bei anderen abwehrgeschwächten Patienten zu empfehlen.

Schlüsselwörter: Pulmonale Infektionen – reduzierte Abwehrlage – Nierentransplantation

86. Operative Eingriffe wegen akuter Lungenkomplikationen unter Langzeitbeatmung – ein neues Kapitel in der Thoraxchirurgie

P. K. Wagner, M. Knoch, H. Lennartz und M. Rothmund

Klinikum der Philipps-Universität, Klinik für Allgemeinchirurgie, Baldingerstraße, W-3550 Marburg, Bundesrepublik Deutschland

Operations for Acute Lung Complications Caused by Long-Term Ventilation – A New Chapter in Thoracic Surgery

Summary. Long-term artificial ventilation for ARDS can lead to several complications requiring surgical treatment. Of 100 patients who were treated by extracoporeal gas exchange, 36 required thoracotomy: 25 for pneumothorax or pneumatocele, 11 for hematothorax, infected lung necrosis or esophagotracheal fistula. Sixty-six thoracotomies were performed. Nineteen (53%) of the 36 patients who had a thoracotomy and 30 (47%) of the 64 patients without surgery survived. These results demonstrate that thoracotomy, if necessary, does not diminish the survival changes of high-risk patients with severe ARDS.

Key words: Pulmonary barotrauma – Thoracotomy – Adult respiratory distress syndrome

Zusammenfassung. Die künstliche Beatmung wegen ARDS kann zu einer Reihe von Lungenkomplikationen führen, die thorakotomiepflichtig werden. Wir berichten über 100 Patienten, die durch eine extrakorporale CO_2-Elimination behandelt wurden. 36 von ihnen wurden thorakotomiert: 25 wegen Pneumatothorax oder Pneumatozele, 11 wegen Hämathothorax, Lungenabszeß oder ösophagotrachealer Fisteln. Insgesamt erfolgten 66 Thorakotomien. 19 (53%) der operierten Patienten und 30 (47%) der 64 ohne Thorakotomie überlebten. Diese Ergebnisse zeigen, daß die Notwendigkeit einer Thorakotomie die Überlebenschance dieser schwerstkranken ARDS-Patienten nicht vermindert.

Schlüsselwörter: Barotrauma der Lunge – Thorakotomie – ARDS

87. Pulmonale Komplikationen nach abdomino-thorakaler Ösophagusresektion – Prophylaxe und Therapie

A. Holzgreve[1], U. Hartenauer[2], P. Lawin[2] und H. Bünte[1]

[1]Klinik und Poliklinik für Allgemeine Chirurgie der WWU Münster,
[2]Klinik und Poliklinik für Anästhesiologie und operative Intensivmedizin der WWU Münster,
Klinik und Poliklinik für Allgemeine Chirurgie, Jungeblodtplatz 1, W-4400 Münster,
Bundesrepublik Deutschland

Pulmonary Complications Following Oesophagectomy – Prophylactic and Therapeutic Approaches

Summary. Oesophagectomy is frequently followed by complications such as atelectases, increased intrapulmonary R/L shunting, pneumonia, and pleurisy following dehiscence of a suture. Preoperative respiratory therapy, selective bowel decontamination, perioperative antibiotics, intraoperative one-lung ventilation and analgesia via epidural catheter are the most important prophylactic approaches. Postoperative ventilation for about 20 h and early bronchoscopic therapy of atelectases are essential features of the postoperative management. By applying this concept, mortality in the last 10 years war reduced from 21.3% to 9% in a total of 507 patients.

Key words: Pulmonary complications – Oesophagectomy – Prophylactic approaches

Zusammenfassung. Pulmonale Komplikationen nach Ösophagusresektionen sind z.B. Atelektasen, erhöhter Re/Li Shunt, Pneumonien, Pleuritis/Pleuraempyem bei Nahtinsuffizienz. präoperative Atemtherapie, selektive Darmdekontamination, perioperative Antibiotikagabe, intraoperative Einlungenbeatmung und Analgesie über einen Periduralkatheter sind die wichtigsten Prophylaxemaßnahmen. Eine Nachbeatmung über ca. 20 Stunden und frühzeitige bronchoskopische Beseitigung von Atelektasen gehören zum perioperativen Management. Dadurch ließ sich bei 507 Patienten in den letzten 10 Jahren die Letalität von 21,3% auf 9,7% senken.

Schlüsselwörter: Ösophagusresektion – pulmonale Komplikationen – perioperative Maßnahmen

88. Rethorakotomie in der Thoraxchirurgie

H. W. Präuer und A. Ungeheuer

Chirurgische Klinik und Poliklinik der TU München Klinikum rechts der Isar, Ismaninger Str. 22, W-8000 München 80, Bundesrepublik Deutschland

Rethoracotomy in Thoracic Surgery

Summary. A total of 1516 thoracic surgical procedures were performed from January 1986 to September 1990. In 14 patients (0.9%), 17 rethoracotomies (1.1%) were necessary: three patients each underwent two procedures. The most frequent complication was bleeding (10/17), followed by sepsis (5/14). Three septic complications were due to bronchial stump leakage. One rethoracotomy was necessary for chylothorax and one for oncologic reasons. Two patients who suffered recurrent bleeding died. For the typical lung resection ($n = 531$), bleeding was also the most frequent complication (4/7 rethoracotomies). The three remaining rethoracotomies were for empyema due to bronchial stump leakage. The total rethoracotomy rate was 1.3%.

Key words: Indications for rethoracotomy – Early and late complications

Zusammenfassung. Von Januar 1986 bis September 1990 wurden bei 1516 thoraxchirurgischen Eingriffen bei insgesamt 14 Patienten (0,9%) 17 Rethorakotomien (1,1%) durchgeführt, davon jeweils 2 bei 3 Patienten. Häufigste Komplikation war die Blutung (10 von 17 Eingriffen), gefolgt von septischen Komplikationen (5/14) 3mal als Folge einer Bronchusstumpffistel. Je eine Rethorakotomie war wegen Chylothorax und aus onkologischen Gründen erforderlich. Zwei Patienten mit rezidivierenden Blutungskomplikationen sind verstorben.
Bei den typischen Lungenresektionen (n = 531) stand die Blutung ebenfalls an erster Stelle (4 von 7 Reeingriffen insgesamt), die übrigen 3 Rethorakotomien waren wegen Empyem bei Bronchusstumpffistel erforderlich. Gesamtrethorakotomierate 1,3%.

Schlüsselwörter: Indikationen zur Rethorakotomie – Früh- und Spätkomplikationen

89. Postoperativer Notzustand nach Colektomie: Mechanischer Ileus oder „Postcolektomie-Syndrom"?

K.-W. Ecker, G. Gross, T Schmid und G. Feifel

Chirurgische Univ.-Klinik Abt. Allgem. Chirurgie, W-6650 Homburg/Saar, Bundesrepublik Deutschland

Postoperative Emergency Following Colectomy: Ileus or „Post-colectomy Syndrome"?

Summary. Following 138 colectomies, ileus was found in only 3.6% of patients. In 20% of 122 patients with colitis a postcolectomy syndrome (paralysis and secretory diarrhea) was difficult to distinguish. The functional disorder of the small bowel was strongly related to the severity of the preexisting inflammation of the large bowel. Thus therapeutic concepts should be conservative, avoiding relaparotomies. Prognosis is favourable if there is no peritonitis.

Key words: Colectomy – Emergency – Funcional disorder – Conservative treatment

Zusammenfassung. Nach 138 Colektomien wurde ein mechn. Ileus insgesamt nur 5× (3,6%) gefunden. Ein sog. Postcolektomie-Syndrom (Paralyse + sekretorische Diarrhoe) bereitete jedoch bei jedem 5. der 122 Patienten mit Colitis differentialdiagnostische und -therapeutische Probleme. Die Motilitäts- und Bilanzstörung des Dünndarms war deutlich mit dem Schweregrad der präexistenten Dickdarmentzündung korreliert. Die Realisation des Syndroms als funktionelle Störung führte zu einem Rückgang der Relaparotomierate von 40% im ersten, auf 6,7% im zweiten Beobachtungszeitraum. Die Prognose war gut, wenn keine Peritonitis vorlag.

Schlüsselwörter: Colektomie – Notzustand – Funktionsstörung – konservative Therapie

90. Therapie und Letalität der Anastomoseninsuffizienz nach elektiver Darmresektion wegen eines kolorektalen Karzinoms

R. Hesterberg, W. U. Schmidt, F. Müller und H. D. Röher

Klinik für Allgemeine und Unfallchirurgie, Heinrich-Heine-Universität, Moorenstr. 5, W-4000 Düsseldorf, Bundesrepublik Deutschland

Therapy and Lethality of an Anastomotic Leakage After Elective Gut Resection in Patients with Colorectal Carcinomas

Summary. In a retrospective study we reviewed the frequency, therapy and mortality of a clinically apparent anastomotic leakage (AI) after 495 gut resections in patients with colorectal carcinomas. A clinically apparent AI occurred in 2.5% after right hemicolectomy, 5.5% after left colonic resections and 10.1% after anterior rectum resections. Twenty of the 31 patients with AI were treated conservatively, with a 5% mortality. The other patients developed peritonitis and relaparotomy was performed (mortality 55%). The total mortality in our study was 4.4% and mortality due to an anastomotic leakage 1.4%.

Key words: Gut resection – Anastomotic leakage – Colorectal carcinoma

Zusammenfassung. In einer retrospektiven Studie analysierten wir die Häufigkeit, Therapie und Letalität einer klinischen Anastomoseninsuffizienz (AI) nach 495 elektiven Kolon- und Rektumresektionen wegen eines colorektalen Karzinoms. Nach Hemikolektomie rechts betrug die AI-Rate 2,5%, nach linksseitiger Kolonresektion 5,5% und nach anteriorer Rektumresektion 10,1%. 20 der 31 Patienten mit AI wurden konservativ behandelt (Letalität 5%). Bei den restlichen 11 Patienten wurde wegen einer Peritonitis eine Relaparotomie durchgeführt mit einer Letalität von 55%. Die Gesamtletalität in unserer Studie betrug 4,4%, die Letalität durch eine Anastomoseninsuffizienz 1,4%.

Schlüsselwörter: Darmresektion – Anastomoseninsuffizienz – kolorektales Karzinom

91. Therapeutisches Vorgehen bei Anastomoseninsuffizienz nach Ösophagusresektion

H. P. Koerfgen, W. Hohenberger und F. P. Gall

Chirurgische Universitätsklinik, Maximiliansplatz, W-8520 Erlangen, Bundesrepublik Deutschland

Therapeutic Procedures in Anastomotic Leakage after Esophagectomy

Summary. From 1978 to 1990 a total of 299 patients underwent esophagectomy. Postoperatively in 36 patients anastomotic leakage developed and 20 patients died. Subclinical leakage was treated conservatively. With a sufficient drainage of the leak, no operative reintervention, was undertaken. In these cases there was less then 20% mortality. Patients who developed sepsis were reoperated only if pleuritis or mediastinitis was present. Among those patients the mortality rate increased to 90%. Results were similar if necrosis of the interposed intestine developed and disconnection was necessary. An early detection of the anastomotic leakage is an important prognostic factor.

Key words: Anastomotic leakage – Drainage – Disconnection – Detection

Zusammenfassung. Zwischen 1978 und 1990 traten bei 299 Ösophagusresektionen in 36 Fällen Anastomoseinsuffizienzen auf. 20 Patienten starben an deren Folgen. Klinisch stumme Insuffizienzen wurden konservativ behandelt, bei einer ausreichenden Drainage des Wundgebietes war ebenfalls keine operative Revision notwendig. Die Letalität lag hier unter 20%. Im septischen Verlauf wurde nur bei Vorliegen einer Pleuritis oder Mediastinitis eine Operation vorgenommen. In diesen Fällen stieg die Letalität auf 90%. Ähnlich ungünstig war der Verlauf, wenn bei Interponatnekrosen eine Diskonnektion ausgeführt werden mußte. Für die Prognose ist der frühzeitige Nachweis von wesentlicher Bedeutung.

Schlüsselwörter: Anastomoseninsuffizienz – Drainage – Nachweis – Diskonnektion

92. Anastomoseninsuffizienz nach Gastrektomie – ein relevantes Problem?

K. Böttcher, J. Lange und J. R. Siewert

Chirurg. Klinik und Poliklinik der Technischen Universität München, Klinikum rechts der Isar, Ismaninger Str. 22, W-8000 München 80, Bundesrepublik Deutschland

Anastomotic Leakage After Total Gastrectomy – A Relevant Problem?

Summary. Between 1. 7. 82 and 31. 1. 91 a total of 440 patients underwent gastrectomy due to gastric cancer. The rate of proximal anastomotic leakage was 10%. While the leakage rate of hand-sutured anastomoses (n = 259) was 14.2%, this rate could be reduced to 3.9% using a stapler device (Premium CEEA, n = 181) in the period from 1988 to 1990. Some 30% of all leakages were radiological, but 70% where clinical, with a mortality rate of 40%.
By using the stapler technique the mortality rate after total and extended gastrectomy could be reduced from 8.4% (1982–1987) to only 3.7% (1988–1990).

Key words: Gastric cancer – Anastomotic leakage – Stapler technique

Zusammenfassung. Zwischen dem 1. 7. 82 und 31. 1. 91 wurden an unserer Klinik insgesamt 440 Patienten wegen eines Magenkarzinoms total oder erweitert gastrektomiert. Die Gesamtrate an proximalen Nahtinsuffizienzen betrug 10%. Während die Insuffizienzrate handgenähter Anastomosen (n = 259) 14,2% betrug, konnte diese durch den Stapler-Einsatz (Premium CEEA, n = 181) im Zeitraum 1988–1990 auf 3,9% gesenkt werden. 30% aller Insuffizienzen waren radiologisch, hingegen 70% klinisch mit einer Letalität von 40%. Nicht zuletzt durch den Einsatz des Staplers konnte die Letalitätsrate nach totaler und erweiterter Gastrektomie von 8,4% (1982–1987) auf 3,7% (1988–1990) gesenkt werden.

Schlüsselwörter: Magenkarzinom – Anastomoseninsuffizienz – Stapler

93. Therapie der Anastomoseninsuffizienz in der Abdominalchirurgie

J. Lange, K. Böttcher und J. Siewert

Klinik für Chirurgie Kantonsspital, Rorschacher Str. 95, CH-9007 St. Gallen

Management of Anastomotic Leakage in Abdominal Surgery

Summary. A total of 440 gastrectomies were performed between July 1982 and December 1990. Forty-four patients had an anastomotic leakage, and 17 of them (38%) died in the early postoperative course. The evaluation showed that all 13 patients with minor clinical asymptomatic leakage survived. Three of ten patients died after operative external drainage procedure. Four of six patients died after external drainage and resuturing. Of 11 patients without primary reconstruction of the anastomosis, 10 died. All four patients with primary reanastomosis after resection of the area have survived.

Key words: Anastomotic leakage stapling surgery

Zusammenfassung. Vom 1. 7. 1982 bis 31. 12. 1990 wurden 440 Gastrektomien durchgeführt. 44 davon wurden insuffizient, von denen 17 (38%) verstarben. Die Auswertung ergab folgendes: Bei 13 klinisch nicht relevanten Insuffizienzen verstarb kein einziger Patient. Von 10 Patienten die durch operativ gelegte externe Drainage therapiert wurden, verstarben 3, bei 6 Patienten wurde eine Übernähung plus externe Drainage vorgenommen, davon verstarben 4. Von 11 Patienten mit Anastomosenresektion ohne primäre Rekonstruktion, verstarben 10. Von 4 primären Anastomosenresektionen mit sofortiger Rekonstruktion, verstarb kein einziger.

Schlüsselwörter: Anastomoseninsuffizienz – Primärrekonstruktion – Staplertechnik

94. Die iatrogene Gallenwegsläsion – ein postoperativer Notzustand? Analyse der Langzeitergebnisse

Th. Böttger und Th. Junginger

Klinik und Poliklinik für Allgemein- und Abdominalchirurgie der Johannes-Gutenberg-Universität Mainz, Langenbeckstraße 1, W-6500 Mainz, Bundesrepublik Deutschland

Iatrogenic Bile Duct Injury – A Postoperative Serious Situation? Analysis of Long-Term Results

Summary. Little is known about the long-term results after surgical correction of iatrogenic bile duct injuries. In 72 (64.9%) of 111 patients who were treated at the University of Mainz between 01. 01. 1964 and 31. 12. 1987 it was possible to obtain reliable observations on the course of the disease after an average period of 9.4 years. After a follow-up time of 23 years only 20% (end-to-end anastomosis) and 34% (choledocho- or hepaticojejunostomy) were free of complaints. Within 10 years 35% were relaparotomized after choledocho- or hepaticojejunostomy and 58% were relaparotomized after end-to-end anastomosis because of complaints. After choledocho- and hepaticoduodenostomy 20 out of 22 patients required a second operation. Long-term results were statistically dependent on the localization of the stenosis, the number of interventions and the operation method. Long-term results were independent of the fact of whether the lesion was seen at initial examination or not.

Key words: Bile duct injuries – Therapy – Prognosis

Zusammenfassung. Zur Überprüfung der Langzeitergebnisse nach operativer Korrektur von iatrogenen Gallengangsverletzungen wurde das Krankengut der Klinik und Poliklinik für Allgemein- und Abdominalchirurgie der Johannes-Gutenberg-Universität Mainz vom 01. 01. 1964 bis zum 31. 12. 1987 retrospektiv analysiert. Von 111 Patienten konnten 72 nachuntersucht werden. Die durchschnittliche Nachuntersuchungszeit betrug 9,4 Jahre. Nur 20% (End-zu-End-Anastomose) bzw. 34% (biliodigestive Anastomose) der Patienten waren nach bis zu 23 Jahren beschwerdefrei. 58% (End-zu-End-Anastomose) bzw. 35% (biliodigestive Anastomose) der Kranken mußte relaparotomiert werden. Die schlechtesten Langzeitergebnisse hatten die Anastomosen mit dem Duodenum. 20 der 22 Patienten mußten erneut operiert werden. Die Langzeitergebnisse waren statistisch signifikant von der Lokalisation der Stenose und der Zahl der Korrektureingriffe abhängig. Keinen Einfluß hatte die Tatsache, ob eine Gallengangsläsion primär oder erst verspätet anerkannt wurde.

Schlüsselwörter: iatrogene Gallenwegsverletzungen – Therapie – Prognose

95. Die chirurgische Therapie der Komplikationen nach endoskopischer Papillotomie

H.-J. Tielmann, N. Schmidt, K. D. Rumpf, Fulda

(Manuskript bis Redaktionsschluß nicht eingegangen)

96. Die frühpostoperative Anastomosenblutung an Magen und Dünndarm

R. Lindlar, A. Zielke, U. Schäfer und M. Rothmund

Chirurgische Universitätsklinik, Baldingerstraße, W-3550 Marburg, Bundesrepublik Deutschland

Early Postoperative Upper Gastrointestinal Hemorrhage from the Suture Line

Summary. In a retrospective analysis frequency, suturing/stapling technique and clinical course of patients with early postoperative bleeding from the site of anastomosis were investigated. 16 of 577 patients (2.7%) with upper GI surgery suffered from this complication, 7 of whom (39%) died later on. The suturing technique had no effect. Bleeding occurred surprisingly late (median 10th postoperative day) and was quite often (27%) coincident with anastomotic insufficiency. All arterial ($n = 5$) or active bleeding lesions could be diagnosed and definitely controlled endoscopically. Therefore, endoscopy is recommended in case of postoperative intraluminal GI bleeding.

Key words: Anastomosal bleeding – Emergency endoscopy – Gastrointestinal bleeding

Zusammenfassung. In einer retrospektiven Analyse wurden die Häufigkeit, die verwandte Nahttechnik und der klinische Verlauf von Patienten mit Blutungen aus frisch angelegten Nähten oder Anastomosen erfaßt. Von 577 Patienten erlitten 16 (2,7%) diese Komplikation, von denen 7 (39%) starben. Ein Einfluß der Nahttechnik auf die Häufigkeit war nicht erkennbar. Die Blutungen traten überraschend spät, im Median am 10. po. Tag auf. In 27% war sie mit einer Nahtinsuffizienz koinzident. Die Blutungen (n = 5), die bei der Notfallendoskopie arteriell bluteten, konnten sämtlich definitiv endoskopisch gestillt werden.

Schlüsselwörter: Anastomosenblutung – Notfallendoskopie – Gastrointestinale Blutung

97. Postoperativer Notzustand Nachblutung: Eine vermeidbare Komplikation?

U. Wolters, H. W. Keller, N. Königs, H. Pichlmaier, Köln

(Manuskript bis Redaktionsschluß nicht eingegangen)

4. Hauptthema

Der chirurgische Eingriff als Prophylaxe

98. Prophylaktische Operationen am Gastrointestinaltrakt bei Präkanzerosen

A. Encke und M. Lorenz

Klinik für Allgemeinchirurgie der Johann-Wolfgang-Goethe-Universität Frankfurt, Theodor-Stern-Kai 7, W-6000 Frankfurt am Main 70, Bundesrepublik Deutschland

Prophylactic Operations of the GI Tract in Precancer

Summary. Precancerous conditions are characterized by an increased epidemiological cancer risk, precancerous lesions by a histopathological abnormality (epithelial dysplasia). Adenomas are typical examples of this in the GI tract and therefore must be removed by endoscopy or surgery. The extent of the procedure is dictated by size, growth pattern and histology. The Barrett oesophagus, chronic atrophic gastritis type B, colorectal adenomas and familial adenomatous polyposis are the most frequent serious conditions.

Key words: Preventive surgery – GI tract – Precancer – Adenomatous polyps

Zusammenfassung. Präkanzeröse Konditionen sind durch ein epidemiologisch erhöhtes Krebsrisiko, präcanceröse Läsionen durch eine histo- pathologische Abnormität (Epitheldysplasie) charakterisiert. Als typisches Beispiel des Gastrointestinaltraktes gelten die Adenome. Sie müssen deshalb grundsätzlich endoskopisch oder operativ entfernt werden. Das Ausmaß des Eingriffes richtet sich nach Größe, Wuchsform und Histologie. In der Speiseröhre stellen der Barrett-Ösophagus, im Magen die chronisch-atrophische Gastritis Typ B, im Dickdarm und Rektum Adenome und die familiäre adenomatöse Polyposis die häufigste Gefährdung dar.

Schlüsselwörter: Prophylaktische Chirurgie – Gastrointestinaltrakt – Präkanzerosen – adenomatöse Polypen

„Der Chirurg treibt mit seiner operativen Therapie in sehr viel größerem Maße Krebsverhütung, als allgemein angenommen oder zugegeben wird.“ – „Nicht jeder Praecancer wird ein Cancer, aber jeder Cancer hat seinen Praecancer“ (K. H. Bauer 1949). – Der Nestor der modernen chirurgischen Onkologie hat damit die Thematik meines Referates bereits in seiner Monografie „Das Krebsproblem“ [1] treffend beschrieben. Er dachte dabei vor allem an Erkrankungen mit chronischer Entzündung, Gewebsirritation und Narbenbildung, wie das Ulcus ventriculi und die chronische Cholecystitis bei Steinerkrankung, an chronische Organ- und Hautreize durch die Umwelt und berufliche Noxen, aber auch an die heute durch die Entwicklung der Endoskopie bedeutsam gewordene Entfernung gastrointestinaler Polypen.

Prophylaktische Tumoroperationen mit Entfernung eines Gewebes, das mit einem erhöhten Risiko einer Krebsentwicklung behaftet ist, stellen eine *sekundäre Krebsprophylaxe* dar. Die echte *primäre Krebsprophylaxe* besteht in der Ausschaltung von Krebsursachen (z.B. Rauchen oder berufliche Noxen). Die chirurgische Entfernung eines klinisch noch nicht entdeckten, occulten Tumors stellt eine *frühzeitige Krebstherapie* und keine Prophylaxe mehr dar.

Der Begriff „Präkanzerose" wurde erstmals 1896 von Dubreuilh [5] zur Charakterisierung der nach ihm benannten praemelanotischen Veränderung der lichtexponierten Haut benutzt. Wir unterscheiden heute *präkanzeröse Konditionen,* d.h. Erkrankungen mit einem epidemiologisch erhöhten Krebsrisiko und *präkanzeröse Läsionen* mit histo-pathologischer Abnormität, in denen sich ein Krebs häufiger entwickelt als im normalen Gewebe der gleichen Lokalisation. Bei der praecancerösen Kondition handelt es sich mithin um einen Risikopatienten, der aufgrund der klinisch-epidemiologischen Einschätzung regelmäßiger Kontrolluntersuchungen mit dem Ziel der Vorsorge bzw. Frühdiagnose bedarf. Bei der praecancerösen Läsion handelt es sich dagegen um eine histologisch nachweisbare Krebsvorstufe, die sowohl aus prophylaktischen Gründen als auch zur Sicherung der Diagnose stets einer vollständigen endoskopischen oder chirurgischen Entfernung bedarf. Als typisches Beispiel für die präkanzeröse Läsion gilt das Adenom des Gastrointestinaltraktes.

Der Grad der Gefährdung wird durch *„Dysplasien"* des Epithels widergespiegelt. Diese neoplastische intraepitheliale Veränderung ist durch eine Zellatypie, eine abnorme Zelldifferenzierung und eine gestörte Gewebsarchitektur ohne Zeichen der Invasion gekennzeichnet [18]. Entsprechend dem Vorschlag der WHO [14] unterscheidet man nur noch leichte und schwere Dysplasien („low grade, high grade"). Bei Dysplasien des Plattenepithels sprechen wir auch von einem Carcinoma *in situ.* Die praktische Problematik besteht darin, daß es dem Pathologen häufig unmöglich ist, zwischen regenerativen Veränderungen und einer echten intraepithelialen Neoplasie zu unterscheiden. Dies gilt insbesondere bei chronisch-atrophischen Veränderungen der Magenschleimhaut.

Dysplasien finden sich nicht nur als Krebsvorläufer (precursor), sondern auch im Randbereich von Karzinomen als Ausläufer und als Zweitneoplasien (Mitläufer) [15]. Einen Zusammenhang zwischen Dickdarmpolypen und dem Dickdarmkrebs postulierten bereits die Frankfurter Chirurgen Schmieden und Westhues [24]. Für einen Teil der colorektalen Karzinome gilt die „Adenom/Dysplasie-Karzinom-Sequenz" heute als bewiesen. Hermanek [12] fand bei 86% der nur in die Submukosa infiltrierten Karzinome Adenomreste. Über 95% der colorektalen Dysplasien finden sich in polypösen Adenomen [3]. Die Entwicklung von Karzinomen bei Adenomträgern ist allerdings mit 3 bis 5% über 10 Jahre sehr gering [6]. Die relativ niedrige colorektale Karzinominzidenz bei einer hohen Adenomprävalenz (⅓ aller Menschen über 55 Jahre) erklärt, warum sich die vermehrte endoskopische Polypektomie noch nicht in einem Rückgang colorektaler Karzinome niedergeschlagen hat. Für deren Entstehung wird deshalb wieder vermehrt als zweiter wesentlicher pathogenetischer Weg die direkte Neubildung aus flacher Schleimhaut diskutiert [6]. Neue Erkenntnisse bzw. Selektionskriterien bzgl. der malignen Potenz von Adenomen werden von genetischen Untersuchungen erwartet [28]. So wurde z.B. bei der familiären adenomatösen Polyposis (FAP), die als obligate Präkanzerose gilt, gezeigt, daß trotz einer Penetranz des dominanten FAP-Gens von 95% etwa 40% der Fälle sporadisch durch Neumutation entstehen [8, 17]. Auffallend ist auch eine Häufung von Karzinomen in sogenannten colorektalen Krebsfamilien (Tabelle 4).

In Tabelle 1 sind die präkanzerösen Konditionen des Verdauungstraktes und ihr geschätztes Entartungsrisiko aufgelistet [23].

Schwere *Dysplasien* des *Oesophagus* sind in Europa selten. Sie treten überwiegend bei Risikopatienten mit Alkohol- und Nikotinabusus auf. Yang [30] beobachtete, daß sich innerhalb von 10 Jahren nur bei jedem 4. Patient ein Karzinom entwickelte, dagegen aber 40% eine Rückbildungstendenz zeigten. Es empfiehlt sich deshalb die Kontrollendoskopie dieser Patienten und nur ausnahmsweise eine Oesophagusresektion. – Das Entartungsrisiko des *Barrett-Oesophagus* wird in der chirurgischen Literatur mit 12,6% (Sammelstati-

Tabelle 1. Präkanzeröse Konditionen des Verdauungstraktes [23]

1. Ösophagus	
Plattenepithel-Karzinom:	Risiko
Laugenverätzung	0,2–5%
Achalasie	0,5–29%
meta- oder synchrones Ca. des Aerodigestivtraktes	2–3%
Plimmer-Vinson-Snydrom	4–16%
Tylosis palmaris et plantaris	95%
Benigne Strukturen	1,2%
Adeno-Karzinom: Barrett Ösophagus	10–15%
2. Magen	
M. Menetrier	10–40%
Gastritis Typ A (Perniciosa)	0,5–14,8%
Gastritis Typ B (chron. atrophische)	0–13,8%
nach Adenomentfernung	2–4%
Hyperplasiogener Polyp	1–9%
„operierter Magen“	1–16%
3. Dünndarm	
Glutenenteropathie (Sprue, Zöliakie)	
Gardner-Syndrom	
Peutz Jeghers-Snydrom	
Morbus Crohn (?)	
Adenome des Duodenum und der Papilla Vateri	
4. Dickdarm und Rektum	
Familiäre Adenomatosis coli	
Solitäre und multiple Adenome	
Gardner-Syndrom	
Peutz-Jeghers-Syndrom	
Colitis ulcerosa	
M. Crohn (?)	
Cancer Family Syndrom	
andere Karzinome (z.B. Mamma, Ovarial)	

stik von 700 Fällen) angegeben. Retrospektive gastroenterologische Studien schätzen allerdings das Risiko geringer ein [29]. De Meester et al. [4] haben 76 Patienten über 10 Jahre verfolgt. Bei keinem der 35 Patienten mit einer Antireflux-Operation entwickelte sich ein Karzinom. 9 dieser Patienten zeigten auch keine Progression ihrer Dysplasien. Da andererseits die Hälfte der Patienten mit schweren Dysplasien bei der Operation bereits ein invasives Karzinom hatten, das allerdings immer kurativ operiert werden konnte, plädieren die Autoren bei der gesicherten Diagnose einer schweren Dysplasie für die Resektion. Die Siewert'sche Arbeitsgruppe [13] verfolgte 53 Patienten mit einer Antireflux-Operation, von denen zwei ein Karzinom entwickelten. Dies verpflichtet zu einer regelmäßigen endoskopischen Kontrolle dieses Krankengutes. Möglicherweise erlaubt in Zukunft der Nachweis spezieller Onkogene (Ornithin-Carboxylase, Tumor Supressor Gene) eine Selektion der gefährdeten Patienten.

Die maligne Degeneration eines *Ulcus ventriculi* ist äußerst selten (1 bis 3%). Sehr viel häufiger handelt es sich um ein primär exulceriertes Frühkarzinom, das durch Ulceration, scheinbare Regression und „Heilung“ als gutartiges Geschwür fehldiagnostiziert wurde. Als eindeutige präkanzeröse Konditionen gelten die chronisch-atropische *Gastritis Typ A* (Perniciosa) und die chronisch-atrophische *Gastritis Typ B*. Die Entwicklung eines Karzi-

Tabelle 2. Histologische Befunde von Polypektomien des Magens bei 6182 Patienten [25]

Epitheliale Befunde	4941	
Hyperplasiogen	2961	
Fokale Hyperplasie	1537	
Adenom	337	(5,4%)
Andere	96	
Mesenchymale Polypen	204	
Drüsenkörpercysten	787	
Frühcarcinom	119	(1,9%)
„Borderline Lesion“	192	

noms ist abhängig von der Latenzzeit. Da sich eine chronisch-atrophische Gastritis kaum vor dem 45. bis 50. Lebensjahr entwickelt, ist mit einem Karzinom erst nach weiteren 20 bis 25 Jahren zu rechnen. Ein Indiz ist auch hier die schwere Dysplasie, die aber im Einzelfall nur sehr schwer von regenerativen Veränderungen abzugrenzen ist. – Nur 5,4% aller entfernten *Magenpolypen* sind Adenome (Tabelle 2) und dann prinzipiell als präkanzeröse Kondition anzusehen. Die häufigeren hyperplasiogenen Polypen gelten trotz einer Koinzidenz mit dem Magenkarzinom von 4 bis 10% als nicht entartungsgefährdet. Die Sammelstatistik der Tabelle 2 enthält allerdings auch bereits 110 Frühkarzinome und 192 sogenannte borderline lesions. Das Entartungsrisiko der Adenome steigt mit ihrer Größe. Bis zu einem Durchmesser von 0,5 cm wird praktisch keine Entartung beobachtet. Breitbasige, flache Adenome haben eine höhere Malignitätsrate. Wegen des insgesamt geringen Anteils der Adenome an den Polypen kann zunächst eine Zangenbiopsie durchgeführt werden. Bei Verdacht oder Diagnose eines Adenoms ist dann aber bei gestielten Polypen stets die vollständige endoskopische Abtragung, bei breitbasigen Adenomen eine distale Magenresektion, im oberen Magen auch eine lokale chirurgische Excision indiziert [7]. – Das Karzinomrisiko des *operierten Magens* wurde in den letzten Jahren heftig und kontrovers diskutiert. Man kann den gegenwärtigen Stand dahin zusammenfassen, daß die Magenresektion per se keine präkanzeröse Kondition schafft, daß sich aber bei chronisch-atrophischer Gastritis im Restmagen durchaus Dysplasien und Karzinome entwickeln können, die eine regelmäßige endoskopische Untersuchung dieser Patienten etwa vom 10. Jahr an erfordern. Eine besondere Krebsgefährdung durch die Magenresektion per se ist in epidemiologischen Untersuchungen nicht zu belegen, ebenso wenig ein Zusammenhang mit den verschiedenen Rekonstruktionsverfahren [16, 26].

Die ohnehin seltenen gutartigen Tumoren des *Dünndarms* bestehen zu 30% aus epithelialen Adenomen, zu 70% aus mesenchymalen Tumoren. Im Duodenum und an der Vater'schen Papille enthalten größere Adenome (> als 3 cm) bereits in 50% invasive Karzinome. Außerdem können das Duodenum und der Dünndarm, seltener der Magen im Rahmen einer familiären adenomatösen Polyposis (FAP) mit befallen sein (Gardner-Syndrom). Die Adenomdiagnose erfordert deshalb stets auch die vollständige Entfernung des Befundes. An der Papilla Vateri kann dabei eine Papillektomie ausreichend sein.

Im Gegensatz zum Magen stellen Adenome bei den *colorektalen Polypen* mit 68,7% den überwiegenden Anteil dar. Das Erlanger Register colorektaler Polypen [11] wurde durch andere Untersucher [20] bestätigt. Die Krebsgefahr korreliert mit der Größe der Adenome, ihrer Wuchsform und Histologie (Tabelle 3).

Auf die praktische Bedeutung der Adenom/Dysplasie-Karzinom-Sequenz wurde bereits eingegangen. Erwähnt sei noch die Rate von 30 bis 50% synchroner und über 30% metachroner Adenome [3]. Die vollständige, in der Regel endoskopische Polypektomie ist obligatorisch, um dem Pathologen die Möglichkeit einer exakten Beurteilung des ganzen Polypen/Adenoms und der Invasionstiefe eines allfälligen Karzinoms zu geben. Bei Colonpolypen mit einer Basis von mehr als 2 cm empfiehlt sich die operative Entfernung durch Colotomie. Bei rektalen Adenomen können die verschiedenen modernen transanalen Verfahren (operativ, endoskopisch, mikrochirurgisch (Bues)) oder die Rectotomia posterior, bei ausgedehnten Befunden auch eine tiefe anteriore Resektion mit colo-analer

Tabelle 3. Karzinomatöse Entartungstendenz kolorektaler Adenome in Abhängigkeit von ihrer Größe, Wuchsform und Histologie (Aus Hermanek u. Karrer, [11])

Größe	<10 mm	0,4%
	11–20 mm	6,5%
	21–30 mm	29,1%
	31–40 mm	43,7%
	>40 mm	70,4%
Makroskopische Wuchsform	gestielt	3,3%
	tailliert	2,8%
	sessil	12,0%
Histologischer Typ	tubulär	3,4%
	tubulovillös	16,9%
	villös	48,5%

Anastomose zur Anwendung kommen [22]. Die Abb. 1 zeigt das Verteilungsmuster der adenomatösen und hyperplastischen Polypen im Dickdarm [2]. Bei karzinomatösen Polypen mit Invasion der Muscularis mucosae wird heute auch die endoskopische Entfernung als ausreichende Primärtherapie betrachtet, wenn folgende Voraussetzungen gegeben sind: Vollständige Polypektomie, tumorfreier Rand (Stiel), hochdifferenziertes Karzinom, keine nachweisbare venöse oder Lymphgefäßinvasion sowie korrekte Orientierungsmöglichkeiten des Pathologen am Präparat [19].

Eine obligate präkanzeröse Läsion stellt die *familiäre adenomatöse Polyposis* (FAP) dar. Bestehen zusätzlich multiple Osteome, Epidermoidzysten und ein Weichteiltumor oder dehnt sich die Erkrankung auf den gesamten Gastrointestinaltrakt aus, sprechen wir vom Gardner-Syndrom. Die Manifestation dieser autosomal-dominant vererbten Erkrankung erfolgt im Mittel bis zum 16. Lebensjahr, die Krebsdiagnose bis zum 36. und der Krebstod bis zum 40. Lebensjahr [8]. Mit der Diagnosestellung muß die vollständige Colektomie erfolgen. Während man früher eine Proktocolektomie mit endständiger dauerhafter Ileostomie oder in geeigneten Fällen eine subtotale Colektomie mit ileorektaler Anastomose unter bewußter Inkaufnahme eines Krebsrisikos von 7% durchführte,

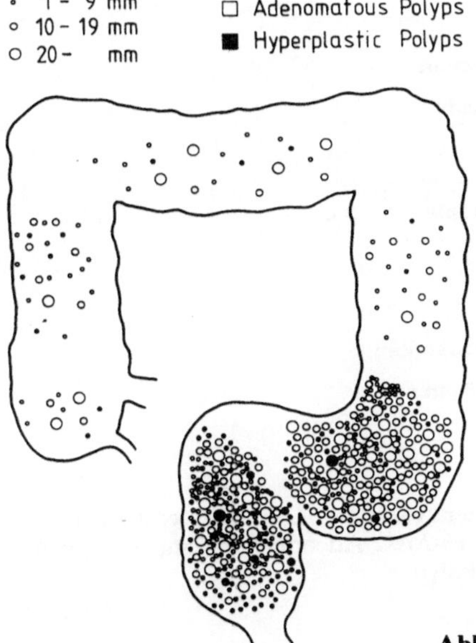

Abb. 1. Verteilung kolorektaler Polypen. (Aus Bech et al. [2])

Tabelle 4. Erkrankungsrisiko „kolorektaler Krebsfamilien" [21]

1 Verwandter 1. Grades	1/17
1 Verwandter 1. und 2. Grades	1/12
1 Verwandter 1. Grades <45 J.	1/10
Beide Eltern	1/8,5
2 Verwandte 1. Grades	1/6
3 Verwandte 1. Grades	1/2

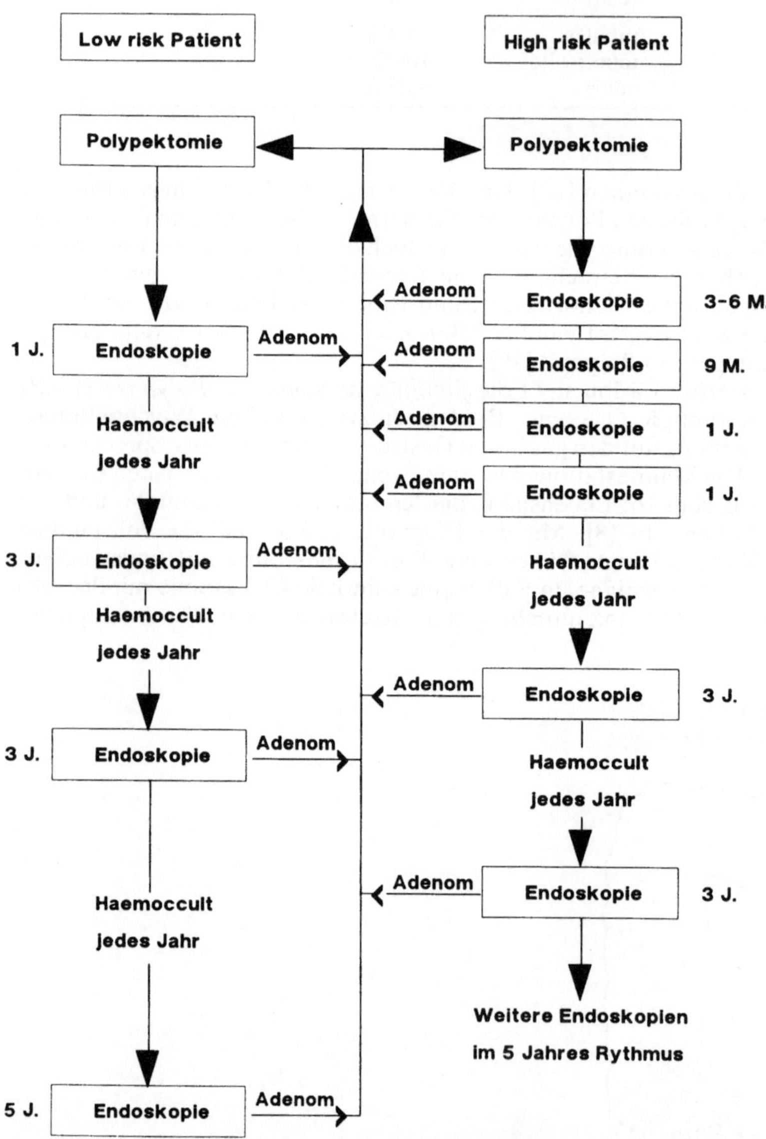

Abb. 2. Untersuchungsschema nach Entfernung kolorektaler Adenome. *Low-Risk:* gestieltes oder tubuläres, solitäres Adenom, <2 cm, leichte Dysplasie. *High-Risk:* Adenome $\geq$2 cm, flach, villös oder tubulo-villös, schwere Dysplasie oder karzinomatöser Polyp

erscheint heute die totale Colektomie mit Prokto-Mukosektomie und ileoanaler Pouchbildung als die Methode der Wahl. Die Mehrzahl der Autoren (67,9%) bevorzugt dabei den sogenannten J-Pouch. Diese Operation gehört allerdings in die Hände damit erfahrener Chirurgen. Bezüglich der Einzelheiten sei auf die ausgezeichnete Monographie von Herfarth und Stern [10] hingewiesen.

Abschließend möchte ich auf die sogenannten „colorektalen Krebsfamilien" (Tabelle 4) hinweisen. Es steht zu hoffen, daß es durch gentechnologische Untersuchungen gelingt, die entsprechend gefährdeten Patienten zu selektionieren [21, 28]. Die präkanzerosen Konditionen der entzündlichen Darmerkrankungen werden im folgenden Referat behandelt.

In der Praxis stellen die colorektalen Adenome die häufigste präkanzeröse Kondition des Gastrointestinaltraktes dar. Die therapeutischen Richtlinien ihrer vollständigen endoskopischen oder chirurgischen Entfernung mit exakter histologischer Untersuchung gelten aber auch für die entsprechenden Veränderungen von Oesophagus, Magen und Dünndarm [9, 27]. Die schwere intraepitheliale Dysplasie erscheint bisher als das zuverlässigste Kriterium einer unmittelbaren Gefährdung. Die Endoskopie ist das Verfahren der Wahl in der primären Diagnostik und Therapie. Ausgedehntere Befunde, vor allem in flacher Schleimhaut verlangen aber frühzeitig eine ausreichend radikale chirurgische Entfernung. Große praktische Bedeutung hat die endoskopische Nachsorge (Abb. 2), die allerdings die Compliance des Patienten nicht überfordern darf.

Literatur

1. Bauer KH (1949) Das Krebsproblem. Springer, Berlin Göttingen Heidelberg
2. Bech K, Kronborg O, Fenger C (1991) Adenomas and hyperplastic polyps in screening studies. World J Surg 15:7–13
3. Borchard F, Heilmann KL, Hermanek P (1991) Definition und klinische Bedeutung der Dysplasie im Verdauungstrakt. Pathologe 12:50–56
4. De Meester TR, Attwood SEA, Smyrk TC, Therkildsen DH, Hinder RA (1990) Surgical therapy in Barrett's oesophagus. Ann Surg 212:528–540
5. Dubreuilh W (1896) Ann Derm 7:1158
6. Eide TJ (1991) Natural history of adenomas. World J Surg 15:3–6
7. Encke A (1983) Indikation und Verfahrenswahl bei polypösen Präkanzerosen des Gastrointestinaltraktes. Münch Med Wochenschr 125:252–255
8. Friedel W, Möslein G, Jäger K, Herfarth CH, Propping P (1991) Familiäre adenomatöse Polyposis. Dtsch Ärzteblatt 88:851–860
9. Gall FP, Hermanek P (1987) Präventive Operationsindikationen der Präkanzerosen im Gastrointestinaltrakt. Chirurg 58:228–233
10. Herfarth CH, Stern J (1990) Colitis ulcerosa, Adenomatosis Coli. Springer, Berlin Heidelberg New York Tokyo
11. Hermanek P, Karrer K (1983) Illustrierte Synopsis kolorektaler Tumoren. Pharmazeutische Verlagsgesellschaft München
12. Hermanek P (1990) Klassifikation von Adenomen – Dysplasie, Karzinom, Konsequenz. In: Herfarth CH (ed) Chirurgie von Kolon und Rektum. Melsunger Med Mitteilungen 61:21–26
13. Hölscher AH, Feussner H, Bumm R, Siewert JR (1991) Ist Antireflux eine Prophylaxe gegen die maligne Entartung des Endobrachyoesophagus? Langenbecks Arch Chir (Suppl) Springer, Berlin Heidelberg New York Tokyo
14. Jass JR, Sobin LH (1989) Histological typing of intestinal tumours. WHO International Classification of Tumours No. 15, 2nd ed. Springer, Berlin Heidelberg New York Tokyo
15. Kleinsasser O, Heck KH (1959) Über das sogenannte Carcinoma in situ des Kehlkopfes. Arch. Ohrenheilkd 164:210–242
16. Lundegårdh G, Adami HO, Helmick CH, Zack M, Meirik O (1988) Stomach cancer after partial gastrectomy for benign ulcer disease. N Engl J Med 319:195–200
17. Möslein G, Kadmon M (1991) Familienscreening bei familiärer adenomatöser Polyposis. Chirurg 62:357–359
18. Morson BC, Sobin LH, Grundmann E, Johansen A, Nagayo T (1980) Precancerous conditions and epithelial dysplasia of the stomach. J Clin Pathol 33:231
19. Morson BC, Whiteway JE, Jones FA (1984) Histopathology and prognosis of malignant colorectal polyps treated by endoscopic polypectomy. Gut 25:437–441

20. Muto T, Bussen H, Morson BC (1975) The evolution of cancer of the colon and rectum. Cancer 36:2251–2270
21. Murday V (1990) Screening for colorectal cancer based on family history. In: Weber W, Laffer U, Dürig M (eds) Hereditary cancer and preventive surgery. Karger, Basel
22. Nicholls RJ (1991) Surgical treatment of adenomas. World J Surg 15:20–24
23. Rösch W (1988) Präkanzerosen und Frühkanzerosen des Gastrointestinaltraktes, Diagnose und Therapie. Hess Ärztebl 49:689–701
24. Schmieden V, Westhues H (1927) Zur Klinik und Pathologie der Dickdarmpolypen und deren klinischen und pathologisch-anatomischen Beziehungen zum Dickdarmkarzinom. Dtsch Z Chir 202:1–123
25. Seifert E, Gall K, Weismüller J (1983) Gastric polypectomy. Long term results (survey of 23 German centers). Endoscopy 15:8–11
26. Toftgaard C (1989) Gastric cancer after peptic ulcer surgery. Ann Surg 210:159–164
27. Waye JD (1991) Endoscopic treatment of adenomas. World J Surg 15:14–19
28. Weber W, Laffer U, Dürig M (1990) Hereditary cancer and preventive surgery. Karger, Basel München Paris London
29. Wienbeck M (1985) Die schwere Refluxösophagitis. Internistischer Standpunkt. Z Gastroenterol 23:15–18
30. Yang CS (1980) Research on esophageal cancer in China. A review. Cancer Res 40:2633–2644

99. Prophylaktische Operationen am Gastro-Intestinaltrakt bei Entzündungen

Ch. Herfarth, Heidelberg

(Manuskript bis Redaktionsschluß nicht eingegangen)

100. Prophylaktische Operationen an der Gallenblase und an den Gallenwegen

H. F. Kienzle

Städt. Krankenhaus Köln-Holweide, Chirurgische Klinik, Neufelder Str. 32, W-5000 Köln 80, Bundesrepublik Deutschland

Prophylactic Surgery in the Gallbladder and the Biliary System

Summary. Prophylactic cholecystectomy is indicated for cholelithiasis in diabetic patients, in hemolytic anemias, before transplantations for focus treatment or implantation of a cardiac valve and also before travelling to countries with poor infrastructure; or for precancerous lesions like GB papilloma, porcelain gallbladder or cystic choledochus. Furthermore one can consider prophylactic indication for cholecystectomy for asymptomatic cholecystolithiasis in young patients in order to prevent complications in future.

Key words: Cholecystectomia, prophylactic

Zusammenfassung. Eine prophylaktische Cholecystektomie (P.C.) bzw. eine großzügige Operationsindikation zur Cholecystektomie ist gegeben bei der Cholelithiasis: beim Diabetiker, bei haemolytischen Anaemien, zur Herdsanierung vor Transplantationen oder Herzklappenoperation. Ebenso vor Auslandsreisen bei schlechter Infrastruktur des Ziellandes, zur Carcinomprophylaxe bei GB-Papillom, der Porzellangallenblase oder eine Choledochuscyste. Aus taktischen Gründen wird cholecystektomiert bei der Anlage einer biliodig. Anastomose und der Ligatur der A. cystica bei isolierter Leberperfusion. Im übrigen kann man sich die prophylaktische Cholecystektomie überlegen bei Patienten mit asymptomatischer Cholelithiasis wenn der Patient sich in gutem Allgemeinzustand befindet und künftig Komplikationen befürchtet werden.

Schlüsselwörter: prophylaktische Cholecystektomie

Eine Operationsindikation leitet sich aus den Beschwerden eines Patienten ab, oder ergibt sich aus einer akuten Notsituation, d.h. ein kranker Mensch wird chirurgisch behandelt. Wie steht es indes um die Indikation aus prophylaktischen Gründen?

Prophylaktische Maßnahmen sind solche, die Krankheiten verhüten sollen. Darf ein Patient einem operativen Risiko von Mortalität und Morbidität ausgesetzt werden, solange er gesund ist, d.h. solange Beschwerden fehlen?
Ist doch „das Schweigen der Organe“ ein wesentliches Merkmal von „Gesundheit“.

Bei den prophylaktischen Operationen an den Gallenwegen geht es im wesentlichen um Steine in der Gallenblase und im Gallengang, die noch keine Beschwerden verursachen, aber auch um die präkanzerösen Veränderungen im Bereich der Gallenwege und die rezidivierende, biliäre Pankreatitis.

Die zentrale Frage besteht darin, ob die zu erwartenden Beschwerden oder Komplikationen, die sich aus den genannten Konditionen möglicherweise ergeben, so schwerwiegend und andererseits die Risiken des vorbeugenden Eingriffs so gering einzuschätzen sind, daß man einem Patienten den vorbeugenden Eingriff zumuten darf, bzw. ihm zur Operation raten kann.

Schon zu Beginn unseres Jahrhunderts hat Mayo festgestellt: „The silent stone is a myth". Seitdem konnte in dieser Frage keine Einigkeit erzielt werden. Stumme Steine sind die zufällig – heute meist sonographisch – entdeckten Steine oder Steine, die anläßlich einer Operation aus anderer Indikation entdeckt werden, ohne daß sie jemals Beschwerden verursacht hätten.

Wer aber hat nicht schon erlebt, daß nach Bekanntwerden der Steine der Patient Symptome entwickelt, oder längst bekannte Beschwerden jetzt auf die Steine bezieht?

Durch zahlreiche prospektive und retrospektive Studien ist gesichert, daß sich bei bis zu 50% der Steinträger im Laufe von 10–20 Jahren z.T. schwerwiegende Symptome und Steinkomplikationen entwickeln, die u.U. sogar eine Notoperation zur Folge haben. Von der Choledocholithiasis ist bekannt, daß sie mit zunehmender Dauer einer Cholecystolithiasis zunimmt. Beträgt das Verhältnis von Gallenblasensteinen zu Gallengangssteinen beim 30jährigen noch 20:1, vermindert sich dies beim 60jährigen auf 7:1 und beim 80jährigen auf 2:1.

Morbidität und Mortalität eines Eingriffes an den Gallenwegen steigen etwa ab dem 60. Lebensjahr durch cardio-pulmonale und hepatorenale Risikofaktoren zusammen mit Adipositas, Rauchen und Alkoholeinfluß, auch wenn das Risiko der Wahlcholecystektomie im Laufe der letzten 70 Jahre auf unter 1% gesunken ist. Bei unter 60jährigen liegt dieses Risiko in vielen Serien bei 0%, (Tabelle 1, 2; Abb. 1).

Daraus ergibt sich die entscheidende Frage, ob sich ein komplizierter Verlauf einer Gallensteinerkrankung für den einzelnen Patienten vorhersehen läßt. Die Antwort lautet: Nein.

So müssen statistische Zahlen bei aller Fragwürdigkeit für den Einzelfall als Argumentationshilfe herangezogen werden, um in der konkreten Situation den einzelnen Patienten individuell beraten zu können. Versucht man aus zahlreichen Studien und hypothetischen

Tabelle 1. Operationsletalität Gallenwegseingriffe, 1923–1984

Autor	Zeitraum	Pat (n)	Letalität (%)
Enderlen	1923	12147	9,2
Wassner	1948–1957	832	6,9
Kern	1954–1962	1639	2,5
Peiper	1958–1964	1139	1,0
Hess	1957–1980	2071	0,9
Spohn	1960–1984	13375	0,8
Ungeheuer	1964–1981	10758	0,7

Tabelle 2. Operationsletalität Cholezystektomie (Wahleingriff)

Autor	Zeitraum	Pat (n)	Letalität (%)
Bismuth	1970–1980	337	0,3
Hess	1957–1980	1490	0,4
Kern	1952–1962	1639	1,1
Spohn	1963–1973	5366	0,4
Ungeheuer	1964–1977	6470	0,3

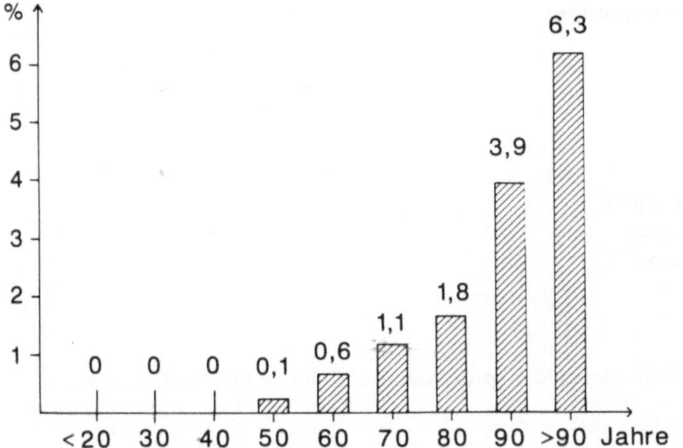

Abb. 1. Letalität elektive Cholezystektomie 73 597 Op 1947–1980 [Nach Hess]

Verläufen Handlungsrichtlinien abzuleiten, wird man zu einer großzügigen Operationsindikation kommen (Abb. 2; Abb. 3).

Für den konkreten Fall kann dies bedeuten: Steine, die anläßlich einer anderen Laparotomie zufällig entdeckt werden, können in einem Simultaneingriff durch Cholecystektomie entfernt werden, wenn sich hierdurch für den einzelnen Patienten kein wesentlich höheres Risiko ergibt. Nach Zahlen aus der Literatur und eigenen retrospektiven Untersuchungen des Karlsruher Krankengutes ergibt sich für solche Simultaneingriffe kein zusätzliches Operationsrisiko. Es gibt hierzu aber auch anderslautende Meinungen.

Bei zufällig entdeckten Steinen und sonst gesunden Patienten unter 60 Jahren sollte in Abwägung der Lebensumstände im einzelnen der Elektiveingriff prinzipiell erwogen werden, besonders auch dann, wenn eine längere Reise oder ein Auslandsaufenthalt in Ländern mit vergleichsweise schlechter medizinischer Versorgung bevorsteht.

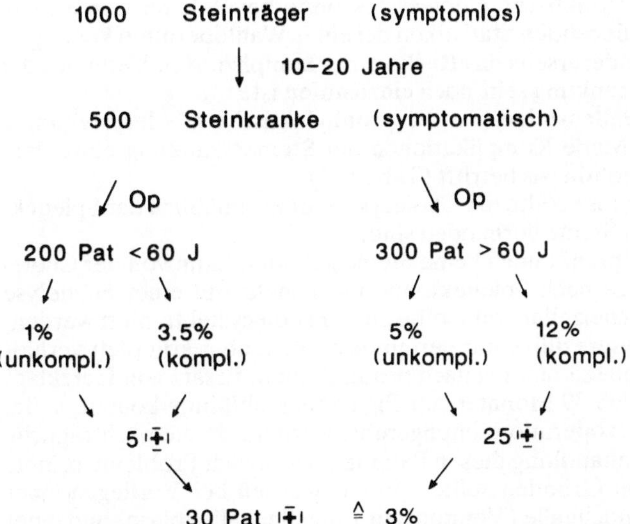

Abb. 2. Hypothetischer Spontanverlauf Gallensteinleiden, abwartende Haltung [Mod. nach Hess]

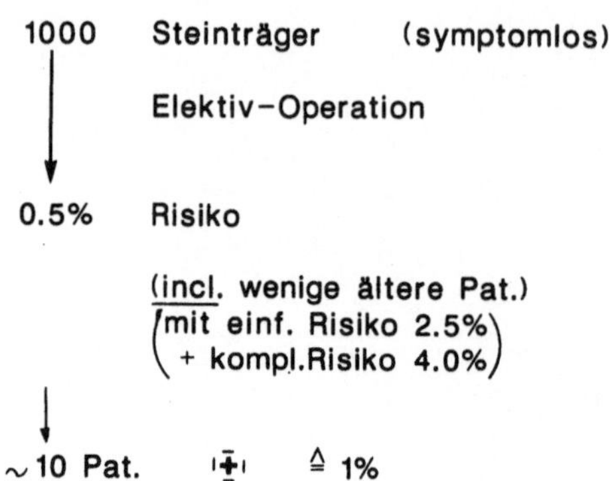

Abb. 3. Hypothetischer Verlauf Gallensteinleiden, prophylaktische Operation [Mod. nach Hess]

Tabelle 3. Prophylaktische Cholezystektomie / Hämolyse

Kongenitale Sphärozytose
Sichelzell-Anämie
β-Thalassämie
Herzklappenoperation

Tabelle 4. Prophylaktische Cholezystektomie / Karzinomprophylaxe

Porzellan-Gallenblase
Kalkmilch-Galle
Choledochuszyste
Gallenblasen-Papillom

Bei über 60jährigen oder Patienten mit deutlich erhöhtem allgemeinem Operationsrisiko, sollte zugewartet werden. In geeigneten Fällen kommt hier auch eine konservative lithotriptische oder litholytische Therapie in Frage.

Beim Diabetiker ist die prophylaktische Cholecystektomie bei Bekanntwerden von Steinen indiziert, da nach den vorliegenden Statistiken bei einer Wahloperation kein signifikantes Risiko zu erwarten ist, andererseits das Risiko eines komplizierten Verlaufes der nicht behandelten Gallensteinerkrankung sehr hoch einzustufen ist.

Bei hämolytisch bedingten Gallensteinen ist die prophylaktische Cholecystektomie gerechtfertigt, da sich in hohem Maße Komplikationen der Steinerkrankung einstellen, vor allem auch was die Choledocholithiasis betrifft (Tabelle 3).

Bei der kongenitalen Sphärozytose sollte die Cholecystektomie anläßlich der Splenektomie durchgeführt werden, wenn Steine vorhanden sind.

Haben sich zum Operationszeitpunkt noch keine Steine gebildet, kann von der Cholecystektomie abgesehen werden, da nach Splenektomie nicht mehr mit einer Hämolyse gerechnet werden muß. Bei der Sichelzellanämie sollte immer cholecystektomiert werden, da die Splenektomie die Haemolyserezidive nur vermindert, nicht aber komplett verhindert. Dasselbe gilt für die Betathalassämie. Da nach prothetischem Ersatz von Herzklappen es in 31% nach durchschnittlich 39 Monaten zur Pigmentsteinbildung kommt, sollte die Cholecystektomie vor der Herzoperation durchgeführt werden, da die nachträgliche Operation wegen der Marcumarbehandlung diesen Patienten zusätzlich Probleme bringt.

Aus carcinomprophylaktischen Gründen sollte operiert werden bei Vorliegen einer Prozellangallenblase, einer Kalkmilchgalle (Vorstufe zur Prozellangallenblase) und einer Choledochuscyste, sowie beim Gallenblasenpapillom (Tabelle 4).

Die genannten Konditionen gelten als Präkanzerosen. Bezüglich des Papilloms muß einschränkend gesagt werden, daß es nur sehr schwer von sogenannten harmlosen und nicht seltenen Cholesterolpolypen unterschieden werden kann.

Ob Gallensteine per se ein Carcinomrisiko darstellen, muß nach heutigen Erkenntnisen eher bezweifelt werden. Gleichwohl ist klar, daß in einer entfernten Gallenblase kein Karzinom mehr wachsen kann.

Aus Gründen der Operationstaktik muß die Gallenblase entfernt werden bei der Anlage einer biliodigestiven Anastomose, bei der Lebertransplantation, evtl. zur Herdsanierung vor Transplantation, wenn immunsuppressiv nachbehandelt werden muß, oder aber auch bei der Implantation eines Katheters zur isolierten Leberperfusion, um einer chemischen Cholecystitis vorzubeugen.

Bei den prophylaktischen Operationen an den Gallenwegen tritt die eigentliche Operation zugunsten des endoskopischen Eingriffs in den Hintergrund. Dennoch kann eine biliodigestive Anastomose indiziert sein beim Mehrfachrezidiv eines Gallengangsteins. In einem solchen Fall sollte der Gang duodenalwärts verschlossen und die Anastomose mit einer nach Roux ausgeschalteten Dünndarmschlinge an den meist weiten und wandverdickten Gang angelegt werden.

Auch nach iatrogener Gangverletzung bei zarten Gangverhältnissen kann eine bildiodigestive Anastomose indiziert sein, um einer nahtbedingten Struktur vorzubeugen.

Die Domäne der Therapie der Gangsteine und der Papillenstenose liegt bei der Endoskopie. Beide Erkrankungen sollten behoben werden, wenn sie noch keine Symptome verursachen, um einer Cholangitis, einem Verschlußikterus, oder einer biliär bedingten Pankreatitis vorzubeugen.

Aufgrund der niedrigen Komplikationsrate des endoskopischen Eingriffs und der hohen zu erwartenden Komplikationsrate eines Rezidivs bzw. Residualsteins im Choledochus und einer Papillenstenose ist es in jedem Falle gerechtfertigt, die Choledocholithiasis und die Papillenstenose endoskopisch zu beheben.

Im Falle einer biliär bedingten Pankreatitis ist es notwendig, zum frühestmöglichen Zeitpunkt mittels Papillotomie eine Gangerweiterung zu schaffen, um einer Verschlimmerung der Pankreatitis, oder einem erneuten Rezidiv nach Steinpassage vorzubeugen.

Dies gilt auch für die rezidivierende Passage von kleinen Steinchen oder größeren Cholesterinkristallen, die für die Unterhaltung einer chronisch-rezidivierenden Pankreatitis verantwortlich sein können.

Um zusammenfassend noch einmal auf den „stummen Stein" zurückzukommen, soll noch einmal betont werden, daß ein „stummer Stein" nicht immer ganz stumm und keinesfalls risikolos ist, wenn man den Faktor Zeit miteinbezieht. Die genannten Zahlen und statistischen Angaben, und die daraus entwickelte Empfehlung einer großzügigen Handhabung der Operationsindikation zur Cholecystektomie können bei der Beratung des einzelnen Patienten mit zufällig entdeckten Gallensteinen keine allgemeingültige Maxime abgeben.

Für jeden einzelnen Patienten bedarf es einer eingehenden Beratung und Aufklärung hinsichtlich einer möglicherweise komplizierteren Entwicklung des Gallensteinleidens, aber auch hinsichtlich verschiedener Operationsmethoden und endoskopische Möglichkeiten bzw. sogenannte Alternativverfahren.

Konservative Methoden sollte man mit Zurückhaltung begegnen, da bis zum heutigen Tage die Rezidivprophylaxe bei einer Rezidivquote von über 50% nicht gelöst ist. Bespricht man mit dem Patienten die für die konservativen Verfahren notwendige Compliance von vornherein, tendieren sehr viele von sich aus zur Definitivsanierung, d.h. zur Cholecystektomie.

Die laparoskopische Cholecystektomie ist aufgrund unseres derzeitigen Wissens eine Bereicherung und erleichtert den Entschluß zur großzügigen Indikation, weil sie besonders in der postoperativen Phase dem Patienten deutliche Vorteile bietet bei vermutlich geringerer intraoperativer und perioperativer Gefährdung. Diesbezüglich kann aber noch nicht abschließend geurteilt werden.

Unabdingbare Voraussetzungen für die prophylaktische Operation an Gallenblase und an den Gallenwegen, oder sei es auch nur die großzügig gehandhabte Indikation, ist neben einem sonst gesunden Patienten ein ausgesprochen hoher operationstechnischer Standard, aufgrund dessen sich die in der Literatur wiedergegebenen niedrigen Mortalitäts- und Morbiditätsziffern ergeben. Dazu ist notwendig ein eingespieltes Operationsteam mit Beteiligung mindestens eines Facharztes und eine standardisierte Technik und Taktik mit schulmäßiger Anwendung.

Literatur beim Verfasser.

101. Prophylaktische Operationen bei Darmanomalien

H. Halsband

Klinik für Kinderchirurgie der Univ. Lübeck, Ratzeburger Allee 160, W-2400 Lübeck, Bundesrepublik Deutschland

Prophylactic Operations in Intestinal Malformations

Summary. In intestinal anomalies, preventive surgical procedures include gastrostomies and enterostomies as well as some special operations such as ligature of the cardia and associated appendectomies. General indications for enterostomies are seen in life-threatening circumstances, i.e. prematurity, surfactant deficiency, major associated malformations and complications. Preventive surgical procedures are necessary in certain cases of esophageal atresia, complicated small bowel atresia, meconium ileus, anorectal malformations, Hirschsprung disease, neuronal intestinal dysplasia and necrotizing enterocolitis. Prophylactic surgery requires detailed knowledge of the definitive therapeutic procedure.

Key words: Gastrostomy – Enterostomies – Ligature of cardia – Associated appendectomies

Zusammenfassung. Prophylaktische Operationen bei Darmanomalien sind vor allem Stoma-Anlagen und einige spezielle Eingriffe wie Cardialigatur, Magendurchtrennung und Begleitappendektomien. Allgemeine Indikationen zu Stoma-Anlagen ergeben sich bei lebensbedrohenden Zuständen wie Unreife, unzureichender Lungenreifung, schwerwiegenden Begleitanomalien und Komplikationen. Prophylaktische Eingriffe sind notwendig bei bestimmten Oesophagusatresien, komplizierten Dünndarmatresien, Meconiumileus, anorektalen Verschlüssen, Morbus Hirschsprung/neuronaler intestinaler Dysplasie und nekrotisierender Enterocollitis. Auch prophylaktische Eingriffe erfordern genaueste Kenntnisse der späteren definitiven Therapie.

Schlüsselwörter: Gastrotomie – Enterostomien – Cardialigatur – Begleitappendektomien

Bei Darmanomalien ist eine ausschließliche Zuordnung der Operationsindikationen als prophylaktisch, notfallmäßig oder als Ersteingriff eines Staged approach nicht immer möglich; häufig liegen die genannten Indikationsstellungen gleichzeitig vor.

Prophylaktische Operationen bei Darmanomalien sind vor allem Stomaanlagen verschiedener Art und spezielle Eingriffe wie Magen-Durchtrennung, Ileocoecal-Resektion und Begleitappendektomien; Raritäten sollen nicht berücksichtigt werden.

Zum Thema „prophylaktische Begleitappendektomien" haben am Vortag Biewald und Harndt Stellung genommen; wir halten Begleitappendektomien aus präventiver Indikation bei allen größeren intraabdominellen Eingriffen für erforderlich.

Tabelle 1. Allgemeine Indikationen zu prophylaktischen Stoma-Anlagen bei Darmanomalien

1. Frühgeburtlichkeit, Unreife, respiratorische Probleme
2. Besondere Art / Schwere der Fehlbildung
3. Eingetretene Komplikationen: Perforation, schwere Peritonitis, Sepsis, Aspiration
4. Lebensbedrohende Begleit-/schwerwiegende Mehrfach-Fehlbildungen (z.B. obstruktive Uropathie, Vitium cordis, Down-Syndrom)
5. Postoperative schwere Komplikationen: Nahtinsuffizienz, Fistelrezidiv

Tabelle 2. Gastrostomie – Komplikationen im Kindesalter

- Nahtdehiszenz zwischen Magen und Bauchwand
- Lockerung des Tubus, Herauslaufen von Mageninhalt, Maceration der Bauchwand
- Frühes Herausgleiten des Gastrostomie-Tubus
- Hineingleiten des Tubus ins Duodenum
- Persistenz der gastro-cutanen Fistel nach Entfernung des Tubus

Komplikationsrate nach der Literatur:

Ernste Komplikationen	2– 7%
Leichte Komplikationen	7–10%
Mortalität	0– 4%

Allgemeine Indikationen zu prophylaktischen Stomaanlagen (Tabelle 1) ergeben sich bei lebensbedrohenden Zuständen wie hochgradiger Unreife, unzureichender Lungenreifung, schwerwiegenden Begleitfehlbildungen oder bedrohlichen Komplikationen.

Folgende Darmanomalien zwingen zu prophylaktischen Eingriffen:

- Oesophagus-Atresien: und zwar Fälle der Risikogruppe C nach Waterston, postoperative Komplikationen sowie langstreckige Oesophagus-Atresien,
- „komplizierte" Dünndarm-Atresien,
- Mekonium-Ileus,
- anorektale Verschlüsse,
- Morbus Hirschsprung und neuronale intestinale Dysplasie sowie
- die nekrotisierende Enterocolitis; diese ist zwar keine Anomalie, betrifft aber prädisponierte Früh- und Neugeborene in der postnatalen Periode.

Der häufigste Eingriff aus prophylaktischer Indikation bei Anomalien des Gastrointestinaltraktes ist die *temporäre Gastrostomie;* diese erfüllt drei Funktionen: sie dient – in über der Hälfte der Fälle – der Dekompression – und jeweils in einem weiteren Viertel – der Ernährung und der Oesophagus-Elongation bzw. -Dilatation. Eine Gastrostomie legen wir nicht nach Art einer Witzel-Fistel, sondern in Form einer einfachen, direkten Fistel an. Die Komplikationsrate nach Gastrostomien wird häufig unterschätzt (Tabelle 2): immerhin beträgt sie zwischen 2–10% im Kindesalter; auch Todesfälle haben sich danach ereignet.

Oesophagus-Atresien mit Trachealfistel

Bei *Risiko-Neugeborenen der Gruppe C nach Waterston* kann nach Anlage einer Gastrostomie die Luft, die durch die Oesophagotrachealfistel in den Magen gepreßt wird, entweichen, und der Magensaft kann abgesaugt werden. Die Beseitigung der oesophagotrachealen Fistel oder zumindest ihre Blockade ist aber eine ebenso dringliche wie unaufschiebbare Maßnahme. Um die belastende Thorakotomie bei diesen Kindern zunächst zu umgehen, wurden von abdominal aus Kardia-Blockierung, supragastrale Oesophagus-Durchtrennung oder quere Magen-Durchtrennung als Präventivmaßnahmen durchgeführt; bei der Magen-Durchtrennung werden beide Magenenden verschlossen und der distale Magenabschnitt zur Gastrostomie zwecks Ernährung verwandt. Wenn bei extrem schlechtem Zustand des Kindes wirklich *nur* eine Gastrostomie angelegt werden kann, so sollten nach Besserung – als Staged approach – baldmöglichst in einer 2. Sitzung die Fistel verschlossen und in einer 3. die Anastomose durchgeführt werden.

Uns hat sich bei solchen Risiko-Kindern das Verfahren nach Leininger mit Umschnürung der Kardia mittels eines Silastic-Streifens zur Blockierung der oesophagotrachealen Fistel und die zusätzliche Anlage einer Gastrostomie bewährt.

Die prophylaktische Anlage einer Gastrostomie ist ferner bei *allen* Fällen vom Typ II einer Oesophagusatresie indiziert, einmal um die Kinder ernähren zu können und zum anderen zur Durchführung elongierender Verfahren. Eine *prophylaktische cervikale Oesophagostomie* zur Prävention gegen Aspiration sollte bei langstreckigen Atresien nicht mehr angelegt werden, da sich daraus zwangsläufig die Notwendigkeit zu einer späteren Ersatzplastik ergibt, die wir im Kindesalter nach Möglichkeit vermeiden sollten.

Durch ständiges Absaugen des proximalen Blindsackes kann eine Aspiration auch vermieden werden.

Weitere Gastrostomie-Indikationen bei Oesophagus-Atresien sind – unabhängig von Risikofaktoren – unsichere Anastomosen, Nahtdehiszenzen, tracheo-oesophageale Fistel-Rezidive oder Anastomosen-Strikturen. Bei reifen Neugeborenen mit Oesophagus-Atresien ohne zusätzliche komplizierende Faktoren sehen wir *keine* Notwendigkeit zur prophylaktischen Gastrostomie.

Die Gastrostomie dient auch und vor allem bei Operationen wegen *Duodenal- und hoher Dünndarm-Atresien* zur Dekompression der Anastomose und des proximalen dilatierten Darm-Segmentes.

Eine primäre Anastomosenerstellung hat meistens die Resektion des dilatierten Blindsackes zur Voraussetzung; eine solche Blindsack-Resektion ist jedoch nur möglich, wenn ausreichende Darmlänge vorhanden ist, d.h. also nicht bei Kurzdarm-Situationen.

Eine Gastrostomie zur Ernährung bewirkt langzeitig weniger Störungen und Probleme als z.B. eine transnasale Magensonde zur Ernährung.

Über eine Gastrostomie ist es ferner möglich, das untere Oesophagussegment bei einer Typ II-Atresie zu bougieren; außerdem kann bei Anastomosen-Strikturen oder congenitalen Stenosen eine Bougierung am Endlosfaden durchgeführt werden.

Primär nicht anastomisierbare Dünndarm-Atresien sind solche
- mit multiplen Atresien und Kurzdarm, wobei keine Blindsackresektion möglich ist,
- mit extremen Lumendifferenzen und mit
- perinatalen Dünndarm-Perforationen mit schwerer Peritonitis.

Bei diesen Fällen ist die Indikation zur prophylaktischen doppelt-endständigen Enterostomie gegeben.

Bei unbehinderter Passage ist im weiteren Verlauf eine Rückbildung des dilatierten Blindsackes auf normale Dimension möglich.

Bis in die 60er Jahre wurde auch die doppelläufige Enterostomie nach Mikulicz häufig angewandt, die aber inzwischen zugunsten primärer Anastomosen oder anderer Enterostomie-Techniken weitgehend verlassen wurde (Tabelle 3). Prophylaktische Loop-Jejunostomien oder -Ileostomien kommen zur Anwendung, wenn umschriebene Perforationen vorgelagert werden sollen.

Tabelle 3. Jejunostomien / Ileostomien – Techniken

- doppelläufige Herausleitung nach Mikulicz
- doppel-endständige Enterostomien
- Schlingen-Jejunostomie / Ileostomie
- spezielle Enterostomien: Bishop-Koop, Santulli, Enterostomie mit Doppelsonde nach Rehbein-Halsband

Tabelle 4. Jejunostomien / Ileostomien – Indikationen in der Kinderchirurgie

1. „komplizierte" Atresien
   (⟶ 2 endständige Stomata)
   – multiple Dünndarm-Atresien (mit Short Bowel ohne weitere Resektionsmöglichkeit)
   – bei extremen Lumendifferenzen
   – prä- oder postnatale Dünndarm-Perforation, Mekonium-Peritonitis
2. Mekonium-Ileus
   (⟶ Bishop-Koop o.a. Technik)
3. Perinataler Volvulus / Invagination
   – bei Schädigung längerer Darmsegmente oder Perforations-Peritonitis
   (⟶ 2 endständige Stomata)
4. Nekrotisierende Enterocolitis
   – bei Komplikationen wie Nekrose, Perforation, Peritonitis
   (⟶ 2 oder ggf. mehr endständige Enterostomata, um möglichst viel Darm zu erhalten)

Diese Technik entspricht im Prinzip auch der einer Loop-Kolostomie; die vorgelagerte Darmschlinge wird entweder nach dem Verfahren von Nixon mit einer V-förmigen Hautbrücke oder mittels eines Katheters vor der Bauchwand gehalten.

Spezielle Enterostomien kommen beim *Mekonium-Ileus* zur Anwendung (Tabelle 4), der Manifestation der Mukoviszidose am Darm; dabei ist der distale Darmabschnitt perlschnurartig mit festen Mekonium-Partikeln gefüllt, die den Ileus und die proximale Dilatation verursachen. Auch nach Resektion des dilatierten Darmabschnittes und Teilentleerung des distalen Darmes empfiehlt sich keine primäre End-zu-End-Anastomose.

Es können Techniken wie das Mikulicz-Verfahren, die Y-Anastomose nach Bishop-Koop oder auch unsere Enterostomie-Technik mit Doppelschlauch angewandt werden.

Bei unserer Technik dient die nach Blindsack-Resektion in den dilatierten Abschnitt eingeführte dickere Sonde des Doppelschlauches der weiteren Dekompression, die dünne Sonde nach distal ermöglicht die Einbringung von Verdauungsfermenten und Nahrung. Diese Art von Dekompression erlaubt eine primäre End-zu-End-Anastomose. Die Enterostomie, durch die der Doppelschlauch eingeführt ist, wird dann in die Naht des Medianschnittes einbezogen. Ein ausgeprägter *perinataler Volvulus* findet sich häufig neben einer *externen Duodenalstenose* bei einer *Malrotation;* in vereinzelten Fällen muß man sich zu einer prophylaktischen Ileocoecal-Resektion entschließen, wenn – nach Lösen der Ladd'schen Bänder – das aus dem rechten Oberbauch in den linken Unterbauch verlagerte Coecum nicht in dieser neuen Lage gehalten werden kann, so daß eine Refixierung und ein erneuter Duodenalverschluß nicht ausgeschlossen werden können.

Die insbesondere bei beatmeten Frühgeborenen gefürchtete *nekrotisierende Enterocolitis,* in deren Mittelpunkt ätiopathogenetisch eine Ischämie des Darmes steht, sollte möglichst am Übergang vom Stadium II ins Stadium III, also bevor der gangränöse Darm perforiert, operiert werden. Bei eingetretenen Komplikationen wie Perforation und Peritonitis bleiben nur prophylaktisch die Resektion und die Anlage endständiger Enterostomata. Bei Befall mehrerer Darmsegmente müssen ggf. mehr als 2 Stomata angelegt werden, um möglichst viel Darm zu erhalten.

Die Indikation zur prophylaktischen *Anlage von Kolostomien* ergibt sich im Kindesalter im wesentlichen bei anorectalen Verschlüssen, Morbus Hirschsprung sowie neuronaler intestinaler Dysplasie und Kolon-Atresien. Bei einer doppelt-endständigen Kolostomie ist auf einen ausreichenden Abstand der beiden Stomata voneinander zu achten.

Auch bei der Anlage von Dünn- und Dickdarmstomata sind Art und Zahl der Komplikationen beachtenswert: Nekrosen, Retraktion, Prolaps, Strikturen, Nahtdehiszens mit Schlingenvorfall, Hernierung um das Stoma, Granulationen und Dehydratation sind zu nennen.

Tabelle 5. Kolostomie-Indikation bei anorektalen Verschlüssen

bei intermediären und hohen Formen (Distanz Blindsack – Dammhaut >1 cm)
- doppelt-endständige „ideale" Kolostomie nach Peña am Übergang Colon descendens / Sigma
- Loop-Kolostomie im Colon transversum
  Nachteile:
  - ausgeschaltetes Colon zu lang, schlechte Spülbarkeit, distale Dilatation
  - Übertritt von Faeces und Keimen in distalen Darm
  - rezidivierende Harnwegsinfekte über Fistel

Bei den *anorectalen Verschlüssen* wird heute – außer bei den tiefen, primär zu korrigierenden Fehlbildungen – immer ein Anus praeter angelegt (Tabelle 5); selbst bei reifen Neugeborenen und gutem Zustand erfolgt kaum noch eine primäre Durchzugs-Operation.

In Bezug auf die Höhe der Atresie ist eine Kolostomie indiziert, wenn der Abstand zwischen Blindsack und Haut mehr als 1 cm beträgt, d.h. bei den intermediären und hohen Formen.

Die Einführung der posterior-sagittalen Anorecto-Plastiken für diese intermediären und hohen Analatresien durch de Vries und Peña hat einen erheblichen Wandel in der Behandlung der Analatresien bewirkt.

Früher galt bei diesen Fällen sowie bei Risiko-Patienten eine doppelläufige Kolostomie im Colon transversum – trotz der bekannten Nachteile – als prophylaktische Technik für eine spätere Durchzugsplastik; heute wird als „ideale Kolostomie" von Peña eine doppelt-endständige Kolostomie am Übergang vom Colon descendens zum Sigma angesehen; der verbliebene Rectum-Sigma-Abschnitt ist dann für die definitive Plastik ausreichend lang, selbst wenn man zusätzlich von abdominal z.B. einen recto-vesicalen Fistelübergang durchtrennen und mobilisieren muß. Da die Peña-Techniken keine Durchzugstechniken sind, bleibt dieser distale Darmabschnitt erhalten. Der distale Sigma-Abschnitt darf auch nicht zu kurz sein, da er sonst bei der definitiven Peña-Operation unter zu starke Spannung geraten kann.

Auf keinen Fall sollte die Kolostomie im Colon descendens/Sigma-Übergang als Loop-Kolostomie angelegt werden, da durch Übertritt von Faeces in den distalen Darm die Blindsack-Dilatation erheblich zunehmen und rezidivierende Harnwegsinfekte über die Fistel auftreten können.

Durch Faeces-Übertritt und Megasierung des Blindsackes kann es sogar zur Kompression der ableitenden Harnwege kommen.

Eine solche „falsche" Kolostomie hat zur Folge, daß der dilatierte Darmsack nicht mehr verwandt werden kann oder aber eine langstreckige Verschmälerung erfordert. Für die Durchzugstechniken (z.B. nach Rehbein) wiederum gilt die Kolostomie-Anlage im Sigma-Bereich als nicht geeignet, weil man bei der nachfolgenden Durchzugs-Operation unnötigerweise diesen ganzen distalen Schenkel opfern muß.

Beim *M. Hirschsprung* bevorzugen viele Autoren primär immer eine prophylaktische Kolostomie (Tabelle 6); wir führen eine Kolostomie nur bei schwerem Neugeborenen-Ileus, komplizierten Fällen (Perforation, lange Segment-Fälle, zusätzliche schwere Begleit-Fehlbildungen) oder bei Versagen der primär-konservativen Behandlung durch. Korrekt ist die Kolostomie-Anlage – in Abhängigkeit von der Ausdehnung der Aganglionose – *vor* dem Übergangsbereich Megacolon/aganglionärer, eng-gestellter Darm, *nicht*

Tabelle 6. Kolostomie – Indikation bei Megacolon cong. (M. Hirschsprung)

nur bei „komplizierten" Fällen (Neugeborenen-Ileus, Perforation, langstreckige Aganglionose)
- endständige (oder Loop-)Kolostomie *vor* aganglionärem Segment im normal-innervierten Darm

Noch immer empfohlene Loop-Kolostomie im rechten Colon transversum ist ungeeignet!

im Konus-Bereich, da die Konusregion gelegentlich bereits aganglionär sein kann, wenn nämlich durch nachschiebenden Stuhl aus dem Megacolon die Übergangsregion teilweise auch aufgeweitet wurde. Die Kolostomie beim M. Hirschsprung muß immer vor dem Übergangskonus im normal-innervierten Darm angelegt werden. Bei der definitiven Resektion und Anastomose wird sie mitentfernt, so daß dem Kind ein 3. Eingriff erspart wird.

Wir legen die Kolostomie beim M. Hirschsprung immer als endständiges Stoma an und beziehen das Stoma in die Mittelschnittnaht ein; der distale Stumpf wird mit Einzelknopf-Nähten verschlossen.

Die Kolostomie sollte aber auch auf keinen Fall weiter proximal angelegt werden, da dann bei der definitiven Operation – infolge der Kaliberangleichung des Megacolon durch die längere Entlastung – der Übergang zum aganglionären Darmsegment nicht mehr sicher erkennbar ist.

Bei der *neuronalen intestinalen Dysplasie* – einer Dysganglionose – ähnelt das klinische Bild dem des M. Hirschsprung. Im Neugeborenen- und Säuglingsalter sollte die prophylaktische Stoma-Anlage ebenfalls *vor* dem dysganglionären Darmabschnitt erfolgen. Die Entlastung des Darmes ist eine wichtige Voraussetzung zur neuronalen Nachreifung, die unter Umständen 2–3 Jahre andauern kann; dementsprechend lange muß das Stoma belassen werden. Wurde das Stoma primär versehentlich in einem dysganglionären Darmabschnitt angelegt, so muß es bei unbefriedigender Funktion nach proximal verlagert werden.

Abschließend muß ich feststellen, daß auch jede prophylaktische Stoma-Anlage und andere prophylaktische Eingriffe bei Darmanomalien genaueste Kenntnisse der Nosologie und Erfahrungen der späteren definitiven Therapie erfordern.

102. Prophylaktische Operationen bei Hernien

L. Braun

Chirurgische Klinik des Kreiskrankenhauses, W-4930 Detmold, Bundesrepublik Deutschland

Prophylactic Surgery in Hernias

Summary. Between 1986 and 1990 1311 inguinal or femoral, 215 abdominal-wall, and 20 hiatal hernias were treated operatively at the Department of Surgery in Detmold. The operations were classified as follows: elective in 87.1%, in conjunction with other operations in 6.1%, and as emergency in 6.9%. Postoperative mortality was 0.1% in elective surgery, but rose 85-fold to 8.5% in emergencies. Hernias therefore should nearly always be treated by elective surgery.

Key words: Surgery for hernias – Prophylactic surgery – Elective surgery – Emergencies

Zusammenfassung. Zwischen 1986 und 1990 wurden in der Chirurgischen Klinik Detmold 1311 Leisten- bzw. Schenkelhernien, 215 Brüche der Bauchwand und 20 Zwerchfellhernien operiert. Diese Operationen wurden in 87,1% elektiv, in 6,1% simultan mit anderen intraabdominellen Eingriffen und in 6,9% notfallmäßig durchgeführt. Während die postoperative Letalität bei Elektivoperationen 0,1% betrug, stieg sie bei den Notfalleingriffen um das 85fache auf 8,5% an. Hernien sollten daher bis auf seltene Ausnahmen stets elektiv saniert werden.

Schlüsselwörter: Hernienchirurgie – prophylaktische Operationen – Elektivoperation – Notfalloperation

Obgleich unser Wissen über Aufbau und Funktion der die Bauchhöhle einhüllenden Wände trotz intensiver Forschung, deren Ursprünge bis ins Mittelalter zurückreichen, noch immer unvollkommen ist, faszinieren die bisherigen Erkenntnisse über das Zusammenspiel von Anatomie und Funktion bei den unterschiedlichsten Bedingungen. Stelzner (Bonn) hat dieser Bewunderung in seinem Festvortrag „Das Fascienskelett der Bauchhöhle" auf der 157. Tagung der Vereinigung Niederrheinisch-Westfälischer Chirurgen 1990 in einmaliger Weise Ausdruck verliehen.

Es besteht kein Zweifel daran, daß jede Hernie im Bereich der Bauchhöhle – sei sie angeboren oder erworben, äußerlich oder innerlich – dieses geniale System ungünstig beeinflußt und nach Möglichkeit operativ korrigiert werden sollte.

Hernien der Bauchwand stellen nicht nur anatomische Defekte dar; vielmehr sind sie häufig Anlaß ernster funktioneller Störungen, die von noch höherem Krankheitswert sein können als die bloße anatomische Deformierung. Dies gilt sowohl für die äußerlich sicht-

Tabelle 1. Hernien-Chirurgie Detmold (1986–1990)

	Inzidenz	
	n	Anteil an Operationen
Leisten-Schenkelhernien	1311	10,43%
Bauchwandhernien	215	1,71%
Zwerchfellhernien	20	0,15%
insgesamt	1546	12,30%

baren Brüche – beispielsweise im Bereich der Leiste –, jedoch insbesondere für die Hernien des Zwerchfells oder des Mesenteriums.

Prophylaxe bedeutet Abwendung von Erkrankungen und Komplikationen. Diese können mechanischer oder funktioneller Natur sein. Als rein mechanisch bedingte Komplikation sei der Ileus infolge einer Inkarzeration, als funktionell ausgelöste Erkrankung die Refluxösophagitis bei der Zwerchfellhernie genannt. Die Kombination beider Prinzipien findet sich schließlich bei der Perforation eines eingeklemmten und infolge Ischämie nekrotischen Hohlorgans.

Die Bedeutung der Hernienchirurgie in der heutigen täglichen chirurgischen Praxis sei am Beispiel der Erfahrungen der Chirurgischen Klinik in Detmold demonstriert.

Seit 1. Januar 1986 wird jeder operative Eingriff in einem abteilungseigenen Computer dokumentiert. So ist es möglich, präoperative Risikofaktoren, Alters- und Geschlechtsverteilung des Krankengutes, intra- und postoperative Komplikationen zu analysieren.

Zwischen 1986 und 1990 wurden 1311 Leisten- bzw. Schenkelhernien, 215 Bauchwandbrüche sowie 20 Zwerchfellbrüche operativ behandelt. Unter den Bauchwandhernien sind epigastrische, Nabel-, Narben- und seltene andere Hernien wie die Lumbal- oder Spiegel'sche Hernie zusammengefaßt. Insgesamt 1546 operative Eingriffe bei Hernien stellen 12,3% sämtlicher in diesem Zeitraum durchgeführten Operationen dar. Mit über 10% zählen Eingriffe bei Leisten- und Schenkelhernien zu den häufigsten Operationen überhaupt (Tabelle 1).

Die Altersverteilung zeigt zwei Gipfel im 1. und im 6. bis 8. Lebensjahrzehnt. 26,2% der Patienten haben das 70., 8,6% das 80. und 1,1% das 90. Lebensjahr überschritten.

Auch bei den Bauchwandbrüchen zeigt sich eine deutliche Bevorzugung des höheren Lebensalters. Jeder 4. Patient war älter als 70, jeder 10. älter als 80 Jahre. Bei den Zwerchfellhernien schließlich findet sich eine entsprechende Altersverteilung. Nahezu jeder 3. Patient befand sich im Altersbereich jenseits des 70., jeder 10. jenseits des 80. Lebensjahres (Tabelle 2).

Tabelle 2. Altersverteilung

Lebensalter	Leisten-, Schenkelhernie		Bauchwandhernie		Zwerchfellhernie	
(Jahre	n	%	n	%	n	%
1– 10	157	12,0	8	3,7	0	0
11– 20	38	2,9	10	4,7	0	0
21– 30	79	6,0	13	6,1	1	5,0
31– 40	97	7,4	14	6,5	1	5,0
41– 50	142	10,8	31	14,4	1	5,0
51– 60	223	17,0	38	17,7	3	15,0
61– 70	233	17,8	45	20,9	8	40,0
71– 80	230	17,6	38	17,7	4	20,0
81– 90	98	7,5	18	8,4	2	10,0
91–100	14	1,1	0	0	0	0
insgesamt	1311	100,0	215	100,0	20	100,0

Tabelle 3. Indikationen

	Elektiveingriffe		Simultaneingriffe		Notfalleingriffe	
	n	%	n	%	n	%
Leisten-Schenkelhernien	1181	90,1	39	3,0	91	6,9
Bauchwandhernien	156	72,6	46	21,4	13	6,0
Zwerchfellhernien	9	45,0	9	45,0	2	10,0
insgesamt	1346	87,1	94	6,1	106	6,9

Um die Bedeutung einer operativen Behandlung einer Hernie als prophylaktische Maßnahme besser darstellen zu können, erscheint es sinnvoll, die Indikationen im eigenen Krankengut zu analysieren. Leisten- bzw. Schenkelhernien wurden in etwa 90% elektiv und in 3% im Rahmen eines intraabdominellen Eingriffes simultan operiert. Bei 91 Patienten (6,9%) war jedoch eine Notfalloperation – im allgemeinen durch Inkarzeration bedingt – erforderlich. Bei den Bauchwandbrüchen lag in 6,0% eine Notfallindikation vor. Der Anteil simultaner Operationen war mit 21,4% wesentlich höher. Dabei handelte es sich um Eingriffe wegen eines Malignoms oder gutartiger Erkrankungen an Magen, Speiseröhre, Gallenblase, Pankreas, Milz oder Darm. Bei den Zwerchfellhernien schließlich erfolgten 9 Eingriffe elektiv, 9 als Simultan-Operationen bei Eingriffen an Magen, Gallenblase oder Gallenwegen, während in 2 Fällen die Inkarzeration des Magens im Thorax zu einer Notoperation zwang. Im untersuchten Krankengut von 1546 Hernienoperationen wurden 106 Eingriffe (6,9%) notfallmäßig durchgeführt (Tabelle 3).

Es besteht kein Zweifel daran, daß das Risiko einer elektiv durchgeführten Operation wesentlich geringer als bei einem Notfalleingriff ist, da die Patienten sorgfältig vorbereitet und unter optimalen Bedingungen operiert werden können. Es muß daher das Ziel sein, Notfallsituationen, die zu sofortigem operativen Eingreifen zwingen, zu vermeiden.

Jeder operative Eingriff kann ernste, eventuell tödlich endende Komplikationen verursachen. Daher müssen vor einer Operation stets Nutzen und Risiko sorgfältig gegeneinander abgewogen werden. Dies gilt natürlich in besonderem Maße für einen elektiven oder simultanen Eingriff bei einer Leisten-, Schenkel-, Bauchwand- oder Zwerchfellhernie. Es ist verständlich, daß prophylaktische Operationen besonders kritisch hinsichtlich ihres Risikos beurteilt werden müssen. Wenngleich ernste Komplikationen bei einer Hernienoperation glücklicherweise nur selten auftreten, so birgt jedoch auch dieser Eingriff die Möglichkeit eines letalen Ausganges. Im eigenen Krankengut betrug die operative Letalität – gemessen innerhalb von 30 Tagen nach dem Eingriff – in der elektiven Leisten- und Schenkelhernienchirurgie 0,2%, beim Notfalleingriff jedoch 7,7%. Ähnlich sind die Resultate bei der Bauchwandhernie. Bei den 4 im Rahmen von Simultanoperationen durchgeführten letalen Eingriffen wurde der tödliche Verlauf niemals durch die Korrektur der Hernie bedingt. Unter 2 Notfalleingriffen wegen inkarzerierter Zwerchfellhernie verstarb ein 80jähriger Patient, bei dem zum Operationszeitpunkt infolge Perforation des Magens eine Mediastinitis und Schock bestanden. Insgesamt war die Operationsletalität bei Notfalleingriffen 85mal höher als bei einer Elektivoperation (Tabelle 4).

Tabelle 4. Operations-Letalität

	Elektiveingriffe		Simultaneingriffe		Notfalleingriffe	
	n	%	n	%	n	%
Leisten-Schenkelhernien	2	0,2	0	0	7	7,7
Bauchwandhernien	0	0	4	8,7	1	7,7
Zwerchfellhernien	0	0	0	0	1	50,0
insgesamt	2	0,1	4	4,3	9	8,5

Tabelle 5. Todesfälle

Alter	Geschl.	Diagnosen	Operation	Therapie	postop. Todestag	Todesursache	Autopsie
94	w	inkarzerierte Schenkelhernie	Notfall	Dünndarmresektion,	25	Altersschwäche	
80	m	inkarz. Schenkelhernie, Ileus	Notfall	Herniotomie	8	Lungenödem	
80	w	inkarz. Leistenhernie, Ileus	Notfall	Herniotomie, Laparotomie	3	Herzinsuffizienz	
88	w	inkarz. Obturatorhernie, Ileus	Notfall	Herniotomie, Dünndarm-resektion	1	Herzinsuffizienz	
92	w	inkarz. Schenkelhernie, Ileus	Notfall	Herniotomie, Laparotomie	2	Multiorganversagen	
79	w	inkarz. Leistenhernie, Ileus	Notfall	Herniotomie	7	Herzinsuffizienz	
78	m	Leistenhernie, Blasen-Ca, Ileus	Notfall	Herniotomie, Hartmann, Dünndarmresektion	6	Kachexie	
67	m	Leistenhernie bds., Hydrocele bds.	elektiv	Bassini bds., Winkelmann bds.	5	Mesenterialinfarkt	
74	m	Leistenhernie bds., Asthma	elektiv	Bassini/Shouldice	4	respirat. Insuffizienz	
74	w	inkarz. Narbenhernie, Ileus	Notfall	Herniotomie, Lyse	29	Peritonitis	+
76	w	Nabelhernie, Cardia-Ca inop., Ikterus	simultan	Herniotomie, PE	5	Arrhythmie	
74	w	Nabelhernie, Cholelithiasis	simultan	Herniotomie, Cholezystektomie	16	Lungenembolie	+
79	w	epigastr. Hernie, Pankreas-Ca inop.	simultan	Herniotomie, PE	4	Kachexie	
53	m	epigastr. Hernie, Hodgkin re. Lunge	simultan	Herniotomie, Pneumektomie	15	Herzinsuffizienz	+
80	m	upside down-stomach, Inkarzeration	Notfall	Reposition, Zwerchfellplastik	4	respirat. Insuffizienz	

Die nähere Analyse der 15 Todesfälle weist auf das hohe mittlere Lebensalter der Patienten (insgesamt 77,9 Jahre), den großen Anteil notfallmäßiger Operationen (Inkarzeration in 9 Fällen, Ileus in 7 Fällen, Darmresektion in 3 Fällen) hin. Nähere Einzelheiten zu den Todesfällen sind in Tabelle 5 dargestellt. Bei den Todesursachen überwiegen altersbedingte Erkrankungen der Kreislauf- und Atmungsorgane.

Die kritische Analyse des eigenen Krankengutes der Jahre 1986–1990 zeigt, daß das operative Risiko bei Elektiveingriffen wegen einer Leisten-, Schenkel-, Bauchwand- oder Zwerchfellhernie mit 0,1% gering ist, bei Notfalleingriffen, die insbesondere durch Inkarzeration, Nekrosen und Perforationen mit Peritonitis und anderen Komplikationen hervorgerufen werden, auf das 85fache ansteigt. Nach meiner persönlichen Auffassung gibt es daher bei Leisten- und Schenkelhernien praktisch keine Kontraindikation zu einer prophylaktischen operativen Korrektur. Bei Bauchwand- und Zwerchfellbrüchen dagegen können hohes Lebensalter, Adipositas und andere Risikofaktoren und Begleiterkrankungen des kardiovasculären Systems, der Lungen, der Leber und der Nieren das Risiko einer operativen Behandlung so erhöhen, daß die Indikation zur chirurgischen Therapie stets individuell sorgfältig erwogen werden muß.

103. Prophylaktische Operation an der Schilddrüse

R. A. Wahl

Chirurgische Klinik, Bürgerhospital Frankfurt, Nibelungenallee 37, W-6000 Frankfurt/M. 1, Bundesrepublik Deutschland

Prophylactic Thyroid Surgery

Summary. Since the transformation of adenoma into carcinoma has not been proved, surgery of cold nodules cannot be classified as „prophylactic". Early treatment of differentiated carcinomas can, however, prevent transformation into anaplastic carcinoma. Prophylactic lymphnode dissection is of proven value only in C-cell carcinoma; C-cell hyperplasia in the hereditary type of this tumor is the only clearly prophylactic indication to total thyroidectomy. Hyperthroidism in functional thyroid autonomy can be prevented in a euthyroid stage. The aim of prophylaxis against recurrent goiter and hyperthyroidism influences the operative strategy in both, immunogenous and non-immunogenous hyperthyroidism.

Key words: Thyroid carcinoma – Hyperthyroidism – Prophylactic surgery – Thyroid surgery

Zusammenfassung. Die Operation eines kalten Knotens ist nicht prophylaktisch, da ein Übergang vom Adenom zum Karzinom nicht nachgewiesen ist. Frühzeitige Operation differenzierter Karzinome kann jedoch die Transformation zum anaplastischen Karzinom verhindern. Prophylaktische Lymphknotendissektion ist beim C-Zell-Karzinom erforderlich; bei dessen familiärer Form ist die C-Zell-Hyperplasie die einzige ausschließlich prophylaktische Indikation zur totalen Thyreoidektomie. Nicht-immunogene Hyperthyreosen können durch Operation autonomer Knotenstrumen schon im Stadium der Euthyreose verhindert werden. Gesichtspunkte der Rezidivprophylaxe von Struma und Hyperthyreose haben Einfluß auf die Operationstaktik.

Schlüsselwörter: Karzinomprophylaxe – Hyperthyreoseprophylaxe – Schilddrüsenchirurgie

Prophylaxe im engen Sinn ist die Verhütung und Vorbeugung gegen das Auftreten von Krankheiten bzw. die *Manifestation* der Erkrankung. In diesem Sinn stellt sich die Frage nach einer operativen Prophylaxe gegen das Schilddrüsenkarzinom oder auch die Hyperthyreose. Unter Prophylaxe verstehen wir aber auch die Verhinderung eines gravierend ungünstigen Verlaufswandels einer schon manifestierten Erkrankung, also gegen das Auftreten einer neuen Krankheits*dimension.* Unter diesem Aspekt soll die Transformation vom differenzierten zum undifferenzierten Schilddrüsenkarzinom betrachtet und die endokrine Ophthalmopathie bei der Immunhyperthyreose erwähnt werden. Schließlich spielt auch im weiteren Sinn eine Rolle die „prophylaktische“ (präventive) Indikation gegen zu erwartende Komplikationen wie die akute mechanische Schädigung, am häufigsten durch Trachealstenose und die Modifikation operativer Verfahren unter dem Gesichtspunkt der Vermeidung iatrogener Komplikationen.

Karzinomprophylaxe?

Immer wieder ist zu lesen und zu hören, daß Schilddrüsenknoten, insbesondere der *„kalte Knoten“, prophylaktisch* [17] entfernt werden sollten. Dies impliziert die Annahme eines Übergangs von einem gutartigen Knoten in einen malignen, also eines Adenoms in ein Karzinom. Während eine solche Transformation beim papillären Karzinom nicht zur Diskussion steht, sind es die follikuläre Neoplasie und vor allem die onkozytären Geschwülste, die kontroverse Standpunkte ausgelöst haben. Über einen allmählichen Übergang von der Hyperplasie über knotige Zwischenstadien zum Karzinom und dessen Entdifferenzierung liegen zwar experimentelle Hinweise vor, beim Menschen sind jedoch allenfalls Rückschlüsse aus epidemiologischen Veränderungen möglich – mit Ausnahme der C-Zellhyperplasie beim seltenen Syndrom multipler endokriner Neoplasien Typ II bzw. beim familiären, hereditären C-Zell-Karzinom.

1. *Zum kalten Knoten:* die Indikationsstellung stützt sich auf Risikoüberlegungen zum Zeitpunkt der Untersuchung. Unter den bekannten Risikofaktoren (aktuelle Zusammenstellung von Rothmund und Zielke 1991) soll besonders das bis zu 50%ige Karzinomrisiko erwähnt werden, wenn in der Anamnese eine Bestrahlung – auch niedrig dosierte Röntgenbestrahlung – der Halsregion erfolgte und das etwa 30%ige Malignitätsrisiko von dominierenden kalten Knoten bei Hashimoto-Thyreoiditis, welches zuletzt am Hannoverschen Krankengut bestätigt wurde [29], wobei insbesondere die Häufung maligner Lymphome auffällt. Höchsten Voraussagewert hinsichtlich der bestehenden Dignität hat zweifellos die zytologische Untersuchung des Feinnadelpunktats, über welche hinaus nach einer Regressionsanalyse aus Bern [31] die anamnestischen und klinischen Verdachtsmomente nicht mehr allzu viel beitragen. Betont werden muß aber, daß die Sensibilität der Punktionszytologie meist nur bei etwa 75% liegt [20, 25, 31], also keine Ausschlußdiagnostik erlaubt. Bei der Differenzierung follikulärer und onkozytärer Neoplasien in benigne oder maligne versagt sie ohnehin.

Immerhin ist es im wesentlichen der Einführung der Punktionszytologie zu verdanken, daß die Operationsfrequenz kalter Schilddrüsenknoten sich etwa halbiert und die Ausbeute an tatsächlichen Karzinomen verzweifacht bis verdreifacht hat [17, 25, 31]. Auch die Sonographie (Echoarmut bei gleichzeitigem szintigraphischem Speicherdefekt) liefert bei den gekapselten Tumoren keine weiteren Hinweise und schließlich ist die histologische Schnellschnittuntersuchung, wenn es um die Differenzierung zwischen proliferierenden, sogenannten „atypischen“ Adenomen und minimal invasiven follikulären Karzinomen geht, kaum zuverlässiger als der makroskopische Aspekt des Operationspräparates. Die Hoffnung, daß durch DNS-Analyse potentiell maligne Tumoren erfaßt werden könnten, hat sich nicht bestätigt: deren Wert liegt ausschließlich in der prognostischen Differenzierung zwischen aggressiven und weniger aggressiven malignen Tumoren [1].

Bei den onkozytären Geschwülsten schließlich haben die Unsicherheiten in der Dignitätsbeurteilung dazu geführt, daß sie generell als „potentiell maligne“ behandelt wurden mit entsprechend radikalen Therapieempfehlungen [9]. Eingehende histologische Studien und klinische Verlaufsbeoachtungen haben jedoch gezeigt, daß eine zuverlässige Dignitätsbeurteilung, an der sich das operative Vorgehen orientieren kann, möglich ist [4, 11]. Insgesamt kann festgestellt werden, daß eine Transformation vom Adenom zum Karzinom auch bei den follikulären und onkozytären Neoplasien nicht nachgewiesen und auch kaum nachweisbar ist. Sie wird von seiten der Pathologen (persönliche Umfrage bei 10 renommierten deutschsprachigen Schilddrüsenpathologen) und anhand der Literatur [21, 28] zwar nicht ausgeschlossen, aber als so selten betrachtet, daß ihr keine praktische Relevanz

Tabelle 1. „Prophylaktische" Operation des „Kalten" Knotens?

Transformation Adenom ⟶ Karzinom ist *nicht nachgewiesen* – ihre *Möglichkeit* ist nicht von praktischer Relevanz
Das „atypische" Adenom ist in der Regel *nicht* das praeinvasive Stadium eines Karzinoms, also kein „in situ"-Zustand
Das Problem ist die cytologische und histologische *Differentialdiagnose* zum Zeitpunkt der Untersuchung
Die Operationsindikation gründet auf Einschätzung des aktuellen Risikos, daß ein Karzinom bereits vorliegt. Sie ist *keine* Karzinom-*Prophylaxe*

zukommt. Das „atypische" Adenom gilt nicht als präinvasives Stadium eines Karzinoms; ein „carcinoma in situ" der Schilddrüse existiert nicht. Das Problem ist die zuverlässige zytologische und histologische Differentialdiagnose zum Zeitpunkt der Untersuchung und nicht das Risiko einer potentiellen späteren malignen Transformation [20]. Die Operationsindikation gründet sich daher auf die Einschätzung des aktuellen Risikos des Vorliegens eines Karzinoms; sie ist keine Karzinomprophylaxe; der Sprachgebrauch der „prophylaktischen Operation" des kalten Knotens sollte fallen gelassen werden (Tabelle 1). Als adäquates Operationsverfahren beim verdächtigen kalten Knoten, bei dem wie bei der follikulären oder onkozytären Neoplasie eine zuverlässige Schnellschnittdiagnose nicht erwartet werden kann, hat sich die Hemithyreoidektomie bzw. Lobektomie durchgesetzt, insbesondere unter dem prophylaktischen Aspekt der Vermeidung spezifischer iatrogener Komplikationen für den Fall einer notwendigen totalen Thyreoidektomie in zweiter Sitzung nach Bekanntwerden der definitiven Histologie [3]: die totale Thyreoidektomie in zweiter Sitzung nach vorangegangener Knotenexcision oder Lappenteilresektion ist mit einem kräftig erhöhten Risiko von Recurrensparese und Hypocalcaemie belastet, insbesondere wenn sie verspätet (jenseits 72 Stunden) durchgeführt werden muß. Unter diesem zeitlichen Aspekt verlangen wir vom Pathologen eine sogenannte „Schnelleinbettung", also definitiven histologischen Befund innerhalb 24–48 Stunden. Primäre Hemithyreoidektomie bzw. Lobektomie vermeidet das erhöhte Risiko der Reintervention. sie ist gegenüber den teilresezierenden Verfahren jedoch nur dann ohne erhöhtes primäres Recurrenspareserisiko durchführbar, wenn der Kreis der Operateure auf sehr versierte Schilddrüsenchirurgen begrenzt und der Eingriff ohne Zeitdruck durchgeführt wird.

2. Kann die *Operation des endemischen Knotenkropfes* grundsätzlich als Karzinomprophylaxe aufgefaßt werden?

Seit dem Bericht Wegelins 1928 (zit. bei [9]) über eine zehnfach höhere Inzidenz von Schilddrüsenkarzinomen im Sektionsgut in Berlin gegenüber Berlin wurde vielfach über eine erhöhte Karzinominzidenz in Endemieregionen berichtet. Es ist heute jedoch unbestritten, daß der Unterschied zwischen Endemie- und Nichtendemieregionen im wesentlichen auf einer sehr unterschiedlichen Verteilung der histologischen Typen beruht, wobei in den Nichtendemieregionen der Anteil undifferenzierter Karzinome sehr gering und papillärer Karzinome sehr hoch ist. Hedinger et al. [5] konnten am Beispiel der Schweiz klar aufzeigen, wie die Einführung der Jodprophylaxe der endemischen Struma nicht die Karzinominzidenz, aber die histologische Verteilung verändert hat: weg von den anaplastischen (und follikulären) und hin zu den differenzierten, vor allem papillären Karzinomen. Patienten mit anaplastischen Karzinomen weisen die typische Anamnese eines explosionsartigen Wachstums einer lange Zeit bereits vorbestehenden Struma auf. Transformation von den differenzierten zu den anaplastischen Karzinomen ist nachgewiesen und häufig; über 70% der anaplastischen Karzinome haben noch nachweisbare differenzierte Tumoranteile [12, 21, 28, 30]. Schließlich läßt sich sehr gut beobachten, wie die Umverteilung der histologischen Typen in verschiedenen Zeiträumen einhergeht mit einer Verschiebung zu niedrigeren Tumorstadien differenzierter Karzinome im chirurgischen Krankengut [32].

Tabelle 2. Frühzeitige Operation des verdächtigen Knotenkropfes als *Prophylaxe* gegen *anaplastische Transformation!*

Typische Anamnese: Plötzliches Wachstum eines langjährig „ruhenden" Kropfes (90%)
Transformation differenzierter zu anaplastischen Karzinomen ist nachgewiesen und häufig
Abnahme des Anteils anaplastischer Karzinome ist koinzident mit Rückgang der Tumorstadien differenzierter Karzinome

Da dies im eigenen Krankengut auch ohne Jodsalzprophylaxe – wenn auch sicher insgesamt mit einer besseren Jodversorgung der Bevölkerung durch Änderung der Ernährungsgewohnheiten – erfolgte, liegt der Schluß nahe, daß bessere Diagnostik und frühzeitigere Operationen an dieser Änderung der Situation zumindest wesentlich mitbeteiligt sind (Tabelle 2).

3. Eine rechtzeitige Operation der Knotenstruma als Prävention *gegen schwere mechanische Störungen* ist relevant bei den großen, drittgradigen und substernalen Kröpfen, wenn diese Wachstumstendenz zeigen. Das Erfordernis einer Notfallintubation (bei 0,03 bis 0,02% der wegen Knotenkropf operierten Patienten) ist jedoch heute sehr selten geworden – immerhin bei den malignen Strumen noch etwa 10mal so häufig wie bei den benignen [22, 24]. Die schwere, akute respiratorische Insuffizienz ist bei etwa der Hälfte dieser Patienten durch ein Karzinom bedingt. Zur heute ebenfalls seltener geübten prophylaktischen Tracheotomie bei Karzinomen, welche die Trachea infiltriert haben, liegt eine neuere retrospektive Studie aus Heidelberg vor [13]: von den durchgeführten Tracheotomien war über die Hälfte absolut indiziert, bei 45% der Patienten (zur Hälfte Patienten mit fortgeschrittenen differenzierten, zur anderen Hälfte mit anaplastischen Tumoren) wurde sie prophylaktisch durchgeführt. Bei den differenzierten Tumoren hatte diese Tracheotomie keinen Einfluß auf den weiteren Verlauf, bei den anaplastischen Karzinomen war die prophylaktische Tracheotomie überwiegend nachteilig durch Behinderung der anschließenden palliativen perkutanen Bestrahlung oder durch Komplikationen des Tracheostomas selbst. Dies legt die Empfehlung nahe, daß auf eine prophylaktische Tracheotomie besser verzichtet wird und diese nur aus absoluter Indikation heraus durchgeführt werden soll.

4. *Prophylaktische Lymphknotendissektion,* also Ausräumung von Lymphknotenstationen bei makroskopisch unauffälligen Lymphknoten: unter dem Eindruck der großen Häufigkeit occulter, nur mikroskopisch faßbarer Lymphknotenmetastasen beim papillären Karzinom, wie sie vor allem aus Japan in 60–70% berichtet wurde [23] ist eine Zunahme der Empfehlungen zur prophylaktischen Lymphknotendissektion auch beim papillären Karzinom zu bemerken. Diese Empfehlung ist jedoch nicht durch entsprechende klinische Verlaufsbeobachtungen gesichert, die Prognose des papillären Karzinoms wird im wesentlichen durch die Ausdehnung des Primärtumors bestimmt. Im Gegensatz dazu ist beim C-Zell-Karzinom das Fehlen oder Vorhandensein von Lymphknotenmetastasen *das* entscheidende prognostische Kriterium, so daß bei diesen eine stadienorientierte neckdissection in jedem Fall, auch beim sogenannten „occulten Karzinom", zu fordern ist, zumal keine brauchbare Alternative zur chirurgischen Behandlung vorliegt [33, 34] (Tabelle 3).

Tabelle 3. *Prophylaktische Lymphknotendissektion* bei makroskopisch unauffälligen Lymphknoten, aber anzunehmenden occulten Lymphknotenmetastasen

- beim *papillären Karzinom* ohne nachgewiesene prognostische Relevanz, allenfalls Staging
- beim *C-Zell-Karzinom* prognostisch wichtig, bei occultem Karzinom im Ausmaß orientierbar am Serum-Calcitonin

Tabelle 4. C-Zell-Karzinom (n = 65), Ausdehnung der Erkrankung bei Diagnosestellung

„Occult"	Hereditär n = 24		Sporadisch n = 39	
– Hyperplasie	5	63%	0	5%
– Ca, neg. Lun.	8		0	
– Ca, pos. Lun.	2		2	
Tastbar				
– begrenzt auf Schilddrüse	1 (4%)		8 (21%)	
– pos. Lnn.	8	8 Pat. (33%)	26	29 Pat. (74%)
– Primärtumor extrathyreoidal	1		9	
– Fernmet.	3		9	

f.A. bei 2 Pat.

Diese prognostisch äußerst relevante Lymphknotenmetastasierung erfolgt frühzeitig, bei den stets bilateralen familiären Tumoren auch bilateral. Beim klinisch manifesten (palpablen) C-Zell-Karzinom liegen in etwa 75% der sporadischen und bei fast allen Patienten mit familiären Tumoren bereits Lymphknotenmetastasen vor. Lediglich bei den *occulten* familiären Tumoren überwiegen die Patienten mit negativen Lymphknoten. In der Aufstellung sind unter die occulten Tumoren Fälle mit C-Zell-Hyperplasie subsummiert, bei denen ein Karzinom auch mikroskopisch nicht faßbar ist und naturgemäß auch keine Lymphknotenmetastasen vorliegen (Tabelle 4).

5. Diese *C-Zell-Hyperplasie* bei Personen, welche Familien mit hereditärem C-Zell-Karzinom angehören, ist als *obligate Praecancerose* aufzufassen und ist die einzige ausschließlich prophylaktische Indikation im Sinne der engen Definition zur totalen Thyreoidektomie (Tabelle 5).

Da mit der Bestimmung des Serum Calcitonins – insbesondere mit Hilfe des Stimulationstests – ein Tumormarker von hoher Sensibilität zur Verfügung steht, sind sowohl occulte Tumoren von wenigen mm Durchmesser als auch häufig schon die praecanceröse Hyperplasie diagnostizierbar. Diese frühen Fälle sind es auch, bei denen eine annähernd 100%ige Heilungschance besteht.

Die Diagnose in diesen frühen Stadien erfordert ein Screening der Risikoperson (Familienscreening). Wird dieses bei den im 1. Screening unauffälligen Risikopersonen in entsprechenden Zeitabständen wiederholt, kann ein Übergang in Stadien mit Lymphknotenmetastasierung sicher verhindert werden [8].

Prophylaxe der Hyperthyreose

1. Diese ist bei der *nicht-immunogenen Hyperthyreose,* welche im Endemiegebiet überwiegt, durchaus möglich. Das Vorliegen *funktioneller Autonomie* kann noch im euthyreoten Stadium schon durch das quantitative Szintigramm in etwa 80% festgestellt werden, der Beweis erfolgt durch quantitatives Szintigramm unter Suppressionsbedingungen mit

Tabelle 5. C-Zell-Hyperplasie

beim familiären C-Zell-Karzinom
||
obligate Praekanzerose
↓
totale Tyhreoidektomie

Up take-Messungen. Da das Volumen funktionell autonomen Gewebes mit dem Technetium-Up take unter Suppression eng korreliert, kann annäherungsweise ein „kritisches Volumen" von 4–8 ml definiert werden als diejenige Menge autonomen Gewebes, welche beim Ausgleich des Jodmangels (z.B. diagnostische Jodkontamination!) zur Hyperthyreose führt [15]. Die Indikation zur prophylaktischen Operation der autonomen Knotenstruma setzt also nicht erst bei Patienten mit negativem TRH-Test (als „latente" oder „präklinische" Hyperthyreose bezeichnet) ein, sondern in Fällen mit noch positivem TRH-Test schon beim Erreichen oder Überschreiten dieser kritischen Masse, nach Joseph et al. [15] entsprechend einem Technetium Thyroid-Up take unter Supression von über 2,5% (Tabelle 6). Auch hier soll eine Modifikation der Operationstechnik, welche dabei ist, sich unter dem Gesichtspunkt der Rezidivprophylaxe (sowohl der Rezidivstruma wie der Rezidivhyperthyreose) durchzusetzen, nicht unerwähnt bleiben [7, 10, 19, 26, 35]: die Resektion der Knotenstruma erfolgt nicht mehr generell im Sinne der klassischen subtotalen Resektion mit den standardisierten paratrachealen Resten, sondern ist variabel, selektiv, fordert die vollständige Entfernung allen Knotengewebes gleichermaßen wie das Belassen von möglichst viel normalem Schilddrüsengewebe unabhängig von deren Position (so kann häufig lediglich eine knotenfreie, durch die Thyreoidea superior versorgte obere Polregion erhalten werden, während der übrige Schilddrüsenlappen zu entfernen ist. Belassene dorsale Knotenanteile führen zu unbefriedigenden Ergebnissen [2].

2. *Immunogene Hyperthyreose:* eine – auch operative – Prophylaxe des Morbus Basedow ist nicht bekannt, niemand wird z.B. die prophylaktische Thyreoidektomie bei Angehörigen entsprechender Risikofamilien vertreten. Auch hier hat jedoch unter dem Gesichtspunkt der postoperativen Rezidivprophylaxe ein wesentlichter Wandel der Operationsstrategie stattgefunden: hin zu einer ausgedehnten subtotalen Resektion mit Belassen von nicht mehr als 4–6 g Restgewebe, wodurch persistierende und rezidivierende Hyperthyreosen zuverlässig vermieden werden können [6, 26]. Als ein Problem dieser ausgedehnten Resektion hat sich in der eigenen Arbeitsgruppe wie bei anderen die Häufigkeit frühpostoperativer Hypocalcaemien erwiesen, welches wiederum durch eine darauf hingerichtete Modifikation der Operationstaktik – nämlich die vollständige Lobektomie einer Seite mit entsprechender Präparation der Nebenschilddrüsen, des Nervus recurrens und Belassen eines entsprechend größeren Restes auf der Gegenseite, auf der dann die Nebenschiddrüsen und ihre Blutversorgung meist nicht tangiert werden müssen, gelöst wurde: An einer prospektiven kontrollierten Studie [14] konnte gezeigt werden, daß mit dieser Modifikation protrahierte Hypocalcaemien zuverlässig vermieden werden können und frühpostoperative Hypocalcaemien wesentlich seltener sind.

Ein auch unter prophylaktischen Gesichtspunkten ungelöstes Problem ist die endokrine Ophthalmopathie. Bei etwa 20% der Patienten mit Ophthalmopathie manifestiert sich diese metachron, im Median zweieinhalb Jahre nach Auftreten der Hyperthyreose [16]. Im Gegensatz zu früheren Auffassungen sieht es nun so aus, als ob mit der ausgedehnten subtotalen Resektion sich bei der großen Mehrzahl der Patienten auch eine vorhandene Ophthalmopathie sich bessere [26]. Ob entsprechend diese Operation auch als Prophylaxe gegen eine metachrone Ophthalmopathie gelten kann, entzieht sich derzeit der Nachprüfbarkeit. Es sind jedoch die Anstrengungen der Sektion Schilddrüse der Deutschen Gesellschaft für Endokrinologie derzeit mit einem Schwerpunkt auf die endokrine Ophthalmopathie bei Morbus Basedow gerichtet, so daß weiteres diesbezügliches Wissen hoffentlich in den nächsten Jahren zu erwarten ist.

Tabelle 6. Funktionelle Schilddrüsenautonomie [Joseph, Mahlstedt 1980]

- Im Endemiegebiet häufigste Voraussetzung der Hyperthyreose
- Verdachtsdiagnose in 80% schon beim euthyreoten Patienten (quantit. Szintigramm)
- Beweis durch Suppressionstest
- „kritisches Volumen" 4–8 ml (Tc TU unter Suppression über 2,5%)

Literatur

1. Bäckdahl M, Wallin G, Auer G, Lundell G, Löwhagen T, Granberg PO (1988) Cellular DNA-content in thyroid tumors. A reliable factor for grading and prognosis. Prog Surg 19:40–53
2. Becker W, Börner W, Gruber G, Weppler M, Schaede-Candinas B (1989) Ergebnisse zur operativen Therapie der nichtimmunogenen Hyperthyreose. In: Pickardt CR, Pfannenstiel P, Weinheimer B (Hrsg) Schilddrüse 1987. Stuttgart New York, S 143–146
3. Boeckl W, Pimpl W, Galvan C, Dralle H, Largiadèr F, Röher HD, Rothmund M, Wahl RA (1990) Wann Lappenteilresektion, wann Hemithyreoidektomie bei der Operation des isolierten Schilddrüsenknotens? Langenbecks Arch Chir 375:318–323
4. Bondeson L, Bondeson AG, Ljungberg O, Tibblin S (1981) Oxyphil tumors of the thyroid. Ann Surg 194:677
5. Bubenhofer R, Hedinger Chr (1977) Schilddrüsenmalignome vor und nach der Einführung der Jodsalzprophylaxe. Schweiz Med Wochenschr 107:733
6. Dralle H, Schober O, Hesch RD (1987) Operatives Therapiekonzept der Immunthyreopathie. Langenbecks Arch Chir 371:217–232
7. Dralle H, Pichlmayr R (1991) Risikominderung bei Rezidiveingriffen wegen benigner Struma. Chirurg 62:169–175
8. Gagel RF, Tashijan AH, Cummings T (1988) The clinical outcome of prospective screening for Men type 2a. N Engl J Med 318:478–484
9. Gaitan E, Nelson NC, Poole GV (1991) Endemic goiter and endemic thyroid disorders. World J Surg 15:205–215
10. Gemsenjäger E (1983) Autonomie – chirurgische Verfahrenswahl und funktionelle Resultate. In: Röher HD, Wahl RA (Hrsg) Chirurgische Endokrinologie. Thieme, Stuttgart, S 47–56
11. Gosain AK, Clark OH (1984) Hürthle cell neoplasms. Malignant potential. Arch Surg 119:515
12. Harada T (1988) Surgery for anaplastic carcinoma and the rare thyroid tumors. Prog Surg 19:89–99
13. Hörting T, Meybier H, Buhr H (1989) Probleme der Tracheotomie beim organüberschreitenden anaplastischen Schilddrüsenkarzinom. Langenbecks Arch Chir 374:72–76
14. Horas U, Schmidt-Gayk H, Wahl RA (1990) Morbus Basedow – ist die postoperative Hypocalcaemie abhängig von der Operationstaktik? Langenbecks Arch Chir [Suppl] 83–87
15. Joseph K, Mahlstedt J (1980) Früherkennung von Hyperthyreosen im Struma-Endemiegebiet. Dtsch Med Wochenschr 105:1113–1118
16. Kohlwagen R, Raue F, Ziegler R (1991) Auftreten und Verlauf der endokrinen Orbitopathie bei Patienten mit Immunhyperthyreose. In: Börner W, Weinheimer B (Hrsg) Schilddrüse 1989, de Gruyter, Berlin New York, S 553–558
17. Kujath P, Reiners C, Spiegel W, Börner W (1986) Indikationsstellung und operative Strategie beim kalten Strumaknoten. Langenbecks Arch Chir 369:199–202
18. Ladurner D, Hofstädter F, Schistek R (1980) Atypisches Schilddrüsenadenom. Langenbecks Arch Chir 351:125–131
19. Ladurner D, Braunsperger B, Huter S (1989) Operative Therapie der nichtimmunogenen Hyperthyreose. In: Pickardt CR, Pfannenstiel P, Weinheimer B (Hrsg) Schilddrüse 1987. Thieme, Stuttgart New York S 136–140
20. Lang W, Atay Z, Georgii A (1978) Die zytologische Unterscheidung follikulärer Tumoren der Schilddrüse. Virchows Arch Path Anat 378:199–211
21. Li Volsi VA (1978) Pathology of thyroid cancer. In: Greenfield LD (ed) Thyroid cancer. CRC Press, Palm Beach, USA, pp 85–142
22. Melliere D, Saada F, Etienne G, Becquemin JP, Bonnet F (1988) Goether with severe respiratory compromise: Evaluation and treatment. Surgery 103:367–373
23. Ozaki O, Ito K, Kobayashi K, Suzuki A, Manabe Y (1988) Modified neck dissection for patients with nonadvanced differentiated carcinoma of the thyroid. World J Surg 12:825–829
24. Röher HD, Wahl RA, Goretzki P (1980) Dringliche Operationen in der Schilddrüsenchirurgie. Langenbecks Arch Chir 352:200–202
25. Röher HD, Wahl RA (1981) Der kalte Schilddrüsenknoten – eine Stellungnahme aus der Sicht des Chirurgen. Dtsch Med Wochenschr 106:657–662
26. Röher HD, Horster FA, Frilling A, Goretzki P (1991) Morphologie und funktionsgerechte Chirurgie verschiedener Hyperthyreoseformen. Chirurg 62:176–181
27. Rothmund M, Zielke A (1991) Der solitäre Schilddrüsenknoten – befundgerechte Operation. Chirurg 62:162–168
28. Schauer A (1984) Pathogenese und pathologische Anatomie. In: Becker HD, Heinze HG (Hrsg) Maligne Schilddrüsentumoren. Springer, Berlin Heidelberg, S 2–61

29. Scheumann GFW, Dralle H (1991) Hashimoto-Thyreoiditis – wann ist welche Therapie angezeigt? In: Börner W, Weinheimer B (Hrsg) Schilddrüse 1989. de Gruyter, Berlin New York, S 531–535
30. Spires JR; Schwartz MR, Miller RH (1988) Anaplastic thyroid carcinoma. Arch Otolar Head Neck Surg 114:40–44
31. Teuscher J, Ehrengruber H, Ballmer E (1986) Über die praeoperative Voraussage der Dignität von Strumen. Chirurg 57:155–158
32. Wahl RA, Nievergelt J, Röher HD, Oellers (1977) Komplikationen und Erfolgsaussichten der radikalen Thyreoidektomie wegen maligner Schilddrüsentumoren. Dtsch Med Wochenschr 102:13–20
33. Wahl RA (1984) Chirurgische Therapie des C-Zell-Karzinoms. In: Becker HD, Heinze HG (Hrsg) Maligne Schilddrüsentumoren. Springer, Berlin Heidelberg, S 235–249
34. Wahl RA, Röher HD (1988) Surgery of C-cell-carcinoma of the thyroid. Prog Surg 19:100–112
35. Wahl RA, Seel AW, Müller B, Vietmeier P (1990) Welchen Platz hat die „selektive" Schilddrüsenresektion in der Chirurgie der benignen Knotenstrumen. Langenbecks Arch Chir [Suppl II]:941–946

104. Prophylaktische Operationen am Lungen- und Bronchialsystem

D. Krumhaar, J. Mollinedo, A. Gau und M. Sibold

Lungenklinik Havelhöhe, Kladower Damm 221, 1000 Berlin 22, Bundesrepublik Deutschland

Prophylactic Indications in Thoracic Surgery

Summary. There are four major prophylactic indications in thoracic surgery: (1) Intrapulmonary coin lesions with malignancy up to 50% and other potentially malignant tumors (carcinoid tumor, cylindroma, mucoepidermoid tumor, papilloma); (2) mediastinal tumors with potentially malignant growth (teratoma); (3) chronic lung infections including tuberculosis (bronchiectasis, abscess, chronic pneumonia, persistent tuberculoma, tuberculous cavity, destroyed lobe/lung); (4) cystic pulmonary disease followed by frequent complications (infection, bleeding, pneumothorax).

Key words: Thoracic surgery – Prophylactic indications

Zusammenfassung. Wichtigste prophylaktische Indikationen in der Thoraxchirurgie sind: 1. Lungenrundherde, die zu 40–50% maligne sind und andere fakultativ maligne Tumoren (Carcinoide, Zylindrome, Mukoepidermoid-Tumoren, Papillome). 2. Mediastinaltumoren mit Entartungstendenz (Teratome). 3. Unspezifische und spezifische Entzündungen (Bronchiektasen, Abszesse, chronische Pneumonien, persistierende Tuberkulome, Cavernen, destroyed lobe/lung) und 4. Zystisch-bullöse Lungenveränderungen, die mit häufigen Komplikationen einhergehen (Superinfektion, Blutung, Ruptur: Pneumothorax).

Schlüsselwörter: Thoraxchirurgie prophylaktische Indikationen

Prophylaktisches, d.h. einer Verschlimmerung vorbeugendes und Komplikationen verhütendes Operieren gehört von jeher zu den thoraxchirurgischen Grundprinzipien.

Der diesjährige Präsident, Herr Prof. Dr. Hartel, hat in seiner Grußadresse das Thema „Prophylaktisches Operieren" wie folgt umrissen (Zitat):

„Prophylaktisches Operieren dient der Prävention krebschirurgischer Operationen unter Beachtung der Präkanzerosen und der Vermeidung akuter entzündlicher Notfälle ...".

Angesichts des großen Spektrums prophylaktischer thoraxchirurgischer Indikationen sollen sich deshalb meine Ausführungen schwerpunktmäßig auf den Bereich Geschwülste und entzündliche bronchopulmonale Erkrankungen konzentrieren.

In *Tabelle 1* sind einige wesentliche thoraxchirurgische prophylaktische Indikationen aufgelistet:

1. *Die Geschwülste,* nämlich die Lungenrundherde, die ehemals als semimaligne klassifizierten Tumoren, die zur Malignität tendierenden Mediastinaltumoren und die meist nur histologisch „gutartigen" Brustwandgeschwülste.

Tabelle 1. Thoraxchirurgie. Prophylaktische Operationen

A. Geschwülste
- I. Intrapulmonale Rundherde
- II. Bronchopulmonale Tumoren
  - a) „überwiegend benigne“
  - b) „fragliche oder fakultativ maligne“
- III. Mediastinaltumoren
- IV. „Benigne“ Thoraxwand-Tumoren

B. Entzündliche Erkrankungen
- I. Unspezifisch: Bronchiektasen, Abszesse, chronische Pneumonien
- II. Spezifisch: Tuberkulome, persistierende Cavernen (atyp. Mykobakt.?, Multiresistenz?) destroyed lobe/lung

C. Sonstige Indikationen
- I. Zystisch-bullöse Lungenveränderungen: u.a. Spontanpneumothorax
- II. Funktionelle Störungen
  Trach.-bronch. pars membranacea-Schwäche (Spanversteifungs-OP)

2. *Unspezifische Erkrankungen* wie Bronchiektasen, Abszesse und chronische Pneumonien sowie spezifische OP-Indikationen, wie Tuberkulome und persistierende Cavernen (namentlich bei atypischen Mykobakteriosen und Multiresistenz) und den destroyed lobe bzw. die destroyed lung.
3. Einige *prophylaktische Sonderindikationen,* wie die zystisch-bullösen Lungenveränderungen, der Spontanpneumothorax und die Pars membranacea-Schwäche der Trachea und Hauptbronchien.

Die heute gültige histologische Tumor-Klassifizierung der WHO 1981 (Tabelle 2) ist aus thorax chirurgischer Sicht nach Wegfall der früher als „semimaligne“ eingestuften Geschwülste bezüglich einiger Tumoren namentlich der Adenome, der Zylindrome und der Carcinoide – problematisch und nicht unumstritten.

Unter praktisch-klinischen Gesichtspunkten hat sich die Einteilung in überwiegend benigne Tumoren, in Geschwülste mit fraglicher oder fakultativer Malignität und in maligne Tumoren [32] als zweckmäßig erwiesen: Tabelle 3.

Innerhalb der Gruppe der Geschwülste bilden die *Lungenrundherde* (angelsächsisch „coin lesions“) traditionell eine eigene Entität. Definitionsgemäß ist ein Lungenrundherd ein solitärer, sich in einer Ebene kugelförmig darstellender Rundschatten [36].

Tabelle 2. Histologische Klassifikation der Lungentumoren (Nach WHO 1981). Epitheliale Tumoren

A. Gutartige Tumoren
1. Papillome (Platt.ep.- und Transitionalzell-Papillome)
2. Adenome (pleomorph, monomorph, andere Formen)

B. Dysplasie und Carcinoma in situ

C. Bösartige Tumoren
1. Plattenepithel-Ca.
2. Kleinzelliges Bronchial-Ca.
3. Adeno-Ca.
4. Großzelliges Ca.
5. Kombin. adenosquamöses Ca.
6. Carcinoidtumor
7. Ca. der Bronchuswanddrüsen
   a. Zylindromatöses Adeno-Ca. (Zylindrom)
   b. Mukoepidermoid-Ca.
8. Andere Formen

Tabelle 3. Broncho-pulmonale Tumoren. Klinische Einteilung (Nach Morr, H. 1989)

A. *Überwiegend benigne Tumoren*
Chondrome, Hamartome, Lipome, Fibrome, Leiomyofibrome
Angiogene und neurogene Tumoren
Plasmazellgranulome
Amyloidtumoren
Endometriose

B. *Tumoren mit fraglicher oder fakultativer Malignität*
Karzinoide
Zylindrome
Mukoepidermoidtumoren
Papillome

C. *Maligne Tumoren*
Bronch.-Ca. Carcinosarkome, Sarkome, maligne Lymphome, Melanome, Metastasen

Es handelt sich bei den pulmonalen Rundherden bekanntlich um ein Sammelbecken ätiopathogenetisch unterschiedlichster Erkrankungen. So wurden in einer Literatur-Zusammenstellung 45 verschiedene Ursachen einer pulmonalen Rundherdbildung aufgelistet [10].

Auffallend ist der hohe Malignitäts-Anteil solitärer Lungenrundherde.

In einer älteren Sammelstatistik von Linder et al. [29] waren 33,4% von 2201 isolierten Rundherden maligne, 13,3% benigne und 53,3% entzündlicher Ätiologie (davon 43% Tuberkulome): Tabelle 4.

In neueren Statistiken wird – offenbar infolge Rückgangs tuberkulöser Rundherde bei gleichzeitigem Anstieg der peripheren Bronchialcarcinome – der Anteil maligner Rundherde mit 40% [10] bis 50% [2, 31, 32] angegeben. Noch immer wird überraschend oft der ätiologisch primär meist unklare Lungenrundherd über Wochen und Monate beobachtet, d.h. es werden selbst bei jungen und gut operablen Patienten Röntgen- und CT-Kontrollen in mehrmonatigen Abständen durchgeführt. Inzwischen tickt die potentiell maligne Zeitbombe, und es droht die lymphogene und hämatogene Metastasierung.

Bei fehlenden klinischen und funktionellen Kontraindikationen ist die unverzügliche operative Entfernung des Lungenrundherdes eine klassische prophylaktisch-thoraxchirurgische Forderung und Indikation.

Übereinstimmend mit zahlreichen Autoren [8, 10, 32, 37] lehnen wir die sogenannten „Verlaufskontrollen“ strikt ab, gemäß dem Postulat amerikanischer Kollegen (Zitat): „Der Arzt und nicht die Zeit hat die Diagnose der Lungenerkrankungen zu stellen“ [4].

Auch mit modernsten bildgebenden Verfahren einschließlich CT und KST ist die Differentialdiagnose kleiner peripherer Lungenrundherde in der Regel nicht zu stellen.

Die noch immer propagierten diagnostischen Punktionsversuche [21, 28, 42] lehnen wir übereinstimmend mit Ungeheuer et al. [39] wegen der Gefahr der hämatogenen Metastasierung und der Entstehung von Impfmetastasen im Stichkanal ab.

Tabelle 4. Isolierte Lungenrundherde. Sammelstatistik der Weltliteratur (Modif. nach Linder, F.; Jagdschian, V. 1959)

Zahl der Rundherde	2201	
davon:		
Maligne Tumoren	736	33,4%
Benigne Tumoren	292	13,3%
Entzündliche Rundherde und Varia	1173	53,3% (43% Tuberkulome)

Tabelle 5. Lungenklinik Berlin-Havelhöhe

39 seltene Bronchus-Tumoren bei 15 267 Bronchoskopien
29 Karzinoidtumoren
3 Zylindrome
4 Hamartome
1 Papillom
1 Hämangiom
1 Granularzell-Tumor

Nach Hix et al. [18] ist die transthorakale Nadelbiopsie eine (Zitat) „unnötige, aufwendige, verzögernde, teure und risikoreiche diagnostische Maßnahme".

Neben den Lungenrundherden bilden einige *seltene Bronchus- und Lungentumoren* wegen ihrer fakultativen Malignität Indikationen zur prophylaktischen Entfernung.

Es handelt sich u.a. um die ehemals als „semimaligne" [6, 39] eingestuften Tumoren, wie Carcinoide, Zylindrome und Mukoepidermoidtumoren, die nach der WHO 1981 den malignen Tumoren zugerechnet werden.

Nach Böttger und Ungeheuer [6] beträgt Ihr Anteil bezogen auf die Bronchialcarcinome in Sammelstatistiken 2 bis 10%.

In dieser Gruppe der potentiell malignen Bronchus-Tumoren führen die Carcinoide mit 75%, gefolgt von den Zylindromen mit 10%.

Unter 15 267 Bronchoskopien der Lungenklinik Berlin-Havelhöhe fanden wir 39 seltene Bronchus-Tumoren [12], die operativ entfernt wurden, davon 29 Carcinoid-Tumoren und 3 Zylindrome: *Tabelle 5.* Von den 29 Carcinoiden wiesen 11 ein infiltratives Wachstum in die Bronchuswand auf.

Ein Carcinoid hatte zur Lymphknoten-Metastasierung geführt und ein weiteres war zum kleinzelligen Tumor entartet. Diese eindeutigen Malignitätskriterien erfordern ein radikal-chirurgisches Vorgehen, also die Lobektomie, die Manschetten-Resektion oder die Hauptbifurkations-Resektion.

Von 51 Hauptbifurkations-Resektionen unseres Krankenguts *(Tabelle 6)* entfielen 34 auf maligne Erkrankungen: häufigste Indikation war bei 29 Patienten das zentral wachsende Bronchialcarcinom. In der Gruppe der 17 gutartigen Erkrankungen ergab sich eine prophylaktische Indikation zur Hauptbifurkations-Resektion bei 3 Patienten mit zentralen Bronchus-Adenomen.

Nach Fraser [10] sind Bronchus-Adenome „low grade malignancy"-Neoplasmen, was die Notwendigkeit der radikalen Entfernung unterstreicht.

Neben den intrapulmonalen Rundherden und den relativ seltenen fakultativ malignen Bronchus-Tumoren bilden die *Geschwülste des Mediastinums* eine weitere wichtige prophylaktische Operations-Indikation.

Im Handbuch der Thoraxchirurgie sind 94 verschiedene Geschwülste und Zysten des Mediastinums einschließlich Synonyma aufgelistet. Böttger, Schröder und Ungeheuer [5] haben völlig zurecht auf die diagnostische Problematik dieser Tumoren, die sich sozusagen hinter dem Sternum verstecken, hingewiesen und die chirurgische Exstirpation aller primären Geschwülste des Mediastinums postuliert.

Tabelle 6. Lungenklinik Berlin-Havelhöhe (1. 1. 1975 bis 31. 12. 1990)

Resektion der Hauptbifurkation bei 51 Patienten		
I. Maligne Erkrankungen		34 Patienten
	: davon 29 Bronchial-Ca	
II. Benigne Erkrankungen		17 Patienten
	: davon 3 Bronchus-Adenome	

Diese Forderung findet schon deshalb ihre Berechtigung, weil einzelne Tumorgruppen eine ausgeprägte maligne Entartungstendenz aufweisen, die im Schrifttum mit 30% [46] aller mediastinalen Neoplasmen angegeben wird. Weitere 25% [45] bis 30% [43] der Mediastinal-Tumoren sind primär maligne.

Zu den fakultativ malignen Gewächsen gehören vor allem neurogene Tumoren, zystische und solide Teratome, mesenchymale Mischtumoren sowie Thymus-Tumoren.

Als besonders problematisch bezüglich der pathologisch-histologischen Bewertung „gutartig" und „bösartig" gelten die mediastinalen Thymome.

Von 76 operierten primären Mediastinal-Tumoren unseres Krankengutes entfielen 29 auf Thymus-Tumoren, von denen 6, obwohl morphologisch als gutartig klassifiziert, sich im weiteren Verlauf als ausgesprochen rezidiv-freudig erwiesen [1, 22, 41].

Böttger, Schröder und Ungeheuer fanden in 26% eine maligne Degeneration bei 36 exstirpierten Thymomen [5].

Schließlich sind auch die *Tumoren der knöchernen Brustwand* – selbst wenn sie histologisch als benigne eingestuft werden – sozusagen prophylaktisch radikal zu exstirpieren. Dieses radikale chirurgische Vorgehen ist obligat, da praktisch alle primären Rippentumoren, also Chondrome, Osteochondrome und auch die fibröse costale Dysplasie wegen ihrer Rezidiv-Neigung und der Möglichkeit der malignen Entartung als fakultativ bösartige Geschwülste zu gelten haben [11, 40]. Lindskog und Liebow [30] berichteten nach inadäquater Resektion von Rippenchondromen über eine Rezidiv-Quote von 75 bis 80%.

Prophylaktische thoraxchirurgische Indikationen ergeben sich auch bei einigen *entzündlichen bronchopulmonalen Erkrankungen: Tabelle 1.*

Die *Bronchiektasen* angeborener oder erworbener Ätiologie, die sackförmig, zylindrisch, korkenzieherförmig, varikös, meist jedoch als Kombinationsformen vorkommen, und hauptsächlich das Erwachsenenalter betreffen, bilden wegen ihrer Neigung zu rezidivierenden Bronchopneumonien und bedrohlichen Blutungskomplikationen eine eindeutige Indikation zur vorbeugenden Resektion. Übereinstimmend mit anderen Autoren [13, 17, 38] haben wir während der letzten zwei bis drei Jahrzehnte – offenbar als Folge der heute frühzeitig einsetzenden antibiotischen Therapie – eine deutliche Rückläufigkeit der erworbenen Bronchiektasen-Erkrankung und damit auch der Operationsfrequenz beobachtet.

So wurden in unserer Klinik mit ehemals über 300 Lungenbetten in einem Zeitraum von 10 Jahren lediglich 53 Bronchiektasen-Operationen durchgeführt, davon 31 Lobektomien, 5 Bilobektomien, eine Pneumonektomie und 16 Segmentresektionen [26]. Die Entscheidung, wann Bronchiektasen zu operieren und wann ein konservatives Vorgehen zu bevorzugen ist, setzt neben großer thoraxchirurgischer Erfahrung eine besonders gründliche anatomisch-funktionelle Diagnostik und Vorbehandlung voraus. Dabei hat sich neben der herkömmlichen Bronchographie in den letzten Jahren die CT-Untersuchung als echter diagnostischer Fortschritt erwiesen [34, 35]. Neben eindeutigen Indikationen, wie der Befall nur eines Lappens oder eines bzw. einzelner Segmente gibt es sogenannte „inoperable" bilaterale multilobulär und multisegmental verteilte Bronchiektasen. Gelegentlich werden wir mit schwierigen operativen Grenzfällen konfrontiert, wobei es sich in der Regel um jugendliche Patienten handelt, deren Wohlbefinden durch das Bronchiektasen-Leiden schwerstens beeinträchtigt wird. Hier ist bisweilen ein extensives chirurgisches Vorgehen gerechtfertigt. So mußten im Krankengut von Dogan et al. [87] in der Universitäts-Klinik Ankara bei 487 Patienten in 190 Fällen (das sind 39%) Pneumonektomien wegen ausgedehnter Bronchiektasen durchgeführt werden mit guten Langzeitergebnissen in 71%. Laros et al. [27] berichteten über ein erfolgreiches extensives operatives Vorgehen bei bilateralen Bronchiektasen mit Resektion von über 10 Segmenten (in Einzelfällen sogar bis zu 13 Segmenten).

30 ihrer bilateral resezierten Patienten wiesen 20 bis 30 Jahre postoperativ eine qualitative Restfunktion auf, die weit über der prognostizierten lag bei deutlicher Verbesserung der Lebensqualität.

Seit längerer Zeit verfolgen wir das operative Prinzip, auch bei ausgedehnten Bronchiektasen, die am schwersten veränderten Anteile zu entfernen, wodurch bei den meisten dieser schwerkranken Patienten über viele Jahre eine effektive Reduzierung der eitrigen Sputummenge und eine Besserung des Allgemeinbefindens zu erreichen ist.

Lungenabszesse sind heute in der Regel konservativ antibiotisch ausheilbar; der Rückgang der Operationsfrequenz wegen dieser Erkrankung ist seit langem auch in größeren Statistiken zu konstatieren.

Aktuell ergeben sich nur noch gelegentlich prophylaktisch-chirurgische Indikationen bei rezidivierender und massiver Hämoptoe.

Immerhin hatten in einer früheren Publikation der Chirurgischen Universitätsklinik Heidelberg 25% von 77 Patienten mit Lungenabszessen praeoperativ eine mehr oder weniger ausgeprägte Blutungssymptomatik [25].

Eine weitere Indikation zum prophylaktisch-operativen Eingreifen bilden *chronisch-pneumonische Prozesse,* vor allem dann, wenn vorgeschaltete Bronchusstenosen ursächlich für ihre Entstehung sind und mit einer dauerhaften Ausheilung auf konservativem Wege nicht gerechnet werden kann. Mit den Erfolgen der antibiotischen Therapie ist jedoch auch diese vorbeugende Indikation – ähnlich wie bei den Bronchiektasen und Lungenabszessen stark rückläufig.

Auch bei der *Lungentuberkulose* ergeben sich dank der heute sehr effektiven antituberkulösen Chemo-Therapie nur noch bei wenigen Patienten prophylaktische thoraxchirurgische Indikationen. Im einzelnen seien genannt: Tuberkulome (insbesondere bei Malignitätsverdacht), persistierende Cavernen (mit häufig nachweisbaren atypischen und multiresistenten Mykobakterien) und der sogenannte destroyed lobe bzw. destroyed lung.

Eine klassische Indikation zum vorbeugenden Operieren besteht bei ausgedehnten *zystisch-bullösen Lungenveränderungen,* insbesondere bei der zystischen Degeneration eines ganzen Lappens oder eines Lungenflügels (Tabelle 1).

Durch alleinige konservative Maßnahmen sind die bekannten schweren Komplikationen dieser Zysten-Lungen wie Abszedierung, chronische Pneumonie, rezidivierende Blutung und Ruptur langfristig nicht zu beherrschen.

Durchaus noch kontrovers ist die Frage nach der optimalen Therapie des *Spontanpneumothorax.* Die konservativen Maßnahmen einschließlich Saugdrainage-Behandlung beseitigen nicht die Ursachen des Spontanpneus, meist handelt es sich um rupturierte bullöse Bezirke in der Lungenspitze, so daß es in 30 bis 40% zu Rezidiven kommt.

Nach Becker und Ungeheuer [3] wird in der Literatur eine Rezidiv-Häufigkeit bis zu 43% angegeben. Selbst beim Rezidiv-Pneumothorax wurde häufig weiterhin das konservative Vorgehen propagiert. Es ist das Verdienst einer eingehenden Diskussion dieses Themas auf dem Chirurgen-Kongreß in München 1988 unter Beteiligung namhafter internistischer Pneumologen, daß die Operations-Indikation präziser festgelegt wurde. Es bestand Übereinstimmung, daß bereits beim ersten Rezidiv eines Spontanpneumothorax operiert werden sollte. Wir selbst bevorzugen das primär operative Vorgehen beim Spontanpneumothorax, da es die Ursache beseitigt, eine rasche Wiederausdehnung der Lunge gewährleistet und spätere Rezidive verhindert. Wir verfügen inzwischen über beste Erfahrungen mit diesem Vorgehen bei über 274 Patienten. Voraussetzungen sind allerdings das relativ jugendliche Alter der Patienten und das Fehlen operativer Risikofaktoren [23, 24].

Keiner der operierten Patienten verstarb. Nur in einem Fall beobachteten wir ein Pneumothorax-Spätrezidiv.

Abschließend sei noch eine relativ seltene, überwiegend „funktionelle" prophylaktische Indikation erwähnt (Tabelle 1): Die *tracheo-bronchiale Instabilität* infolge Schwäche der Pars membranacea kombiniert mit einer Deformierung und Abflachung der tracheobronchialen Knorpelspangen. Bei diesen Patienten bestehen schwerste therapie-refraktäre Hustenanfälle, häufig gefolgt von lebensbedrohlichen Synkopen.

Tracheo-bronchoskopisch kommt es typischerweise während des Hustens zu einem Totalverschluß der Trachea und beider Hauptbronchien. Therapie der Wahl ist die von Herzog [15] und Nissen [33] angegebene plastische Versteifungs-Operation der Pars membranacea unter Verwendung eines Knochenspans bzw. neuerdings von Goretex-Streifen [16].

Wir selbst verfügen inzwischen über gute bis sehr gute Erfahrungen mit diesem Operationsverfahren bei 25 Patienten; synkopale Anfälle wurden postoperativ nicht mehr beobachtet.

Literatur

1. Augustin-Groß K, Krumhaar D (1976) Die Rezidivfreudigkeit morphologisch benigner Thymome. Thoraxchirurgie (Suppl) 24:1
2. Bautz W (1987) Differentialdiagnose der Lungenrundherde. In: Frommhold W, Gerhardt P (Hrsg) Tumoren der Lunge. Thieme, Stuttgart New York (Klin.-radiolog. Seminar, Bd. 17, S 48)
3. Becker H, Ungeheuer E (1973) Probleme bei der konservativen und operativen Therapie des Spontanpneumothorax. Dtsch Ärzteblatt 5:271–274
4. Bernatz OE, Clagett OTh (1953) Exploratory thoracotomy in diagnosis and management of certain pulmonary lesions. J Am Med Ass 152:379
5. Böttger Th, Schröder D, Ungeheuer E (1973) Mediastinale Tumoren problematisch für die Diagnostik. Dtsch. Ärzteblatt 84:134–140
6. Böttger T, Ungeheuer E (1987) Benigne und semimaligne Lungen- und Bronchustumoren. Dtsch. Ärzteblatt 84:2398–2404
7. Dogan R, Alp M, Kaya S, Cetin G (1989) Surgical treatment of bronchiectasis: a collective review of 487 cases. Thorac Cardiovasc Surg 37:183–186
8. Dürschmied H (1985) Das Bronchuskarzinom – Besondere Formen. In: Trendelenburg (Hrsg) Tumoren der Atmungsorgane und des Mediastinums, B. Spezieller Teil. Springer, Berlin Heidelberg New York Tokyo, S 130–154
9. Eigel P, Humann H, Elert O, Krein A, Silber R (1990) Der periphere Lungenrundherd. Pneumologie 44:265–266
10. Fraser RG (1978) Diagnosis of diseases of the chest. Sec Ed, Vol II. WB Saunders, Philadelphia London Toronto, pp 1049–1055
11. Gottschalk E, Stoltze D (1969) Zur Systematik und Klinik von Thoraxwandprozessen. Bruns Beitr Klin Chir 217:577–588
12. Hartmann CA, Mollinedo J (1981) Pathologisch-anatomische Gesichtspunkte seltener Bronchus-Tumoren. Prax Pneumol 35:735–736
13. Hartung W (1975) Pathologie der Lungenfehlbildungen. Thoraxchirurgie 23:194
14. Herlitzka AJ, Gale JW (1958) Tumours and cysts of the mediastinum. Arch Surg 76:697
15. Herzog H (1954) Erschlaffung der pars membranaea der Trachea und Hauptbronchien. Schweiz Med Wochenschr 84:217
16. Herzog H, Heitz M, Keller R, Graedel E (1987) Surgical therapy for expiratory collapse of the trachea and large bronchi. In: International trends in general thoracic surgery. Grillo H, Eschapasse H (eds) Major challenges, vol 2. Saunders, Philadelphia
17. Hilpert P (1979) Bronchiektasie. In: v. Bergmann G (Hrsg) Handbuch der inneren Medizin, 5. Aufl, Bd 4, Teil 2. Springer, Berlin Heidelberg New York
18. Hix WR, Aaron BL (1989) Solitary pulmonary nodule. Postgrad Med 86:57–64
19. Irmer W, Höhmann H (1969) Die Chirurgie des Mediastinums. Prax Pneumol 23:242
20. Kent EM, Magovern GJ (1966) Mediastinal tumors. In: Blades B (ed) Surgical diseases of the chest, 2nd ed. Mosby, St. Louis, p 209
21. Khouri NF, Meziane MA, Zerhouni EA, Siegelmann SS (1987) The solitary pulmonary nodule. Chest 91:128–133
22. Krumhaar D (1985) Neoplasmen des Mediastinums. In: Trendelenburg F (Hrsg) Handbuch der inneren Medizin, Bd IV, Teil B. Springer, Berlin Heidelberg New York Tokyo, S 582–651
23. Krumhaar D, Mollinedo J, Gau A (1987) Primäre Thorakotomie beim Spontanpneumothorax. Z Herz-, Thorax-, Gefäßchir 1:53–55
24. Krumhaar D, Mollinedo J, Gau A (1988) Therapie des Spontanpneumothorax – Chirurgische Therapie. Langenbecks Arch Klin Chir (Suppl II):501–503
25. Krumhaar D, Vogt-Moykopf I, Zeidler D (1970) Chirurgische Gesichtspunkte bei der Behandlung des Lungenabszesses. Dtsch Med Wochenschr 95:317–321
26. Krumhaar D, Ramme U, Holtz U (1980) Cysten und Bronchiektasen der Lunge. Chirurg 51:566–575
27. Laros CD, van den Bosch JM, Westermann CJ (1988) Resection of more than 10 lung segments. A 30 year survery of 30 bronchiectatic patients. J Thorac Cardiovasc Surg 95:119–123
28. Levine MS, Weiss JM, Moser KM (1988) Transthoracic needle biopsy in solitary pulmonary nodules. Chest 93:1152–1155

29. Linder F, Jagdschian V (1959) Rundherde der Lunge. Langenbecks Arch Klin Chir 292:371–392
30. Lindskog GE, Liebow AA (1953) Thoracic Surgery and related Pathology. Appleton, New York
31. Lovich SF, Ostrow LB (1990) The solitary pulmonary nodule: a recent military experience. Military Med 155:266–268
32. Morr H (1989) Tumoren. In: Fabel H (Hrsg) Pneumologie. Urban & Schwarzenberg, München Wien Baltimore, S 391–426
33. Nissen R (1954) Tracheaplastik zur Beseitigung der Erschlaffung der pars membranacea. Schweiz Med Wochenschr 84:219
34. Pang JA (1989) The value of CT in the diagnosis of bronchiectasis. Clin Radiol 40:40
35. Reuter M, Heller M, Magnussen H (1988) Computertomographie der Bronchiektasen. RöFo 149:152–157
36. Rübe W (1967) Der Lungenrundherd. Thieme, Stuttgart
37. Rübe W (1973) Solitäre Rundschatten. In Lehrbuch der Röntgendiagnostik: Schinz H (Hrsg) Bd IV, Teil 2, S 43–48, Thieme Stuttgart
38. Staudacher R, Neef H (1989) Funktionelle Spätergebnisse nach Bronchiektasen-Operation. Z Erkr Atmungsorgane 173:174–180
39. Ungeheuer E, Böttger Th (1988) Benigne und semimaligne Lungen- und Bronchialtumoren. Diskussion. Dtsch Ärztebl 85:2028
40. Vogt-Moykopf I, Krumhaar D (1976) Management of primary rib tumours. Surg Gyn Obstet 125:1239–1245
41. Voigt R, Krumhaar D, Mollinedo J (1981) Mediastinale Thymome. Prax Pneumol 35:948
42. Voss L (1988) Benigne und semimaligne Lungen- und Bronchialtumoren. Diskussion. Dtsch Ärztebl 85:2028
43. Wassner UJ (1970) Mediastinalgeschwülste. Schattauer, Stuttgart New York
44. WHO (1981) Histological typing of lung tumours, 2nd ed. WHO, Geneva
45. Wychulis AR, Payne WS, Clagett OT, Woolner LB (1971) Surgical treatment of mediastinal tumours: 40 years experience. J Thorac Cardiovasc Surg 62:379
46. Zeidler D (1980) Die Mediastinaltumoren. Mitt Dtsch Ges Chir 3 (Beilage)

105. Prophylaktische Operationen in der Gefäßchirurgie

D. Rühland, Singen

(Manuskript bis Redaktionsschluß nicht eingegangen)

106. Prophylaktische Operationen in der Transplantationschirurgie

R. Pichlmayr, W. Knitsch und U. Bode

Klinik für Abdominal- und Transplantationschirurgie der Medizinischen Hochschule Hannover, Konstanty-Gutschow-Str. 8, W-3000 Hannover 61, Bundesrepublik Deutschland

Prophylactic Operations in the Field of Organ Transplantation

Summary. Historically, there are three phases of development: initially, prophylactic operations in transplant candidates were performed frequently, particularly to minimize complications of infection and stress ulceration. As a consequence of advanced experience and reduced immuno-suppression, the need for those operations declined. Today, by extending transplant indications to elderly patients and to more complicated situations, prophylactic surgery-particularly for concomitant cardiovascular disease-plays an increasing role. Indications for prophylactic surgery are also provided in endocrinal, oncologic and immunologic conditions.

Key words: Prophylactic surgery – Transplant surgery

Zusammenfassung. Es sind 3 Phasen in der Entwicklung erkennbar: In der Anfangsphase der Transplantationsaera wurden prophylaktische Operationen bei Transplantationskandidaten besonders zur Vermeidung von infektiösen Komplikationen und Streßulzera häufig vorgenommen. Bei zunehmender Erfahrung und insbesondere einer generellen Reduktion der Immunsuppression nahm die Notwendigkeit für solche Maßnahmen ab. Heute, bei Einbeziehung von älteren Patienten und solchen mit vielerlei Vorschäden, steigt die Bedeutung einer prophylaktischen Chirurgie gerade zur Behandlung kardiovaskulärer Vorerkrankungen. Außerdem können Indikationen zur prophylaktischen Chirurgie aus endokriner, onkologischer oder immunologischer Sicht gegeben sein.

Schlüsselwörter: Prophylaktische Chirurgie – Transplantationschirurgie

Einleiten möchte ich mit der Aussage, daß jede Transplantation selbst eine Operation mit herausragend hohem prophylaktischem Wert ist. Alle Folgen des jeweiligen Organverlustes können damit potentiell verhütet werden, was glücklicherweise meist auch gelingt. Dies ist aber nicht das vorgegebene Thema.

Eine Thema wäre die Vermeidung einer Transplantationsnotwendigkeit durch eine prophylaktische Operation. Dies ist kaum je möglich. Gerade die häufigsten Indikationen für eine Organtransplantation wie posthepatitische Zirrhose, primär biliäre Leberzirrhose, Glomerulonephritis, Kardiomyopathie oder Lungenfibrose können prophylaktisch kaum, jedenfalls nicht chirurgisch angegangen werden. Freilich gäbe es manche Transplantationsindikationen, die durch eine Prophylaxe vermeidbar wären; gerade die Hepatitis-B-Impfung ist hier anzuführen und es ist sehr tragisch, daß gerade in den Ländern, in denen diese Infektionserkrankung besonders gravierend ist und über die Leberzirrhose und z.T. Tumorentstehung eine der häufigsten Todesursachen darstellt, eine entsprechende Impfung aus Kostengründen heute nicht vorgenommen werden kann.

Das gestellte Thema wird somit unter einem anderen Gesichtspunkt betrachtet, nämlich dem der prophylaktischen Operationen im Rahmen einer notwendigen Transplantation zur Verhütung weiterer Komplikationen.

Zu Beginn der Transplantationsaera, also der der Nierentransplantation, haben prophylaktische Operationen eine große Rolle gespielt. Die Immunsuppression wurde generell hoch dosiert. Den hierdurch drohenden Gefahren versuchte man u.a. durch prophylaktische Maßnahmen, auch durch Operationen, entgegenzutreten. Zwei hervorzuhebende Indikationsbereiche für prophylaktische Operationen waren: a) Sanierung von Infekten und möglichen infektauslösenden Zuständen und b) Prophylaxe von Magenstreßulzerationen durch Vagotomie oder gar resezierende Verfahren.

In beiden Indikationsstellungen waren jedenfalls manche Transplantationsgruppen sehr weitgehend. So konnte es sein, daß in Vorbereitung für eine Nierentransplantation eine Kombination von Maßnahmen, wie etwa beidseitige Eigennephrektomie, Appendektomie, Cholezystektomie, Tonsillektomie, Nasennebenhöhlensanierung, ausgiebige Zahnextraktionen und Vagotomie oder gar partielle Magenresektion durchgeführt wurde, abgesehen evtl. von der Splenektomie zur besseren Verträglichkeit höherer Dosen von Immunsuppressiva [1]. Erwartungsgemäß zeigte sich bald, daß diese extreme Vorbehandlung nicht nur selbst komplikationsträchtig, sondern auch unnötig war bzw. wurde. Vor allem mit der Tendenz zur generellen Reduktion der Immunsuppression, dem konzeptionellen Wechsel von „so viel wie tolerabel" zu „so wenig wie erforderlich" – ein Konzept, das, nebenbei bemerkt, auch heute wohl noch stärker zu berücksichtigen wäre – gingen Magenstreßulzerationen und infektiöse Komplikationen deutlich zurück [2]. Auch zeigte sich, daß etwa Schrumpfnieren auf dem Boden einer chronischen Pyelonephritis, wenn sie über längere Zeit klinisch infektfrei waren, keine besonderen Gefahren auch unter Immunsuppression darstellen. Gleiches wurde, wenngleich vielfach erst zögernd, für Zystennieren erkannt. Der sehr krankmachende anephrische Zustand konnte also den meisten Patienten erspart werden. Diese Erkenntnis über die Möglichkeit des Verzichtes auf besonders weit gestellte Operationsindikationen zur Infektionsprophylaxe lagen aufgrund der Erfahrungen mit der Nierentransplantation schon vor, als für die Herz-, Leber-, Pankreas- oder Lungentransplantation die jeweilige klinische Phase begann. Diese Transplantationsarten brauchten also den oben skizzierten problematischen Weg nicht zu durchlaufen. Freilich heißt Einschränkung der Operationsindikation zur Infektionierung nicht den völligen Verzicht darauf (siehe später).

Heute ist jedoch wieder ein Ansteigen prophylaktischer Operationen festzustellen, also sozusagen eine dritte Phase. Wiederum vor allem – oder vorläufig vor allem – bei der Nierentransplantation: bedingt ist dies durch eine Ausweitung der Transplantationsindikation auf Risikopatienten und auf polymorbide Situationen. Es betrifft besonders Patienten mit kardiosvaskulären Vorschäden. Mit dieser Indikationsausweitung steigt zweifellos das Risiko für Komplikationen und es ist die heute aktuelle Frage, ob prophylaktische Eingriffe, etwa an Herz und an Gefäßen, dagegen wirksam sein können und wie weit die Transplantationsindikation durch solche prophylaktischen Eingriffe ausgedehnt werden kann. Dabei ist diese Indikationsausweitung zur Transplantation vorgegeben und begründet besonders durch die älterwerdende Population von Dialysepatienten, durch Schäden in Folge jahrelanger Dialysezeiten oder durch die vermehrte Notwendigkeit zu Zweit- oder Dritt-Transplantation bei entsprechend vorgeschädigten Patienten. Prophylaktische Operationen in der Transplantationschirurgie sind also weiter – und mit geänderter Indikation wieder – ein wichtiges Gebiet. Hier soll versucht werden, Gruppierungen für die verschiedenen Indikationsbereiche darzustellen, die freilich stets individuell präzisiert werden müssen.

Tabelle 1. Prophylaktische Operation aus Infektgründen

	manifeste Infektionen	möglicherweise exazerbierende Infekte	bedeutsam besonders bei
Niere			
	eitrige Pyelonephritis Megaureter mit Infektion etc.	Cystenniere mit Infektanamn. neurogene Blasenstörung	Nierentransplantation
Darm			
	symptomatische Divertikulitis symptomat. Colitis ulcerosa	Divertikulose asympt. Colitis ulcerosa Morbus Crohn	jeder Transplantation Lebertransplantation
Lunge			
	Bronchiektasen	(chronische Bronchitis, bes. durch Rauchen bedingt)	jeder Transplantation
Haut, Zähne, Nasennebenhöhlen, Tonsillen			
	▲ prophylaktische Operation generell indiziert	▲ meist nur erhöhte Aufmerksamkeit	

I. Prophylaktische Operationen aus Infektgründen

Eine Indikation hierzu besteht stets bei manifesten Infekten. Dies gilt für jede Art der Transplantation; das Vorkommen entsprechender Situationen ist natürlich unterschiedlich. Bei Situationen, in denen unter Immunsuppression mit einer Exazerbation eine Infektion zwar in erhöhtem Maße, aber keinesfalls regelmäßig zu rechnen ist, erscheint heute meist „nur" erhöhte Aufmerksamkeit geboten (s. Tabelle 1).

Prophylaktische Operationen können dabei zeitlich vor der Transplantation, aber auch synchron mit ihr oder nachher indiziert sein (s. Tabelle. 2).

Aus dem Bereich der prophylaktischen Operationsindikation aus Infektgründen seien zwei Erkrankungen mit besonderer Bedeutung kurz dargestellt: a) die Divertikulitis bei Nierentransplantation und b) die Colitis ulcerosa bei Lebertransplantation.

a) Divertikulitiskomplikationen nach Nierentransplantation sind relativ häufig und können ungünstig verlaufen. Prophylaktische Operationen erscheinen also sinnvoll, können jedoch keinesfalls auf alle Divertikuloseträger ausgedehnt werden. Zusammengefaßt nehmen wir folgenden Standpunkt ein (s. Tabelle 3) [3].
b) Die Erkrankungskombination von sklerosierender Cholangitis mit Colitis ulcerosa ist häufig; jedoch sind die jeweiligen Erkrankungsschweregrade sehr variabel. Die richtige Sequenz von Lebertransplantation oder einem Eingriff am Kolon kann schwierig zu finden und individuell problematisch sein. Beides, Leberversagen nach prophylakti-

Tabelle 2. Prophylaktische Operationen aus Infektgründen, zeitliche Abstimmung

vor Transplantation	eindeutig symptomatische Infekte Divertikulitis
mit Transplantation	möglicherweise exazerbierende Infektherde (z.B. Cystenniere bei Nierentransplantation)
nach Transplantation	weite Indikation zur Revision bei Nachblutung, Koagelverhalt, Fisteln (Urinleck, Galleleck)
erhöhte Aufmerksamkeit nach Transplantation	besonders bezüglich Divertikulitis, Darmperforation anderer Ursache (vor allem unter hohen Steroiddosen)

Tabelle 3. Divertikulose/Diverticulitis und Nierentransplantation

Divertikulitissymptome vor Transplantation	prophylaktische Operation vor Transplantation – weite Indikation, d.h. auch nach einmaligem Schub –
Divertikulose bekannt	erhöhte Aufmerksamkeit nach der Transplantation
Mögliche Zeichen einer Divertikulitis (auch perfor.) nach Transplantation	rasche Diagnostik (Ultraschall, evtl. Peritrasteinlauf) und ggf. baldige Operation; – konservatives Vorgehen unter Steroiden unsicher – Operations-Art: Diskontinuitätsoperation oder suffiziente intraoperative Darmspülung und primäre Anastomosierung; evtl. Revisionseingriff nach 24 Std. Immunsuppression nach Möglichkeit niedrigdosiert fortsetzen

scher bzw. primärer Darmoperation ebenso wie Exazerbation der Kolitis nach Lebertransplantation können auch überraschend auftreten und problematisch verlaufen. In der Regel wird man sich an der Erkrankungsdynamik der beiden Krankheitskomponenten orientieren. Individuelle Fehlentscheidungen in Folge atypischer Krankheitsverläufe sind jedoch nicht völlig zu vermeiden.

II. Prophylaktische Operationen aus kardiovaskulären Risiken

Exemplarisch und wegen ihrer Hauptbedeutung sei die Nierentransplantation hierfür vorgestellt. Zwei Bereiche sind zu bedenken: a) Herz- und Gefäßkomplikationen mit direkter Gefährdung des Transplantatempfängers, also etwa durch Herzinfarkt oder periphere Durchblutungsstörungen. b) Herz-Gefäßkomplikationen, die zur Minderdurchblutung des Transplantats führen. Entsprechend der Vielfalt möglicher kardiovaskulärer Vorschäden können sich zahlreiche Behandlungserfordernisse ergeben, die schematisch in bestimmte Gruppen einzuteilen sind (s. Tabelle 4). Lediglich ein Beispiel aus diesem

Tabelle 4. Prophylaktische Operation aus cardiovaskulären Risiken

Risiko unmittelbar für den Patienten		*Operationsindikation*
Herz	symptomatische Coronarerkrankung (besonders dialyseunabhängig)	
	asymptomatisch: besonders bei Leistungsarmut, langjährigem Hypertonus und Dialyse, Hyperparathyreoidismus	weite Indikation zu Koronardilatation bzw. Operation vor der Transplantation
Aorta	Aneurysma	übliche Indikation
Carotis	Stenose	weite Indikation, wie stets vor einer Operation
Becken-Beingefäße	symptomatisch	üblich
	schwach symptomatisch – asymptomatisch bekannt	evtl. synchrone Gefäßoperationen mit Nierentransplantation
Durchblutungsrisiko für das Transplantat (Niere)		*Operationsindikation*
Herz	Pericarditis constrictiva	Decortication vor Transplantation
Becken-Beingefäße	meist asymptomatische, jedoch erhebliche Arteriosklerose	bei Transplantation: ● lokale Endarteriektomie ● atypische Transplantatimplantation (Aorta) ● synchrone Prothesenoperation (angiographischer Befund?) ● Abbruch der Transplantation

Gebiet sei gezeigt, bei dem ein niedriges Herzauswurfvolumen infolge einer Pericarditis constrictiva nicht bekannt war und erst nach zweimonatiger Anurie eines Nierentransplantats erkannt wurde; die Operation der Perikarditis hat dann sehr prompt zur Aufnahme der Nierenfunktion geführt. Weit größere Bedeutung hat natürlich die Beckenbeingefäßarteriosklerose. Hierbei liegt die Problematik darin, daß keineswegs alle Risikopatienten angiographisch voruntersucht sind. Daher können in asymptomatischen Stadien differentialtherapeutische Probleme auftreten, wenn die Krankheit erst während der Transplantation erkannt wird (Tabelle 4).

III. Prophylaktische Operationen aus onkologischen Gründen

Das Malignomrisiko ist bei Patienten nach Organtransplantation erhöht. Vor allem treten Tumoren des lymphoretikulären Systems sowie Hauttumoren – dies allerdings mehr in anderen Ländern – häufiger auf; dies besonders bei stark immunsuppressiv behandelten Patienten. Prophylaktische Operationen sind hierbei nicht möglich; wiederum ist das Konzept des „sowenig wie möglich Immunsuppression“ sowie eine sehr genaue Patientenverlaufsbeobachtung wichtig. Eine prophylaktische Operation kann jedoch für eine Sonderform dieses Risikos, bei Phenacetin-bedingtem Nierenversagen diskutiert werden. Bei gut funktionierendem Transplantat ist sekundär eine beidseitige Uretero-Nephrektomie zu erwägen, die die Gefahr eines Uretelkarzinoms wesentlich reduziert; die Harnblase kann in der Folgezeit leichter als das gesamte Nierenharnwegssystem kontrolliert werden [4].

IV. Prophylaktische Operationen aus endokrinologischen Gründen

Hierbei handelt es sich um die nicht voll übereinstimmend beantwortete Frage der operativen Behandlung eines sekundären Hyperparathyreoidismus bei Niereninsuffizienz in Vorbereitung auf eine Nierentransplantation. Einerseits wird fast jeder sekundäre Hyperparathyreoidismus bei guter Transplantatfunktion reversibel sein; andererseits kann es bis zur Rückbildung sehr lange dauern, und damit können weitere Krankheitsschäden auftreten und Hyperkalzämien können eine akute Gefährdung postoperativ darstellen. Wir glauben, daß somit eine Indikation zur Nebenschilddrüsenoperation beim sekundären Hyperparathyreoidismus in Vorbereitung auf eine Nierentransplantation und gerade auch bei nicht vorbestimmbarer langer Wartezeit unter bestimmten Bedingungen gegeben ist (s. Tabelle 5) [5].

Tabelle 5. Indikation zur operativen Therapie bei sekundärem Hyperparathyreoidismus speziell vor einer Nierentransplantation

1.	Langdauerndes Vorliegen eines ausgeprägten Hyperparathyreoidismus mit Skelettveränderungen (hohe Parathormonwerte)	sehr langsame Reversibilität
2.	kontinuierlich hohe Calziumwerte trotz adäquater Dialyse und anderer Maßnahmen	Gefahr der akuten Hypercalcämie nach Transplantation
3.	Zunehmende Hyperparathyreoidismussymptome während der Dialysezeit	unvorherbestimmbare Wartezeit auf eine Nierentransplantation
4.	Fortbestehen eines Hyperparathyreoidismus nach Nierentransplantation über 1 Jahr mit Symptomen	unsichere Reversibilität

OP-Methode der Wahl: subtotale (3½) Parathyreoidektomie, Kälteasservation von Nebenschilddrüsengewebe

V. Prophylaktische Mehrorgantransplantation

Zum Gebiet der prophylaktischen Operation in der Transplantationschirurgie gehört auch die zunehmende Erfahrung, daß eine Zwei- oder Mehrorgantransplantation geeignet sein kann, Komplikationen nach einer Transplantation zu verringern. Hierfür gibt es verschiedene Konstellationen (s. Tabelle 6). Hauptsächlich handelt es sich um kombinierte Schäden mehrerer Organsysteme, wobei die Transplantation eines Organsystems ggf. das zweite noch weiter schädigen würde. In anderen Situationen sollen Stoffwechselstörungen durch Transplantation korrigiert werden, die sonst das insuffiziente, durch Transplantation zu ersetzende Organ wieder schädigen. Dafür ist die Oxalose mit Nierenversagen typisch: nur eine gleichzeitige Lebertransplantation – bei makroskopisch gesunder Leber! – schützt das Nierentransplantat vor dem sonst sicheren Wiederauftreten des oxalorischen Nierenversagens.

Diese fünf im Überblick geschilderten Bereiche sind m.E. die wichtigsten für Indikationen zu prophylaktischen Operationen in der Transplantationschirurgie. Freilich konnten nicht alle einzelnen Möglichkeiten bei den verschiedenen Organtransplantationen berücksichtigt werden. Zahlenmäßig am bedeutsamsten werden zunehmend Indikationen der zweiten Gruppe, dies entspricht der Altersgruppe der infragekommenden Patienten.

Nicht ausgeführt habe ich die eigentlich vorbereitenden Eingriffe für eine Transplantation, etwa die Anlage eines Ileumkonduits bei irreversibler Blasenfunktionsstörung vor einer Nierentransplantation u.a.

Hinweisen möchte ich noch, daß andere Operationen vor einer Transplantation gerade zur Prophylaxe von Komplikationen möglichst unterbleiben sollten, so eine Cholezystektomie vor einer Lebertransplantation und nach Möglichkeit auch eine portosystemische Shuntoperation. Aber dies ist eine andere Thematik.

Schließen möchte ich mit einer Kasuistik, bei der das Ziel gelungen ist, eine Transplantation so zu gestalten, daß Prophylaxe getroffen wurde für die Möglichkeit der Erholung des eigenen Organs, also eine „Transplantation auf Zeit". Es handelt sich um eine auxiliäre Lebertransplantation bei einer jungen Frau im Leberkoma bei foudryantem Leberversagen wohl auf dem Boden einer Hepatitis A unmittelbar nach einer Entbindung. Um bestmögliche Durchblutungsverhältnisse für eine in auxiliärer Position befindlichen Leber zu schaffen, wurde durch partielle Resektion der Eigenleber die Möglichkeit zur orthotopen Transplantation ebenfalls eines Teiles einer Spenderleber geschaffen. Nach

Tabelle 6. Indikation zur Mehrorgantransplantation

Schädigung eines zweiten Organsystems durch	ursächliche Beziehung (Beispiele)	kombinierte Transplantation (Beispiele)
I. Funktionsverlust des ersten	Nierenschädigung bei Herzinsuffizienz	Herz- und Nierentransplantation
	Herzschädigung bei pulmonaler Hypertension	Lungen- und Herztransplantation
II. Folgen der Transplantation des ersten	Leberschaden durch Hepatitis und Immunsuppression nach Nierentransplantation	Leber- und Nierentransplantation
	Nierenschädigung durch Immunsuppression nach anderen Organtransplantationen	entsprechende Kombinationen
III. Erkrankungskombination	Cystenleber-Cystennieren	Leber-Nierentransplantation
IV. Metabolische Störungen des ersten (prophylaktische Mehrorgantransplantation)	diabetische Nephropathie	Nieren-Pankreastransplantation
	Nierenversagen bei Oxalose	Nieren-Lebertransplantation
evtl. aus immunologischen Gründen:	Protektion durch Lebertransplantation	Dünndarm-Lebertransplantation

einigen Wochen erholte sich die Eigenleber und die Immunsuppression wird derzeit reduziert und wohl bald abgesetzt. Das Transplantat ist bereits deutlich geschrumpft, die eigene Leber hypertrophiert [6].

Das Thema Prophylaxe ist also ein sehr vielseitiges.

Literatur

1. Straffen RA (1971) Current status of renal transplantation. Surg Clin North Am 51:1105–1110
2. Shafter D, Hammer SM, Monaco AP (1987) Infection Complications with the use of Cyclosporine versus Azathioprine after cadavic kidney transplantation. Am J Surg 153:381–386
3. Raab R, Bode U, Werner U, Repp H, Frei U, Pichlmayr R (1991) Divertikulitis bei Niereninsuffizienz: Prophylaktische Operation vor Nierentransplantation? Vortrag 108. Kongreß der Deutschen Gesellschaft für Chirurgie München 1991
4. Bunzendahl H, Frei U, Grosse H, Pichlmayr R (1988) Renal transplant recipients. World J Urol 6:66–69
5. Ringe B, Rehbock R, Hesch RD, Pichlmayr R: Surgical treatment of renal hyperparathyroidism – Results of 52 patients. In: Eigler FW, Jakubowski HD (eds) Surgery in chronic renal failure. Thieme, Stuttgart New York
6. Gubernatis G, Pichlmayr R, Kemnitz J, Gratz K (1991) Auxiliary partial orthotopic liver transplantation (APOLT) for fulminant hepatic failure – first successfull case report. World J Surg (submitted)

107. Prophylaktische Chirurgie in der plastischen Chirurgie

A. Berger und N. Grieb

Klinik für Plastische, Hand- und Wiederherstellungschirurgie der MHH, Podbielskistr. 380, W-3000 Hannover 51, Bundesrepublik Deutschland

Prophylactic Surgery in Plastic Surgery

Summary. Prophylactic surgery is an operation meant mainly to be preventive but may also be performed in combination with other operations. These procedures should prevent tissue damage or prevent spread and increase of this damage. Examples of such operations are procedures such as after radiotherapy, pressure sores and scar tissue.

Key words: Prophylaxis – Plastic surgery

Zusammenfassung. „Prophylaktische Chirurgie" sind Eingriffe mit einem überwiegend prophylaktischen Aspekt bzw. kombinierte Eingriffe, in denen Teile des Eingriffs prophylaktische Ziele haben. Diese Eingriffe sollen einen Gewebeschaden und dessen weitere Ausdehnung verhindern oder das Fortschreiten eines Gewebeschadens eingrenzen. Anhand von Beispielen werden die prophylaktischen Aspekte erläutert. Zu diesen Beispielen gehören Röntgenschäden, Druckulcera und insbesondere Schäden durch Narbengewebe.

Schlüsselwörter: Prophylaxe – Plastische Chirurgie

Einleitung

Bei dem Begriff „prophylaktische Chirurgie" stellt sich zunächst die Frage, was ist prophylaktische, also vorbeugende Chirurgie. Rein vorbeugende chirurgische Eingriffe sind bei näherer Überlegung extrem selten. Sie haben fast immer auch einen therapeutischen Ansatz. Denn schon die noch harmlose Hautveränderung wird, wenn sie entfernt wird, auch unter therapeutischen Gesichtspunkten beseitigt, da hier schon eine pathologische, zumindest jedoch eine nicht normale Veränderung vorliegt.

Als rein prophylaktischer Eingriff, der an einem „gesunden" Organ oder Körperteil durchgeführt wird, wäre für mich z.B. eine subkutane Mastektomie bei einer Frau denkbar, bei der eine extreme Carcinophobie im Hinblick auf Brustkrebs bestünde und eine familiäre Belastung mit Erkrankung von Mutter, Großmutter und Geschwistern vorliegen würde.

Auf der anderen Seite haben aber auch Eingriffe, die auf den ersten Blick als rein therapeutisch gelten, fast immer auch einen prophylaktischen Aspekt. Bei jeder Tumorchirurgie beugen wir der ohne chirurgischen Eingriff folgenden Symptome vor. Selbst bei der Versorgung einer kleinen Hautwunde im Gesicht, die auch sekundär heilen würde, ist die

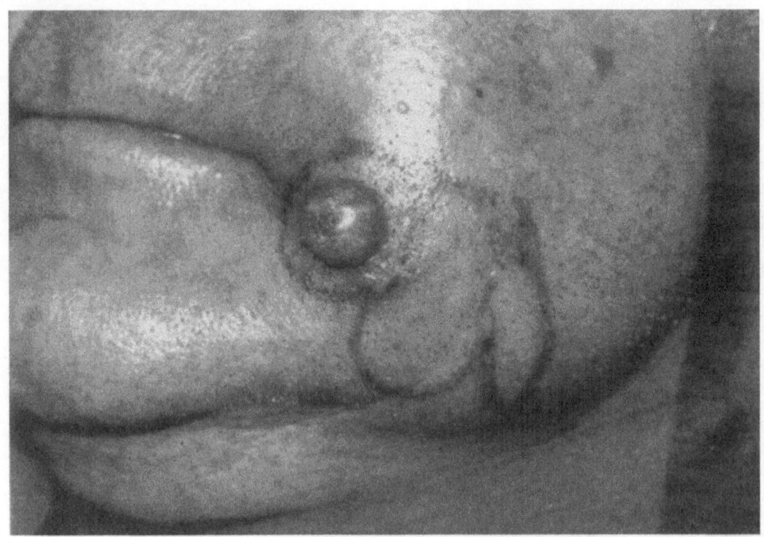

Abb. 1. Erhabener Naevus an exponierter Stelle (Rasierapparat). Zustand nach multiplen Verletzungen und Blutungen

primäre Wundversorgung eine Prophylaxe gegen diese Sekundärheilung und die daraus resultierenden nachteiligen Narben.

Wir können in bezug auf Prophylaxe und Therapie bei chirurgischen Eingriffen in aller Regel nur über Mischformen sprechen. In diesem Fall über Eingriffe mit einem überwiegend prophylaktischen Aspekt.

Diese Prophylaxe soll:

1. einem *Gewebeschaden vorbeugen*
2. die *Ausdehnung* eines Gewebeschadens *verhindern*
3. die *Verschlimmerung* eines Gewebeschadens *vermeiden.*

Beispiele

In der Plastischen Chirurgie, d.h. der Chirurgie der Körperoberfläche und der sichtbaren Funktionen, zählen Eingriffe an der Haut zu den am häufigsten durchgeführten Operationen.

In der Nachbehandlung der Verbrennungen, speziell bei Kindern, die sich noch im körperlichen Wachstum befinden, besteht ein wesentlicher Aspekt darin, daß entstandene Narbenkontrakturen nicht zu Bewegungseinschränkungen führen. Bei Kindern müssen Narbenkontrakturen im Bereich eines Gelenkes therapiert werden. Dies kann durch Z-Plastiken oder auch durch freie Hauttransplantate erfolgen. Mit dieser Therapie im Bereich der Haut führen wir gleichzeitig eine Prophylaxe für die Funktion des darunterliegenden Gelenkes durch.

Auch die Verbesserung chronischer Narben speziell bei verbrannten Patienten, beinhaltet neben der direkten Therapie dieser Narben eine Prophylaxe. Die Beseitigung chronischer und instabiler Narben und speziell von Verbrennungsnarben, stellt eine Vorbeugung gegen das Auftreten von Narbencarcinomen dar.

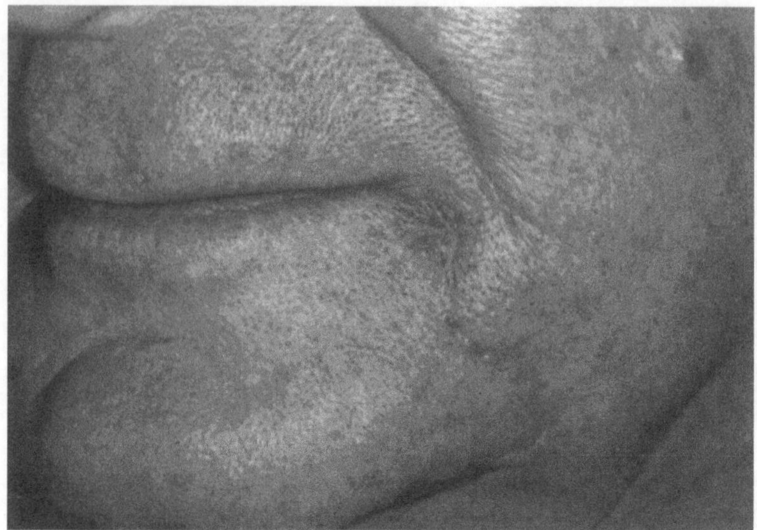

Abb. 2. Zustand nach Exzision des Naevus (Abb. 1) und Deckung durch einen lokalen bilobären Lappen

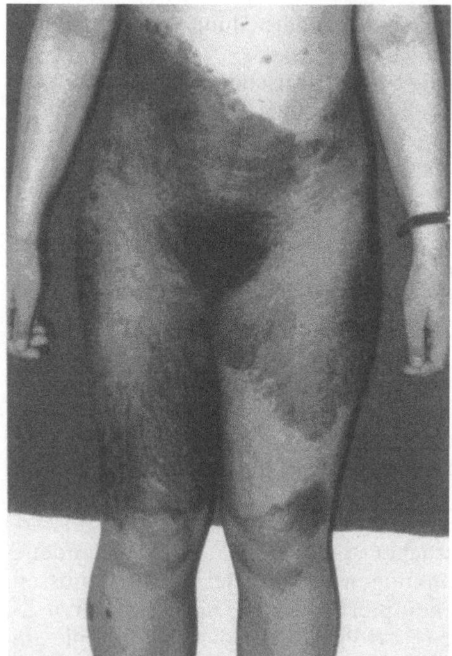

Abb. 3. Ausgedehnte Melanoblastosis im Bereich beider Beine und der Beckenregion

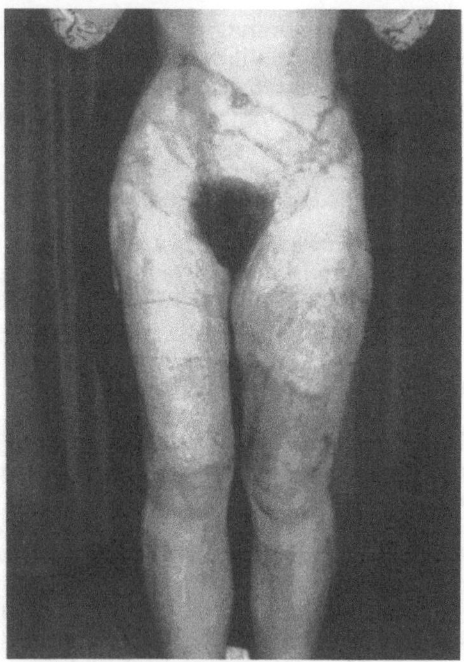

Abb. 4. Zustand nach weitgehender Exzision Melanoblastosis und Defektdeckung durch Spalthauttransplantate

Prophylaxe bei Hauttumoren

Kleinere Naevi sollten u.E. entfernt werden, wenn diese eine erhöhte Disposition zur malignen Entartung aufweisen. Unseres Erachtens wird dazu neben klinischen Unruhezeichen wie stärkere Pigmentierung oder Entpigmentierung, entzündlichem Randsaum, auch die mechanische Exposition dieser Naevi durch Kleidungsstücke wie Schuhrand und BH-Träger, Brillengestell oder ähnlichem. Da mit der Größe der Naevi nicht nur ihr optisch störender Aspekt sondern zunehmend auch die Gefahr einer malignen Entartung in den Vordergrund tritt, entfernen wir diese großen Tierfellnaevi im Sinne einer Prophylaxe gegen die maligne Entartung.

Wegen der großen Spenderareale an Haut oder Hebedefekten bei diesen ausgedehnten Spalthautverletzungen, sind wir bei einem kleinen Mädchen mit einer Melanoblastosis, die uns mit diesem Befund leider erst 1jährig vorgestellt wurde, bei der wir durch eine Dermabrasio damals nur noch eine leichte Besserung des Lokalbefundes erzielen konnten, dazu übergegangen, um ausgedehnte Spenderareale zu vermeiden, hier epithelgezüchtete Haut zu verwenden. Diese kleine Patientin ist z.Z. noch in unserer Behandlung.

Prophylaxe bei Decubitalulcerationen

Bei chronischen Decubitalulcerationen sind m.E. gleich mehrere Aspekte der Prophylaxe vorhanden. Natürlich therapieren wir, das chronische Ulcus durch einen Lappen. Mit diesem therapeutischen Eingriff sorgen wir aber zugleich dafür, daß vorbeugend die Schädigung durch die chronische Sekretion und der damit verbundene Eiweißverlust gestoppt wird. Rein operationstechnisch tragen zur Prophylaxe gegen eine erneute Ulceration zum einen die prophylaktische Begradigung der ossär exponierten Stellen, über denen es zur Ulceration kam, zum zweiten die Bedeckung dieser Stellen mit nicht ortsständigen Muskeln bei. Dies gilt sowohl für den hier gut sichtbaren eingeschwenkten Rectus femoris-Lappen sowie den myocutanen Gluteus-Lappen. Auch in der Nachbehandlung wird in der Rekonvaleszenz bis zur erneuten Mobilisierung der Patientin prophylaktisch das Clinitron-Bett verwandt.

Besonders interessant erscheinen radiogene Schäden im Hinblick auf die prophylaktischen Aspekte ihrer Therapie. Bei dieser Patientin (Abb. 5) war es nach einem Mamma-

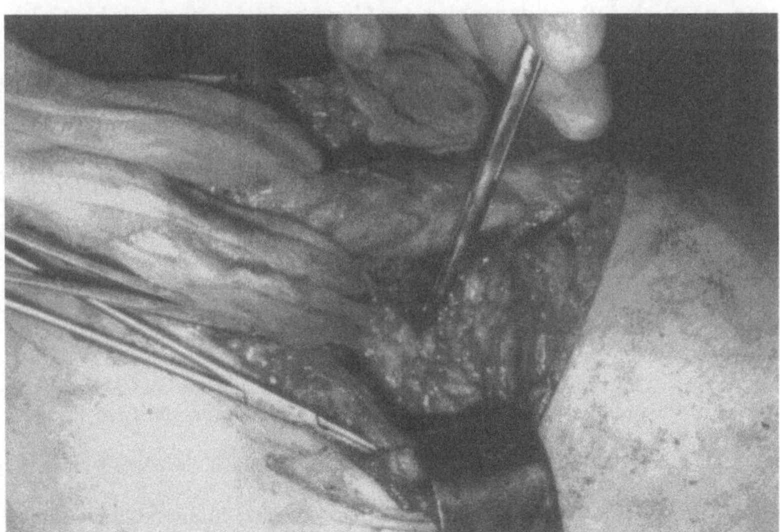

Abb. 5. Patientin mit Zustand nach Mammacarcinom und Radioderm links claviculär mit radiogenem Plexusschaden. Intraoperative Abbildung der Plexusneurolyse

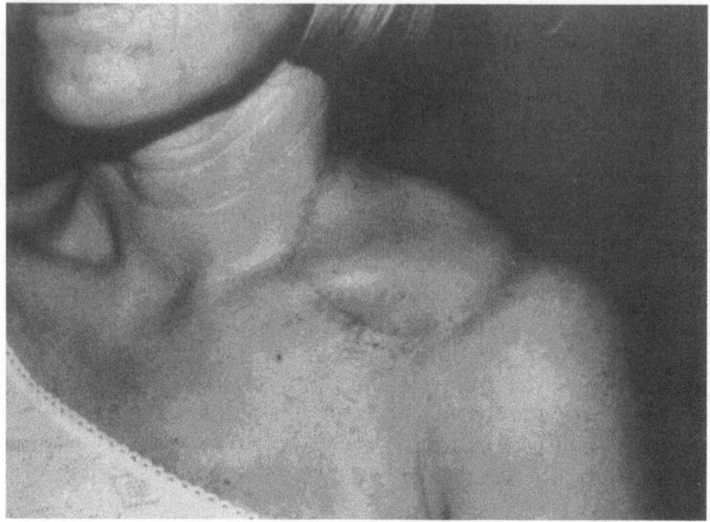

Abb. 6. Patientin 3 Monate nach der Operation (Abb. 5). Nach Entfernung des Radioderms Defektdeckung durch axial gestielten lokalen Parascapularlappen

Ca. mit nachfolgender Radiatio zunächst zu einem ausgedehnten Radioderm im Bereich der linken Thoraxwand gekommen mit beginnenden Ulcerationen. Dieses wurde durch lokale Lappen sowie einen myocutanen Latissimus-Lappen angegangen. Natürlich wird durch einen solchen Eingriff das sichtbare Radioderm therapeutisch entfernt, aber m.E. kann durch Einbringen von nicht ortsständigem Gewebe eine wichtige Prophylaxe in bezug auf die uns bekannte Tendenz des Fortschreitens einer radiogenen Veränderung erreicht werden. Besonders gilt dies für den Plexus, hier hat sich auch im Bereich der supraclaviculären Lymphknotenbestrahlung ein Radioderm ausgebildet mit radiogener Plexusschädigung. Auch hier wird sowohl durch einen myocutanen Trapeziuslappen wie auch durch eine Neurolyse der Strahlennarbe im Plexusbereich eine Therapie vorgenommen, welche aber ohne die prophylaktische Wirkung und damit den prophylaktischen Aspekt dieser Operation, nämlich daß gut durchblutetes Gewebe in den ehemals bestrahlten Bereich transportiert wird, sinnlos gewesen.

Literatur

1. Balch CN, Soong S, Milton GW (1983) Changing trends in cutaneous melanoma over a quarter century in Alabama, USA and New Southwales, Australia. Cancer 52:1748–1753
2. Brenner P, Berger A (1987) The long-term management of sacral, ischial and trochanteric pressure sores by myocutaneous island flaps and their postoperative course. Eur J Plast Surg 10:24–28
3. Fischer J, Arnold PG, Waldorf J, Woods JE (1983) The gluteus maximus musculocutaneous V-Y-advancement flap. Ann Plast Surg 6:517
4. Kennedy TS, Miller H, Graham WP, Davis TS (1977) Carcinoma Toes Change in Old Scars. AFP 16:106–107
5. McGregor JC: Surgical treatment of ischial pressure sores. JR Coll Sur Edinburgh 29:242
6. Narakas A (1984) Treatment for radiationinduced and metastatic brachial plexopathy in 45 cases 15 having an Omento-plasty. Bull Hosp Jt Dis Orthop Inst 44:354
7. Wannske M, Kunert P, Stauch G (1982) Ausgedehntes Narbenkarzinom nach alter Verbrennung. Handchir 14:62–64
8. Wick NM, Sober AJ, Fitzpatrick TB (1980) Clinical characteristics of early cutaneous melanoma. Cancer 45:2684–2689

108. Ist Antirefluxchirurgie eine Prophylaxe gegen die maligne Entartung des Endobrachyösophagus?

A. H. Hölscher, H. Feussner, R. Bumm und J. R. Siewert

Chirurgische Klinik und Poliklinik der TU München, Klinikum rechts der Isar, Ismaninger Str. 22, W-8000 München 80, Bundesrepublik Deutschland

Does Antireflux Surgery Represent a Prophylaxis Against Malignant Degeneration of Barrett's Esophagus?

Summary. Fifty-three patients with Barrett's esophagus in whom antireflux surgery had been performed because of gastroesophageal reflux disease were followed up on average for 4.6 years. Two of these patients developed a carcinoma in the columnar-cell-lined lower esophagus 4.2 and 15 years after fundoplication (one undifferentiated carcinoma and one adenocarcinoma). From the literature another 22 cases are known where on average 5 years after antireflux surgery, which in some cases had been shown to have been effective, an adenocarcinoma developed in Barrett's esophagus. Antireflux surgery does not represent a safe prophylaxis against malignant degeneration of Barrett's esophagus.

Key words: Reflux disease – Barrett's esophagus – Adenocarcinoma – Fundoplication

Zusammenfassung. 53 Patienten mit Endobrachyösophagus, bei denen wegen gastroösophagealer Refluxkrankheit eine Antirefluxoperation ausgeführt worden war, wurden im Mittel 4,6 Jahre nachbeobachtet. Zwei dieser Patienten entwickelten 4,2 bzw. 15 Jahre nach Fundoplicatio ein Carcinom im Zylinderepithel des distalen Ösophagus (1 undifferenziertes Ca. bzw. 1 Adenoca). Aus der Literatur sind weitere 22 Fälle bekannt, bei denen im Mittel 5 Jahre nach z.T. nachgewiesen effektiver Antirefluxoperation ein Adenocarcinom im Endobrachyösophagus auftrat. Antirefluxchirurgie ist keine sichere Prophylaxe gegen eine maligne Entartung des Endobrachyösophagus.

Schlüsselwörter: Refluxkrankheit – Endobrachyösophagus – Adenocarcinom – Fundoplicatio

109. Krankheitsverlauf nach chirurgischer Therapie bei Colitis ulcerosa

K. Baller, J. Stern und Ch. Herfarth

Chirurg. Univ.-Klinik Heidelberg, Kirschnerstraße 1, W-6900 Heidelberg, Bundesrepublik Deutschland

Postoperative Course in Ulcerative Colitis

Summary. From January 1981 to March 1991, 191 patients with ulcerative colitis (UC) were surgically treated in the Department of Surgery of the University of Heidelberg [failure of conservative treatment $n = 119$, emergency $n = 24$, carcinoma $n = 14$ (7.3%), others $n = 34$]. More than 50% of patients underwent a continence-preserving procedure [ileal pouch anal anastomosis (IPAA) $n = 97$, ileorectal anastomosis (IRA) $n = 18$]. In 26 patients proctocolectomy with terminal ileostomy was performed. Local septic complications and intestinal obstruction were comparable for all procedures.

Ten patients died (toxic colon $n = 4/18$, carcinoma $n = 4/14$, primary sclerosing cholangitis PSC $n = 2/8$). The procedure of choice is the IPAA. Early surgical treatment in UC means prophylaxis in different respects: reduction of complications and long-term steroid treatment, early detection and therapy of cancer, improvement of extraintestinal manifestations, and improvement of quality of life.

Key words: Ulcerative Colitis – Prophylaxis – Postoperative Course

Zusammenfassung. Von 1/81–3/91 wurden 191 Patienten wegen CU behandelt (therapierefraktäre Situation n = 119, Notfall n = 24, Carcinom n = 14 (7,3%), andere n = 34). Über 50% wurden kontinenzerhaltend operiert: Ileoanale Pouchoperation (IAP) n = 97, ileorektale Anastomose (IRA) n = 18; Proktocolektomie mit terminalem Ileostoma n = 26. Lokalentzündliche Komplikationen und postop. Ileus waren jeweils gleich häufig. Es verstarben 10 Patienten (toxisches Colon n = 4/19, Carcinom n = 4/14, Primär sklerosierende Cholangitis PSC n = 2/8). Therapie der Wahl ist die IAP. Die rechtzeitige chirurgische Therapie der CU ist Prophylaxe im weiteren Sinne bezüglich chirurgischer Komplikationen, Medikamentenfolgen, Carcinomfrüherkennung und Therapie, Beeinflussung extraintestinaler Manifestationen, Verbesserung der Lebensqualität.

Schlüsselwörter: Colitis ulcerosa – Prophylaxe – Postoperativer Verlauf

110. Divertikulitis bei Niereninsuffizienz: Prophylaktische Operation vor Nierentransplantation?

R. Raab, U. Bode, U. Werner, H. Repp, U. Frei und R. Pichlmayr

Medizinische Hochschule Hannover, Klinik für Abdominal- und Transplantationschirurgie, Konstanty-Gutschow-Straße 8, W-3000 Hannover 61, Bundesrepublik Deutschland

Diverticulitis in End Stage Renal Failure: Prophylactic Surgery Prior to Kidney Transplantation?

Summary. Between January 1975 and February 1991, a totol of 1952 renal transplantations (RTs) were performed in 1639 patients (pts.). Because of a history of diverticulitis (D) 18 pts. underwent prophylactic surgery prior to RT without severe complications. Post-RT, the incidence of colonic perforation (CP) caused by D was 0.7% (11 pts.) overall and 2% in pts. >55 years. The risk tended to decrease slightly under a reduced immunosuppressive regimen instituted in 1987. Five CPs occurred within 2 weeks post-RT, another three within 3 months. Despite the finding of severe peritonitis during surgery, there was a lack of clinical symptoms, resulting in a mean delay of diagnosis of 2 days. Four of these pts. died (36%). Pre-RT, prophylactic surgery is recommended in pts. with a history of diverticulitis.

Key words: Diverticulitis – Perforation, colon – Renal failure – Transplantation, kidney

Zusammenfassung. Von 1/75 bis 2/91 wurden 1952 Nierentransplantationen (Tx) bei 1639 Pat. durchgeführt. Vor Tx wurden 18 Pat. wegen bekannter Divertikulitis prophylaktisch operiert, ohne Letalität oder schwere Komplikationen. Nach Tx erlitten 11 Pat. (0,7%) eine Divertikelperforation. Die Häufigkeit war mit dem Alter ansteigend (> 55 J: 2%). Unter reduzierter Immunsuppression (seit 1987) war das Risiko etwas geringer. 5 Perforationen ereigneten sich in den ersten 2 Wochen, weitere 3 bis zum 3.

Monat nach Tx. Trotz schwerer Peritonitis bestand meist nur eine geringe Symptomatik, im Mittel war die Diagnose deshalb um 2 Tage verzögert. 4 Pat. verstarben (36%). Für Pat. mit Divertikulitisanamnese wird eine prophylakt. Op empfohlen.

Schlüsselwörter: Divertikulitis – Perforation, Kolon – Niereninsuffizienz – Nierentransplantation

111. Die Entfernung des breitbasigen Rektumadenoms als Krebsprophylaxe

U. Bergmann, St. Römer, D. Staimmer und B. Günther

1. Chir. Abteilung, Städt. Krankenhaus München-Neuperlach, Oskar-Maria-Graf-Ring 51, W-8000 München 83, Bundesrepublik Deutschland

Removal of Sessile Adenomas of Rectum as Prevention of Carcinoma

Summary. Adenomas of large bowel are considered to be cancerous lesions. The rate of malignant degeneration is only 7% in pedunculate polyps, but 40% in sessile ones. A total of 188 patients with sessile adenomas of the rectum were operated on from 1976 to 1987. About 2/3 of all polyps were removed by proctomucosectomy according to Parks. Some 50% exhibited microscopic areas of malignant degeneration. There was a correlation between size of adenoma and frequency of local recurrence. Also, the incidence of malignant invasion increased with size of adenoma. We suggest the removal of all polyps as a preventive measure, followed by regular follow-up examination.

Key words: Rectal adenoma – Degeneration – Recurrence

Zusammenfassung. Als echte Neoplasien neigen Adenome zur Entartung. Liegt die Entartungsrate bei gestielten Adenomen bei 7%, so steigt sie bei breitbasigen auf 40%. 50% aller Kolonadenome befinden sich im Rektum. Von 1. 1. 1976–31. 12. 1987 wurden bei 188 Patienten breitbasige Rektumadenome entfernt, etwa zwei Drittel aller Polypen durch die Proctomucosektomie nach Parks. 50% der Adenome zeigten mikroskopisch eine Dysplasie oder ein invasives Karzinom. Eindeutig ist der Zusammenhang zwischen Adenomgröße und Rezidiv bzw. Entartung. Ab einem Durchmesser von 6 cm hatten alle Polypen Entartungszeichen, ab 8 cm folgte in 100% ein Rezidiv nach Entfernung. Somit ergibt sich eine obligate Entfernung aller Polypen als Präventivmaßnahme und eine konsequente endoskopische Kontrolle.

Schlüsselwörter: Rektumadenome – Entartungsrate – Rezidive – Prävention

112. Die frühzeitige Darmresektion als prophylaktischer Eingriff bei der Colondivertikulitis

H. A. Richter, Bremen

(Manuskript bis Redaktionsschluß nicht eingegangen)

113. Stadiengerechte Operationstaktik beim Rektumkarzinom als Prophylaxe lokaler Rezidivierung

J. Miholic, A. End, P. Moeschl und E. Wolner

II. Chirurgische Universitätsklinik, Spitalgasse 23, A-1090 Wien, Österreich

Risk Factors for Local Recurrence of Rectal Cancer

Summary. The impact of distal resection margins and the mode of operation on pelvic recurrence (PR) rate was assessed in 331 patients following resection of rectal cancer, 55 (16.6%) of whom developed PR. Lymph node involvement, depth of penetration, and grade were significant predictors of PR in univariate analysis. Cox's multiple proportional hazards regression revealed that nodal involvement ($p = 0.0003$), local invasion ($p = 0.0055$), poor differentiation ($p = 0.066$), and type of resection AR vs. APR, ($p = 0.099$) were independent risk factors for pelvic failure. For the AR cases the factors were nodal involvement ($p < 0.0001$), local invasion ($p = 0.0043$), and a resection margin ≤25 mm on the fixed specimen ($p = 0.0039$). For patients with negative lymph nodes local invasion was the only independent risk factor, whereas the variables „anterior resection" and narrow resection margin were significant in node-positive cases only.

Key words: Rectal cancer – Local Recurrence

Zusammenfassung. Risikofaktoren für lokale Rezidivierung wurden bei 331 Patienten nach kurativer Operation eines Rektumkarzinoms untersucht, von denen 55 (16,6%) ein Rezidiv im kleinen Becken entwickelten. Lymphknotenbefall, Penetrationstiefe und Differenzierungsgrad zeigten signifikante Zusammenhänge mit dem Lokalrezidivrisiko in der univariaten Analyse. Die multiple proportional hazards Regression bestätigte Lymphknotenbefall ($p = 0.0003$), lokale Ausdehnung ($p = 0.0055$), Differenzierungsgrad ($p = 0.066$) sowie VR gegenüber APR als voneinander unabhängige Risikofaktoren für Lokalrezidivierung. Für die Gruppe mit VR waren die entsprechenden Faktoren: Lymphknotenbefall ($p < 0.0001$), lokale Ausdehnung ($p = 0.0043$), und ein Resektionsrand ≤25 mm am formalinfixierten Präparat ($p = 0.0039$). Separate Cox-Regression für Patienten ohne und mit Lymphknotenbefall ergab, daß Operationsart bzw. Resektionsrand nur bei positiven Lymphknoten signifikant waren.

Schlüsselwörter: Rektumkarzinom – Lokalrezidiv

114. Karzinomprophylaxe bei familiärer Adenomatosis coli

R. Kirchner, J. Freund, G. Wolff und M. Lausen

Abt. Allgem. Chirurgie mit Poliklinik, Chirurgische Univ.-Klinik, Hugstetter Str. 55, W-7800 Freiburg, Bundesrepublik Deutschland

Cancer Prophylaxis in Familial Adenomatous Polyposis

Summary. From 1975 to 1990, we observed 16 families with familial adenomatous polyposis. Twenty-seven patients underwent surgery. Eight of these already had one to three colorectal cancers. The following surgical procedures were carried out: 10× proctocolectomy with ileostomy, 9× colectomy with ileorectal anastomosis, 5× colectomy with rectal mucosectomy and ileoanal pouch anastomosis, 3× limited resection because of lack of patient's consent to an appropriate surgical procedure. Within a median follow-up period of 9 year five patients underwent reoperation because of recurrent or new carcinoma in the rectal stump. Four patients (15%) died from colorectal carcinoma.

Key words: Familial adenomatous polyposis – Obligate precancer – Preventive surgery

Zusammenfassung. Von 1975 bis 1990 betreuten wir 16 Familien mit familiärer Adenomatosis coli. 27 Patienten wurden operiert. Von diesen hatten bereits 8 1–3 kolorektale Karzinome. Folgende Operationsverfahren wurden durchgeführt: 10× Proktokolektomie mit Ileostoma, 9× subtotale Kolektomie und ileorektale Anastomose, 5× Kolektomie mit Proktomukosektomie und ileoanale Pouch-Anastomose, 3× limitierte Resektion bei fehlender Einwilligung zur adäquaten Operation. In einem Beobachtungszeitraum von 9 Jahren wurden 5 Patienten reoperiert wegen Karzinomrezidiven oder Karzinomen im belassenen Rektumstumpf. 4 Patienten (15%) verstarben am kolorektalen Karzinom.

Schlüsselwörter: Familiäre Adenomatosis coli – obligate Präkanzerose – präventive Chirurgie

115. Natürlicher Verlauf und prophylaktische Operation beim femoro-poplitealen Aneurysma

A. Olah, U. Brunner, C. Duff und S. Radimsky

Department Chirurgie, Universitätsspital, CH-8091 Zürich

Natural History and Prophylactic Operation of Femoral and Popliteal Aneurysms

Summary. Aneurysms of lower extremity arteries jeopardize the limbs with their complications. Between 1965 and 1990 we operated on 146 patients with femoral or popliteal aneurysms. Symptoms were: rest pain (23%), acute ischemia (59%), rupture (3%), venous compression (4%), local pain (11%). The early mortality rate was 7%, the amputation rate 16%. In 36% there was also an aortoiliac aneurysm. Eighty-three patients (57%) had bilateral aneurysms. In 25 cases the other side was also operated on primarily. Among the remaining patients in this group, 43% were symptomatic after 2 years and 59% after 5 years. When they were treated the early mortality rate was 2% and the amputation rate 10%. This unfavorable natural history justifies prophylactic operation of femoral and popliteal aneurysms in asymptomatic patients.

Key words: Femoro-popliteal Aneurysms – Prophylactical operation

Zusammenfassung. Aneurysmen der unteren Extremitäten bedrohen diese durch ihre Komplikationen. 1965–1990 operierten wir 146 Patienten wegen femoralen oder politealen Aneurysmen. Symptome waren: akutes/chronisches Ischämiesyndrom (59/23%), Ruptur (3%), venöse Kompression (4%), lokale Beschwerden (11%). Die Frühletalität betrug 7%, die Amputationsrate 16%. Die Assoziation mit einem aortoiliakalen Aneurysma betrug 36%. Bei 83 Patienten (57%) war das Aneurysma bilateral. Bei 25 wurde die Gegenseite primär operiert. Nach 2 Jahren waren 43% und nach 5 Jahren 59% der übrigen symptomatisch und bedurften der Operation. Der natürliche Verlauf rechtfertigt eine aggressive Therapie im asympt. Stadium.

Schlüsselwörter: Femoro-popliteales Aneurysma – prophylaktische Operation

116. Inflammatorisches Aortenaneurysma – prophylaktische Operationsindikation

H. W. Volk und S. Franke

Chirurgische Univ.-Klin. Würzburg, Gefäßchirurgie, Josef-Schneider-Str. 2, W-8700 Würzburg, Bundesrepublik Deutschland

Inflammatory Aortic Aneurysm – Prophylactic Indication for Operation

Summary. Between 1984 and October 1990, nine patients with inflammatory aortic aneurysm underwent operation. Two of them had a rupture of the inflammatory aneurysm – one dorsally toward the spine, the other to the duodenum. All nine patients were technically operable, and tube or bifurcation grafts were implanted. Only the patient with the dorsal rupture died. Due to the risk of rupture, prophylactic operation is also advisable in inflammatory aortic aneurysms.

Key words: Inflammatory aortic aneurysm – Ruptured aneurysm – Indication for operation

Zusammenfassung. Von 1984 bis 10/1990 wurden 9 Patienten mit inflammatorischem Aortenneurysma operiert. In zwei Fällen lag bereits eine Ruptur vor, einmal nach dorsal zur Wirbelsäule und einmal in das Duodenum. Alle neun Patienten waren technisch operabel und wurden mit einer Rohr- oder Bifurkationsprothese versorgt. Einziger Todesfall war der Patient mit nach dorsal rupturiertem Aneurysma. Aufgrund der auch beim inflammatorischen Aortenaneurysma bestehenden Rupturgefahr besteht auch bei diesem Aneurysmatyp eine prophylaktische Operationsindikation.

Schlüsselwörter: Inflammatorisches Aortenaneurysma – Aneurysmaruptur – Operationsindikation

117. Gleichzeitige Karotis- und Herzoperation während extrakorporaler Zirkulation: prophylaktischer Eingriff mit vertretbarem Risiko

A. Schiessler, Y. Finkbeiner, J. Ennker und R. Hetzer

Abt. für Herz-, Thorax- und Gefäßchirurgie, Deutsches Herzzentrum Berlin, Augustenburger Platz 1, 1000 Berlin 65, Bundesrepublik Deutschland

Simultaneous Surgery of Carotid and Coronary Arteries During Cardiopulmonary Bypass: Prophylactic Treatment with Low Risk

Summary. Between 1986 and 1990, 134 patients with concomitant coronary heart disease and carotid stenosis underwent surgery to correct both problems simultaneously. In a group I ($n = 68$), carotid endarterectomy was performed before thoracotomy and cardiac surgery. In group II ($n = 66$) the patients underwent first coronary bypass and then, still during cardiopulmonary bypass (CPB), carotid surgery. The operation technique in group II resulted in lower mortality (4 vs 9), due to myocardial infarction (1 vs 4) and lower rates of neurological complications (4 vs 7). Simultaneous cardiac and carotid surgery with rapid installation of CPB should be recommended for more safety in both types of surgery.

Key words: Simultaneous carotid/coronary surgery – Carotid endarterectomy during cardiopulmonary bypass

Zusammenfassung. In den Jahren 1986 bis 1990 wurden 134 Patienten mit koronarer Herzkrankheit und Karotisstenose simultan an Koronarien und Karotiden operiert. Eine Gruppe I (n = 68) wurde zuerst an der Karotis und dann an den Koronarien versorgt, eine Gruppe II zuerst am Herzen und noch während extrakorporaler Zirkulation in Hypothermie an der Karotis. Die geänderte Operationstaktik der Gruppe II resultierte in niedriger OP-Sterblichkeit (4 vs 9), infolge Herzinfarkten (1 vs 1) und niedriger neurologischer Komplikationsrate (4 vs 7). Simultane Herz- und Karotischirurgie liefert bei zügiger Einleitung der extrakorporalen Zirkulation bezüglich beider Gefäßprovinzen größere Sicherheit.

Schlüsselwörter: Simultane Koronar- und Karotisoperation – Karotis-desobliteration während extrakorporaler Zirkulation

118. Prophylaktische oder therapeutische Parathyreoidektomie beim primären Hyperparathyreoidismus

P. Buchmann, M. Lüscher, F. Largiadèr und W. Weder

Dept. Chirurgie, Universitätsspital, Rämistraße 100, CH-8091 Zürich

Prophylactic or Therapeutic Parathyroidectomy for Primary Hyperparathyroidism

Summary. Primary hyperparathyroidism (PHPT) causes, among other things, peptic ulcer disease and pancreatitis. Parathyroidectomy was performed 82 times in 71 patients. There was no mortality. Paralysis of the recurrent nerve in 4% (firstoperation) and 14% (reoperation) was the only severe complication. Hypercalcaemia persisted in four patients after the first operation. During follow-up (max. 3 years) three true recurrences occurred. In our unit, mortality in 137 patients with perforating or bleeding peptic ulcer was 7% and 24% respectively and in acute pancreatitis 25% – 50%. We conclude that parathyroidectomy has to be performed as soon as PHPT is recognized, because the operation bears a low risk and the complications of PHPT can be lethal.

Key words: Primary hyperparathyroidism – Parathyroidectomy – Hypercalcaemia – Prophylactic operation

Zusammenfassung. Der primäre Hyperparathyreoidismus (PHPT) verursacht unter anderem septische Ulzera und Pankreatitiden. 71 Patienten wurden 82mal parathyreoidektomiert. Es starb niemand. Eine Rekurrensparese trat bei 4% (1. Op.) resp. 14% (Reop.) auf. Bei 4 Patienten persistierte die Hyperkalzämie nach der 1. Operation. Während einer Beobachtungszeit von max. 3 Jahren entstanden nur 3 echte Rezidive. Die Letalität der Perforation resp. Blutung des peptischen Ulkus liegt in unserer Klinik bei 7% resp. 24%; die Letalität der akuten Pankreatitis bei 25 – 50%, weshalb die PHPT so früh wie möglich operiert werden soll, da der Eingriff im Vergleich risikoarm ist.

Schlüsselwörter: Primärer Hyperparathyreoidismus – Parathyreoidektomie – Hyperkalzämie – prophylaktische Operation

119. Die frühzeitige Thymektomie im milden und leichten Krankheitsverlauf der Myasthenia gravis (M. g.)

M. Naundorf und H. Wolff

Bereich Medizin (Charité) der HUB zu Berlin, Chirurgische Klinik, Schumannstraße 20/21, 1040 Berlin, Bundesrepublik Deutschland

Early Thymectomy in Slight Generalized Myasthenia Gravis

Summary. During the last 15 years we thymectomized 158 patients suffering from a myasthenia group I (1), II_A (49), II_B (39), or III (70) according to Osserman. A total of 50 patients were classed as having slight generalized myasthenia (groups I and II_A). The patients underwent operation in the early clinical course after an average anamnesis period of 8.3 months. The clinical healing rate in the period of total and partial remission was 78%. During the postoperative long-term course of all patients we noted lower mortality among the thymectomized patients (9.5%) than among the patients treated with medicaments only (19.6%). In group II_A thymectomy could be seen as a prophylactic operation.

Key words: Thymectomy – Myasthenia gravis – Remission

Zusammenfassung. In 15 Jahren haben wir 158 Patienten mit einer Myasthenia in den Schweregraden I (1); II_A (49); II_B (39) und III (70) nach Osserman thymektomiert. 50 Patienten waren dem milden und leichten Krankheitsverlauf I und II_A zugeordnet. Im frühen Krankheitsverlauf bei einer Anamnesedauer von 8,3 Monaten wurden die Patienten operiert. Die klinischen Heilverläufe dieser Patienten betrugen im Stadium der vollständigen Remission und der partiellen Remission 78%. Im postoperativen Langzeitverlauf aller Patienten verzeichneten wir eine geringere Letalität der thymektomierten Patienten (9,5%) gegenüber den alleinig medikamentös behandelten Patienten (19,6%). Im Stadium II_A der M. g. kann die Thymektomie im Sinne eines prophylaktischen Eingriffs interpretiert werden.

Schlüsselwörter: Thymektomie – Myasthenia gravis – Remission

120. Prophylaktische Operationen in der Lungenchirurgie

A. Ungeheuer und H.W. Präuer

Chirurgische Klinik und Poliklinik der TU München, Klinikum rechts der Isar, Ismaninger Str. 22, W-8000 München 80, Bundesrepublik Deutschland

Prophylactic Operations in Thoracic Surgery

Summary. A prophylactic operation is one which wards off a potential disease or positively influences the course of a disease. The border between prophylactic and therapeutic indications is not clearly defined. We performed 5918 thoracic surgical procedures from 1982 to 1990. Only 53 (0.88%) of these were performed due to prophylactic indications. Although prophylactic procedures are rare in thoracic surgery, they are important in a minority of patients to prevent pulmonary and respiratory complications such as infection, bleeding and pneumothorax. To be able to give informed consent the patient must be aware of the potential risks of the disease and the surgical procedure.

Key words: Prophylaxis – Infection – Bleeding – Pneumothorax

Zusammenfassung. Prophylaktische Operationsindikation bedeutet die Anzeigestellung zu operativen Eingriffen, durch die der einzelne Patient vor einer Erkrankung bewahrt oder der Verlauf einer bereits manifesten Erkrankung günstig beeinflußt werden soll. Der Übergang von rein prophylaktischen zu therapeutischen Indikationen ist fließend und nicht scharf abgrenzbar. Im eigenen Krankengut wurden im Zeitraum von 1982 bis 1990 5918 thoraxchirurgische Eingriffe durchgeführt. Bei lediglich 53 (0,88%) wurde der Eingriff in prophylaktischer Absicht vorgenommen. Obwohl selten, sind prophylaktische Operationen in der Lungenchirurgie im Einzelfall zur Vorbeugung drohender akuter pulmonaler und respiratorischer Komplikationen wie Infektion, Blutung und Pneumothorax indiziert. Im Rahmen des präoperativen Aufklärungsgesprächs mit dem Patienten muß sowohl auf das Risiko seiner Erkrankung als auch auf das Operationsrisiko hingewiesen werden.
Schlüsselwörter: Prophylaxe – Infektion – Blutung – Pneumothorax

121. Chirurgische Therapie und Prophylaxe des Spontanpneumothorax

H. Aebert, M. Holch, J. Schäfers und J. Laas

Klinik für Thorax-, Herz- und Gefäßchirurgie, Medizinische Hochschule Hannover, Konstanty-Gutschow-Str., W-3000 Hannover 51, Bundesrepublik Deutschland

Surgical Therapy and Prophylaxis of Spontaneous Pneumothorax

Summary. From 1977 to 1989 54 patients (pts) received 61 operations for recurrent spontaneous pneumothorax (SP) or a persistent air leak after SP. Mean follow-up for 43 pts was 58 months. In addition to the resection of bullae, which in 10 cases occurred also outside the upper lobe, 20 apical and 26 subtotal pleurectomies were performed; blunt abrasion of the whole parietal pleura was done with a brush 15 times. Three pts (all after pleurectomy) had to undergo re-thoracotomy for postoperative haemorrhage. Four pts (all after apical pleurectomy) sustained a recurrent SP on the operated side. Some 23% of the pts experienced a contralateral SP during the course of aftercare. Therefore we recommend total blunt abrasion of the parietal pleura, possibly as a simultaneous bilateral procedure through a median sternotomy, to prevent postoperative haemorrhage and ipsi/contralateral recurrence.
Key words: Spontaneous Pneumothorax – Pleurectomy

Zusammenfassung. Von 1977 bis 1989 wurden bei 54 Patienten (Pt) 61 Operationen wegen eines rezidivierenden Spontanpneumothorax (SP) oder eines persistierenden Luftlecks nach SP durchgeführt. Die Nachbeobachtungszeit bei 43 Pt betrug im Mittel 58 Monate. Neben der Versorgung von Bullae, die in 10 Fällen auch außerhalb des Oberlappens lokalisiert waren, wurde 20mal eine rein apikale und 26mal eine subtotale scharfe Pleurektomie vorgenommen; 15mal erfolgte eine totale stumpfe Abrasio der parietalen Pleura mit einer Bürste. 3 Pt (alle nach Pleurektomie) wurden bei einer Nachblutung rethorakotomiert. 4 Pt (alle nach apikaler Pleurektomie) erlitten ein ipsilaterales SP-Rezidiv. Bei 23% der nachbeobachteten Pt kam es im Gesamtverlauf zu einem kontralateralen SP-Rezidiv. Wir empfehlen daher eine komplette stumpfe Abrasio der parietalen Pleura, ggf. simultan beidseits über eine Sternotomie.
Schlüsselwörter: Spontanpneumothorax – Pleurektomie

122. Die obligate Gastroenterostomie: Sinnvolle Prophylaxe beim resektablen Pankreas- bzw. Papillencarcinom?

J. D. Roder, A. Ungeheuer, J. Adolf und J. R. Siewert

Chirurgische Klinik der TU München, Klinikum rechts der Isar, Ismaninger Str. 22, W-8000 München 80, Bundesrepublik Deutschland

Mandatory Gastroenterostomy: Reasonable Prophylaxis for Unresectable Pancreatic or Ampullary Carcinoma?

Summary. From 1982 to 1990 a total of 119 palliative surgical procedures were performed for unresectable carcinoma of the pancreatic head and ampullary carcinomas (biliodigestive anastomosis, BDA, $n = 33$; gastroenterostomy, GE + BDA, $n = 62$; GE $n = 24$). The 30-day mortality was 9.2%. The incidence of gastric outlet stenosis after solitary BDA is 10%–44%, as reported in the literature. In our patients this rate was 16.7%. With a median survival time of 5.5% months, a secondary GE for gastric outlet stenosis is an avoidable complication. A primary prophylactic GE should, therefore, be the standard procedure, since for our patients neither morbidity nor mortality was influenced by surgical palliation.

Key words: Palliativ surgical procedures for unresectable carcinomas of the pancreatic head and ampullary carcinoma

Zusammenfassung. Von 1982 bis 1990 wurden 119 palliative Operationen bei irresektablem Pankreaskopf- bzw. Papillencarcinom durchgeführt [billiodig. Anastomose (BDA) n = 33; BDA + Gasteroenterostomie (GE) n = 62; GE n = 24]. Die 30-Tage-Letalität betrug 9,2%. Die Inzidenz von Magenausgangsstenosen nach alleiniger BDA wird in der Literatur mit 10 bis 44% angegeben. Im eigenen Patientengut lag diese Rate bei 16,7%. Bei einer medianen Überlebenszeit dieser Patienten von 5,5 Monaten stellt die sekundäre Anlage einer GE bei Magenausgangsstenose eine vermeidbare Komplikation dar. Die initiale, prophylaktische Anlage einer GE sollte daher das Regelvorgehen bei diesen Patienten darstellen, zudem im eigenen Patientengut durch diese Operationsform weder die Morbidität noch die Letalität der chirurgischen Palliation erhöht war.

Schlüsselwörter: Palliativoperationen beim irresektablen Pankreaskopf- und Papillenca

123. Zystadenome des Pankreas

C. Schneider, F. Köckerling, H. Zirngibl und F. P. Gall

Chirurg. Univ.-Klinik Erlangen-Nürnberg, Maximiliansplatz, W-8520 Erlangen, Bundesrepublik Deutschland

Benign Cystic Tumors of the Pancreas

Summary. It is essential to distinguish two entities of benign cystic tumors of the pancreas, the mucinous adenoma, which is potentially malignant, and the universally benign microcystic (serous) adenoma. Both types of adenoma may not be distinguished by diagnostic methods. Thus we recommend that both entities should be resected prophylactically with a small surrounding margin, if there are no signs of malignancy. None of the 14 patients treated at the University Clinic Department of Surgery form 1980 to 1990 (nine microcystic, five mucinous adenomas) showed tumor recurrence.

Key words: Cystadenomas of the Pancreas

Zusammenfassung. Seit 1978 unterscheidet man bei den Pankreaszystadenomen das grundsätzlich gutartige mikrozystische (seröse) und das potentiell maligne entartende mucinöse Adenom. Beide Subspecies lassen sich durch diagnostische Maßnahmen nicht unterscheiden. Da auch eine präoperative Punktion keine ausreichend sichere Artdiagnose erbringen kann, empfehlen wir, bei Verdacht auf eine zystische Pankreasneoplasie ohne Hinweis auf Malignität prophylaktisch eine parenchymschonende Resektion durchzuführen. Die von uns von 1980–1990 in dieser Weise behandelten 14 Patienten (9 mikrozystische, 5 mucinöse Adenome) zeigten alle kein Rezidiv.

Schlüsselwörter: Pankreaszystadenom

124. Hämangiom und fokale noduläre Hyperplasie der Leber-Resektion als Prophylaxe oder bei Größenzunahme und Beschwerden?

A. Weinmann a. E., B. Ringe, P. Lamesch, K. Gratz, A. Roling, R. Pichlmayr, Hannover

(Manuskript bis Redaktionsschluß nicht eingegangen)

125. Polypoide Läsion der Gallenblase – prophylaktische Cholezystektomie?

Th. Reck, C. Schneider, F. Köckerling und Ch. Wittekind

Chirurgische Klinik mit Poliklinik der Universität, Maximiliansplatz, W-8520 Erlangen, Bundesrepublik Deutschland

Polypoid Lesions of the Gallbladder – Prophylactic Cholecystectomy?

Summary. During 1979 and 1988 cholecystectomy was carried out in 21 patients for gallbladder polyps (sex ratio was 9 female to 12 male; median age 51 years). The majority of polyps were smaller than 5 mm and all proved to be cholesterol polyps, frequently showing multiple localizations. Two benign adenomas were 6 and 9 mm in size. Among the polyps with a diameter of more than 10 mm, we found only two cholesterol polyps, but one heterotopia, one adenoma, and one adenocarcinoma. By means of sonographic criteria most of the cholesterol polyps should be differentiated from lesions of which it is uncertain whether they are malignant or benign. Lesions ot this kind make surgical intervention necessary. This also applies to polyps of more than 10 mm in diameter and to increasing size in sonography.

Key words: Gallbladder – Polypoid lesion – Sonography – Prophylactic cholecystectomy

Zusammenfassung. Von 1979–1988 wurden 21 Patienten (12 Männer, 9 Frauen, Durchschnittsalter 51 J.) aufgrund sonographisch nachgewiesener Gallenblasenpolypen cholezystektomiert. Die Mehrzahl der Polypen war kleiner als 5 mm, alle erwiesen sich histologisch als harmlose Cholesterolpolypen. 2 gutartige Adenome waren 6 bzw. 9 mm groß. Polypen mit einem Durchmesser von mehr als 10 mm waren lediglich 2mal Cholesterolpolypen, aber je 1mal eine Heterotopie, Adenom und Adenocarcinom. Eine Indikation zur Cholezystektomie besteht bei sonographisch suspektem Aussehen, einer festgestellten Größenzunahme oder einem Durchmesser über 10 mm, die übrigen Befunde sollten sonographisch kontrolliert werden.

Schlüsselwörter: Gallenblasenpolyp – Ultraschallsonographie – prophylaktische Cholezystektomie

126. Prophylaktische Kompartmentspaltung bei Verletzungen der Arteria poplitea

E. Scola, H. Zwipp und M. Holch

Unfallchirurgische Klinik, Medizinische Hochschule Hannover, Konstanty-Gutschow-Str. 8, W-3000 Hannover 61, Bundesrepublik Deutschland

Prophylactic Fasciotomy in Injuries of the Popliteal Artery

Summary. Between 1973 and 1988, 50 patients with injuries of the popliteal artery were treated at the Hannover Medical School. If duration of ischemia was less than 15 h, the extremity could be saved (21 knee dislocations and 18 periarticular fractures of the knee). Prophylactic fasciotomy supports the functional results as well as: (a) severe soft tissue damage; (b) ischemia of more than 6 h duration; (c) injury to the popliteal vein; (d) reconstruction of severely injured extremities.

Key words: Compartment syndrome – Fasciotomy – Vascular injury

Zusammenfassung. Von 1973 bis 1988 wurden an der Medizinischen Hochschule Hannover 50 Patienten mit Verletzung der Arteria poplitea behandelt. Betrug die Ischämiezeit weniger als 15 Stunden, konnte die Extremität gerettet werden (21 Kniegelenkluxationen, 18 kniegelenknahe Frakturen). Eine prophylaktische Fasziotomie des Unterschenkels begünstigt den Gliedmaßenerhalt und die Funktion zusätzlich bei: 1. ausgeprägten Weichteilschäden, 2. Ischämiezeit über 6 Stunden, 3. gleichzeitiger Verletzung der Vena poplitea, 4. Erhaltungsversuch.

Schlüsselwörter: Kompartmentsyndrom – Fasziotomie – Gefäßverletzung

127. Die valgisierende Tibiakopfosteotomie zur Beeinflussung der Varusgonarthrose

R. Kujat

Celler Str. 26, W-3110 Uelzen, Bundesrepublik Deutschland

High Tibial Osteotomy to Prevent Osteoarthrosis of the Medial Knee Compartment

Summary. Hight tibial osteotomy is a safe method of taking the weight of the medial compartment of the knee. We analyzed retrospectively the history of 73 patients with arthrosis. Twelve of them remembered an injury. The degree of osteotomy was 5 – 14°. Judging pain, walking distance, range of motion and subjective opineon of the patients, we got 86.4% good, and very good results. Complication rate was 4.11%.

Key words: Osteotomy – Osteoarthrosis – Arthroscopy

Zusammenfassung. Knorpelverletzungen infolge eines Bagatelltraumas können arthroskopisch sicher diagnostiziert werden. Zur Vermeidung einer Varusgonarthrose durch Knorpelschäden kann die valgisierende Tibiakopfosteotomie das mediale Kniekompartment entlasten. Es erfolgte retrospektiv die Auswertung von 73 Krankengeschichten. 12 der Patienten konnten sich an ein Trauma erinnern. Der Osteotomiewinkel betrug 5–14 Grad. Bei Beurteilung von Schmerzsymptomatik, Gehfähigkeit, Bewegungsumfang und subjektiver Beurteilung ergaben sich 86,4% gute Ergebnisse.

Schlüsselwörter: Osteotomie – Varusgonarthrose – Arthroskopie

Prophylaktische Eingriffe in der Kinderchirurgie

128. Kriterien zur Vermeidung postoperativer Komplikationen bei elektiven Eingriffen bei Frühgeborenen

Ch. Hutterer a. E., I. Joppich, H. Lochbühler, München

(Manuskript bis Redaktionsschluß nicht eingegangen)

129. Das akute Abdomen bei verspätet diagnostizierter (angeborener und traumatischer) Zwerchfellhernie im Kindesalter

P. Knorr und H.-G. Dietz

Kinderchirurgische Klinik, Dr. von Haunersches Kinderspital der Universität München, Lindwurmstr. 4, W-8000 München 2, Bundesrepublik Deutschland

The Acute Abdomen Based on Late-Presenting (Congential und Traumatic) Diaphragmatic Hernia in Childhood

Summary. The article reports on three patients with an acute abdomen based on late-presenting diaphragmatic hernia past the neonatal period. Two patients showed a congenital diaphragmatic hernia, the third an acquired diaphragmatic hernia caused by rupture. Diagnosis was made by conventional X-rays, partly with contrast studies. In the literature, the late-presenting diaphragmatic hernia varies between 5% and 31%. Infants present mainly respiratory symptoms, older children mostly gastrointestinal complaints. Radiologic misdiagnosis varies between 12% and 70%.

Key words: Acute abdomen – Diaphragmatic hernia – Childhood

Zusammenfassung. Wir berichten über drei Patienten mit akuten Abdomen aufgrund von verspätet diagnostizierter Zwerchfellhernie im Kindesalter. Zwei Patienten hatten eine congenitale Zwerchfellhernie, der dritte eine erworbene Zwerchfellhernie nach Zwerchfellruptur. Wir führten eine konventionelle Röntgentechnik, zum Teil mit Kontrastmittel durch. Die Literaturangaben der verspätet diagnostizierten Zwerchfellhernien variieren zwischen 5 und 31%. Säuglinge bieten meist cardio-respiratorische Symptome, Kleinkinder in der Regel gastro-intestinale Zeichen. Die Rate der radiologischen Fehldiagnosen schwankt zwischen 12 und 70%.

Schlüsselwörter: akutes Abdomen – Zwerchfellhernie – Kindesalter

Sehr geehrte Herren Vorsitzende, sehr geehrte Damen und Herren!
Die congenitale Zwerchfellhernie des Neugeborenen ist für jeden Kinderchirurgen ein bekanntes Krankheitsbild, dies aber sicher nicht im Rahmen der „prophylaktischen Chirurgie". Die Zwerchfellhernie des Klein- und Schulkindes tritt angeboren oder, traumatisch bedingt, erworben auf. Die angeborne, verspätet diagnostizierte Zwerchfellhernie unterscheidet sich von der des Neugeborenen in Art und Häufigkeit der Symptome, im klinischen Verlauf und in der Prognose. Die traumatisch bedingten Zwerchfellhernien verlaufen zum großen Teil foudroyant und sind meist Bestandteil eines polytraumatisierten Patienten. Zum Teil ist die Manifestation jedoch verspätet, so daß man sie zum Formenkreis der angeborenen Zwerchfellhernien älterer Kinder zählen kann. Durch die verbesserte Ultraschalldiagnostik in der Gynäkologie und der Kinderchirurgie sowie der ausge-

reiften Röntgendiagnostik sind verspätet diagnostizierte Zwerchfellhernien sehr selten, eine Rarität ist das akute Abdomen bei bislang unbekanntem Zwerchfelldefekt.

Wir möchten hier drei Patienten vorstellen, bei denen zunächst ein akutes Abdomen festgestellt, und folglich als Ursache der Symptomatik die Diagnose einer inkarzerierten Zwerchfellhernie gestellt wurde. Zwei Patienten hatten eine congenitale Zwerchfellhernie, der dritte Patient eine posttraumatische Zwerchfellhernie nach Zwerchfellruptur.

Der erste Patient war ein achtjähriger Junge. der uns mit akutem Abdomen unter der Verdachtsdiagnose „Invagination" zuverlegt wurde. Die Anamnese ergab, daß der Junge als FG zur Welt kam und daß seinerzeit eine Ligatur des Ductus Botalli durchgeführt werden mußte. Aus dieser Zeit liegen uns unauffällige Rö-Thoraxaufnahmen vor, hier ein Beispiel. Nach Auftreten des akuten Abdomens mit heftigen Tenesmen im linken Oberbauch wurde in einer auswärtigen Klinik zunächst eine Oberbauch-Sonographie durchgeführt, wobei die Diagnose einer Invagination gestellt wurde.

Der anschließend durchgeführte Kolon-Kontrasteinlauf ergab einen Kontrastmittelstop im linken Oberbauch, hier deutlich zu sehen (Abb. 1).

Nach Zuverlegung in unser Haus, unter der hochgradigen Verdachtsdiagnose einer Invagination, ergab die Sonographie zunächst keinen pathologischen Befund. Die klinische Untersuchung zeigte zunehmende Abwehrspannung im linken Epigastrium und Hinweise auf ein akutes Abdomen.

Erst die Röntgen-Leerdiagnostik von Thorax und Abdomen ergab aufgrund von intrathorakalen Kontrastmittelresten des Kolonkontrasteinlaufes den hochgradigen Verdacht einer Zwerchfellhernie mit inkarzeriertem Colon. Die Thoraxaufnahme zeigt ein hochgestelltes Zwerchfell links mit Kontrastmittelresten zwischen Diaphragma und Magen. Die etwas später angefertigte Abdomenaufnahme bestätigte dann den Verdacht (Abb. 2). Bei der Laparotomie fand sich eine linksseitige posterolaterale Zwerchfellhernie mit der inkarzerierten linken Colonflexur. Nach Reposition und spontaner Erholung des Colons erfolgte die primäre Naht, der postoperative Verlauf war komplikationslos.

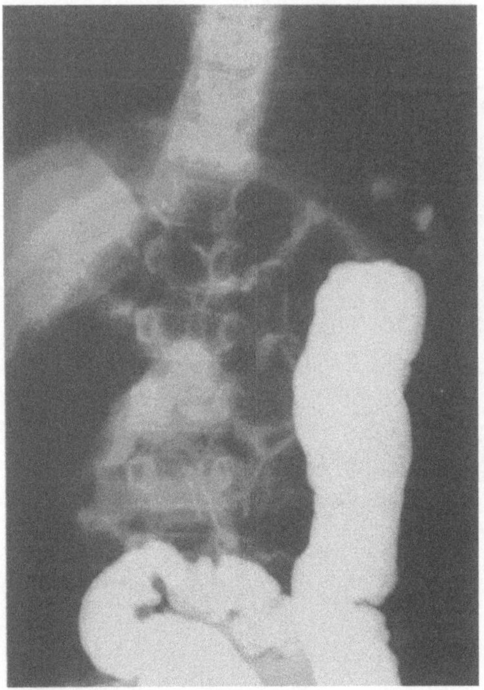

Abb. 1. Kontrastmittelstop bei Colonkontrasteinlauf

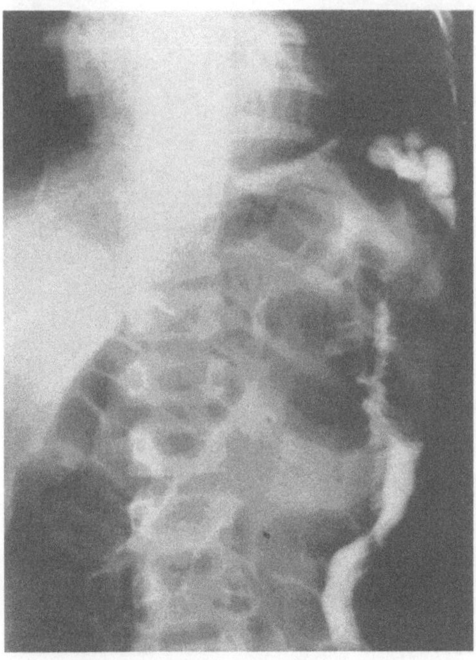

Abb. 2. Spätaufnahme mit intrathorakalen Kontrastmittelresten

Der zweite Patient war ein 13 Monate altes Mädchen, das mit einem akuten Abdomen in Kombination mit hochgradiger Dyspnoe auswärts eingeliefert wurde.

Die auswärts angefertigte Röntgen-Thoraxaufnahme wurde dort als extreme Relaxatio diaphragmatica links gedeutet (Abb. 3). Aufgrund des komplexen Krankheitsbildes mit Dyspnoe und Ileussymptomatik erfolgte die Verlegung in unser Haus.

Hier wurde zur Sicherung der Diagnose eine vorsichtige Füllung des Magens mit Kontrastmittel durchgeführt. Diese ergab einen im linken Thorax liegenden Magen sowie einen Kontrastmittelstop in der Pylorusregion (Abb. 4).

Auch hier ergab die Laparotomie eine posterolaterale Zwerchfellhernie, diesmal war wie vermutet der Magen sowie der mediale Teil der Milz inkarzeriert. Nach Reposition erholten sich beide Organe prompt, es erfolgte die primäre Naht der Zwerchfellhernie.

Der dritte Patient schließlich war ein 2½ Jahre alter Junge, der im Alter von 16 Monaten ein abdominelles und thorakales Überrolltrauma erlitten hatte. Die damalige Laparotomie hatte einen Einriß der Leberpforte mit einer Gallengangsverletzung sowie ein intrahepatisches Hämatom ergeben. Das Zwerchfell erschien intraoperativ unauffällig. Etwa ein Jahr später entwickelte der Junge eine zunehmende abdominelle Symptomatik mit kolikartigen Bauchschmerzen und Erbrechen. Ausgeprägte Ileuszeichen bestanden jedoch nicht.

Aus der Zeit des Primärunfalles liegen uns Thoraxaufnahmen vor, die, abgesehen von basalen Verdichtungen und eines diskreten Zwerchfellhochstandes rechts, einen unauffälligen Befund zeigen. Auch die seitliche, damals angefertigte Aufnahme ergibt keinen pathologischen Befund.

Da bei der Aufnahmeuntersuchung überraschenderweise Darmgeräusche im rechten Hemithorax zu hören waren, wurde eine Thoraxaufnahme erstellt (Abb. 5). Diese ergab den hochgradigen Verdacht auf eine veraltete, rechtsseitige Zwerchfellruptur mit intrathorakalen hernierten Darmanteilen, differentialdiagnostisch eine Relaxatio diaphragmatica. Die MDP, hier zunächst ein Frühbild mit dilatiertem Magen und einzelnen luftgefüll-

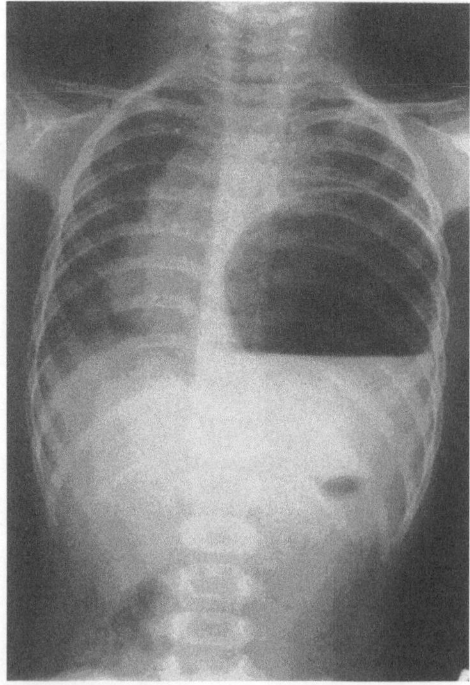

Abb. 3. Verdachtsdiagnosen einer Relaxatio diaphragmatica

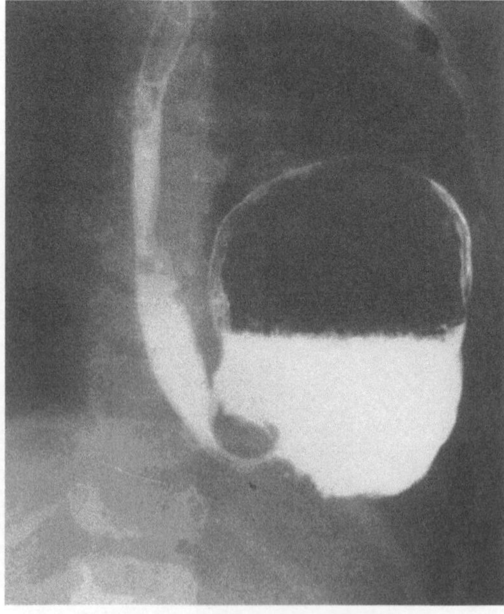

Abb. 4. Intrathorakal gelegener Magen bei Zwerchfellhernie links

ten Darmschlingen oberhalb des rechten Zwerchfelles erhärtet den Verdacht der Zwerchfellruptur. Mit der hier gezeigten Spätaufnahme, die mit Kontrastmittel gefüllte intrathorakale Darmanteile zeigt, ist die Zwerchfellhernie bewiesen (Abb. 6).

Intraoperativ bestätigte sich der Befund, es zeigte sich eine alte rechtsseitige Zwerchfellruptur mit intrathoracal hernierten Jejunumanteilen. Die „Lücke" konnte problemlos verschlossen werden, der postoperative Verlauf war komplikationslos.

Bei der Durchsicht der Sonographiebilder des ein Jahr zurückliegenden Überrolltraumas konnte die Zwerchfellruptur tatsächlich nachvollzogen werden. Die Befunde wurden damals nicht entsprechend gedeutet [10]. Der Flankenschnitt von rechts lateral zeigt ein intrahepatisches Hämatom und zusätzlich im Bereich des Diaphragmas eine Stufe, die Rupturstelle im rechten Zwerchfell.

Ätiologisch kann die verspätet diagnostizierte Zwerchfellhernie eine congenitale Zwerchfellhernie, das Rezidiv einer korrigierten Zwerchfellhernie sowie die übersehene Zwerchfellruptur sein

Dabei liegt der Anteil der verspätet diagnostizierten congenitalen Zwerchfellhernien je nach Autor zwischen 5 und 31% aller Zwerchfellhernien [2, 3, 7, 9]. Die tendenzielle Abnahme in neuerer Zeit ist unter anderem auf die verbesserten sonographischen Möglichkeiten zurückzuführen. Der postoperative Verlauf ist in der Regel unkompliziert, die Letalität nahezu Null [2, 3, 5, 7, 8, 9].

In der Literatur existieren bei 17 von 110 Kindern mit congenitalen Zwerchfellhernien unauffällige Röntgen-Thoraxaufnahmen vor Manifestation der Hernie. Dies basiert wohl auf einer gewissen abdichtenden Funktion von Leber bzw. Milz.

Die Symptomatik der verspätet diagnostizierten Zwerchfellhernien teilt sich deutlich in zwei Gruppen: zum einen ergeben sich cardio-respiratorische Symptome wie Dyspnoe, Cyanose oder rezidivierende Pneumonien, zum anderen zeigen sich gastro-intestinale Zeichen wie Gedeihstörung, Bauchschmerzen und Erbrechen.

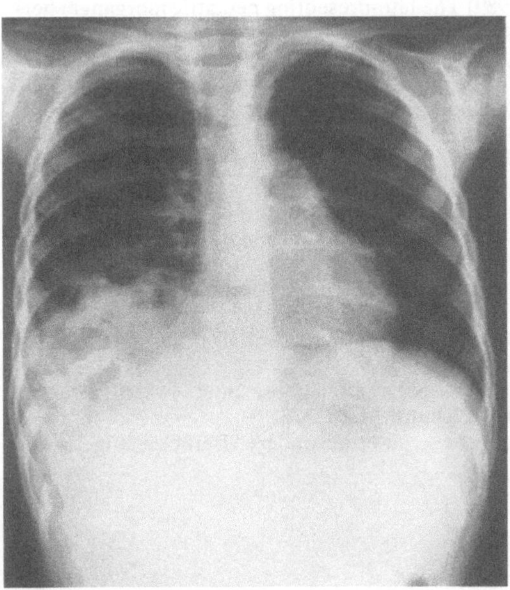

Abb. 5. V.a. Zwechfellhernie rechts mit intrathorakal gelegenen Darmanteilen

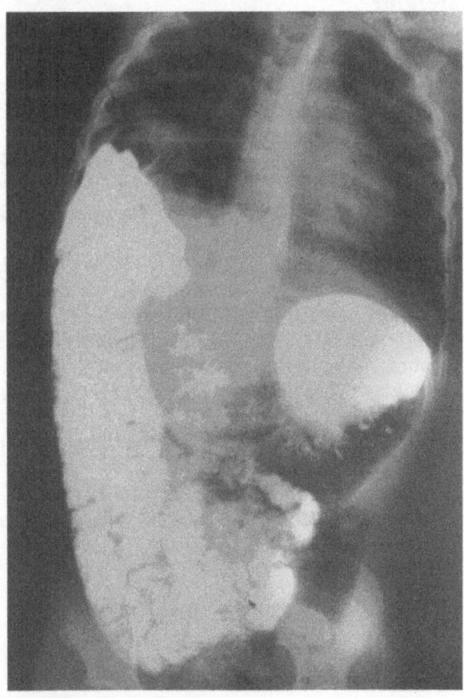

Abb. 6. Spätaufnahme einer oberen MDP: kontrastmittelgefüllte intrathorakale Darmschlingen

Interessant ist dabei eine deutliche Altersabhängigkeit der Symptomatik: Säuglinge zeigen vermehrt eine cardiorespiratorische Symptomatik, während Klein- und Schulkinder in nahezu allen Fällen gastro-intestinale Zeichen bieten [7, 8]. Auffällig in diesem Zusammenhang ist eine erhöhte Coinzidenz der verspätet diagnostizierten Zwerchfellhernie mit einer beta-Streptokokken-Pneumonie.

Die präoperativen radiologischen Fehldiagnosen schwanken je nach Autor zwischen 12 und 70%. Newman [7] nennt bei 8 von 11 Patienten radiologische Fehldiagnosen, Berman [3] bei 16 von 26 Patienten und Oelsnitz [8] bei 4 von 32 Patienten.

Als Befunde werden Pneumonien, Pneumothoraces, Lungenabszeße, cystische Lungenfehlbildungen, Lungentumoren, das Chilaiditi-Syndrom und die Relaxatio diaphragmatica genannt.

Die übersehene Zwerchfellruptur im Kindesalter ist eine absolute Rarität. Die Latenzzeit zwischen Primärunfall und Manifestation der Zwerchfellruptur kann dabei mehrere Jahre betragen [1, 8, 11]. In allen in der Literatur berichteten Fällen war die Ruptur linksseitig, dies entspricht auch den Seitenangaben bei der primär erkannten Zwerchfellruptur. Lediglich unser Patient hatte eine rechtsseitige Ruptur. Das akute Abdomen scheint als Manifestation der übersehenen Zwerchfellruptur eher selten zu sein [4, 6].

Die verspätet diagnostizierte Zwerchfellhernie bietet eine bunte Symptomatik von der völligen Symptomfreiheit bis zum akuten Abdomen bei der Inkarzeration von intraabdominellen Organen. Die Prognose dieser Patienten ist gegenüber Neugeborenen als sehr gut zu bezeichnen, dies insbesondere aufgrund der fehlenden Hypoplasie der ipsilateralen Lunge.

Als Zugang wählten wir bei allen Patienten den Rippenbogenrandschnitt, um sowohl einen optimalen Überblick des Diaphragmas zu erreichen als auch eine vollständige Revision der inkarzerierten Abdominalorgane zu ermöglichen.

Literatur

1. Asano S, Wada T, Wakasa K, Rikimaru S (1979) Diaphragmatic rupture caused by trauma. Z Kinderchir 27:177
2. Berman L, Stringer D, Ein SH, Shandling B (1989) The late-presenting pediatric morgangni hernia: benign condition. J Ped Surg 24:970
3. Berman L, Stringer D, Ein SH, Shandling B (1988) The late-presenting pediatric bochdalek hernia: a 20 year review. J Ped Surg 23:735
4. Ehrensperger J (1972) Die traumatische Zwerchfellhernie beim Kind. Z Kinderchir. [Suppl] 11:433
5. Lauterbach HH, Töllner U, Heinrich R (1979) Die kongenitale pleuro-peritoneale Zwerchfellücke beim heranwachsenden Kind. Z Kinderchir 27:311
6. Lauterjung KL, Utz F, Heberer G (1985) Traumatische Zwerchfellrupturen. Chirurg 56:140
7. Newman BM, Afshani E, Kapp MP, Jewett TC Cooney DR (1986) Presentation of congenital diaphragmatic hernia past the neonatal period. Arch Surg 121:813
8. Oelsnitz G, Münchow B (1983) Die Zwerchfellhernie und Zwerchfellruptur im Klein- und Schulkindesalter. Z Kinderchir 38: 23
9. Osebold WR, Soper RT (1976) Congenital posterolateral diaphragmatic hernia past infancy. Am J Surg 131:748
10. Schneider K, Dietz HG, Fendel H (1987) Die sonographische Diagnose einer Zwerchfellruptur nach einem stumpfen Thorax- und Bauchtrauma. Z Kinderchir 42:313
11. Schäfer U (1972) Die traumatische Zwerchfellruptur – unter besonderer Berücksichtigung der chronischen Phase. Z Kinderchir [Suppl] 11:450

130. Ist die präventive Begleitappendektomie im Kindesalter gerechtfertigt?

W. Biewald und O. K. Harndt

Kinderchirurgie, Univ.-Klinikum Steglitz, Hindenburgdamm 30, 1000 Berlin 45, Bundesrepublik Deutschand

Is Preventive Appendectomy Justified in Childhood?

Summary. Appendicitis is an entity without specific symptoms. Multiple false diagnoses result from this, especially in childhood, in pregnancy, and in old age. We discuss whether incidental protective appendectomy is recommended in childhood in small bowel obstructions due to intussusception, comparing the data obtained from 100 children who were appendectomized with those of 32 children who were not.

Key words: Appendicitis – Small bowel obstruction due to intussusception – Incidental appendectomy in childhood

Zusammenfassung. Die Appendizitis ist ein Krankheitsbild ohne spezifische Symptome. Daraus resultieren eine Vielzahl von Komplikationen, besonders im Kindesalter, in der Schwangerschaft und im Greisenalter. Ob eine protektive Begleitappendektomie bei Invaginationsileus im Kindesalter anzuraten ist, wird an einem Kollektiv von 100 simultan appendektomierten Kindern gegenüber 32 nicht begleitappendektomierten Kindern untersucht.

Schlüsselwörter: Appendizitis – Invaginationsileus – Begleitappendektomie – Kindesalter

Nach unserem heutigen Wissensstand ist die gesunde Appendix für den Menschen ein bedeutungsloser Darmanteil. Der pathologisch veränderte Wurmfortsatz jedoch kann zu einer ernsthaften Erkrankung, mit unmittelbaren, Begleit- und Spätkomplikationen werden und im Extremfall zum Tode führen.

Eine weitere Gefährdung des Menschen droht nach sogenannter „blander Appendektomie" durch einen gefürchteten, nicht seltenen Adhäsionsileus sowie andere Komplikationen.

Seit mehr als 100 Jahren ist die zielgerichtete operative Therapie der Appendix bekannt und seit eben auch dieser Zeit ist die exakte Diagnosestellung in Ermangelung krankheitsspezifischer Symptome schwierig. Selbst in heutiger Zeit mit so vielen apparativen Möglichkeiten liegt die diagnostische Fehlerrate noch immer zwischen 10 und 40% – wobei die postoperativen Komplikationsrate dieser Patientengruppe bis zu 10% beträgt.

Die Appendektomie ist wahrscheinlich die häufigste Operation in Allgemeinchirurgischen Kliniken. 10–20% der Bevölkerung werden im Laufe ihres Lebens appendektomiert; der Erkrankungsgipfel liegt zwischen dem 15. und 19. Lebensjahr.

Tabelle 1. Statistische Arbeiten aus 1986 mit Op-Indik. Appendizitis

	keine Appendizitis	Appendizitis perforata
Kinder (Laskus et al.) n = 1145	10,1%	12,1% (<3 J. = 43%)
Schwangere (Horntrich et al.) n = 34	24%	15%
alte Menschen (Nowak et al.) n = 154	24% (verst. 2%)	12% (>60 J. = 24%) (verst. 1,2%)

Zwar ist die Gesamtzahl der Appendektomien in Mitteleuropa in den letzten Jahren stark rückläufig, jedoch blieb der Anteil der Perforationen im wesentlichen gleich. Die Letalitätsrate liegt noch immer zwischen 0,6 und 6,2%.

Die kritischen Lebensabschnitte für Fehldiagnose und Komplikation in Zusammenhang mit der Appendix sind Kindesalter, Schwangerschaft und Greisenalter (Tabelle 1).

Die Indikation zur Operation ergibt sich heute aus der klinischen Symptomatik, der persönlichen Erfahrung des Untersuchers und der differentialdiagnostischen Absicherung durch die Sonographie.

Bereits im Jahre 1895 führte der Amerikaner Edebohls die prophylaktische Appendektomie im Rahmen von Abdominaleingriffen aus anderer Ursache durch und empfahl sie nachdrücklich zur routinemäßigen Anwendung. Seither gibt es eine Vielzahl von diesbezüglichen Publikationen aus folgenden Fachgebieten: Allgemeinchirurgie, Gynäkologie und Geburtshilfe, Traumatologie, Urologie sowie Kinderchirurgie. Die große Zahl an Veröffentlichungen zu diesem Thema läßt sehr unterschiedliche Standpunkte erkennen, wobei Fragen zur Funktion der Appendix, Gedanken zur individuellen Risiko-Nutzenabwägung und zu den Kosten diskutiert werden.

Insgesamt sind einige Tendenzen in der Literatur erkennbar, und zwar erscheint die Simultanappendektomie dann gerechtfertigt, wenn es

1. zu keiner Risikoerhöhung des Primäreingriffes kommt,
2. je jünger der Patient ist und
3. bei intraoperativem pathologischen Befund am Wurmfortsatz.

Wir haben die fortbestehende kontroverse Diskussion zum Anlaß genommen, einige Argumente anhand eines ausgewählten kinderchirurgischen Krankengutes zu überprüfen.

In den Jahren 1972 bis 1985 sind in unserer Klinik, 132 Kinder wegen eines Invaginationsileus operiert worden. Davon wurden 100 begeleitappendektomiert, 32 nicht.

Tabelle 2. Verlauf und Nachbeobachtung (1972–1987)

	nicht appendektomiert (n = 29)	appendektomiert (n = 86)
Wundheilungsstörung	keine	4 = 4,65% – 1× Bauchdeckenabsz. – 2× sek. Wundheilung – 1× Drainagekanal-Inf.
Relaparotomie	3 = 10,34% – 1× Bridenileus 5 Wo. postop. – 2× Appendektomie • 6½ J. postop.: App. phlegmon.; • 6¾ J. postop.: App. chron.	10 = 11,63% – 3× Reinvagination – 4× Bridenileus – 3× Adhäsionsileus (1× an LK.-PE.-Stelle, (2× ged. Dünnd.-Perf.) insges. 2 Tage bis 9 Mon. nach Invag.
stat. Wiederaufn.	2× Verd. auf App.	keine

Tabelle 3. Intraoperative makroskopische Befunde

	gesamt n = 75	<2 J. (n = 54)
ohne pathol. Bef.	15 (20%)	9 (16,6%)
mitinvaginiert, gestaut	34 (45,33%)	29 (53,7%)
retrozökale Lage	12 (16%)	9 (16,66%)
Zeichen abgel. Entz.	14 (18,66%)	8 (14,81%)
akute Entzündung	5 (6,66%)	2 (3,7%)

insgesamt >100%, da z.T. Mehrfachpathologie

Tabelle 4. Histologische Befunde

	gesamt n = 82	<2 J. (n = 63)
ohne pathol. Bef.	19 (23,17%)	17 (26,98%)
Zirkulationsstörung, Hämorrhagie	22 (26,83%)	21 (33,33%)
Zeichen abgel. Entz.	30 (36,59%)	16 (25,4%)
akute Entzündung	10 (12,26%)	9 (14,29%)
Mukozele	1 (1,22%)	

Diese zwei Gruppen sind per Krankenakte für den stationären Aufenthalt und per Fragebogen für die Folgezeit – bis 1987 – verglichen worden. Zur Auswertung kamen in der appendektomierten Gruppe 86, in der nicht appendektomierten Gruppe 29 Kinder (Tabelle 2).

Intraoperative makroskopische Befunde wurden 75mal beschrieben, das Ergebnis zeigt Tabelle 3.

Histologische Befunde der Appendix waren in 82 Fällen zugänglich, das Ergebnis zeigt Tabelle 4.

Aus unserer Fragebogenaktion ist noch ein Punkt besonders erwähnenswert: Von 94 Eltern beantworteten 9 die Frage nach sattgehabter Appendektomie nicht zutreffend: 4 wußten es nicht mehr, 4 verneinten falsch, einmal wurde zu Unrecht bejaht.

Résumé

Wenn man die eingangs erwähnten noch gültigen Statistiken zugrundelegt, ersparen wir mit dem Simultaneingriff einigen Menschen im Laufe des Lebens eine Appendicitis mit möglichen schwerwiegenden Folgen und operationsbedingte Komplikationen bei blander Appendix.

Die in unsererm Krankengut häufiger aufgetretenen Komplikationen in der begleitappendektomierten Gruppe sind nur zum geringen Teil mit dem Zusatzeingriff in Zusammenhang zu bringen – nach dem CHI-Quadrat-Test ist eine Signifikanz nicht abzuleiten.

Auffällig in unseren Vergleichsgruppen ist – neben der Häufigkeit insgesamt – die Diskrepanz zwischen der histologischen und intraoperativ makroskopischen Befundung bezüglich einer akuten Appendicitis – sie differiert um fast 100% (12,20% bei histologischem und 6,66 im makroskopischen Aspekt). Hinzu kommt, daß intraoperativ 5mal der Befund „Akute Appendicitis" gestellt wurde, aber nur einmal mit dem histologischen Befund korrelierte (Fehlerrate 80%).

Sowohl die präoperative Aufklärung der Eltern über den beabsichtigten Zusatzeingriff als auch über die erfolgte Operation muß so nachhaltig sein, daß kein Zweifel bei einer stattgehabten Begleitappendektomie entsteht. Sicherer wäre eine Dokumentation für die Eltern.

Die Kinderchirurgie hat einen protektiven Auftrag, deshalb betrachten wir die Begleitappendektomie bei kritischer Indikation und entsprechender Sorgfalt im Kindesalter für gerechtfertigt.

131. Familiäre Polyposis Coli und Maligne Entartung: Prophylaktische Kolektomie im Kindesalter?

H. Roth, R. Daum, G. Benz und A. v. Herbay

Kinderchirurg. Abtlg. d. Chirurg. Univ.-Klinik Heidelberg (Ärztl. Direktor: Prof. Dr. R. Daum), Im Neuenheimer Feld 110, W-6900 Heidelberg, Bundesrepublik Deutschland

Familial Polyposis Coli and Colorectal Cancer: Prophylactic Colectomy in Childhood?

Summary. Familial polyposis coli is a classical premalignant disease. Malignancy has been observed as early as the 2nd decade of life. The probability of the development of colorectal cancer rises with age. The problem of prophylactic colectomy in childhood and adolescence is discussed using the example of two sisters whose father died of colorectal cancer at the age of 32.

Key words: Familial polyposis coli – Prophylactic colectomy – Childhood

Zusammenfassung: Die familiäre Polyposis coli stellt eine klassische Präkanzerose dar. Eine maligne Entartung kommt gelegentlich bereits am Ende der 2. Lebensdekade zur Beobachtung. Mit zunehmenden Alter steigt die Wahrscheinlichkeit, daß sich ein kolorektales Karzinom entwickelt. Am Beispiel eines Geschwisterpaares wird die Problematik der pophylaktischen Kolektomie im Kindes- bzw. Adoleszentenalter besprochen. Der ebenfalls betroffene Vater war im Alter von 32 Jahren an einem kolorektalen Karzinom verstorben.

Schlüsselwörter: Familiäre Polyposis coli – prophylaktische Kolektomie – Kindesalter

Einleitung

Die familiäre Polyposis coli stellt eine klassische Präkanzerose dar. Die Erkrankung ist gekennzeichnet durch das rasenförmige Überwuchern des Kolons mit hunderten adenomatösen Polypen, welche nur selten die Größenordnung von 0,5 – 1 cm überschreiten. Die Polypen sitzen überwiegend auf der Spitze der Schleimhautquerfaltung und ragen in das Lumen hinein (Abb. 1). Polypen mit einer Größe von über 1 cm sind häufig gestielt. Mit zunehmender Größe steigt auch das Risiko der malignen Entartung. In Abb. 2 ist ein breitbasiges, villöses Adenom zu erkennen. Im Zentrum kommt ein invasives Carcinom zur Beobachtung, welches bis in die Muscularis propria reicht und damit dem Tumorstadium T_2 entspricht.

Nicht nur mit zunehmender Größe, sondern auch mit zunehmender Beobachtungsdauer steigt, unbehandelt, die Rate der malignen Entartung. 1982 zeigten Day und Morson [3], daß innerhalb von 5 Jahren nach Diagnose ca. 9% der Patienten Karzinome entwikkeln. Bei einer Nachbeobachtungsdauer von 5–10 Jahren sind es bereits 22%, nach 10–15

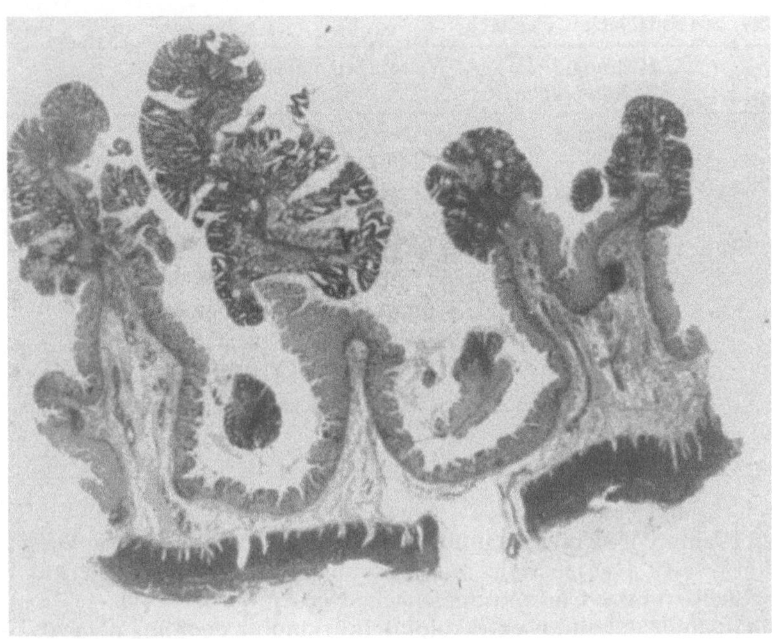

Abb. 1. Vier angeschnittene, tubuläre Adenome auf der Spitze der Schleimhautfalten bei FAP

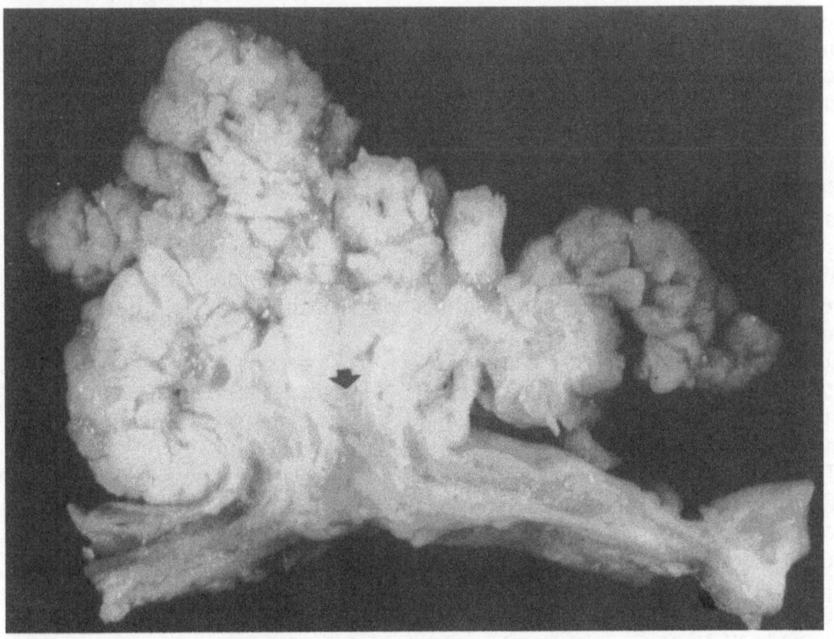

Abb. 2. Breitbasiges, villöses Adenoma coli bei FAP. Invasives Karzinom im Zentrum mit Infiltration der Muskularis propria (T_2)

Tabelle 1. Synopsis der Polyposis coli [Nach v. Herbay]

Bezeichnung	Histologie Kolonpolypen	Weitere Stigmata
Adenomatöse Polypose	Adenome	± Dünndarm-Adenome ± Magen: Adenome, Drüsenkörperzysten
Gardner-Syndrom	Adenome	+ Osteome, Fibrome, Desmoidtumoren
Oldfield-Syndrom	Adenome	+ Atherome
Zanca-Syndrom	Adenome	+ Kartilaginäre Exostosen
Turcot-Syndrom	Adenome	+ Diverse Hirntumoren ± Adenome im Dünndarm ± Adenome im Magen
Peutz-Jeghers-Syndrom	harmartomatöse Polypen	± Pigmentfelcken, diverse extraintestinale Tumore
u.a.		

Jahren 30%, nach 20–25 Jahren 43% und nach über 30 Jahren 100%. Die Erkrankung wird autosomal-dominant vererbt. Das hierfür verantwortliche Gen konnte 1987 von Bodmer et al. [1] auf dem langen Arm von Chromosom 5 nachgewiesen werden.

Bei der Polyposis coli kommen fakultativ extrakolonische Tumoren oder Stigmata vor, welche z.T. nach dem Erstbeschreiber als Syndrom bezeichnet werden. Tabelle 1 nach v. Herbay [6] zeigt nur einen Ausschnitt der verschiedenen Syndrome und Kombinationen. Da es sich wahrscheinlich nur um Mutationen des gleichen Gens handelt, sollte der übergeordnete Begriff „*F*amiliäre *a*denomatöse *P*olyposis" (FAP) verwendet werden.

Adenome kommen bei den Betroffenen nicht nur im Kolon, sondern gelegentlich auch im Magen, Duodenum und Dünndarm zur Beobachtung und können ebenso wie im Kolon maligne entarten. Benigne Erscheinungen wie Osteome, Fibrome, Epidermoidzysten werden ebenso beschrieben wie diverse Hirntumoren, Hepatoblastome und Karzinome der Ovarien, der Schilddrüse und der Nebennieren. Ein Desmoidtumor bzw. eine Fibromatose tritt in der Regel erst postoperativ auf, bevorzugt in Operationsnarben wie Bauchwand und Mesenterium. Diese per se benigne Geschwulst wächst invasiv und kann bei Ummauerung der Mesenterialwurzel zur Inoperabilität mit letalem Ausgang führen. Abb. 3 zeigt das Dünndarmresektat eines 35jährigen Patienten mit mesenterialer Fibromatose 1½ Jahre nach Kolektomie mit Proktomukosektomie und ileoanaler Pouchanlage. Die Operationspräparate sollten dem Pathologen als Frischgewebe zur Hormonrezeptorbestimmung überbracht werden, da gegebenenfalls eine antihormonelle Therapie ein Rezidivwachstum beeinflussen kann.

Nahezu pathognomomisch, bei FAP-Patienten in ca. 85% präsent, ist eine kongentiale Hypertrophie des retinalen Pigmentepithels (CHRPE). Diese meist multifokalen und bilateralen Netzhautpigmentflecken beeinträchtigen die Sehkraft nicht. Sie sind schom beim Kleinkind vorhanden, auch wenn noch keine klinischen Anzeichen einer Polypsis zu erkennen sind. Die Fundoskopie eignet sich daher als nicht-invasive Screening-Untersuchung bei FAP-Risikopersonen. Zu letzteren werden Verwandte 1. Grades, d.h. Geschwister und Kinder eines FAP-Patienten mit kongentialer Hypertrophie des retinalen Pigmentepithels, gerechnet. Vermutlich ist die Vererbung der Netzhautveränderungen laut Literaturangaben [9] an das FAP-Gen gekoppelt. Sind bei diesen Verwandten Pigmentflecken da, so ist die Wahrscheinlichkeit groß, daß FAP-Gen geerbt zu haben. Die Pigmentflecken können eine unterschiedliche Form und Größe aufweisen. Vier Kategorien sind zu unterscheiden:

1. ovale und
2. kleine, runde pigmentierte Flecken sowie
3. große depigmentierte und
4. große pigmentierte Flecken mit oder ohne Pigmenthof.

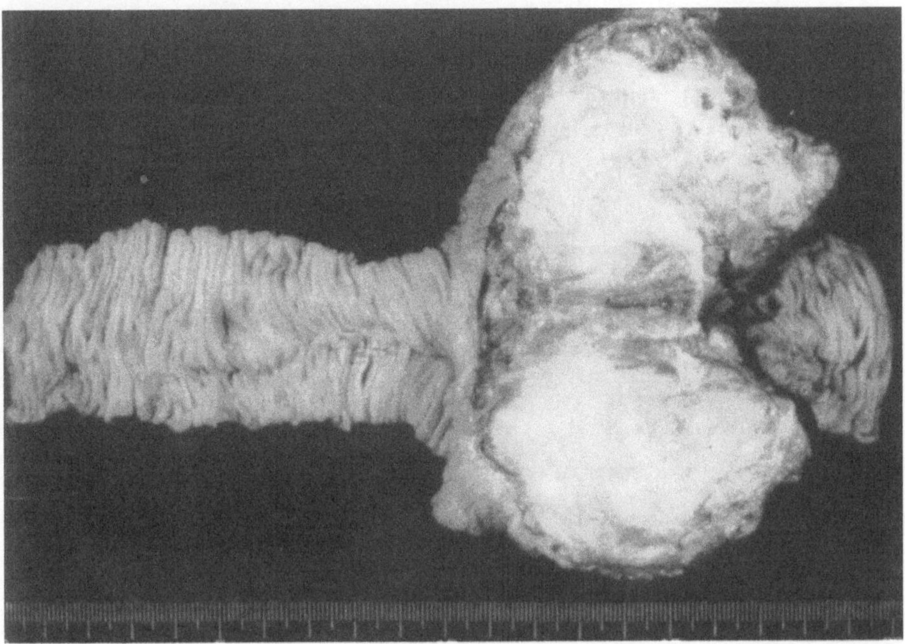

Abb. 3. Dünndarmresektat bei mesenterialer Fibromatose 1½ Jahre nach Kolektomie wegen FAP bei einer 35jährigen Patientin

Kasuistik

Das für den Kinderchirurgen zentrale Problem des geeigneten Operationszeitpunktes und Operationsverfahrens soll zunächst exemplarisch an einer betroffenen Familie dargestellt werden – die einzige Familie in 20 Jahren, mit der unsere Abteilung konfrontiert wurde.

Die 8- und 9jährigen Schwestern wurden uns erstmalig 1976 wegen einer bereits bekannten, auswärts durch Kolonkontrasteinlauf gesicherten, familiären Polyposis mit zunehmender klinischer Symptomatik zur Rektoskopie überwiesen (Abb. 4). Der ebenfalls schwer erkrankte Vater war zu diesem Zeitpunkt bereits wegen eines Kolon-Karzinoms bei Polyposis kolektomiert und mit Anus praeter versorgt worden. Familienanamnestisch war eine Tante väterlicherseits und fraglich die Großmutter väterlicherseits betroffen. Durch Vorsorgeuntersuchungen gesichert nicht erkrankt ist der noch lebende Bruder des Vaters. Er ist verheiratet, hat aber bewußt auf Kinder verzichtet. Der Sohn der Tante hat sich einer Untersuchung entzogen, ist aber klinisch asymptomatisch. Der Versuch eines ophthalmologischen Screenings mußte bei den 2- und 3jährigen Söhnen unserer Patientinnen wegen mangelnder Kooperation abgebrochen werden und ist bei dem erst 4 Wochen alten männlichen Säugling bislang unterblieben. Obwohl beide Schwestern schwer von der Polyposis betroffen waren, wies nur die ältere Schwester die typischen Augenhintergrundsveränderungen auf.

Die klinische Symptomatik war allerdings bei der jüngeren Schwester stärker ausgeprägt und setzte bereits im Alter von 8 Jahren ein mit kolikartigen Bauchschmerzen und Absetzen von blutig tingierten, schleimigen Stühlen bei einer Stuhlfrequenz von mehr als 12mal pro Tag. Bei der 1 Jahr älteren Schwester traten die Beschwerden etwas weniger ausgeprägt erst mit 9 Jahren auf. Beide Patientinnen wurden regelmäßig klinisch und rektoskopisch kontrolliert. Da die Polypenanzahl und -größe im Laufe der Jahre zunahm und der Vater zwischenzeitlich an den Folgen des Kolon-Karzinoms im Alter von 32 Jahren verstorben war, entschlossen wir uns nach ausführlicher Beratung mit dem pädiatrischen Gastroenterologen, der Mutter und den Schwestern zur Proktokolektomie mit Proktomu-

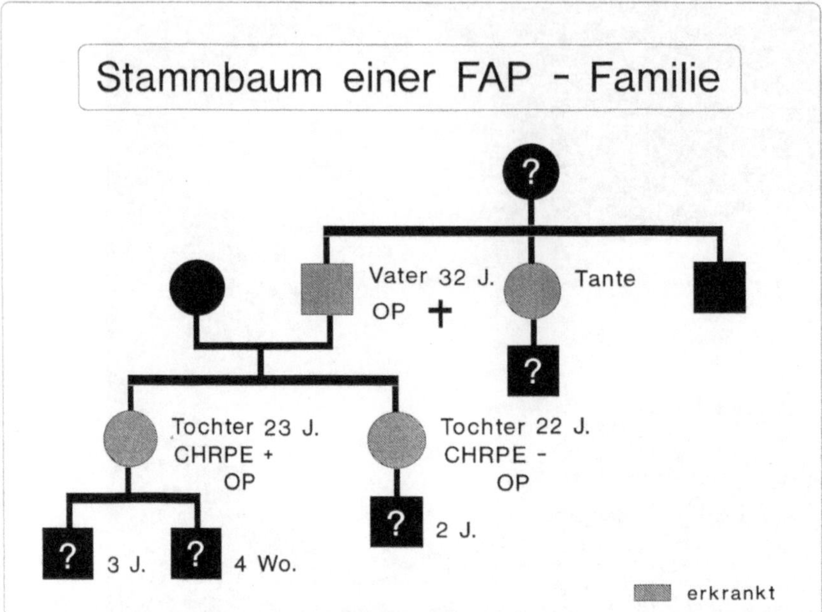

Abb. 4. Stammbaum der Familie mit FAP. Beide Töchter wurden in der Kinderchirurgie, Univ. Heidelberg, behandelt

kosektomie und ileoanaler Anastomose im Alter von 15 bzw. 16 Jahren (Abb. 5). Ausschlaggebend für diesen Zeitpunkt war die klinische Symtomatik und, aus psychologischer Sicht, eine ausgeprägte Angst der Mädchen vor einer malignen Entartung, zumal sie das qualvolle Sterben ihres Vaters z.T. zuhause miterlebt hatten.

Bis auf einen Adhäsions- und Bridenileus 5 Monate postoperativ war der Verlauf bei der älteren Schweser bis heute komplikationslos. Die tägliche Stuhlfrequenz schwankt bei ihr zwischen 5- und 10mal am Tag. Nach Fehlernährung tritt gelegentlich eine Enteritis auf. Sie ist heute nach 2 Sektioentbindungen glückliche Mutter und fühlt sich bei gutem Allgemeinzustand subjekiv wohl. Kontrolluntersuchgungen sind bishlang ohne pathologischen Befund.

Bei der jüngeren Schwester war der postoperative Verlauf im 1. Jahr komplikationslos. Im folgenden entwickelte sich eine Häufung der täglichen Stuhlfrequenz bis auf mehr als 30mal pro Tag mit Gewichtsabnahme und begleitender, massiver paraanaler Entzündung. Rektoskopisch fand sich im durchgezogenen terminalen Ileum eine Polyposis, welche sich histopathologisch als lymphofollikulär erwies. Da das Leiden der Patientin unerträglich wurde, entschlossen wir uns vor sechs Jahren zur Ileostomaanlage und Blindverschluß des distalen Neorektums. Seither ist sie subjektiv beschwerdefrei. Sie kommt gut mit der Stomapflege zurecht und hat an Gewicht zugenommen. Kontrolluntersuchungen sind bislang ohne pathologischen Befund. Zur Zeit überlegt sie, ob sie nicht doch einer ihr vorgeschlagenen J-Pouchanlage mit ileoanaler Anastomose zustimmen soll, obwohl dieser Eingriff nach Sektioentbindung bei Ulterusruptur und anschließendem Adhäsionsileus nicht unproblematisch werden dürfte.

Zeitpunkt der Prophylaktischen Kolektomie

Der Kinderchirurg wurde bislang kaum mit der Frage des Operationszeitpunktes konfrontiert. Einerseits ist die Erkrankung äußerst selten und andererseits treten nach umfassenden dänischen Erhebungen die ersten Darmsymptome durchschnittlich erst im Alter von

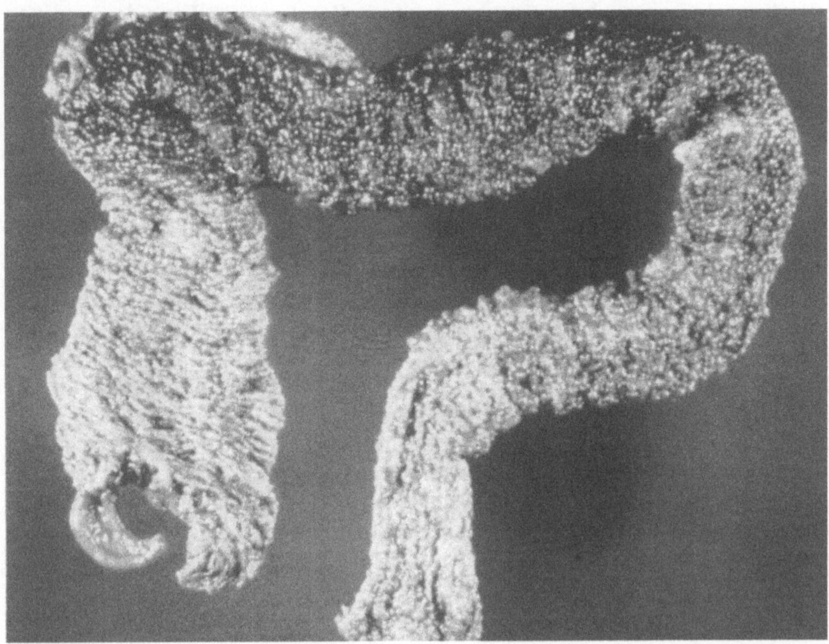

Abb. 5. Kolonresektat einer 15jährigen Patientin mit FAP (Kinderchirurgie Univ. Heidelberg)

29 Jahren auf [2]. Die seltene klinische Manifestation im Kindesalter ist wohl auch der Grund für die nur ¼seitige Abhandlung dieses Krankheitsbildes im Bettex'schen Lehrbuch für Kinderchirurgie 1982. Zur Therapie bzw. zum Operationszeitpunkt schreibt Margit Lehner [8]: „Die Therapie der Wahl ist die totale Kolektomie. Da vor dem 10. Lebensjahr niemals eine maligne Entartung beschrieben wurde, kann damit bis zu diesem Zeitpunkt gewartet werden."

Eine der repräsentativsten Aussagen über die Relation von Alter und der Entwicklung eines Kolon-Karzinoms bei unbehandelten Patienten findet sich in einer Publikation von Bülow 1986 [2]. Bülow hat die Daten dem dänischen Polyposis-Register entnommen und berichtet über die Altersverteilung von 115 nichtbehandelten Polyposis-Patienten mit Kolon-Karzinom. Das durchschnittliche Alter betrug 36 Jahre, die Altersspanne umfaßte 17–67 Jahre. Ein Fünftel der Patienten ist bereits im 3. Lebensjahrzehnt erkrankt.

Nach einer aktuell erschienen Übersichtsarbeit von Waltraut Friedel 1991 [5] im Deutschen Ärzteblatt wird heute das angestrebte Operationsalter nach Diagnosestellung der FAP im Kindesalter mit 16–18 Jahren angegeben. Die individuelle Variabilität sollte der klinischen Symptomatik, dem subjektiven Beschwerdebild und den objektiven Kontrollbefunden gerecht werden. Die Indikation zur Kolektomie vor dem Ende der Pubertät mit Inkaufnahme aller Sekundärfolgen einschließlich Wachstums- und Entwicklungsbeeinträchtigung bedarf einer begründeten Untermauerung.

Optimierte Operationsverfahren

Im letzten Jahrzehnt haben sich chirurgischerseits die Bemühungen um kontinenzerhaltende Operationsverfahren mit Dünndarmersatzreservoir verstärkt. Unter den verschiedenen Modifikationen wird in zunehmenden Maße die Anlage eines ileoanalen J-Pouch'sches nach Kolektomie mit Proktomukosektomie als Operationsverfahren der Wahl favorisiert [7]. Die Erfahrungen und Langzeitbeobachtungen im Adoleszentenalter mit diesem

Vorgehen sind allerdings derzeit nach Literaturangaben äußerst gering. Eine der wenigen Publikationen stammt von Wesson aus Toronto 1988 [10], der über den postoperativen Verlauf bei fünf pädiatrischen Patienten mit Colitis ulcerosa und drei mit familiärer Polyposis nach J-Pouch-Anlage berichtet. Die funktionellen und subjektiven Befunde sprechen für dieses Vorgehen auch im Adoleszentenalter.

Fazit

Die vornehmliche Aufgabe des Kinderchirurgen ist die Erfassung und klinische Überwachung der betroffenen Familien durch etablierte Screening-Untersuchungen wie die richtige Zuordnung der klinischen Symptomatik, von Rektoskopie- und Retinoskopiebefunden und die Zuführung von Risiko-Patienten zu molekulargenetische Blutanalysen, wie sie nach neueren Erkenntnissen von Dunlop und Friedel 1991 [4, 5] vorgeschlagen werden. Die Kolektomie als Karzinom-Prophylaxe stellt heute unbestritten die Therapie der Wahl dar. Der optimale Operationszeitpunkt richtet sich an erster Stelle nach der klinischen Symptomatik, sollte jedoch in jedem Falle am Ende der Adoleszenz angestrebt werden. Die postoperative Nachsorge beinhaltet nicht nur die obligate 2jährliche Kontrollrektoskopie, sondern hat ihr Augenmerk ebenso auf die anfangs erwähnten extrakolonischen Organmanifestationen zu richten.

Literatur

1. Bodmer WF, Bailey CJ, Bodmer J, Bussey HJR, Ellis A, Gorman P, Lucibello FC, Murday VA, Rider SH, Scambler P, Sheer D, Solomon E, Spurr NK (1987) Localization of the gene for familial adenomatous polyposis on chromosome 5. Nature 328:614–616
2. Bülow S (1986) Clinical features in familial polyposis coli. Results of the danish polyposis register. Dis Colon Rectum 29:102–107
3. Day DW, Morson BC (1982) The adenoma-carcinoma-sequence. In: Morson BC (ed) The pathology of colorectal cancer. (Major problems in pathology). Saunders, Philadelphia, pp 58–71
4. Dunlop MG, Wyllie AH, Steel CM, Piris J, Evans HJ (1991) Linked DNA markers for presymptomatic diagnosis of familial adenomatous polyposis. Lancet 337:313–316
5. Friedel W, Möslein G, Jaeger K, Herfarth C, Propping P (1991) Familiäre adenomatöse Polyposis. Paradigma einer therapierbaren genetischen Krankheit. Dtsch Ärzteblatt 88:1261–1276
6. v. Herbay A (1990) Pathologische Anatomie von Colitis ulcerosa und familiärer adenomatöser Polyposis coli. In: Herfarth Ch, Stern J (Hrsg) Colitis ulcerosa, Adenomatosis coli. Funktionserhaltende Therapie. Springer, Berlin Heidelberg New York Tokyo, S 49–62
7. Herfarth Ch, Stern J (1990) Colitis ulcerosa, Adenomatosis coli. Funktionserhaltende Therapie. Springer, Berlin Heidelberg New York Tokyo, S 97–132
8. Lehner M (1982) Polypen des Magen-Darm-Traktes. In: Bettex M, Genton N, Stockmann M (Hrsg) Kinderchirurgie: Diagnostik, Indikaton, Therapie, Prognose. Thieme, Stuttgart New York, S 7.171–7.172
9. Traboulsi EI, Maumenee IH, Krush AJ, Alcorn D, Giardiello FM, Burt RW, Hughes JP, Hamilton SR (1990) Congenital hypertrophy of the retinal pigment epithelium predicts colorectal polyposis in Gardner's syndrome. Arch Ophthalmol 108:525–526
10. Wesson DE (1988) Early results with the J-Pouch procedure in children. Can J Surg 31:182–184

132. Prophylaktische Orchidopexie des kontralateralen Hodens nach Hodentorsion im Kindesalter?

G. Woitek, G. Gräfe und K. Kluttig

Klinik und Poliklinik für Kinderchirurgie, Universität Leipzig, Theresienstraße 43, O-7021 Leipzig, Bundesrepublik Deutschland

Preventive Orchiopexy of the Contralateral Testis Following Testicular Torsion in Childhood?

Summary. Follow-up examinations following testicular torsion did not reveal any differences in the development of contralateral testicles preventively fixed compared with those which were not. It is thus concluded that criteria other than testicular development must be taken into account when deciding on mandatory contralateral orchiopexy in testicular torsion.

Key words: Spermatic-Cord-Torsion-Surgery – Testicular torsion – Preventive orchiopexy – Contralateral testis

Zusammenfassung. Die Nachuntersuchungen der Autoren zeigen keine Unterschiede in der Hodenentwicklung von prophylaktisch pexierten und nicht pexierten gesunden Hoden der Gegenseite nach Hodentorsion im Kindesalter, so daß für die Entscheidungsfindung für oder gegen eine obligate prophylaktische Orchidopexie noch andere Kriterien herangezogen werden müssen.

Schlüsselwörter: Funikulartorsion-Chirurgie – Hodentorsion – prophylaktische Orchidopexie – kontralateraler Hoden

Für das Auftreten von Hodentorsionen wird immer eine bestehende funktionelle oder anatomische Anomalie dieser Region verantwortlich gemacht.

Zum einen soll die Kontraktion der Cremastermuskulatur, verbunden mit einem veränderten Drehmoment durch differente Achsen und ein den Hoden und Nebenhoden zu etwa ⅔ umgebenden Periorchium, vorwiegend zur supravaginalen Hodentorsion führen, zum anderen kann ein völlig mit Periorchium überzogener Hoden und Nebenhoden und das Fehlen des Gubernaculum testis – das sogenannte „Glockenklöppel-Phänomen" – die Voraussetzung für eine intravaginale Hodentrosion sein.

Aus der Annahme, daß diese Besonderheiten, die Anlaß einer Hodentorsion sein können, auch am kontralateralen Hoden vorliegen, resultiert die seit Jahrzehnten formulierte Forderung nach der prophylaktischen Orchidopexie der Gegenseite.

Lediglich über den Zeitpunkt gab es bei den verschiedenen Autoren differente Meinungen – Pexie des kontralateralen Hodens in gleicher Sitzung mit der Freilegung des torquierten Hodens.

Pexie in zweiter Sitzung, jedoch noch während des stationären Aufenthaltes bis hin zur geplanten Operation der gesunden Seite nach einem symptomfreien Intervall werden beschrieben und empfohlen.

Auch nach der indizierten Ablatio testis eines torquierten Hodens war die prophylaktische Orchidopexie der Gegenseite therapeutische Empfehlung.

Erst Mitte der 80iger Jahre finden sich in der Literatur Berichte über den Verzicht auf prophylaktische Operationen am Hoden der Gegenseite und zwar besonders dann, wenn eine supravaginale Form des Hodentorsion vorgelegen hat.

Diese differente Einstellung unterschiedlicher Autoren zur prophylaktischen Pexie kontralateraler Hoden nach Hodentorsion war für uns Anlaß, das Krankengut unserer Klinik mit dem Ziel einer Wertung der Effektivität verschiedener Behandlungskonzepte nachzuuntersuchen.

An der Klinik und Poliklinik für Kinderchirurgie der Universität Leipzig wurden in den Jahren 1975–1987 43 Kinder im Alter von einem Tag bis 14 Jahre wegen einer unilateralen Hodentorsion operativ behandelt. Bei der Altersverteilung zeigt sich ein Häufigkeitsgipfel in der Postnatalperiode, hier handelte es sich zumeist um intrauterine Hodentorsionen, eine weitere Häufung beobachteten wir um das 3.–5. und 11.–13. Lebensjahr.

Von den insgesamt 43 an einer Hodentorsion operierten Kindern, erhielten 19 (44%) eine primäre Ablatio testis, 24mal versuchten wir – bei entsprechenden Befunden – den detorquierten Hoden zu erhalten.

Der Erhaltungsversuch führte 8mal zur Atrophie des Hodens und bereits bei 5 dieser Kinder zur Ablatio testis in 2. Sitzung.

Der Vollständigkeit halber, aber ohne mögliche Erklärung sei erwähnt, daß eine für die Hodentorsion prädisponierende „glockenförmige Hodenaufhängung" in den Operationsberichten lediglich in 7 Fällen beschrieben wurde.

Mit einer prophylaktischen Orchidopexie der Gegenseite versorgten wir 28 (65%) unserer 43 Patienten. Diese Operation wurde im Durchschnitt 4 Monate nach dem Torsionsereignis ausgeführt. Bei den restlichen 15 Kindern (35%) verzichteten wir aus unterschiedlichen, hier nicht näher zu diskutierenden Gründen und auch unabhängig von der Form der vorangegangenen Torsion, auf die pexierende Operation.

Somit verfügen wir über ein unausgewähltes Patientengut nach Hodentorsion, bei welchem ohne definierte Auswahlkriterien, d.h. also zufällig, in 75% der Fälle eine prophylaktische Orchidopexie des gesunden Hodens durchgeführt und bei 25% der Fälle auf diese verzichtet wurde. Unsere Nachuntersuchungsergebnisse basieren auf 25 Patienten.

Die Operationen am betroffenen und am kontralateralen Hoden sind in den Abbildungen 1 und 2 angegeben. Auch hier ergibt sich das Verhältnis zwischen prophylaktisch pexierten und nicht pexierten kontralateralen Hoden von etwa 2:1.

Die Beurteilung der Patienten erfolgte anamnestisch, klinisch und mittels Hodensonographie. Das Alter der Patienten zum Zeitpunkt der Nachuntersuchung lag zwischen 4 und 25 Jahren.

Subjektive Beschwerden wurden von keinem Patienten geäußert.

Vom Aspekt her auffällig wurde von uns das Genitale von 16 Patienten eingeschätzt. Diese Beurteilung resultierte aus dem Folgezustand der Ablatio testis des torquierten Hodens in erster Sitzung bei 7 Patienten und aus der sekundären Atrophie des primär erhaltenen Hodens in weiteren 7 Fällen.

Von letzteren 7 Patienten wurde zwischenzeitlich in 4 Fällen der atrophierte Hoden ebenfalls entfernt. Es verbleibt ein Patient mit kosmetisch auffälligen Genitale aufgrund einer Retentio testis inguinalis eines bisher nicht pexierten kontralateralen Hodens und ein weiterer mit einer Größendifferenz der Hoden von 1:2.

Die in Bezug auf das Patientenalter beurteilten Parameter Körpergröße und Körpergewicht lagen bei fast allen Nachuntersuchungen zwischen der 3. und 97. Percentile, d.h. im Normbereich.

4 Patienten waren übergewichtig.

Genitalstatus und Pubesentwicklung, beurteilt nach Tanner, schwanken ebenfalls altersabhängig zwischen G1 und G5 bzw. P1 und P6 ohne Anhalt für eine auffällige Entwicklungsstörung.

Operation am torquierten Hoden

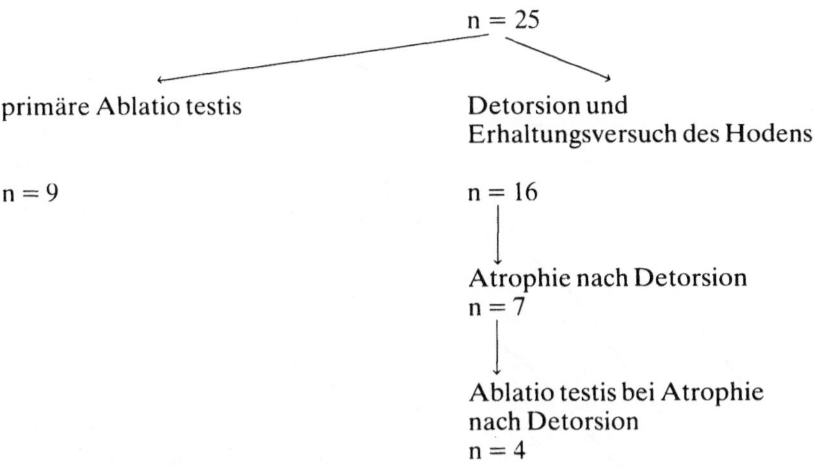

Abb. 1. Hodentorsion. Nachuntersuchung (n = 25)

17 unserer nachuntersuchten Patienten unterzogen sich, im Mittel 3½ Monate nach dem Torsionsereignis, einer prophylaktischen Orchidopexie am kontralateralen Hoden. In dieser Gruppe war anläßlich des akuten Ereignisses in 8 Fällen die Ablatio testis, in 9 Fällen die Detorsion des betroffenen Hodens vorausgegangen.

In Abbildung 3 ist die Entwicklung prophylaktisch pexierter Hoden nach Ablatio testis, in Abbildung 4 das Entwicklungsverhalten pexierter Hoden nach primärer Detorsion einschließlich des Verhaltens des detorquierten Hodens wiedergegeben.

Welche Aussagen lassen sich machen?

Die Volumina aller prophylaktisch pexierten Hoden befinden sich über der 10. Percentile, sie liegen somit im Normbereich.

Von den operativ detorquierten Hoden entwickelten sich, bezüglich ihrer Größe, ebenfalls 4 normal, 5 atrophierten – in 3 Fällen bereits mit der Konsequenz einer Ablatio testis. Bei 2 Patienten sind demnach die atrophierten Hodenanteile noch belassen.

Bei 8 Patienten wurde auf eine prophylaktische Orchidopexie am gesunden Hoden verzichtet. In dieser Gruppe erfolgte bei der Akutoperation 7mal der Erhaltungsversuch des detorquierten Hodens, nur 1mal wurde ablatiert.

Auch die Volumina der nicht pexierten Hoden der Gegenseite liegen bei diesen Patienten sämtlich im Normbereich (Abbildung 5). Die detorquierten Hoden entwickelten sich dagegen unterschiedlich – 4 normal, 2 atrophierten postoperativ, ein Hoden ist als hypoplastisch zu charakterisieren. Einer der atrophierten Hoden wurde bereits sekundär ope-

Operation am kontralateralen Hoden

Prophylaktische Orchidopexie		keine prophylaktische Orchidopexie
n = 17		n = 8
n = 3	supravaginal	n = 2
n = 8	intravaginal	n = 3
n = 6	nicht zugeordnet	n = 3

Abb. 2. Hodentorsion. Nachuntersuchung (n = 25)

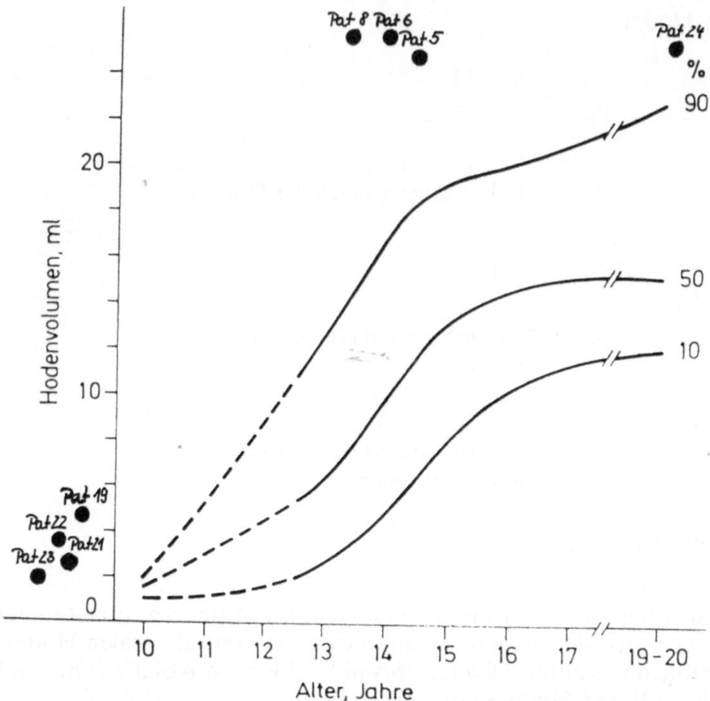

Abb. 3. Normalwerte des Hodenvolumens im Pupertätsalter (Nach Zachmann und Mitarb. 1974) angegeben in Percentilen. • Prophylaktisch pexierte Hoden nach primärer Ablatio testis

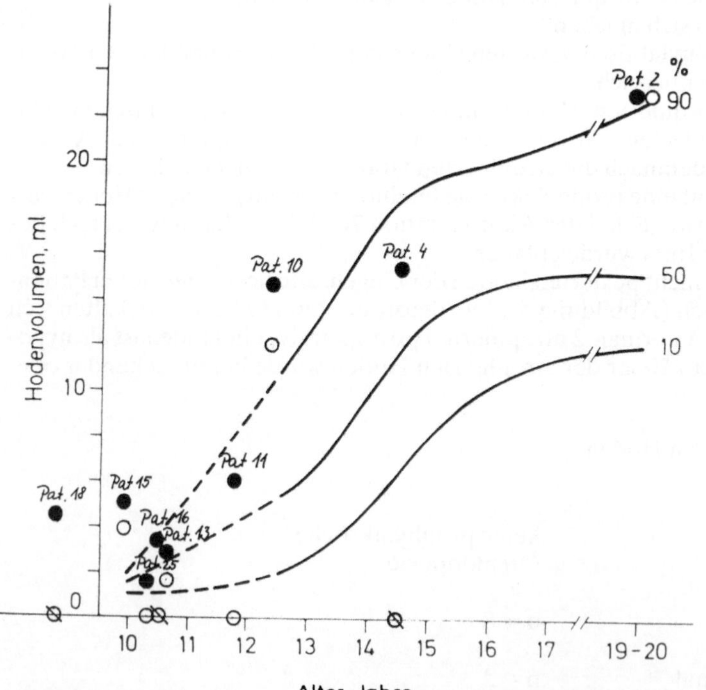

Abb. 4. Normalwerte des Hodenvolumens im Pupertätsalter (Nach Zachmann und Mitarb. 1974) angegeben in Percentilen. • Prophylaktisch pexierte Hoden; ○ Detorquierte Hoden; ⊗ Entfernte Hoden

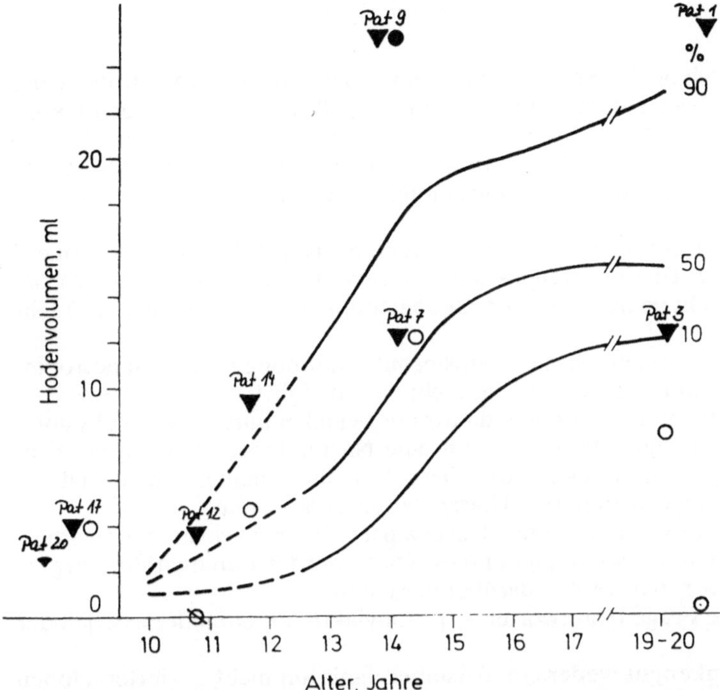

Abb. 5. Normalwerte des Hodenvolumens im Pupertätsaltger (Nach Zachmann und Mitarb. 1974) angegeben in Percentilen. ▼ Nicht prophylaktisch pexierte Hoden nach Detorsion des betroffenen Hodens; ○ Detorquierte Hoden; ⦸ Entfernte Hoden; ▾ Nicht prophylaktisch pexierte Hoden nach primärer Ablatio testis des torquierten Hodens (Pat. 20)

riert, d.h. entfernt (Pat. Nr. 12), ein weiterer mit einem Volumen von 0,5 ml (Pat. Nr. 1) befindet sich noch in situ. Der betroffene Patient ist Vater eines Kindes. Somit resultieren aus dem Vergleich der Hodenvolumina prophylaktisch pexierter und nicht pexierter gesunder Hoden nach Hodentorsion der anderen Seite, keine signifikanten Unterschiede.

Unsere sonographischen Nachuntersuchungen erfaßten insgesamt 32 Hoden von 23 Patienten. Sie beinhalten im Einzelnen 9 ehemals torquierte, durch operative Detorsion aber erhaltene Hoden, 15 kontralateral pexierte und 8 kontralateral nicht pexierte Hoden. Geringgradige Unterschiede im untersuchten Patientengut wurden vom Untersucher, wir verdanken die sonographischen Befunde den Kollegen unserer Abteilung für Radiologie, lediglich für Textur des Hodens und Nebenhodens, sowie für die Abgrenzbarkeit des Nebenhodens beschrieben.

6mal wurde um den Hoden ein schmaler Flüssigkeitssaum gesehen, 4mal bei einem kontrallateral pexierten und 2mal bei einem nicht operierten gesunden Hoden. Diese dezenten sonographischen Befunde lassen keine Wertung des vorausgegangenen operativen Eingriffs zu, wir fanden Texturbeurteilungen von fein bis grob für Hoden und Nebenhoden sowohl in der Gruppe der detorquierten, als auch in der Gruppe der prophylaktisch pexierten und der nicht operierten gesunden Hoden der Gegenseite. Dem Untersucher auffällig war lediglich eine „Strangbildung" im Bereich des Hodens, die wir, da ausschließlich an pexierten Hoden beobachtet, als „Narbe" nach Orchidopexie deuten.

Zusammenfassung

Der Vergleich prophylaktisch pexierter und nicht pexierter Hoden nach Hodentorsion der Gegenseite ergibt bezüglich des Hodenvolumens (Hodengröße) keine auffälligen Unterschiede. Detorquierte Hoden entwickeln sich unterschiedlich.

Durch Detorsion erhaltene Hoden, die fortan eine klinische reguläre Entwicklung nahmen, zeigten auch bei der sonographischen Beurteilung keine vom Normalbefund abweichende Auffälligkeiten.

Das von verschiedenen Autoren, besonders für intravaginale Torsionsformen, beschriebene voraussehbare Torsionsereignis am kontralateralen Hoden, ließ sich bei unseren Patienten (n = 8, nicht pexiert) in einem Beobachtungszeitraum von bis zu 15 Jahren nicht nachweisen.

Hormonuntersuchungen, wie die basale Testosteronbestimmung und Gonadotropinbestimmung nach Stimmulation, wurden von uns nicht durchgeführt.

Wir glaubten darauf verzichten zu können, da wir uns bei allen untersuchten physiologischen klinischen Befunden gegenübersahen, d.h. alle Nachuntersuchten waren „richtige" junge Männer mit regelrechten sekundären Geschlechtsmerkmalen und normalgroßen, eventuell sogar gering hypertrophierten Hoden der gesunden Seite.

Ein zusätzlicher Erkenntnisgewinn war nicht zu erwarten. Zusatzinformationen erhoffen wir uns von den Befunden des Spermiogrammes. Diese werden durchgeführt. Ergebnisse liegen uns noch nicht vor, wir werden darüber berichten.

Letztlich wollten wir die Frage beantworten – prophylaktische Orchidopexie ja oder nein?

Da wir in unserem Krankengut weder ein Torsionereignis am nicht pexierten Hoden der gesunden Seite, noch faßbare Veränderungen oder Störungen am prophylaktisch pexierten Hoden nachweisen konnten, läßt sich aus unseren Ergebnissen allein weder eine Indikation für noch gegen die prophylaktische Orchidopexie ableiten.

133. Obstruktive Uropathien im frühen Kindesalter – Der operative Eingriff als renale Protektion

E. Gottschalk, R. Vetter und R. Walch

Medizinische Akademie Erfurt, Kinderchirurgische Abteilung, Nordhäuser Str. 74, O-5010 Erfurt, Bundesrepublik Deutschland

Obstructive Uropathy in the first Months of Life – Operative Procedures for Renal Protection

Summary. Anomalies in the urinary tract can be noticed early by prenatal sonography. In the case of obstruction, a decompressive procedure can follow immediately after birth. Long-term results of renal function in cases of pyeloureteral obstructions after 6–10 years make it clear that results are better the earlier pyelon resection is performed. In cases of obstructive megaureter, operative procedures are indicated for severe disturbances of ureteral transport. Progressive renal and ureteral wall destruction is promoted by performing operations too late.

Key words: Prenatal sonography – Hydronephrosis – Obstructive megaureter – Long-term renal results

Zusammenfassung. Die pränatale Sonographie macht uns heute frühzeitig auf Anomalien der ableitenden Harnwege aufmerksam. Im Falle von Obstruktionen kann so unmittelbar postnatal die dekomprimierende Operation nachfolgen. Langzeitnierenfunktionsergebnisse bei pyeloureteralen Obstruktionen nach 6-10 Jahren machen deutlich, daß die Ergebnisse um so besser ausfallen, je frühzeitiger die Nierenbeckenresektion erfolgt. Die fortschreitende Nieren- und Ureterwanddestruktion wird im Falle schwerer Harntransportstörungen beim obstruktiven Megaureter durch zu spät erfolgende Operationen begünstigt.

Schlüsselwörter. Pränatale Sonographie – Hydronephrose – Obstruktiver Megaureter – Nierenlangzeitergebnisse

Wir überblicken an der Erfurter Kinderchirurgie ein Krankengut von 61 obstruktiven Uropathien im 1. und 2. Lebensjahr über einen Zeitraum von 10 Jahren. Davon entfallen 27 auf die pyelo-ureterale Junktion, 26 auf den uretero-vesikalen Übergang sowie 8 auf die subvesikale Strecke.

Die pränatale Sonographie macht uns heute frühzeitig auf Anomalien der ableitenden Harnwege aufmerksam. So kann sich dort, wo die Indikation gegeben ist, unmittelbar postnatal der entlastende Eingriff im Falle von Obstruktionen anschließen (Abb. 1).

Obstruktion in den ersten Gestationswochen führt zu schweren dysplastischen Veränderungen der Niere, während sie in der zweiten Hälfte der Embryogenese die Hydrone-

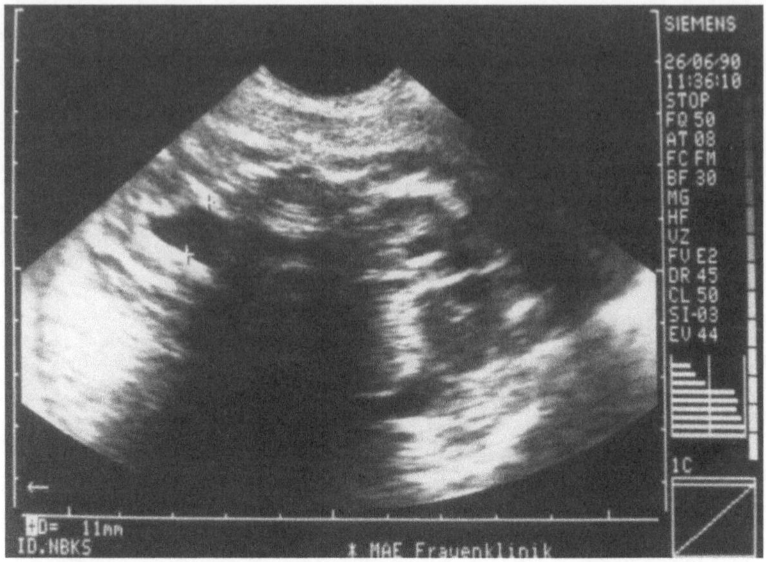

Abb. 1. Pränatale Diagnostik einer Hydronephrose (+) (rechte Niere)

phrose zur Folge hat. Die Nephrogenese dauert bis zur 36. Gestationswoche. Die Ausreifung der Nieren ist jedoch erst einige Wochen nach der Geburt abgeschlossen. So können einerseits schwere irreversible Schäden zwischen der 12. und 20. Schwangerschaftswoche eintreten, andererseits sich aber auch obstruktionsgeschädigte Nieren nach einem frühen postnatalen Eingriff weitgehend erholen. Selbst Nieren mit dünnem Parenchym und fehlender Ausscheidung können nach Behebung der Obstruktion funktionstüchtig werden (Abb. 2).

Daß der Zeitpunkt der operativen Korrektur keineswegs eine unbedeutende Rolle spielt, wird durch die Tatsache bekräftigt, daß es mit Fortdauer der Obstruktion sowohl am Nierenbecken als auch am Ureter zu fortschreitenden fibrös-dissoziierenden Veränderungen kommt, die den Ablauf einer geregelten Peristaltik erschweren bzw. diese unmöglich machen. Der Beseitigung der Obstruktion kann damit oftmals die peristaltische Funktion nicht in einem ausreichenden Maß entsprechen. Fibrosierte, im Sinne der chronisch-proliferativen Entzündung umgewandelte Nierenbecken liefern darüber hinaus über den einmal implizierten Umbauprozeß ungünstige Bedingungen für Anastomosen und begünstigen narbige Restenosen. So erklären sich im allgemeinen günstigere Ergebnisse der Nierenbeckenplastik im Säuglingsalter, indem einerseits die besondere Regenerationskraft der Niere und zum anderen das noch nicht bindegewebig dissoziierte Pyelon gute Vorbedingungen darstellen. Es bleibt somit zu betonen: je frühzeitiger die Diagnose gestellt und die Operation durchgeführt wird, desto mehr Funktionsleistung kann erhalten werden.

Im Falle der Infektion und eines gegebenenfalls aufgrund vergesellschafteter Anomalien vorerst nicht möglichen größeren operativen Eingriffs bieten uns heute die ultraschallgestützte Nephrostomie gute Möglichkeiten, das gestaute Nierenbecken zu dekomprimieren und einschließlich antibiotischer Spülungen das Pyelon zu sanieren. Unter entzündungsfreien Bedingungen folgt die definitive Operation, die Anderson-Hynes-Plastik, nach. Auch hierin liegt eine wirksame Protektion der Niere.

Setzt man bei diesem Krankengut der pyelo-ureteralen Obstruktion das Operationsalter in ein Verhältnis zu den Langzeitnierenfunktionsergebnissen nach 6–10 Jahren, so wird deutlich, daß die Ergebnisse um so besser sind, je früher die Nierenbeckenresektion erfolgt. Bei der später durchgeführten Anderson-Hynes-Plastik sinkt der Funktionsteil der Niere auf 30% und darunter. Harntraktinfektionen stellen sich ein. Einmal ist eine Hyper-

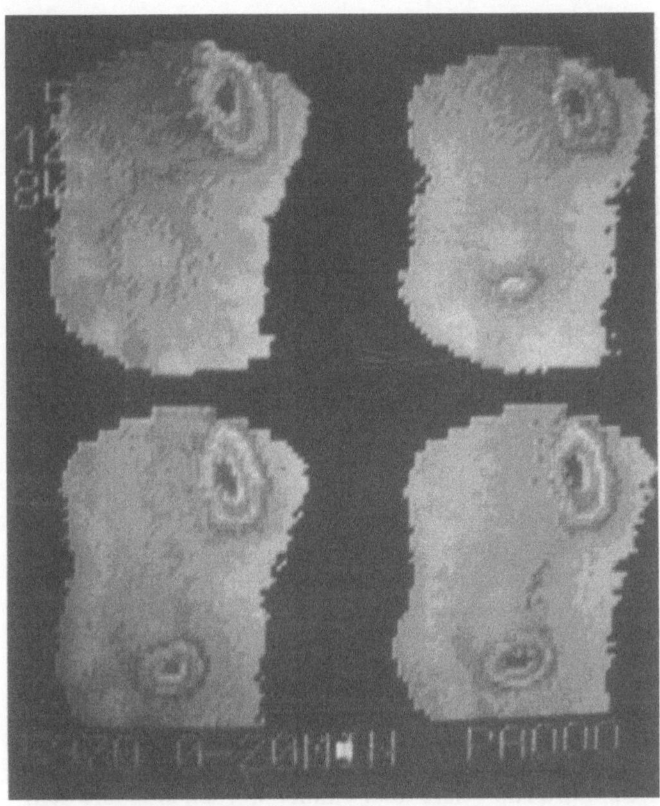

Abb. 2. Funktionstüchtige rechte Niere nach Anderson-Hynes-Plastik. Zuvor Anurie (Sequenzszintigraphie). Nierenagenesie links

toniegefahr gegeben. Ausnahmslos alle Kinder, die in den ersten Lebensmonaten nach Anderson-Hynes operiert wurden, boten in den folgenden Jahren gute bis sehr gute, vor allem durch die Nierenfunktionsszintigraphie und die Urokinetographie ausgewiesene funktionelle Verhältnisse. Die Nierenfunktion war mehrheitlich deutlich gebessert. Wir möchten dies aus der Tabelle 1 entnehmen, wenngleich die jeweilige pathomorphologische und klinisch-funktionelle detaillierte Ausgangssituation für den Einzelfall unberücksichtigt bleibt.

Obstruktionen im Bereich der ableitenden Harnwege sind im weiteren mit dem Begriff des obstruktiven Megaureters ausgewiesen, der als sogenannter primärer Megaureter

Tabelle 1. Ureterabgangsstenose. Operation nach Andreson-Hynes

Operationsalter	Ergebnis – renale Situation
10. Lebenstag	Funktion bei Agenesie li. deutlich gebessert, sehr gut
2. Lebenswoche	NFS 40%, deutlich gebessert, sehr gut
8. Lebensmonat	NFS 45%, deutlich gebessert, sehr gut
10. Lebensmonat	NFS 42%, deutlich gebessert, sehr gut
1 Jahr	NFS 43% re., gebessert, gut
1½ Jahre	NFS: 7/87 35–40%
	12/87 25–30%
	ERPF: ⅓ reduziert; Hypertoniegefahr; weiterer Funktionsverlust; schlecht
2 Jahre	zunächst Besserung, dann progrediente Funktionseinschränkung; 4 HTI p.o.
2½ Jahre	NFS 30%, abnehmend, unbefriedigend

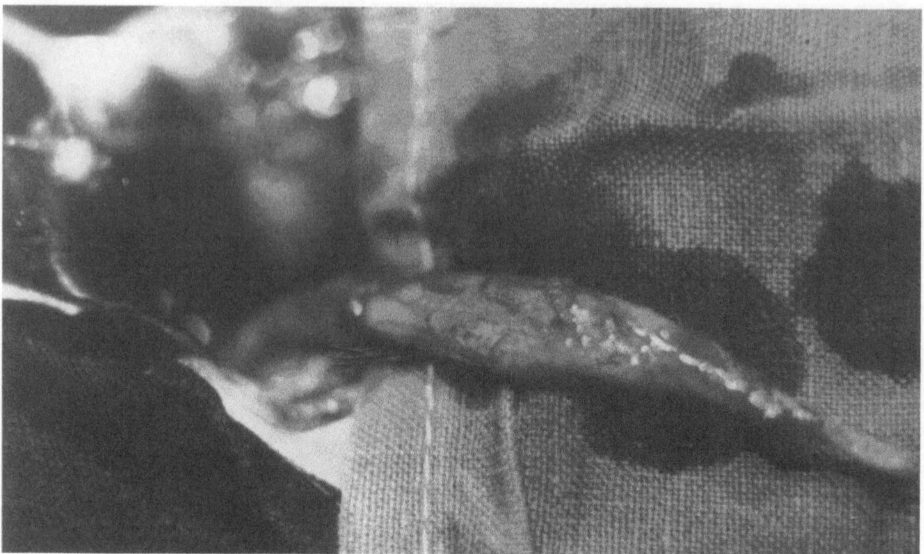

Abb. 3. Obstruktiver Megaureter

bekanntlich seine Ursache in der Stenose des juxta-vesikalen bzw. intramuralen Ureteranteils, der Obstruktion der uretero-vesikalen Junktion, hat (Abb. 3).

Die ureterale Obstruktion schädigt die Niere auf zweierlei Art: einmal durch die Erhöhung des endoureteralen Druckes, der durch die Niere überwunden werden muß und dem sie schließlich, um ein neues Druckgleichgewicht zu erreichen, durch die Dilatation des Nierenbeckenkelchsystems entspricht. Im weiteren kommt es dennoch auf Kosten des Nierenparenchyms zur Druckerhöhung im Hohlraumsystem der Niere selbst. Die zweite Gefahr droht durch die für den obstruktiven Megaureter typischen Angulationen, in denen die Infektion mit Folge rezidivierender Pyelonephritiden nistet.

Die rechtzeitige Herstellung einer unbehinderten ureteralen und uretero-vesikalen Urinpassage bedeutet somit einen wirksamen Schutz für die Niere, indem sie den Druck aus der Niere nimmt und der stauungsbedingten Infektion den Boden entzieht. Auch hier bleibt es die Aufgabe der pränatalen Diagnostik, auf die Erweiterung des Harnleiters rechtzeitig aufmerksam zu machen. Da hinsichtlich der näheren Klassifikation die pränatale Sonographie überfordert ist, muß sie postpartal ihre Ergänzung in der entsprechenden radiologischen und nuklearmedizinischen Differentialdiagnostik finden.

Harntransportstörungen IV. und V. Grades unterliegen der Konsequenz dekomprimierender operativer Eingriffe. Harntransportstörungen II. und III. Grades werden dagegen bei Garantie eines straff geführten Dispensaire unter vorrangigem Einschluß sonographischer Kontrollen zunächst beobachtet. Solange kein Nierenparenchymschaden der Nieren resultiert, erwachsen aus dieser zurückhaltenden Einstellung keine Nachteile und Gefahren. Belastende Faktoren, die in jedem Fall die operative Korrektur erforderlich machen, sind neben sonographisch belegten Zeichen der Kelchdestruktion die nicht beherrschbare Harntraktinfektion und der Hypertonus.

Solange der obstruktive Megaureter keine ausgeprägte Serpentinisierung mit Infektion zeigt und eine ausreichende peristaltische Funktion zu erkennen gibt, unterliegt er der Konsequenz der primären Versorgung im Sinne der Resektion des terminalen obstruierten Harnleiteranteils, gegebenenfalls der Hendren-Modellage bzw. dem Ureteral-Folding sowie der antirefluxiven Ureterozystoneostomie. Anders, wenn Infektion, Harnretention in den ureteralen Schleifen und Hypomotilität das klinische und funktionelle Bild bestimmen.

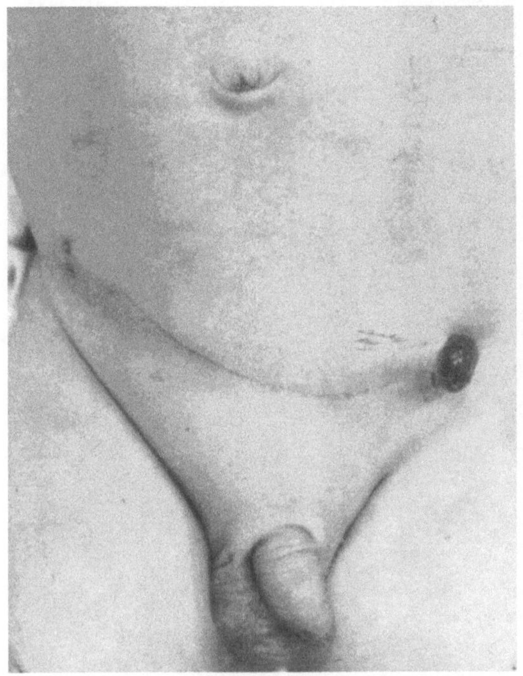

Abb. 4. Terminale kutane Ureterostomie. Kontralateral verlagertes Ureterostoma (rechter Ureter)

Als operative Methode im Sinne der sogenannten temporären Diversion stehen uns die terminale cutane Ureterostomie, die hohe Ring- bzw. loop-Ureterostomie, die Soberfistel und auch hier wieder die perkutane ultraschallgestützte Nephrostomie zur Verfügung. In der Erfurter Kinderchirurgie sind die terminale kutane Ureterostomie (Abb. 4), die wir neuerdings in einer modifizierten Form vornehmen, sowie die perkutane Nephrostomie (Abb. 5) die favorisierten Verfahren.

Eindrucksvoll ist bisweilen im frühen Säuglingsalter die Rekonfiguration des Nierenbeckenkelchsystems, die wir bei älteren Kindern in diesem Maße kaum sehen. Allgemein kann man davon ausgehen, daß kurzzeitig bestehende Erweiterungen eine Rückbildung erfahren, während länger existente Dilatationen zunächst kaum eine überzeugende Rekonfiguration zu erkennen geben bzw. Jahre der Rückbildung nach der operativen Korrektur bedürfen.

Geht man nun ebenfalls bei distalen Ureterobstruktionen der Frage nach, in welchem Maße unsere verschiedenartigen operativen Eingriffe die Niere geschont und zur Verbesserung der renalen Funktion beigetragen haben, so fällt der Vergleich unter Beziehung auf die Operation in den ersten 4 Lebensmonaten überzeugend, danach weniger eindeutig aus (Tabelle 2). Bei der Heterogenität der Ausgangssituation kann dies nicht überraschen. Dennoch sei betont, daß zu spät durchgeführte Eingriffe, da sie den verhängnisvollen Circulus von Stauung, Infektion und fibrösen Umbauprozessen nicht rechtzeitig unterbrechen, die fortschreitende Parenchymdestruktion der Niere und die Funktionseinschränkung fördern. So war bereits bei einem Säugling eine schwere Parenchymschädigung der rechten Niere bei ausgeprägten obstruktiven Megauretern gegeben, als wir im Alter von 10 Monaten eine beiderseitige terminale kutane Ureterostomie vornahmen. Aufgrund auch nuklearmedizinisch belegter mangelnder Eigenkinetik kam es immer wieder zu rezidivierenden pyelonephritischen Schüben. Bei einem Funktionsanteil von 20% der rechten Niere, der mittlerweile auf 10% zurückgegangen ist, konnten wir zunächst unter sanierten Verhältnissen die Ureterreimplantation rechts vornehmen, während der nahezu totale

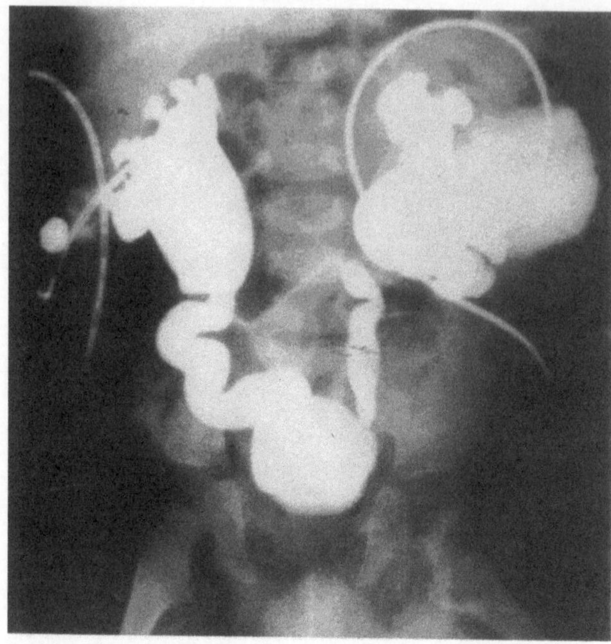

Abb. 5

Tabelle 2. Uretermündungsstenose (Nephrostoma, Sober-Fistel, terminale cutane Urterostomie, Ureterreimplantation (+ Hendren, Folding))

Operationsalter unilateral/bilateral	Ergebnis – renale Situation
1 Monat, re.	NFS sehr gut
3 Monate, re.	NFS 40%, sehr gut
4 Monate, re.	2 HTI, NFS sehr gut
5 Monate, bds.	li. keine Besserung, re. gebessert – gut
5 Monate, li.	NFS 25%, Konkrementbildung, schlecht
6 Monate, bds.	NFS re. 15–20%, HTS li. 2. und re. 4.–5. Grades
1 2/12 Jahre, li.	NFS 35%, mäßig
1 2/12 Jahre, re.	NFS 10%, li. Funktionseinschränkung, Hypertonus, HTI, ilealer Ureterersatz bei HTS
1 4/12 Jahre, li.	NFS o.B., sehr gut
1 6/12 Jahre, re.	sekundäre Nephrektomie
1 9/12 Jahre, bds.	nach 7 Jahren re. Nephrektomie, li. o.B.
1 10/12 Jahre, re.	Restenose, Hypertonus, schlecht
Einnierigkeit	
1 11/12 Jahre	NFS sehr gut
2 Jahre, li.	sekundäre Nephrektomie

Funktionsausfall des starren fibrösen linken Ureters uns erst kürzlich zum kompletten ilealen Ureterersatz zwang. Auch der Fortbestand des Funktionsanteils der linken Niere ist gefährdet, zumal ein angedeuteter Hypertonus auf die in der Regel 50%ige Zirkulationseinschränkung hindeutet.

6 von 14 Kindern, die in den ersten beiden Lebensjahren eine operative Korrektur der Uretermündungsstenose erfuhren, bieten nach 6-10 Jahren ein sehr gutes funktionelles Resultat der zugeordneten Niere. In 4 Fällen war hier nach terminaler Resektion und Streckung primär die Ureterreimplantation vorgenommen worden. Bei 2 weiteren mit

Tabelle 3. Subvesikale Obstruktion

Therapiealter	Ergebnis
2. Lebenstag (u.a. Nephrostomie li.)	nach 14 Tagen verstorben, Megaureteren, Nierendysplasie re., Kreatinin 325 μmol/l
7 Monate	Nephrektomie re., beginnende Retention, Kreatinin 130 μmol/l; 3/89 ERPF: 20%; 9/90 ERPF: 10%; NI nach 9 Jahren
8 Monate (u.a. suprapub. Blasenfistel)	Nephrektomie re., Funktion li. gut
8 Monate	Funktion – NFS bds. gut
10 Monate	chron. NI, Funktion bds. eingeschränkt, NFS re. 20%
1 10/12 Jahre	NFS bds. o.B.
2 Jahre	NFS re. 30%, li. o.B.
2 2/12 Jahre	HTS li. > re., NFS 7/88: li. o.B. re. 35%, 8/89: li. o.B., re. 30%

gutem funktionellen Endresultat führte der Weg über die terminale cutane Ureterostomie und die Hendren-Modellage bzw. ein Folding im Zusammenhang der Reimplantation. Drei sekundäre Nephrektomien wurden erforderlich. Hier waren terminale cutane Ureterostomae bzw. eine Sober-Fistel vorangegangen.

5 Kinder mit letztlich unzureichender Funktion hatten eine passagere Harnableitung, einmal war eine Erweiterungsplastik bei narbiger Obstruktion erforderlich und einmal erfolgte ein Folding. Dies ist nicht der Vorgehensweise und operativen Methodik anzulasten, sondern Ausdruck der schlechten Ausgangssituation.

Wir haben schließlich noch der Frage nachzugehen, in welchem Maße im frühen Kindesalter subvesikale Obstruktionen, vorrangig ausgewiesen durch Urethralklappen, eine Bedrohung für die Niere darstellen und entsprechende therapeutische Maßnahmen eine Nierenprotektion bedeuten. Die bis zum 2. bzw. 3. Lebensmonat diagnostizierten Fälle bieten die größten therapeutischen Probleme und schließen die höchste Frühmortalität ein. Nicht selten ist eine Urosepsis anzutreffen.

In unterschiedlicher Ausprägung sind die Rückwirkungen auf den oberen Harntrakt vorhanden. Das Bild von Obstruktion und die Nieren weitaus mehr schädigendem Reflux ist differenziert. Dementsprechend ist der Zeitpunkt der ersten klinischen Manifestation variabel.

Die in den ersten Lebenswochen vorgenommenen Klappenresektionen können keineswegs mit besseren renalen Resultaten korrelieren, da von vornherein eine stärkere Beeinträchtigung und Schädigung des oberen Harntraktes gegeben ist.

Wir überblicken ein kleines Krankengut von 8 Urethralklappen über den angesagten Zeitraum. Die von uns bevorzugte Behandlungsmethode stellt die Elektroresektion dar. Ein Kind verstarb am 16. Lebenstag.

Man kann anhand unserer Ergebnisse (Tabelle 3) festhalten, daß die Mehrheit der Kinder, bei denen im Säuglingsalter die Klappenresektion, bei 2 Kindern in Kombination mit entlastenden supravesikalen Eingriffen vorgenommen worden war, heute eine bis zur chronischen Insuffizienz gehende renale Funktionsbeeinträchtigung bieten. Zweimal mußte die Nephrektomie erfolgen. Kontrovers wird in diesem Zusammenhang die Frage der suprapubischen bzw. supravesikalen Harnableitung diskutiert (Parkullainen, Pompino, Engelskirchen). Wir nehmen sie im Falle der dekompensierten terminalen Harnleiterstenose, bei Niereninsuffizienz, hohen Kreatininwerten und nicht beherrschbarer Infektionssituation vor. Ungeachtet der auf die detaillierte Ausgangssituation bezogenen unterschiedlichen Bewertung bleibt auch an dieser Stelle die Forderung der Frühbehandlung, um die progrediente Nierenschädigung beizeiten abzuwehren und den renalen Schaden zu begrenzen.

Literatur

1. Engelskirchen R, Gharib M (1990) Die Urethralklappenbehandlung mit und ohne Klappenresektion im ersten Lebensjahr. Z Kinderchir 45:26–32
2. Parkullainen KV (1986) Harnröhrenklappen in Kinderurologie in Klinik und Praxis. In: v. Hohenfellner R, Thüroff JW, Schulze-Wissermann H (Hrsg) Thieme, Stuttgart New York
3. Pompino HJ, Devens K, Illing P, Hessel G, Helmig FJ (1990) Diagnostik, Therapie und Verläufe von Säuglingen mit Harnröhrenklappen, Behandlungskonzept im 1. Lebensjahr. Z Kinderchir 45:33–37

5. Hauptthema

Wert klinischer und experimenteller Ergebnisse für die Praxis

Klinische Ergebnisse

134. Wert klinischer und experimenteller Ergebnisse für die chirurgische Praxis

E. Wolner und A. End

II. Chirurgische Universitätsklinik, Spitalgasse 23, A-1090 Wien

The Impact of Clinical and Experimental Data on Surgical Practice

Summary. Since John Hunter first applied the scientific approach to surgery in the late 18th century, it has been raised from the humble level of a handicraft to a highly experimental science. Although surgical research is essential, the practice of surgery has always been much influenced by the basic sciences. The clinical significance of experimental data has often only been recognized years later: research to no pre-defined end is also of utmost importance. Today in a time of cost explosion and overabundance of information cooperative and statistically well-planned studies are essential to optimize financial and physical resources. Fields of increasing interest such as gene technology, immunology and preventive medicine will certainly influence surgery in the near future. Minimal invasive and interventional techniques have already started to revolutionize surgical practice.

Key words: Research – Clinical trials – Surgical practice

Zusammenfassung. Mit der Begründung der experimentellen Chirurgie durch J. Hunter im späten 18. Jh. wurde die Chirurgie von der Stufe eines Handwerkes auf ein wissenschaftliches Niveau gehoben. Nicht nur die Chirurgen, sondern vor allem auch die Vertreter der Grundlagenforschung haben einen wesentlichen Beitrag für die Entwicklung der heutigen chirurgischen Praxis geleistet. Dem Chirurgen als Bindeglied zwischen Wissenschaft und Patient kommt eine wichtige Aufgabe in der Beurteilung und Anwendung wissenschaftlicher Erkenntnisse zu. Da die Bedeutung von Ergebnissen oft erst viele Jahre später erkannt wird, ist die Forschung auch ohne unmittelbar einsehbare Relevanz zwingend notwendig. Konzepte der Zukunft umfassen die klinische Umsetzung gentechnologischer Erkenntnisse, die Prävention von Krankheiten und die Weiterentwicklung minimal invasiver und interventioneller Techniken.

Schlüsselwörter: Forschung – chirurgische Praxis

Im Zeitalter der Kostenexplosion und des exponentiellen Wissenszuwachses ist die Frage nach der *Anwendbarkeit* klinischer und experimenteller chirurgischer Forschung in der Praxis ein aktuelleres Thema denn je. Jährlich werden in Österreich umgerechnet 3,4 Milliarden DM (entsprechend 1,3% des Bruttoinlandsproduktes), in der Bundesrepublik und den USA jeweils 2,8%, für die gesamte Forschung und experimentelle Entwicklung aufgewendet.

Bevor wir die Gegenwart analysieren, erinnern wir uns der *Vergangenheit* der chirurgischen Forschung, die erst ab dem 16. Jahrhundert durch Synthese der Chirurgie mit den *Grundlagenwissenschaften* so richtig ihren Aufschwung nahm: Gab Andreas Vesalius der Chirurgie eine solide anatomische Grundlage, so gilt der englische Chirurg und Pathologe John Hunter als der eigentliche Begründer der „Experimentellen Chirurgie". Große Bedeutung für die chirurgische Praxis kommt der Einführung der *Narkose* durch den amerikanischen Zahnarzt William Morton 1846 und der *Antisepsis* durch Joseph Lister, der aufbauend auf den Arbeiten Louis Pasteurs, 1870 eine der ersten klinischen Studien durchführte – allerdings unter Verwendung einer historischen Kontrollgruppe. Betrug die Mortalität vor Einführung der Antisepsis 43% in 35 Fällen, so ging sie nach Anwendung der neuen Methode auf 15% – in 40 Fällen – zurück. Lister bemerkte selbstkritisch, daß „die Zahlen zweifelsohne für einen statistischen Vergleich zu klein (!) seien." Unter Anwendung der heute üblichen Statisik wäre das Überleben mit einem $p < 0{,}01$ signifikant verlängert.

1873 stellte der angesehene britische Chirurg John Eric Erichson fest – und dieser Ausspruch wurde in abgewandelter Form von etlichen bedeutenden Chirurgen nach jeweils Erreichung eines medizinischen Höhepunktes oft wiederholt: „... There must be a final limit to development in our profession there can be no doubt; that we have nearly, if not quite, reached these final limits there can be little question." Wie so viele vor und nach ihm hat sich Erichson als falscher Prophet erwiesen: Das 20. Jahrhundert brachte – basierend auf den Erkenntnissen der *Biologie* – ungeahnte Fortschritte durch Einführung der Chemotherapie und der Entwicklung der Herz- und Transplantationschirurgie.

Unter der Fülle klinisch relevanter *Tierexperimente* seien einige herausgegriffen, die – wie die Geschichte zeigt – oft erst nach vielen Jahren – ihre Anwendung beim Menschen fanden. Führte bereits der englische Anatom Robert Hooke Hundeexperimente zur künstlichen Beatmung mittels eines Blasebalges durch, fand die endotracheale Narkose erst Anfang des 20. Jh. ihren Eingang in die Klinik. 1902 wurden die ersten technisch erfolgreichen experimentellen Nierentransplantationen durch Ullmann und Carrel, 1954 die erste erfolgreiche Nierentransplantation beim Menschen durchgeführt. Brunton, ein englischer Kardiologe, wies bereits 1902 darauf hin, daß Mitralklappenerkrankungen im Tierexperiment behandelbar seien; über 20 Jahre später gelang Henry Souttar die erste erfolgreiche Mitralklappen„sprengung", deren Bedeutung damals allerdings nicht erkannt wurde. Wiederum brauchte es 20 Jahre, bis – nach einem besseren Verständnis der Hämodynamik – die Mitralklappensprengung sich in der Praxis durchsetzte. 1934 wurde die revolutionäre Idee der extrakorporalen Zirkulation geboren und nach einer Vielzahl von Hundeversuchen von ihren Erfindern, Gibbon und Lillehei, 1953 erstmals beim Menschen erfolgreich eingesetzt. Auf Lower und Shumway von der Stanford-Universität geht die Technik der orthotopen Herztransplantation zurück, die erstmals 1959 längerfristig erfolgreich beim Hund durchgeführt wurde; 8 Jahre später erfolgte die erste Transplantation beim Menschen durch Christiaan Barnard.

Unter den klinischen Experimenten und Studien ist die Leistung William Harveys im 17. Jh. hervorzuheben: er entdeckte den großen Kreislauf durch Beobachtung am Menschen, wobei er 12 Jahre mit seiner Publikation zögerte. Ein Meilenstein auf dem Gebiet der Diagnostik stellte die Entdeckung der Röntgenstrahlen dar, die sehr rasch von den Chirurgen zur präoperativen Abklärung übernommen wurde. Mit dem Nobelpreis geehrt wurde der Berliner Chirurg Werner Forssmann, der in einem einmaligen Selbstversuch die diagnostische Bedeutung des Herzkatheters bewies. Stellte der Krieg eine Zäsur dar, machte in den darauffolgenden Jahrzehnten speziell die Transplantationschirurgie eine steile Entwicklung durch; ab den 70er Jahren gewannen Multicenterstudien zunehmend an Bedeutung.

Als *Paradebeispiel* möchte ich – nicht nur aus patriotischen Gründen – einen Chirurgen anführen, der die chirurgische Praxis auf tierexperimentellen und klinischen Studien mit statistischer Auswertung aufbaute: Theodor Billroth, der 1881 die erste erfolgreiche Magenresektion durchführte, nachdem er in einem Zeitraum von über 10 Jahren 61 287

Krankengeschichten auswerten und alle technischen Details in zahlreichen Tierexperimenten erproben ließ.

Wenden wir uns von den enormen Errungenschaften der Vergangenheit der eher ruhigeren – *Gegenwart* zu. Gleich am Anfang ein hartes Statement: „80% der chirurgischen Publikationen sind angeblich klinisch nicht relevant!". Dies ist in erster Linie auf eine falsch angewandte Statistik, die zu falschen Aussagen führt, zurückzuführen.

So stellte Reznick in einer Übersichtsarbeit in Surgery 1987 fest, daß 78% der Publikationen im Aust NZ J Surg Fehler in der Statistik aufwiesen, im Br J Surg 67% und im angesehenen N Engl J Med immerhin noch 54%. Durch intensivere Zusammenarbeit mit klinisch orientierten Statistikern bzw. Biometrikern wäre dem leicht Abhilfe zu schaffen. Allerdings sind sicherlich manche Arbeiten trotz schlechter statistischer Methodik gut und klinisch relevant.

Ein paar weitere Gedanken zu den immer wieder geforderten prospektiv kontrolliert randomisierten Studien. So sehr diese zu befürworten sind und auch entscheidende Beiträge geleistet haben – man denke nur an die Fisher-Studie beim Mammakarzinom oder die CASS-Studie zur Koronarchirurgie – so wird mitunter vergessen, daß jede Operation noch immer von der Geschicklichkeit des Chirurgen abhängt, daß die Ergebnisse sehr erfahrener Chirurgen nicht ohne weiteres auf die allgemeine chirurgische Praxis übertragbar und die Ergebnisse solcher Studien auch von lokalen Gegebenheiten abhängig sind (Bsp.: westliche versus japanische Krebschirurgie). Die Ausrichtung auf einen zu untersuchenden Faktor könne nach Rudolf Pichlmayr zu einer „Pseudo-Exaktheit" und nicht zu wirklichen Beweisen führen. Trotz Multivarianzanalyse könnten nie alle Einflußmöglichkeiten – man denke nur an die nie zu vereinheitlichende Operationstechnik – berücksichtigt werden. Deutlich zeigt sich auch eine Diskrepanz zwischen der subjektiven Einschätzung der klinischen Relevanz und dem tatsächlichen Ergebnis: Von 46 randomisierten kontrollierten Studien fand nur in 50% die neue Therapie in der Praxis Anwendung.

Nun von den Tatsachen ein Ausflug zu Spekulationen, zu *Forschungsgebieten* der Gegenwart, deren klinische Relevanz derzeit noch offen ist: Ich möchte ohne Wertung – lediglich willkürlich herausgegriffen – die Computersimulation biologischer Vorgänge, die Kardiomyoplastik zur Herzunterstützung, die Entwicklung neuer Gefäßprothesen (unter Einsatz des Endothelzell-linings) sowie die Entwicklung von Blutersatzstoffen erwähnen. Ob wir in den nächsten Jahren oder im nächsten Jahrtausend mehr wissen, bleibt abzuwarten. Fest steht, und das sei allen zum Trost gesagt, daß z.B. auf dem Gebiet der Herzkreislaufforschung in 60% der Studien über 20 Jahre verstreichen mußten, bis ihre klinische Relevanz erkannt wurde. Wesentlichen Anteil hatte daran die Grundlagenforschung, deren Durchführung – auch ohne zunächst einsehbare klinische Anwendbarkeit – eine Notwendigkeit darstellt.

Infolge der Problematik der Forschungsfinanzierung werden Studien zur *Kosten-Nutzen-Relation* zunehmend an Bedeutung gewinnen. Durch ein sich entwickelndes Kostenbewußtsein wird die chirurgische Forschung rationeller und praxisbezogener zu gestalten sein, ja vielleicht sich der Beruf eines chirurgischen Forschungsmanagers herauskristallisieren.

Wie sehen die Schwerpunkte der *Zukunft* aus? Tragendes Fundament der chirurgischen Forschung wird die Grundlagenforschung sein, wobei der Prävention von Krankheiten, wie der Atherosklerose, vermehrtes Augenmerk zu schenken ist. Wie vielfach angedeutet, könnte dies das Ende einzelner chirurgischer Subspezialitäten bedeuten. Einen wesentlichen Schwerpunkt werden die multimodalen Therapiekonzepte unter Einbeziehung der Immuntherapie und Gentechnologie – also somit interdisziplinäre Projekte – darstellen. Die bis jetzt erzielten Erfolge der sogenannten „minimal invasiven" Chirurgie werden sich in Zukunft noch weiter ausbauen lassen, so daß Indikation und Technik in der Bauchchirurgie neu definiert werden müssen. Die Technik wird sicherlich noch für einige Überraschungen sorgen; die interventionellen Radiologen und Internisten werden die chirurgische Praxis durch Entwicklung neuer Techniken mehr und mehr beschneiden. Studien zur Versuchsökonomie, zur Analyse und Verbesserung von Forschungsstrukturen sowie die internationale Kooperation entsprechender Forschergruppen werden ihre Bedeutung erweisen.

Nach diesen Ausführungen möchte ich mit einem akutellen Leitspruch aus der Vergangenheit schließen: „Saluti et solatio aegrorum!" – Der Wert der Forschung für die ärztliche und somit auch chirurgische Praxis wird immer an dem Wohlergehen, d.h. dem Grad der Lebensqualität, der Patienten zu messen sein.

135. Onkologische Chirurgie/Pathologisch-anatomische Sicht

P. Hermanek

Chirurgische Universitätsklinik, Maximiliansplatz 1, W-8520 Erlangen, Bundesrepublik Deutschland

Oncological Surgery – The Pathologist's Point of View

Summary. Important progress achieved during the last years in four fields is reported: (1) Preoperative histological diagnosis: use of immunohistology, improvements by the 2nd edition of the WHO International Histological Classification of Tumors; (2) pathology of lymphatic spread: detailed classification according to topography and number of involved nodes, increased knowledge of factors influencing lymphatic spread and standardization of examination methods with statements on the number of examined and involved nodes; (3) publication and worldwide acceptance of the uniform 4th edition of the TNM Classification; and (4) introduction of the residual tumor (R) classification.
Key words: Immunohistology – Lymphatic spread – TNM – Residual tumor

Zusammenfassung. Wesentliche Fortschritte der letzten Jahre auf 4 Gebieten werden berichtet. 1. Präoperative histologische Diagnostik: Einsatz der Immunhistologie, Verbesserungen durch die 2. Auflage der WHO-Klassifikation maligner Tumoren. 2. Pathologie der lymphogenen Metastasierung: detaillierte Klassifikation nach Topographie und Zahl befallener Lymphknoten, zunehmende Kenntnis der Faktoren, die die lymphogene Metastasierung beeinflussen, Standardisierung der Untersuchungsmethoden mit Angabe der Anzahl untersuchter und befallener Lymphknoten. 3. Einführung der weltweit einheitlichen 4. Auflage der TNM-Klassifikation. 4. Etablierung der Residualtumor-(R)-Klassifikation.
Schlüsselwörter: Immunhistologie – Lymphogene Metastasierung – Residualtumor – TNM

Aus der Sicht des Pathologen liegen die praktisch wichtigen Fortschritte in der chirurgischen Onkologie im Ausbau der Möglichkeiten einer präoperativen histologischen Diagnostik, in der entscheidenden Verbesserung unserer Kenntnisse der lymphogenen Metastasierung, in der Einführung einer weltweit einheitlichen 4. Auflage der TNM-Klassifikation und der Etablierung der Residualtumor-(R)Klassifikation.

1. Präoperative histologische Diagnostik

Ein wesentlicher Fortschritt besteht in der heutigen Möglichkeit des Einsatzes der Immunhistologie, d.h. der färberischen Darstellung bestimmter im Gewebe vorhandenen Antigene, auch in der präoperativen Biopsiediagnostik. Selbstverständlich kann ein erfahrener Pathologe in mehr als 90% der Tumoren mit konventionellen histologischen Methoden eine zuverlässige Diagnose stellen, und selbstverständlich kann der Einsatz der Immunhistologie die notwendige umfängliche Erfahrung des Pathologen nicht ersetzen. Dennoch stellt die Immunhistologie ohne Zweifel eine Bereicherung auch unserer täglichen Diagnostik dar. Die Hauptindikationen in der chirurgischen Onkologie sind: 1. Klassifikation undifferenzierter und wenig differenzierter Tumoren, z.B. in Lunge, Gastrointestinaltrakt oder Weichteilen, 2. Abgrenzung zwischen undifferenzierten Karzinomen und malignen Lymphomen, z.B. im Magen, 3. Identifikation endokriner und neuroendokriner Tumoren.

Ein weiterer Fortschritt für die präoperative histologische Diagnostik ergibt sich durch die Neuauflage der internationalen histologischen Klassifikation der WHO. Hierbei war eines der wichtigsten Ziele, Regeln für die Klassifikation der durchaus nicht seltenen Tumoren mit unterschiedlichen Strukturen zu formulieren. So findet man z.B. beim Magenkarziom immer wieder Fälle, bei denen sowohl Strukturen eines Intestinaltyps als auch eines diffusen Typs erkennbar sind. Man sprach dann vom Mischtyp, und niemand wußte, was er davon halten sollte. Es hat sich gezeigt, daß solche Fälle sich klinisch und biologisch wie diffuse Typen verhalten, und daher wurde in der 2. Auflage der WHO-Klassifikation empfohlen, diese Fälle für klinische Zwecke als diffuse Typen einzuordnen.

2. Lymphogene Metastasierung

Praktisch wichtig sind vor allem die Ergebnisse der Untersuchung der Faktoren, die die Wahrscheinlichkeit einer lymphogenen Metastasierung beeinflussen. Ein typisches Beispiel ist das kolorektale Karzinom, bei dem wir ja heute auch vor der Frage stehen, ob im Einzelfall tatsächlich eine radikale Resektion vorgenommen werden muß, oder ob ein limitierter Eingriff im Sinne einer endoskopischen Polypektomie, einer lokalen Exzision oder einer Segmentresektion als ausreichend angesehen werden kann. Entscheidend hierfür ist die Abschätzung des Risikos bereits bestehender Lymphknotenmetastasen. Dieses hängt von der Histomorphologie (low risk: Malignitätsgrad 1 oder 2 *und* keine Lymphgefäßeinbrüche, high risk: Malignitätsgrad 3 oder 4 *oder* Lymphgefäßeinbrüche) und von der Eindringtiefe des Tumors ab (Tabelle 1).

Die intensive Beschäftigung mit der lymphogenen Metastasierung hat gezeigt, daß man nicht nur Fehlen oder Vorhandensein von Lymphknotenmetastasen zu registrieren hat, vielmehr auch weitere Parameter, insbesondere Lokalisation und Zahl befallener Metastasen von großer Bedeutung sind. So läßt sich z.B. für das kolorektale Karzinom sehr klar zeigen, daß die bisherige Unterteilung nach Dukes unzureichend ist. Das Dukes-Stadium C ist prognostisch sehr inhomogen und zeigt z.B. nach RO-Resektion eines Rektumkarzinoms alterkorrigierte 5-Jahres-Überlebensrate von 55% für pN1 (1–3 perirektale Lymphknoten befallen), von 39% für pN2 (mehr als 3 perirektale Lymphknoten befallen) und von nur 27% für pN3 (Befall von Lymphknoten entlang des Stammes von A. rectalis superior – A. mesenterica inferior). Daher ist für die Beurteilung von Therapieergebnissen und für die

Tabelle 1. Häufigkeit regionärer Lymphknotenmetastasen beim kolorektalen Karzinom. Radikale Resektionen, R0. Zusammengefasste Daten des Erlanger Registers kolorektaler Karzinome (ERCRC) 1978–1988 und der Studiengruppe Kolorektaler Karzinom (SGKRK)

Patientengruppen		n	Davon mit histologisch nachgewiesener regionären Lymphknotenmetastasen
Low risk[a]	pT1 (Submukosa)	129	3 = 2,3%
	pT2 (Muscularis propria)	449	51 = 11,4%
High risk[b]	pT1 (Submukosa)	58	14 = 24,1%
	pT2 (Muscularis propria)	146	71 = 48,6%

[a] Low risk: G 1 oder 2 *und* keine histologisch nachweisbaren Lymphgefäßeinbrüche
[b] High risk: G 3 oder 4 (High grade) *oder* histologisch nachweisbare Lymphgefäßeinbrüche

Tabelle 2. DSK-Rundfrage zur Angabe der Anzahl untersuchter und befallener Lymphknoten

Angeschriebene Institutionen: 65,
Rücklauf: 62 (95%)

	Angabe der Anzahl untersuchter Lymphknoten	Angabe der Anzahl befallener Lymphknoten
bei allen Tumoren	36 (58%)	47 (76%)
bei Mammakarzinom	56 (90%)	57 (92%)
bei Magenkarzinom	52 (84%)	56 (90%)
bei kolorektalem Karzinom	48 (77%)	55 (89%)

Indikation zur adjuvanten Therapie die heutige pN-Klassifikation mit Berücksichtigung von Lokalisation und Zahl befallener Lymphknoten unerläßlich, wie auch das Nationale Krebsinstitut der USA 1990 in einem Consensusmeeting ausdrücklich festgestellt hat.

Seit Jahren wird im Schriftum von verschiedenen Autoren in den USA und in Deutschland (Bonk 1983, Hermanek 1983, Quizilbash 1982, Remmele 1984, Rosai 1989) die Forderung erhoben, daß der Pathologe bei der Untersuchung von Präparaten radikaler Resektionen die Anzahl untersuchter und die Anzahl befallener Lymphknoten angeben soll. Eine 1989 etablierte internationale Working Party für kolorektale Karzinome hat für das von ihr erarbeitete internationale Dokumentationssystem (IDS for CRC) (Fielding et al. 1991) die Angabe dieser Zahlen als obligatorisch erklärt. In der UICC wird derzeit eifrig darüber diskutiert, ob man nicht der pN-Klassifikation grundsätzlich in Klammern die Anzahl untersuchter und befallener Lymphknoten beifügen muß.

Das deutschsprachige TNM-Komitee (DSK) hat im Januar 1991 eine diesbezügliche Rundfrage veranstaltet (Tabelle 2), die die derzeitige Situation bei 62 Allgemein-Chirurgischen Kliniken (je zur Hälfte universitär und städtisch) zeigt. 53% der 96 antwortenden Chirurgen und Pathologen hält die Angabe der Anzahl untersuchter und befallener Lymphknoten grundsätzlich, 22% bei bestimmten Tumoren erforderlich.

In den letzten Jahren konnte gezeigt werden, daß zwischen der Zahl untersuchter Lymphknoten und der Häufigkeit lymphknotenpositiver Fälle eine signifikante Korrelation besteht (Tabelle 3). Die Zählung und Angabe der Anzahl untersuchter Lymphknoten stellt eine Maßnahme der Qualitätssicherung für Chirurgen und Pathologen dar. Darüber hinaus ist die pN-Klassifikation bei manchen Tumoren maßgeblich für die Indikation zu adjuvanten Therapiemodalitäten (Mammakarzinom, unter Studienbedingungen auch

Tabelle 3. Korrelation zwischen Anzahl untersuchter Lymphknoten und Anteil lymphknotenpositiver Fälle. Radikale Resektionen, R0

	Zahl untersuchter Lymphknoten	n	davon mit Nachweis von von regionären Lymphknotenmetastasen
A. Kolorektales Karzinom (Daten der Studiengruppe kolorektales Karzinom SGKRK)	≤5	203	42 = 20,7%
	6–11	458	173 = 37,8%
	12–20	388	174 = 44,8%
	>20	582	280 = 48,1%
B. Magenkarzinom Daten der Chir. Univ.-Klinik Erlangen 1978–1988)	≤5	11	2 = 18%
	6–15	48	14 = 29%
	16–25	93	42 = 45%
	26–35	149	82 = 55,0%
	36–45	132	78 = 59,1%
	>45	278	184 = 66,2%

beim kolorektalen Karzinom). Besonders in diesen Fällen sollte durch die Angabe der Anzahl untersuchter Lymphknoten die Verläßlichkeit eines pNO-Befundes aufgezeigt werden.

3. TNM 1987

Wie bereits bei der Darstellung der Fortschritte in der Pathologie der lymphogenen Metastasierung erwähnt, ist für die Beschreibung eines onkologischen Krankengutes heute die 4. Auflage der TNM-Klassifikation 1987 obligater Standard. Vor allem in den USA haben die American Cancer Society u.a. medizinische Gesellschaften rigorose Maßnahmen zur Propagation von TNM 1987 ergriffen. So ist die Anwendung bei jedem onkologischen Patienten seit Anfang 1991 Voraussetzung für die Anerkennung als Krebskrankenhaus und als Weiterbildungsinstitution und auch eine Vorbedingung zur Gewährung von Forschungsgeldern.

Obwohl das heutige TNM-System ganz maßgeblich gerade von Chirurgen beeinflußt wurde, wird von Chirurgen vielfach noch nicht realisiert, daß es sich beim TNM-System um ein Dualsystem handelt. Wegen der unterschiedlichen Verläßlichkeit muß zwischen klinischer und pathologischer Klassifikation, zwischen TNM und pTNM unterschieden werden.

Auch im Falle einer operativen Behandlung muß stets primär eine klinische TNM-Klassifikation vorgenommen werden, nur dann ist es möglich, Vergleiche anzustellen zwischen

- Resektion und nicht resezierender Chirurgie,
- Resektion und nicht chirurgischer Therapie,
- Primärer Resektion und Resektion nach neoadjuvanter Therapie.

4. Residualtumor (R) – Klassifikation

Die Einführung der R-Klassifikation war vor allem erforderlich, weil die Begriffe „kurativ" („potentiell kurativ") und „palliativ" in sehr unterschiedlicher Weise angewendet wurden. Zum Beispiel wurde manchmal nur der makroskopische Befund des Operateurs, manchmal auch die Ergebnisse der histologischen Untersuchung der Tumorresektate berücksichtigt, manchmal auch die lymphogene Metastasierung miteinbezogen. Insgesamt war eine Vergleichbarkeit nur sehr eingeschränkt möglich. Daß die R-Klassifikation ganz entscheidend die Prognose nach Tumorresektion beeinflußt, steht außer Zweifel. Daher muß jede Aussage über Behandlungsergebnisse von der korrekten R-Klassifikation ausgehen.

Die R-Klassifikation wurde erstmalig 1977 vom damaligen American Joint Committee for Cancer Staging and End-Results Reporting (AJC) angegeben und erstmals 1987 in das TNM-System aufgenommen, allerdings damals nur als fakultativ.

Im Rahmen der Weiterentwicklung des TNM-Systems haben die Teilnehmer einer Rundtischdiskussion am 15. Internationelen Krebskongraß der UICC in Hamburg sich einstimmig für die obligate Anwendung der R-Klassifikation ausgesprochen (Hermanek 1990).

Entscheidend ist, daß die R-Klassifikation nur in engem Zusammenwirken von Operateur und Pathologen vorgenommen werden kann. In einem 1. Schritt stellt der Chirurg fest, ob nach Resektion Tumor lokoregionär oder in Form belassener Fernmetastasen zurückgelassen wird. Wann immer möglich, ist dies durch Biopsie zu verifizieren. Wenn nach Meinung des Chirurgen kein Tumor belassen wird, hat in einem zweiten Schritt der Pathologe tätig zu werden, indem er die Resektionsflächen des Tumorresektates auf Tumorfreiheit überprüft. Dabei sind bei Tumoren des Gastrointestinaltraktes vor allem die Resektionsflächen am Halteapparat, also im Bereich der Magenligamente, des Mesokolon und des Mesorektum entscheidend. Wenn Tumoren nicht en bloc (Monoblock), sondern in mehreren Teilen entfernt werden, entstehen bei der R-Klassifikation große Schwierigkeiten, ja es kann eine exakte Aussage unmöglich werden (RX: Vorhandensein von Residualtumor kann nicht beurteilt werden).

Literatur

1. Bonk U (1983) Biopsie und Operationspräparat. Karger, Basel München Paris London New York Tokyo Sydney
2. Fielding LP, Arsenault PA, Chapuis PH, Dent O, Gathright B, Hardcastle JD, Hermanek P, Jass JR, Newland RC (1991) Clinicopathological staging for colorectal cancer: An international documentation system (IDS) and an international comprehensive anatomical terminology (ICAT). J Gastroenterol Hepat (in Druck)
3. Hermanek P (1983) Pathohistologische Begutachtung von Tumoren. Perimed, Erlangen
4. Hermanek P (1990) Rounde table discussion TNM classification: The new edition. UICC News, p 6
5. Hermanek P, Giedl J, Dworak O (1989) Two programmes for examination of regional lymph nodes in colorectal carcinoma with regard to the new pN classification. Path Res Pract 185:867–873
6. Quizilbash AH (1982) Pathological studies in colorectal cancer. Pathol Annu 17:1–46
7. Remmele W (1984) Staging, typing, and grading of colorectal cancer: a critical review of current classification systems. Progr Surg Pathol 5:7–36
8. Rosai J (1989) Ackerman surgical pathology. 7th ed. St. Louis Toronto London

136. Neues in der Lungenchirurgie

M. Thermann, Bielefeld

(Manuskript bis Redaktionsschluß nicht eingegangen)

137. Wert klinischer und experimenteller Ergebnisse für die Praxis in der Oesophaguschirurgie

J. R. Siewert

Chirurgische Klinik und Poliklinik der Technischen Universität München, Ismaninger Str. 22, W-8000 München 80, Bundesrepublik Deutschland

Value of Clinical and Experimental Results in Practice in Esophageal Surgery

Summary. The most important results given by recent clinical studies concerning antireflux surgery are aimed at the avoidance of side effects. This seems to be achieved through the modification of the fundoplication (looser and shorter cuff). Up to now risk analysis in esophageal cancer was at the center of considerations; results were influenced by the patient's risk factors and surgical complications in the reconstruction. On the basis of such analyses, individual risk is now exactly predictable. Decisive prognostic factors are the complete extirpation of the tumore (R_0-resection) and the nodal status (>8 involved mediastinal lymph nodes). More attention is paid to the early detection of the malignant potency of the endobrachesophagus.

Key words: Antireflex surgery – Esophageal carcinoma – Barett's carcinoma

Zusammenfassung. Die wichtigsten Ergebnisse der neueren klinischen Forschung zielen im Rahmen der Antirefluxchirurgie auf eine Vermeidung der Nebenwirkungen hin. Dies scheint durch die Modifikation der Fundoplicatio (locker und schmalere Manschette) gelungen zu sein. Für das Oesophaguscarcinom stand die Risikoanalyse der Oesophagektomie bislang im Vordergrund. Geprägt sind die Ergebnisse von den Risikofaktoren des Patienten und von chirurgischen Komplikationen bei der Rekonstruktion. Aufgrund derartiger Analysen läßt sich das Individualrisiko derzeit exakt voraussagen. Entscheidende prognostische Faktoren sind die komplette Exstirpation des Tumors (R_0-Resektion) und der noduläre Status (> als 8 befallene Mediastinallymphknoten). Zunehmende Aufmerksamkeit wird der frühzeitigen Erfassung der malignen Potenz des Endobrachyoesophagus geschenkt.

Schlüsselwörter: Antireflexchirurgie – Oesophaguscarcinom – Barrett-Carcinom

Das gestellte Thema umfaßt sowohl die gutartigen wie auch die bösartigen Erkrankungen der Speiseröhre. Unter den gutartigen Erkrankungen spielt die *gastrooesophageale Refluxkrankheit* in der Klinik die größte Rolle. Im Zentrum der Bemühungen der klinischen Forschung auf diesem Gebiet steht derzeit die Vermeidung oder wenigstens die Reduktion von Nebenwirkungen. Die Effektivität der Refluxverhütung ist für die bewährten Operationsverfahren seit Jahren belegt.

In der Chirurgie des *Oesophaguscarcinoms* ist es Ziel der klinischen Forschung, zu einer Verbesserung der Prognose zu gelangen. Diese Feststellung mag überraschen, sie wird aber verständlich, wenn man bedenkt, daß die Bemühungen des letzten Jahrzehntes überwiegend darauf gerichtet waren, das Risiko der Oesophagektomie zu senken und die Oesophaguschirurgie überhaupt zu standardisieren.

Antireflexchirurgie – Vermeidung von Nebenwirkungen

Das wahrscheinlich wichtigste Experiment, das auf die moderne Technik der Antirefluxchirurgie wesentlichen Einfluß genommen hat, wurde 1983 aus der Arbeitsgruppe von C. T. Bombeck publiziert [15]. Dieses Experiment ging davon aus, daß eine Drucksteigerung im Magen nach Überschreiten eines kritischen Schwellenwertes zu einem gastro-oesophagealen Reflux Anlaß gibt. Beim Überschreiten dieses Druckwertes kommt es zu einer passiven Öffnung der Cardia und damit zu einem gastro-oesophagealen Reflux. Dieser kritische Druckwert wurde als Öffnungsdruck definiert, der je nach Sphincterfunktion für die einzelnen Patienten individuelle Unterschiede aufweist. Durch ein einfaches, lockeres Umschlingen der Cardia mit einem Nylonband war es möglich, diesen während des Refluxvorganges auf die Cardia einwirkenden Öffnungsdruck zu neutralisieren, die Öffnung des unteren Oesophagussphincters zu verhindern und so einen Reflux zu verhindern.

Die Bedeutung dieses Experiments wurde wenige Jahre später klar, als von Angelchik eine Silicon-Prothese zur Refluxverhinderung in die klinische Therapie eingeführt wurde. Daß eine einfache, locker um die Cardia geschlungene Silicion-Prothese zu einer effektiven Refluxverhütung in der Lage war, wurde zunächst überrascht und mit Unglauben zur Kenntnis genommen. Dabei war der Wirkungsmechanismus dieser Silicon-Prothese durch das Bombeck'sche Experiment bereits erklärt [16]. Die Silicon-Prothese hatte den selben Effekt wie der um die Cardia geschlungene Nylonfaden in dem geschilderten Experiment [16]. Da die Angelchik'sche Antirefluxprothese sehr einfach anzulegen war, erfreute sie sich über lange Zeit in den Vereinigten Staaten größter Beliebtheit, so daß auf diese Weise eine große Feldstudie zum Beweis der Bombeck'schen Hypothese stattfand. Dies ist das große Verdienst von Angelchik, die Prothese selbst hat inzwischen weitgehend an Bedeutung verloren, weil sie als Fremdkörper zu vielen locoregionalen Komplikationen führte.

Die Erkenntnisse des Bombeck'schen Versuches und die Erfahrung mit der Angelchik-Prothese haben gezeigt, daß offenbar ein schmaler Ring, um die Cardia gelegt, zu einer effektiven Refluxverhütung in der Lage ist und daß Nebenwirkungen seltener sind, je schmaler dieser Ring war. DeMeester [4] hat diese theoretischen Ergebnisse als erster auf die Fundoplicatio übertragen. Im Prinzip stellt die Fundoplicatio genau die von Bombeck postulierte Ringformation um die Cardia dar. Sie ist deswegen wohl auch von hoher Effektivität in der Refluxverhütung. Darüber hinaus hat diese Ringformation den großen Vorteil, aus körpereigenem Material (Magenfunduswand) gebildet zu sein. Offenbar war aber die Breite der in traditioneller Operationstechnik angelegten Fundoplicatio zu einem großen Teil für die beschriebenen Nebenwirkungen verantwortlich. Bereits in früheren Untersuchungen hatte – ebenfalls aus der Gruppe um Bombeck – Donahue [5] – aufgezeigt, daß eine lockere Fundoplicatio von gleicher Antirefluxeffektivität war wie eine feste, so daß das Prinzip der „floppy fundoplication" bereits in den klinischen Alltag eingegangen war. Insgesamt wurde klar, daß die Fundoplicatio zwar die ideale Ringformation zur Refluxverhütung darstellt, daß sie aber locker und möglichst schmal ausgeführt werden sollte. Eine schmale Fundoplicatio hat aber den Nachteil, daß die aneinander liegenden Serosaflächen ebenfalls sehr klein werden und damit ein postoperatives Öffnen der Fundoplicatio häufiger wird. DeMeester hat versucht, durch die Nutzung kleiner Teflon-Plättchen als Nahtwiderlager dieses Öffnen der schmalen und lockeren Fundoplicatio zu verhindern. Allerdings handelt es sich dabei wiederum um Fremdmaterial, das zu entsprechenden locoregionalen Komplikationen Anlaß geben kann. Wir selbst haben die Fundoplicatio modifiziert, in dem wir die Manschette schmal, dafür aber zweireihig anlegten, um so eine ausreichend große sero-seröse Adaptationsfläche bei der Bildung der Fundusmanschette zu erhalten [18a]. Die eigene Erfahrung zeigt, daß diese Technik das Öffnen der Fundusmanschette verhindern kann.

Die von DeMeester im historischen Vergleich vorgelegten Ergebnisse zeigen, daß eine derartige lockere und schmale Fundoplicatio in der Tat zu einer deutlichen Senkung der Nebenwirkungen dieser Operationsmethode führt. Er konnte die Rate der postoperativen Mißempfindungen beim Schlucken von 80% auf 20%, die Rate der postoperativen Dysphagie von 25% auf 9% senken [4].

Die Erkenntnis, daß eine Ringformation um die Cardia ausreicht, um einen gastrooesophagealen Reflux zu verhüten, hat auch andere, nicht-operative Methoden stimuliert, eine derartige Ringbildung herbeizuführen. Klinisch erprobt wird derzeit eine endoskopische retrograde Sklerosierung der Cardialippe, die dann zu einem Narbenring um die Cardia führt und von der eine Refluxverhütung erhofft wird [6]. Eine ähnliche Narbenbildung kann auch durch einen sog. „Vicrylschal" erzielt werden, der zumindest im Tierexperiment ebenfalls zu einer erfolgreichen Refluxverhütung führt [8]. Es ist wahrscheinlich, daß auch laparoskopisch eine derartige Ringbildung zu erreichen ist, und daß die Antirefluxchirurgie sich in Zukunft diesen neuen Entwicklungen zu stellen hat.

Oesophaguscarcinom – Prognoseverbesserung

Im letzten Jahrzehnt sind eine ganze Fülle von guten klinischen Studien zum Risiko in der Oesophaguschirurgie vorgelegt worden, die zum größten Teil prospektiv und zum Teil auch randomisiert ausgeführt wurden. Die Analyse dieser Literaturdaten läßt in Hinblick auf das Risiko der Oesophagektomie beim Oesophaguscarcinom folgende Schlußfolgerungen zu.

Die Mortalität und Morbidität der Oesophagektomie beim Oesophaguscarcinom wird bestimmt durch die

- Risikofaktoren des Patienten
- Komplikationen bei der Rekonstruktion
- und nicht oder nur unwesentlich durch Art und Ausmaß der Oesophagektomie.

In der Literatur sind in klinischen Studien verschiedene Formen der Oesophagektomie wiederholt miteinander verglichen worden. Im eigenen Krankengut findet sich kein signifikanter Unterschied zwischen der transthorakal und transmediastinal ausgeführten Oesophagektomie (n = 227; Letalität 5,3%/9,7%/n = 144; Letalität 5,6%/5,6%). Ebensowenig findet sich kein Unterschied zwischen rechts- oder linksthorakal ausgeführter Oesophagektomie [7]. Schließlich zeigt sich im eigenen Krankengut kein Risikounterschied zwischen einer ausgedehnten Lymphadenektomie (>10 Lymphknoten) und einer weniger ausgedehnten Lymphadenektomie (<10 Lymphknoten). Inwieweit hier die endoskopische transmediastinale Oseophagektomie noch zu einer weiteren Verminderung des Risikos führen wird, muß derzeit noch offen bleiben. Die Frage kann erst dann beantwortet werden, wenn eine geeignete Indikationsstellung für dieses Verfahren gefunden ist und wenn es an dem Hochrisiko-Krankengut eines chirurgischen Zentrums erprobt worden ist.

Der entscheidende, das Risiko prägende Faktor sind die Risikofaktoren des Patienten. In einer eigenen multivariaten Analyse hat sich das Alter als wichtiger Risikofaktor erwiesen (<60 Jahre/>60 Jahre). Weitere, die Prognose wesentlich prägende Risikofaktoren sind eine präoperative Radio-Chemotherapie, eine respiratorische Insuffizienz, eine cardiale Insuffizienz und schließlich die Leberzirrhose. Analysiert man im eigenen Krankengut die Letalität unter dem Aspekt der Risikofaktoren des Patienten, so zeigt sich, daß in einer Serie von 233 Oesophagektomien an Patienten ohne die genannten Risikofaktoren die Letalität nur 2,6% betrug. Demgegenüber steht eine Letalität von 20,5% bei 146 Patienten mit den genannten Risikofaktoren. Die genannte Reihenfolge der Risikofaktoren stellt zugleich auch eine Eskalation des Risikos dar.

Der Tumor selbst hat nur bedingt Einfluß auf das Risiko der Oesophagektomie. Es läßt sich keine signifikante Korrelation zwischen Tumorstadium und Letalität herstellen [11].

Auch die Tumorhistologie (Plattenepithelcarcinom oder Adenocarcinom) hat keinen Einfluß auf das Risiko [19]. Im eigenen Krankengut scheint das Ergebnis der Tumorexstirpation (Residualtumor ja oder nein) Einfluß auf den postoperativen Verlauf zu haben. So haben R_0-Resektionen (n = 297) eine durchschnittliche Letalität von 7,4%, R_2-Resektionen (n = 74) dagegen eine Letalität von 18%.

Einen prägenden Einfluß auf das Risiko der Oesophagektomie hat das Rekonstruktionsverfahren. Dabei ist es offenbar unerheblich, ob die Rekonstruktion einzeitig oder mit aufgeschobener Dringlichkeit nach 48 Stunden durchgeführt wird [1]. Keinen signifikanten Einfluß auf das Risiko hat auch die Wahl des zu interponierenden Organs. Es findet sich kein Unterschied zwischen der Mageninterposition und der Coloninterposition. In einer kontrollierten Studie zeigt sich ein günstiger Einfluß auf den postoperativen Verlauf, wenn die Rekonstruktion im hinteren Mediastinum statt im vorderen Mediastinum erfolgte (6,3%/4,5%) [1]. Schließlich scheint die cervikale Anastomose günstiger als die intrathorakale Anastomose, wobei in einer kontrollierten Studie [3] kein eigentlich signifikanter Unterschied aufgezeigt werden konnte, der Trend war allerdings eindeutig (Letalität 9,3%/14,3%).

Aufgrund der vorgelegten Fakten läßt sich derzeit das Risiko der Oesophagektomie relativ exakt voraussagen und für den Individualpatienten zuverlässig abschätzen. Noch Unklarheit besteht weitgehendst über die Faktoren, die die Langzeitprognose beeinflussen. Derartige multivariate prognostische Analysen liegen derzeit nur aus zwei japanischen Kliniken vor [12, 20], die nicht ohne weiteres auf die europäischen Verhältnisse übertragbar sind. In der eigenen Klinik ist eine multivariate prognostische Analyse an 204 Patienten mit einem Plattenepithelcarcinom durchgeführt worden [14]. Als entscheidende Einflußvariable auf die Prognose hat sich dabei der Residualtumor erwiesen. Die R_0-Resektion steht unter den verschiedenen prognostischen Einflußvariablen an erster Stelle. An zweiter Stelle steht der noduläre Status, wie auch bei allen anderen Tumorformen. Interessant ist, daß eine intramediastinale Lymphknotenmetastasierung mit <8 befallenen Lymphknoten prognostisch deutlich besser einzuschätzen ist als eine weitergehendere Lymphknotenmetastasierung. Nicht überraschend ist, daß die T-Kategorie einen großen prognostischen Einfluß hat. Diese kennzeichnet nicht zuletzt ja auch den nodulären Status.

Diese multivariate prognostische Analyse ist deswegen aus chirurgischer Sicht so besonders interessant, weil sie den entscheidenden prognostischen Einfluß der R_0-Resektion aufzeigt und darüber hinaus ausweist, daß eine frühe mediastinale Lymphknotenmetastasierung durch chirurgische Maßnahmen durchaus noch prognostisch günstig zu beeinflussen ist.

Die vorgelegten Ergebnisse der aktuellen klinischen Forschung zur Oesophaguschirurgie beim Oesophaguscarcinom läßt heute die sinnvolle chirurgische Indikation formulieren:

Eine Operation ist beim Oesophaguscarcinom immer dann indiziert und führt zu einer Prognoseverbesserung, wenn der Tumor lokal radikal reserzierbar ist (sog. R_0-Resektion). Diese Möglichkeit wird in erster Linie durch die topographische Anatomie der Tumorlokalisation geprägt (supra- oder infrabifurkale Lokalisation des Tumors). Die Operation ist ferner indiziert, wenn eine nur mediastinale (N_1-)Metastasierung vorliegt und wenn der Patient keine oder präoperativ therapierbare Risikofaktoren aufweist. Unter diesen Umständen ist die Oesophagektomie in Form der en-bloc-Oesophagektomie geeignet, die Prognose des Patienten zu verbessern. Die Rekonstruktion nach Oesophagektomie kann sowohl durch Mageninterposition wir durch Coloninterposition mit cervikaler Anastomose durchgeführt werden. Die Interponatslokalisation im hinteren Mediastinum scheint im Hinblick auf postoperative Komplikationen günstiger und ist bei einer R_0-Resektion onkologisch vertretbar.

Fortgeschrittenere Tumoren stellen keine primäre Indikation für die Oesophagektomie dar. Hier wird derzeit der Wert der präoperativen Chemotherapie bzw. der Radio-Chemotherapie evaluiert. Es ist inzwischen belegt, daß diese Vorbehandlungsstrategien zu einem „down-staging" des Primärtumors führen können. Die Ansprechraten liegen bei etwa 40% [9]. Inwieweit dieses „down-staging" auch zu einer langfristigen Prognoseverbesserung führt, muß derzeit noch offen bleiben. Diese derzeit noch unbelegte langfristige Prognoseverbesserung muß durch ein deutlich erhöhtes Operationsrisiko erkauft werden.

Barrett-Carcinom

Ein besonderes Problem im Rahmen der Chirurgie des Oesophaguscarcinoms stellt die zunehmende Häufigkeit des Adenocarcinoms im distalen Oesophagus dar. Es ist heute unumstritten, daß der Endobrachyoesophagus (Barrett-Oesophagus) als Präcancerose gewertet werden muß. Die zunehmende Häufigkeit der gastro-oesophagealen Refluxkrankheit hat auch zu einer steigenden Inzidenz von Zylinderepithelmetaplasien im Bereich der Speiseröhre geführt. Die derzeit aktuellste Forschungsrichtung widmet sich der möglichst frühzeitigen Erkennung der malignen Potenz dieses Zylinderepithels. Die Analyse der sog. Raas-Onkogene (H-Raas-Ki-Raas-N-Raas) hat bislang zu keinem verwertbaren Ergebnis geführt [13, 17]. Erfolgreicher scheint die Bestimmung der Ornitin-Decarboxylase-Aktivität im Zylinderepithel zu sein [10]. Eine andere interessante Spur scheint der Nachweis von Tumorsuppressorgenen, hier besonders von p53 [2]. Welche dieser Analysen zur klinischen Reife gelangt, muß derzeit noch offen bleiben. Ohne Zweifel würde aber die Möglichkeit der frühzeitigen Erkennung der malignen Potenz des Zylinderepithels im Endobrachyoesophagus zu einer verbesserten Frühdiagnostik und damit zu einer Verbesserung der Therapieergebnisse führen.

Literatur

1. Bartels H, Thorban S, Siewert JR (1991) Incidence and timing of postoperative complications following major visceral surgery. (In Vorbereitung)
2. Casson AG, Mukhopadhyay T, Cleary KR, Ro JY, Roth JA (1991) Mutation of the p53 onkogene in Barrett's epithelium and carcinoma of the esophagus. Proceedings of ASCO, vol 10. Abstract 187
3. Chasseray V, Kiroff G, Buard JL, Launois B (1989) Cervical or thoracic anastomosis in esophagectomy for carcinoma. Surg Gynecol Obstet 169:55–62
4. DeMeester TR, Johnson LF, Kent AH (1974) Evaluation of current operations for the prevention of gastroesophageal reflux. Ann Surg 180:511–525
5. Danahue PE, Samelson S, Nyhus LM, Bombeck CT (1985) The floppy Nissen fundoplication. Arch Surg 120:663–668
6. Donahue PE, Sugitani A, Carvalho P (1991) Status report: Endoscopic control of gastroesophageal reflux. World J Surg (in press)
7. Elman A, Giuli R, Sancho-Garnier H (1988) Risk factors of pulmonary complications following oesophagectomy in carcinoma of the esophagus. In: Siewert JR, Hölscher AH (eds) Diseases of the Esophagus. Springer, Berlin Heidelberg New York Tokyo, pp 224–228
8. Feussner H, Horváth OP, Siewert JR (1991) Vicryl scarf induced scaring around the esophagogastric junction as a treatment of esophageal reflux disease – an experimental study. Dig Dis Sci 1991 (in press)
9. Fink U, Pfeiffer G, Gossmann A, Lukas P, Wilke HJ, Preusser P, Siewert JR (1991) Kombinierte Therapie beim inoperablen Oesophaguscarcinom. Z Gastroenterol (im Druck)
10. Garewal HS, Sampliner R, Gerner E, Steinbronn K, Alberts D, Kendall D (1988) Ornithine decarboxylase activity in Barrett's esophagus: A potential marker for dysplasia. Gastroenterology 94:819–821
11. Japanese Committee for Registration of Esophageal Carcinoma (1985): A proposal for new TNM classification of esophageal carcinoma. Jap J Clin Oncol 14:625–636
12. Japanese Committee for Registration of Esophageal Carcinoma (1989) Parameters linked to ten-year survival in Japan of resected esophageal carcinoma. Chest 96:1005–1011
13. Melzer SJ, Mane SM, Wood PK, Resau JH, Newkirk C, Terzakis JA, Korelitz BI, Weinstein WM, Needleman SW (1990) Activation of c-Ki-*ras* in human gastrointestinal dysplasia determined by direct sequencing of polymerase chain reaction products. Cancer 50:3627–3630
14. Roder JD, Busch R, Siewert JR (1991) Prognostic evaluation of resected esophageal squamous cell carcinomas in 204 patients by multivariate analysis (in Vorbereitung)

15. Petterson GB, Bombeck CT, Nyhus LM (1980) Lower esophageal sphincter: mechanism of opening and closure. Surgery 88:307–314
16. Samelson SL, Weiser HF, Bombeck CT, Siewert JR, Ludtke FE, Hölscher AH, Abuabara SF, Nyhus LM (1983) A new concept in the surgical treatment of gastroesophageal reflux. Ann Surg 197:254–259
17. Schneider PM, Casson AG, Roth JA (1991) Personal Communications
18. Siewert JR, Bartels H, Lange J, Roder JD, Hölscher AH (1990) En-bloc esophagectomy: When to reconstruct the food passage? In: Ferguson MK, Little AG, Skinner DB (Hrsg.) Diseases of the Esophagus, vol 1. Futura Publishing, Mount Kisco, S 253–260
18a. Siewert JR, Feussner H, Walker SJ (1991) Fundoplication – how to do it? Periesophageal wrapping as a therapeutic principal in gastroesophageal reflux prevention. World J Surg (in press)
19. Skinner DB, Ferguson MK, Soriano A, Little AG, Staszak VM (1986) Selection of operation for esophageal cancer based on staging. Ann Surg 204:391–401
20. Sugimachi K, Matsuoka H, Ohno S, Mori S, Juwano H (1988) Multivariate approach for assessing the prognosis of clinical oesophageal carcinoma. Br J Surg 75:1115–1118

138. Heutiger Stand der Leberchirurgie

G. Eßer

Chirurgische Klinik, Krankenhaus Maria Hilf GmbH, Sandradstraße 43, W-4050 Mönchengladbach 1, Bundesrepublik Deutschland

Current State of Liver Surgery

Summary. Resection of subsegments, segments or lobes of the liver in anatomic borders are possible. Extensive mobilisation of the liver, operation with blood inflow interruption by a tourniquet, and apparative aids for liver dissection make this easier. Intraoperative ultrasound scanning is helpful. Early and late outcome in the management of benign and malignant tumors and metastases of the liver is described. The rupture of the liver requires well-defined therapy and determination. Packing of the liver or other operative procedures in the treatment of rupture depend on the experience of the surgeon

Key words: Liver surgery – Liver tumors – Liver metastases – Liver injury

Zusammenfassung. Großzügige Mobilisation der Leber, Operation in Blutleere und Nutzung instrumenteller Dissektionshilfen bei Ultraschallortung ermöglichen gezielte Lebersegment- und Leberlappenresektionen. Bei gutartigen und bösartigen Geschwülsten und bei Lebermetastasen werden Vorgehen und Erfolgsaussichten aufgezeigt. Leberrupturen erfordern gezieltes entschlossenes Vorgehen. Leberpackung oder subtile Rupturversorgung werden je nach Erfahrung ausgeführt.

Schlüsselwörter: Lebertumoren – Lebermetastasen – Lebertrauma – Leberchirurgie

Die Entwicklung der systematischen Leberchirurgie begann in den fünziger Jahren mit anatomischen Studien. Stucke (1955) und Reifferscheid (1957) gaben hier wesentliche Anstöße (Tabelle 1). In den siebziger Jahren wurden rein abdomineller Zugang, Freilegung und Resektionsverfahren standardisiert und etabliert. In den achtziger Jahren fand mit vielen Echinococcusfällen von Gastarbeitern und mit der Zunahme der Kolonkarzinome und ihrer Metastasen die Verbreitung der Leberchirurgie statt (Tabelle 2). Sie fand breiten Eingang in das allgemeine Krankenhaus. Zudem zwang die Zunahme des Kraftverkehrs zur Beherrschung des Lebertraumas.

Entwicklung der Leberchirurgie

Die Leberchirurgie ist heute risikoarm vielerorts ausführbar. Vielfältige Entwicklungen gingen voraus.

Tabelle 1. Erfolgsichernde Errungenschaften der letzten dreißig Jahre in der Leberchirurgie

1. Diagnostische Abgrenzungsmöglichkeiten der Leberveränderungen
   Sonografie – CT – Kernspin T. – DSA
2. Rein abdominelle großzügige Mobilisierung und Darstellung der Leber
3. Gefäßanatomiekenntnisse der Leber und anatomische Ausrichtung der Resektion
4. Sicherung des Vorgehens in Ausmaß und Radikalität durch intraoperative Sonografie
5. Blutarmes Operieren ohne Furcht vor längerfristiger kompletter Ausschaltung der Leberdurchblutung
6. Technische Resektionshilfen für kritische Gefäßbereiche
   Ultraschalldissektor – Saugmesser – Jet cutting
7. Möglichkeiten der Gefäßresektion mit Rekonstruktion der Lebergefäße und der V. cava
8. Verbesserte Blutstillungsmöglichkeiten – atraumatisches Nahtmaterial – Saphirkoagulator – Laser – Fibrinkleber – Kollagenvlies
9. Berücksichtigung der Radikalitätsprinzipien bei malignen Lebergeschwülsten
10. Routine in Leberresektionsverfahren

Tabelle 2. Leberoperationen im Allgemeinkrankenhaus (n = 229)

	Operationen (Kliniken)			
	1985	1986	1987	Gesamt
Lebertrauma	404 (133)	447 (146)	528 (157)	1379
benigne Tumoren	177 (61)	194 (67)	292 (87)	663
Lebermetastasen	569 (128)	737 (147)	998 (158)	2304
prim. Leber-Ca.	56 (29)	69 (34)	93 (39)	218
Echinococcus	77 (46)	83 (56)	95 (51)	255

Tabelle 3. Präoperative Leberdiagnostik zur Operationsplanung

1. Lebersonografie
2. Computertomogramm mit Boluskontrast
3. Kernspintomogramm bei Leberzirrhose
4. digitale Substraktionsangiografie
   a) selektives Coeliacogramm mit Portogramm
   b) selektives Mesentericogramm mit Portogramm
   c) Lebervenendarstellung

Die Diagnostik wurde vereinfacht durch Sonografie, CT, Kernspintomografie, digitale Substraktionsangiografie (Tabelle 3).

Systematisierung der Leberanatomie durch Couinaud (1954), Reifferscheid (1957) u.a. und hierauf basierende Resektionsverfahren bei zunehmend ausgiebigerer Lebermobilisation vereinfachten das Vorgehen. Die Reifferscheid-Darstellung der Segmente von 1957 wurde von Priesching durchnumeriert (Abb. 1). Sie ist übersichtlich, resektionsgerecht und sollte Grundlage der Segmentbeschreibung bleiben oder werden.

Längerfristige Ausschaltung der Leberdurchblutung zur Resektion, sonografische intraoperative Grenzzonenfindung und präparatorische Hilfsgeräte ermöglichten blutarmes Operieren auch in unmittelbarer Nähe der Pfortaderäste, der Lebervenen und der V. cava. Die Entwicklung primär abdichtender Gefäßprothesen ermöglichte auch abschnittweise komplette Gefäßresektionen mit Rekonstruktion in allen größeren Lebergefäßbereichen und der V. cava. Atraumatische Nahtmaterialien und verbesserte Blutstillungsmöglichkeit mit Umstechungen, Saphirkoagulator, Laser und Fibrinkleber reduzierten Nachblutungen und Gallefistelungen. Es entwickelte sich Routine in der Leberchirurgie aufgrund zunehmend größer werdender Fallzahlen.

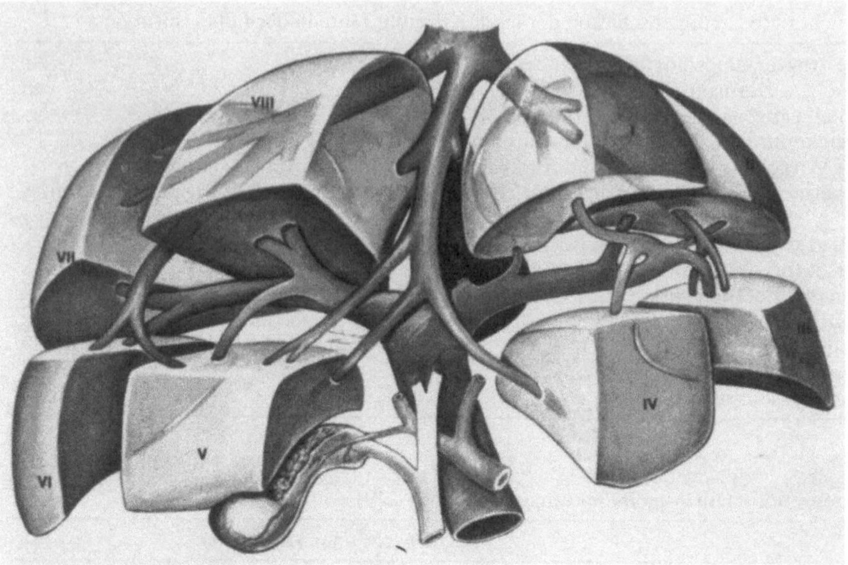

Abb. 1. Einteilung der Leber in 8 Segmente im Uhrzeigersinn, Lobus caudatus als Segment 9 [Reifferscheid 1957; Priesching 1986]

Leberoperationsbereiche

Die wesentlichen Indikationsbereiche für Leberoperationen und die entsprechenden Verfahren werden im folgenden kurz erläutert.

Zystische Leberveränderungen

Große *dysontogenetische Zysten* der Leber führen oft zu starken subjektiven Beschwerden im Oberbauch. Schmerz, nicht Gefährdung der Leber, ist hier Indikation zur breiten Zysteneröffnung mit oder ohne Netzimplantation. Dieser Eingriff läßt sich sicher und weitgehend gefahrlos heute laparoskopisch ausführen, sofern die Zyste die Leberoberfläche erreicht.

Die *Zystenleber* wird heute möglichst nicht mehr operiert. Der Leberparenchymschwund scheint nicht lebensbedrohlich. Zystenentlastung ist nur für wenige Wochen wirksam. Lebergröße und Schmerz können im Einzelfall eine Lebertransplantation indizieren.

Der *Echinococcus granulosus* (cysticus) scheint abzunehmen. Perizystektomien sind angezeigt. Wir haben gelernt, daß diese aber lebensgefährdend sind bei cavaüberschreitenden Zysten. Sie beteiligen immer entzündlich die Cavawand. Hier ist die manuelle Ausräumung nach Punktion und Einbringung von Silbernitrat 0,5% oder 20%iger Kochsalzlösung Methode der Wahl. Sekundär nach Monaten kann die durch Leberregeneration lateralisierte Restzyste entfernt werden.

Cholangioläre Leberzysten sind selten, bedürfen zunächst der jejunalen Ableitung und dann der Ursachenfindung und -beseitigung.

Benigne Lebergeschwülste

Die gutartigen Lebertumoren erfordern meist nur begrenzte Resektionsmaßnahmen ohne wesentlichen Sicherheitsabstand (Tabelle 4). Dies macht bei Nutzung der Ligamentocclu-

Tabelle 4. Leberoperationen Maria Hilf, MG 1. 7. 1990 bis 31. 12. 1990

Benigne Tumoren			
		Zysten	
Hämangiome	24		
Adenome	9	cholangioläre	2
Hamartome	1	dysontogenetische	15
FNH	3	Zystenleber	2
Lebernekrose	3		
org. Hämatom	3	*Abszesse*	
Narbenschwiele	1		
Lipom	1	Leberabszeß (2× Hemihep. li)	6
Regeneratknoten	1	Amöbenabszeß	2
eitriges Infiltrat	2		
Aneurysma A. hep. dextra	1		

sion nach Pringl durch Verkleinerung der Leber mit Übersichtsverbesserung und Blutungsvermeidung die Entfernung meist unproblematisch (Tabelle 5). Die Letalitätsziffern liegen unter 1%.

Hämangiome sollten nur exstirpiert werden, wenn sie an der Oberfläche liegen und über 5 cm groß sind oder wenn Blutgerinnungsstörungen vorliegen. Die Enukleation mit Unterbindung des Gefäßstiels ist unter Ligamentocclusion problemlos. Parenchymadaptation durch Naht bietet sich an.

Fokalnoduläre Hyperplasien bedürfen keiner Entfernung. Differentialdiagnostische Unsicherheiten, auch Kompressionserscheinungen auf Gefäße und Nachbarorgane führen aber doch häufiger zur Operation.

Adenome sind als Präkanzerosen anzusehen und damit exstirpationsbedürftig. Dies geschieht durch sparsame Umschneidung und Enukleation im Gesunden oder durch gezielte Segmentresektionen. Die Leber wird nahtadaptiert.

Hamartome sind klinisch schwer von malignen Tumoren abzugrenzen. Sie werden besser wie maligne Tumoren weit im Gesunden reseziert, wenn die Dignität nicht eindeutig geklärt ist.

Primäres Leberkarzinom

Das primäre Leberkarzinom kann in gesunder und zirrhotischer Leber entstehen (Tabelle 6). Bei Hbs-Antigen positiven Patienten und Zirrhosekranken sollte neben Sonografien halbjährlich Alpha-Fetoprotein bestimmt werden, um hier gehäuft zu erwartende Karzinomentwicklung frühzeitig zu erkennen. Dies führte im Raum Shanghai zur Steigerung der Resektionsrate von 18% auf 56% und zu einem Anstieg des 3-Jahres-Überlebens von 26% auf 62% bei einer Letalitätsminderung der Operation von 9 auf 3% (Tang 1980).

Tabelle 5. Dauerokklusion des Lig. hepato-duodenale bei Leberoperationen

Vorteile:

1. Sofortige Blutstillung
2. Verkleinerung der Leber
3. Verbesserung der Übersicht
4. Abkühlung der Leber (Toleranzzeitverlängerung)
5. Blutfreie Operation
6. Gezielte Ligaturmöglichkeit
7. Möglichkeit korrekter Naht
8. Schockvermeidung
9. Toleranzzeit über 60 Minuten
10. Bessere Erreichbarkeit der V. cava bei Einriß

Nachteile:

1. Passagere portale Hypertension (Milzruptur möglich)

Tabelle 6. Primäres Leberkarzinom

1. Hepatozelluläres Karzinom (HCC)
   a) noduläre Form
   b) expansiv verdrängend
   c) infiltrierend wachsend
2. Cholangiozelluläres Karzinom (CCC)
3. HCC und CCC in Zirrhoseleber

Neuhaus und Blumhardt (1990) zeigten kürzlich an Leberresektionspräparaten die drei wesentlichen Wachstumstypen des hepatozellulären Karzinoms auf. Die noduläre kapselbildende Form ist prognostisch günstig, relativ günstig die expansiv gefäßverdrängende Form. Ungünstig ist das infiltrierend wachsende Karzinom. Bei der nodulären Form ist die Prognose günstiger unter 5 cm Durchmesser.

Das cholangiozelluläre Karzinom hat operiert eine ganz wesentlich schlechtere Prognose in der Lebenserwartung als das hepatozelluläre. Die Lebenserwartung des Leberkarzinoms bei Leberzirrhose ist wegen Grundkrankheit, begrenztem Resektionsausmaß und Kompensationsstörungen wesentlich eingeschränkt. Lokalisation des Tumors, Ausbreitung und Lymphknotenbefall sind wesentliche Einflußfaktoren (Kremer et al. 1990).

Das primäre Leberkarzinom erfordert klassische ausgedehnte Leberresektionen, Hemihepatektomie oder erweiterte Hemihepatektomie meist mit präliminarer Arterien- und Pfortaderdissektion sowie auch Lebervenenverschluß vor der Parenchymspaltung. Priesching (1986) und Brölsch (1990) stellten die Technik der erweiterten Hemihepatektomie sehr übersichtlich dar. Bei portaler Hypertension sind primäre Shuntoperationen gefolgt von der Leberresektion in gleicher Sitzung erforderlich.

Die Operationsletalität wird bestimmt durch das Ausmaß der Leberresektion und Erweiterungserfordernisse durch gefäßplastische Maßnahmen sowie durch die Quote der Leberzirrhosen im Hepatomkrankengut. Im Schrifttum werden 5 bis 24% Letalität angegeben. Ein 5-Jahresüberleben wird in 10 bis 45% mitgeteilt (Trede et al. 1989). Die mediane Überlebenszeit wird mit nur 22 Monaten von Trede berichtet.

Das Zirrhosehepatom hat besondere Problematiken, die von mir 1989 in einer Übersichtsarbeit im Zentralblatt dargestellt wurden (Eßer 1989). Resektionen müssen parenchymsparend ausgeführt werden, aber dennoch den Ansprüchen einer onkologischen Therapie gerecht werden. Kanematsu et al. (1985) ermittelten, daß limitierte Operationen sich bei Zirrhosen nicht von standardmäßig durch Hemihepatektomie Operierten im Verlauf unterscheiden.

Okamoto et al. (1984) gelang es, bei Leberzirrhosehepatomen durch planimetrische Berechnungen des Kontrastbolus-Cts und Indocyaninretentionsbestimmung erwartetes Resektionsausmaß und Leberfunktion in Beziehung zu setzen und dadurch wirklichkeitsnahe Risikobewertungen zu erhalten.

Leberzirrhoseresektionen erfordern unbedingt die Unterbrechung des Gefäßzu- und auch Abflusses des jeweiligen Leberlappens vor Parenchymdissektion, wie Nagasue et al. 1985 darlegten.

Bei stets zu befürchtenden Tumorrezidiven nach Resektionen eines primären Leberhepatoms sind nochmalige Resektionen möglich, sinnvoll und lebensverlängernd (Gubernatis 1989). Einen 74jährigen Kollegen mit Leberzirrhose operierte ich dreimal in 3 Jahren. Trotz weiteren Rezidivs im Venenhilus geht es ihm gut.

Adjuvante intraoperative oder postoperative Chemotherapien brachten beim malignen Hepatom bislang keine Erfolgsverbesserung (Kremer 1990).

Karzinommetastasen in der Leber

Metastasenresektionen bei Leiomyosarkom, Mamma-Karzinom und Nierentumoren haben in Einzelfällen Langzeiterfolge gebracht (Scheele 1990). Nicht kolorektale Metasta-

Tabelle 7. Lebermetastasen. Prognostische Resektionskriterien

(+)	(−)
Primärtumor	
rektokolischer Primärtumor	– anderer Tumor
Primärtumor radikal entfernt	– nicht radikal entfernt
kein primärer Lymphknotenbefall	– Lymphknotenbefall
hochdifferenzierter Tumor	– wenig differenzierter Tumor
Metastasen	
solitär	– multipel
unisegmental	– multisegmental
unilobär	– bilobär
bis 4	– über 4
unter 5 cm	– über 5 cm
oberflächlich gelegen	– tief gelegen
umschrieben exstirpierbar	– großen Parenchymverlust erfordernd

sen werden entfernt, wenn sie groß, symptomatisch und solitär sind. Nur vollständige Entfernung kann erfolgreich sein.

Bei Karzinoid, Gastrinom und Phaeochromozytomen bringt nach Scheele (1990) auch unradikales Vorgehen eine Verbesserung der Lebensqualität.

Metastasen des kolorektalen Karzinoms stellen heute die Hauptindikation zum Lebereingriff. Prognostische Leberresektionskriterien sind in der Tabelle 7 aufgelistet. Die Letalität der Metastasenexstirpation ist mit unter 1% bei umschriebenen Leberresektionen, über 50% Parenchymverlust um 5% einzuschätzen (Scheele 1990). Ein Zentimeter Mindestabstand gesunden Parenchyms von der Metastase muß bei Exstirpation gewährleistet sein.

Günstig sind Solitärmetastasen metachron bei niedrigem Malignitätsgrad des Primärtumors und fehlenden Lymphknotenmetastasen. Hoher Malignitätsgrad des Primärtumors, Satellitenmetastasen und synchron bei Kolonresektion gefundene Metastasen schränken die Prognose ein.

Die mediane Überlebenszeit nach Metastasenresektion beträgt etwa 30 Monate, das 5-Jahresüberleben nach Life-table-Analyse um 30% (Herfarth u. Hohenberger 1989; Eßer 1990). Spontanüberleben ohne Lebermetastasenresektion ist 6 bis 11 Monate möglich, 15 bis 21 Monate bei Solitärmetastase (Herfarth u. Hohenberger 1989).

Nach Metastasenresektionen der Leber sind in 70% der Fälle disseminierte Rezidivmetastasen zu erwarten (Herfarth u. Hohenberger 1989). Die Exstirpation einzelner Rezidivmetastasen ist prognostisch zu bewerten wie eine Erstresektion (Gubernatis et al. 1989).

Wegen systemischer Ausbreitung von Mikrometastasen hat auch die Lebertransplantation ungünstige Ergebnisse und wird nur ausnahmsweise ausgeführt.

Vorteile einer adjuvanten portalen Chemotherapie fanden sich in der Taylor-Studie (1985) nur für Dukes B-Patienten.

Alternativbehandlungsmöglichkeiten bei Lebermetastasen

Echte Alternativen zur Operation bestehen bei Lebermetastasen nicht. Systemische Chemotherapie hat eine Lebenserwartung von 14 Monaten, lokoregionäre Chemotherapie von 12 bis 17 Monaten. Örtliche externe oder interne Strahlentherapie ist bisher enttäuschend. Desarterialisation der Leber mit Chemotherapie über die V. portae brachte keinen meßbaren therapeutischen Gewinn (Herfarth u. Hohenberger 1989). Überprüft wird die Wirkung aktiver spezifischer Immunisierung mittels operativ entnommenen Tumorgewebes.

Schwemmle (1989) sah Vorteile bei regionaler arterieller Zytostatikaperfusion mit venöser Filtration kombiniert mit der Metastasenresektion. Auch alleinige regionale Perfusion mit anschließenden arteriellen Kurzperfusionen brachten Vorteile gegenüber Monotherapie. Bei großen Lebertumoren ist eine Lebensverlängerung von einer Chemoembolisation zu erwarten (Hottenrott u. Lorenz 1989). Die klassische palliative regionale Chemotherapie über einen arteriellen Port bei inoperablen Lebermetastasen, aber vollständig entferntem Primärtumor, ermöglicht gegenüber 7,7 Monaten im Spontanverlauf eine mediane Lebenserwartung von 17 Monaten bei guter Lebensqualität (Hottenrott u. Lorenz 1989).

Ex situ-Operationen

Ex situ-Operationen von Lebertumoren wurden seit 1987 vereinzelt durchgeführt bei problematischen Resektionsfällen. Ihr Nutzen wird von Pichlmayr (1989) als nicht immer eindeutig erkennbar, von Brölsch (1990) als fraglich beurteilt. Sie sind nur möglich an Transplantationszentren, wo notfalls eine Ersatzleber verfügbar werden könnte. Auch die Operation unter vaskulärer Isolation und hypothermer in situ-Perfusion bringt nur in Einzelfällen wirkliche Vorteile bei Resektionen in kritischen Gefäßzonen (Pichlmayr 1989).

Leberrupturen

Wichtig im Hinblick auf die Lebensrettung der oft polytraumatisierten Patienten ist bei ungeübtem Team die leberrupturadaptierende Leberpackung mit Bauchtüchern zur Kompression (Abb. 2). Dies brachte eine Steigerung der Überlebensrate um 40%. Nur der geübte Leberoperateur hat primär oder nach Packung sekundär aller Möglichkeiten der Exploration, Rekonstruktion von Gefäßen und Resektion mit günstigen Ergebnissen.

Grundsätzlich ist bei der Leberruptur erst die Milz zu ertasten (Tabelle 8). Ist sie rupturiert, ist sofort der Milzstiel zu umgreifen und abzuklemmen. Auch Mesenterialblutungen werden sofort gestillt. Sind Milz und Mesenterium intakt, erfolgt nun die Klemmenocclusion des Lig. hepato-duodenale und bei fehlenden Cava- oder Lebervenenblutungen

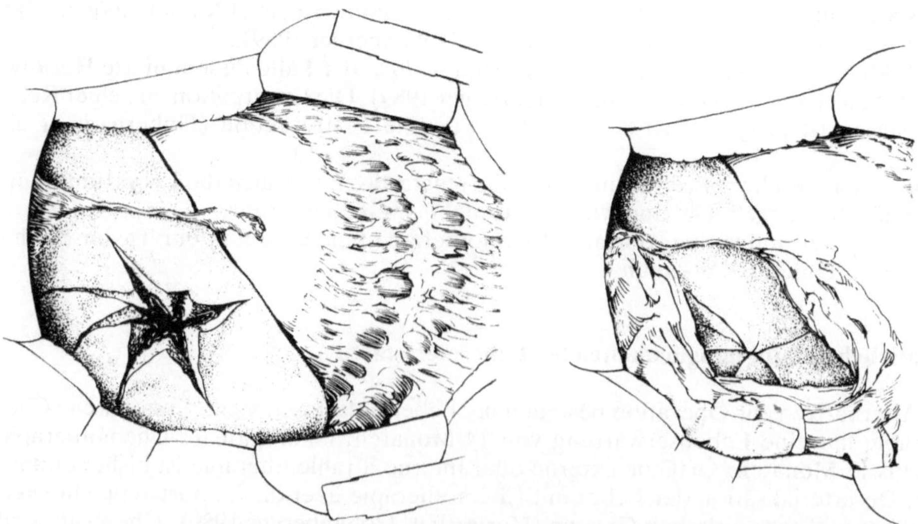

Abb. 2. Leberrupturtamponade durch Umpackung mit Bauchtüchern. Diese können 2 bis 4 Tage belassen werden, in Einzelfällen bis zu 8 Tagen [Nach Pichlmayr R und Neuhaus P (1986)]

Tabelle 8. Checkliste bei Leberrupturoperationen

Cava-, Lebervenenverletzung
Milzruptur
Mesenterialblutung
Leberberstung (Austastung)
Parenchymeinrisse oberflächlich – tief (Austastung)
tiefe Gefäß-Gallengangsverletzung (Inspektion)

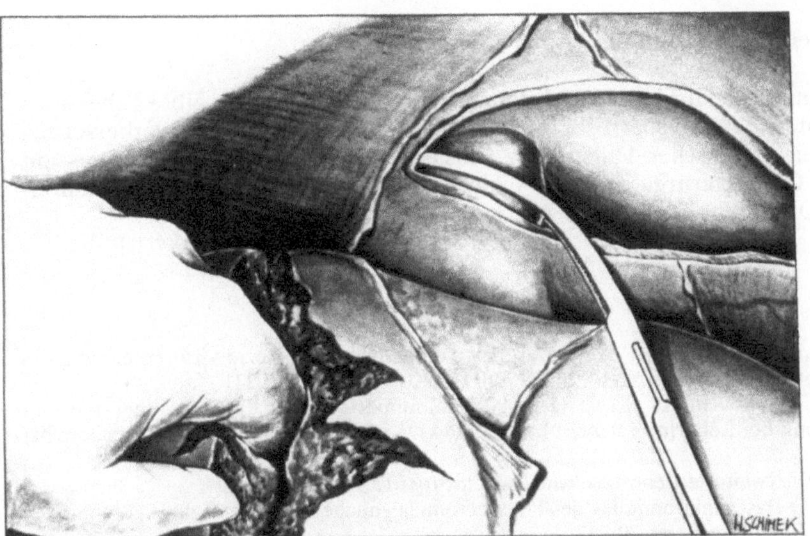

Abb. 3. Austastung einer Leberruptur. Dies ist eine obligate Maßnahme vor einer Lebernaht oder Leberklebung unter Abklemmung der zuführenden und evtl. auch abführenden Lebergefäße. [Nach Priesching A, 1986]

Tabelle 9. Toleranzüberschreitung für ausgedehnte Leberresektionen

1. Alter über 80 Jahre
2. Hiluseinbruch von Tumoren, portal oder in Lebervenen beiderseits
3. Schonungsunmöglichkeit einseitige Gefäß- und/oder Gallengangspassage
4. Dekompensation einer Leberzirrhose, Child-C-Fälle
5. Mehr als 50% Parenchymresektion bei kompensierter Leberzirrhose
6. Persistieren maligner Primär- oder Sekundärerkrankungen

die Wundaustastung (Abb. 3) und dann die Leberpackung oder Definitivversorgung der Leberruptur.

Ausmaß der Begleitverletzungen, Schockdauer, Leberrupturausmaß und Zeitraum bis zur Blutstillung der Leber bestimmen die Prognose, nicht zuletzt auch die Konsequenz im Handeln.

Lebertransplantation

Lebertransplantationen werden heute flächendeckend in unserem Land ausgeführt. Ihre speziellen Probleme kann ich hier nicht erörtern. Herr Brölsch wird einige in seinem Beitrag aufzeigen.

Tabelle 10. Toleranzerweiterung bei Leberresektionen

1. Langzeituntersuchung der Leberdurchblutung
2. Sonografiegesteuerte anatomiegerechte Präparation
3. Verwendung von gefäßschonenden Dissektionshilfen, Ultraschallmesser, Saugmesser, Jet-Cutting
4. Inkaufnahme von Gefäßresektionen und Gefäßersatz (V. portae, A. hepatica, V. cava, Lebervenen)
5. Vorgeschaltete Shuntoperation bei portaler Hypertension
6. Einsatz eines erfahrenen Leberchirurgen

Toleranzgrenzen der Leberresektion

Es gibt eine Toleranzgrenze für Leberresektionen (Tabelle 9). Eindeutig gibt es aber auch eine Toleranzerweiterung zur Leberresektion (Tabelle 10) und eine Chancenverbesserung durch Verfügbarkeit technischer Hilfsmittel, Einsatz großen Erfahrungsspektrums mit Kenntnissen in der Gefäßchirurgie und bei Ausführung des Eingriffes durch einen hinreichend erfahrenen Operateur oder dessen Assistenz.

Literatur

1. Altendorf-Hofmann A, Scheele J (1990) Differenzierte Nachsorge zur Rezidivfrüherkennung aus chirurgischer Sicht. Langenbecks Arch Chir [Suppl II] (Kongreßbericht) 231
2. Base-Landgraf J, Bauknecht KJ, Ernst H (1990) Kombinierte regionale Chemotherapie und Strahlenbehandlung bei Lebermetastasen. Langenbecks Arch Chir [Suppl II] (Kongreßbericht) 227
3. Brölsch CE (1990) Erweiterte Leberresektionen. Chirurg 61:692
4. Couinaud C (1954) Bases anatomiques des hepatectomies gauche et droite réglées. Techniques qui en découlent. Chirurgie Tome 70:933
5. Eßer G (1984) Die Leberruptur. Operationstaktische Grundregeln. Unfallheilkd 87:456
6. Eßer G, Düx A (1988) Angiographie- orientierte Leberresektion. Langenbecks Arch Chir [Suppl II] (Kongreßbericht) 604
7. Eßer G (1989) Leberchirurgie im Repertoire des Allgemeinchirurgen. Langenbecks Arch Chir [Suppl II] (Kongreßbericht) 249
8. Eßer G (1990) Behandlungsgrundsätze bei Lebermetastasen – Chirurgische Behandlung. In: Izbicki JR, Wilker DL, Schweiberer L (Hrsg) Das kolorektale Karzinom und seine Präkanzerosen. de Gruyter, Berlin New York, S 351–379
9. Gubernatis G, Vogt P, Raab R, Pichlmayr R (1989) Vorgehen bei Rezidivtumoren der Leber. Langenbecks Arch Chir [Suppl II] (Kongreßbericht) 279
10. Herfarth Th, Hohenberger P (1989) Chirurgie der Metastasenleber. Langenbecks Arch Chir [Suppl II] (Kongreßbericht) 263
11. Hottenrott C, Lorenz M (1989) Europäisches Thema: Leberchirurgie II – Regionale Chemotherapie. Langenbecks Arch Chir [Suppl II] (Kongreßbericht) 273
12. Kanematsu T, Inokuchi K (1985) Praeoperative assessment of hepatocellular reserve by discriminant analysis of limited hepatic resection in cirrhotic patients with primary liver cancer. Nippon Geka Gakkai Zasshi 86:1220
13. Kremer B (1989) Lebertransplantation bei Tumoren. Langenbecks Arch Chir [Suppl II] (Kongreßbericht) 383
14. Kremer B, Henne-Bruns D, Jordan A, Witte G (1990) Teilresektion beim primären Leberzellkarzinom. Langenbecks Arch Chir [Suppl II] (Kongreßbericht) 153
15. Lee Y-TN (1981) Medical accomplishments in the Peoples Republik of China. Contemp Surg 18:45
16. Lee Y-Tn (1983) Primary carcinoma of the liver, diagnosis, prognosis and management. J Surg Oncol 22:17
17. Nagasue N, Yukaya H, Suehiro S, Ogawa Y (1984) Tolerance of the cirrhotic liver to normothermic ischemia. A clinical study of 15 patients. Am J Surg 147:772
18. Nagasue N, Yukaya H, Ogawa Y, Hirose S, Okita M (1985) Segmental and subsegmental resections of the cirrhotic liver under hepatic inflow an outflow occlusion. Br J Surg 72:565

19. Neuhaus P, Blumhardt G (1990) Atypische und Segmentresektionen der Leber. Chirurg 61:685
20. Otto G, Henschen U, Hofmann W, Schlag P, Herfarth C (1990) Zur Prognose und Therapie primärer epithelialer Lebertumoren. Chirurg 61:705
21. Pichlmayr R, Gubernatis G, Lamesch P, Raygrotzki S, Hauss J (1989) Europäisches Thema Leberchirurgie-Neuentwicklungen in der Leberchirurgie (in situ-Protektion und ex situ-Operation). Langenbecks Arch Chir [Suppl II] (Kongreßbericht) 257
22. Priesching A (1986) Leberresektion – Chirurgische Anatomie, Indikationen, Technik. Urban & Schwarzenberg, München
23. Priesching A (1987) Lebertrauma. In: Schumpelick V, Pichlmayr R (Hrsg) Chirurgie der Leber. Springer, Berlin Heidelberg New York Tokyo, p 109
24. Rau HG, Arnold H, Schildberg FW (1990) Schneiden mit dem Wasserstrahl (Jet-Cutting) – eine Alternative zum Ultraschallaspirator? Chirurg 61:735
25. Reifferscheid M (1957) Chirurgie der Leber. Thieme, Stuttgart
26. Ringe B, Manz S, Barg-Hock H, Kotzerka J, Pichlmayr R (1989) Chirurgie bei benignen Lebertumoren. Langenbecks Arch Chir [Suppl II] (Kongreßbericht) 287
27. Scheele J (1989) Die segmentorientierte Leberresektion. Chirurg 60:251
28. Scheele J, Stangl R, Altendorf-Hofmann A (1990) Chirurgische Eingriffe bei Lebermetastasen. Langenbecks Arch Chir [Suppl II] (Kongreßbericht) 217
29. Schwemmle K (1989) Kombinierte onkologische Methoden bei Primärtumoren und Metastasen der Leber. Langenbecks Arch Chir [Suppl II] (Kongreßbericht) 269
30. Stucke K (1955) Leberresektion und Hepatektomien. Chirurg 26:329
31. Tang Z (1980) Treatment of primary liver cancer – with special reference of the east part of China. Ann Acad Med Singapore 9:251 (Zitat nach Lee Y-TN 1980)
32. Trede M, Raute M (1988) Übernähungen, Anastomosen- und Drainage-Techniken an der Leber. Chirurg 59:805
33. Trede M, Raute M, Sturm J (1989) Tumorresektionen in der Leber. Langenbecks Arch Chir [Suppl II] (Kongreßbericht) 237
34. Treutner KH, Treumann Th, Winkeltau G, Schubert Th, Schumpelick V (1989) Die parasitäre Leberzyste – Indikation und Verfahrenswahl bei der zystischen Echinokokkose. Leber Magen Darm 3:111
35. Varney M, Becker H, Röher HD (1990) Prognose und Therapie der Leberverletzung beim polytraumatisierten Patienten. Chirurg 61:711
36. Wilker DK, Schweiberer L, Izbicki JR, Waldner H, Rohloff R (1990) Ein kombiniert chirurgisch-radiologisches Konzept zur Behandlung des Hepaticusgabelcarcinoms mit Befall beider Hepaticusstämme. Chirurg 61:444
37. Wilker DK, Izbicki JR, Knoefel WT, Eibl-Eibesfeld B, Schweiberer L (1990) Das Saugmesser („Suction knife") in der Leberchirurgie. Chirurg 61:732
38. Wolff H, Ridwelski K, Lorf T (1990) Die chirurgische Behandlung maligner Tumoren der Hepaticusgabel. Zentralbl Chir 115:1

139. „Split-liver"-Transplantation

Ch. Brölsch, Hamburg

(Manuskript bis Redaktionsschluß nicht eingegangen)

140. Neues in der Dickdarmchirurgie

A. Schafmayer, R. Schlemminger und H. Köhler

Klinik und Poliklinik für Allgemeinchirurgie, Universität Göttingen, Robert-Koch-Str. 40, W-3400 Göttingen, Bundesrepublik Deutschland

New Aspects of Large-Bowel Surgery

Summary. Use of the biofragmentable anastomosis ring led to no significant differences in clinical results when compared with the use of conventional suture techniques. The patients' prognosis and the efficiency of perioperative portal chemotherapy are impaired by perioperative blood transfusions in colorectal cancer. Regarding proved risk factors for development of local recurrence, there is no significant difference between low anterior resection and abdominoperineal excision. Lymph node dissection is one important factor for ensuring an adequate oncological strategy in colorectal surgery.

Key words: Colorectal carcinoma – Biofragmentable anastomosis – Blood transfusion – Local recurrence

Zusammenfassung. Die Anwendung biofragmentabler Anastomosentechniken hat im Vergleich zu herkömmlichen Methoden keinerlei Nachteile erbracht. Die perioperative Bluttransfusion bei colorectalen Carcinomen beeinflußt die Prognose und die Wirksamkeit der perioperativen portalen Chemotherapie negativ. Unter Berücksichtigung erwiesener Risikofaktoren für die Tumorrezidiventstehung zeigt sich prognostisch kein Unterschied nach kurativer anteriorer Resektion oder abdomino-perinealer Rektumamputation. Für eine onkologisch adäquate Primärtumorchirurgie kommt der Lymphknotendissektion erhebliche Bedeutung zu.

Schlüsselwörter: colo-rectales Carcinom – biofragmentabler Anastomosenring – Bluttransfusion – Lokalrezidiv

Betrachten wir die aktuelle Literatur unter dem Blickwinkel „Neues in der Colonchirurgie", so ist festzustellen, daß bahnbrechende Neuigkeiten zwar nicht zu verzeichnen sind, sich jedoch bekannte Problematiken derzeit in neuem Lichte darstellen. Im folgenden möchten wir zu einigen für den Chirurgen relevanten Themenkreisen Stellung beziehen:

1. Operative Technik

Wenn auch die Anastomosentechniken bei Dickdarmeingriffen durch Hand- und Klammernaht eine weitgehende Standardisierung erfahren haben, gewinnen in den letzten Jahren die nathlosen Kompressionsanastomosen zunehmend an Aktualität. Im deutschen

Tabelle 1. Rate der Anastomoseninsuffizienz und intraoperativen Komplikationen bei Anwendung des biogfragmentablen Anastomosenringes

	Handnaht	Stapler	Kontrolle	BAR
Bubrick et al. (n = 782)	3,0%	4,0%	3,0%	3,0%
Europ. Studie (n = 202)	8,0%	6,0%	8,0%	5,0%
intraoperative Komplikationen	3,0%	11,0%	5,3%	17,0%

Tabelle 2. Vor- und Nachteile des biofragmentablen Anastomosenringes im Vergleich zu Hand- und Klammernaht (= Kontrolle)

Vorteile:
- Zeitersparnis
- Einsatz bei entzündlichen Darmerkrankungen
- minimales Gewebstrauma, kein Fremdmaterial
- Entlastung der Anastomose durch Kompressionsring

Nachteile:
- mögliche intraoperative Komplikationen
- Übernähung nicht möglich
- bisher nicht anwendbar bei tiefer anteriorer Anastomose
- teuer
- Ausbildung jüngerer Kollegen u.U. nicht gewährleistet

Sprachraum, vor allem inauguriert von Gross und Eigler [7] durch die Anwendung des AKA-2-Gerätes, findet in neuerer Zeit besonders der *„BAR“*, der *b*iofragmentable *A*nastomosen-*R*ing zunehmend Verwendung [2–5]. Das Prinzip der Kompressionsanastomose läßt eine reaktionslosere Anastomosenheilung erwarten, da die Nachteile eingebrachten Fremdmaterials, wie Fäden oder Klammern entfallen. Somit sind Durchblutungsstörungen, Nekrosen oder Stichkanalinfektion an der Anastomose weniger zu erwarten [2–5, 10].

Ergebnisse prospektiver randomisierter Studien des „BAR“ im Vergleich zur Hand- und Klammernaht ergeben allerdings keine Unterschiede hinsichtlich der postoperativen Darmfunktion, der Dauer des Krankenhausaufenthaltes und des Anteiles der Wundinfektionen und postoperativer Blutungen [2–5]. Bezüglich des wichtigsten Kriteriums in der Dickdarmchirurgie, der Anastomoseninsuffizienz, sind die Ergebnisse mit den herkömmlichen Techniken vergleichbar (Tabelle 1). Den Vorteilen der Kompressionsanastomosen, wie die Verkürzung der Operationsdauer, der mögliche Einsatz auch bei entzündlichen Darmerkrankungen und einer geringeren Schrumpfungstendenz der Anastomose, sowie Entlastung der Anastomose durch die Kompressionsringe stehen folgende Nachteile gegenüber:

Im Vergleich zur Handnaht unverhältnismäßig hohe Kosten, ein Einsatz ist bei tiefen Anastomosen bisher nicht möglich. Die intraoperative Komplikationsrate ist höher als bei den konkurrierenden Verfahren, bedingt durch mögliche Darmeinrisse beim Einlegen und durch Inpaktierung der Kompressionsringe. Auch kann eine inkomplett angelegte Anastomose nicht durch Übernähung korrigiert werden, sondern muß neu angelegt werden (Tabelle 2).

2. Perioperative Bluttransfusionen

Schon seit langer Zeit ist bekannt, daß Bluttransfusionen in vivo und in vitro verschiedene Immunfunktionen beeinträchtigen können. Die Vermutung lag daher nahe, daß die Gabe von Blut im Rahmen der chirurgischen Therapie bei Carcinompatienten deren Prognose verschlechtert. Während einige retrospektive Studien an perioperativ transfundierten Patienten mit colorectalen Carcinomen eine erhöhte Rezidivrate und verkürzte Überlebenszeit zeigten [1, 9, 16, 18], fanden andere Autoren [14, 15] keine signifikante Beeinflussung der Prognose durch Bluttransfusion. Einschränkend muß allerdings konstatiert werden, daß es sich bei allen Studien zu diesem Problemkreis um retrospektive Analysen handelt, mit der entsprechenden Schwierigkeit der Standardisierung vergleichbarer Patientenkollektive. Dies trifft insbesondere für den intraoperativen Tumorstatus, die operativ-technischen Parameter und den immunologischen Status zu [1, 9, 14–16, 18].

Bei genauer Analyse der neueren Literatur müssen wir festhalten, daß die perioperative Blutgabe bei Patienten mit Dickdarmtumoren mit einer ungünstigeren Prognose vergesellschaftet ist [1, 9, 16, 18] und weiterhin eine Erhöhung der Wundinfektionsrate und vermehrte lokale Komplikationen bedingt [17]. Dies trifft sowohl für das Colon- als auch für das Rectumcarcinom zu. Wichtig ist auch die Frage, welche Blutprodukte zu zwingender Notwendigkeit verabreicht werden sollen. Einer interessanten Untersuchung von Blumberg zufolge [1], verschlechtert die Gabe von bis zu drei Erythrozytenkonzentrate bei colorectalen Carcinomen die Prognose des Patienten nicht, dagegen ist die Tumorrezidivrate bei Patienten, die auch nur eine Vollblutkonserve erhalten haben, eindeutig höher im Vergleich zu nicht transfundierten Patienten. Einen weiteren wichtigen Aspekt bezüglich der Prognose beim colorectalen Tumor nach Bluttransfusionen liefern Harder et al. [9]. Im Rahmen der prospektiven SAKK-Studie zur portalen Chemotherapie nach kurativer Resektion colorectaler Carcinome konnten die Autoren belegen, daß bei nicht transfundierten Patienten ein deutlich reduziertes Rezidiv- und Letalitätsrisiko besteht gegenüber den transfundierten Patienten ohne Chemotherapie. Diese Ergebnisse deuten möglicherweise auf eine verminderte Ansprechrate der adjuvanten portalen Chemotherapie nach Bluttransfusion hin. Für die Praxis ergibt sich also die Konsequenz, die Indikation zur Blutgabe bei der chirurgischen Therapie des colorectalen Carcinoms restriktiv und individuell nach Symptomen zu stellen und keinesfalls nach fixen Hämoglobinwerten [1, 9, 18]. Sind dann Bluttransfusionen notwendig, sollten möglichst autologe Konserven oder gewaschene Erythrozytenkonzentrate zur Anwendung kommen [1].

3. Loco-regionäres Tumorrezidiv beim Rectumcarcinom

Der Einsatz der Klammernahtgeräte im Rahmen der chirurgischen Therapie des Rectumcarcinoms hat zu einem Anstieg der kontinenzerhaltenden Resektion geführt [6]. Die rein chirurgischen Probleme, wie intraoperative Komplikations- oder Insuffizienzrate können als weitgehend gelöst betrachtet werden. Von onkologischer Seite ist die Resektionsbehandlung unter kurativer Intention immer noch mit einer beträchtlichen Rezidivrate von bis zu 25% belastet. Die Faktoren, die als prädisponierend für ein loco-regionäres Rezidiv gesichert werden konnten, zeigte Taelle 3, modifiziert nach Häring [8]. Die Entscheidung, ob eine Kontinenzresektion noch möglich oder eine Rectumamputation unumgänglich ist, muß neben der Höhenlokalisation auch diese Risikofaktoren berücksichtigen [12]. In Anbetracht der schlechten Prognose des loco-regionären Rezidivs durch lokale Inoperabilität oder Vorliegen von Fernmetastasen kommt der kurativen Erstbehandlung besondere Bedeutung zu. Lediglich 20 bis maximal 30% der Tumorrezidive sind nämlich einer erneuten kurativen Therapie zugänglich wie sich in mehreren Studien zeigen läßt

Tabelle 3. Prädisponierende Faktoren des loco-regionären Rectumcarcinomrezidivs

- Dukes-Stadium B und C
- Tumorwachstum (zirkulär, exulcierend)
- Sicherheitsabstand
- Grading
- vasculäre, perineurale Infiltration
- Lymphknotenbefall

Tabelle 4. Prozentualer Anteil kurativer Reoperationen beim Rectumcarcinomrezidiv

Hermanek	1982	20%
Pilipshen	1984	18%
Schildberg	1985	5%
Wanebo	1987	32%
	Rezidivrate	13/24
Eigene	1991	18%

Tabelle 5. Vergleich loco-regionärer Rezidivraten: abdomino-perineale Rektumamputation versus tiefer anteriorer Resektion

		Amputation	Resektion
Häring	1988	20	9
Feil	1988	–	20
Warnecke	1989	–	23
Secco	1989	22,2	22,2
Vlasak	1989	14,7	26,3
Fick	1990	15	13
Gall	1991	11	11 (19)
Eigene	1991	14	15

(Tabelle 4, modifiziert nach Häring [8]), wobei sich diese Maßnahmen in bis zu 50% der Fälle leider nur als Palliativeingriffe erweisen. Die tiefe anteriore Resektion war lange Zeit mit dem Makel der eingeschränkten Radikalität im Vergleich zur Amputation behaftet. Mittlerweile konnte in mehreren Untersuchungen jedoch gezeigt werden, daß sich bei sorgfältiger Indikationsstellung, insbesondere unter Berücksichtigung der aufgezeigten Risikofaktoren, und standardisierter Technik gleiche Rezidivraten bei tiefer anteriorer Resektion und abdominoperinealer Rectumamputation erreichen lassen [6, 8, 13] (Tabelle 5). Die Rate an Rezidiven in Höhe von 10 bis 15% darf jedoch nicht als Dogma bestehen bleiben, so daß weitere intensive Forschung notwendig ist, um diesen Anteil weiter zu senken.

4. Lymphknotendissektion beim colorectalen Carcinom

Neben der kompletten Tumorexstirpation kommt der ausgiebigen Ausräumung des Lymphabflußgebietes beim colorectalen Carcinom im Rahmen der kurativen Behandlung größte Bedeutung zu. Beim Dickdarmtumor orientiert sich die Lymphknotenausräumung am Verlauf der arteriellen Gefäße. Daraus folgt, daß zur Erfassung der paracolischen, intermediären und zentralen Lymphknotenstationen eine radikuläre Unterbindung der jeweiligen Gefäße erfolgen muß [6, 11]. Insbesondere für die Flexurencarcinome mit nachgewiesenem Lymphabfluß über Arteria colica dextra bzw. colica sinistra und Arteria colica media bedeutet dies eine Ausweitung der Resektionsgrenzen; bei Befall der re. Flexur im Sinne einer erweiterten Rechtshemicolectomie bis zum li. Hemicolon, bei Befall der li. Flexur unter Umständen sogar bis zur subtotalen Colectomie [11]. Bei Befall des Sigmas hält die „einfache Sigmaresektion" onkologischer Kriterien nicht Stand. Eine radikuläre Unterbindung der Arteria mesenterica inferior am Stamm ist unserer Meinung nach erforderlich. Bei erhaltener Riolanscher Anastomose resultiert somit eine Descendorectostomie [6, 11]. Wenngleich ein onkologischer Nutzen bislang noch nicht definitiv nachgewiesen werden konnte [6, 11], so führt doch die erweiterte Operationstechnik bei gleicher Komplikationsrate zu einer höheren Ausbeute zu untersuchender Lymphknoten und damit zu einem besseren Staging. Untersuchungen von 5-Jahresüberlebensrate des Göttinger- und Erlanger Krankengutes im Vergleich der Jahre 69–78 und 79–85 zeigen eine deutliche Verbesserung (Tabelle 6).

Tabelle 6. 5-Jahresüberlebensrate (%) nach kurativer Coloncarcinomresektion; Erlanger und Göttinger Universitätskliniken, Vergleich der siebziger und achtziger Jahre

	1969–1978	1979–1985
Gesamtpatienten (Erlangen)	66 ± 5% (530)	88 ± 6% (633)
	1975–1979	1980–1984
Gesamtpatienten (Göttingen)	58 ± 8% (214)	79 ± 6% (254)

Die angesprochenen Themenkreise bezogen sich auf operative Technik, perioperatives Management und onkologische Gesichtspunkte, die in Anbetracht der beträchtlich hohen Zahl colorectaler Eingriffe in einem chirurgischen Krankengut zur täglichen Routine des Chirurgen gehören.

Literatur

1. Blumberg N, Heal J, Chuang Ch, Murphy P, Agarwal M (1988) Further evidence supporting a cause and effect relationship between blood transfusion and earlier cancer recurrence. Ann Surg 207:410–415
2. Bubrick MP, Corman ML, Cahill CJ, Hardy TG jr, Nance FC, Shatney CH, Bar Intestigational group (1991) Prospective, randomized trial of the biofragmentable anastomosis ring. Am J Surg 161:136–143
3. Cahill CJ, Betzler M, Gruwez JA, Jeckel J, Patel JC, Zederfeldt BC (1989) Sutureless large bowel anastomosis: European experience with the biofragmentable anastomosis ring. Br J Surg 76:344–347
4. Corman ML, Prager ED, Hardy TG, Bubrick MP, Valtrac (BAR) Study group (1989) Comparison of the Valtrac biofragmentable anastomosis ring with conventional suture and stapled anastomosis in Colon Surgery, results of a prospective, randomized clinical trial. Dis Col Rec 32:183–188
5. Dyess D, Curreri PW, Ferrara JJ (1990) A new technique for sutureless intestinal anastomosis, a prospective, randomized, clinical trial. Am Surg 56:71–75
6. Gall FP (1991) Die tiefe Rectumresektion – transabdomineller Zugang. Chirurg 62:1–7
7. Gross E, Eigler FW (1989) Die nahtlose Kompressionsanastomose am distalen Colon und Rectum. Chirurg 60:589–593
8. Häring R, Karavias Th (1988) Das loco-regionale Rezidiv nach Rectumresektion bzw. Rectumexstirpation. Chirurg 59:634–638
9. Harder F, Laffer U, Berres M, Jäggi P, Metzger U, SAKK (1990) Nach kurativer Resektion beim colorektalen Carcinom wirkt die portale Chemotherapie vor allem bei nicht-bluttransfundierten Patienten. Chirurg 61:280–285
10. Hardy TG jr, Pace WG, Mance JW, Katz AR, Kaganov AI (1985) A biofragmentable ring for sutureless bowel anastomosis an experimental study. Dis Col Rect 28:484–490
11. Herfahrth Ch, Hohenberger P (1989) Lymphadenektomie bei der Primärtherapie colorektaler Carcinome. Chirurg 60:139–147
12. Hermanek P, Guggenmoos-Holzmann J, Gall FP (1989) Prognostic factors in rectal carcinoma. A contribution to the further development of tumor classification. Dis Col Rect 32:593–599
13. Hohenberger P, Schlag P, Ketzschmar U, Herfarth Ch (1991) Das regionäre Lymphknotenrezidiv beim colorektalen Carcinom. Chirurg 62:110–116
14. Mecklin GP, Järvinen HJ, Ovaska JT (1989) Blood transfusion and prognosis in colorectal carcinoma. Scand J Gastroenterol 24:33–39
15. Nathanson SD, Tilley BC, Schultz L, Grith RF (1985) Perioperative allogenic blood transfusions. Survival in patients with resected carcinomas of the colon and rectum. Arch Surg 120:734–738
16. Parrott NR, Lennard TWJ, Taylor RMR, Proud G, Shenton BK, Johnston IDA (1986) Effect of perioperative blood transfusion on recurrence of colorectal cancer. Br J Surg 73:870–973
17. Tartter PI (1988) Blood transfusion and infectious complications following colorectal cancer surgery. Br J Surg 75:789–792
18. Wirsching RP, Demmel N, Liewald F, Mempel W, Zwingers N (1988) Einfluß der Bluttransfusion auf Tumorrückfall und Überlebensrate beim colorectalen Carcinom. Chirurg 59:647–653

Experimentelle Ergebnisse

141. Künstliche Ernährung

M. Georgieff, E. Pscheidl, K. Träger und E. Rügheimer

Institut für Anaesthesiologie, Universität Erlangen-Nürnberg, Maximiliansplatz 1, W-8520 Erlangen, Bundesrepublik Deutschland

Artifical Nutrition

Summary. An infusion rate above 3 g/kg BW per day glucose leads to a reduction of oxidative metabolism of the energy sources glucose, free fatty acids, and exogenous triglycerides. Simultaneously splanchnic lipogenesis is stimulated and visceral protein utilization inhibited. During the 1st to 4th day after trauma Xylitol (3 g/kg BW per day) is superior to glucose with regard to oxidative metabolism of energy sources and stimulation of visceral protein synthesis. A comparable metabolic effect can be achieved by a glucose/xylitol mixture (1:1); (6 g/kg BW per day) during long-term nutrition.

Key words: Substrate oxidation – Glucose – Xylitol

Zusammenfassung. Oberhalb einer Infusionsrate von 3 g/kg KG Tag führt Glukose zu einer Senkung der oxidativen Utilisation der Energieträger Glukose, freie Fettsäuren und exogene Triglyzeride. Dies führt auch zu einer Stimulierung der Lipogenese im Splanchnikusgebiet bei gleichzeitiger Hemmung der viszeralen Proteinsynthese. In der akuten Phase (Tag 1–4) nach Trauma ist Xylit – 3 g/kg KG Tag – der Glukose bei der oxidativen Verwertung von Energieträgern und der Stimulation der Proteinsynthese überlegen. Eine vergleichbare Stoffwechselwirkung entfaltet die Zufuhr eines Glukose/Xylit-Gemisches (1:1) – 6 g/kg KG Tag – während Langzeiternährung.

Schlüsselwörter: Substratoxidation – Glukose – Xylit

Ein wesentliches Ziel der intravenösen Ernährung besteht in der adäquaten Deckung des Energiebedarfes. Dabei sollte die Verwertung von Kohlenhydraten und Fetten derart erfolgen, daß Aminosäuren bevorzugt in die Proteinsynthese münden und weniger für die Energiebereitstellung herangezogen werden. In der operativen Medizin kann dieses Ziel nur dann erreicht werden, wenn bei der Zufuhr von Energiedonatoren nicht nur deren oxidative Verwertung, sondern auch ihre spezifische pharmakologische Wirkung unter den Stoffwechselbedingungen nach Operation, Trauma und bei Sepsis berücksichtigt wird.

Glukose ist der am häufigsten angewandte Energieträger zur künstlichen Ernährung. Neue Untersuchungen haben gezeigt, daß es quantitative Grenzen einer metabolisch sinnvollen Glukoseanwendung gibt, die gerade in der operativen Medizin beachtet werden müssen.

Unter ausgeglichenen Stoffwechselbedingungen gibt die Leber etwa 2,2 mg/kg KG min Glukose (ca. 200 g pro Tag) an den Gesamtkörper ab. Davon werden zwischen 54 und

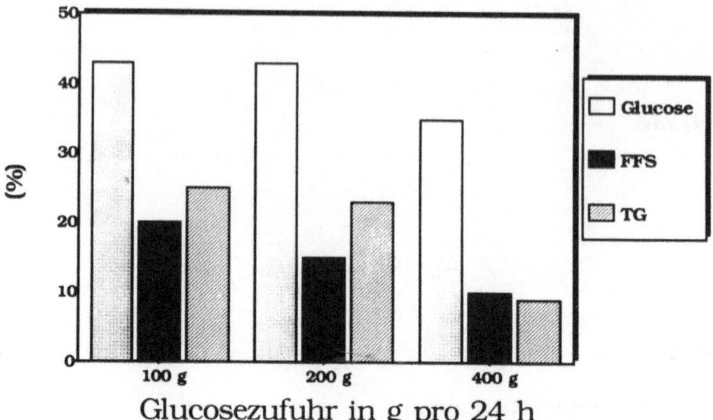

Abb. 1. Oxidationsrate (%) unterschiedlicher Energieträger bei verschieden hoher Glucosezufuhr

64% oxidativ verwertet [1]. Bei der intravenösen Glukosegabe werden bei einer Zufuhrrate von 100 bzw. 200 g pro Tag nur etwa 43% oxidiert. Eine Steigerung der Zufuhrrate auf 400 g pro Tag geht mit einer oxidativen Verwertung von nur 33% der infundierten Menge einher [2]. Bei der Zufuhr von 100 g Glukose werden etwa 27% der zirkulierenden freien Fettsäuren (FFS) bzw. bis zu 37% einer simultan infundierten Fettemulsion oxidiert. Bei 200 g Glukose reduziert sich die oxidative Verwertung der endogenen FFS auf 17%, die der exogen Triglyceride auf 26%. Bei einer Zufuhrrate von 400 g Glukose reduziert sich die Oxidation der FFS auf nur noch 10% und die der exogenen Triglyceride auf 14% (Abb. 1). Von besonderer klinischer Bedeutung ist der Befund, daß durch eine exogene Zufuhr von Insulin zur Senkung eines erhöhten Blutzuckerspiegels die oxidative Verwertung sich nicht steigern läßt; vielmehr führt dies zu einer vermehrten Stimulierung der Lipogenese. Zu 50% findet diese Lipogenese in den viszeralen Organen, vor allem in der Leber statt [3]. In einer klinischen Untersuchung bei stark katabolen septischen Patienten führte daher eine 10tägige parenterale Ernährung mit ca. 500 g Glukose pro Tag zusammen mit Aminosäuren zu einer Zunahme des Gesamtkörper-Fettgehaltes von 2,2 kg und einer Abnahme von 1,5 kg Protein [4].

Bei der Betrachtung der verschiedenen Proteinkompartimente und deren täglichen Proteinsyntheserate erkennt man einen klinisch relevanten Befund. Obwohl das Viszerum im Vergleich zum Bindegewebe bzw. der Muskulatur das kleinste Proteinkompartiment darstellt, findet hier bei weitem der höchste tägliche Proteinumsatz statt (Abb. 2). Dieses

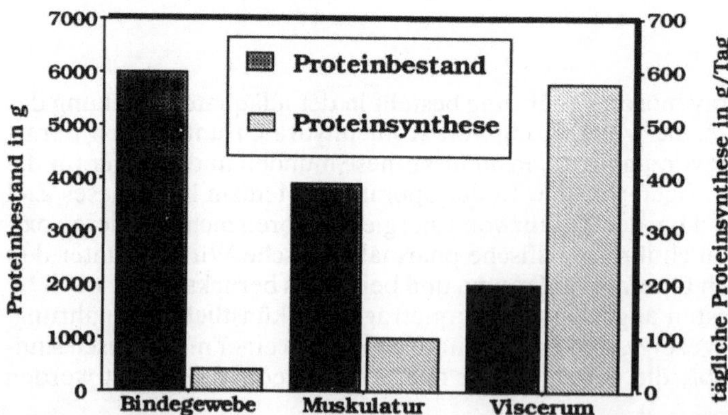

Abb. 2. Verhältnis von Gesamtproteinbestand und täglicher Proteinsyntheserate in verschiedenen Kompartimenten

Tabelle 1. Wechselwirkungen einer Hyperglykämie auf Teilfunktionen des Gesamtkörpers

• BZ > 250 mg/dl	Eingeschränkte Phagozytose polymorph-nukleärer Phagozyten (Diabetes 23:1974)
• BZ > 220 mg/dl	Erhöhte Morbidität und Mortalität nach cerebraler Ischämie (Anesthesiology 66:1987)
• BZ > 250 mg/dl	Erhöhte Morbidität und Mortalität nach Herzkreislaufstillstand und Wiederbelebung (Ann. Neurol. 15:1985)
• Hyperglykämie	Erhöhte Morbidität und Mortalität nach SHT (Anesthesiology 66:1987)
• BZ > 140 mg/dl	Hypertone Glukose steigert bei Patienten mit Leberzirrhose den portalen Druck und den PCP; Gefahr der Varizenblutung (Hepatology 8: 1988)
• Hyperglykämie	Steigerung des „futile cycle" für Alanin, Glutamin, Glutamat, Glukose und FFS (Am. J. Physiol. 248:1985; N. Engl. J. Med. 317:1987; Ann. Surg. 209:1989)
• Hyperglykämie	Eingeschränkte Regulation nach Trauma im Alter (J. Trauma 29:1989)

Kompartiment schließt den Gastrointestinaltrakt, die Leber, das Pankreas, die Milz und die Nebennieren ein. Für die Überwindung einer Operation oder eines Traumas ist die Integrität dieser Organe und die adäquate Funktion des retikuloendothelialen Systems von ausschlaggebender Bedeutung. Eine künstliche Ernährung muß daher gerade in diesem Kompartiment die Proteinsynthese aufrechterhalten und wenn möglich stimulieren. Es konnte gezeigt werden, daß durch eine hohe Glukosezufuhr von ca. 500 g pro Tag die viszerale Stickstoffutilisation bei Patienten in der operativen Intensivmedizin um ca. 66% reduziert wird [5].

Eine durch Glukose induzierte Hyperglykämie kann signifikante Wechselwirkungen auf Teilfunktionen des Gesamtkörpers ausüben. Ein erhöhter Blutzucker ist eine häufig beobachtete Nebenwirkung einer intravenösen Glukoseinfusion, besonders postoperativ oder posttraumatisch. Unter bestimmten pathophysiologischen Zuständen kann eine Hyperglykämie die Morbiditäts- bzw. Mortalitätsrate signifikant steigern und sollte daher im Rahmen der parenteralen Ernährungstherapie durch Reduktion der Zufuhrrate vermieden werden (Tabelle 1).

Im Bezug auf die oxidative Verwertung von Energieträgern, dem Verhalten der Lipogenese und der viszeralen Proteinsynthese läßt sich daher ableiten, daß eine metabolisch vernünftige maximale Glukosezufuhrrate bei 3 g/kg KG Tag liegt.

Die maximale Utilisationsrate von Glukose fällt nach Trauma von 14,3 mg/kg KG min auf 9,2 mg/kg KG min wegen der begleitenden Insulinresistenz ab [6]. Im Gegensatz dazu steigt posttraumatisch die maximale Utilisationsrate von Xylit von 6,2 mg/kg KG min auf 12,7 mg/kg KG min an [7]. Xylit ist ein Produkt des normalen Intermediärstoffwechsels, das im Pentose-Phosphat-Zyklus gebildet wird. In diesem Stoffwechselschritt wird Ribose und Desoxyribose für den initialen Schritt der Proteinsynthese gebildet. Nach Operation, Trauma und bei Sepsis steigt der Umsatz in diesem Zyklus in allen Geweben mit gesteigerter Proteinsyntheserate an. In der Leber wird dabei bis zu 80% der aus Alanin gebildeten Glukose in diesem Zyklus verstoffwechselt [8]. Die Umsatzrate des Alanins im Pentose-Phosphat-Zyklus ist der Schwere des Traumas bzw. der Sepsis proportional. Die bevorzugte Steigerung des endogenen Glukoseumsatzes im Pentose-Phosphat-Zyklus führt zu einer verminderten Laktatproduktion und spart der Zelle ATP.

In tierexperimentellen Studien konnten wir zeigen, daß die Umwandlungsrate von Alanin zu Glukose von 382 $\pm$ 24 µmol/Std während hypokalorischer Glukosezufuhr auf 155 $\pm$ 24 µmol/Std während äquikalorischer Xylitzufuhr abnimmt [9]. Gleichzeitig war die endogene Fettoxidation unter Xylitzufuhr mit 26,7 $\pm$ 2,7% signifikant höher im Vergleich zur Glukosegruppe mit 18,9 $\pm$ 2,2%. In einer normokalorischen Sepsisstudie konnte durch die Reduktion der Glukosekalorien und deren Ersatz durch Xylit die Stickstoffbilanz von +144 $\pm$ 90 mgN/kgKG Tag während reiner Glukosezufuhr auf +699 $\pm$ 80 mgN/kgKG Tag verbessert werden [10].

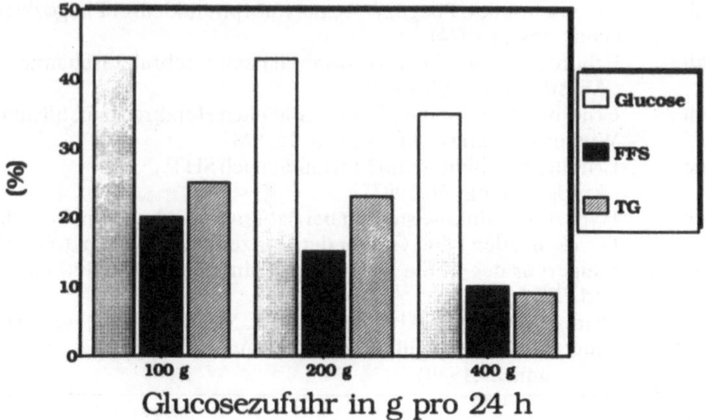

Abb. 3. Der Einfluß von hypokalorischer Glukose bzw. Xylit auf die Harnstoffproduktionsrate und die Glukoneogenese der Leber

Interessanterweise konnten diese tierexperimentellen Ergebnisse in ähnlicher Klarheit bei der klinischen Anwendung im Rahmen der operativen Medizin bestätigt werden. Bei septischen Intensivpatienten war nur durch eine hypokalorische Zufuhr von Xylit sowohl die Harnstoffproduktionsrate als auch die hepatische Glukoneogeneserate signifikant zu senken. Hypokalorische Glukosezufuhr blieb ohne antikatabole Wirkung (Abb. 3). In der Xylitgruppe war der Blutzuckerspiegel mit 118 ± 6 mg/dl im Vergleich zur Glukosegruppe mit 154 ± 21 mg/dl signifikant ($p < 0{,}01$) niedriger. Während normokalorischer Ernährung beatmeter Intensivpatienten konnten ebenfalls durch eine Reduktion der Glukosezufuhr auf ca. 3 g/kg KG Tag und den Ersatz durch Xylit in einer Dosierung von ebenfalls 3 g/kg KG Tag der Gesamtkörperglukoseumsatz, die Glukoneogeneserate und der Laktatspiegel signifikant im Vergleich zu der Zufuhr von 6 g Glukose/kg KG Tag gesenkt werden (Abb. 4). Unter Glukose-Xylit (1:1) konnte mit 167 ± 9 mg/dl Blutzucker ein signifi-

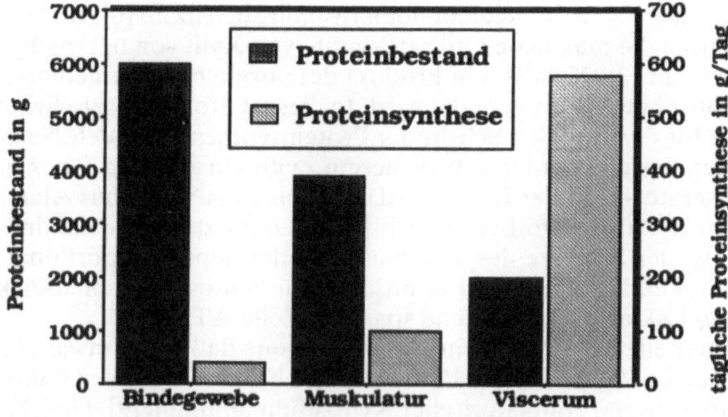

Abb. 4. Das Verhalten des Gesamtkörperglukoseumsatzes, der endogenen Glukoseproduktion und des Laktatspiegels während normokalorischer Glukosezufuhr bzw. Zufuhr von Glukose/Xylit (1:1)

kant ($p < 0{,}01$) niedrigerer Wert im Vergleich zur Glukosegruppe mit 217 ± 32 mg/dl gemessen werden.

Zur Deckung des Energiebedarfes in der akuten Phase nach Trauma und Operation empfiehlt sich daher Xylit (3 g/kg KG Tag); bei weiterem Bedarf einer künstlichen Ernährung kann Glukose schrittweise bis zu einer maximalen Dosierung von ebenfalls 3 g/kg KG Tag addiert werden.

Literatur

1. DeFronzo RA (1983) Regulation of glucose, lipid, and amino acid metabolism in normal healthy subjects. In: Kleinbeger G, Deutsch E (eds) New aspects of clinical nutrition. Karger, Basel; pp 169–210
2. Wolfe RR, Allsop JR, Burke JF (1979) Glucose metabolism in man: Response to intravenous glucose infusion. Metabolism 28:210–214
3. Gil KM, Gump F, Starker PM (1985) Splanchnic substrate balance in malnurished patients during parenteral nutrition. Am J Physiol 248:409–419
4. Streat SJ, Beddoe AH, Hill GL (1987) Aggressive nutritional support does not prevent protein loss despite fat gain in septic intensive patients. J Trauma 27:262–277
5. Radrizzani D, Iapichino G, Cambisano M (1988) Peripheral, visceral and body nitrogen balance of catabolic patients, without and with parenteral nutrition. Intensive Care Med 14:212–216
6. Black PR, Brooks DC, Bessy PQ (1982) Mechanisms of insulin resistance following injury. Ann Surg 196:420–425
7. Ackermann RH (1980) Bestimmung des Xylitumsatzes unter der Geburt und nach Operationen bei parenteraler Zufuhr. Infusionstherapie 7:113–115
8. Wannemacher JR, Beall FA, Canonico PG, Dinterman RE, Hadick CL, Neufeld HA (1980) Glucose and alanine metabolism during bacterial infections in rats and rhesus monkeys. Metabolism 19:202–212
9. Georgieff M, Pscheidl E, Götz H, Träger K, Anhäupl T, Moldawer LL, Blackburn GL (1991) Untersuchungen zum Mechanismus der Reduktion der Proteinkatabolie nach Trauma und bei Sepsis durch Xylit. Anaesthesist 40:85–91
10. Fried RC, Mullen JL, Blackburn (1990) The effect of nun-glucose substrates (xylitol, medium-chain triglycerides, long chain triglycerides) and carnitine on nitrogen metabolism in stressed rats. JPEN 14:134–138

142. Neue Erkenntnisse in der Immunologie

E. Faist, München

(Manuskript bis Redaktionsschluß nicht eingegangen)

143. Neue Erkenntnisse beim Schock

U. Kreimeier, München

(Manuskript bis Redaktionsschluß nicht eingegangen)

144. Neue Erkenntnisse in der Behandlung der Peritonitis

H. G. Beger, Ulm

(Manuskript bis Redaktionsschluß nicht eingegangen)

145. Neue Erkenntnisse in der biomechanischen Forschung in der Unfallchirurgie

L. Claes a. E., Ulm

(Manuskript bis Redaktionsschluß nicht eingegangen)

146. Mediatoren und ihre Antagonisten in der Schocktherapie

E. Neugebauer, A. Leuchleuthner, A. Dietrich, S. Saad und D. Rixen

Biochemische und Experimentelle Abteilung, II. Chirurgischer Lehrstuhl Universität zu Köln, Ostmerheimer Str. 200, W-5000 Köln 91, Bundesrepublik Deutschland

Mediators and Their Antagonists in Shock Therapy

Summary. The list of shock mediators currently comprises more than 150 candidates. A careful analysis using the criteria of Koch-Dale together with decision trees for exclusion of bias revealed that only histamine, C5a, β-endorphin, tumor necrosis factor (TNF) thromboxane B_2, platelet-activating factor (PAF), and oxygen free radicals are shown to be causally associated with shock symptoms. Although experimental studies with inhibitors of these mediators were convincing, there is still a lack of evidence under clinical conditions (exception histamine: anaphylactic shock). Combinations of antagonists against different causal mediators are the most promising future approaches.

Key words: Shock mediators – Cause-effect relationship – Inhibitors – Experimental/ clinical results

Zusammenfassung. Von gegenwärtig mehr als 150 beschriebenen Schockmediatoren sind als kausal beteiligt (Anwendung der Koch-Dale-Kriterien in Verbindung mit Entscheidungsbäumen) bisher nur die Mediatoren Histamin, C5a, β-Endorphin, Tumornekrosefaktor (TNF), Thromboxan B_2, Plättchenaktivierender Faktor (PAF) und die Sauerstoffradikale gesichert. Während experimentelle Studien mit Hemmstoffen der Mediatorwirkungen meist überzeugend sind, steht der positive Nachweis in klinischen Studien außer für Histamin (Anaphylaktischer Schock) noch aus. Von Kombinationstherapien mit Hemmstoffen gegen verschiedene kausale Mediatoren kann für die Zukunft der größte Nutzen erwartet werden.

Schlüsselwörter: Schockmediatoren – kausale Rolle – Hemmstoffe – experimentelle/ klinische Ergebnisse

Einleitung

Frühzeitige Störungen des Stoffwechsels, der Immunabwehr und der Mikrozirkulation sind nach heutigem Kenntnisstand für die Auslösung und Progression von Schockzuständen unterschiedlicher Genese verantwortlich. Bei der Beschreibung von Störungen der Homöostase in allen drei Bereichen und damit von Ursache-Wirkungsprinzipien, haben in den letzten 15 Jahren verschiedene Mediatorkonzepte an Bedeutung gewonnen. Da gängige Therapieprinzipien, wie die frühzeitige Beatmung, Kreislaufunterstützung, chirurgische Herdsanierung, Antibiotikagabe etc. nur zu Teilerfolgen führen, erhoffte man sich von der frühzeitigen Blockade schädlicher Mediatorwirkungen eine weitere Verbesserung des Überlebens von Patienten im Schock. Neben Versuchen, die supprimierte und überforderte Immunabwehr durch Immunmodulation und Immuntherapie zu unterstützen [1], wurden große Energien darauf verwandt, durch neue pharmakologische Ansätze die Bildung, Freisetzung oder zelluläre Wirkung verschiedener schädlicher Mediatoren zu verhindern. Ziel dieser Übersicht ist es, den Stand experimenteller und klinischer Ergebnisse aus der Mediatorforschung für die klinische Praxis darzustellen und zu bewerten.

Mediatorenvielfalt – Der Versuch einer Übersicht

Voraussetzung zur Entwicklung sinnvoller therapeutischer Ansätze ist die genaue Kenntnis der Pathophysiologie beteiligter Mediatoren. Hier sind wir aber gegenwärtig noch weit von einem klaren Bild entfernt [2]. Nachgewiesen ist, daß ein klinisch manifester Schock das Ergebnis einer Überaktivierung bekannter Körperabwehrsysteme, wie dem Makrophagen-Monozytensystem, dem Gerinnungs- und Fibrionolysesystem, dem Kallikrein-Kininsystem und dem Komplementsystem ist. Die Überaktivierung führt lokal und systemisch zu pathologischen Konzentrationen von aktiven Substanzen (Mediatoren) und in der Folge zum Funktionsverlust von Zell- und Organsystemen. Mediatoren treten nicht nur nebeneinander auf, ihre Zusammensetzung im Verlauf des Schocks ist zeitlich variabel, organabhängig und keinesfalls immer additiv und schädlich. Es kommt zu Potenzierungen aber auch Hemmungen zwischen Mediatoren. Die Einschätzung der Rolle der verschiedenen Mediatoren variiert in vielfältiger Weise und ist vor allem abhängig vom Schockparadigma des Wissenschaftlers, dem Stadium der Schockprogression (d.h. Organinsuffizienz) sowie der untersuchten Spezies [4]. Tabelle 1 stellt den Versuch einer Ordnung der bisher beschriebenen Schockmediatoren in verschiedene chemische Stoffklassen dar. Insgesamt sind bisher etwa 150 verschiedene aktive Substanzen beschrieben – allein aus Makrophagen/Monozyten werden 53 verschiedene Mediatoren freigesetzt.

„Um die Spreu vom Weizen zu trennen", d.h. die Mediatoren herauszufinden, die kausal mit der Pathophysiologie des Schocks assoziiert sind, können in einem ersten Schritt die von Koch und Dale aufgestellten 4 allgemeingültigen Kriterien herangezogen werden [5]:

1) Anwesenheit bei Krankheit
2) Abwesenheit bei Gesundheit
3) Auslösung der Krankheit durch exogene Gabe
4) Blockade der Wirkungen und Verhinderung bzw. Abschwächung der Krankheit durch Hemmstoffe der Synthese/Freisetzung oder durch spezifische Rezeptorantagonisten.

Bei Erfüllung *aller* genannten Kriterien, kann die kausale Beteiligung eines Mediators im Schock als gesichert angesehen werden, nicht aber zwangsläufig die relative Bedeutung des einzelnen Mediators im Konzert der vielen anderen parallel auftretenden Mediatoren abgeschätzt werden. Hierzu sind, wie früher beschrieben, multikausale Modelle notwendig, auf die hier nicht näher eingegangen werden kann [6].

Zur Prüfung der Koch-Dale-Kriterien (Sicherung der kausalen Rolle eines Mediators im Schock) wurde von Neugebauer et al. [7] ein sogenannter Entscheidungsbaum formuliert. Abbildung 1 zeigt einen solchen Entscheidungsbaum zur Prüfung der ersten beiden Kriterien. Er enthält eine Folge von hierarchisch angeordneten Fragen (Testkonten), deren binäre Verzweigungen Ja-Nein-Antworten entsprechen. Eine reale, d.h. gültige Assoziation zwischen Mediatorfreisetzung bzw. -bildung und Schockreaktion für eine publizierte oder eigene Studie ist nur dann gegeben, wenn *alle* Fragen mit „ja" beantwortet werden. Bevor ein solcher Entscheidungsbaum zur Analyse der existierenden Literatur für einen einzelnen Mediator eingesetzt wird, sollten Experten für den jeweiligen Mediator Konsens über die Kriterien jedes Testknotens erzielen. Eine solch systematische Analyse der bestehenden Literatur wurde bisher nur für den Mediator Histamin beim septischen Schock publiziert [7], wird aber gegenwärtig für eine Vielzahl anderer der in Tabelle 1

Tabelle 1. Aktive Substanzen als Kandidaten für pathologische Reaktionen im Schock (Neugebauer et al. 1987, erweitert)

Klassen	Aktive Substanzen	Spezifikation
1) Biogene Amine	Histamin	
	Acetylcholin	
	Serotonin (5-HT)	
	Katecholamine	Adrenalin, Noradrenalin, Dopamin,
	Tyramin	
2) Oligo- und Polypeptide	Tachykinine	Substanz P
	Bradykine	Bradykinin, Kallidin, Präkallilkrein, Kiniogen
	Peptidhormone	Neurotensin, Somatostatin, vasokatives intestinales Peptid (VIP), Vasopressin, Angiotensin, tPA, tPAI-1
	endogene Opioide	Enkephaline, β-Endorphin
	Anaphylatoxine	C_{4a}, C_{3a}, C_{5a}, $C_{5b\text{-}9}$
	chemotaktische Faktoren	ECF-A, M-CSF, G-CSF, GH-CSF
	Faktoren aus Makrophagen	TNF, $IL_1 - IL_{10}$, γ-Interferon
3) Proteine	α_2-Glykoprotein	
	Fibronektin	
	chemotaktische Faktoren	neutrophiler chemotaktischer Faktor (NCF-A)
	proteolytische Enzyme	Hageman-Faktor (HF_a), Plasmin, Chymase, Tryptase, C_1-Esterase, Argininesterasen, Elastase, Lactoferrin
	Komplement	Faktoren des klassischen und alternativen Weges
	saure Hydrolasen	β-Glucoronidase, Arylsulphatase
4) Fettsäurederivate	Prostaglandine	Prostaglandin E_1, E_2, D_2, $F_{2\alpha}$
	Thromboxane	Thromboxan A_2, B_2
	Prostacykline	Prostaglandin I_2
	Leukotriene	LTC_4, LTD_4, LTE_4
	Arachidonsäuremetaboliten	5-HETE, 5-HPETE
	plättchenaktivierende Faktoren	PAF-acether und Derivate
5) Varia	Heparine	
	Nukleotide und Nukleoside	ATP, Inosin, zyklische Nukleotide
	Ca-Ionen und Ionophore	Ca^{2+}, Calciumionophore
	O_2-Verbindungen	O_2^-, HO_2^-, H_2O_2, $OH^{\cdot}$

genannten Mediatoren im Rahmen eines „Handbooks on Mediators in Septic Shock" (Hrsg.: E. Neugebauer, J. Holaday) durchgeführt, welches Mitte 1992 erscheint.

Zur Prüfung des 4. Koch-Dale-Kriteriums (Hemmung der Mediatorfreisetzung- und Wirkung) existieren grundsätzlich 8 verschiedene Möglichkeiten, wie in Abb. 2 schematisch dargestellt. Mediatoren werden von einer Vielzahl körpereigener Zellen und hier hauptsächlich von Makrophagen/Monozyten, Neutrophilen, Plättchen, Endothelzellen und Mastzellen nach Stimulierung durch endogene und exogene Noxen gebildet und freigesetzt. Über Effektorzellen, d.h. über verschiedene Zellen von Zielorganen wie der Lunge, der Leber, der Niere usw. kommt es meist rezeptorvermittelt zur schädlichen Wirkung der Mediatoren. Je früher man in die Reaktionskette unterbricht, um so eher ist mit einem Therapieerfolg zu rechnen.

Am Beginn der Möglichkeiten (s. Abb. 2) steht die Beseitigung der Noxe, d.h. die Hemmung der Zellaktivierung (Möglichkeit 1 in Abbildung 2). Die chirurgische Herdsanierung beim septischen Schock oder die frühzeitige Volumensubstitution beim hemor-

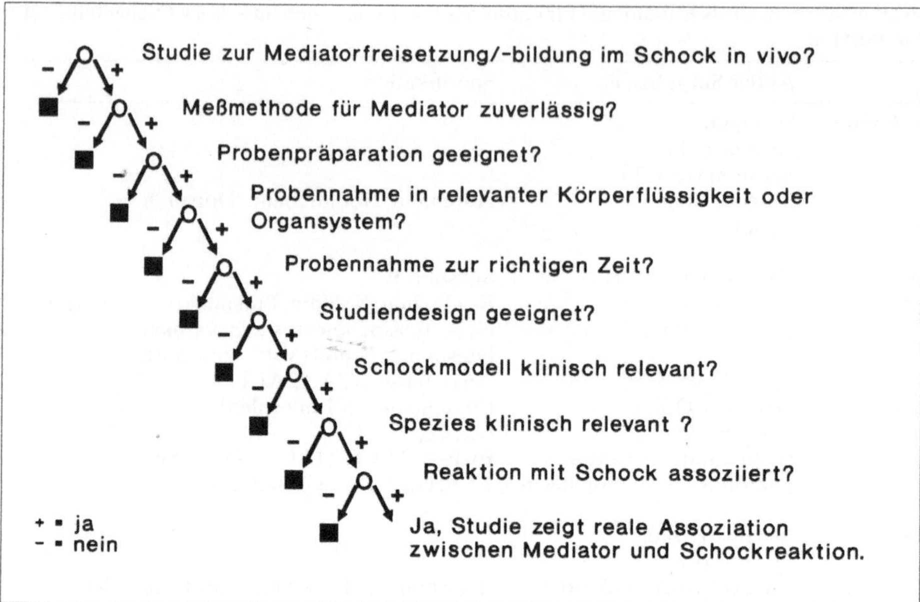

Abb. 1. Entscheidungsbaum zur Prüfung eines kausalen Zusammenhanges zwischen Mediatorfreisetzung/-bildung und dem Auftreten eines Schocks. Mit Hilfe dieses Entscheidungsbaumes können die Koch-Dale-Kriterien 1 und 2 geprüft werden (weitere Erläuterungen Text und Neugebauer et al. [7])

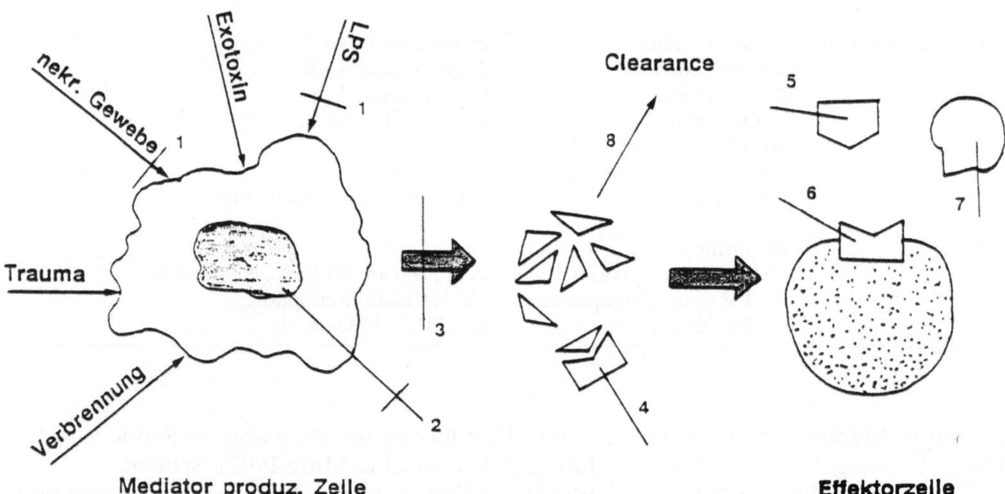

Abb. 2. Möglichkeiten der Hemmung der Synthese, Freisetzung und Wirkung von Mediatoren (Erläuterungen siehe Text)

rhagischen Schock sind solche Möglichkeiten. Auch die Neutralisation von Lipopolysacchariden (Endotoxin) durch polyklonale oder monoklonale Antikörper hat sich in klinischen Studien als effizient erwiesen [8, 9]. Für eine Reihe von Mediatoren (z.B. der Cytokine) ist die Hemmung der Transkription und Translation im Zellkern oder die Hemmung der synthetisierenden Enzyme (Arachidonsäurestoffwechsel) ein gangbarer Weg (2 in Abb. 2). Die Freisetzung von präformierten Mediatoren (z.B. Histamin in Mastzellen) läßt sich durch Mastzellstabilisatoren (z.B. Disodiumchromoglykat) erreichen. Mit der

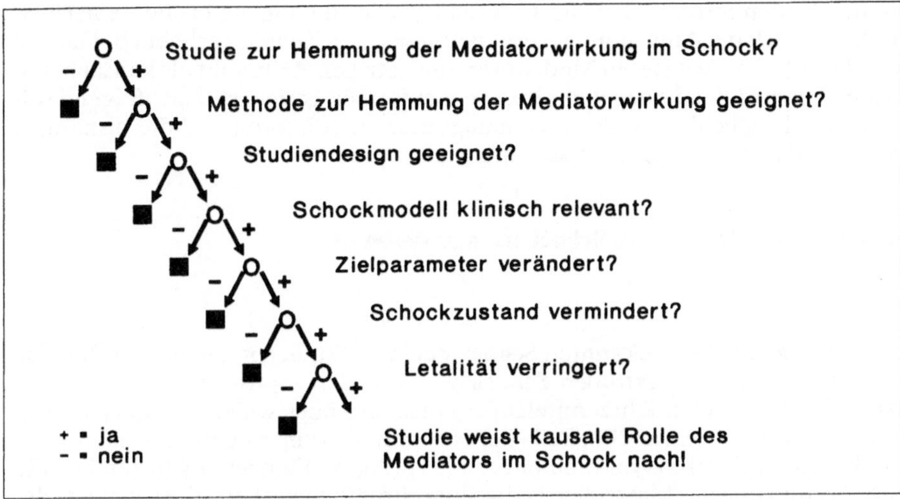

Abb. 3. Entscheidungsbaum zur Prüfung eines kausalen Zusammenhanges zwischen Mediatorwirkung und dem Auftreten eines Schocks. Mit Hilfe dieses Entscheidungsbaumes kann das 4.Koch-Dale-Kriterium (s. Text) geprüft werden

Isolierung und Charakterisierung zirkulierender Rezeptoren, wie dies kürzlich für eine Reihe von Cytokinen wie Gamma-Interferon, Interleukin-6 und Tumornekrosefaktor (TNF) gelungen ist, besteht viertens die Möglichkeit zirkulierende Cytokine zu neutralisieren [10]. Für die meisten Mediatoren ist fünftens die Möglichkeit der Blockade der Rezeptoren der Efffektorzelle durch spezifische Antagonisten möglich. Für Katecholamine aber auch verschiedene Cytokine (TNF, IL_1) ist eine Downregulation (Verminderung der Anzahl von Rezeptoren auf der Effektorzelle) beschrieben. Hierdurch wird die Stärke der Signalübertragung vermindert. Eine Modulation der Effektorzelle kann aber auch durch andere parallel freigesetzte Mediatoren verursacht werden. Als Mechanismus wird die kompetitive Hemmung (Möglichkeit 7 in Abb. 2) beschrieben, bei der es zwar zur Bindung, aber nicht zur Signalweiterleitung kommt. Als letzte und achte Möglichkeit läßt sich durch Erhöhung der Plasma-Clearance z.B. durch Hämodialyse oder durch Plasmaphorese die Konzentration toxischer Mediatoren vermindern.

Da es auch bei der Prüfung des 4. Koch-Dale-Kriteriums leicht zu Fehlinterpretationen von erzielten Ergebnissen durch verschiedene Arten von Bias kommen kann – ein Beispiel ist die Unspezifität eingesetzter Rezeptorantagonisten [11] – wurde zur Prüfung dieses Kriteriums ein weiterer Entscheidungsbaum aufgestellt, der in Abb. 3 dargestellt ist. Anordnung und Vorgehensweise entsprechen dem in Abb. 1 dargestellten Entscheidungsbaum. Erst wenn auch die letzte Frage eindeutig mit „ja" beantwortet werden kann, darf von einer kausalen Rolle des Mediators im Schock ausgegangen werden.

Tabelle 2. Mediatoren, deren kausale Rolle im Schock nachgewiesen ist (Erläuterung s. Text)

Biogene Amine	Histamin
Oligo- und Polypeptide	Komplementfaktoren (C_{3a}, C_{5a})
	Opioide (β-Endorphine)
	Tumornekrosefaktor (TNF), Interleukine (IL_1, IL_6)
Fettsäurederivate	Arachidonsäuremetaboliten
	(TXA_2, PGI_2, $LTC_4 - E_4$)
	Plättchenaktivierender Faktor (PAF)
Varia	O_2-Radikale

Die Liste der Mediatoren aus Tabelle 1, deren kausale Beteiligung bis heute nachgewiesen ist, reduziert sich bei Anwendung dieses methodischen Zugangs erheblich. Danach sind nur die in Tabelle 2 aufgelisteten Mediatoren zum jetzigen Zeitpunkt als kausal beteiligte Mediatoren bei einzelnen oder mehreren Schockformen gesichert. Nachfolgend sollen deshalb nur die Möglichkeiten der Hemmung dieser Mediatoren und die bisherigen experimentellen und klinischen Ergebnisse dargestellt werden.

Mediatoren, deren kausale Rolle im Schock nachgewiesen ist

Histamin

Für Histamin, als dem ältesten bekannten Schockmediator [7], liegen die besten Beweise beim anaphylaktischen/anaphylaktoiden Schock vor. Für den septischen/endotoxischen Schock sind die Ergebnisse trotz jahrzehntelanger Forschung noch widersprüchlich [6, 11]. Grundsätzliche Möglichkeiten zur Blockade der Histaminwirkung sind die Hemmung der Synthese durch Histidindecarboxylaseinhibitoren [11] (Alpha-Fluormethylhistamin), die Hemmung der Freisetzung aus Mastzellen (Disodium chromoglykat) und die Blockade der H_1 und H_2-Rezeptoren durch Rezeptorantagonisten (Dimenthinden oder Astemizol (H_1), Cimetidin, Ranitidin oder Famotiodin (H_2).

Experimentell als auch klinisch ist der Nachweis der Wirksamkeit der H_1- und H_2-Prophylaxe beim anaphylaktischen/anaphylaktoiden Schock als gesichert anzusehen [12]. Beim spetischen/endotoxischen Schock zeigen neuere Untersuchungen an verschiedenen Tiermodellen, daß bei dieser Schockform am ehesten von einer Kombination von H_1-Rezeptorantagonisten mit H_2-Agonisten, d.h. einer Stimulierung der H_2-Rezeptoren ein therapeutischer Erfolg zu erwarten ist [13]. Mit Hemmstoffen der Histaminsynthese wurde bisher, trotz nachgewiesener Blockade keine Senkung der Letalität nachgewiesen [14].

Komplement

Zur Aktivierung des Komplementsystems liegen umfangreiche experimentelle und klinische Untersuchungen bei verschiedenen Schockformen vor (septischer/endotoxischer Schock, anaphylaktischer/anaphylaktoider Schock, ARDS; Trauma, Verbrennung, akute Pankreatitis). Möglichkeiten der Blockade sind (1) die Verhinderung der Komplementaktivierung entweder durch Beseitigung der Aktivierungsquelle (Resektion nekrotisierenden Gewebes, Abszeßdrainage) oder durch hochdosierte Steroide und (2) die Komplementinaktivierung über Antikörper gegen Faktoren des alternativen Weges (Anti C5a-Antikörper). Eine positive Wirkung mit Anti C5a-Antikörpern wurde nur beim Endotoxinschock und beim bakteriellen septischen Schock bei Ratten (Smedegard et al., 1989) und Primaten (Stevens et al., 1986, Hangen et al., 1989) nachgewiesen. Obwohl bei der Untersuchung von Stevens [15] die Letalität signifikant von 75% auf 0% durch Gabe von Antikörpern gesenkt werden konnte, hat dies bisher nicht zu kontrollierten klinischen Studien mit Anti-C5a-Antikörpern geführt. Dies mag auch daran liegen, daß der Nachweis einer Korrelation einer vermehrten Freisetzung von Komplementspaltprodukten mit der Entwicklung von Komplikationen wie dem ARDS in verschiedenen Studien widersprüchlich ist [16].

Opioide

Das Konzept, daß endokrine Opioid-Peptide für die Hypotension im septischen Schock mitverantwortlich sind, wurde als erstes von Holaday und Faden (1978) [17] gezeigt. Sie und andere konnten in experimentellen Studien der letzten 10 Jahre mit verschiedenen Schockmodellen (hemorrhagischer Schock, septischer/endotoxischer Schock) und Spezies eine Verbesserung der Hämodynamik, Herzleistung, Zellintegrität und Letalität mit dem Opiatantagonisten Naloxan nachweisen [18]. Obwohl initiale, prospektive klinische Studien beim septischen Schock vielversprechend waren (Peters et al. [19], Groeger et al. [20]) konnten nachfolgende randomisierte Studien von Hughes [21] und DeMaria et al. [22] keine Verbesserung der Hypotension und Letalität nachweisen. Vor weiteren klinischen Studien ist die Klärung offener Fragen zur Dosierung und Pharmakokinetik notwendig. Von einer frühen Naloxon-Gabe im Schock ist am ehesten ein therapeutischer Nutzen zu erwarten.

Eine andere vielversprechende Entwicklung ist die Gabe von *Thyrotropin-Releasing-Hormone* (TRH). TRH interagiert mit Opiatrezeptoren sowie eigenen Rezeptoren des ZNS und der Peripherie und hebt die β-Endorphinwirkungen, nicht aber die Analgesie auf [18]. Gegenwärtig sind klinische Studien zur Prüfung beim anaphylaktischen Schock in Vorbereitung.

Tumornekrosefaktor (TNF)

Zur Zeit am stärksten in der Diskussion ist der Tumornekrosefaktor, ein Zytokin, das von aktivierten Monozyten und Makrophagen freigesetzt wird und bei intravenöser Gabe dosisabhängig das gesamte Spektrum der Körperreaktionen einer gramnegativen Septikämie simulieren kann [23]. Für TNF sind alle 4 Koch-Dale-Kriterien in verschiedenen Spezies erfüllt. Die Wirkung von TNF läßt sich durch Hemmung der Zellaktivierung, d.h. Neutralisation von Endotoxin durch Antikörper, Hemmung der Synthese, d.h. der Transkription durch Glukokortikoide und durch Bindung von TNF durch spezifische Anti-TNF-Antikörper erzielen.

Experimentell existieren gesicherte Nachweise zur Senkung der Letalität mit Anti-TNF-Antikörpern bei verschiedenen Nagern, (Ratte, Maus) beim Kaninchen und beim Affen, wenn der Antikörper prophylaktisch (bis 2 Stunden vor Schockauslösung durch Endotoxin oder E. coli) appliziert wird [24]. Eine erste klinische Studie [25] konnte zeigen, daß der Antkörper keine signifikanten Nebenwirkungen hat und der mittlere arterielle Blutdruck bei Patienten im septischen Schock gesteigert wird. Eine multizentrische Studie ist in Vorbereitung.

Arachidonsäuremetaboliten

Bei Sepsis, Polytrauma und ARDS kommt es durch Aktivierung der klassischen Kaskadensysteme (Kallikrein-Kinin, Komplement, Gerinnung-Fibrinolyse) und eine Reihe weiterer unspezifischer Reize zur Aktivierung von Membranphospholipasen und in der Folge zur Bildung freier Arachidonsäure. Die Metabolisierung über den Cyclooxygenaseweg führt zu verschiedenen Prostaglandinen und Thromboxan A_2 mit vorwiegend vasokonstriktorischer (Ausnahme Prostacylin) und plättchenaggregierender Wirkung, während die Metabolisierung über den Lipoxigenaseweg die Bildung von Leukotrienen mit im wesentlichen permeabilitätssteigernder Wirkung zur Folge hat. Pharmakologische Beeinflußungsmöglichkeiten bestehen (1) in der Hemmung der Aktivierungsmechanismen der Zellmembran durch Glukokortikoide und Proteaseinhibitoren, (2) in der Hemmung des Cyclooxygenase- und/oder Lipoxigenaseweges durch nicht-steroidale antiinflammatorische Substanzen (NSAID's) wie Indomethazin, Azetylsalizylsäure, Antioxidantien oder Ibuprofen oder (3) durch selektive Hemmung (Stimulierung) von Einzelmediatoren (TXA_2-Syntheseinhibitoren) (Dazoxiben) oder TXA_2-Antagonisten (ONO 3708). Experimentell am besten gesichert ist der Nachweis einer verbesserten Hämodynamik, Katabolie, Lungenfunktion, Antiaggregation und Letalität durch NSAID's in der Frühphase des Schockgeschehens. Bisher liegen nur 3 prospektive Studien (septischer Schock, chirurgisches Trauma und Sepsis) vor, in der nur in einer Studie mit Ibuprofen bei Sepsis (Bernard et al. [26]) eine Senkung der Letalität betrieben wurde. Von mehreren Autoren wird deshalb eine multizentrische Studie mit Ibuprofen bei Sepsis mit ARDS gefordert.

Plättchenaktivierender Faktor (PAF)

Der plättchenaktivierende Faktor wird aus Neutrophilen, Eosinophilen, Monozyten/ Makrophagen, Plättchen und Endothelzellen unter Schockbedingungen (septischer/endotoxischer Schock, Trauma, Ischämie) produziert. Verschiedene strukturell unterschiedliche PAF-Rezeptorantagonisten (BN 52 021, CV 3988, WEB 2086, Kadsurenon, SRI 63-072 etc.) sind in der Lage, PAF-Wirkungen, wie die erhöhte Interleukin-1 und TNF-Produktion sowie die Erhöhung der Plasmaproteaseaktivität zu blockieren. Experimentell sind protektive Effekte in Endotoxinschockmodellen, wie die Verhinderung der Freisetzung verschiedener Mediatoren (TNF, TXA_2, Katecholamine), eine Abschwächung der späten Hypotension und des frühen Anstiegs des pulmonal vaskulären Widerstandes, eine Verhinderung der gastrointestinalen Blutung und Ulkusentstehung und eine dosisabhängige Senkung der Letalität (Ratte, Maus, Hund, Schwein) nachgewiesen. Klinische Studien stehen aber nach wie vor aus (Braquet et al. [27]).

Sauerstoffradikale

Wegen der Schwierigkeit der direkten Messung freier Sauerstoffradikale, spielten Untersuchungen mit Hemmstoffen bei der Aufklärung der Rollc dieser aktiven Verbindungen eine bedeutende Rolle. Sauerstoffradikale sind Teil des unspezifischen Abwehrsystems; sie kommen in den meisten Zellen unter normalen physiologischen Bedingungen vor. Die Zellen schützen sich vor Selbstzerstörung durch eine Reihe endogener Antioxidantien (Enzyme) wie Glutationperoxidase (GSH), Superoxiddismutase (SOD) und Katalase. In pathologischen Zuständen wie der Ischämie und Reperfusion, der akuten Nieren- und Leberfunktionsstörung, der Pankreatitis oder dem ARDS, kommt es zur Überproduktion von Sauerstoffradikalen. Diese Überproduktion läßt sich *Inhibitoren der Bildung,* wie Alloprurinol, Mannitol, DMSO, Folsäure, Vitamin C und vor allem Vitamin E oder durch O_2-Radikalfänger wie SOD, GSH, L-Methionin oder Desferrioxamin blockieren.

Studien mit experimentellen Schockmodellen (ARDS, Endotoxin, Ischämie und hämorrhagischer Schock) zeigen temporäre Verbesserungen verschiedener Organfunktionen wie Lunge, Leber und Niere. Eine kritische Analyse von Haglund [28] weist aber große Speziesdifferenzen in verschiedenen Schockmodellen nach. Vor all zu enthusiastischen Explorationen auf klinsiche Situationen wird gewarnt. Bisher ist ein klinischer Nutzen für die Schocktherapie nicht nachgewiesen.

Zukünftige Perspektiven

Neben den oben genannten, nur zum Teil gesicherten pharmakologischen Möglichkeiten für die Klinik, gibt es eine Reihe von neuen Ansätzen, die gegenwärtig intensiv untersucht

Tabelle 3. Pharmakologische Ansätze zur Verhinderung von Einzelmediatorwirkungen im Schock. Alle Ansätze befinden sich noch im experimentellen Stadium

- Interleukin 1-Rezeptorantagonisten (IL_{1ra}, IL_{1ri})
- Interleukin 1-Syntheseinhibitoren (SKF 86002)
- Pentoxifyllin (TNF-synthese)
- Anti-TF Monoclonaler Antikörper
- N^9-methylarginin (NO-synthese-inhibitor)
- 21-Aminosteroide (Antioxidantien)
- Ketanserin (5HT-Antagonisten)
- Glucagon
- Ca-Antagonisten

- Prostaglandin I_2-analoge
- IL_2-Applikation (Immunstimulation)

werden (Tabelle 3). Am vielversprechendsten ist die Blockade des Interleukin-1 entweder durch Rezeptorantagonisten oder durch Syntheseinhibitoren.

Neben der Blockade verschiedener schädlicher Mediatoren ist auch die Applikation von protektiven Mediatoren bzw. deren Analogen (z.B. Prostaglandin I_2, PGE_2) ein neuer Weg.

Da gleichzeitig eine Vielzahl von Mediatoren für die Progression des Schocks verantwortlich sind, ist von einer Kombinationstherapie verschiedener selektiver Pharmaka gegen Einzelmediatoren oder Pharmaka mit multiplen Wirkungen (z.B. Glukokortikoide) der größte therapeutische Nutzen zu erwarten. Gegenwärtig scheint die Prüfung der Kombination von monoklonalen Antikörpern gegen Endotoxin (Centoxin®) mit Anti-TNF-Antikörpern und nicht-steroidalen-antiinflammatorischen Pharmaka wie Ibuprofen bei Patienten mit Septikämie am erfolgversprechendsten. Für die Glukokortikoide sind sowohl für den traumatisch/hämorrhagischen Schock, als auch für den septischen Schock besser geplante Studien mit homogenen Patientenkollektiven unter Berücksichtigung des „therapeutischen Fensters" für Zeit und Dosis und pharmakokinetischer Gesichtspunkte nötig [29].

Literatur

1. Baumgartner JD (1990) Monoclonal anti-endotoxin antibodies for the treatment of gram-negative bacteremia and septic shock. Eur J Clin Microbiol Infect Dis 9:711–716
2. Hack CE, Thijs LG (1991) The orchestra of mediators in the pathogenesis of septic shock: A review. In: Vincent JL (ed) Update. Springer, Berlin Heidelberg New York Tokyo, pp 232–246
3. Skarvan K (1989) Mediatoren beim Trauma. Med Welt 45:525–532
4. Neugebauer E, Lorenz W, Schirren J, Dietrich A (1988) Mediatoren in der Pathogenese des septischen Schocks – Eine Standortbestimmung. In: Reinhart K, Eyrich K (eds) Sepsis – Eine interdisziplinäre Herausforderung. Springer, Berlin Heidelberg New York Tokyo, pp 222–236
5. King LS (1957) Dr. Koch's postulate. J Hist Med Allied Sci 7:350–361
6. Neugebauer E, Lorenz W, Maroske D, Barthlen W (1987) Mediatoren beim septischen Schock; Strategien zu ihrer Sicherung und zur Einschätzung ihrer kausalen Bedeutung. Chirurg 58:470–481
7. Neugebauer E, Lorenz W, Maroske D, Barthlen W, Ennis M (1987) The role of mediators in septic/endotoxic shock. A meta-analysis evaluating the current status of histamine. Theor Surg 2:1–28
8. Ziegler EJ, McCutchan JA, Fierer J (1982) Treatment of gram-negative bacteremia and shock with human antiserum to a mutant Echerichia coli. N Engl J Med 307:1225–1230
9. Ziegler EJ, Fischer CJ, Sprung CL (1981) Treatment of gram-negative bacteremia and septic shock with HA-1A human monoclonal antibody against endotoxin – a randomized, double-blind, placebo-controlled trial. N Engl J Med 324:429–436
10. Novick D, Engelmann H, Wallach D, Rubinstein M (1989) So luble cytokine receptors are present in normal human urine. J Exp Med 170:1409–1414
11. Neugebauer E, Lorenz W, Beckurts T, Maroske D, Merte H (1987) Significance of histamine formation and release in the development of endotoxic shock: Proof of current concepts by randomized controlled studies in rats. Rev Infect Dis 9:585–593
12. Lorenz W, Röher HD, Doenicke A, Ohmann C (1984) Histamine release in anaesthesia and surgery: a new method to evaluate its clinical significance with several types of causal relationship. Clin Anaesthesiol 2:403–426
13. Rixen D, Leuchleuthner A, Saad S, Buschauer A, Nagelschmidt M, Thoma S, Rink A, Neugebauer E (1991) Beneficial effect of H_2-Agonism and H_1-Antagonism in endotoxic shock? Circ Shock 34:133
14. Neugebauer E, Beckurts T, Lorenz W, Maroske D, Merte H, Horeyseck G, Dietz W (1986) Induced histidine decarboxylase in endotoxic shock: Identifiaction of the enzyme in rat liver and influence of its inhibitors on survival parameters. Agents Actions 18:23–29
15. Stevens JH, O'Hanley P, Shapiro JM, Mihm FG, Satoh PS, Collins JA, Raffin TA (1986). Effects of anti-C5a antibodies on the adult respiratory distress syndrome in septic primates. J Clin Invest 77:1812–1816
16. Bengtsson A, Redl H, Heideman M, Schlag G (1992) Complement in septic shock. In: Neugebauer E, Holaday JW (eds) Handbook for mediators in septic shock. CRC Press (in Vorbereitung)

17. Holaday JW, Faden AI (1978) Naloxone reversal of endotoxin hypotension suggests role of endorphins in shock. Nature 275:450
18. Holaday JW, Long JB, Martinez-Arizala A, Chenitts A, Reynolds DG, Gurll N (1989) Effects of TRH in circulatory shock and central nervous system ischemia. Ann NY Acad Sci 353:380–389
19. Peters WP, Johnson MW, Friedmann PA (1981) Pressor effect of naloxone in septic shock. Lancet I:529
20. Groeger JA, Carton GC, Howland WS (1983) Naloxane in septic shock. Crit Care Med 11:650
21. Hughes GS (1984) Naloxane and methylprednisolone sodium succinate enhance sympathomedullary discharge in patients with septic shock Life. Science 35:2319
22. DeMaria A, Craven DE, Heffernan JJ (1985) Naloxone versus placebo in treatment of septic shock. Lancet I:1363–1365
23. Michie HR, Wilmore DW (1990) Sepsis, signals and surgical sequelae. Arch Surg 125:531–536
24. Tracey KJ, Fong Y, Hesse DG (1987) Anti-cachectin/TNF antibodies prevent the fatal sequelae of experimental bacteremia in primates. Nature 330:662–664
25. Exley AR, Cohen J, Buurman W (1990) Monoclonal antibody to TNF in severe septic shock. Lancet I:1275–1276
26. Bernard G, Reines HD, Metz CA, Halushka PV, Swindell SB, Higgins SB, Wright PE, Watts CA (1988) Effects of a short course of ibuprofen in patients with severe sepsis. AST 138
27. Braquet P, Paubert-Braquet M, Koltai H, Bourgain R, Bussolino F, Hosford D (1989) Is there a case for PAF antagonists in the treatment of ischemic states? Trends Pharmacol Sci 10:23–30
28. Gerdin B, Haglund U (1992) Possible Involvment of oxygen free radicals (OFR) in shock and shock related states. In: Neugebauer E, Holaday JW (eds) Handbook of Mediators in Septic Shock. CRC Press (in Vorbereitung)
29. Neugebauer E, Bouillon B, Dietrich A, Lechleuthner A (1989) Cortison-Standards und neue Tendenzen: Notfallindikation Schock. Münch Med Wochenschr 131:907–911

Wert klinischer Ergebnisse

147. Stellenwert der intraluminalen Shunts in der Carotischirurgie. Eine hämodynamische Untersuchung mit dem transcranialen Doppler

M. Kern, A. Brüning und G. Hohlbach

Chir. Universitätsklinik Marienhospital I, Hölkeskampring 40, W-4690 Herne 1, Bundesrepublik Deutschland

Value of Indwelling Shunts in Carotid Surgery – Hemodynamic Research by Transcranial Doppler Sonography (TCD)

Summary. Transcranial Doppler sonography was used in 43 patients undergoing carotid endarterectomy (CEA). Mean flow velocity in the middle cerebral artery (MV MCA) was measured before, during and after surgery. MCA MV was significantly reduced by clamping for shunt installation (39.9 to 17.5 cm/s) and for shunt removal (42.5 to 17.4 cm/s). While the shunt was in operation MCA MV was regularly as high as it was pre- or postoperatively. In cases of contralateral stenosis of more than 70% the decrease of MCA MV was significantly more pronounced (−31.2 cm/s for installation and 32.9 cm/s for removal than without a contralateral stenosis (−15.6 cm/s or 18.1 cm/s). Especially in multivascular desase shunting can reduce ischemic complications

Key words: Carotid surgery – Transcranial Doppler sonography – Cerebral blood flow

Zusammenfassung. Bei 43 Patienten wurde die Blutflußgeschwindigkeit in der A. cerebri media vor, während und nach Carotis-TEA mit Shunteinlage gemessen. Es fand sich ein signifikanter Flußabfall in den Abklemmphasen zur Einlage (von 39,9 auf 17,5 cm/sec) und Entfernung (von 42,5 auf 17,4 cm/sec) des Shuntes. Bei laufendem Shunt wurde das prä- bzw. postoperative Niveau erreicht. Bei kontralateraler Stenose über 70% war der Flußgeschwindigkeitsabfall mit 31,2 cm/sec (Einlage) und 32,9 cm/sec (Entfernung) signifikant ausgeprägter als ohne kontralaterale Stenose (15,6 bzw. 18,1 cm/sec). Insbesondere bei Mehrgefäßerkrankung kann der Shunt zur Verminderung ischämischer Komplikationen beitragen.

Schlüsselwörter: Carotis-Chirurgie – Transcranielle Dopplersonographie – Zerebraler Blutfluß

148. ESWL – Ein schonender Weg in der Gallenblasensteinbehandlung

G. Meiser, H. W. Waclawiczek, O. Boeckl, J. Albes und W. Pimpl

I. Chirurgische Abteilung, LKA Salzburg, Müllner Hauptstraße 48, A-5020 Salzburg

ESWL – A Therapeutic Chance in Gallbladder Stones?

Summary. Some 300 patients with gallbladder stones underwent cholecystectomy. Total stone volume was over 3 cm in 47 patients; 50 patients had rim calcified stones. To date in 15 patients (5%) we observed complications which were treated by endoscopy: pancreatitis 4 (1%), biliary obstruction 11 (3.7%). 4 of these patients had a total stone size before ESWL of over 3 cm, and 5 had rim calcified stones. Another 12 patients (4%) underwent cholecystectomy: acute cholecystitis 5 (1.6%), recurrent severe colic 5 (1.6%), no stone disintegration 2 (0.6%). In 8 of these patients the primary total stone size was 3 cm or rim calcification was detected. Extended ESWL criteria led to a significant increase in necessary endoscopic (2.9% ⟶ 9.2%) and surgical procedures (1.9 ⟶ 8.2%).

Key words: ESWL – Gallbladder stones – Complications – Therapy

Zusammenfassung. 300 Pat. mit Cholecystolithiasis wurden einer ESWL zugeführt. 47 Pat. hatten einen Gesamtsteindurchmesser >3 cm, 50 Pat. Steine mit Ringverkalkungen. Bisher traten bei 15 Pat. (5%) endoskop. beherrschbare Komplikationen auf: Pankreatitis 4 (1%), biliäre Obstruktion 11 (3,7%). 4 dieser Pat. hatten eine primäre Steingröße >3 cm, 5 Pat. Kalksteine. Weitere 12 Pat. (4%) wurden cholecystektomiert:ak. Cholecystitits 5 (1,6%), rezidiv., heftige Koliken 5 (1,6%), keine Steindesintegration 2 (0,6%). 8 dieser Pat. hatten einen Gesamtsteindurchmesser 3 cm oder Kalksteine. Die erweiterte ESWL-Indikation führte zu einem signifikanten Anstieg endoskop. (2,9% ⟶ 9,2%) als auch chir. (1,9 ⟶ 8,2%) Folgeeingriffe.

Schlüsselwörter: ESWL – Cholecystolithiasis – Komplikationen – Therapie

149. Die autologe Bluttransfusion beim kurativen onkologischen Eingriff – Forderung aus experimentellen und klinischen Beobachtungen

M. Heiss, K. W. Jauch, Ch. Gabka, W. Mempel, F. W. Schildberg, München

(Manuskript bis Redaktionsschluß nicht eingegangen)

150. Differenzierte chirurgische Therapie primärer epithelialer Lebertumoren

P. Schlag, U. Heuschen, W. J. Hoffmann, G. Otto, H. F. Otto und Ch. Herfarth

Sektion für Chirurgische Onkologie, Chirurg. Univ.-Klinik, Im Neuenheimer Feld 110, W-6900 Heidelberg, Bundesrepublik Deutschland

Differentiated Surgical Treatment of Primary Epithelial Liver Tumors

Summary. Between January 1983 and 1990 we treated 103 patients with primary epithelial liver tumors (111 hepatocellular and 18 cholangiocellular carcinomas). 27% of the tumors were resected ($n = 35$) and 16% of patients had a liver transplantation ($n = 20$). Extension of resection, severity of accompanying liver cirrhosis and intraoperative blood loss determined the postoperative mortality. The postoperative mortality rate was 20% in the resection group and 30% in the transplantation group. The 1-year recurrence rates following resection and transplantation are high 40% versus 60%. However, T_4 tumors were staged in two thirds of the patients undergoing transplantation but in only one third these undergoing resection. Locations of recurrence were both intrahepatic and extrahepatic. Resection and transplantation are not competitive procedures but rather complimentary, the decision depending on tumor size, location, and the presence of cirrhosis.

Key words: Liver cancer – Liver transplantation – Liver resection

Zusammenfassung. Zwischen Januar 1984 und 1990 wurden 129 Patienten mit primären epithelialen Lebertumoren (111 hepatozelluäre und 18 cholangiozelluläre Carcinome) behandelt. 27% der Tumoren waren resezierbar (n = 35), 16% durch Lebertransplantation (n = 20) chirurgisch therapierbar. Ausmaß der Resektion, Schwere der Begleitcirrhose und intraoperativer Blutverlust bestimmten die postoperative Letalität. Sie betrug bei Resektion 20%, bei Transplantation 30%. Die Rezidivrate nach Resektion, wie auch nach Transplantation ist hoch und betrug im ersten postoperativen Jahr 40 bzw. 60%. Allerdings lag bei zwei Drittel der Transplantierten, aber nur bei einem Drittel der resezierten Patienten ein T4-Tumor vor. Rezidive waren bei beiden Verfahren sowohl hepatisch als auch extrahepatisch lokalisiert. Resektion und Transplantation sind damit keine konkurrierende, sondern ergänzende Verfahren in Abhängigkeit von Tumorgröße, Tumorlokalisation und Begleitcirrhose.

Schlüsselwörter: Maligne Lebertumoren – Lebertransplantation – Leberresektion

151. Der Wert der Tumornachsorge für die Chirurgie des kolorektalen Karzinoms

G. Meyer, E. Oevermann, G. Hohlbach und F. W. Schildberg

Chirurg. Klinik u. Poliklinik, Klinikum Großhadern, Marchioninistr. 15, W-8000 München 70, Bundesrepublik Deutschland

The Value of Tumor Follow-up for the Surgery of Colorectal Carcinoma

Summary. A total of 358 patients who had beed followed-up were compared to 52 patients who had not been. The primary tumors of all patients had been curatively resected (R-0). Some 29% developed recurrences. These were diagnosed clearly earlier and were curatively resectable in a much higher percentage in follow-up patients than in controls. The prognosis was very favorable, especially in follow-up patients with isolated anastomotic recurrences, second carcinomas and in patients without symptoms or with normal CEA values. In follow-up patients the curative resection rate was twice as high and the long-term prognosis was improved highly significantly (5-year-survival 63% versus 37%).

Key words: Colorectal carcinoma – Tumor follow-up – Surgical Result – Prognosis

Zusammenfassung. 358 Pat. mit Nachsorge wurden 52 Pat. ohne Nachsorge gegenübergestellt. Bei allen Pat. war der Primärtumor pot. kurativ reseziert worden. 29% entwickelten ein erneutes Tumorwachstum. Dies wurde bei Nachsorgepat. deutlich früher diagnostiziert und konnte häufiger erneut radikal operiert werden. Besonders günstig war die Prognose bei den ausschließlich in der Nachsorge diagnostizierten isolierten Anastomosenrezidiven und Zweitkarzinomen und bei asymptomatischen Pat. sowie normalem CEA-Spiegel. Bei den nachgesorgten Pat. war die Resektionsquote verdoppelt und die Prognose höchstsignifikant verbessert (5-J.-ÜLR 63% gegen 37%).

Schlüsselwörter: Kolorektales Karzinom – Tumornachsorge – Chirurgische Ergebnisse – Prognose

152. Wertigkeit der endorektalen Ultraschalluntersuchung in der Behandlung pelviner und perirektaler Infektionen

B. Eibl-Eibesfeldt, J. Izbicki, M. Siebeck und H. Waldner

Chirurgische Klinik und Poliklinik des Klinikums Innenstadt der LMU München, Nußbaumstraße 20, W-8000 München 2, Bundesrepublik Deutschland

Can Endorectal Ultrasound Help in the Detection of Perirectal and Pelvic Infections?

Summary. Since 1988 56 endorectal ultrasound investigations have been carried out to detect pelvic or perirectal sepsis. Abscess in the pouch of Douglas, paraanastomotic abscesses, high rectal wall abscesses, high pararectal extensions of intersphincteric abscesses, ischiorectal abscesses and pararectal involvement of chronic discharging fistulas in Crohn's disease could be demonstrated. Evaluation of the first 29 investigations shows a sensitivity of 100% and a specificity of 87% with a positive (negative) predictive value of 88% (100%).
Endorectal ultrasound can be recommended for routine use in this indication.

Key words: Endorectal ultrasound – Abscess – Fistula – Crohn's disease

Zusammenfassung. Der Wert der endorektalen Ultraschallunterschung bei pelvinen und perirektalen Infektionen wurde untersucht. Seit 1988 wurden 56 Untersuchungen durchgeführt. Dargestellt wurden Douglas-Abszesse, Anastomoseninsuffizienzen, komplizierte Abszesse wie hohe Rektumwandabszesse, hohe pararektale Ausdehnung bei Intersphinkterabszessen, Ischiorektalabszesse und chronische Fistelungen bei M. Crohn mit teils ausgedehnten perirektalen Flüssigkeitsansammlungen. Es ergab sich für die ersten 29 Untersuchungen eine Sensitivität von 100%, eine Spezifität von 87%, ein positiver Vorhersagewert von 88% und ein negativer Vorhersagewert von 100%. Die Untersuchungsmethode kann zur Routinediagnostik empfohlen werden.

Schlüsselwörter: endorektaler Ultraschall – Abszess – Fistel – M. Crohn

153. Thromboembolie – Prophylaxe mit niedermolekularen Heparinen in der Chirurgie

S. Haas, G. Blümel, München

(Manuskript bis Redaktionsschluß nicht eingegangen)

Wert experimenteller Ergebnisse

154. Grundlagen für Logistik und Richtlinien von Knochenbanken – Konsequenzen experimenteller Versuche für die klinische Praxis

R. Ascherl, H. Knaepler, F. Lechner, E. Hipp, G. Blümel, München

(Manuskript bis Redaktionsschluß nicht eingegangen)

155. Erfahrungen mit einem biofragmentierbaren Anastomosenring

G. Hohlbach, D. Rupp und M. Kern

Chirurgische Klinik der Ruhr-Universität Bochum, Marienhospital Herne 1, Hölkeskampring 40, W-4690 Herne 1, Bundesrepublik Deutschland

Clinical Experience with a Biofragmentable Anastomosis Ring

Summary. In 20 patients in a mean age of 63.9 years 22 terminoterminal anastomoses with a biofragmentable anastomisis ring (BAR) were performed. In detail the BAR was applied in 13 colo colic, 5 ileocolic and 4 small bowel positions. Postoperatively no anastomotic leakage could be seen! The ring passed from the body within 16 to 23 days and 15% of patients had a subjective feeling of this event. Seven patients were examined and 3 months later by endoscopy; stenosis in the anastomotic site could not be found.

Key words: Biofragmentable anstomosis ring – Anastomotic leakage – Anastomotic stenosis

Zusammenfassung. Bei 20 Patienten im durchschnittlichen Alter von 63,9 Jahren wurden 22 termino-terminale Darmanastomosen mit einem biofragmentierbaren Anastomosenring (BAR) durchgeführt; es handelte sich um 13 colo-colische, 5 ileo-colische und 4 ileo-jejunale Anstomosen. Postoperative Anastomoseninsuffizienzen traten nicht auf. Die Ringabstoßung erfolgte zwischen dem 16. und 23. postoperativen Tag; dies wurde von 15% aller Patienten subjektiv bemerkt. 7 Patienten konnten 3 Monate postoperativ endoskopisch kontrolliert werden; Stenosen wurden nicht beobachtet.

Schlüsselwörter: Biofragmentierbarer Anastomosenring – Anastomoseninsuffizienz – Anastomosenstenose

156. Störungen der Dünndarmmotilität nach operativen Eingriffen im Abdomen

G. E. Holle

Gastroenterol. Forschungslabor. Walther Straub Inst. p. Adr. Pettenkoferstr. 8a, W-8000 München 2, Bundesrepublik Deutschland

Small Intestinal Motility Disturbances Following Abdominal Surgery

Summary. During and after abdominal surgery electrical control activity is irritated and action potentials interrupted. After a short interval with irregular activity the second phase of inhibition (hours-days) follows.
Mechanical (strain gauges) and electrical (platin electrodes) activity was chronically examined in the dog stomach, pylorus and small intestine during first postoperative days. Alternatively erythromycin (Ery) 300 mg or neostigmine (Pro) 0.5 mg in 200 ml i.v. infusion was tested. Ery increased motility index (MI) 10–41 fold in antrum, pylorus and upper small intestine. Pro did so to a lesser degree. Defecation occurred in Ery earlier.

Key words: Motility disturbances – Abdominal surgery

Zusammenfassung. Während und nach Abdominalchirurgie entsteht eine Störung der elektrischen Kontrollaktivität mit Unterbrechung von Aktionspotentialen. Nach kurzen irregulären Aktionen setzt 2. Phase der Inhibition (Stunden-Tage) ein.
Mechanische (Dehnungsmeßstreifen) und elektrische (Platinelektroden) Aktivität (Magen, Pylorus, Dünndarm) wurde chron. am Hund gemessen nach Erythromycin 300 mg, oder Prostigmin 0.5 mg in 200 ml i.v. Inf. einen Tg. postop. Ery steigert die schwache postop. Motilität (MI) 10–40fach im Magen, Pylorus und ob. Dünndarm. Pro steigert prompt aber schwächer MI. Defekation nach Ery sofort, nach Pro meist 2.–3. postop. Tag.

Schlüsselwörter: Motilitätsstörungen – Abdominalchirurgie

157. Intravenöse Glukosetoleranztestung als Entscheidungshilfe zur Verfahrenswahl in der operativen Therapie der chronischen Pankreatitis

J. W. Heise, H. Becker, C. Niederau und H.-D. Röher

Chirurgische Universitätsklinik A, Moorenstr. 5, W-4000 Düsseldorf 1, Bundesrepublik Deutschland

Intravenous Glucos Tolerance Testing as Decision-Making for Aid Surgery in Chronic Pancreatitis

Summary. In 18 patients with chronic pancreatitis requiring operative therapy an intravenous glucose tolerance test (IVGTT) was conducted before and 14 days after surgery. In 9 instances resection was performed and 9 patients under went a drainage procedure. No significant impact of one or the other treatment modality was found concerning glucose elimination, initial insulin response or absolute insulin synthesis over time. As indicated by these parameters endocrine function was not altered postoperatively in either group. Thus, loss of parenchyma in chronic pancreatitis does not inevitably lead to loss of endocrine function. Decision making on the kind of surgery in the individual patient cannot be supported by the results of an IVGTT.

Key words: Chronic pancreatitis – Endocrine function – Resection – Drainage

Zusammenfassung. Bei 18 Patienten mit operationswürdiger chronischer Pankreatitis wurde prä- und 14 Tage postoperativ ein intravenöser Glukosetoleranztest (IVGTT) durchgeführt. In 9 Fällen wurde reseziert, 9mal ausschließlich drainiert. Es fand sich postoperativ kein differenter Einfluß der beiden Therapieformen auf die Glukoseelimination, die initiale Insulinantwort bzw. absolute Insulinsynthese. Die postoperative endokrine Funktionsleistung war anhand dieser Parameter in beiden Gruppen konstant. Parenchymverlust führt demnach bei chronischer Pankreatitis nicht zwangsläufig zu endokrinem Funktionsverlust. Eine Entscheidungshilfe zur Verfahrenswahl ist im Einzelfall durch den IVGTT nicht möglich.

Schlüsselwörter: Chronische Pankreatitis – endokrine Funktion – Resektion – Drainage

158. Konsequenzen tierexperimenteller Untersuchungen zur Lebersegmentresektion für die chirurgische Praxis

H.-J. Klotter, H. Sitter, W. Lorenz, M. Rothmund, Marburg

(Manuskript bis Redaktionsschluß nicht eingegangen)

159. Die Bedeutung der Leukozytenelastase in der Frühdiagnostik postoperativer Komplikationen nach allgemeinchirurgischen Eingriffen

K.-P. Reimund, G. Hafner, W. Prellwitz und Th. Junginger

Klinik und Poliklinik für Allgemein- und Abdominalchirurgie der Johannes Gutenberg-Universität Mainz, Langenbeckstraße 1, W-6500 Mainz, Bundesrepublik Deutschland

Value of Leucocyte Elastase in Early Diagnosis of Postoperative Complications

Summary. In a prospective clinical trial the value of leucocyte elastase in early diagnosis of postoperative inflammatory complications was analysed. Some 103 patients after small and great abdominal and thoracal operations were studied. Among 15 of 17 postoperative complications we saw an early increase of elastase in comparison to other inflammatory parameters and before clinical manifestation of complication. Leucocyte elastase seems to be another sensitive parameter in diagnosis of septic and nonseptic complications.

Key words: Postoperative complications – Early diagnosis – Leucocyte elastase

Zusammenfassung. In einer prospektiven klinischen Studie wurde die Wertigkeit der Leukozytenelastase in der Frühdiagnostik postoperativer entzündlicher Komplikationen nach 103 kleineren und großen abdominellen und thorakalen Eingriffen analysiert. Bei 15 von 17 postoperativ aufgetretenen Komplikationen sahen wir einen frühzeitigen Anstieg der Elastase im Vergleich zu den übrigen Entzündungsparametern und vor klinischer Manifestation der Komplikation. Die Leukozytenelastase erwies sich als weiterer sensibler Entzündungsparameter in der Differentialdiagnose septischer und nicht septischer Komplikationen. Ein normales postoperatives Elastaseverhalten schloß eine septische Komplikation aus.

Schlüsselwörter: Postoperative Komplikationen – Früherkennung – Leukozytenelastase

Thema: Wege zur chirurgischen Entscheidung

160. Wege zur chirurgischen Entscheidung: Indikationskonferenz

M. Rothmund und B. Stinner

Klinik für Allgemeinchirurgie, Philipps-Universität Marburg, Baldingerstraße, W-3550 Marburg, Bundesrepublik Deutschland

Surgical Decision Making: The Preoperative Indication Conference

Summary. One of the most important parts of a surgeon's education is learing to develop an adequate system of indications for a surgical procedure. In medical structures with a „one department – one boss system" the indication conference lends itself well to this. The day prior to surgery all information on the particular patient are presented and there is an analysis of risk and benefit of the planned procedure and a discussion on the type of procedure. Prerequisites are the presentation of all relevant information and clarity in the decision-making process including an open dicussion on the basis of objective facts.

Key words: Indication for surgery – Preoperative conference

Zusammenfassung. Einer der wichtigsten Bestandteile der Ausbildung zum Chirurgen ist das Erlernen der adäquaten Indikationsstellung zur Operation. In medizinischen Strukturen mit dem Chefarztsystem eignet sich dazu die Indikationskonferenz. In ihr werden am Tag vor der Operation alle Informationen über die Patienten zusammengetragen, Nutzen und Risiko abgewogen, die Risikofaktoren analysiert und schließlich die Verfahrenswahl festgelegt. Voraussetzung für den optimalen Nutzen einer solchen Konferenz ist die Darstellung aller relevanten Informationen, die Tranparenz der Entscheidungsprozesse, die freimütige Äußerung abweichender Ansichten und die Entscheidung auf der Basis von Daten und Fakten.

Schlüsselwörter: Indikation zur Operation – Präoperative Konferenz

Die Indikationsstellung zur Operation ist eine der wesentlichsten, für viele die wesentlichste Leistung, die wir Chirurgen in der täglichen Praxis zu vollbringen haben. Nicht von ungefähr gibt es zum Thema Indikationsstellung zahlreiche Reden und Aufsätze in der chirurgischen Literatur der Vergangenheit und der Gegenwart. Die Indikationsstellung wird hier bildhaft als der entscheidende Knotenpunkt im diagnostischen und therapeutischen Entscheidungsprozeß, als die wesentliche Weichenstellung und als Nadelöhr bezeichnet, durch das der Arzt mit seinem Patienten gehen muß. Publikationen zur Institutionalisierung der Indikationsstellung, zur Formalisierung, als Instrument der chirurgischen Entscheidungsfindung vor allem in der Weiterbildung in Ausbildungskliniken finden sich in der Literatur nicht. Dies hat zum Teil strukturelle Gründe – in angelsächsischen Ländern ist eine Indikationsbesprechung vom System her nicht denkbar – zum Teil auch persönliche Gründe, das heißt viele Leiter von Ausbildungsinstitutionen universitärer und nicht universitärer Art kennen die Einrichtug einer Indikationskonferenz nicht oder wollen sie nicht einrichten.

Definition der Indikationsstellung

Die Indikation zur Operation kann definiert werden als intellektueller Vorgang, der unter Berücksichtigung aller Fakten und beeinflußt von der Persönlichkeit des Patienten und des Arztes zur Entscheidung für ein operatives Therapieprinzip mit maximal zu erwartendem Nutzen führt. Grundlagen zur Indikationsstellung sind

1. Eine gesicherte Diagnose,
2. die Berücksichtigung der Risikofaktoren, entweder ausgehend vom Patienten selbst oder von der angewandten Operationsmethode oder gar vom Operateur und
3. die Kenntnis der Prognose, daß heißt nicht nur der letztendlichen Prognose des Grundleidens (Letalität, Lebenserwartung), sondern auch marginalerer Kriterien, wie Einbuße an Lebensqualität und Verweildauer im Krankenhaus.

Für manche Chirurgen hat die Indikationsstellung die Dimension eines zwischenmenschlichen Entschlusses in der vertraulichen Arzt-Patienten-Beziehung [2]. Für andere ist sie eine nüchterne Nutzen-Risiko-Kalkulation [3, 4]. In Tat und Wahrheit ist sie beides. Zunächst und vor allem eine Nutzen-Risiko-Kalkulation, die letztendlich durch die Persönlichkeit des Patienten und des Arztes und dem Ergebnis ihrer persönlichen Interaktion modifiziert werden kann.

Indikationskonferenz

Die Indikationskonferenz dient an einer Ausbildungsklinik der Überprüfung der Indikationsstellung von in Ausbildung befindlichen Ärzten durch Erfahrene, letztlich durch den Leiter der Klinik. Sie dient damit dem Schutz der Patienten, bei denen eine Operation vorgesehen ist. Darüberhinaus kann die Indikationskonferenz bei häufigen Krankheitsbildern zur Formulierung standardisierter diagnostischer und therapeutischer Entscheidungsprozesse führen, das heißt, in klinischen Algorithmen enden. Neben dem formalen Ablauf einer Indikationskonferenz ist wenig bekannt über die Interaktionen zwischen Chirurgen unterschiedlichen Ausbildungsgrades oder Kollegen verschiedener Fachdisziplinen. Diese Interaktionen können durch Analysen mit Hilfe von Techniken der kognitiven Psychologie analysiert werden, letztlich um Fehlerquellen bei der Kommunikation aufzudecken. Im Folgenden soll zunächst der formale Ablauf und die Wertung der Indikationskonferenz erfolgen, anschließend beispielhaft die Darstellung eines klinischen Algorithmus, der aus der Indikationskonferenz hervorgegangen ist. Schließlich sollen Wege gezeigt werden, wie die Entscheidungsprozesse während der Indikationskonferenz analaysiert werden können.

Formaler Ablauf

Idealerweise sind bei der Indikationskonferenz der Stationsarzt bzw. der Operateur anwesend, der zunächst die zentrale Figur ist, der Chef der Klinik, der bei komplexem Krankheitsbild hinzugezogene Konsiliarius, der Anästhestist, der den Patienten prämediziert hat, ein Experte, der bezüglich des zur Diskussion stehenden Krankheitsbildes spezielles Wissen zu bieten hat, die Lernenden, etwa Ärzte in der Ausbildung oder ältere Ärzte mit anderen Schwerpunkten, und die Bildgeber, z.B. Radiologen, Endoskopiker, Ultraschaller, die zur Diagnostik beigetragen haben (Abb. 1).

Die Indikationskonferenz findet an der Klinik für Allgemeinchirurgie in Marburg nachmittags vor dem Operationstag statt und dauert 15–30 Minuten. Formal läuft eine

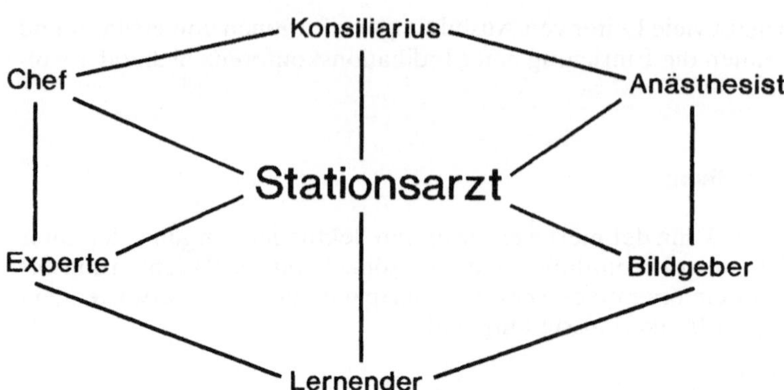

Abb. 1. Personale Beziehungen in der Indikationskonferenz bei Präsentation der Fälle

Fallvorstellung im Rahmen der Indikationsstellung folgendermaßen ab. Der Stationsarzt tritt vor die versammelten Ärzte der Klinik inklusive der oben genannten Personen sowie Studenten und Famuli, trägt kurz die Anamnese des Patienten vor, den Weg der Diagnostik bis zur Diagnose, nennt die Risikofaktoren des Patienten, ihre Gewichtigkeit und ihre Beeinflußbarkeit, stellt schließlich dar, wie man zur Indikation gekommen ist und welche Verfahrenswahl voraussichtlich bei der Operation angewandt werden soll. Die Präsentation hat den guten Nebeneffekt, daß sich noch Ungeübte in freier Rede üben können, und daß sich der Vorstellende bei Gegenfragen und Einwänden argumentativ schulen und selbst seinen Wissensstand an dem anderer messen kann.

Der Bildgeber, der anschließend oder beim diagnostischen Teil das Wort ergreift, muß mit Hilfe konventioneller Röntgenbilder, Videoclips von Ultraschalluntersuchungen bzw. Endoskopien seine Befunde vorstellen und sie dabei selbst noch einmal angesichts der nun vollständig vorgetragenen klinischen Befunde überprüfen, er muß sich der Qualitätskritik durch seine Kollegen aussetzen, er muß sich schließlich festlegen, das heißt, er kann nicht nur Befunde beschreiben, und es durchlaufen auswärtige Bilder noch einmal die kliniksinterne Qualitätskontrolle. Der Nebeneffekt ist der, daß Kooperation vor allem zwischen Radiologen und Chirurgen verbessert wird, daß im Radiologen mehr Verständnis für den Kliniker wächst, er andererseits als Alternative zur geplanten Operation eventuell interventionelle Verfahren anbieten kann. Wir haben in Marburg dank einer neuen technisch gut eingerichteten Klinik die Möglichkeit, Röntgenbilder inklusive Computertomogrammen konventionell oder elektronisch über ein sog. PACS-System bei der Indikationskonferenz zu sehen und Videos von Ultraschalluntersuchungen bzw. Endoskopien vorzuführen.

Der Experte kann jedermann sein. Im Extremfall ein Student, der im Rahmen seiner Doktorarbeit tieferes Wissen über Details einer seltenen Erkrankung erworben hat. Ein Assistensarzt hat vielleicht eigene Daten, die zur Bereicherung des Wissens beitragen können, oder er verfügt über gute Literaturkenntnis und damit über fremde Daten, vielleicht sogar Studienergebnisse, die zur Entscheidungsfindung beitragen. Nebeneffekt für alle ist, daß das allgemeine Wissensniveau durch den, der mehr weiß, angehoben wird. Andererseits kann der Experte selbst Reputation durch Zuverlässigkeit erlangen. Als Beispiel sei die Vorstellung einer Patientin mit einem mehr als 1 cm dicken Rektummelanom genannt, die zur abdomino-perinealen Rektumamputation anstand. Ein Kollege, der auf dem Gebiet des anorektalen Melanoms belesen war, plädierte für die Lokalexcision auf der Grundlage von drei größeren Studien, die zeigten, daß bei Tumordicke von mehr als 2 mm ein kurativer Effekt von der abdomino-perinealen Rektumamputation nicht mehr zu erwarten ist. Die dann durchgeführte Lokalexcision erhielt der Patientin ihre Kontinenz. Der Eingriff zeigte sich im Nachhinein als berechtigt, nachdem ¼ Jahr später multiple bilaterale Lebermetastasen nachgewiesen wurden.

Der Anästhesist schließlich hat wie der Konsiliarius, etwa ein Internist, seine Sicht über das Risiko einzubringen, Nebenwirkungen der Anästhesie zu erwähnen und alternative Narkoseverfahren anzubieten. Der gute Nebeneffekt ist der, daß der Anästhesist eingebunden wird in den Gesamtspekt des Patienten, was einer Förderung seines Selbstverständnisses als Arzt und als Teil des Ganzen dient.

Zuletzt und am Ende der rollenverteilten Diskussion ist der Chef gefordert, um in strittigen Fällen nach Anhörung aller Argumente das letzte Wort zu sprechen (Abb. 2). Für den Chef ist die Indikationskonferenz Lehrinstrument, sie ist Qualitätskontrolle seiner Mitarbeiter, der informationenliefernden Nachbarfächer, aber auch seiner selbst. Voraussetzung für sinnvolle Ergebnisse der Indikationskonferenz ist eine offene Diskussion, die nur dann möglich ist, wenn der Chef eine akademische Atmosphäre etabliert hat, d.h., bereit ist, auf der Basis von Daten und Fakten zu argumentieren und vor allem Argumente anderer zu akzeptieren.

Definition der Indikationskonferenz

Die Indikationskonferenz beruht auf der Zusammenfassung aller Informationen, die über den Patienten und seine Krankheit zu erlangen sind. Hier wird die Entscheidung getroffen über Indikation und fast immer auch über Verfahrenswahl auf der Basis von Maß und Zahl, wobei der Entscheidungsprozeß, der getroffen wird, transparent ist. Die Indikationskonferenz ist somit ein Instrument zum Lehren und Erlernen von Techniken und Einflußgrößen der Entscheidungsfindung. Sie ist die Institutionalisierung des Nadelöhrs, der nüchternen Risiko- und Nutzenabwägung. Der Teil der Indikationsstellung, der sich zwischen Arzt und Patient in persönlicher Beziehung abspielt, findet auf dem Boden dieser Risiko-Nutzen-Abwägung im persönlichen Gespräch statt.

Ziele der Indikationskonferenz

Die Indikationskonferenz ist letztlich eine wichtige Einrichtung zur Sicherung der ärztlichen Qualität. Ziele sind Schulung im logisch deduktiven Denken und dadurch Entscheidung über eine sachgerechte Therapie, die Reduktion des Operationsrisikos, die Erhöhung des Qualitätsniveaus von Diagnostik und Therapie, die Verkleinerung der Grauzonen, die vor allem bei relativer Indikationsstellung immer wieder auftreten, die Entemo-

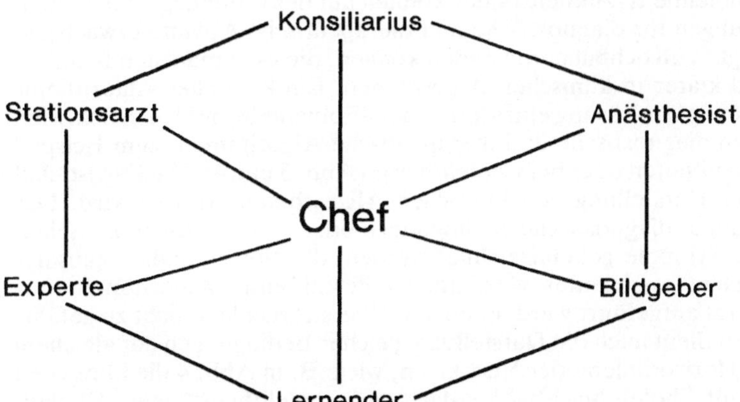

Abb. 2. Personale Beziehungen in der Indikationkonferenz bei der Entscheidung zu Indikation und Verfahrenswahl

tionalisierung der Indikationsstellung, wenn zum Beispiel übersteigertes persönliches Engagement oder Profilneurose einen Arzt vom Weg der sachlichen Argumentation abweichen lassen. Letztlich führt die Indikationskonferenz dadurch, daß eine transparente, nachvollziehbare Indikationsstellung stattfindet, durch Vermeiden indikatorischer Fehler zur Reduktion der Zahl der Patienten, die später in der Morbiditäts- und Letalitätskonferenz vorgestellt werden müssen. Die Indikationskonferenz führt auch zur Entmythologisierung des Chefs, der seine Vorstellungen nicht ex kathetra, sondern logisch argumentativ erklären muß, um seine Mitarbeiter überzeugen und ausbilden zu können.

Einflüsse auf die Entscheidungsprozesse in der Indikationskonferenz

Natürlich gibt es auch Unwägbarkeiten in der Indikationskonferenz, z.B. die Persönlichkeit des vorstellenden Stationsarztes. Wie eloquent und erfahren ist er, wie aufrichtig ist er, läßt er Befunde weg, rückt er andere in den Vordergrund, reichen seine Kenntnisse aus, um das Krankheitsbild, über das er berichtet, zu erfassen? Hat er Sorgfalt walten lassen bei der Analyse der Daten und hat er genug Stehvermögen, um seine Vorstellung von Indikation und Verfahrenswahl durchzusetzen? Außerdem können Emotionen, wie überzogenes Engagement des Arztes für den Patienten, Animosität zwischen Kollegen der selben Klinik oder zwischen benachbarten Fächern, letztlich auch der Konkurrenzkampf in der Klinik, die sachliche Ebene der Diskussion und Entscheidung unterlaufen. Entscheidend beeinflußt die Persönlichkeit des Chefs die Qualität der Konferenz, indem er die eben angedeuteten Unwägbarkeiten unterbindet oder erst gar nicht zuläßt. Der Chef muß offen sein für alle an ihn herangetragenen Argumente oder Einwände. Auf der anderen Seite muß er überzogene Vorstellungen zurückweisen oder Therapiealternativen, wenn ihre Überlegenheit nicht gesichert ist, zu gunsten des Vorgehens in der eigenen Schule zurückweisen.

Was coram publico schwer zu vermitteln ist, ist die Persönlichkeit des Patienten. Ist er ängstlich, möchte er auf jeden Fall operiert werden, vertraut er dem ihn behandelnden Arzt, ist er in eine Familie eingebunden, oder lebt er alleine? Diese Dinge müssen in der Indikationsstellung genannt werden, können aber im Detail nur im persönlichen Gespräch am Krankenbett den Ausschlag geben. Auch bei noch so rationalem Vorgehen bleiben Grauzonen bei relativer Indikation, wo man unter Mitberücksichtigung auch weicher Daten so oder so entscheiden kann. Hier ist wieder der Chef gefordert.

Klinische Algorithmen

Für häufige, sich wiederholende Krankheitsbilder können auf der Grundlage der Indikationskonferenz Empfehlungen für diagnostische und therapeutische Abläufe erwachsen, die schriftlich niedergelegt in „Kochbüchern“ enden können, die es in manchen Kliniken gibt, oder moderner und klarer in klinischen Algorithmen. Ein klinischer Algorithmus wird definiert als Empfehlung zur Lösung eines klinischen Problems in endlichen Schritten [5, 7]. Als Beispiel dienen diagnostische und therapeutische Algorithmen, zum Beispiel beim solitären Schilddrüsenknoten oder bei Cholelithiasis (Abb. 3 und 4). Wichtig ist, daß eine Standardisierung der Darstellung von klinischen Algorithmen erreicht wird. Das heißt, daß klinische Befunde, diagnostische Bedingungen oder therapeutische Entscheidungen durch bestimmte Symbole gekennzeichnet werden, die Notwendigkeit causaler Begründung durch Zeichen angedeutet wird und weiterführende Algorithmen nur gekennzeichnet und separat aufgeführt werden, um die Übersichtlichkeit nicht zu gefährden. Der Übersichtlichkeit dient auch die Darstellung gleicher Bedingungen auf gleichem Niveau, das heißt, einer Horizontalen oder Vertikalen, wie z.B. in Abb. 4 die klinischen Befunde „kein Hinweis auf Cholelithiasis“, „Verdacht auf Cholelithiais“ oder „Cholelithiasis“. Zur Formalisierung der Darstellung klinischer Algorithmen hat Margolis [6] einen wichtigen Beitrag geleistet.

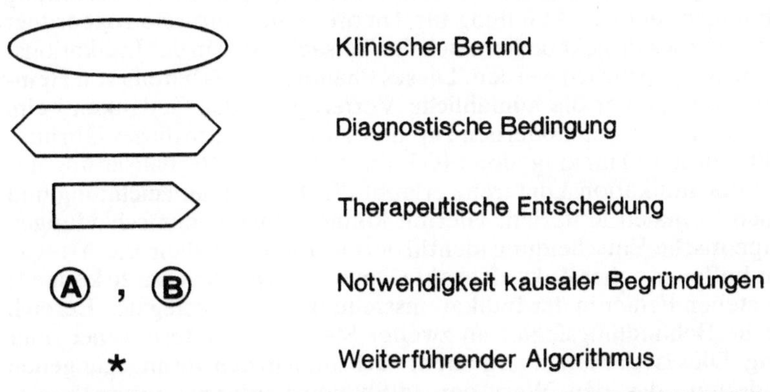

Abb. 3. Standardzeichen klinischer Algorithmen

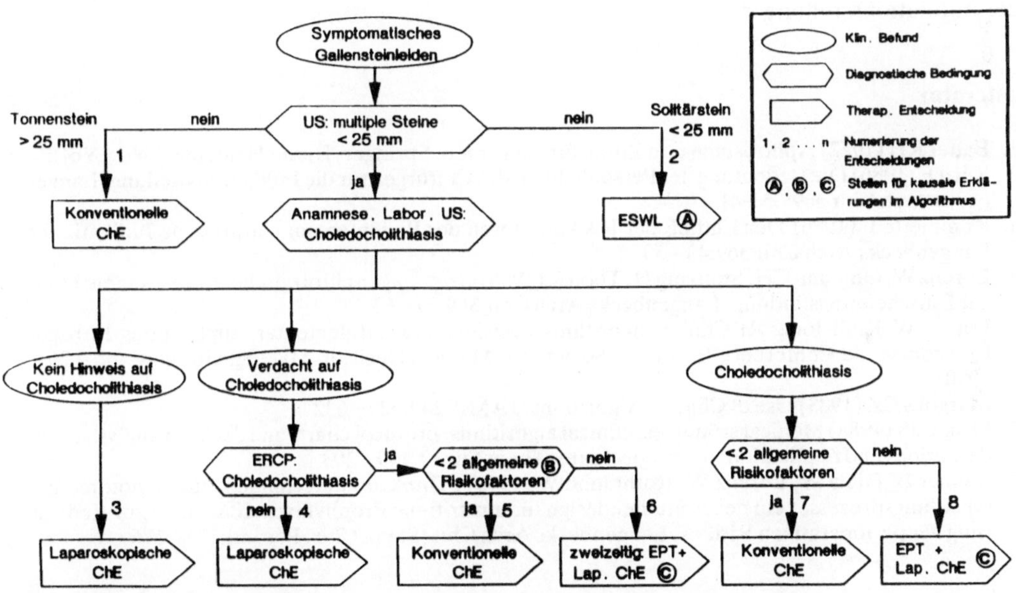

Abb. 4. Beispiel eines klinischen Algorithmus nach formalen Kriterien [Nach 6]

Evaluierung der Entscheidungsprozesse

Bei aller Klarheit und Durchsichtigkeit werden bei der Indikationskonferenz Entscheidungen durch Vorgänge beeinflußt, die wir teils gut erfassen, teils nicht erkennen. Einflüsse auf die Indikationskonferenz haben selbstverständlich Fakten, wie schon gesagt, aber auch emotionale Faktoren, z.B. die Autorität bestimmter Personen oder die mögliche bewußte oder unbewußte Manipulation von Fakten durch Weglassen oder überzogene Darstellung. Einfluß haben auch falsche Daten oder Fehlleistungen einzelner bei der Vorbereitung der Konferenz oder bei ihrer Durchführung. Schließlich auch die Qualität der zwischenmenschlichen Beziehung der Beteiligten.

Um diese Vorgänge analysieren zu können, haben wir in Marburg unter Heranziehung eines kognitiven Psychologen, der der Abteilung für Theoretische Chirurgie zugeordnet ist, ein Projekt begonnen. Dieses Projekt bedient sich der Tatsache, daß in der Indikationskonferenz Gedanken laut ausgesprochen werden. Dieses Phänomen, das bereits von Heinrich von Kleist in dem Essay „Über die allmähliche Verfertigung der Gedanken beim Reden" beschrieben wurde, ist von der modernen Psychologie in der Mitte dieses Jahrhunderts methodisch erfaßt worden (Thinking aloud technique [8]). Die Verbalisierung der Entscheidungsschritt in der Indikationskonferenz erlaubt die Tonbandaufzeichnung und die Protokollierung nach formalen Kriterien. Hiermit können Zwischenentscheidungen und die letztliche therapeutische Entscheidung identifiziert werden, vor allem die Art, wie sie entstanden sind. Wir hoffen in naher Zukunft exakte Daten dazu publizieren zu können.

Nicht von ungefähr stehen Fehler in der Indikationsstellung im medicolegalen Bereich bei Klagen über ärztliche Behandlungsfehler an zweiter Stelle nach unterlassener oder inadäquater Aufklärung. Dies ist das letzte Argument nach allen in den vorangegangenen Ausführungen geschilderten, das den Wert der Indikationskonferenz unterstreicht. Zuletzt bleibt ohne Frage, daß die Indikationskonferenz das ideale Instrument dafür ist, was K. H. Bauer in einem seiner Aphorismen beschrieben hat [1]: „Der Leiter einer Klinik mag dank seiner Stellung viele Vorrechte besitzen. Sein schönstes Vorrecht und seine vornehmste Pflicht ist, achtzugeben und zu wachen über Sauberkeit und Gewissenhaftigkeit in der Indikationsstellung."

Literatur

1. Bauer KH (1972) Aphorismen und Zitate für Chirurgen. Springer, Berlin Heidelberg New York
2. Kern E (1986) Die Bedeutung der Persönlichkeit des Chirurgen für die Indikationsstellung. Langenbecks Arch Chir 369:35–41
3. Kümmerle F (1986) Der Einfluß der Risikofaktoren des Patienten auf chirurgische Indikationen. Langenbecks Arch Chir 369:43–50
4. Lorenz W, Ohmann CH, Stöltzing H, Thon K (1986) Grundlagen chirurgischer Indikationen: Hilfen zur Entscheidungsfindung. Langenbecks Arch Chir 369:57–63
5. Lorenz W, Knill-Jones RP Clinical algorithms, decision trees and elementary applications. Introductory course. 3d Conference European Society for Medical Decision Making. Glasgow, 24.–26. 6. 1990
6. Margolis CZ (1983) Use of Clinical Algorithms. JAMA 249:627–632
7. Pliskin JS (1988) Medical strategies, clinical algorithms, protocol charts and decision analysis: some definitions and implications for surgical care. Theor Surg 2:199–203
8. Stinner B, Dietz W, Lorenz W, Rothmund W (1990) „Think aloud technique" für dichotome Entscheidungsprozesse: ein neues Studiendesign für umstrittene Prophylaxemaßnahmen zur Reduzierung des perioperativen Risikos. Langenbecks Arch Chir [Suppl Chir. Forum]:171–176

161. Mortalitäts- und Morbiditätskonferenz. Perioperative Todesfälle

H. Pichlmaier und U. Wolters

Chirurgische Universitätsklinik Köln, Joseph-Stelzmann-Str. 9, W-5000 Köln 41, Bundesrepublik Deutschland

Perioperative Causes of Death

Summary. Postoperative complications in 4675 patients were investigated. There were specific patterns of complications with significant differences between vascular and general surgery and transplantation. On the basis of test operations (inguinal hernia, cholecystectomy, resection of colon and rectum) it could be shown that differences were ward-specific. Over a period of 12 years, a certain decrease of complication rates could be demonstrated (wound infection, from 9% to 1.25%; pneumonia, from 8% to 2.5%; mortality, from 6.3% to 1.8%). Changes in clinical practice (antibiotic prophylaxis, bowel cleansing, introduction of new techniques, etc.) may be responsible for these improvements. We are convinced that a regular complication conference essentially influences the actions of physicians and nurses.

Key words: Postoperative complications – Ward-specific differences – 12 years observation

Zusammenfassung. 4675 Kranke aus einem allgemeinchirurgischen Querschnittsbereich wurden hinsichtlich typischer postoperativer Komplikationen (Pneumonie, Nachblutung, Wundinfektion, Nahtinsuffizienz, Harnwegsinfekt) untersucht. Es ergaben sich bereichsspezifische Komplikationsmuster. Zwischen allgemeinchirurgischen Stationen bestanden meßbare Differenzen. Testoperationen (Leistenhernie, Cholecystektomie, Colon-Rektum-Resektion) zeigten, daß diese Abweichungen stationsspezifisch waren. In 12 Jahren nahmen die Komplikationsraten ab (z.B. Wundinfektion von 9 auf 1,25%, Pneumonie von 8 auf 2,5%, Letalität von 6,3 auf 1,8%). Verfahrensänderungen (z.B. Antibiotika-Prophylaxe, orthograde Darmspülung, Einführung neuer Techniken und andere, vor allem aber regelmäßige Komplikationsbesprechungen) sind für diese Entwicklung verantwortlich.

Schlüsselwörter: Postoperative Komplikationen – bereichsabhängige Unterschiede – 12 Jahre Beobachtung

Der klassische Behandlungsablauf im operativen Fach führt von der stationären Einweisung über die Diagnostik, die Indikation, die Operation, den Verlauf zur Entlassung. Während in der ersten Phase eine Diagnose- und Indikationsbesprechung das therapeutische Handeln einleitet, steht am Ende die Komplikationsbesprechung und im ungünstigsten Fall die Letalitätskonferenz. Während ich vor einem Jahr zur Letalitätsbesprechung Stellung genommen habe, ist es meine heutige Aufgabe, zum Komplex „Komplikationsbesprechung" einige Fakten beizusteuern. Bewußt habe ich darauf verzichtet, die allgemein in solchen Fällen so beliebte und meistens so wenig ergiebige Umfrage zu veranstalten. Vielmehr möchte ich Ihnen über eigene Erfahrungen berichten, die bis 1979 zurückreichen (Grundmann [1]).

Zunächst zur Organisation.

Teilnehmer einer Komplikationsbesprechung sind die Ärzte der Klinik. Sie ist also kliniksintern und findet bei uns ca. halbjährlich statt, betrifft jede Station, die jeweils als Einheit gesehen wird.

Zielgröße ist zum Beispiel die Häufigkeit bestimmter Komplikationen wie Pneumonien, Wundinfektionen, Nachblutung, Nahtinsuffizienz und andere. Die Datenerhebung erfolgt durch hilfswissenschaftliche Mitarbeiter, die von den Stationen unabhängig sind. Die einzugebenden Daten werden von einer Dokumentationsassistentin überprüft, ein Assistent der Klinik ist mit der Aufgabe der Plausibilitätskontrolle beauftragt. Danach erfolgt die Auswertung. So haben wir seit Jahren eine große Zahl von Daten erhoben, hier 22 Parameter, wobei die meisten generelle Gültigkeit haben, wie Pneumonie oder Wundinfektion, Nachblutung, Harnwegsinfektion usw., während andere, auf bestimmte Bereiche der Chirurgie gezielt, spezifischen Charakter aufweisen, Beispiel ist in der Gefäß-Chirurgie der Prothesenverschluß oder in der Abdominal-Chirurgie die Nahtinsuffizienz oder die Peritonitis. Aus der Vielzahl der genannten Parameter kommen als Kenngrößen für Komplikationen nur solche infrage, die generell gültigen Charakter haben, häufig vorkommen und genügend leicht erkennbar bzw. definierbar sind. Dies traf unter den genannten vielen für folgende fünf zu:

Pneumonie
Harnwegsinfekt
Nachblutung
Nahtinsuffizienz
Wundheilungsstörung

Bei einem Krankengut von 4675 Patienten reichte die Häufigkeit zwischen 0,87% für Nahtinsuffizienz – hier ist die Gesamtzahl natürlich geringer, weil es ein spezifisches Kriterium ist – bis zu 4,25% bei der Wundheilungsstörung.

Wenn wir diese Kriterien stationsbezogen betrachten, bekommen wir Häufigkeitsprofile, wobei hier für die Pneumonie gilt (Abb. 1), daß ihr Anteil in der Gefäß-Chirurgie mit 6,5% am höchsten liegt und interessanterweise unter vier allgemein-chirurgischen Stationen ein Unterschied von 1,35% bis 3,61% zu beobachten ist.

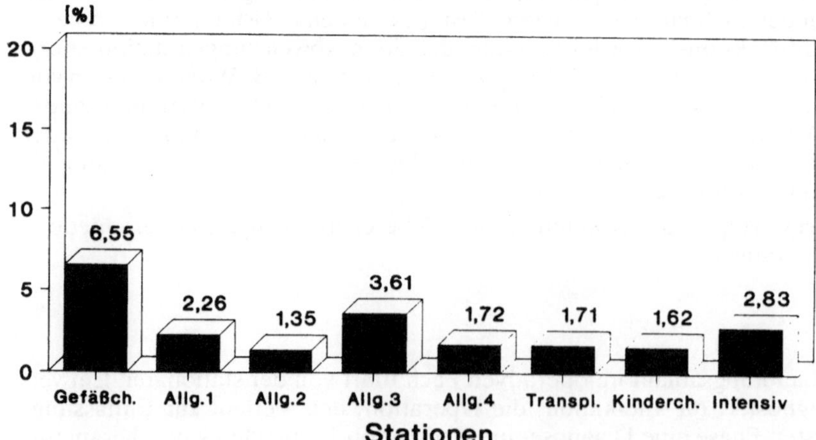

Abb. 1. Anteil von Patienten [%] mit postoperativer Pneumonie (Patienten = 4675)

Betrachten wir ein ähnliches Profil für die postoperative Blutung (Abb. 2), so führt auch hier die Gefäß-Chirurgie – was nicht verwunderlich ist, da diese Patienten häufig antikoaguliert sind –, dann der Bereich der Transplantation. Aber auch hier sehen wir innerhalb der Allgemein-Chirurgie Unterschiede von 1,86% bis 3,27%.

Die postoperative Wundinfektion (Abb. 3) tritt am häufigsten in der Transplantation auf bei immunsupprimierten Patienten, gefolgt von der Gefäß-Chirurgie. Der Unterschied unter den vier allgemein-chirurgischen Stationen zwischen 1,2% und 6,5% ist besonders deutlich.

Die Nahtinsuffizienz (Abb. 4) als ein spezifisches Kriterium der Allgemein-Chirurgie ist gering und die Unterschiede sind minimal.

Dagegen finden wir bei dem Zielkriterium Harnwegsinfekt (Abb. 5) erhebliche Differenzen, führend die Nierentransplantation mit 20%, gefolgt von der Gefäß-Chirurgie und deutliche Unterschiede in der Allgemein-Chirurgie vor allem wieder zwischen den Bereichen 2 und 3.

In den Komplikationsbesprechungen müssen wir uns die Frage stellen, worauf derartige Differenzen beruhen. Die erste Überlegung ist, ob auf der einen Station, Allgemein-Chirurgie 3, schwere Krankenbilder häufiger anzutreffen sind als auf Station 2. Tatsächlich

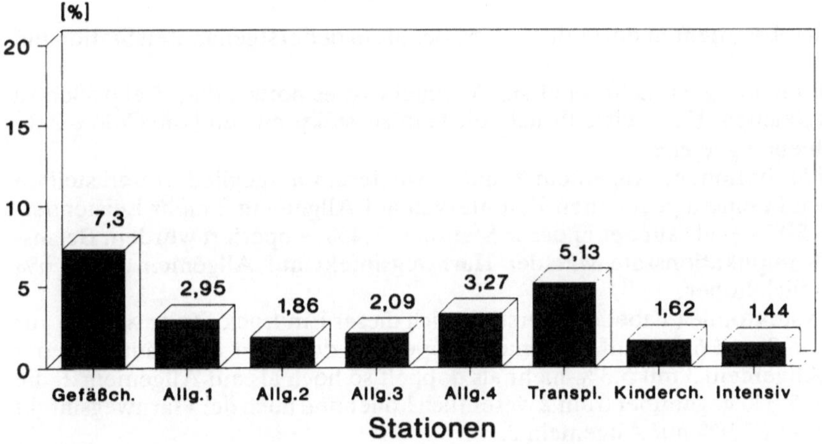

Abb. 2. Anteil von Patienten [%] mit postoperativer Nachblutung (Patienten = 4675)

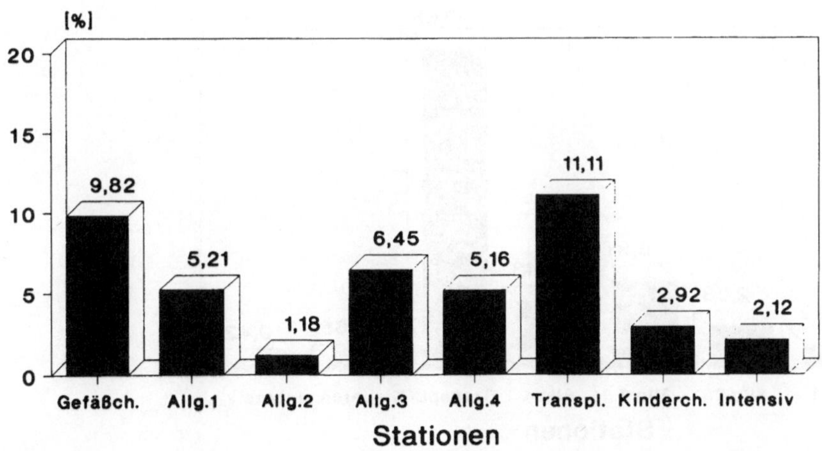

Abb. 3. Anteil von Patienten [%] mit postoperativer Wundinfektion (Patienten = 4675)

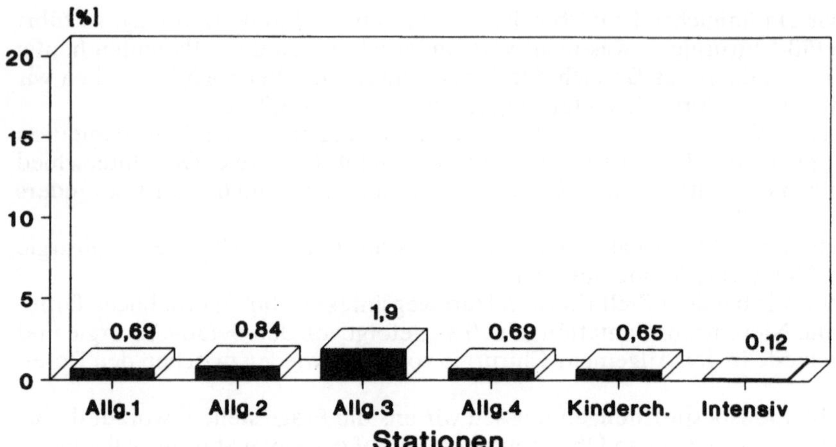

Abb. 4. Anteil von Patienten [%] mit postoperativer Nahtinsuffizienz in der Abdominalchirurgie (n = 3326)

ist der Anteil der Krebspatienten dort mit 45% größer als in der erstgenannten Station mit 36%.

Doch diese Betrachtung ist nicht schlüssig. Vielmehr ist es notwendig, Zielgrößen zu suchen und zu vergleichen. Der Leistenbruch, die Cholecystektomie und die Colon-Rektum-Resektion schienen geeignet.

Wir haben beide Stationen, Allgemein 2 und 3, wiederum aufgegliedert und stellten fest, daß tatsächlich in einem gegebenen Zeitintervall auf Allgemein 2 mehr Leistenhernien (Tabelle 1) – 5,5% – als auf der anderen Station – 2,4% – operiert wurden. Bei insgesamt geringer Komplikationsrate war der Harnwegsinfekt auf Allgemein 3 mit 6% gegenüber 0% deutlich höher.

Bei der Cholecystektomie (Tabelle 2) verstärkt sich dieser Eindruck. Zwar wurden nur 2,7% auf Allgemein 3 und 6,5% auf Allgemein 2 operiert, doch war die Häufigkeit der Nachblutung auf Allgemein 3 mit 5,3% mehr als doppelt so hoch als auf Allgemein 2, die Wundinfektion mit 5,3% gegenüber 0 auf 2 wesentlich höher und auch der Harnwegsinfekt mit 5,3% höher als mit 3,9% auf Allgemein 2.

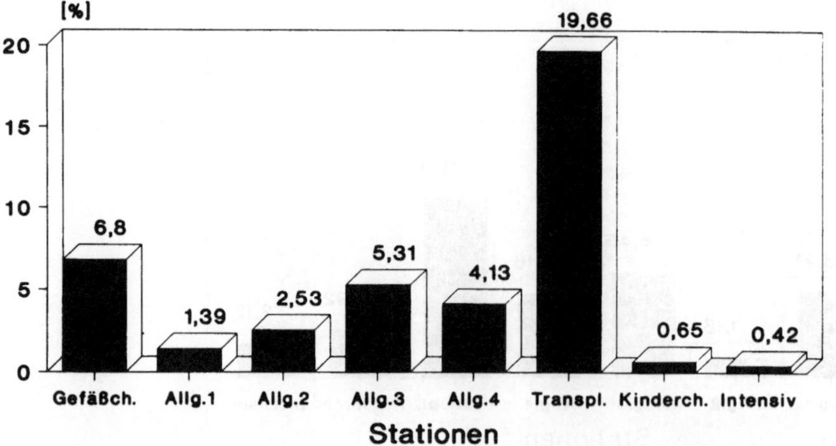

Abb. 5. Anteil von Patienten [%] mit postoperativem Harnwegsinfekt (Patienten = 4675)

Tabelle 1. Testoperation. Leistenhernie

	Allg. 2 5,5% (43/788)	Allg. 3 2,4% (17/714)
Pneumonie	–	–
Nachblutung	–	–
Wundinfektion	–	–
Harnwegsinfekt	–	5,9 (1/17)

Tabelle 2. Testoperation. Cholecystektomie

	Allg. 2 6,5% (51/788)	Allg. 3 2,7% (19/714)
Pneumonie	–	–
Nachblutung	2% (1/51)	5,3% (1/19)
Wundinfektion	–	5,3% (1/19)
Harnwegsinfekt	3,9% (2/51)	5,3% (1/19)

Tabelle 3. Testoperation. Colon-/Rektumresektion

	Allg. 2 13% (103/788)	Allg. 3 9% (65/714)
Pneumonie	–	–
Nachblutung	–	–
Wundinfektion	–	7,7% (5/65)
Nahtinsuffizienz	–	–
Harnwegsinfekt	3,9% (4/103)	13,8% (9/65)

Die letzte Testoperation Colonresektion (Tabelle 3) bestätigt den bisherigen Eindruck. Wiederum war die Station 3 zwar mit weniger Resektionen – 9% – beteiligt als 2 mit 13%, doch lagen hier die Wundinfektionsrate mit 7,7% gegenüber 0 auf 2 und der Harnwegsinfekt mit 13,8% gegenüber 3,9% entscheidend höher.

Wir haben Anlaß, aufgrund dieses Komplikationsprofils nachzusehen, was auf der einen Station anders gemacht wird als auf der anderen und unser Augenmerk vermehrt darauf zu richten, ob generelle Richtlinien der Klinik mißachtet werden.

Um Einblick in den Ablauf zu bekommen, ist es nötig, Zeitprofile zu erstellen. Wir haben dies mit der Frühjahrs- und Herbst-Rotation der Assistenten verbunden und über 4 Rotationsperioden für die Gefäß-Chirurgie und die Allgemein-Bereiche 1, 2 und 3 folgende Verläufe bekommen:

Die Wundinfektion (Abb. 6) ändert sich durchaus. Sie ist in einem Bereich innerhalb einer Rotationsperiode von 5% auf über 12% angestiegen und in dieser Höhe geblieben. Andernorts hat sie abgenommen – auch das ein Gesichtspunkt, der bei Besprechungen eine Rolle spielt.

Sie sahen etwas Ähnliches für die Pneumonie und für die Nachblutung, wo in einer Rotationsperiode auffallend viele Nachblutungen in der Gefäß-Chirurgie zu beobachten waren. Dagegen konnten Unterschiede bei Größe der Nahtinsuffizienz nur durch logarithmische Aufteilung nachgewiesen werden, die zwischen 1% und 3% liegen und damit praktisch keine Bedeutung haben.

Von besonders großem Interesse scheint uns der Vergleich langfristiger Beobachtungsperioden. Wir haben seit 1979 (Grundmann [1]) Kontrollphasen eingeführt, in denen in gleicher Weise die Komplikationsraten festgelegt wurden. Es zeigt sich, daß in den Anfangsphasen die Komplikationen Wundinfektion, Pneumonie und Letalität hoch lagen,

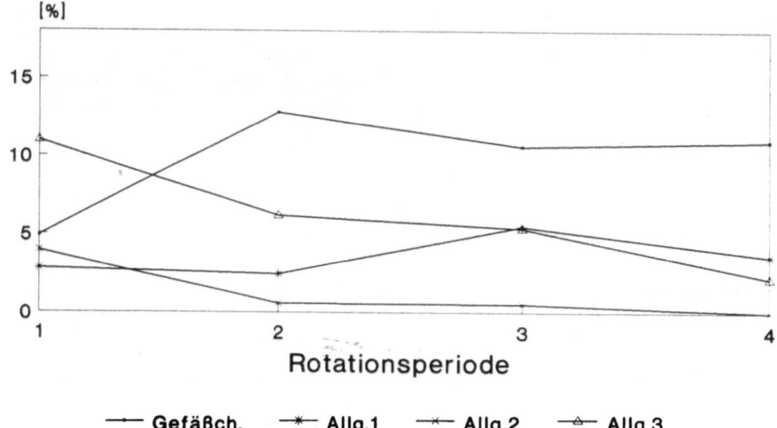

Abb. 6. Komplikation „Wundinfektion" (vier Stationen; n = 2823) Zeitkriterium: Rotation (Apr./Okt.)

daß sie in der Zeit nach 1982 entscheidend abnahmen und heute deutlich unter den damaligen Werten liegen.

Wir haben uns gefragt, ob dies mit Veränderungen genereller Art in der Klinik zusammenhängt. Tatsächlich liegt in der Phase um 1980/82 der Zeitpunkt, zu dem die maschinelle Darmanastomose, die generelle Antibiotikaprophylaxe, die orthograde Darmspülung und – hierauf hat Grundmann [2] seinerzeit besonders hingewiesen – die arztunabhängige Erfassung von Komplikationsdaten eingeführt wurden. Er konnte schon damals zeigen, daß nicht nur die Einführung neuer Techniken und Behandlungsarten wesentlich ist, sondern das die Erfassung von Komplikationen und deren Besprechung den Regelkreis schließt, insofern, als nur auf diese Weise sichergestellt wird, daß neue Vorgehensweisen tatsächlich einheitlich auf allen Stationen durchgeführt werden. Er konnte nachweisen, daß unerklärlich hohe Komplikationsraten beispielsweise in der Abdominal-Chirurgie (Abb. 7) auf mangelhafte Durchführung der orthograden Darmspülung und der Antibiotikaprophylaxe zurückzuführen waren. Dies wird noch viel deutlicher, wenn wir die Gruppe der Dickdarmresektionen herausgreifen und wiederum in diesen Perioden vergleichen (Abb. 8). Wir sehen eine erhebliche Abnahme der Komplikationshäufigkeit und können gut demonstrieren, daß die Kenngrößen Wundinfektion, Pneumonie, Nahtinsuffizienz und Letalität geeignet sind, derartige Veränderungen nachzuweisen.

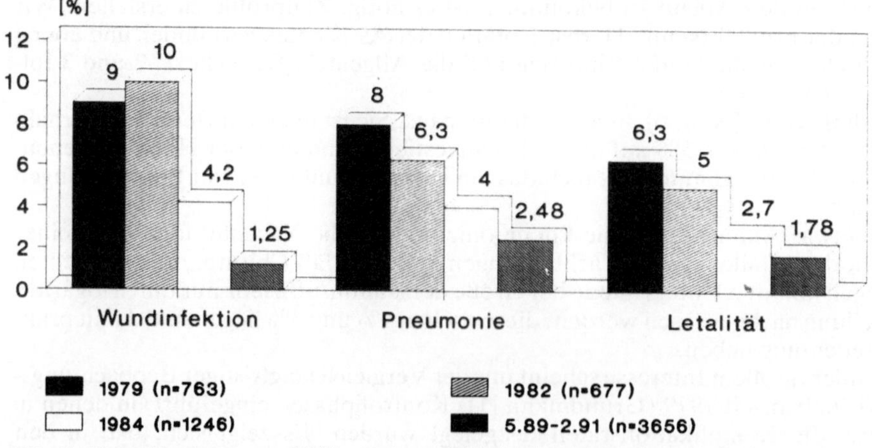

Abb. 7. Komplikationsraten [%] im Zeitvergleich in der Abdominalchirurgie

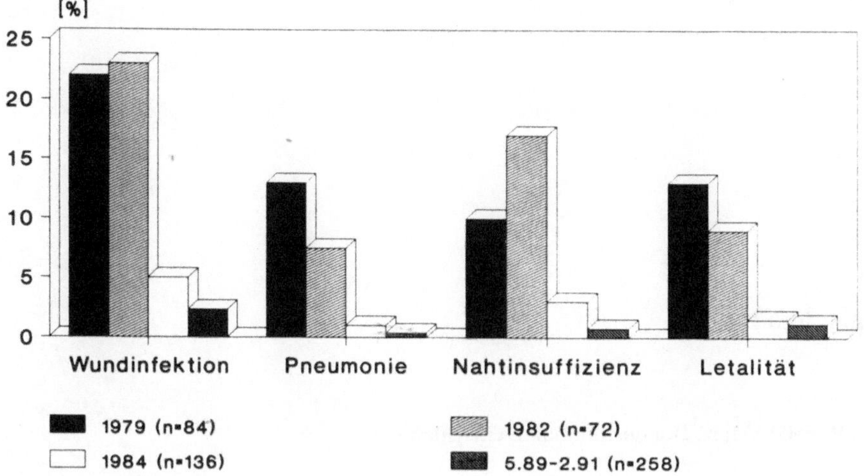

Abb. 8. Komplikationsraten [%] nach geplanter Darmresektion im Zeitvergleich

Zusammenfassung

Diagnose- und Indikationsbesprechung, in meinem Fall die Komplikationsbesprechung, aber auch die Letalitätskonferenz sind Bausteine der Entscheidungsfindung. Sie ersetzen die spezielle Fortbildung nicht und dienen der Therapiekontrolle, der inneren Steuerung, der Fort- und Weiterbildung und nicht zuletzt der Begründung chirurgischen Handelns. Von der externen Qualitätssicherung sind sie unabhängig.

Literatur

1. Grundmann R, Weber F, Pichlmaier H (1985) Erfahrungen mit einer zweijährigen Qualitätskontrolle nach allgemein- und gefäßchirurgischen Eingriffen bei 3193 Patienten. Chirurg 56:573–578
2. Grundmann R, Reimer P, Pichlmaier H (1985) Kontrolle perioperativer Maßnahmen bei Magen- und Kolonresektion. Krankenhaus Arzt 58:621–626

162. Chirurgisches Konsil

F. Kümmerle

Am Eselsweg 31, W-6500 Mainz, Bundesrepublik Deutschland

Surgical Consultation

Summary. A consultation is a diagnostic aid aimed at obtaining an interdisciplinary consensus. Personal introspection and the necessity of consultation with physicians from other fields mark the individual limitations, which a doctor should regard. It is important to choose the right expert. The surgeon is usually called on the decide between surgical and conservative therapy. The value of consultative advice is beyond question, but qualitative and quantitative evaluation is impossible for lack of clinical studies. The results of „Second Opinion"-programs quantify differences in opinion between consulting surgeons.

Key words: Definition – Indication – Objective – Evaluation

Zusammenfassung. Das Konsilium ist ein diagnostisches Instrument mit dem Ziel, zu einem interdisziplinären Gesamturteil zu gelangen. Zwischen persönlicher Introspektion und der Notwendigkeit einer Beratung durch Ärzte anderer Disziplinen liegen die individuellen Grenzen des Arztes, die er zu beachten hat. Wichtig ist die Wahl des richtigen Experten. Der Chirurg wird in der Regel für die Entscheidung Operation oder konservative Therapie zugezogen. Der Wert einer konsiliarischen Beratung ist unumstritten, ihn qualitativ und quantitativ zu evaluieren ist mangels klinischer Studien nicht möglich. Die Ergebnisse der „Second-Opinion"-Programme quantifizieren konsiliarische Meinungsunterschiede unter den Chirurgen.

Schlüsselwörter: Definition – Indikation – Zielsetzung – Evaluierung

Konsilien – die Beratungen mehrerer Ärzte über einen Krankheitsfall – gehören zum geläufigen medizinischen Alltag. Mit der Spezialisierung der Medizin hat die Notwendigkeit zu fächerübergreifender Konsiliartätigkeit zugenommen, weil der einzelne Arzt in Bezug auf andere Disziplinen immer weniger spezielle Kenntnisse besitzt. Um so bemerkenswerter ist es, daß Untersuchungen über das beratende Gespräch zwischen Ärzten untereinander, die zugleich auch eine Erörterung ihrer Beziehungen zueinander, darstellen, nicht oder nur spärlich vorliegen. Auch bei der Durchsicht von Kongreßbänden stößt man selten auf dieses Thema, so bei A. W. Fischer (1962), der den „Nutzen eines Konsiliums mit dem Psychiater" (E. Störring) behandeln ließ [12]. Hier ging es vor allem um abdominelle Beschwerdebilder, die irrtümlich zu operativen Eingriffen Anlaß gaben, weil psychosomatische Zusammenhänge und psychiatrische Konstellationen unberücksichtigt blieben. Schon eher fündig wird man, wenn es um Haftungsfragen bei konsiliarischer Tätigkeit geht [6].

Definition, Notwendigkeit und Zielsetzung des Konsiliums

Das Konsilium ist ein diagnostisches Instrument mit dem Ziel, ein interdisziplinäres Gesamturteil zu gewinnen, auch mit therapeutischen Konsequenzen. Auf jeden Fall muß seitens der Krankheit die Notwendigkeit zur Klärung und Entscheidung vorliegen. Wenn der Wunsch des Arztes nach einem Konsilium von vornherein weniger nach seinem Nutzen ausgerichtet ist als zur persönlichen Absicherung, ist dies ein Handicap. Die persönliche Introspektion zeigt „Grenzen", sei es im Wissen, in der Datenbeschaffung, in bestimmten Techniken, in der Zeit [5]. Zu viel Introspektion kann die weitere Suche nach relevanten Informationen lähmen. Ein Konsilium ist angezeigt, wenn der Arzt unabhängig von Alter, Erfahrung und Wissensstand diese Grenzen erkennt und damit weiß, daß er mit seiner Kunst am Ende ist und einen Kollegen mit anderer und höherer Kompetenz hinzuziehen muß [1, 3]. Damit stellt sich die Frage nach der Wahl des Ratgebers [7]. Welcher Experte weiß es besser und weiß mehr über das, was wir suchen, ein Generalist, ein Spezialist oder beide? Wenn wir uns darüber klar sind, was wir von dem Experten erwarten, fällt es leichter, den richtigen und damit wohl auch den besten zu finden [7]. Die Problematik muß innerhalb seines Interessengebiete liegen und wir müssen an ihn die richtigen Fragen stellen, damit seine Interaktion in richtiger Weise in den Entscheidungsprozeß einfließen kann. Das Konsilium kann bereits getroffene Überlegungen bestätigen, zur Übereinstimmung führen oder auch nicht, neue Vorschläge zur Klärung einbringen oder auch Veranlassung sein, weitere Ratgeber hinzuzuziehen. Ganze Gruppen von Experten an einem Tisch vereinigt (Delphi-Technik) dienen heute in Politik und Wissenschaft der Lösung komplexer Probleme [7], Konsensus-Konferenzen der Erarbeitung von Stufenplänen für die Diagnostik oder von Therapieprinzipien.

Konsilium und Kompetenz

Im konsiliarischen Entscheidungsprozeß wiegt die Kompetenz zum „letzten Wort", der gebündelte Sachverstand, besonders schwer. Daher sollten für die Unterhaltung des Konsiliardienstes qualifizierte Ärzte eingesetzt werden. Hier bietet sich auch eine gewisse Institutionalisierung der Konsiliartätigkeit, z.B. zwischen Chirurgie und Innerer Medizin an im Sinne gemeinsamer Visiten oder eines Liaisondienstes, wobei erfahrene Ärzte schwerpunktmäßig über ihren eigenen Bereich hinaus in einem anderen medizinischen Bereich tätig werden. Die Konsiliarerfahrung ist ein ganz wesentlicher Teil ärztlicher Weiterbildung. Der Konsiliarius wird vom Chef bis zum Stationsarzt mit der hierarchischen Werteordnung des anderen Fachgebietes konfrontiert. Zwischen der Hegemonie der Vorgesetzten, Älteren, Erfahrenen, die auf deren realen wissenschaftlichen und klinischen Überlegenheit basiert und jüngeren Teilnehmern am Konsilium liegt, zumal bei unterschiedlichen Meinungen, die Kunst der Konfliktvermeidung und Konfliktlösung im Sinne eines anzustrebenden vorläufigen oder schon definitiven Konsenses. Dabei kann durchaus auch einmal ein Jüngerer mit einem einzigen Griff die entscheidende Tür aufstoßen. Das gemeinsame Tätigwerden von Experten bietet ausgleichenden Schutz vor Kompetenzschwächen, Informationslücken und Wissensdefiziten. Es ist nicht verwunderlich, daß die Ergebnisse konsiliarischer Beratung alle Übergänge kennen vom Erhellen von seither blinden Flecken, von der Entlarvung einer Fehldiagnose und ihrer Richtigstellung bis zur Ergebnislosigkeit, bei der weiter auf der Stelle getreten wird, diagnostisch und therapeutisch, nicht stellten am Ende mit fatalem Ausgang, besonders bitter, wenn dieser hätte verhindert werden können. In der Regel handelt es sich um einen einzelnen ursächlich alles entscheidenden Befund, es gibt jedoch auch Krankheiten mit mehreren Läsionen, die manchmal eine Flut von Konsilien auslösen. Diese dürfen jedoch nicht dazu führen, einen notwendigen Eingriff ungebührlich zu verzögern.

Chirurgisches Konsil

Der Chirurg wird in der Regel zugezogen, wenn es um die Entscheidung Operation oder konservative Therapie geht. Meistens wird er mit einer fertigen Diagnose konfrontiert. Wenn er nach Überprüfung der Befundkonstellation der Diagnose vertrauen kann, wird er sie bestätigen und übernehmen. Ein solcher Vertrauensgrundsatz hat jedoch auch seine Grenzen. Wenn sich zwischen Krankheitsbild und Befund Widersprüche ergeben, wenn Bedenken gegen die Unterschungsmethode oder Zweifel an der Qualität der Untersuchungsergebnisse bestehen, wird er auf eigene Erhebungen und Diagnostik nicht verzichten – so unangenehm Wiederholungsuntersuchungen auch sein mögen – bevor er die Indikation zur Operation stellt, dies unter Abwägung zwischen Risiko und Nutzeffekt. Diese Entscheidung wird ihm erleichtert durch Risikoprofile und Risikoklassifikationen, bei denen die präoperativ erfaßten Symptome und Befunde im Hinblick auf die Belastung durch die Operation gewichtet werden, auch in Bezug auf die Größe des Eingriffes und seine gegebenenfalls dringliche Durchführung [4, 10].

Kommt es nach Bedeutung und Tragweite zu einer unterschiedlichen Beurteilung, kann eine zunächst abwartende Haltung mit neuerlicher Beratung gerechtfertigt sein oder die Beiziehung eines weiteren Konsiliarius. Gerade bei chirurgischen Risikopatienten sollten therapeutische Konflikte schnellstens ausgeräumt werden. Ist die Indikationsentscheidung getroffen, muß sie ebenso begründet werden können, wie der Entschluß, den Rat eines Konsiliarius nicht zu befolgen.

Intraoperatives Konsilium

Bei einem Überraschungsbefund während der Operation oder unvorhergesehenen technischen Schwierigkeiten ist die konsiliarische Beiziehung des zuständigen Oberarztes oder des Chefs unerläßlich. Es wird zu entscheiden sein, wie die Operation und von wem fortgeführt wird. Konsiliarische (meist telefonisch geführte) Rücksprachen mit dem Pathologen ergeben sich im Hinblick auf die Interpretation der feingeweblichen Beurteilung von Schnellschnitten, die im Hinblick auf das weitere operative Procedere von schwerwiegender Bedeutung sein können.

Konsiliartätigkeit zwischen Chiurgie und Innerer Medizin

Der Chirurg bzw. der Anästhesist zieht den Internisten zu, wenn es darum geht, die kardiovaskuläre bzw. pulmonale Belastbarkeit in Bezug auf die Narkose und die Operation zu beurteilen [10], ferner bei Organkomplikationen in der postoperativen Phase. Für den Internisten gilt ein abgewandelter hippokratischer Aphorismus: „Erst das Wort, dann das Medikament, dann das Messer" [2]. Im Hinblick auf die in der konservativen Medizin geübten perkutan-interventionellen und endoskopischen Techniken hat die Abstimmung mit dem Chirurgen eine besondere Bedeutung erlangt.

Wichtig und oft dringlich ist die wechselseitige konsiliarische Beratung, ob der Kranke primär besser chirurgisch oder internistisch betreut wird. Als Beispiele mögen gelten: Das „akute" Abdomen, die intestinale Blutung, die akute nekrotisierende Pankreatitis. Hier sind Entscheidungen nötig mit interdisziplinärer Integration auch unterschiedlicher Ansichten in Bezug auf die konkrete, aktuelle Krankheitssituation.

Das Konsilium aus der Sicht des Patienten

Bei allem Interesse an der Klärung seines Krankheitsbildes steht der Patient und seine Angehörigen der konsiliarischen Zuziehung weiterer Ärzte oft mit Skepsis gegenüber, vor allem dann, wenn ein Konsilium das andere ablöst. Dem Sachverstand der Ärzte steht der

Leidensverstand des Patienten gegenüber, der die Interdisziplinarität kritisch verarbeitet, auch wenn sich diese als „therapeutisches Bündnis“ darstellt [8]. Das Problem des Patienten ist, daß zu viele Ärzte und Gruppen etwas von ihm wollen (Labor, Röntgen, Endoskopie, Sonographie u.a.), ohne daß die beteiligten Ärzte ihm gegenüber die gleiche Sprache finden. Gleichwohl sollte das Ergebnis der Beratung dem Patienten mitgeteilt und erklärt werden, wobei die Worte, um unnötige Befürchtungen zu vermeiden, sorgfältig zu wählen sind. Durchaus kann der Wunsch nach einem Konsilium auch vom Patienten oder seinen Angehörigen ausgehen und sollte in einem solchen Fall nicht abgelehnt werden.

Einholung einer „Zweitmeinung“ („Second Opinion“)

Auch das Einholen einer „Zweitmeinung“, die „Second-Opinion“-Programme vor chirurgischen Eingriffen sind eine Art von ärztlichem Konsilium, wenn auch nicht vom behandelnden Chirurgen ausgehend, eher unwillig angenommen, weil von außen her reglementiert, in den USA vor allem von Versicherungsträgern. Das deutsche Strukturreformgesetz im Gesundheitswesen (SGBV) sieht ebenfalls die Zweitmeinung im Sinne der Qualitätssicherung vor, vielleicht auch als ein erweitertes Patientenrecht, umstritten ist noch das Procedere.

Interessant ist die Evaluierung von „Second-Opinion“-Programmen, wie sie Rutkow et al. vorgenommen haben [9]. Fallbeschreibungen imaginärer Patienten wurden an erfahrene Chirurgen geschickt mit der Frage, ob eine Operation indiziert sei, z.B. eine Cholezystektomie. Hierbei zeigte es sich, daß es unter den befragten Chirurgen durchaus Fehleinschätzungen und Meinungsverschiedenheiten gibt, unabhängig von ihrem Alter, ihrer Ausbildung, ihrer Stellung und ihrer Wirkungsstätte. Diese Unterschiede lassen sich quantifizieren und mögen von intuitivem Erkenntnisgewinn beeinflußt sein. Um repräsentativ für den Wert des ärztlichen Konsiliums zu stehen, müßten sie nicht nur auf dem Papier, sondern durch Untersuchungen unter Konfrontation mit dem Kranken bestätigt werden. Es ist zu fragen, wie die Ergebnisse wohl dann aussehen würden.

Evaluierung des Konsiliums

Wie ist das Konsilium später zu bewerten, wenn alles gelaufen ist? Hat der Konsiliarius die richtigen Ratschläge für die Entscheidungsfindung beigesteuert? Die Literatur ist wenig ergiebig, wenn es darum geht, den Wert eines Konsiliums qualitativ und quantitativ zu messen. Ist es denkbar durch eine kontrollierte Studie, die erbrachte Leistung eines Konsiliums zu bewerten, sofern Rahmenbedingungen hergestellt werden könnten mit entsprechenden Untersuchungsgruppen und einer definierten Fragestellung? Alles was gemessen werden kann, setzt eine Quantität voraus, die im Falle des Konsiliums schwerlich zu erbringen ist, um auch zur Bewertung der Qualität, zugleich im Sinne einer Kontrolle, zu gelangen. Das Expertenniveau liegt in Entscheidungsprozessen offenbar in der Metaebene, ohne daß eine mathematische Fundierung oder logistische Ableitung entwickelt werden kann [11]. Vielleicht gelingt es einem „Komplexitätstheoretiker“ (complexity theorist) das Konsilium auszumessen, einen Algorithmus für seine sperrigen Probleme zu finden. Schließlich kann man fragen, ob die Computer-Technologie das Konsilium in der Zukunft beeinflussen wird oder ob nicht die Datenflut die direkten zwischenmenschlichen Aktivitäten zwischen dem Arzt und seinem Patienten einschränkt und behindert. Vorausgesagt werden kann, daß elektronische Kommunikationssysteme das ärztliche Konsilium in eine neue Dimension rücken werden, die auch Konsultationen mit auswärtigen Experten zuläßt.

Zusammenfassung

„Wenn sie wüßten, wo das liegt was sie suchen, so suchten sie nicht“, heißt es in einer Gesprächsnotiz Eckermanns. Der Wert einer konsiliarischen ärztlichen Beratung über einen Krankheitsfall ist unumstritten. Oft führt das Konsil schnell zu einer Klärung, in anderen Fällen zu weiterführenden Entscheidungen in diagnostischer und therapeutischer Hinsicht, nicht selten bleibt ein Krankheitsbild aber auch ungeklärt. Mangels klinischer Studien ist eine Evaluierung des Konsiliums qualitativ und quantitativ nicht möglich. Zur Erkennung eines medizinischen Sachverhaltes wird oft ein großer diagnostischer Aufwand in Gang gesetzt, kurzgeschlossene Wege über ein sachdienliches Konsilium wären manchmal besser.

Das Konsilium und seine Bewertung gibt auch Hinweise auf noch ungelöste Probleme in der interdisziplinären Betreuung des Patienten. Der Spruch des Weisen Salomon: „Wo viele Ratgeber sind, da ist der Sieg“ (Sprüche Salomons 11, 14) trifft, wie das Konsilium lehrt, für die medizinische Entscheidungsfindung nicht immer zu. Hier ist in Anlehnung an die allgemeine Lebenserfahrung „guter Rat noch immer teuer“ und „viele Köche können den Brei auch verderben“.

Literatur

1. Anschütz F (1987) Ärztliches Handeln: Grundlagen, Möglichkeiten, Grenzen, Widersprüche. Wissenschaftliche Buchgesellschaft, Darmstadt
2. Hartmann F (1987) Patient, Arzt und Medizin. Verlag für Medizinische Psychologie, Göttingen
3. Hartmann F (1990) Das ärztliche Gespräch – Aufgaben und Entwicklung. Med Klin 85:729
4. Kümmerle F (1986) Der Einfluß der Risikofaktoren auf chirurgische Indikationen. Langenbecks Arch Chir 369:43
5. Kümmerle F (1990) Einfluß und Bedeutung der Erfahrung bei der Indikationsstellung und Operationsausführung. Langenbecks Arch Chir [Suppl II] (Kongreßbericht 1990):1291
6. Lilie H (1985) Haftung für Diagnosefehler. Dtsch Med Wochenschr 49:1906
7. McPeek B (1982) Introspection and advice. In: Hoaglin CD, Light RJ, McPeek B, Mosteder F, Stoto MA (eds) Data for Decisions. Univ Press of America, Lauham New York London
8. Pfeiffer W (1977) Das „therapeutische Bündnis“. Diagnostik 10:788
9. Rutkow IM, Gittelsohn AM, Zuidema GD (1979) Surgical decision making. Ann Surg 190:409
10. Schölmerich P (1984) Die Belastbarkeit chirurgischer Patienten aus internistischer Sicht. Langenbecks Arch Chir 364:25
11. Schölmerich P (1985) Grundlagen ärztlicher Entscheidungsprozesse. Akad. d. Wiss. u. d. Literatur, Mainz Stuttgart. Steiner, Wiesbaden
12. Störring G (1962) Der Nutzen eines Konsiliums mit dem Psychiater. Langenbecks Arch Chir 301:173 (Kongreßbericht)

163. Internistisches Konsil

F. Nobbe

Abteilung für Innere Medizin, Bundeswehrkrankenhaus Ulm, Oberer Eselsberg 40, W-7900 Ulm, Bundesrepublik Deutschland

The Medical Consultation of the Internist

Summary. Preoperative medical consultation may decrease the risk of surgery in multimorbid patients by an exact preoperative evaluation and pretreatment of all cardiopulmonary, hematologic and metabolic diseases. Excellent teamwork among internists, anaesthesiologists and surgeons is necessary.
The increase in specialization in surgical and conservative medicine has produced a variety of alternative diagnostic and therapeutic procedures and so there should be a consensus as to which diagnostic and therapeutic procedure is best.

Key words: Preoperative evaluation of risk factors for surgery – Multimorbidity – Interdisciplinary consultation

Zusammenfassung. Aufgabe des internistischen Konsils ist es, durch eine gründliche präoperative Diagnostik und Vorbehandlung aller kardiozirkulatorischen, respiratorischen, hämatologischen und metabolischen Begleiterkrankungen – in enger Kooperation mit Anästhesisten und Chirurgen – das Operationsrisiko zu senken.
Die zunehmende Spezialisierung im Bereich der operativen und konservativen Medizin hat zahlreiche alternative diagnostische und therapeutische Verfahren hervorgebracht, so daß die Entscheidung für die Wahl des besten diagnostischen und therapeutischen Vorgehens – vor allem bei multimorbiden, älteren Patienten – häufig gemeinsam getroffen werden sollte.

Schlüsselwörter: Präoperative Risikoabschätzung – Multimorbidität – interdisziplinäres Konsil

Es ist ein berechtigtes Anliegen aller Chirurgen, ihre Behandlungsmöglichkeiten ständig zu verbessern. Gluck et al. (1988) sehen als einen entscheidenden Weg dazu die Konsultation anderer Spezialisten, vor allem der Internisten, für das prä- und postoperative Management chirurgischer Patienten, um das Operationsrisiko – vor allem aber die Mortalität – zu senken [8, 9, 10, 14]. Von großer Bedeutung ist die Information über die kardio-respiratorische Leistungsreserve, die Nierenfunktion, den Elektrolytstatus sowie die medikamentöse Einstellung einer Herzinsuffizienz oder eines Hochdrucks. Vor allem aber wird der Internist benötigt zur prä- und postopertiven Betreuung des Diabetikers [2, 7, 8, 10].

Der offenbar ausgeprägte Dissens zwischen Anästhesisten und Internisten in den Vereinigten Staaten hat allerdings zu einigen polemischen Publikationen geführt, die der oben beschriebenen notwendigen Zusammenarbeit entgegen stehen. Sowohl Gluck et al. als auch Choi (1990) verbitten sich internistische Vorschläge für die Wahl des Anästhesieverfahrens und legen ausschließlich Wert auf eine präoperative internistische Statuserhebung [5, 6, 8, 10]. Diese Berührungsängste sind erfreulicherweise nicht von Allgemeingültigkeit. Nach unseren Ulmer Erfahrungen kann nur durch eine enge interdisziplinäre Zusammenarbeit zwischen Internisten, Anästhesisten und Chirurgen ein entscheidender Schritt zur Senkung des Operationsrisikos getan werden [1, 11, 12]. Der Sinn eines internistischen Konsils darf keinesfalls nur in der Abfragung medizinischer Daten bestehen, sondern muß die gründliche körperliche Untersuchung und gezielte präoperative Therapieberatung unter Einschluß apparativ und laborchemisch erhobener Befunde enthalten [10, 14].

Die Multimorbidität, vor allem des älteren Patienten, kennzeichnet zunehmend das Krankengut unserer Kliniken. So wurden laut einer Computerbefragung von 11 080 stationären Patienten der Medizinischen Universitätsklinik Tübingen in den Jahren 1970 bis 1976 in 16,5% bei den über 70jährigen sogar in 29% der Fälle 5 Diagnosen gestellt. Die 20 bis 35jährigen litten durchschnittlich an 3 verschiedenen Krankheiten, während bei der Gruppe der 35 bis 46jährigen jeder 5. eine dreifache, jeder 10. aber bereits eine fünffache Morbidität aufwies. Die Multimorbidität jedoch erfordert häufig eine Multimedikation, wobei unerwünschte und häufig nicht vorhersehbare Arzneimittelinteraktionen, insbesondere bei Kombination mit neuen, noch wenig erforschten Medikamenten, den Kranken – vor allem den alten Patienten – zusätzlich gefährden und für Narkose und Operation ein schwer kalkulierbares Risiko darstellen können [4].

Als eindrucksvolles Beispiel für diese Multimorbidität darf der angiologische Patient herausgestellt werden. Er ist durch die arteriosklerotische Systemerkrankung mit Befall unterschiedlicher Gefäßprovinzen und durch zum Teil altersbedingte zusätzliche Begleiterkrankungen bei invasiven Eingriffen in weit höherem Maße gefährdet als der Gefäßgesunde. Anästhesie, invasive Diagnostik und chirurgische Wiederherstellungsoperation sind beim Gefäßkranken durch Risiken kompliziert, die intra- und postoperativ zu ernsten Zwischenfällen führen können [1, 11, 12, 14, 15].

Unter diesem Gesuchtspunkt haben wir die Krankenakten von 415 angiologischen Patienten unserer Klinik ausgewertet, die vom 01. 01. 1980 bis zum 31. 03. 1982 stationär behandelt wurden. 137 Patienten wurden einem operativen Eingriff zugeführt, 388 wurden konservativ behandelt. Das Durchschnittsalter lag bei 66 Jahren [10]. Von den 415 Patienten hatten 52% eine Fettstoffwechselstörung, 46,5% eine Hypertonie, 46% waren Zigarettenraucher, 395 hatten einen Diabetes mellitus, 31% eine Harnsäureerhöhung und 9% eine Polyglobulie (Abb. 1). Die häufige Kombination mehrerer Risikofaktoren miteinander (Abb. 2) unterstreicht die multifaktorielle Pathogenese der Arteriosklerose. Als internistisches Risiko für Narkose und Operation erfaßten wir bei dem gleichen Kollektiv die Begleitkrankheiten Herzinsuffizienz, koronare Herzkrankheit, Herzrhythmusstörung, abgelaufener Apoplex oder TIA, Niereninsuffizenz, respiratorische Insuffizienz„ Übergewicht und Alkoholabusus (Abb. 3) Faßt man in der Gruppe der 137 operativ behandelten Patienten (Abb. 4) die Risikofaktoren Hypertonie, Diabetes mellitus, Rauchen und Polyglobulie mit den genannten Begleiterkrankungen als für Narkose und Operation relevante Risiken zusammen, so sehen wir in dieser Gruppe eindeutig ein Maximum bei der Kombination von 3 Risikofaktoren. 123 Patienten weisen immerhin mehr als 2 Risikofaktoren auf [11, 12].

In einer einfachen, bis heute aber gültigen und international angewandten Einteilung faßt die American Society of Anesthesiologists (ASA) die präoperative Definition des Risikos in 5 Gefährdungsgruppen zusammen [1, 3, 5, 10, 12]:

I. Normaler, gesunder Patient
II. Patient mit leichter Systemerkrankung
III. Patient mit schwerer Systemerkrankung
IV. Patient mit schwerster Systemerkrankung (Lebensbedrohung)
V. Moribunder Patient

Unter Zugrundelegung der ASA-Definition führten Ahnefeld und Heinrich (1983) eine Studie an 1009 chirurgischen Patienten durch, in der sie unsere Ergebnisse eindrucksvoll

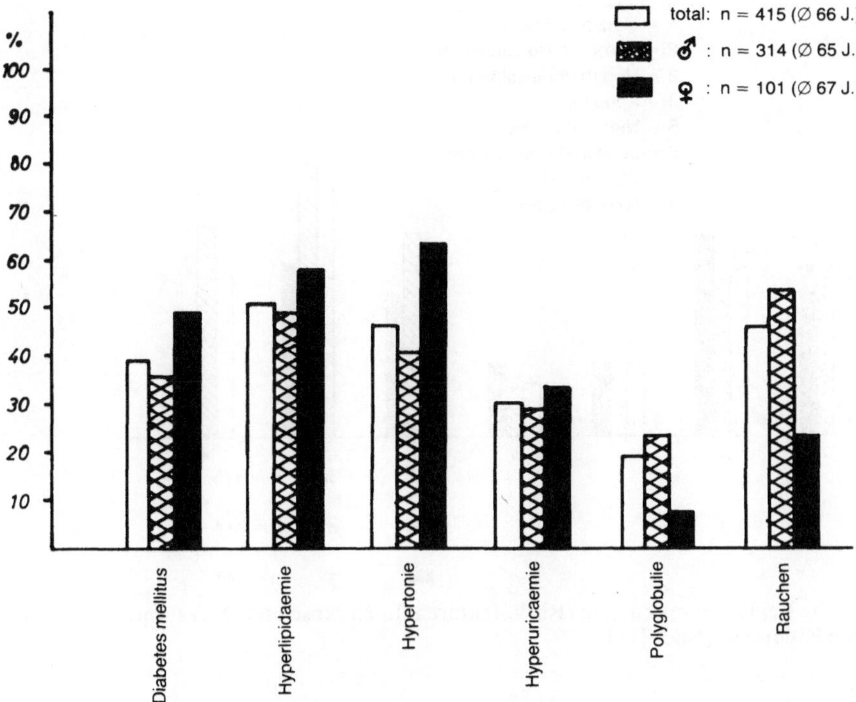

Abb. 1. Risikofaktoren bei 415 untersuchten angiologischen Patienten. (Nach [11])

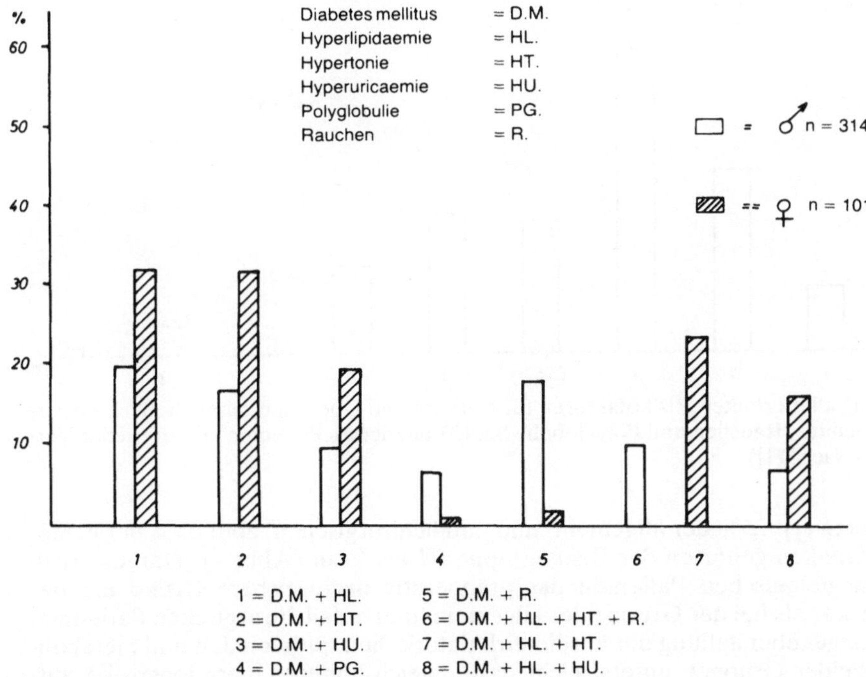

Abb. 2. Kombination der Risikofaktoren (Nach [11])

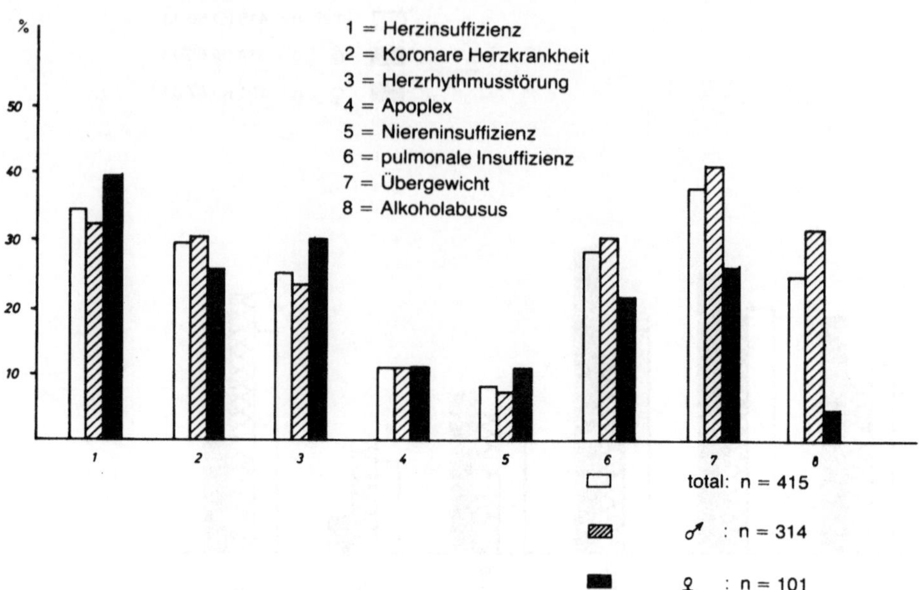

Abb. 3. Internistische Begleiterkrankungen (Risikofaktoren für Narkose und Operation) bei 415 stationär behandelten Patienten. (Nach [11])

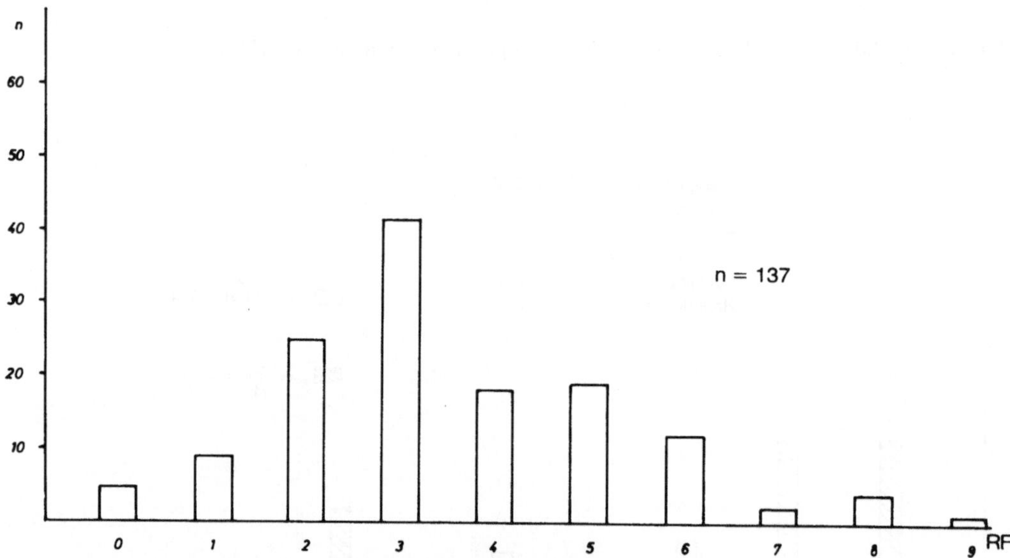

Abb. 4. Verteilung aller erfaßten Risikofaktoren für Narkose und Operation, einschließlich Hypertonie, Diabetes mellitus, Rauchen und Polyglobulie bei 137 operierten Patienten mit arterieller Verschlußkrankheit. (Nach [11])

bestätigen konnten [1]: 25% der allgemein- und unfallchirurgischen, aber 63% der gefäßchirurgischen Kranken gehörten der Risikogruppe III bis V an (Abb. 5). Daraus ergab sich, daß bei angiologischen Patienten das präoperativ nachweisbare Risiko um das 2,5fache größer war als bei der Gruppe der allgemein- und unfallchirurgischen Patienten. Vor allem die Gegenüberstellung der kardio-zirkulatorischen, pulmonalen und metabolischen Risiken beider Gruppen unterstreicht das ungleich höhere Operationsrisiko aufgrund der Multimorbidität angiologischer Patienten [1, 11].

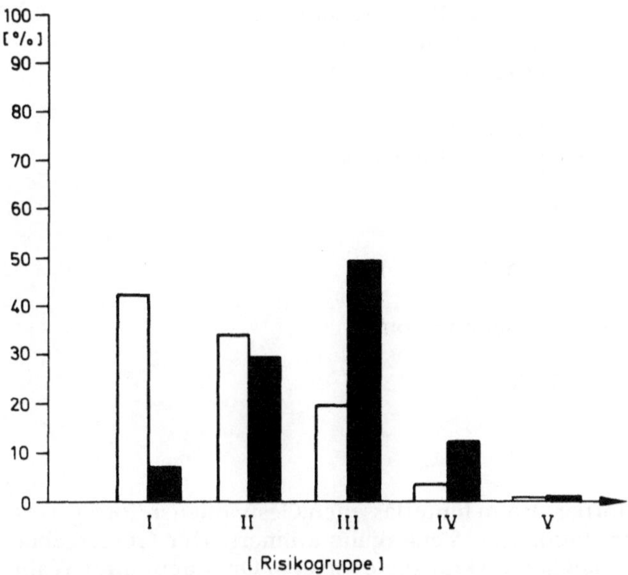

Abb. 5. ASA-Verteilung der Risikogruppen bei 175 gefäßchirurgischen (■) und 834 allgemein- und unfallchirurgischen (□) Patienten (Nach [1])

Aufgabe des internistischen Konsils ist es daher, durch eine gründliche präoperative Diagnostik und Vorbehandlung aller kardio-zirkulatorischen, respiratorischen, hämatologischen und metabolischen Begleiterkrankungen in enger Kooperation mit Anästhesisten und Chirurgen das Operationsrisiko zu senken [1, 2, 6, 7, 8, 9, 10, 12, 13, 14, 15].

Das internistische Konsil sollte sich jedoch nicht in der präoperativen Risikoabschätzung und therapeutischen Beratung erschöpfen. Das durch die Vielfacherkrankungen des alten Menschen und auch durch den Eingriff bestimmte Operationsrisiko, die Lebenserwartung, die anzustrebende Verbesserung der Lebensqualität, der Lebenswille des Patienten und die Abschätzung der Spontanprognose sollten in jedem Falle interdisziplinär diskutiert und überdacht werden, bevor die Operationsindikation gestellt wird [1, 11, 12, 15, 16]. Nicht umsonst hat meiner Ansicht nach der Präsident der 108. Tagung der Deutschen Gesellschaft für Chirurgie das internistische Konsil unter das übergeordnete Thema „Wege zur chirurgischen Entscheidung" gestellt. Er hat damit den Internisten mit in die Verantwortung genommen. Gemeinsame Verantwortung kann jedoch nur unter sich gegenseitig akzeptierenden Partnern getragen werden. Voraussetzung dafür wiederum ist, daß der Chirurg internistisch denken, der Internist chirurgisch verstehen, der Anästhesist beide begreifen kann, damit alle drei gemeinsam nachdenken können. Fast wehmütig denkt man daran zurück, daß Chirurgie und Innere Medizin in der Ausbildung des Medizinalassistenten der 60er Jahre Pflichtfächer waren, und daß die viel umstrittene heutige AiP-Regelung eine solche Möglichkeit zwar bietet, jedoch nicht vorschreibt.

Die Weiterentwicklung der Medizin und die daraus resultierende Spezialisierung im Bereich der operativen und auch der konservativen Disziplinen haben so viele alternative diagnotische und therapeutische Verfahren hervorgebracht, daß nicht nur die Operationsindikation konsiliarisch abgesichert und vorbereitet werden sollte, sondern letztendlich die Entscheidung für die Wahl des besten diagnostischen oder therapeutischen Vorgehens im kollegialen Gespräch erarbeitet werden sollte. Paradigmatisch seien nur einige alternative diagnostische und therapeutische Möglichkeiten angesprochen (Abb. 6).

An vielen Kliniken wird bereits die enge Kooperation zwischen den komplementären Disziplinen Allgemeinchirurgie und Gastroenterologie, Thoraxchirurgie und Pneumologie, Gefäßchirurgie und Angiologie, Herzchirurgie und Kardiologie, Urologie und Nephrologie, Neurochirurgie und Neurologie erfolgreich praktiziert. In diesem Zusam-

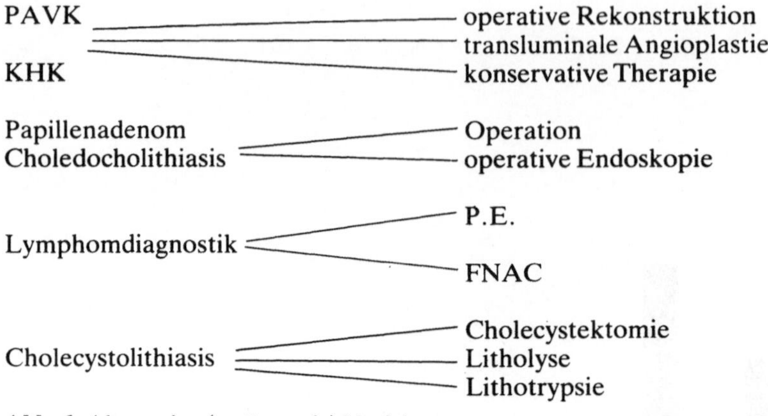

Abb. 6. Alternative (ergänzende) Verfahren

menhang sei an den § 137 des von Norbert Blüm hinterlassenen Gesundheitsreformgesetzes über die Qualitätssicherung der stationären Versorgung erinnert. Der Gesetzgeber stellt sich in diesem Pargraphen vor, daß Schwerkranke neben dem Operateur ihrer Wahl noch einen Gegengutachter anhören sollten, der dann letztendlich ihm abrät oder ihn bestärkt, sich dem vorgeschlagenen Operationsverfahren zu unterziehen. Die Entscheidung für das richtige Therapieverfahren – insbesondere beim multimorbiden Problempatienten – sollte nicht vom Gesetzgeber bestimmt sondern durch den Chirurgen in enger partnerschaftlichen Zusammenarbeit mit Anästhesisten und Internisten und gemeinsamer Beratung des Patienten gefunden werden.

Literatur

1. Ahnefeld FW, Heinrich H (1983) Die Analyse und Bedeutung von Risikofaktoren sowie Möglichkeiten einer Vorbehandlung der angiologischen Patienten aus der Sicht der Anästhesie. In: Nobbe F, Rudofsky G (Hrsg) Probleme der Vor- und Nachsorge und der Narkoseführung bei invasiver angiologischer Diagnostik und Therapie. Pflaum, München, S 21
2. Althoff PH, Schifferdecker E (1991) Die perioperative Betreuung des Diabetikers. Klinikarzt 1, 20:8–14
3. ASA (1973) New classification of physical status. Anesthesiology 24:450
4. Bock HE (1978) Multimorbidität und Multimedikation. In: Der Arzt und seine Zeit – Therapie im Wandel. Braun, Karlsruhe, S 235
5. Choi JJ (1987) An anesthesiologist's philosophy on „Medical Clearance" for surgical patients. Arch Intern Med 147:2090–2092
6. Choi JJ, Wen-Hsien W (1990) Surgeon and anesthesiologist: The new perspective of an old relationship. Curr Surgy 91–95
7. Dunnet JM, Holman R, Turner RC, Sear JW (1988) Diabetes mellitus and anaesthesia. Anaesthesia 43:538–542
8. Gluck R, Munoz E, Wise L (1988) Preoperative and postoperative medical evaluation of surgical patients. Am J Surg 150:730–734
9. Haljamäe H (1988) Anesthetic risk factors. Acta Chir Scand [Suppl] 550:11–21
10. Houston MC, Ratcliff DG, Hays JT, Gluck FW (1987) Preoperative medical consultation and evaluation of surgical risk. South Med J 80, 11:1385–1397
11. Nobbe F (1983) Der angiologische Risikopatient aus internistischer Sicht. In: Nobbe F, Rudofsky G (Hrsg) Probleme der Vor- und Nachsorge und der Narkoseführung bei invasiver angiologischer Diagnostik und Therapie. Pflaum, München, S 11
12. Nobbe F, Ahnefeld FW, Heinrich H (1984) Multimorbidität und Operationsrisiko. Chirurg 55:65–69
13. Nunn JF, Milledge JS, Chen D, Dore C (1988) Respiratory criteria of fitness for surgery and anaesthesia. Anaesthesia 43:543–551

14. Ruehlmann U, Canellas-Waldenfels T, Müller-Wiefel H (1983) Die perioperative Risikoabschätzung bei aorto-iliakalen Gefäßrekonstruktionen im Gehschmerz-Stadium. In: Nobbe F, Rudofsky G (Hrsg) Probleme der Vor- und Nachsorge und der Narkoseführung bei invasiver angiologischer Diagnostik und Therapie. Pflaum, München, S 461
15. Schildberg FW, Hohlbach G, Reuter C (1981) Gefäßchirurgische Probleme im Alter. In: Schütz RM (Hrsg) Praktische Geriatrie. Eigenverlag, Klinik für Angiologie und Geriatrie der Med. Hochschule Lübeck, S 280
16. Steinmann B (1978) Medizinische Aspekte des Alters. Internist 19:405

164. Anästhesiologisches Konsil

K. van Ackern a. E., Mannheim

(Manuskript bis Redaktionsschluß nicht eingegangen)

165. Information durch neue Medien

M. Betzler, Heidelberg

(Manuskript bis Redaktionsschluß nicht eingegangen)

166. Theoretische Chirurgie und klinische Entscheidungsfindung

W. Lorenz und M. Rothmund

Institut für Theoretische Chirurgie, Zentrum für Operative Medizin I, Philipps-Universität Marburg, Klinikum Lahnberge, W-3550 Marburg/Lahn, Bundesrepublik Deutschland

Theoretical Surgery and Clinical Decision Making

Summary. Theoretical surgery – if available in departments of surgery – participates in clinical decisions as a supportive system with concepts, structures, and methods of formal (statistical) and heuristic (problem-solving, individual) decision making. Decision making for groups of patients and for individual subjects is not identical, but also not mutually exclusive.
Decision support is realized in terms of a defined instrument: the permanent, integrated working team of surgeons, theoretical surgeons, technical staff, and medical students. Hence the process and progress of decision support is determined by the effectiveness of these working groups.

Key words: Theoretical surgery – Formal decision making – Heuristic decision making – Permanent team

Zusammenfassung. Theoretische Chirurgie ist an der chirurgischen Entscheidungsfindung als *unterstützendes System* mit Konzepten, Strukturen und Methoden beteiligt. Statistische Entscheidungsfindung bei Patientengruppen und individuelle Entscheidungsfindung beim einzelnen Patienten schließen sich dabei nicht aus.
Die Entscheidungsunterstützung ist dabei an ein definiertes Instrument gebunden: die kleine, permanente, integrierte Arbeitsgruppe zwischen Kliniker und Theoretiker. Der praktische Ablauf der Entscheidungsunterstützung wird durch die Tätigkeit in diesen Arbeitsgruppen determiniert: im Extrem wird überhaupt keine Unterstützung gewünscht, aber meist findet eine kritische Auseinandersetzung statt – und die ist wertvoll, was wiederum nur die Kliniker bestätigen können.

Schlüsselwörter: Theoretische Chirurgie – formale Entscheidungsfindung – heuristische Entscheidungsfindung – permanente Arbeitsgruppe

Einleitung: Traditionelle Begriffe der Klinik und Methoden, Strukturen und Konzepte der medizinischen Entscheidungsfindung

Viermal in den letzten sieben Jahren war chirurgische Entscheidungsfindung ein Thema des Deutschen Chirurgenkongresses [1–4] (Tabelle 1). Aber die Leitthemen dieser Sitzungen und ihre Inhalte lassen sich nicht ohne weiteres aufeinander beziehen. Die Leitthemen sollten die Chirurgen im Alltag ansprechen und hielten sich deshalb mehr oder weniger an die traditionellen Begriffe der Klinik. Intuitiv und gefühlsmäßig leuchten sie ein:

Tabelle 1. Chirurgische Entscheidungsfindung als Kongreßthema: Probleme zwischen Titel und Inhalt

Jahr	Überschrift	Inhalte
1984	Chirurgische Entscheidung auf gesicherter Grundlage	*Statistik,* Entscheidungsbaum
1986	Grundlagen chirurgischer Indikationen	*Statistik,* Nutzen und Risiko
1990	Strategien chirurgischer Entscheidungsfindung	*Einzelproblemlösung,* Erfahrung und Intuition
1991	Wege zur chirurgischen Entscheidung	*Einzelproblemlösung,* Instrumente

- Chirurgische Entscheidung auf *gesicherter* Grundlage
- *Grundlagen* chirurgischer Entscheidungen
- *Strategien* chirurgischer Entscheidungsfindung
- *Wege* der chirurgischen Entscheidungsfindung

Aber diese Leitthemen weisen auch einen wichtigen Nachteil auf:

- Sie verraten nichts über die konkreten Methoden, die in diesen Sitzungen abgehandelt werden, wie statistische Verfahren [5] oder das problem-lösende (hypothetico-deduktive) Vorgehen [6] beim chirurgischen Einzelfall.
- Sie vermitteln nichts über die dabei verwendeten Strukturen wie statistische Entscheidungsbäume [5] oder klinische Algorithmen [7].
- Sie sprechen auch nicht die Konzepte an, die hinter Methoden und Strukturen stehen. Dies ist in der formalen, systematischen Entscheidungsfindung das Konzept des *maximalen erwarteten Nutzens* für eine Gruppe von Patienten aufgrund der *statistischen Entscheidungstheorie* [8]. Bei der individuellen, heuristischen oder intuitiven Entscheidungsfindung am einzelnen Patienten ist dies das Konzept einer *Problemlösungsstrategie.* Sie beruht auf der Theorie der *Informationsverarbeitung* [8]. Die Wissenschaftler, die diese Theorie ausarbeiteten, z.B. Simon [9] und Raiffa [10], erhielten dafür den Nobelpreis für Wirtschaftswissenschaften. Manager und Chirurgen haben eben gemeinsam, daß sie in der Praxis entscheidungsfreudig sein müssen. Der Nobelpreis steht aber auch dafür, daß es sich heute bei der individuellen, heuristischen und intuitiven Entscheidungsfindung nicht mehr um Philosophie, um Goethe und Carl Gustav Jung handelt [11], sondern um naturwissenschaftlich betriebene experimentelle Psychologie [12] und Spitzeninformatik [12].

Diese Vorstellungen oder Paradigmen [13] müßte der Kliniker aber besser kennen, um den hieraus folgenden Verfahren und ihren Ergebnissen besser vertrauen zu können. Hierin liegt das Problem aller computer-unterstützten Systeme, sie treffen als Spezialistenwissen auf eine noch nicht vorhandene Denkkultur.

Gegensatz von intuitiver und systematischer Entscheidungsfindung: ist dies notwendigerweise ein Gegensatz?

Intuitive Fähigkeiten bei der chirurgischen Indikation zeichnen den erfahrenen, kompetenten Chirurgen aus. Für den Rest der Ärzte, jung oder weniger talentiert, ist aber der Satz von William Osler, dem Vater der Inneren Medizin in Nordamerika, nicht ohne Bedeutung: „System, oder wie ich es definieren will, die Tugend der Methode ist das Zaumgeschirr, ohne das nur die Pferde des Genius traben können" [14].

Aber die Methoden der medizinischen Entscheidungsfindung wurden in den vergangengen 25 Jahren seit dem Werk des Radiologen Lusted [15] immer umfangreicher, komplizierter und vor allem immer mathematischer [16]. Einige experimentelle Chirurgen erkannten, gemeinsam mit ihren *persönlich* verbundenen Chirurgen, über den *Zwischenweg der klinischen Forschung* [17, 18, 19] diese Probleme in der eigenen Arbeit und schließlich dieses neue Gebiet. Sie erhielten durch ihre Kliniker *vor Ort* die für sie zeitfüllende und keinesfalls bequeme Aufgabe, über medizinische Entscheidungsfindung *mittelbar* an der chirurgischen Krankenversorgung teilzuhaben [20, 21]. Diese Aufgabe läßt sich folgendermaßen konkretisieren.

Der Kliniker wird *unterstützt* – und hierauf liegt die Betonung!

- durch Entdecken und Herbeischaffen von Konzepten, Strukturen und Methoden statistischer und heuristischer – d.h. Einzelproblem-lösender Verfahren der Entscheidungsfindung. Die geläufigsten Gebiete sind Statistik, Informatik, Wirtschaftswissenschaften und die sogenannte kognitive Psychologie
- durch Erlernen und Auseinandersetzen mit diesen Verfahren, allein unter dem Blickwinkel der klinischen Anwendung
- durch Anwendung dieser Verfahren in permanenten, integrierten Arbeitsgruppen mit den Chirurgen auf häufige (typische) Entscheidungen und seltene Einzelprobleme
- durch Analysieren, ob und wieviel die formalen Verfahren nützen.

Theoretische Chirurgen sehen dabei ihre Aufgabe darin, für die Kliniker *Mittler* zu sein zwischen immer speziellerer Theorie und immer mehr aufreibender Klinik. In den vergangenen 20 Jahren des Marburger Experiments hat sich diese Schere weltweit nicht geschlossen, sondern erweitert [22]. Für die formalen Entscheidungshilfen, die aus der Gemcinschaft von Klinik und Theorie gekommen sind, stehen einige Beispiele in Deutschland (Tabelle 2). Sie wurden neben ihrer klinischen Relevanz vor allem ausgewählt wegen des typischen Fortschritts der Methodologie auf dem Gebiet der Entscheidungsfindung in der Chirurgie. Am Anfang der Beschäftigung mit dem Gebiet im Rahmen der Chirurgischen Arbeitsgemeinschaft für klinische Studien (CAS) standen nämlich die statistischen Verfahren, d.h. als Konzept die *Maximierung des erwarteten Nutzens* für eine Gruppe von Patienten [27]. Erst später, im Zuge der Auseinandersetzung in der CAS mit dem Problem des Nutzens von Entscheidungshilfen für den *einzelnen* Patienten [28] kamen die Methoden der Problemlösungsstrategien, wie klinischer Algorithmus aus Erlangen [24], Entscheidungstafel aus Heidelberg [25] oder nichtstatistische, sondern regel-basierte heuristische Entscheidungsbäume aus der Marburger Gruppe [26].

Die Anwendung dieser Verfahren in den bereits vorher genannten, permanenten Arbeitsgruppen aus Klinikern und Theoretikern gilt gegenwärtig bei uns nur für wenige Standardentscheidungen [20, 21]. Beispiele enthält die Tabelle 2, aber auch der von Rothmund gezeigte klinische Algorithmus beim Gallensteinleiden [29]. Das System der Theoretischen Chirurgie existiert erst kurze Zeit, die praktischen Beispiele sind noch nicht ausreichend, geschweige denn, umfassend. Die Beratung im Einzelfall am Krankenbett ist an einigen Stellen in der USA bereits klinische Studie, z.B. durch St. Pauker mit dem sog. Deale-Projekt in Boston [30]. Dies gilt aber in den USA nur für die Innere Medizin, die dortigen Chirurgen interessieren sich wenig dafür. Einige wenige empfinden ihr Defizit, wie Ch. Baker aus New Haven in seinen Diskussionsbemerkungen zum Expertensystem von J. Clarke (Philadelphia) [31] „... Ich denke, wir sind weit zurück hinter unseren internistischen Kollegen, die diese Technik schon 10 oder 15 Jahre im studentischen Unterricht verwenden". Dieser Satz gilt interessanterweise aber nicht für Deutschland, wo die CAS dieses Gebiet bearbeitet, während es die deutschen Internisten praktisch nicht interessiert.

Tabelle 2. Beispiele für formale (statistische) und heuristische (individuelle) Entscheidungshilfen aus chirurgischer Klinik und Theorie in Deutschland

– Stat. Entscheidungsbaum zur Ulkustherapie	[20]
– Stat. Entscheidungsbaum zur oberen GI Blutung	[23]
– Klinischer Algorithmus für Minimalprogramm zur pN-Klassifikation colorektaler Karzinome	[24]
– Entscheidungstafel für Lebermetastasen bei colorektalen Karzinomen	[25]
– Heurist. Entscheidungsbaum für perioperative Prophylaxemaßnahmen	[26]

Literaturangaben in Klammern

Die Analyse, ob und wieviel die formalen Verfahren nutzen, steht aber auch nach einer umfangreichen Studie an 10 000 Patienten in der EG noch immer am Anfang [52]. Aber dabei wurde auch bisher der Zeitbedarf und gedankliche Aufwand für das Erlernen und die kritische, methodische Auseinandersetzung mit Tim De Dombal's System der Differentialdiagnose bei akutem Abdomen und akutem Bauchschmerz unterschätzt. Dieses Problem der Unterschätzung von Methoden, Struktur und Konzept, eben der theoretischen Aspekte der Chirurgie, teilt die formale Entscheidungsfindung bei der computerunterstützten Diagnose mit anderen wichtigen theoretischen Gebieten der Chirurgie, nämlich der Qualitätssicherung [33], der perioperativen Risikoanalyse [34] und der Messung von Lebensqualität [35]. Bei der Qualitätssicherung reicht es eben nicht, nur die Todesfälle und Komplikationen zu zählen. Beim perioperativen Risiko genügt nicht die retrospektive Analyse der Krankengeschichten [23]. Schließlich sind der Karnofsky-Index in der Onkologie oder das Visick Grading beim Ulkusleiden eben noch keine Messung von Lebensqualität [36].

Permanente integrierte Arbeitsgruppen: das Instrument für die Unterstützung chirurgischer Entscheidungsfindung durch die Theoretische Chirurgie

Als Instrument für die Unterstützung der chirurgischen Entscheidungsfindung durch die Theoretische Chirurgie wurde mehrfach die integrierte Arbeitsgrupe von Klinikern und Theoretikern angesprochen. Ihr Konzept, ihre Zusammensetzung, und die Methoden ihres Funktionierens wurden in der Literatur mehrfach dargestellt [17, 37–39]. Das Thema dieser Arbeit ist nicht die klinische Forschung und Grundlagenforschung, sondern die mittelbare *Krankenversorgung*.

Bereits die Bezeichnung „Kleine Arbeitsgruppe" verrät ein Konzept (Tabelle 3):

- Nicht eine große Ansammlung von Wasserträgern ist in dieser Struktur gefragt, sondern die gemeinsame Leistung weniger Personen über eine längere Zeit hin, durchschnittlich 7 Jahre für den Kliniker als Intervall zwischen Eintritt in die Arbeitsgruppe nach etwa 3 Jahren Chirurgie und Verlassen der Ausbildungsklinik nach etwa 10 Jahren.
- Die Zusammensetzung der Arbeitsgruppen umfaßt regelmäßig den Chef oder wenigstens einen Oberarzt der chirurgischen Klinik. Es ist einleuchtend, warum dies notwendig ist: Entscheidungen fallen kaum durch die Jungen, sondern in erster Linie durch den Chef und die Oberärzte. Deshalb müssen sie in die integrierte Arbeitsgruppe eingeschlossen werden. In der tierexperimentellen Forschung ist dies nicht unbedingt notwendig. Die medizinisch-technischen Dienste schaffen dabei die notwendige EDV-

Tabelle 3. Kleine permanente integrierte Arbeitsgruppe in der Theoretischen Chirurgie: Blickpunkt Krankenversorgung

Konzept:	Integration von klinischer Entscheidungsfindung und klinischer und Grundlagenforschung von Chirurgen und Theoretischen Chirurgen in einem praktisch durchführbaren, durchschnittlich 7 Jahre dauernden Arrangement
Zusammensetzung:	Gruppe aus 1 Oberarzt, 1 Stationsarzt, 1 Theoretischer Chirurg, 1–2 med. techn. Dienste, 1–2 Studenten
Funktionelle Leistungsfähigkeit:	– Treffen wenigstens *einmal*/Woche für wenigstens *2 Stunden* (Koordinierung!) – Anwendung von Methoden der Entscheidungsfindung auf laufende Probleme – Planung und Durchführung klinischer und tierexperimenteller Studien – Dokumentation von Krankengeschichten und Literatur im definierten Teilgebiet
Ausstattung:	Räume und Geräte in flexiblem Ausmaß für die Bedürfnisse der Gruppe – 1 Raum für Treffen, Datenspeicherung von Patienten und Tierstudien – 1 Labor mit beiden Komponenten: Computer für Klinimetrie, Geräte für Biomedizin

Tabelle 4. Kleine, permanente integrierte Arbeitsgruppen im Zentrum Operative Medizin I in Marburg: Frühjahr 1991

- Konzepte und Methoden in der Weiterbildung für die Indikationsstellung
- Perioperatives Risiko: Zuverlässige Ermittlung und Anteil von Chirurgie und Anästhesie an unerwünschten Ereignissen
- Gallen- und Ulkuschirurgie: Entscheidung zwischen konventioneller und minimal invasiver Chirurgie und konservativen Maßnahmen
- Diagnose des akuten Bauchschmerzes: Analyse von DeDombal's System unter Einschluß des Ultraschalls
- Lebensqualität (EORTC index) nach Operationen bei colorektalem Ca: Probleme des asymptomatischen Rezidivs
- Polytrauma: Wert von Traumascores in der Klassifikation und Prognose

Unterstützung für die Entscheidungsfindung und die Studenten werden als Doktoranden an das neue System herangeführt. Insgesamt bestehen gegenwärtig sechs permanente Arbeitsgruppen in Marburg (Tabelle 4).

- Ein Muß für die funktionelle Leistungsfähigkeit der integrierten Arbeitsgruppen ist die Häufigkeit ihres regelmäßigen Treffens. Durchschnittlich erreichbar sind 30–35mal im Verlauf eines Kalenderjahres [37]. Nach Auszählen aller Niederschriften dieser regelmäßigen Treffen war die erste Gruppe über die Weiterbildung am fleißigsten: 38mal trafen sich die beiden Chefs 1990.

Die wöchentlichen Termine dienen der *Koordinierung* von Aufgaben. Das Beischaffen von Informationen für ein Entscheidungsproblem wird dort eingebracht, neue Aufgaben für die Woche werden vergeben. Methoden der statistischen Entscheidungsfindung werden auf laufende Probleme angewendet. Dies gewährleistet eine gute Flexibilität des Systems. Aber bis heute sind zeitliche Probleme hier in der Praxis zu sehr limitierend. Dies ergibt sich z.B. allein schon aus dem Spektrum der Wissenschaftsgebiete, aus dem routinemäßig Informationen für die Arbeitsgruppen eingebracht werden (Tabelle 5). Wichtig sind dabei besonders auch die Mitteilungen von Gesellschaften, weil sie die essentiellen Entwicklungen auf verschiedenen Gebieten kompakt vermitteln.

Die Planung von Studien hat für die Entscheidungsfindung weniger Bedeutung, aber die Dokumentation von Befunden ist wiederum essentiell für die Untermauerung der Indikation für ein bestimmtes chirurgisches Krankheitsbild. Es ist nicht notwendig zu betonen, daß deshalb die Theoretische Chirurgie nicht regelmäßig fremd geht: sie ist für die Chirurgie da und in ihr eingebettet und entwickelt keine Hochtechnologieverfahren für die Innere Medizin bei bisher chirurgischen Indikationen.

Beispiel für die Tätigkeit einer permanenten Arbeitsgruppe in der Theoretischen Chirurgie über zwei Jahre

Ein Beispiel soll die Funktionen der kleinen, permanenten Arbeitsgruppe über mehr als zwei Jahre im einzelnen illustrieren. Es beschreibt wiederum die Arbeit der Gruppe über Konzepte und Methoden in der Weiterbildung für die Indikationsstellung (Tabelle 6).

- Das Problem der individuellen chirurgischen Entscheidungsfindung begann 1988 mit der Antrittsvorlesung des Klinikers: Wie kann man seine chirurgischen Mitarbeiter zu einer guten Indikationsstellung beim individuellen Patienten erziehen?
- Der Theoretiker wurde angesprochen und versprach, sich mit dem Thema zu beschäftigen. Etwa zur selben Zeit schrieb R. Gross im Deutschen Ärzteblatt über ärztliche Intuition [40]. Die Brücke wurde geschlagen. Der Theoretische Chirurg überredete ihn, eine ausgedehnte Version des Artikels in Theoretical Surgery zu publizieren und leistete selbst die Übersetzung.

Tabelle 5. Spektrum der verschiedenen Wissenschaftsgebiete, aus denen routinemäßig Informationen für Theoretische Chirurgie eingebracht werden – Stand 1991

Gebiete	Gelesene Zeitschriften
Klinik:	
– Theorie und Klinik als Ganzes	Current Content – Life sciences Current Content – Clinical practice Deutsches Ärzteblatt Klinische Wochenschrift
– Chirurgie	Chirurg Deutsche Gesellsch. Chirurgie-Mitteilungen World J. Surgery
– Gastroenterologie	Z. Gastroenterologie
– Anästhesie	Anaesthesist Anästhesie und Wiederbelebung
Biomedizin:	
– Biochemie	Trends in Biochemical Sciences
– Pharmakologie	Trends in Pharmacological Sciences Agents Actions (Gesellsch. für Entzündungsforschung) Alimentary Pharmacology
– Physiologie	Circulatory Shock
– Immunologie	Behring Institut-Mitteilungen
– Klinische Chemie	Klinische Chemie-Mitteilungen Intern. Fed. Clin. Chemistry
Klinimetrie:	
– Med. Entscheidungsfindung	Theoretical Surgery Medical Decision Making Methods Inform. in Medicine
– Statistik	Statistics in Medicine Controlled Clinical Trials Gesellsch. Med. Dok. Statistik-Mitteilungen

Tabelle 6. Schritte bei einem Problem der individuellen Entscheidungsfindung

– Kliniker	– Antrittsvorlesung
– Theoretiker	– Einstieg: „Intuition" im DÄB
– Gutachter	– Kognitive Psychologie fehlt
– Kliniker und Theoretiker	– Problemlösungsstrategien
– Theoretiker	– Einstellung eines kognitiven Psychologen
– Kliniker	– Beispiel Gallensteinleiden
– Theoretiker	– Formulierung des Algorithmus
– New Engl. J. Med.	– Diskrepanz Einzelpatient – Gruppe
– Kognitiver Psychologe	– Entdeckung der Arbeit über Med-line

- Die Gutachter – aus Oxford und Harvard – kritisierten aber den Artikel schwer: Wichtige Konzepte der kognitiven Psychologie und Informatik fehlten: Namen wie Kahnemann und Tversky [41], Nisbitt [42] und Cohen [43] wurden genannt. Der Theoretische Chirurg hatte nie von ihnen gehört.
- Ein Jahr lang studierten dann Internist, Chirurg und Theoretischer Chirurg das neue Gebiet [11, 44–46]. Sie lernten über den unglaublichen Erfolg der Schachcomputer [45], über Elsteins Institute for Medical Education in Chicago [8], über Studien, in

denen Ärzte als Entscheidungsfinder bereits unter die Lupe genommen wurden – aber alles in der Neurologie [47] und Inneren Medizin [48], nicht in der Chirurgie.

- Dies veranlaßte den Chirurgen, sich selbst und seine Stationsärzte in der Indikationskonferenz zu testen. Die Methode hieß Thinking aloud, übersetzt lautes Denken [26]. Für diese Analyse der Gespräche gibt es inzwischen mehrere psychometrische Techniken, aber immer liefert eine Tonbandaufnahme die Registrierung.
- Um das Projekt und damit die Analyse der Gespräche der Indikationskonferenz wissenschaftlich zuverlässig zu gestalten, wurde ein kognitiver Psychologe eingestellt. Die klinischen Algorithmen über das Gallensteinleiden [49] von den Chirurgen Ben Eiseman und M. Hobsley [50] wurden aus ihren Büchern für chirurgische Indikation herausgesucht. Sie standen aus verständlichen Gründen unterschiedlicher Technologien zueinander im Widerspruch und ließen sich auch mit dem von Rothmund et al. [29] gezeigten Algorithmus nicht vergleichen. Klinische Algorithmen reagieren schnell auf neue Technologien.
- Im bisher letzten Schritt wurde der klinische Algorithmus für das Gallensteinleiden entwickelt [29]. Die Vorgänge in ihm wurden durch den Klinikchef determiniert. Aber das Umsetzen in das formale Schema kostete den Theoretiker 6 Stunden Arbeit. Es gab Rücksprachen und Korrekturen.
- Hierzu passend erschien 1990 ein Artikel von Tversky, der als ein Experte der individuellen Entscheidungsfindung gilt. „Diskrepanz zwischen Entscheidungen für einzelne Patienten und Gruppen" lautete der Titel im New Engl. J. Med. [51]. Nur ein Beispiel war chirurgisch: Organspende bei Transplantation. Die beiden anderen Beispiele waren Erkältungskrankheiten und damit internistische Probleme. Aber alle drei zeigten experimentell in einer klinischen Studie: Im Einzelfall ist der Arzt bereit, höhere Risiken momentan für *seinen* Patienten einzugehen, auch wenn die Jahresstatistik dann nicht stimmt, weil mehr Patienten die Behandlung mit schlechterem Endresultat erhalten. Individuelle Entscheidungsfindung und statistische Entscheidungsfindung können deshalb prinzipiell unterschiedliche Endergebnisse produzieren. Eine Wertung hierzu ist verfrüht.

Schlußfolgerung: Gegensatz von Beratung und systematischer Arbeit in permanenten Teams

Die Darstellung der praktischen Arbeit in einer permanenten Arbeitsgruppe soll die Funktionen der Theoretischen Chirurgie veranschaulichen helfen. Die Konstanz der Arbeit und die Zielorientierung auf die Lösung von Problemen hin ist ein wesentliches Merkmal erfolgreicher Tätigkeit in einer solchen Arbeitsgruppe. Zufällige und gelegentliche Treffen von Klinikern und Theoretikern werden als Beratung eingestuft. Sie sind mit der systematischen Arbeit der permanenten Gruppen nicht zu vergleichen.

Literatur

1. Koslowski L, Schwaiger M (1984) Chirurgische Entscheidung auf gesicherter Grundlage. Langenbecks Arch Chir 364:371–405
2. Streicher HJ, Schwaiger M (1986) Grundlagen chirurgischer Indikationen. Langenbecks Arch Chir 369:35–68
3. Häring R, Ungeheuer E (1990) Strategien der chirurgisch-klinischen Entscheidungsfindung. Langenbecks Arch Chir [Suppl II]:1283–1324
4. Hartl W, Ungeheuer E (1991) Wege zur chirurgischen Entscheidung. Langenbecks Arch Chir [Suppl II] (in Druck)
5. Weinstein MC, Fineberg HV (1980) Clinical Decision Analysis. Saunders, Philadelphia London, pp 1–351
6. Elstein AS, Shulman LS; Spralka SA (1978) Medical problem solving: an analysis of clinical reasoning. Harvard Univ Press, Cambridge, pp 64–121
7. Margolis CZ (1983) Uses of clinical algorithms. JAMA 249:627–632

8. Elstein AS, Holmes MM, Ravitch MM, Rovner DER, Holzman GB, Rother ML (1983) Medical decisions in perspective: applied research in cognitive psychology. Perspect Biol Med 25:486–501
9. Simon HA (1979) Information processing models of cognition. Ann Rev Psychol 30:363–396
10. Raiffa H (1968) Decision analysis. Addison-Wesley, Menlo Park (California), pp 1–310
11. Gross R, Lorenz W (1990) Intuition in surgery as a strategy of medical decision making: its potency and limitations. Theoret Surg 5:54–59
12. Lorenz W, Hobsley M, Dudley HAF, Pollock AV, McPeek B, Habermann E, Healy MJR, Hilden J, Elstein AS, Cohen LJ, McPeek D, Janich P, Fox R, Gross R, Rothmund M (1991) Discussion forum: Discussion about intuition in surgery as a strategy of medical decision making. Theor Surg 6:74–109
13. Kuhn TS (1970) The structure of scientific revolutions. Univ Press Chicago, Chicago, 1–210 (Deutsche Version (1976) Die Struktur wissenschaftlicher Revolutionen). Suhrkamp, Frankfurt a. M., pp 7–239
14. Osler W (1983) In: Margolis CZ (s. [9])
15. Lusted LB (1968) Introduction to medical decision making. CC Thomas, Springfield, Illinois, pp 3–271
16. Ohmann C, Yang Q, Künneke M, Stöltzing H, Thon K, Lorenz W (1988) Bayes theorem and conditional dependence of symptoms: different models applied to data of upper gastrointestinal bleeding. Meth Inform Med 27:73–83
17. Lorenz W, Hamelmann H, Troidl H (1976) Marburg experiment on surgical research: A five-year experience on the cooperation between clinical and theoretical surgeons. Klin Wochenschr 54:927–936
18. Rohde H, Troidl H, Lorenz W (1977) Systematic follow-up: A concept for evaluation of operative results in duodenal ulcer patients. Klin Wochenschr 55:925–932
19. Troidl H, Lorenz W, Rohde H, Fischer M, Vestweber KH, Hamelmann H (1979) Trends in der Chirurgie des chronischen Ulcus duodeni: Eine prospektive kontrollierte aber noch immer nicht randomisierte Studie. Chirurg 50:285–290
20. Lorenz W, Thon K, Ohmann C, Röher HD (1985) Symptomloses und kompliziertes Ulcus pepticum als extreme Erscheinungsform der Ulcuskrankheit: Konzequenzen für die Wahl zwischen konservativer und chirurgischer Therapie. Langenbecks Arch Chir 366:69–79
21. Thon K, Stöltzing H, Ohmann C, Lorenz W, Röher HD (1988) Decision-making and clinical problem solving in upper gastrointestinal bleeding. Theor Surg 2:185–198
22. Lorenz W, Röher HD (1983) Entwicklung wissenschaftlicher Aussagen. In: Schreiber HW, Carstensen G (Hrsg) Chirurgie im Wandel der Zeit 1945–1983. Springer, Berlin Heidelberg New York Tokyo, S 28–35
23. Ohmann C, Lorenz W, Stöltzing H, Thon K (1987) Grundlagen der Risikoforschung in der Chirurgie: Definition, Berechnung und klinische Anwendung auf das Problem der oberen Gastrointestinalblutung. Chirurg 58:344–351
24. Hermanek P, Giedl J, Dworak O (1989) Two programmes for examination of regional lymph nodes in colorectal carcinoma with regard to the new pN classification. Path Res Pract 185:867–873
25. Hohenberger P, Schwarz V, Schlag P, Köhler CO, Herfarth C (1989) Construction of a decision-making system in the treatment of patients suffering from colorectal liver metastases. Theor Surg 4:181–189
26. Stinner B, Dietz W, Lorenz W, Rothmund M (1990) „Think aloud technique" für dichotome Entscheidungsprozesse: ein neues Studiendesign für umstrittene Prophylaxemaßnahmen zur Reduzierung des perioperativen Risikos. Langenbecks Arch Chir [Suppl]171–176
27. Fritz T, Herfarth Ch, Horn J (1988) Therapeutic boderlines – ethical implications – 8th Meeting of the Permanent Working Party on Clinical Studies of the German Surgical Society (13–14 November 1987, Heidelberg) Theor Surg 3:105–107
28. Imhof M, Ohmann C, Röher H-D (1989) Utility of statistical analyses for the indicidual patient (9th Meeting of the Permanent Working Party on Clinical Studies (CAS) of the German Surgical Society, 25–26 November 1988, Düsseldorf) Theor Surg 4:171–174
29. Rothmund M, Stinner B, Lorenz W (1991) Wege zur chirurgischen Entscheidung: Indikationskonferenz. Langenbecks Arch Chir (in Druck)
30. Hagen MD, Eckman MH, Pauker SG (1989) Aortic aneurysm in a 74-year-old man with coronary disease and obstructive lung disease: Is double jeopardy enough? Med Decis Making 9:285–299
31. Baker Ch (New Haven) (1988) Discussion remark about Clarke J Artificial intelligence: a computerized decision aid for trauma. J Trauma 28:1250–1250
32. de Dombal FT, Sitter H (1990) European community acute abdominal pain project metting (30–31 october 1989, Marburg/Lahn) Theor Surg 5:133–136

33. Selbmann HK (1987) Quality assurance of medical care and the role of medical information processing: the statistican's view. Examples taken from a surgical survey with 184 participating hospitals and from other health care trials. Theor Surg 4:207–213
34. Lorenz W, Dick W, Junginger Th, Ohmann Ch, Doenicke A, Rothmund M (1987) Biomedizinische und klinimetrische Ansätze in der Ursachenforschung beim perioperativen Risiko: Erstellung einer deutschen ASA-Klassifikation. Langenbecks Arch Chir 372:199–209
35. Wood-Dauphinee SL, Troidl H (1989) Assessing quality of life in surgical studies. Theor Surg 4:35–44
36. Lorenz W (1989) Methoden und Instrumente zur Messung und Beurteilung der Lebensqualität. Langenbecks Arch Chir [Suppl II]:109–115
37. Lorenz W (1983) Modelle in der Chirurgie: Das Marburger Experiment der chirurgischen Forschung. In: Gross R (Hrsg) Modelle und Realitäten in der Medizin. Schattauer, Stuttgart, S 25–41
38. Lorenz W, RÖher HD (1986) Fifteen years of the Marburg experiment on surgical research. Part I: Change from experimental to theoretical surgery. Theor Surg 1:21–31
39. Lorenz W, Rothmund M (1989) Theoretical surgery: a new speciality in operative medicine. World J Surg 13:292–299
40. Gross R (1988) Intuition. Dtsch Ärztebl 85:28–28
41. Kahnemann D, Slovic P, Tversky A (1986) Judgement under uncertainty: heuristics and biases. Cambridge Univ Press, Cambridge, pp 3–551
42. Nisbitt R, Ross L (1980) Human Inference: strategies and shortcomings of social jedgment. Prentice-Hall, New Jersey, pp 3–334
43. Cohen LJ (1981) Can human irrationality be experimentally demonstrated? Behav Brain Sci 4:317–330
44. Lorenz W, Schult HD, Rothmund M (1990) Chirurgische Entscheidungsfindung: Wechselspiel zwischen Erfahrung und klinischer Studie. Langenbecks Arch Chir [Suppl II]:1283–1290
45. Rothmund M, Lorenz W (1990) Einflüsse der Intuition auf Indikationsstellung und intraoperatives Vorgehen. Langenbecks Arch Chir [Suppl II]:1297–1302
46. Lorenz W, Gross R, Rothmund M (1991) Is clinical intuition a unseful, practical term or conglomeration of informal (soft) thinking and decision making? Theor Surg (in press)
47. Barrows HS (1972) The diagnostic (problem solving) skill of the neurologist. Arch Neurol 26:273–277
48. Moskowitz AJ, Kuipers BJ, Kassirer JP (1988) Dealing with unvertainty, risks and tradeoffs in clinical decisions. Ann Inter Med 108:435–449
49. Norton LW, Eiseman B (1986) Surgical decision making. Saunders, Philadelphia London, pp 1–333
50. Hobsley M (1986) Pathways in surgical management. Arnold, London, pp 3–362
51. Redelmeier DA; Tversky A (1990) Discrepancy between medical decision for individuals and for groups. N Engl J Med 322:1162–1164

Aktuelles Thema (gemeinsam mit dem Berufsverband)

a) Wieviel Allgemeinchirurgie braucht der Teilgebietschirurg?

167. Einführung

D. Hempel, Hamburg

(Manuskript bis Redaktionsschluß nicht eingegangen)

168. Schweizer Überlegungen

R. Bechtold, Bern

(Manuskript bis Redaktionsschluß nicht eingegangen)

169. Wieviel Allgemeinchirurgie braucht der Teilgebietschirurg? Französische Überlegungen?

L. F. Hollender

2, rue Blessig, F-67000 Strasbourg

How Much General Surgery Is Needed by the Specialized Surgeon? Some Considerations from France

Summary. General surgery is the basis of surgery and the prerequisite for any type of surgical intervention. General surgery is also the coordinating factor for all those patients whose state of health, requires the attendance of several specialists. Four conditions are mandatory for optimal training:

1. Criteria for admission
2. Duration of training: 4 years of basic surgical training with 2–3 more years for specialization
3. Criteria for the standardization among the training centres (hospital accreditation system)
4. Quality control: at the end of the 1st year control of manual ability and after 4 years theoretical, clinical and practical examinations.

These points are discussed and defended.

Zusammenfassung. Die Allgemeinchirurgie ist die Basis der Chirurgie und die Voraussetzung für alles chirurgisches Handeln. Sie stellt auch den coordinierenden Faktor dar für diejenigen Patienten deren Zustand mehrere Fachspezialisten benötigt. 4 Voraussetzungen sind zu beachten zur optimalen Ausbildung in der Allgemeinchirurgie:

1. Kriterien der Zulassung
2. Ausbildungszeit: 4 Jahre Truncus communis, zu denen 2–3 Jahre Spezialfach hinzukommen
3. Kriterien für die Ausbildungszentren
4. Kontrolle am Ende des 1. Jahres der manuellen Eigenschaften und nach den 4 Jahren: theoretisches, klinisches und praktisches Examen.

Diese verschiedenen Punkte werden diskutiert und gerechtfertigt.

Die Chirurgische Ausbildung des französischen Mediziners verläuft im sogenannten dritten Zyklus der Fachausbildung.

Vorweg einige Erläuterungen zum gesamtmedizinischen Studium in Frankreich: der erste Zyklus zieht sich über 2 Jahre hinaus, mit nur theoretischen Fächern (Physik, Chemie, Cellular-Biologie, Genetik – Physiologie – Anatomie – Entwicklungsgeschichte). Die 2. Periode dauert 4 Jahre und ist rein medizinisch. Nach diesen 6 Jahren, kann die Spezialisierung beginnen unter einer Voraussetzung: Erfolg am „Concours d'Internat". Dieser Wettbewerb ist Interregional und findet in 8 Interregionen statt.

Der Concours ist rein schriftlich, anonym und umfaßt je:

- eine Prüfung von 4 Stunden im „Multiple Choice"-Verfahren
- eine Prüfung von 4 Stunden mit Q.C.D. „Question à choix double"
- eine Prüfung an Hand von 8 Krankengeschichten mit diagnostischen sowie therapeutischen Fragen

All die gestellten Fragen stammen aus einer nationalen Fragenbank und beruhen auf einem offiziell festgelegten Programm. In Abhängigkeit von der erworbenen Note werden die Kandidaten in jeder Interregio klassifiziert. Bei Mißerfolg kann der Kanidat den Concours bis zu 3mal wiederholen. Die ausgeschriebenen Assistenten-Ausbildungs-Stellen sind beschränkt. Sie werden nach dem nationalen Bedarf durch das Gesundheitsministerium in Paris auskalkuliert und festgelegt.

In der Chirurgie stehen folgende Spezialausbildungen zur Wahl:

Kinder-Chirurgie
Gesichts- und Kiefer-Chirurgie inkl. Stomatologie
Orthopädische und Traumatologische Chirurgie
Plastische Wiederherstellungs- und Ästhetische Chirurgie
Thorax- und Herz-Chirurgie
Urologische Chirurgie
Gefäß-Chirurgie
Viscerale Chirurgie
Neuro-Chirurgie
Gynäkologie und Geburtshilfe
Ophthalmologie
Hals-Nasen-Ohren-Chirurgie

Der erfolgreiche Kandidat wählt nach seiner Klassifizierung. Damit beginnt die Chirurgische Fachausbildung. Bis heute beträgt sie

4 Jahre für Viscerale-Chirurgie
4 Jahre für Gefäß-Chirurgie
4 Jahre für Thorax- und Herz-Chirurgie
4 Jahre für Orthopädie-Traumatologie
4 Jahre für Kinder-Chirurgie
3 Jahre für Gesichts- und Kiefer-Chirurgie

Innerhalb der ersten dieser Jahre wird der zukünftige Chirurg 1–3 Semester – also nur eine sehr kurze Zeit – in der sogenannten *Allgemeinchirurgie* verbringen. Der Unterricht während dieser 4 Jahre ist vorrangig praktisch orientiert, umfaßt aber auch 250 Stunden theoretische Ausbildung nach einem ofiziell festgelegten Programm.

Für das Beispiel Visceral-Chirurgie bedeutet das: die 8semestrige Ausbildung besteht in: 4 Semester rein visceraler Chirurgie, die zur Hälfte – in 2 verschiedenen Kliniken – zu absolvieren ist.

Dazu kommen:
1 Semester Kinder-Chirurgie
1 Semester Orthopädie-Traumatologie
1 Semester Thorax-Herz-Chirurgie
1 Semester Urologische Chirurgie

Nach diesen 4 Jahren besucht der Kandidat noch 1 bis 3 Jahre Oberarztzeit hinzuzufügen, unter der Voraussetzung von freien Stellen und der Genehmigung durch den Leiter der betreffenden Klinik.

Damit ist die chirurgische Ausbildung abgeschlossen. Der junge Chirurg sendet alle Bescheinigungen und Zeugnisse über seine Ausbildungszeit dem „Conseil National de l'Ordre des médicins“ in Paris (entsprechend der deutschen Bundesärztekammer) zu. Dieser stellt nach Kontrolle das Qualifikationsdiplom aus.

„Iposo facto“ ist der Betreffende damit als Chirurg qualifiziert und anerkannt zu operieren.

Seine Patienten haben Anrecht auf Rückbezahlung ihrer Honorare durch die Sozialversicherungen, ohne daß letztere irgendwelche Einwände erheben können, d.h. er benötigt keine spezielle Anerkennung durch die Sozialversicherungen!

3 verschiedene berufliche Laufbahnen stehen theoretisch dem jungen Chirurgen offen:

1) *Belegbetten in Privatkliniken:* Letztere machen in Frankreich 38% der Gesamt-Bettenzahl aus. Sie sind entweder konfessionell wie in Elsass-Lothringen, oder sie gehören mehr Aktiengesellschaften oder großen Konzernen an; immer seltener sind sie Privateigentum von einem oder mehreren Chirurgen.
2) Die *allgemeinen Krankenhäuser:* Zur Ernennung ist ein zusätzlicher „Concours“ notwendig, der meist theoretisch ist, da sehr wenige Bewerbungen vorliegen. Zur Zeit sind um die 260 Stellen frei, davon ca. 60 für Chefarztchirurgen! Die jungen Kollegen sind kaum noch daran interessiert, da diese Chefarztstellen sehr schlecht bezahlt sind: 4000 DM/Monat für 60–70 Stunden Arbeit pro Woche und mehr; keine bezahlten Überstunden; sehr oft keine Mitarbeiter oder kaum ausgebildete Ausländer.
3) Die *Universitätskarriere* in großen Uni-Kliniken unter der Voraussetzung von freien Stellen.

Bemerkungen

1) Der „Concours d'Internat“, um die Chirurgische Laufbahn anzutreten, ist zwar schwierig mit relativ vielen Bewerbungen aber wenig Berufungen. Es gibt jedoch keine, weder theoretische noch praktische, Kontrolle am Ende der 4 Jahre! Auch keine „Checkliste“ und keinen Operationskatalog.
2) Die Ausbildung in der allgemeinen Chirurgie ist zu kurz!

Im kommenden Sommer soll das französische Gesundheitsministerium eine neue Gesetzgebung herausbringen. Es werden vorgesehen:

- Gesamte Ausbildungszeit wird auf 6 Jahre erhöht.
- Wiedereinführung der Allgemeinchirurgie, die seit Jahren verbannt ist und durch die viscerale Chirurgie ersetzt war.
- Truncus communis d.h. Allgemeine Chirurgie auf 3 Jahre verlängert, mit Ausnahme für die Orthopädie-Traumatologie, für welche nur 1 Jahr vorgesehen ist ...

Vorschläge der Harmonisierungskommission des Europarats

Die Allgemeinchirurgie ist die Basis der Chirurgie und ihr Baumstamm. Als solche bleibt sie die Voraussetzung für alles chirurgische Handeln, besonders für Notfallsituationen sowie für Patienten mit multiplen Läsionen im breitesten Sinne des Wortes. Die Allgemeinchirurgie sollte auch der koordinierende Faktor sein für all diejenigen Patienten, deren Zustand mehrere Fachspezialisten benötigt.
Damit die Allgemeinchirurgie solch weiten Anforderungen gewachsen ist, sind 4 Voraussetzungen zu beachten:

Nach welchen Kriterien kann die Zulassung erfolgen?

1. entweder nach einem Eintrittsexamen mit Anatomie, Pathologie und chirurgischer Physiologie.

2. oder das Inkaufnehmen von erworbenen Noten während des gesamtmedizinischen Studiums kombiniert mit einem Fachgespräch vor einem Gremium von 3 bis 4 qualifizierten Chirurgen.
3. oder eine weitere Kombination von diesen verschiedenen Möglichkeiten.
4. Die Ausbildung erstreckt sich auf 6 Jahre, mit einem „Truncus communis" von 4 Jahren, später fogten noch 2 bis 3 Jahre chirurgische Spezialausbildung.

Diese 6 Jahre sollten eine weitere praktische Ausbildung des zukünftigen Chirurgen umfassen nicht nur als Assistent, sondern nach einer gewissen Zeit als Operateur von einem Senior assistiert. Dazu gehört auch eine theoretische Ausbildung in pathologischer Anatomie, Physiologie, Pathophysiologie und Intensiv-Medizin.

Die 4 Jahre Truncus communis sind in einer allgemeinchirurgischen Abteilung zu verbringen, die aber genauen „Kriterien" entspricht. Diese Ausbildungszentren werden alle 5 Jahre durch eine spezielle Kommission genehmigt der, außer Universitäts-Professoren, auch

- 1 Assistent einer Universitätsklinik
- 1 Assistent einer Nicht-Universitätsklinik, angehören.

Zum Erlangen der Genehmigung gehören unter anderen Voraussetzungen

- Qualifikation der Chefärzte
- Qualifikation der Oberärzte
- Zahl der Betten – Aktivität der Klinik und der Poliklinik – Aufenthaltsdauer und Resultate von Standard-Operationen usw.
- Wissenschaftliche Arbeiten und Forschungen usw.

Kenntniskontrollen des zukünftigen Chirurgen sind vorgesehen.

Nach dem 1. Jahr stellt sich auch die Frage, ob der Kandidat die manuelle Geschicklichkeit für die Chirurgie besitzt ...! Am Ende der 4 Jahre findet eine Prüfung statt mit theoretischem, klinischem und praktischem Examen vor einer Kommission, der 4 Universitätsprofessoren und 2 Nicht-Universitäts-Chefärzte angehören. Erst danach kann der Eingang zu einem chirurgischen Teilgebiet beginnen.

4 Jahre Allgemeinchirurgie haben für den jungen Kollegen nur Vorteile. Dank einer soliden Grundausbildung kann er sich ohne weiteres in dem Teilgebiet spezialisieren, in dem die größten und besten Chancen für seine Zukunft bestehen.

Fängt er gleich mit dem Teilgebiet an, so gerät er in eine Sackgasse mit viel engeren Zukunfts-Aussichten.

170. Wieviel Allgemeinchirurgie braucht das Teilgebiet Unfallchirurgie

S. Weller

Berufsgenossenschaftliche Unfallklinik Tübingen, Schnarrenbergstr. 95, W-7400 Tübingen, Bundesrepublik Deutschland

How Much General Surgery Is Needed in Accident and Emergency Surgery?

Zusammenfassung. Gerade für die Unfallchirurgie mit Betonung der Notfallsituation ist eine möglichst breite und umfangreiche Basisqualifikation unverzichtbar.
Mit den Fortschritten der Medizin in den vergangenen Jahrzehnten sind auch die Anforderungen im Bereich der Basischirurgie gewachsen und das Spektrum der geforderten und zu erwartenden Grundkenntnisse hat sich ganz wesentlich erweitert. (Diagnostik – Therapie einschließlich Intensivtherapie – Begleit- und Nachbehandlungsmaßnahmen etc.).
Unter diesem Aspekt ist eine Verkürzung der Basis- (allgemeinchirurgischen) Aus- und Weiterbildungszeit prinzipiell nicht sinnvoll und vertretbar. Die Realitäten sprechen eher für eine Verlängerung!
Gelänge es, die chirurgische Basis-Weiterbildung – in vielen Einrichtungen besser wie bisher – zu organisieren, zu straffen und zu konzentrieren, dann könnte vielleicht eine zeitliche Abkürzung erreicht werden. (3 Jahre?)
Eine solche Reduktion kann dann allerdings nur unter der Voraussetzung erfolgen, daß die nötigen Forderungen erfüllt werden und ein exaktes Weiterbildungsschema auf *alle Bereiche der Chirurgie* Anwendung findet.
Zum Gesamtthema werden einige detaillierte Vorschläge und Anmerkungen von seiten der Unfallchirurgie gemacht.

Schlüsselwörter: Chirurgische Grundausbildung – Unfallchirurgie

Viele prominente Fachvertreter haben sich in den vergangenen Jahren um eine Definition der Bezeichnung „Allgemeinchirurgie“ bemüht. Es sind dabei z.T. beachtliche und zugleich groteske Beschreibungen kreiert worden, die sowohl Erstaunen wie auch Verärgerung hervorgerufen und nicht zuletzt die Atmosphäre zwischen den Chirurgen aufgeladen haben.

Ich werde mich bei der Beantwortung der an mich gestellten Frage im Nachfolgenden wenn irgendmöglich auch gar nicht auf dieses Glatteis mittlerweile chirurgisch-berufspolitischer Auseinandersetzungen locken lassen, sondern mich mehr auf die Realitäten des Alltags beschränken!

Für mein Thema bedeutet „Allgemeinchirurgie“ – besser wäre es rein deskritptiv und wertneutral von „allgemeiner Chirurgie“ zu sprechen! – unter dem Aspekt der Weiterbildung schlicht und einfach „Basis- oder Grundlagen-Chirurgie".1 Was nunmehr die Unfallchirurgie anbelangt, so darf man davon ausgehen, daß der Hauptteil der Tätigkeit unter dem Aspekt des mehr oder weniger ausgeprägten Notfalles steht.

Unfallchirurgie ist in des Wortes strengster Bedeutung primär Notfallchirurgie! Sie wird erst in der Sekundärphase der Wiederherstellung zur Elektivchirurgie, deren Eingriffe dann vorbereitet, geplant und besser gesteuert werden können.

Im Bezug auf die fachliche Qualifikation, d.h. die Aus- und Weiterbildung eines Unfallchirurgen müssen hohe Anforderungen gestellt werden. Entgegen anders lautenden Meinungen kann die Unfallchirurgie keine organbezogene Chirurgie sein!

Nicht die spezifisch-organhafte Krankheitsätiologie, sondern Unfallmechanismus und Reaktion des Verletzten auf denselben, müssen nach Probst als bestimmende Faktoren des Krankheitsgeschehens „Unfall" gesehen werden.

Nicht selten ist der Unfallchirurg bei seinem Einsatz vor allem außerhalb der regulären Dienstzeit (in der Nacht!) auf sich selbst gestellt. Dann muß er – wie jeder Chirurg ohne einen Organspezialisten in der Lage sein, die Notfallsituation sicher zu beherrschen. Eine solche Notfallsituation kann übrigens auch eine akute chirurgische Komplikation im Rahmen eines unfallchirurgischen Elektiveingriffes werden.

Nicht umsonst haben die Unfallchirurgen immer darauf hingewiesen, daß sie sich als Chirurgen sehen, die sich für die Versorgung des Verletzten verantwortlich und zuständig fühlen, d.h. nicht, daß sie alle speziellen Verletzungen selbst therapeutisch beherrschen, sondern für eine fach- und vor allem zeitgerechte Behandlung Sorge tragen.

Unter Beachtung und in Kenntnis dieser Faktoren muß die Frage im Rahmen meines Vortrages, trotz ihres thematischen Zuschnitts auf den Unfallchirurgen, sehr viel allgemeiner gestellt und dahingehend formuliert werden:

„Wieviel Grund- und Basiskenntnisse braucht jeder Chirurg für seine berufliche Tätigkeit unter besonderer Berücksichtigung dringender Notfallsituationen?"

Herr Harder/Basel wird nachfolgend dazu aus der Sicht des sog. Allgemeinchirurgen ebenfalls dazu Stellung nehmen.

In der Vergangenheit bis heute besteht mit andauernder Gültigkeit laut Festlegung des Deutschen Ärztetages in der Weiterbildungsordnung für das Gebiet Chirurgie die Festlegung nach insgesamt 6 Jahren klinisch-operativer Tätigkeit, wovon meist 2 Jahre, mindestens jedoch 1 Jahr im unfallchirurgischen Bereich enthalten ist. Für das Teilgebiet Unfallchirurgie werden insgesamt 2 Jahre spezieller unfallchirurgischer Tätigkeit – davon 1 Jahr Stationsarbeit – gefordert, von denen bis heute 1 Jahr aus der Weiterbildung im Gebiet Chirurgie angerechnet werden kann. Übrigens eine Weiterbildungszeit, die der Größe und Bedeutung der Unfallchirurgie heute nicht mehr gerecht werden kann! Man kann die Unfallchirurgie einfach nicht in 2 Jahren lernen und qualifiziert durchführen!!

Der Status quo im Bezug auf die chirurgische Grund- und Basisausbildung entspricht – was das Teilgebiet Unfallchirurgie anbelangt – 5 Jahre, allerdings nur unter der Voraussetzung eines strengen schulischen chirurgischen Weiterbildungsplanes mit gesicherter Rotation durch die einzelnen Spezialgebiete und ausreichend praktisch operativer Tätigkeit (nicht nur Operationskatalog!) wie sie eigentlich nur in großen schwerpunktmäßig strukturierten Kliniken geboten werden kann.

Wer wollte bezweifeln, daß die Basis- und Grundlagenchirurgie sich im Hinblick auf die heute zu fordernden und zu beherrschenden Kenntnisse in den letzten Jahren ganz wesentlich erweitert hat? Dies betrifft die Diagnostik und Therapie einschließlich Intensivmedizin ebenso wie alle Begleit- und Nachbehandlungsmaßnahmen. Unter diesem Aspekt ist eine Verkürzung dieser Basis-Weiterbildungszeit für alle chirurgischen Bereiche prinzipiell nicht sinnvoll. Umstände und Tatsachen sprechen eher für eine Verlängerung!

Bei näherer und eingehender Auseinandersetzung mit dem Thema Weiterbildung in der Chirurgie, vor allem vor Ort, muß allerdings zugestanden werden, daß in der Mehrzahl der Weiterbildungseinrichtungen eine wünschenswerte Systematik im Hinblick auf Aus- und Weiterbildung fehlt oder – wenn vorhanden – nicht immer beachtet wird. Das mag da und dort mit einer schwierigen personellen oder sonstigen organisatorischen Situation zusammenhängen, (Arbeitszeitverkürzung etc.) wird jedoch mancherorts offensichtlich auch zu wenig berücksichtigt. Aus- und Weiterbildung des Nachwuchses sind Aufgaben, denen man sich als verantwortlicher Lehrer und Vorgesetzter stellen muß und um die man sich fairerweise zu kümmern hat.

Wir stehen nunmehr im Hinblick auf die vor der Tür stehende EWG-Angleichung vor der Tatsache, daß nach den EWG-Richtlinien die Mindest-Weiterbildungszeit für die Erlangung der Bezeichnung „Arzt für Chirurgie" 5 Jahre betragen muß (so Prof. Sewering, Vorsitzender des Weiterbildungsausschußes der BÄK).

Seit Jahren bemüht man sich in zahlreichen Gremien z.T. separat, z.T. konzertiert die Weiterbildung in der Chirurgie unter besonderer Berücksichtigung der sog. Teil- oder Spezialgebiete neu zu überdenken und es wurden bereits eine Reihe von Lösungsvorschlägen unterbreitet (z.B. 3 + 3, 4 + 2).

Bei aller Diskrepanz der Meinungen im Bezug auf die zeitliche Dauer der Basis- und Grundausbildung und der speziellen Weiterbildung sind sich die Mehrzahl der Partner darin einig, daß für alle Weiterbildungsgänge die Basis, d.h. die allgemeine Aus- bzw. Weiterbildung gleich sein muß, d.h. es soll und kann keine Chirurgen 1. und 2. Ordnung geben!

Ganz banal ausgedrückt:

Mit der Berufsbezeichnung „Chirurg" muß auch die Basisqualifikation zumindest für eine notfallchirurgische Tätigkeit vorhanden sein.

Der notwendige Inhalt einer chirurgischen Grundausbildung kann sich demnach an einer solchen Basisqualifikation als Chirurg oder an dem für die spezielle chirurgische Weiterbildung für einen speziellen Bereich der Chirurgie erforderlichen chirurgischen Basisrüstzeug orientieren.

In seinen Ausführungen über die Stellung der Unfallchirurgie im „Gesamtkonzept der Chirurgie" beim diesjährigen zweiten Symposion „Quo vadis chirurgia" des Berufsverbandes Deutscher Chirurgen hat H. Tscherne den hohen Standard der deutschen Unfallchirurgie unter anderem auf das chirurgische Fundament, auf welchem der deutsche Unfallchirurg steht, zurückgeführt.

Die Tatsache, daß wir vor der Spezialausbildung eine volle chirurgische Ausbildung absolviert haben, setzt die Unfallchirurgen in die Lage, die tägliche Akut- und Notfallchirurgie verantwortlich auszuführen.

„In Kenntnis der Grundlagen der allgemeinen Chirurgie (Schocktherapie, Reanimation, Intensiv-Medizin usw.) werden rasches Handeln, das Treffen vitaler Entscheidungen, Organisation und Improvisation zum selbstverständlichen und unverzichtbaren Rüstzeug auch des Unfallchirurgen". (so Tscherne)

Die häufig zitierte, etwas despektierliche Definition des Spezialisten, der „von immer mehr immer weniger wisse" kann angesichts unserer bisher gültigen und geübten Weiterbildung im Gebiet Chirurgie zur späteren schwerpunktmäßigen Konzentration auf eine wesentliche Säule chirurgischer Verantwortung für eine globale unfallchirurgische Versorgung wahrlich nicht gelten.

Lassen Sie mich zur Beantwortung der einleitend gestellten Frage nach dem „wieviel allgemeinchirurgische Grund- und Basiskenntnisse der Unfallchirurg benötigt" kommen und feststellen:

Gelingt es die Basis-Weiterbildung in den zugelassenen Ausbildungsinstitutionen besser wie bisher zu organisieren, zu straffen und konsequent durchzuführen, dann könnte man dem jüngst erarbeiteten Vorschlag einer 3- bis 4-jährigen Grundweiterbildung in der allgemeinen Chirurgie zustimmen. Dies allerdings nur unter der bereits erwähnten Voraussetzung, daß die gesamten Weiterbildungsforderungen erfüllt werden und dieses Weiterbildungsschema auf alle Bereiche der Chirurgie angewandt wird.

Herr Müller-Osten, der ehemalige Präsident des Berufsverbandes, hat immer wieder darauf hingewiesen, daß die Einführung der Teilgebiete in die Chirurgie als spezielle Schwerpunkte nicht wie da und dort fälschlich interpretiert ein deklassierender oder schmälernder Charakter zukommt. Es handelt sich im Gegenteil um eine von ihm als „Hochqualifikation" bezeichnete Ausbildung, die erst nach Abschluß der chirurgischen Weiterbildung zum „Arzt für Chirurgie" durch weitere intensive Beschäftigung mit dem Spezialgebiet erlangt werden kann.

Dies kann aber nicht bedeuten, daß gemäß einem vorbereiteten Antrag für den diesjährigen Deutschen Ärztetag – eine wesentliche Säule täglicher chirurgischer Arbeit, wie die Unfallchirurgie, mit der angeblich wertneutralen aber lapidaren Bezeichnung als „ergänzende Gebietsbezeichnung" unter besonderer Betonung, Weiterbildung und Erfahrung an Stelle des bisherigen Ausdrucks Teilgebiet – aber ohne partnerschaftliche Gleichstellung mit den übrigen chirurgischen Kollegen weitergeführt wird.

Meine sehr verehrten Damen und Herren,
jede Änderung der Weiterbildungsordnung kann und muß die gleichberechtigte Anerkennung aller Schwerpunkte bzw. Spezialgebiete im Gesamtkomplex der Chirurgie respektieren und den jeweiligen Forderungen im Hinblick auf die fachliche Zuständigkeit Rechnung tragen. Einen Universal-Chirurgen für alle Fälle jedenfalls gibt es beim heutigen hohen Standard der Chirurgie und den daraus resultierenden Forderungen unserer Patienten nicht oder nicht mehr.

Das bedeutet, daß für alle Chirurgen unabhängig davon welchem Schwerpunkt, welchem Spezialgebiet, welcher „ergänzenden Gebietsbezeichnung" oder schließlich welchem beruflichen Hobby sie sich später zuwenden eine zeitlich gleiche Basis- und Grundausbildung anzusetzen ist. Über den Inhalt der Ausbildung und ihre Dauer können dann immer noch unterschiedliche Vereinbarungen getroffen, die auch den Bereich der niedergelassenen Chirurgen einschließen und berücksichtigen müssen.

171. Wieviel Teilgebietschirurgie braucht der Allgemeinchirurg

F. Harder

Departement Chirurgie, Kantonsspital Basel, Spitalstraße 21, CH-4031 Basel

Subspecialities for the General Surgeon: How Much?

Summary. In this context general surgery is that which is practised in peripheral hospitals. Specialisation in a broad spectrum of current problems is needed. Knowledge in subspecialities clearly depends on hospital categories. After a 4-year basic block in general surgery a curriculum for the surgeon in peripheral hospitals is needed. It has to differ from a more narrow but highly specialized curriculum for academic and central hospitals.

Key words: Generals surgical curriculum – Subspecialities – Postgraduate education

Zusammenfassung. Unter Allgemeinchirurgie wird hier jene der Häuser der Grund- und Regelversorgung verstanden. Es wird eine „Spezialisierung in die Breite" mit Limitierung komplexer Probleme gefordert. Zu beherrschende Sparten der Teilgebietschirurgie und klare Spitaleinteilung hängen eng zusammen. Nach einem Block in chirurgischen Grundlagen und allgemeiner Chirurgie von mind. 4 Jahren soll ein Curriculum mit Ziel Grund- und Regelversorgung erarbeitet werden. Dabei ist die „Chirurgie des Häufigen" im Rahmen der apparativen und personellen Infrastruktur zu berücksichtigen. Es unterscheidet sich vom fachlich engeren und komplexeren Curriculum mit Ziel akademische und Schwerpunkt-Krankenhäuser.

Schlüsselwörter: Allgemeinchirurgie – Teilgebietschirurgie – Spitaleinteilung – chirurgische Weiterbildung

Die Antwort auf die Frage nach der erforderlichen Teilgebietschirurgie des Allgemeinchirurgen ist schwierig. Ich möchte sie rein aus Schweizer Sicht zu geben versuchen, bin aber selbstverständlich nicht in der Lage, Ihnen ein mit Zahlen belegtes fertiges Rezept anzubieten.

Definition Allgemeinchirurgie

Die erste Schwierigkeit liegt in den bekannten, schon angesprochenen divergenten Auffassungen und Definitionen der Allgemeinchirurgie selbst. Halten wir uns doch an die Umschreibung, wie sie im Weiterbildungsprotokoll Ihrer wie auch der Schweizerischen Gesellschaft für Chirurgie festgelegt ist. Darin umfaßt der Operationskatalog auch Eingriffe, die in Deutschland Teilgebieten zugeordnet sind.

Einheitsprodukt Allgemeinchirurgie

Die zweite Schwierigkeit ergibt sich aus der Tatsache, daß es in der Praxis den Allgemeinchirurgen als Einheitsprodukt schlechthin nicht gibt. Am peripheren Spital mit begrenzter Infrastruktur sind breite Kenntnisse gefragt. Die sich stellenden Probleme der Grund- und Regelversorgung respektieren anatomische, fachspezifische oder standespolitische Grenzen nicht immer.

Teilgebietschirurgie in der Grund- und Regelversorgung

Aus praktischer Sicht sollte die Frage nach der erforderlichen Teilgebietschirurgie korrekt lauten: Wieviel Teilgebietschirurgie verlangt die chirurgische Grund- und Regelversorgung oder die „Chirurgie des Häufigen" im vorgegebenen Rahmen der Weiterbildungsordnung.

Daß das Häufige erlernbar und beherrschbar ist – eben wegen seiner Häufigkeit – wird dabei angenommen unabhängig davon, ob das Problem in der Abdominalchirurgie, Chirurgie des Bewegungsapparates, oder etwa Thoraxchirurgie verankert ist. Eine allgemeingültige Antwort auf die so gestellte Frage lautet wie folgt:

„Aus Teilgebieten muß sich der Allgemeinschirurg in Weiter- und Fortbildung soviel angeeignet haben, um im Rahmen der Grund- und Regelversorgung die Chirurgie des Häufigen in seinem Einzugsgebiet beherrschen zu können. Seltenheiten sollten nur soweit es die erworbenen Fähigkeiten und die verfügbare personelle und apparative Infrastruktur erlauben, übernommen werden.

Die Behandlung schwerer Notfälle, die ohne chirurgisches Eingreifen nicht an ein Zentrum verlegbar sind, muß garantiert sein. Der Chirurg der Grund- und Regelversorgung muß in der Lage sein, weitgehend standardisierte Notfalleingriffe aus den chirurgischen Teilgebieten durchzuführen. In jedem Fall muß die chirurgische Behandlung geltenden Qualitätsnormen entsprechen.

Leistungskatalog, Spitalkategorien

Diese Definition beinhaltet einerseits den unscharfen Begriff Grund- und Regelversorgung im weiteren als Grundversorgung bezeichnet. Dieser müßte an sich mittels eines Leistungskataloges unter Einschluß der jeweiligen Komplexität des Einzelfalles (z.B. Polymorbidität des alten Patienten) definiert werden. Andererseits umfaßt die Definition die personelle und apparative Infrastruktur, setzt also eine Einteilung in Spitalkategorien voraus.

Spitalnetz und Eingriffshäufigkeit

Um dem Qualitätsanspruch genügen zu können, muß der Leistungskatalog auf die Infrastruktur abgestimmt sein und muß die Eingriffshäufigkeit die kritische Masse erreichen. Die Definition der erforderlichen Teilgebietskenntnisse ist in Abhängigkeit der Spitalorganisation unseres Landes zu sehen. Aus dem Referat Berchtold konnten Sie entnehmen, daß die schweizerische Landkarte – bitte verzeihen Sie den saloppen Begriff – fast spitalverseucht ist. Es wird an zu vielen Orten gleichzeitig dasselbe zu selten gemacht: Alles überall ein wenig. Dies ist auch der Beherrschung von Teilgebieten abträglich. Eine Straffung würde eine Reihe organisatorischer und fachspezifischer Probleme lösen helfen. Eine Abdeckung der elektiven und notfallmäßigen Grundversorgung durch komplette Chirurgen mit entsprechend dokumentierter Weiterbildung und fortwährender Praxis ließe sich auch besser bewerkstelligen.

Notwendigkeit der Spezialisierung und Schwerpunktbildung

Neben dem fachlichen Profil des Chirurgen und der vorgegebenen Infrastruktur des Spitals ist noch die Sicht der Fachgesellschaften maßgebend. Mit Recht bestehen die Fachgesellschaften auf der absoluten Notwendigkeit der Spezialisierung oder der Schwerpunktbildung. Neueinführung, technischer Aufwand, Know-how, relative Seltenheit und anderes mehr bedingen Konzentration der Patienten und Exklusivität, welche aber durchaus zeitlich begrenzt sein können. Vielfach werden jedoch ungerechtfertigterweise die Begriffe Fortschritt, Spezialisierung und exklusiver Qualitätsanspruch – und zwar für sämtliche Leistungen eines Spezialfaches – fest und untrennbar miteinander verknüpft. Dies auch ungeachtet der relativen Einfachheit oder allgemeinen Häufigkeit behandlungsbedürftiger Zustände. Es wird daraus ein exklusiver Behandlungsanspruch in Teilgebieten abgeleitet. Am Zentrum ist er zwingend, in der Grundversorgung hinderlich. Dort können zu kleine Spezialistennischen mit ihren Folgen entstehen. Zuweilen wird der exklusive Qualitätsanspruch auch zum Zweck der Annexion und Sicherung von Jagdgründen, selbst in Bereichen, die noch der breiten Grundversorgung zuzuordnen sind, vorgeschoben.

Die häufigsten chirurgischen Eingriffe

Dies (Tabelle 1) sind die 15 häufigsten chirurgischen Eingriffe, die alle im peripheren Spital durchgeführt werden. Es sind dies bei Notfällen am häufigsten frische Verletzungen des Bewegungsapparates, der größten Kategorie, die in Deutschland einem Teilgebiet zugeordnet ist. Was davon in der Schweiz von Allgemeinchirurgen und was von Orthopäden operiert worden ist, läßt sich nicht eruieren. In der Häufigkeit an zweiter Stelle stehen gefäßchirurgische Eingriffe, welche Kategorie aber schon nicht mehr unter den 15 häufigsten Eingriffen figurieren. Diesen und anderen häufigen Eingriffen muß der Chirurg der Grundversorgung gewachsen sein.

Mögliche Maßnahmen

Was ist zu tun?

An unserer Spitalstruktur und an einer teils zu weitgehenden Spitalausrüstung in der Peripherie können höchstens längerfristige Änderungen in Richtung Zusammenlegungen, koordinierter Spitalverbund, erwartet werden. Die Weiterbildung muß sich also vorläufig den Gegebenheiten eines kantonal zersplittert organisierten Gesundheitswesens anpassen. Darin brauchen wir Chirurgen der Grundversorgung, die sich in die Breite des Häufigen spezialisieren. Die Chirurgie der Peripherie unterscheidet sich grundsätzlich von jener der Schwerpunktsklinik in der Zusammensetzung des Krankenguts wie auch in den allgemeinen Arbeitsbedingungen. Dem Chirurgen der Grundversorgung muß ein entsprechendes Curriculum angeboten werden. Dieses soll nach einer Basisausbildung speziell die häufigen chirurgischen Erfordernisse eines kleineren Einzugsgebietes berücksichtigen. Neben der Viszeralchirurgie – mit einer noch zu definierenden Begrenzung nach oben aufgrund

Tabelle 1. Häufigste chirurgische Eingriffe, CH

1. Hernie	9. Tibiaosteosynthese
2. Arthroskopie	10. Laparotomie ohne Spezifikation
3. Appendektomie	11. Osteosynthese OSG
4. Cholecystectomie	12. Andere Eingriffe am Knochen
5. Varizenoperation	13. Inzision Haut
6. Andere Op., Haut, Subcutis	14. Schilddrüse
7. Wundnaht	15. Colonsegmentresektion
8. Femurosteosynthese	

der Häufigkeit und Komplexität – sind häufige Verletzungen des Bewegungsapparates als Teil der Grundversorgung miteinzubeziehen. Komplexe Gelenksfrakturen, Beckenfrakturen, Wirbelsäulenfrakturen, Verletzungen mit schwerem Weichteiltrauma und Korrektureingriffe am Bewegungsapparat gehören nicht in die Domäne des peripheren Krankenhauschirurgen. Gefäßchirurgisch sind Blutungen nach außen, im Bauch und Brustraum zu kontrollieren, seien diese krankheits- oder unfallbedingt, intra- oder postoperativ ausgelöst sowie akute embolische Verschlüsse zu beheben. Dazu sind die typischen Gefäßzugänge und Techniken der Gefäßfreilegung und Gefäßnaht Voraussetzung. Rupturierte Aortenaneurysmen gehören nicht ins periphere Krankenhaus.

Generell muß von einem bestimmten Schwierigkeitsgrad an, bezogen auf die gesamte verfügbare eigene Behandlungskapazität (inkl. Intensivpflege und Spezialisten verschiedener Orientierung) eine Weiterleitung des Patienten erfolgen.

Der Weiterbildungsgang für Chirurgen mit Berufsziel chirurgische Grundversorgung bedarf von einem zu bestimmenden Zeitpunkt an einer speziellen Orientierung, die sich vom Curriculum des Chirurgen mit Berufsziel akdademisches und Schwerpunktkrankenhaus (Maximalversorgung) unterscheidet. Voraussetzung für alle ist die chirurgische Basisausbildung von 2 Jahren (s. Referat Berchtold). Weitere 2 Jahre dienen als Minimum der elementaren operativen Ausbildung in Allgemeinchirurgie. Dann kann wohl einerseits eine Schwerpunktbildung innerhalb der Chirurgie und andererseits eine Auseinandersetzung mit dem breiten Fächer einer abwechslungsreichen Grundversorgung beginnen. Diese Aufzweigung soll vor das Stadium gesetzt werden, wo größere viszeralchirurgische Eingriffe erstmals in Angriff genommen werden. Diese in der Weiterbildung seltenen Appetitanreger würden nur dazu verleiten, später in der Grundversorgung bei mangelhafter Beherrschung, ungenügender Infrastruktur und nicht zu rechtfertigendem Risiko zu selten einmal auf sie zurückzukommen. Die Aufgaben und Kompetenzen in der Grundversorgung liegen anderswo. Eine Spitaleinteilung muß dazu genutzt werden, Chirurgen für eine Tätigkeit in definierten Spitalkategorien differenziert weiterzubilden und vorzubereiten (Tabelle 1).

Die breite Grundversorgung in der Peripherie zeichnet sich durch durchlässige anatomische, fachspezifische und standespolitische Grenzen aus. Aufgrund der Häufigkeit der unterschiedlichen chirurgischen Problematik ist für den Allgemeinchirurgen der Grundversorgung eine Abgrenzung der Kompetenz mehr nach oben als in die Breite vorzusehen. So bin ich z.B. überzeugt, daß in Zukunft in der Schweiz, wo Allgemeinchirurgen und Orthopäden das Teilgebiet Unfallchirurgie gemeinsam betreiben oder es sich auch streitig machen – je nach Ort und Auffassung – sich beide, Allgemeinchirurgen und Orthopäden darüber werden ausweisen müssen, daß sie ein gegenseitig anerkanntes gemeinsames Weiterbildungsprogramm an chirurgischen und orthopädischen Kliniken erfüllt haben, falls sie frisches Trauma als Teilgebiet im Rahmen der Grundversorgung behandeln wollen. So gibt es heute noch genauso kalte Orthopäden wie breite Chirurgen, die das Trauma des Bewegungsapparates traumatisieren! Es gibt von beiden aber mehrheitlich solche, die es exzellent, kompetent und selbständig behandeln. Kritische Selbsteinschätzung im aktuellen Umfeld nach entsprechender Weiter- und Fortbildung und eine überarbeitete konzentrierte Spitalorganisation bestimmen den Anteil der Teilgebietschirurgie des Allgemeinchirurgen.

b) Möglichkeiten und Grenzen ambulanten Operierens

172. Möglichkeiten und Grenzen des ambulanten Operierens – Einführung

K. Fritz

Panoramastraße 18, W-7101 Flein, Bundesrepublik Deutschland

Possibilities and Limits of Outpatient Surgery

Summary. The necessary prerequisites for quality assurance are described. An analysis of the frequency and the scope of outpatient operation in the 91 surgical practices in Northern Württemberg, FRG, shows that, for the average practice, its significance is rather low. In contrast to this, the statistics of 41 practices of the „working group of outpatient operation of the BDC" show a clearly higher and more sophisticated capability, due to an annual operation frequency of 683 to 3008 operations. Reference is made to the importance of the out-patient operation for health politics.

Key words: Outpatient operation – Prerequisites – Scope

Zusammenfassung. Die zur Qualitätssicherung notwendigen Voraussetzungen werden dargestellt. Eine Analyse der Frequenz und des Umfangs des ambulanten Operierens in den 91 chirurgischen Praxen von Nordwürttemberg ergibt, daß seine Bedeutung für die Durchschnittspraxen relativ gering ist. Im Gegensatz dazu zeigen die Statistiken aus 41 Praxen des Arbeitskreises für ambulantes Operieren im BDC bei einer Operationsfrequenz zwischen 683 und 3008 Eingriffen im Jahr ein deutlich höheres und differenzierteres Leistungspotential. Auf die gesundheitspolitische Bedeutung des abmulanten Operierens wird hingewiesen.

Schlüsselwörter: Ambulantes Operieren – Voraussetzungen – Umfang

Unter ambulanten Operationen werden alle operativen Behandlungsmaßnahmen verstanden, bei denen der Patient die Nacht vor und nach dem Eingriff im eigenen Bett verbringt. Zusätzliche Unterteilungen nach der Art des Eingriffes, der Dauer der postoperativen Überwachung oder der Einrichtung, in der operiert wird, erscheinen nicht notwendig.

Diese Definition von Müller-Osten schließt auch die Tageschirurgie ein. Ihr werden meist Operationen zugeordnet, die bisher überwiegend im Rahmen einer stationären Behandlung erfolgten, die aber bei einem entsprechenden Qualitätsstandart auch ambulant möglich sind. Dabei darf die ambulante Durchführung des Eingriffes kein größeres Risiko haben als die stationäre.

Die wichtigsten Voraussetzungen dafür sind:

1. Der Chirurg muß für den Bereich, in dem er ambulant operieren will, eine überdurchschnittliche Erfahrung haben. Sein Angebot wird deswegen relativ begrenzt sein.
2. Operations- und Narkosefähigkeit müssen abgeklärt, Risikopatienten ausgeschlossen werden.

Tabelle 1. OP. ohne Zuschlag („kleine Chirurgie")

Operative Wundversorgungen	8 544
Eitrige Prozesse	7 671
Haut- und Geschwulstexzisionen	21 020
Nagel- und Nagelbettoperationen	7 418
Sonstige kleine Eingriffe	787
Summe:	45 440
Operationen pro Arzt:	499

3. Einrichtung, hygienische Verhältnisse und Ausbildungsstandart des Personals müssen den Anforderungen des geplanten Operationsspektrums entsprechen und die Beherrschung von Komplikationen sicherstellen.
4. Es muß sich um Eingriffe nach bewährten Standartmethoden mit geringer Komplikationsgefährdung handeln.
5. Der Operateur oder ein qualifizierter Vertreter muß ständig erreichbar sein.
6. Die Kontaktaufnahme zwischen Arzt und Patienten muß jederzeit und rasch erfolgen können.
7. Häusliche Versorgung und Kooperationsbereitschaft des Patienten müssen gesichert sein.
8. Die gute Zusammenarbeit mit einem nahegelegenen Krankenhaus bewahrt vor Ärger, wenn ein unvorhergesehener Verlauf eine stationäre Aufnahme notwendig macht.

Diese Voraussetzungen werden in den einzelnen Praxen in unterschiedlichem Umfang gegeben sein. Jeder Operateur wird deswegen genau prüfen müssen, ob sein Sicherheitsstandard bei Berücksichtigung aller hier aufgeführten Punkte seinem Leistungsspektrum entspricht. Bei krankenhausüblichen Eingriffen muß auf die Alternative der stationären Behandlung hingewiesen werden. Dies gilt auch für die 158 Operationen im Kapitel N Chirurgie/Orthopädie, für deren ambulante Durchführung nach dem Katalog der Nr. 80–84 ein Zuschlag bezahlt wird.

Dieser 1981 zusammengestellte Katalog führt die Eingriffe auf, die nach damaliger Ansicht für den ambulanten Bereich geeignet erschienen. Es gibt aber kaum detaillierte Angaben darüber, in welchem Umfang davon Gebrauch gemacht wird. Einen wenn auch unvollständigen Überblick ermöglichen die Kassenabrechnungen der 91 im KV-Bereich Nordwürttemberg niedergelassenen Chirurgen im Jahre 1989 und die Operationsstatistiken von 41 Mitgliedern des Arbeitskreises „Ambulantes Operieren" im gleichen Jahr.

Die Daten aus Nordwürttemberg bestätigen die aus Umsatzstatistiken bekannte geringe Bedeutung des ambulanten Operierens für die Durchschnittspraxis. Es überwiegen die Eingriffe aus der kleinen Chirurgie mit 45 400 oder 455 pro Arzt (Tabelle 1).

Von den Eingriffen mit Zuschlägen wurden rund 24 000 durchgeführt (Tabelle 2). Der Durchschnitt von 265 pro Arzt entspricht fast genau der bundesweit ermittelten Zahl von 268 Eingriffen im Jahr. Dabei ist auch auf den geringen Anteil der aufwendigeren Operationen mit Zuschlägen nach den Nr. 82 und 83 hinzuweisen.

Tabelle 2. Ambulante Operationen mit Zuschlaggebühr aus 91 Praxen in Nordwürttemberg

Nr. 80: alle 22 Leistungen erbracht	9 345 (102 pro Arzt)
Nr. 81: von 53 Leistungen 37 erbracht	11 083 (122 pro Arzt)
Nr. 82: von 47 Leistungen 34 erbracht	1 836 (20 pro Arzt)
Nr. 83: von 33 Leistungen 19 erbracht	1 762 (19 pro Arzt)
Nr. 84: alle 3 Leistungen erbracht	63 (1 pro Arzt)
Größere Operationen ohne Zuschlag (Mammachirurgie 49, sonstige Op. 1)	50
Summe:	24 140 (265 pro Arzt)

Tabelle 3. Ambulante Operationen mit Zuschlaggebühr aus 41 Praxen des Arbeitskreises „ambulantes Operieren“

Nr. 80: von 22 Leistungen 19 erbracht	8 050 (196 pro Arzt)
Nr. 81: von 53 Leistungen 38 erbracht	12 748 (311 pro Arzt)
Nr. 82: von 47 Leistungen 37 erbracht	4 404 (107 pro Arzt)
Nr. 83: von 33 Leistungen 25 erbracht	3 868 (95 pro Arzt)
Nr. 84: von 3 Leistungen 2 erbracht	395 (9 pro Arzt)
Größere Operationen ohne Zuschlag (Mammachirurgie 157, Appendektomien 27, Strumaop. 17, Narbenbrüche n. Nr. 2620 10 Cholecystektomie 1, sonstige Op. 28)	240 (6 pro Arzt)
Summe:	29 669 (724 pro Arzt)

Den Leistungen der 91 Chirurgen von Nordwürttemberg werden in der Tabelle 3 die aus den Operationsstatistiken von 41 Praxen des Arbeitskreises ermittelten Vergleichszahlen gegenübergestellt. Es handelt sich um Praxen unterschiedlicher Größe und Leistungsfähigkeit. Ihre Operationsfrequenz liegt unter Einschluß der kleinen Eingriffe zwischen 683 und 3008, 27 sind Einzelpraxen, 14 Gemeinschaftspraxen. Diese haben erwartungsgemäß meist das größere und differenziertere Leistungspotential.

Einige haben offenbar Schwerpunkte in der Handchirurgie, in der Phlebologie oder Kinderchirurgie. Die Gesamtzahl der zuschlagsfähigen Eingriffe ist deutlich höher, vor allem aber die durchschnittliche Operationsfrequenz pro Arzt. Dies gilt besonders für die Nrn. 82 und 83, wo sie das Fünffache beträgt.

Nimmt man beide Statistiken zusammen, so fehlen von den im Katalog angebotenen 158 Leistungen nur 26. Dabei handelt es sich zum Teil um Raritäten, die in einer umfassenderen Ermittlung vielleicht auftauchen würden. Ihnen stehen 15 hoch bewertete und häufig ambulant erbrachte Leistungen gegenüber, für die ein Zuschlag fehlt.

Aus den umfangreichen Einzelstatistiken können nur einige Besonderheiten herausgegriffen werden (Tabelle 4 und 5). Wenn man die Zahlen vergleicht, so liegen sie beim Arbeitskreis für die kleineren Eingriffe, wie die Entfernung von Fremdkörpern, bei der septischen Chirurgie oder den Exzisionen mit Ausnahme der Mastektomien niedriger, bei allen anderen Gruppen deutlich höher als in Nordwürttemberg.

In der plastischen Chirurgie wurden alle angebotenen Leistungen erbracht bis auf die 6, die mit dem Mamillenersatz und der Implantation eines Rundstiellappens in Verbindung stehen. Hinzuweisen ist auf je 2 Reduktionsplastiken und 2 Aufbauplastiken der Mamma.

Tabelle 4. (Nordwürttemberg)

Entfernung tiefer Fremdkörper	1 218
Exzsionen aus der Körperoberfläche (u.a. 19 Mastektomien)	9 227
septische Chirurgie	2 746
plastische Chirurgie	430
Extremitätenchirurgie (1834 Ganglien, 1012 CTS, 466 Hammerzehen)	6 931
Knochenchirurgie (283 Metallentfernungen, 229 Exostosen)	958
Gelenkchirurgie (408 Bandnähte und -plastiken)	948
Hals- und Abdominalchirurgie (87 Hernien aller Art, 1 Struma)	92
Gefäßchirurgie (Nr. 2862 Crossekt. und Exstirpationen 391)	844
Proktologische Operationen (Exz. von Hämorrhoiden 140)	377
Neurochirurgie	128
Phimosen	141
Summe:	24 140

Tabelle 5. (Arbeitskreis)

Entfernung tiefer Fremdkörper	789
Exzsionen aus der Körperoberfläche (u.a. 107 Mastektomien)	8 760
septische Chirurgie	1 827
plastische Chirurgie	680
Extremitätenchirurgie (1963 Ganglien, 1540 CTS, 722 Hammerzehen)	8 277
Knochenchirurgie (581 Metallentfernungen, 276 Exostosen)	1 344
Gelenkchirurgie (782 Bandnähte und -plastiken)	1 543
Hals- und Abdominalchirurgie (1123 Hernien aller Art, 17 Strumen)	1 177
Gefäßchirurgie (Nr. 2862 Crossekt. und Exstirpationen 1490)	3 161
Proktologische Operationen (Exz. von Hämorrhoiden 482)	651
Neurochirurgie	326
Phimosen	883
Vasektomien	228
Summe:	29 669

Die im Abschnitt Extremitätenchirurgie angegebenen Eingriffe gehören zum Großteil schon immer in die chirurgische Praxis und erscheinen in beiden Statistiken vollständig. Am häufigsten sind die Operationen des Karpaltunnelsyndroms, sowie die von Ganglien und Hammerzehen.

Bei der Knochenchirurgie stehen die Metallentfernungen an erster Stelle, aber auch Osteosynthesen erfolgten in beachtlicher Zahl. Bandnähte und Bandplastiken, vorwiegend am Sprunggelenk, vereinzelt auch am Kniegelenk machen mehr als die Hälfte der Gelenkchirurgie aus. Der Anteil der Arthroskopien und arthroskopischen Operationen liegt knapp unter 400.

Der größte Teil der über 1100 operierten Hernien und fast 900 Phimosen stammt aus kinderchirurgischen Praxen. Die 17 Stumaoperationen und 27 Appendektomien kommen aus jeweils 5 verschiedenen Praxen und sind also keineswegs so selten, wie meist angenommen wird. Ambulant cholecystektomiert wurde einmal.

Überraschend hoch ist der Anteil der Varicenchirurgie, wobei ¾ unter die großen Eingriffe nach Nr. 2861 und 2862 fallen. Sonst sind nur noch in der Neurochirurgie 14 mikrochirurgische Eingriffe aus 2 Praxen erwähnenswert.

Die Leistungsfähigkeit und das Spektrum operativ ausgerichteter Praxen ist demnach erheblich größer, als nach dem bundesweit niedrigen Anteil der ambulanten Operationen zu erwarten ist. Einer weiteren Intensivierung stehen vor allem wirtschaftliche Probleme entgegen, auf die der Berufsverband wiederholt und nachdrücklich hingewiesen hat.

Beim europäischen Kongreß über ambulantes Operieren in Brüssel hat man den Eindruck gewonnen, daß europaweit eine wirksame Unterstützung des ambulanten Bereiches nur da erfolgt, wo ein Bettenmangel zu Wartelisten führt. An Betten fehlt es bei uns zwar nicht, aber längerfristig kann der Personalmangel bei dem gleichzeitigen Anstieg der personal- und zeitaufwendigen großen Eingriffe dazu zwingen, z.B. die Hernien- und Handchirurgie, sowie die Varicenoperationen vermehrt aus dem stationären in den ambulanten Bereich zu verlagern.

Zu den Aufgaben sowohl der Gesellschaft für Chirurgie als auch des Berufsverbandes wird es deswegen gehören, zur Schaffung der organisatorischen und wirtschaftlichen Voraussetzungen, aber auch zu mehr Bereitschaft und Aufgeschlossenheit für eine solche Entwicklung beizutragen.

173. Ambulante Kinderchirurgie – Möglichkeiten und Grenzen

Th. A. Angerpointner

Arzt für Chirurgie-Kinderchirurgie, Zenettistr. 48, W-8000 München 2, Bundesrepublik Deutschland

Ambulatory Pediatric Surgery – Possibilities and Limitations

Summary. Pediatric surgical operations performed on an ambulatory basis in a practice are still rare in Germany. Prerequisites, indications, possibilities and limitations are presented. Some 869 operations were performed under general anesthesia within 21 months. Of the children 70% were under 5 years of age. The postoperative results were evaluated by means of a questionnaire in 352 children. Early complications occured in five instances (1.4%) and late complications in one child (0.3%); hernia recurrence). Observing the possibilities and limitations, ambulatory pediatric surgery yields good results and takes the pecularities of children into consideration.

Key words: Ambulatory surgery – Pediatric surgery

Zusammenfassung. Kinderchirurgische Operationen in einer Praxis durchgeführt sind in Deutschland noch selten. Voraussetzungen, Indikationen, Möglichkeiten und Grenzen werden aufgezeigt. 869 Operationen in Allgemeinnarkose wurden innerhalb von 21 Monaten durchgeführt. 70% der Kinder waren unter 5 Jahren. Die postoperativen Ergebnisse wurden durch Fragebögen bei 352 Kindern ausgewertet. Frühkomplikationen traten bei 5 Kindern auf (1,4%), Spätkomplikationen bei einem Kind (0,3%; Hernienrezidiv). Bei Beachtung der Möglichkeiten und Grenzen, ergibt die ambulante Kinderchirurgie gute Ergebnisse und berücksichtigt dabei die Besonderheiten des Kindesalters.

Schlüsselwörter: Ambulante Chirurgie – Kinderchirurgie

Einleitung

Historisch gesehen war ein kurzer Aufenthalt im Hospital nach Operationen im Mittelalter etwas Alltägliches. Die Angehörigen wurden selbstverständlich zur Nachsorge und Beobachtung der Patienten herangezogen. Mit zunehmendem Aufkommen des Krankenhauswesens und der Einrichtung von Kinderkliniken im letzten Jahrhundert stieg auch die Verweildauer nach Operationen im Kindesalter an. Nachdem die moderne Psychologie deutlich gemacht hat, daß länger dauernde Hospitalisierung zu ernsten psychischen Störungen bei Kindern führen kann, gingen manche Klinken dazu über, Kinder im Rahmen der Tageschirurgie zu operieren.

Unter ambulanter Kinderchirurgie versteht man nicht die Behandlung von Bagatellunfällen und kleinere Eingriffe, die von je her ambulant durchgeführt wurden, sondern

Operationen in Narkose, für die sich früher die Kinder einem mehrtägigen stationären Aufenthalt unterziehen mußten. War der zentrale Gedanke bei der Einführung der Tageschirurgie an den Kliniken eine Verminderung der psychisch-traumatischen Trennung der Kinder von Eltern und gewohnter Umgebung, so ist die Verlagerung der Tageschirurgie aus den Kliniken heraus in die kinderchirurgische Praxis die konsequente Fortführung dieses Gedankens.

Voraussetzungen des ambulanten Operierens

Anders als z.B. in den USA, wo heute schon 40% aller operativen Eingriffe ambulant in Praxen niedergelassener Ärzte durchgeführt werden, ist die ambulante Kinderchirurgie bei uns noch eine ausgesprochene Seltenheit. Die ambulante Kinderchirurgie erfordert eine ganze Reihe von Voraussetzungen. So ist neben der Qualifikation und Erfahrung des Operateurs ein hygienischer und technischer Standard, der dem einer Klinik entspricht, erforderlich. Ambulant können nur solche Operationen durchgeführt werden, die eine geringe Risiko- und Komplikationswahrscheinlichkeit haben und bei denen die Eltern die postoperative Nachsorge zuhause selbst übernehmen können. An die Patientenselektion müssen hohe Anforderungen gestellt werden. So müssen die Kinder, die ambulant operiert werden sollen, vollständig ohne Risikofaktoren sein. Von den Eltern muß die Akzeptanz des ambulanten Operierens und ein intaktes soziales Umfeld verlangt werden. Die Anästhesie-Vorbereitungsuntersuchung übernimmt der Kinderarzt. Der Anästhesist, der in die Praxis kommt, muß nicht nur Erfahrung mit ambulanten Narkosen haben, sondern muß auch ein erfahrener Kinderanästhesist sein. Das ambulante Operieren ist nicht nur finanzaufwendig, sondern auch personal- und technikaufwendig. Neben einer ausgebildeten OP-Schwester und Anästhesieschwester müssen weitere Helferinnen da sein, die Springerdienste versehen, den Betrieb außerhalb des OPs managen und auch die Eltern betreuen. Die technische Ausrüstung muß selbstverständlich auf dem Stand der Zeit sein und die OPs müssen den strengen Anforderungen der BG entsprechen. Es müssen genügend Aufwachplätze zur postoperativen Überwachung vorgehalten werden und die Möglichkeiten der Instrumenten- und Wächesterilisation müssen in der Praxis gegeben sein. Darüberhinaus müssen Räume für die Sprechstunde, Patientenaufnahme, Röntgen und Ultraschall vorhanden sein, so daß die Praxis nicht unter 250 m^2 groß sein sollte. Neben diesen Voraussetzungen ist natürlich die Akzeptanz des ambulanten Operierens bei den überweisenden Kinderärzten erforderlich, was aber meist gegeben ist.

Indikations-Katalog für das ambulante Operieren

Sind die Voraussetzungen erfüllt, bieten sich viele Operationen an, die man ambulant im Kindesalter durchführen kann (Tabelle 1). Am häufigsten sind dabei die Phimosen, Lei-

Tabelle 1. Indikationskatalog ambulante Kinderchirurgie

1. *Kopf:* Weichteil-Tu, Nävi, Cysten, Narben, Gaumenverletzungen, Ohrknorpelfehlbildungen, Lippen-/Zungenbändchen.
2. *Hals:* Cysten, Fisteln, Weichteil-Tu, Nävi
3. *Thorax/Bauchwand/Proktologie:* Weichteil-Tu, Nävi, Nabelhernien, epigastrische Hernien, Leistenhernien, Pilonidalsinus, Analfisteln, Fissuren
4. *Genitale:* Phimosen, Virga palmata, Meatusstenosen, Hodenhochstände, Hydrocelen, Hodenatrophien, Labiensynechien, weitere OPs weibliches Genitale, Vorhautverklebungen
5. *Extremitäten/Unfallchirurgie:* Ganglien, Bakercysten, andere Weichteil-Tu, Nävi, schnellende Finger, Syndaktylien mit und ohne Vollhauttransplantation, Hexadaktylien, Narkoserepositionen, ME
6. *Sonstiges:* Wundversorgungen, Emmetplastiken, Nagelextraktionen, Nagelbettsanierungen, Röntgen, Ultraschall

sten- und Nabelhernien, die Hydrocelen und Hodenhochstände. Operationen an den Extremitäten werden in Blutleere durchgeführt.

OP-Statitisik

Vom 1. 7. 1989 bis 1. 3. 1991 (21 Monate) wurden 1027 Operationen durchgeführt, davon 158 (15,4%) stationär im Belegarztsystem und 869 (84,6%) ambulant in der Praxis. Hierbei sind Bagatelleingriffe wie Wundversorgungen, Vorhautlösungen, Abszeß-Spaltungen etc. nicht enthalten.

Seit 1. 7. 1990 wird für jedes ambulant operierte Kind ein Fragebogen zur Diagnose, Operation, postoperativen Früh- und Spätkomplikationen und zum Verlauf zuhause angelegt. Bisher wurden 352 Fragebögen ausgewertet. Abb. 1 zeigt die Altersverteilung der in der Praxis ambulant operierten Kinder. Fast 70% waren unter 5 Jahre alt, der Altersgipfel lag mit 21% bei den Zweijährigen, 12% der Kinder waren unter 1 Jahr.

Folgende Ergebnisse wurden erhoben: von den 352 Kindern benötigten 150 (42,6%) zuhause Schmerzmittel am Tag der Operation (Paracetamol-Suppositorien), 16 Kinder (4,5%) bekamen Fieber über 38,0°C und 15 Kinder (4,3%) erbrachen zuhause. Chirurgische Frühkomplikationen traten in 5 Fällen (1,4%) auf, davon zwei oberflächliche Nahtdehiszenzen ohne Infektion, 2 epifasciale Haematome nach Herniotomie und 1 Wundinfektion (0,3%). Ein Mädchen entwickelte 11 Monate nach rechtsseitiger Herniotomie ein Rezidiv, das inzwischen, ebenfalls ambulant, nachoperiert wurde.

Auf die Frage: „Würden Sie dieselbe Operation bei Ihrem Kind wieder ambulant durchführen lassen oder fänden Sie stationäre Behandlung besser?" antwortete die überwältigende Mehrheit, nämlich 350 von 352 Eltern (99,4%), mit ambulanter OP, 1× waren die Eltern unentschieden, da sie vermuteten, daß die technische Ausrüstung in einer Klinik vielleicht besser sei und nur eine Mutter hätte die Operation nicht mehr ambulant durchführen lassen. Sie fand zwar die ambulante Operation gut für das Kind, fühlte sich aber zuhause durch das postoperativ sehr aktive Kind überfordert.

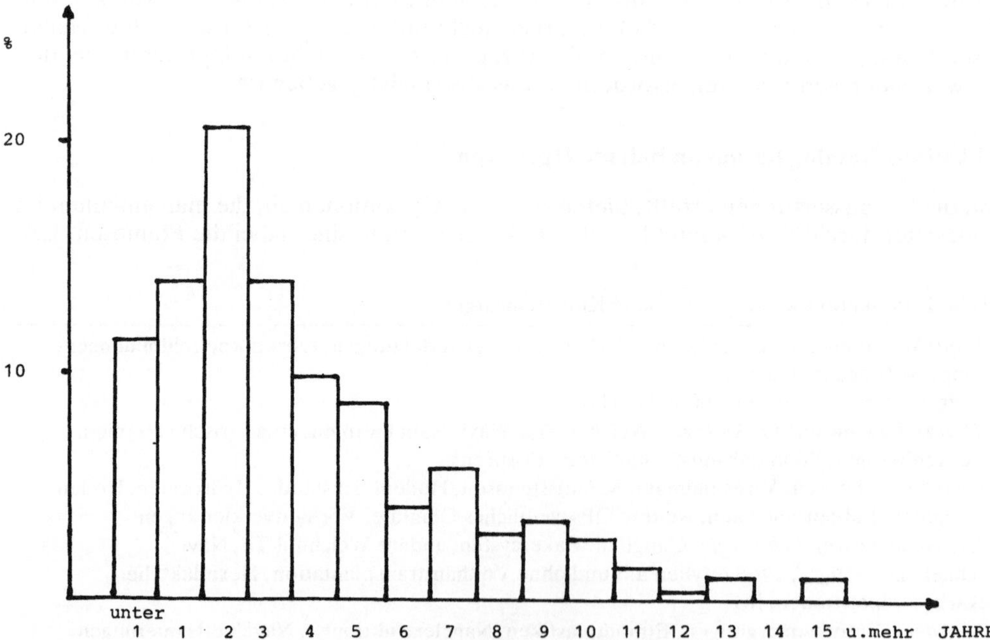

Abb. 1. Altersverteilung (01. 07. 1990–01. 04. 1991; n = 352); 69,6% unter 5 Jahre

Grenzen des ambulanten Operierens

Soweit zu den Möglichkeiten des ambulanten Operierens. Gute Ergebnisse können beim ambulanten Operieren aber nur dann erzielt werden, wenn die Grenzen genau beachtet werden. Diese Grenzen ergeben sich zunächst durch die OP-Indikation selbst. So kann selbstverständlich z.B. ein Kind mit akuter Appendizitis nicht ambulant operiert werden. Einer der wichtigsten Punkte beim ambulanten Operieren ist die Patientenselektion. Die Kinder müssen absolut frei von Risikofaktoren sein. Tritt auch nur der geringste Risikofaktor hinzu, verbietet sich das ambulante Operieren. Kinder mit Trimenonsanämie, Asthmatiker, Spastiker, Cerebralparetiker, Kinder mit congenitalen Vitien, Kinder mit Krampfanfällen, Hydrocephali oder Chromosomenaberrationen dürfen nicht ambulant operiert werden.

Ebenso müssen Säuglinge, die ehemals Frühgeborene waren oder in der Neugeborenenperiode intensivpflichtige Probleme, vor allem des Respirationstraktes und des Herz-Kreislaufsystems, hatten und die in den ersten sechs Lebensmonaten operiert werden müssen, stationär operiert und 4 Tage stationär überwacht werden. Daher ist neben dem ausführlichen OP-Vorbereitungsgespräch die exakte Anamneseerhebung präoperativ so wichtig. Als Altersgrenze hat sich beim Säugling ein Alter von 10–12 Wochen eingespielt, sofern diese Kinder nicht in der Trimenonsanämie sind. Jüngere Säuglinge werden stationär operiert, auch wenn keine Risikofaktoren bekannt sind.

Ambulantes Operieren kommt auch nicht in Frage, wenn die Eltern skeptisch gegenüber dem ambulanten Operieren sind. Dasselbe gilt für die Nichtakzeptanz des ambulanten Operierens bei den überweisenden Kinderärzten, was allerdings selten vorkommt. Und, last but not least, verbietet sich das ambulante Operieren, wenn die Pflege der Kinder zuhause nicht sichergestellt ist, z.B. bei Berufstätigkeit beider Eltern, oder wenn schlechte hygienische Verhältnisse zuhause vorliegen.

Hier wird die Überlappung von ambulantem Operieren und stationärer Kinderchirurgie deutlich. Es soll hier betont werden, daß das Krankenhauswesen mit seinen speziellen Operationsindikationen und Möglichkeiten durch das ambulante Operieren nicht betroffen ist und beide Systeme nicht in Konkurrenz zueinander stehen sollen. Im Gegenteil, unsere überfüllten Kliniken werden durch das ambulante Operieren in beträchtlichem Maße entlastet, so daß sich stationäre und ambulante Kinderchirurgie in geradezu idealer Weise ergänzen.

Schlußbemerkungen

Die Vorteile des ambulanten Operierens in der kinderchirurgischen Praxis sind

1. ein kurzer Aufenthalt zur Operation von 2½ bis 3½ Stunden, wobei die Eltern bis auf die Operation ständig bei ihren Kindern sind. Auch die Anwesenheit bei der Narkoseeinleitung ist möglich. So wird das psychische Trauma auf ein Minimum reduziert.
2. Die gute Überschaubarkeit und Ruhe des relativ kleinen Praxisbetriebes was sich auf Kinder und Eltern außerordentlich positiv auswirkt.
3. Als sehr wichtiger Punkt die Tatsache, daß die gesamte Behandung von der Erstuntersuchung, dem Aufklärungsgespräch und der Operation bis hin zur gesamten Nachsorge von ein und demselben Arzt durchgeführt wird, was für das Arzt-Patienten-Eltern-Verhältnis von großer Wichtigkeit ist.
4. Eine effektive Kostendämpfung für die öffentlichen und privaten Kostenträger, da ambulante Operationen nur einen Bruchteil von stationären Operationen kosten. Allerdings müssen die Vergütungen für das ambulante Operieren verbessert werden, da sie zur Zeit im Verhältnis zum Aufwand, den man in der Praxis hat, völlig unzureichend sind. Dies ist u.a. das Ziel des Arbeitskreises „Ambulantes Operieren“ des Berufsverbandes der Deutschen Chirurgen.
5. Die geringe Zahl der postoperativen Komplikationen durch ein normales Keimspektrum ohne Hospitalismuskeime in den Praxen.

Zusammenfassend kann gesagt werden, daß das ambulante Operieren eine Art von Chirurgie ist, die speziell den kindlichen Erfordernissen maximal entgegenkommt. Das ambulante Operieren ergänzt sich in idealer Weise mit der stationären Kinderchirurgie. Bei entsprechender Auswahl der Patienten und Beachtung der Grenzen sind die Ergebnisse gut, so daß sich das ambulante Operieren in der kinderchirurgischen Praxis in Zukunft stärker etablieren wird.

174. Ambulantes Operieren in der plastischen Chirurgie

K.-H. Eilers

Am Schloßgarten 8, W-3300 Braunschweig, Bundesrepublik Deutschland

Ambulatory Plastic Surgery

Summary. The spectrum of plastic surgery is wide. It covers constructive, reconstructive and anaplastic surgery. A considerable partion of the operations can be carried out ambulatorily. Several examples show the practicability and limits. They are different according to the orientation of the surgeon and the equipment in his practice. Unfortunately also economic problems must be pointed out.

Key words: Plastic surgery – Ambulatory operations

Zusammenfassung. Das Spektrum der plastischen Chirurgie ist sehr groß. Es umfaßt die konstruktive, rekonstruktive und anaplastische Chirurgie. Ein beachtlicher Teil der Eingriffe kann ambulant durchgeführt werden. An Hand von Beispielen werden die Möglichkeiten und Grenzen dargestellt. Sie sind unterschiedlich je nach Ausrichtung des Operateurs und Einrichtung der Praxis. Leider muß auch auf wirtschaftliche Zwänge eingegangen werden.

Schlüsselwörter: Plastische Chirurgie – ambulante Operationen

Ambulantes Operieren in der Plastischen Chirurgie – Leider verstehen häufig auch Ärzte darunter nur kosmetische Eingriffe. Die Plastische Chirurgie befaßt sich jedoch mit der konstruktiven, der rekonstruktiven und der anaplastischen Chirurgie.

Ein beträchtlicher Anteil dieser Eingriffe kann ambulant durchgeführt werden. Denn die Operationen an der Körperoberfläche belasten den Organismus offenbar nicht allzu sehr und auch die anschließenden Schmerzen sind überraschend gering.

Das Spektrum der plastischen Chirurgie ist sehr groß. Diese ganze Breite in einer Praxis abzudecken ist fast unmöglich. Das Problem besteht darin, daß man eine ganze Reihe von Spezialinstrumenten benötigt, die dann relativ selten eingesetzt werden und sich dadurch nicht amortisieren. Hier liegt eine gravierende Ungleichheit zwischen einem Operateur in freier Praxis und dem in einer Klinik, der üblicherweise alles zur Verfügung hat. Und damit bin ich leider schon beim Thema Wirtschaftlichkeit, auf das ich hin und wieder zurückkommen werde; denn die Grenzen der ambulanten Tätigkeit in der plastischen Chirurgie sind häufig nicht medizinischer sondern wirtschaftlicher Natur!

Bei den zuständigen Gremien für die Gebührenordnungen sind die Plastischen Chirurgen bisher auf taube Ohren gestoßen!

Wenn jemand z.B. einen Naevus entfernt, so ist das Honorar das gleiche – ob er nun einen Stich 3×0 verwendet oder zahlreiche mit feinstem Nahtmaterial. Außerdem sind die dafür erforderlichen wesentlich feineren Instrumente erheblich teurer mit dazu umgekehrt proportionaler Haltbarkeit. Die Kassen honorieren also nicht unseren Mehraufwand, obwohl wir ihnen sehr viel Geld sparen helfen. Dazu ein kleines Beispiel: Ein Patient wurde wegen eines Basalioms an der Nase stationär in einer HNO-Klinik behandelt: zwölf Tage lang. In dieser Zeit mußte er zwei Vollnarkosen über sich ergehen lassen. Als er nun auf der anderen Seite ebenfalls eine Geschwulst bekam, habe ich ihn in L. A. ambulant operiert in einer Sitzung. Das Ergebnis ist m.E. nicht schlechter – Kostenersparnis für die Krankenkasse ca. DM 4500.

Stellvertretend für die Mißbildungen sei hier ein Doppeldaumen angeführt. Auch häutige Syndaktylien operiere ich ambulant. Hin und wieder kommt in meinem Patientengut der Pollex flexus congenitus vor.

Bleiben wir bei der Handchirurgie. Genau wie beim Kind wird natürlich auch beim Erwachsenen die Tendovaginitis stenosans bzw. Ringbandstenose ambulant operiert. Gezeigt werden im Vortrag neben dem breit eröffneten 1. Streckerfach die präparierten Rami articulares des Nervus cutaneus antebrachii radialis bei einer ambulant ausgeführten Denervierung. Ferner ein Nervus interosseus posterior.

Dupuytren'sche Kontrakturen operiere ich ambulant, wenn ich ausschließlich die Aponeurosektomie der Hohlhand durchführe oder einzelne Finger angehe. Wenn beides erforderlich ist, nehme ich die Patienten lieber stationär auf.

Kein Problem bereitet es, in der Praxis cine Strecksehne zu nähen. Anders ist es bei der wesentlich aufwendigeren Versorgung der Beugesehnen. Außerdem dürfen Sie, wenn es sich um einen Arbeitsunfall gehandelt hat, als ausgebildeter Handchirurg keine Beugesehnen nähen, da ein Verletzungsartenverfahren vorliegt.

Auch ein Kreuzfingerlappen läßt sich in der Praxis anlegen.

Zum handgelenksnahen Speichenbruch: Stabile Verletzungen führen normalerweise bei der Reposition zu keinerlei Schwierigkeiten. Ich mache bei Kindern ab ca. vier Jahren die Plexusanaesthesie. Auch Epiphysenfrakturen Aitken I lassen sich so problemlos stellen.

Anders ist es, wenn Sie beim Erwachsenen die Speiche spicken wollen – dann brauchen Sie doch – wie auch für die Spickung der Mittelhand- oder Phalangenknochen die Durchleuchtung. Ein neuer Bildverstärker kostet DM 170 000, die Durchleuchtung bringt pro Patient DM 12,80.

Eine Vielzahl mikrochirurgischer Eingriffe ließe sich sicher ambulant durchführen. Aber hier ist das Mißverhältnis zwischen instrumentellem und zeitlichem Aufwand zum Honorar besonders eklatant!

Nach der Behandlung frischer Verletzungen nun zu deren Folgen – Zahlreiche Narbenkorrekturen lassen sich natürlich ambulant durchführen, wobei eine Vielzahl von Techniken zur Anwendung kommt: Verschiedenste Lappenplastiken, Dermabrasio, tangentiale Abtragung, Dermis-Fett-Lappen usw.

Der häufigste Hauttumor, den ich behandele, ist neben dem Naevuszellnaevus – in unterschiedlichsten Größen – das Basaliom. Wenn man den Defekt nicht primär verschließen kann, kommen vorweigend Lappenplastiken in Frage, bei mir selten Hauttransplantationen.

Beim Melanom ist mein Vorgehen so: Ich excidiere mit 1–3,5 cm Sicherheitsabstand und decke den Defekt mit Kunsthaut. Wenn ich die endgültige Histologie habe mit Typ, Clarcs-Level, Tumordicke nach Breslow wird entschieden, ob eine Nachexcision sinnvoll ist oder nicht, und ich entscheide, ob die Defektdeckung ambulant oder stationär erfolgen soll. – Eine Spalthautverpflanzung ambulant ist kein Problem, aber die Anschaffungskosten für das Dermatom sind sehr hoch.

Zum Mammatumor: Auch der läßt sich meist ambulant entfernen. Es erfordert allerdings einen gewissen organisatorischen Aufwand, denn Sie müssen einen Schnellschnitt anfertigen lassen, damit ggf. die Rezeptoren bestimmt werden können.

Um ggf. gleich weiteroperieren zu können, nehme ich deshalb die Frauen zur Mamma-PE meist stationär auf. Ich kenne aber Kollegen, die auch die Mastektomie und Achselausräumung ambulant durchführen. Mir ginge das zu weit – zumal man bei derartigen Operationen nicht einmal einen Zuschlag zur ambulanten Operation erhält!

Ich führe aber wiederum in der Praxis Areola-Mamillenrekonstruktionen durch, wobei sich mir die Verwendung von Lidhaut sehr bewährt hat.

Und so kommen wir zur ästhetischen Chirurgie. Wie man Lidhaut zur Areolarekonstruktion entnehmen kann, so kann man natürlich auch Lidplastiken ambulant durchführen.

Der häufigste ästehetische Eingriff ist bei mir die Korrektur abstehender Ohren.

Ich kenne Kollegen, die sämtliche Eingriffe der korrigierenden Mammachirurgie ambulant durchführen. Mein OP ist dementsprechend nicht ausgestattet. Allenfalls reine Hautstraffungen der Brust führe ich ambulant durch.

Auch Nasenplastiken, Gesichtshautstraffungen und Fettabsaugungen führe ich nicht ambulant durch, obwohl ich von mehreren Kollegen weiß, daß sie es tun.

Ich hoffe, Ihnen einen Einblick in die Grenzen und Möglichkeiten des ambulanten Operierens in der plastischen Chirurgie gegeben zu haben, die variieren je nach Einrichtung der Praxis und Ausrichtung des Operateurs.

175. Proktologisches Operieren in der Ambulanz

J.-U. Bock und J. Jongen

Goethestraße 9, W-2300 Kiel, Bundeserpublik Deutschland

Proctological Operations in the Outpatient Department

Summary. The principles for operations in the outpatient department are similar for proctology and general surgery. The trained and experienced surgeon is able to perform operations above the pectinate line, for example, polyps, prolapsing tumors etc. without stretching the anal sphincters and without anaesthesia being neccessary. Below the dentate line local anaesthesia is sufficient for operative treatment of the following diseases: perianal thromboses, tumors of the skin and the connective tissue, skin tags, second degree hemorrhoids, segmental anal prolapses, anal fissures, cryptitis, uncomplicated anal fistulas and perianal abscesses. The postoperative treatment follows the rules of healing by second intention.

Key words: Proctology – Outpatient surgery

Zusammenfassung. Die Richtlinien für ambulante proktologische und allgemeinchirurgische Operationen sind gleich. Der erfahrene Chirurg kann oberhalb der Linea dentata z.B. Polypen, prolabierende Tumoren o.ä. ohne Sphinkterdehnung und Anästhesie, unterhalb davon folgende Befunde in Lokalanästhesie operieren: Perianalthrombosen, Tumoren der Haut bzw. der Hautanhangsgebilde, Marisken, Analfissuren, Haemorrhoiden 2°, segmentäre Analprolapse, Kryptitiden, unkomplizierte Fisteln und periproktische Abszesse. – Für die Nachbehandlung gelten die Prinzipien der Therapie sekundär heilender Wunden.

Schlüsselwörter: Proktologie – ambulante Operationen

Die Richtlinien für ambulante allgemeinchirurgische Operationen [1, 2, 3, 4] gelten selbstverständlich auch für proktologische Eingriffe in der Ambulanz [5, 6]. In kaum einem anderen Teilgebiet aber können ambulante Operationen so problemlos durchgeführt werden wie in der Proktologie: Bei einem physiologischerweise mit E. coli kontaminierten Operationsareal müssen weder an Op.-Räume, den -Tisch, die intraoperative Abdeckung oder postoperative Verbände spezielle Anforderungen gestellt werden. Auch sind außer dem in einer chirurgischen Praxis normalerweise vorhandenen Instrumentarium und proktologischen Standardinstrumenten nur einige Spezialinstrumente (Spreizspekulum, Parks'scher Sperrer, versenkbare Diathermieschlinge, Hämorrhoidalligatur nach Barron) notwendig [7]. Allerdings sollten gerade ambulante Operationen nur von einem erfahrenen Operateur mit gründlichen Anatomie- und Pathologiekenntnissen des Ano-Rektums, oder aber unter seiner Assistenz durchgeführt werden: „Dies ist zwar selbstverständliche Voraussetzung jeder chirurgischen Therapie, doch wird erfahrungsgemäß die Fortbildung auf dem Sektor der Anatomie und Chirurgie des Ano-Rektalbereiches leicht vernachlässigt" [8]. Nur so ist gewährleistet, daß ambulante Eingriffe dem Vergleich und Standard einer entsprechend geführten klinischen Abteilung standhalten können und für den Patient nicht mit einem höheren Risiko als unter stationären Bedingungen verbunden sind.

Nach entsprechender Diagnostik und Ausschluß eines Malignoms sollte bei elektiven Eingriffen im Anschluß an die Untersuchung die Aufklärung des Patienten erfolgen. Nach ein- bis zweitägiger häuslicher Vorbereitung mit ballaststoffarmer Kost und reichlicher Flüssigkeitszufuhr erfolgt die unmittelbare operative Vorbereitung in der Praxis mit einem Einmal-Klysma, präoperativer Rasur und lokaler Desinfektion. Die Operation erfolgt dann in Steinschnitt-(Op.-Tisch) oder Linksseitenlage (SIMS'sche Position) [9].

Operationen oberhalb der Linea dentata, die keine Sphinkterdehnung oder Relaxation erforderlich machen (z.B. Polypektomien, Excisionen prolabierender Tumoren etc.) werden ohne, Operationen unterhalb der Linea dentata müssen mit Anästhesie (Lokal-, Regional- oder Allgemeinanästhesie) durchgeführt werden. Folgende Operationen können in der Praxis in Lokalanästhesie mit Adrenalinzusatz (1:100000) durchgeführt werden (eine Regional- oder Allgemeinanästhesie sowie Betten in einer Tagesklinik erweitern natürlich die Möglichkeiten) [7, 10, 11, 12]:

Perianalthrombosen werden in toto excidiert. Gleiches gilt für perianale *Haut-* bzw. *Tumoren der Hautanhangsgebilde.* „Solitäre" Thromben können ggf. durch Stichincision entleert werden.

Marisken stellen dann eine Operationsindikation dar, wenn sie nach Sanierung anderer proktologischer Erkrankungen ein Analekzem unterhalten, oder Probleme bei der Analhygiene bereiten!

Analfissuren werden im akuten Stadium durch eine Dehnungsbehandlung – ggf. nach vorheriger Unterspritzung mit einem Langzeit-Lokalanästhetikum – konservativ therapiert. Bei chronischen Veränderungen werden diese zusammen mit der Vorpostenfalte sowie der hypertrophen Papille excidiert. Mit der Sphinkterotomie sind wir zunehmend zurückhaltender und führen diese ggf. nur in „Narbenarealen" aus. Im Anschluß an die Excision der Analfissur und Durchtrennung „sperrender" Internusfasern ist eine nachfolgende Behandlung mit einem Analdehner durchaus sinnvoll und erfolgversprechend.

Hämorrhoiden 2.° sind die Indikation zur Gummiligaturbehandlung nach Barron.

Ein *segmentärer Analprolaps* läßt sich in Lokalanästhesie excidieren, wobei die bei der segmentären Excision nach Milligan-Morgan erforderliche Durchstichligatur an der Basis des Hämorrhoidalknotens ggf. durch eine Gummiligatur ersetzt werden kann. Wir führen häufig eine segmentäre Hämorrhoidektomie eines solitären Knotens so durch, daß wir ein äußeres Drainagedreieck herstellen, das Anoderm über die Linea dentata hinaus bis an den Knoten freipräparieren und dann das Hämorrhoidalgewebe mit der elektrischen Schlinge abtragen. Nach Blutstillung mit der Diathermie erfolgt dann die individuelle endgültige Versorgung der Absetzungsstelle [13].

„Unkomplizierte", ohne Schwierigkeiten sondierbare und anatomisch klar zuzuordnende *Fisteln* lassen sich in Lokalanästhesie ebenso spalten wie entzündete *Krypten.*

Periproktische Abszesse kann man ggf. unter Notfallbedingungen auch einmal in Lokalanästhesie eröffnen – wobei ein späteres vollständiges Freilegen („Abdeckeln" des Abszesses und ggf. der ihn verursachenden Fistel) notwendig wird!

Ausgedehnte *sinus pilonidales* sind in unseren Augen in Lokalanästhesie nicht suffizient zu operieren.

Die postoperativen Verbände brauchen nicht steril zu sein: Eine Vlies-Kompresse mit Salbe, eine Vorlage oder größere Windel sowie ein Netzhöschen zur Fixierung des Verbandes reichen aus. Stopfrohr bzw. intraanale Gaze-Tamponaden haben ausgedient. Im Notfall kann zur Kompression ein PVA-Tampon eingelegt werden, der sich den Konturen des analen Kanals anpaßt und sich zudem mit verschiedenen Lösungen tränken läßt. Er wird am Abend des Operationstages bzw. spätestens am nächsten Morgen entfernt. Bewährt hat sich bei uns die Einlage von Zäpfchen mit Mulleinlage, welche analgetisch oder durch

Policresulen-Zusatz zusätzlich auch adstringierend wirken. Sie werden bei der ersten Defäkation automatisch entfernt.

Voraussetzung für eine suffiziente Nachbehandlung, die den Prinzipien der Therapie sekundär heilender Wunden folgt, sind glatte, nicht unterminierte Wundränder sowie einwandfreie Abflußverhältnisse mit einem ausreichend großen Drainagedreieck. Die digitale Untersuchung bzw. die Anwendung eines Analdehners durch den Patienten helfen, die normale Elastizität des analen Kanals postoperativ zu erhalten bzw. wiederherzustellen. Analgetika sollten frühzeitig und großzügig eingesetzt werden. Eine spezielle Diät oder Nahrungskarenz ist postoperativ nicht erforderlich, motilitätshemmende Medikamente sind kontraindiziert! Eine ballaststoffarme Kost mit ausreichender Flüssigkeitszufuhr dient zur Erzielung einer geformten, nicht zu festen Stuhlsäule (dem besten Analdilatator!). Regelmäßige Kontrollen sind bis zum vollständigen Wundschluß erforderlich [14].

Die ständige Erreichbarkeit des Chirurgen ermöglicht schnelle Hilfe bei Komplikationen, eine gute Kooperation mit einer chirurgischen Klinik schafft die Voraussetzungen, auch Patienten mit unerwarteten schweren Komplikationen lege artis weiterzubehandeln.

Unter Berücksichtigung dieser Richtlinien läßt sich das operative Spektrum einer chirurgischen Praxis ohne große – auch finanzielle – Probleme erweitern. Zufriedene Patienten fördern die Freude am Beruf des Chirurgen und last, but not least, läßt sich ein Beitrag zur Kostendämpfung im Gesundheitswesen leisten [15].

Literatur

1. Fritz K (1981) Vorteile, Grenzen und derzeitige Situation des ambulanten Operierens. Chirurg 2:88–92
2. Schade G (1986) Ambulantes Operieren. Chirurg 9:124–125
3. Babayan R (1987) Ambulantes Operieren in chirurgischer Praxis. Chirurg 6:82–84
4. Lill J, Mahlke G (1989) Grundsätzliche Aspekte ambulanten Operierens. In: Alpers R, Kirsch JJ, Lenhard BH (Hrsg) Aktuelle Koloproktologie, Bd 6. Edition Nymphenburg, München, S 141–147
5. Fritz K (1982) Voraussetzungen und Möglichkeiten ambulanter Operationen in der proktologischen Praxis. Chirurg 2:19–21
6. Farthmann EH, Kirchner R, Henke W (1984) Ambulante Operationen. In: Barthelheimer H, Ossenberg FW, Schreiber HW, Seifert G, Winkler R (Hrsg) Aktuelle Proktologie. Pflaum, München, S 62–68
7. Goligher JC (1986) Surgery of the anus rectum and colon, 5th edn. Baillière Tindall, London
8. Pichlmayr R, Löhlein D (1991) Chirurgische Therapie. Springer, Berlin Heidelberg New York Tokyo, S 599
9. Kiehl J (1989) Eingrenzen der operativen Risiken bei Eingriffen in der Praxis. In: Alpers R, Kirsch JJ, Lenhard BH (Hrsg) Aktuelle Koloproktologie, Bd 6. Edition Nymphenburg, München, S 141–147
10. Buchmann P (1988) Lehrbuch der Proktologie, 2. Aufl. Huber, Bern Stuttgart Toronto
11. Stein E (1990) Proktologie. Lehrbuch und Atlas, 2. Aufl. Springer, Berlin Heidelberg New York Tokyo
12. Marti/Givel (1990) Surgery of anorectal diseases. Springer, Berlin Heidelberg New York Tokyo
13. Bock JU (1989) Technik, Vorgehen und Wertigkeit bei ambulanter Hämorrhoidentherapie. Langenbecks Arch Chir [Suppl II] (Kongreßbereicht 89) 773–776
14. Bock J-U, Jongen J (1990) Proktologische Nachbehandlung. SH-Ärztebl 9:41–42
15. Hempel K, Fritz K (1990) Perspektiven der ambulanten Chirurgie. Chirurg 61:864–869

c) Möglichkeiten und Grenzen eines Belegchirurgen

176. Möglichkeiten und Grenzen eines Belegchirurgen in Deutschland (Chirurgische belegärztliche Tätigkeit in Deutschland)

J. Bauch

Omptedastr. 8, W-3000 Hannover 1, Bundesrepublik Deutschland

Practicabilities and Limitations of a Private Surgeon in Germany (Private Surgical Activities in Germany)

Summary. The proportion of all private doctors performing surgery in the FRG (7.7%) and breakdown of service in the areas of general surgery, accident and emergency surgery and vascular surgery in Lower Saxony, FRG. The demands are described made on the skill of the surgeon and on the private hospital are outlined, as is the legal situation with regard to the hospital owner, staff and other private doctors. Also included is information regarding anaesthesia, laboratory and roentgen. Guarantee of presence and the operation catalogue.

Key words: General situation of private doctors – Demands on the surgeon – Demands on the private hospital

Zusammenfassung. Darstellung des chirurgischen Anteils an den Belegärzten in der Bundesrepublik (7,7%) und Aufteilung der Leistungen auf die Gebiete Allgemein-, Unfall- und Gefäßchirurgie in Niedersachsen.
Anforderungen an Leistungsprofil des Chirurgen und des Krankenhauses. Rechtliche Situation des BA's gegenüber Krankenhausträger, Personal und anderen Belegärzten. Forderungen an Anästhesie, Labor und Röntgen, Gewährleistung der Präsenz, fakultative Operationskataloge.

Schlüsselwörter: Allgemeine Situation des BA – Anforderungen an Operateur – Anforderungen an Klinik

Im abendländischen Raum ist das Belegarztwesen die älteste Form der stationären Behandlung. Bereits im Mittelalter wurden in Hospitälern und Siechenheimen Patienten von Ärzten in freier Berufsausübung versorgt.

Das krankenhausärztliche Versorgungssystem mit fest angestellten oder beamteten Ärzten, wie wir es heute in Deutschland überwiegend finden, besteht erst seit Mitte des vergangenen Jahrhunderts. Bis in die jüngste Zeit hinein hatten Chefärzte häufig noch das Privileg, zusätzliche Privatpatienten an Belegkliniken zu versorgen.

Nach einer Statistik der Bundes-KV gab es am 30. 06. 1990 5516 Belegärzte, davon 403 = 7,7% Chirurgen. Der Anteil der chirurg. Belegbetten in Deutschland an den chirurgischen Krankenhausbetten insgesamt ist 1989 mit 4886 = weniger als 4% zwar relativ gering, immerhin stehen aber 388 = 23% der niedergelassenen Chirurgen im ehemaligen

Bundesgebiet Belegbetten zur Verfügung, das sind durchschnittlich 12,6 Betten pro Chirurg. Nach einer Statistik des BDC kommt in den allgemeinen Krankenhäusern auf 10,45 Betten ein Arzt.

Aufgeschlüsselt nach den Gebührenkapiteln der GKV ergeben sich in Niedersachsen folgende Leistungsarten: Wundversorgung 0,74%, Körperoberfläche 12,16%, Extremitäten 14,54%, Knochen 5,54%, Gelenke 23,94%, Hals und Abdominal 22,77%, Thorax und Gefäß 15,41%, Neurochirurgie 4,90%.

Der Durchschnittspunktwert betrug bei den RVO-Kassen Pf 8,6, bei den Ersatzkassen Pf 10,5.

Ordnen wir die Leistungsarten der drei Gruppen, die überwiegend von Belegchirurgen erbracht werden, der Allgemeinchirurgie und den Teilgebieten zu, ergeben sich folgende Anteile:

Allgemeinchirurgie	II und IV	= 34,97%
Unfallchirurgie	I, III, IV, V	= 44,76%
Gefäßchirurgie (überwiegend Varizen)	VII	= 15,41%
Rest		= 4,91%

Die Zugehörigkeiten zu einzelnen Leistungsarten überschneiden sich häufig.

Der BA in D nimmt in Bezug auf Art und Umfang seiner ärztlichen Tätigkeit aber auch aufgrund seiner vertraglichen Vereinbarung mit der KV und seinem Belegkrankenhaus eine Position zwischen dem ausschließlich ambulant und dem überwiegend klinisch tätigen Chirurgen ein. In der Regel laufen die von ihm stationär zu behandelnden Patienten prae- und postoperativ durch seine Praxis, er kann seine Arbeit also kontrollieren. An diese Kontrollfunktion müssen höchste Ansprüche gestellt werden, da nicht zu übersehen ist, daß der Belegarzt ein Monopol bezüglich Untersuchung, Diagnose, Indikation, Therapie und Nachbehandlung besitzt, welches sich leicht der Kontrolle entziehen kann.

Darauf hat auch Bochnik im AK Ärzte/Juristen in der Sitzung von 1989 hingewiesen.

Der BA muß seiner Ausbildung, seinen Fähigkeiten und seiner Neigung entsprechend seine Prioritäten setzen und sie mit den Möglichkeiten seines Belegkrankenhauses in Einklang bringen. Es wird von ihm ein hoher Grad von Mobilität verlangt, da er oft aus der vollen Sprechstunde heraus in die Klinik muß und zahlreiche Nacht- und Wochenenddienste – bisher ohne Vergütung – zu leisten hat. Da sich seine Tätigkeit im allgemeinen innerhalb eines Kollegialsystems abspielt, muß er viel Bereitschaft zur Zusammenarbeit und Rücksichtnahme, auch einmal unter Zurückstellung von mehr oder minder gerechtfertigten Eigeninteressen auf sich nehmen. Ständige Fortbildung in praktischen Workshops ist neben der theoretisch-wissenschaftlichen Weiterbildung unbedingt erforderlich, auch auf die entsprechende Weiterbildung des Op- und -Pflegepersonals muß gegenüber der Verwaltung bestanden werden.

Bezüglich haftungsrechtlicher Fragen gegenüber seinem Krankenhausträger hat Franzki 1990 auf erhebliche Diskrepanzen hingewiesen, die bei Anwendung der durch die KBV und DKG vereinbarte Vertragsgestaltung entstanden sind. Zwar haftet der BA grundsätzlich für eigenes Verschulden und für Fehler, die Ärzte, die an seiner Stelle gehandelt haben und deren Tätigkeit er mittelbar oder unmittelbar vergütet und auch für Maßnahmen des Pflegepersonals bei fehlender Weisung und mangelnder Aufsicht. Der Krankenhausträger haftet aber im Gegensatz zu den oben erwähnten Vereinbarungen, wenn seine Organe oder sonstiges Personal, auf dessen Arbeit der Belegarzt keinen Einfluß hat, fehlerhaft gehandelt haben. Unbedingt müssen organisatorische oder räumliche Mängel (Hygiene) der Verwaltung schriftlich mitgeteilt und ihre Abhilfe verlangt werden, um die sog. Organisationshaftung vom Belegarzt abzuwenden.

Ein modernes Belegkrankenhaus in der durchschnittlichen Größe zwischen 60 und 150 Betten muß bezüglich personeller, apparativer und räumlicher Ausstattung dem Standard der Regelversorgung, ggf. den Anroderungen, die durch besondere dort durchgeführte Eingriffe entstehen, entsprechen. Es wird auch in forensischer Hinsicht daran gemessen werden.

Es lassen sich hier nur Mindestanforderungen skizzieren:

Mindestens 2 Operationsräume (aseptisch und septisch), wobei häufig nach dem Prinzip der sog. „funktionellen Hygiene" nach Daschner vorgegangen werden muß. (Hospitalismus ist unbekannt, wohl bedingt durch die kurzen Liegezeiten, Zahlen über Sekundärheilungen konnte ich in der Literatur nicht finden, nach unserer Erfahrung sind sie äußerst gering).

Gipsraum, Röntgenabteilung, Labor (letztere beiden rund um die Uhr besetzt und durch Bereitschaftsdienst auch nachts und an Wochenenden abgesichert), sind unbedingt erforderlich.

Ob eine Intensivstation vorhanden sein muß, hängt vom Operationsgut ab und vice versa. Im allgemeinen sollten fakultativ intensivpflichtige Operationen nicht in einem Beleghaus ohne Intensivstation durchgeführt werden. Unbedingt erforderlich ist eine abgestimmte Zusammenarbeit mit einer Intensivstation eines Krankenhauses in der Nähe der Belegklinik, um bei unvorhergesehener Intensivpflichtigkeit eine optimale Versorgung des Patienten zu gewährleisten. Sind die oben genannten Voraussetzungen erfüllt, genügt im allgemeinen aus chirurgischer Sicht eine Intensivüberwachung durch Anästhesisten und Fachchirurgen im Aufwach- oder einem speziell überwachten und eingerichteten Zimmer, wobei tunlichst die Verantwortlichkeit zwischen Anästhestisten und Chirurgen vorher geklärt worden ist.

Von der Anästhesie muß selbstverständlich eine reibungslose Versorgung der Patienten rund um die Uhr und die Beherrschung der regionalen Anästhesieverfahren garantiert werden.

Der Chirurg muß ein Mitspracherecht bei der apparativ-technischen Ausrüstung des Hauses haben, welches in der jährlichen Budgetierung zum Ausdruck kommen muß.

Die schnelle Beschaffung von Blut- und Plasmakonserven, die Sicherung der histologischen Schnelldiagnose und die Hinzuziehung von Spezialisten, die im Hause nicht vertreten sind (z.B. Gefäßchirurgen, Neurochirurgen), muß gewährleistet sein.

Auch in einem Belegkrankenhaus kann heute auf eine ärztliche Präsenz rund um die Uhr nicht verzichtet werden.

In der Regel wird diese durch von den Belegärzten gemeinsam angestellten und bezahlten Assistenzärzten und einer Rufbereitschaft der jeweiligen Gebietsärzte gewährleistet.

Einen generall bindenden Zeitrahmen für das Eintreffen des Gebietsarztes gibt es meines Wissens nicht, auch der AK Ärzte/Juristen hat sich da nicht festgelegt. Erfahrungsgemäß wird bei Problemen die Einzelfallsituation (Art des Faches und Eingriffs) berücksichtigt werden müssen.

Bei größeren oder komplizierteren Eingriffen ist die gegenseitige Assistenz der Belegärzte des gleichen Faches erstrebenswert, ideal ist auch in Bezug auf die zeitliche Abfolge von Sprechstunde (D-Arzt) und operativer Tätigkeit die Gemeinschaftspraxis.

Unter Berücksichtigung der obigen Voraussetzungen, der Ausbildung, der Persönlichkeit, der Fähigkeit und der Interessen des Belegarztes lassen sich nach unseren Erfahrungen folgende Eingriffe durchführen, wobei die ökonomische Seite für den Belegarzt nicht berücksichtigt ist:

In der Abdominalchirurgie Eingriffe an der Galle und den Gallenwegen, die Hernienchirurgie, die Coloproktologie. Ob die große Magen-Darmchirurgie durchgeführt werden kann, hängt von dem o.g. ab, auf jeden Fall muß jedoch die Anastomosentechnik beherrscht werden. Auch die endoskopischen Operationen im Bauchraum haben in den Beleghäusern eine Chance, wenn die fachlichen und apparativen Voraussetzungen erfüllt sind (Troidl).

Strumen und die gesamte Mammachirurgie einschießlich der rekonstruktiven Methoden.

Die periphere Extremitätenchirurgie (Carpaltunnel-Syndrom, Dupuytren, Tendovaginitiden, Epicondylitiden nach Wilhelm, Arthroskopie und arthroskopische Operationen, Frakturen und Bandverletzungen, einschließlich der plastischen Methoden, Metallentfernungen, Hallux valgus mit und ohne Einsatz von Implantaten, Varizenstripping) gehört in den Operationskatalog eines Belegkrankenhauses, ebenfalls die große

Hautchirurgie, z.B. maligne Melanome, einschließlich der gängigen plastischen Methoden. Die notfallmäßige Versorgung von Verletzungen der Pleura oder einer größeren Arterie müssen gewährleistet sein.

Die akute Unfallchirurgie läßt sich in den wenigsten Belegkrankenhäusern wegen der hohen personellen, apparativen und materiellen Aufwendungen durchführen und ist auch wegen des zeitlichen Ablaufs (nachts und an Wochenenden) für den in der Praxis tätigen Belegarzt nicht anzuraten.

Operative Eingriffe der chirurgischen Abteilung des Lister Krankenhauses 1990 (30 Betten):

Insgesamt:	1243
davon unter anderem:	
Hernien	193
Arthroskopien und arthroskopische Operationen	138
Stellungskorrekturen der Zehen	87
Operationen an Sehnenscheiden	78
Varizen	76
große Weichteiltumore	72
proktologische Eingriffe	67
Appendektomien	53
Dupuytren und Carpaltunnel-Syndrom	47
Materialentfernungen	47

Durchschnittliche Liegezeit: 7,25 Tage.

In Ergänzung der Diskussionsbemerkung Guthy's auf dem Chirurgenkongreß 1990 in Berlin bezüglich der Beschreibung des Erscheinungsbildes der Chirurgen darf ich für die chirurg. Belegärzte folgende Verhaltensmuster empfehlen:

Zeigen Sie gegenüber dem Op- und -Pflegepersonal den Charme eines Wiener Primarius.

Zeigen Sie gegenüber dem Krankenhausträger den ökonomischen Verstand eines eidgenössischen Spitaldirektors.

Zeigen Sie gegenüber den belegärztlichen Kollegen, besonders den Vertretern der kleinen Fächer, das souveräne Auftreten eines süddeutschen Lehrstuhlinhabers.

Sind Sie dann auch noch fleißig, selbstkritisch, dem Patienten gegenüber aufgeschlossen und zu Hause bescheiden, steht Ihrem beruflichen, wirtschaftlichen und persönlichen Erfolg nichts mehr im Wege.

Literatur

1. Ärztekammer Niedersachsen: Statistik der chirurgischen Versorgung in Niedersachsen (Stand 31. 12. 1989). Fromm
2. Arbeitskreis „Ärzte und Juristen“ der GWMF-Sitzung vom 21./22. 4. 1989 Wiesbaden: (Bochnik, Franzki, Danz und andere laut Protokoll)
3. Bauch J (1990) Referat: „Belegärztliches Operieren“ im Seminar des BDC: „Der Chirurg vor der Niederlassung“ Würzburg
4. Franzki H, Hansen B (1989) Der Belegarzt – Stellung und Haftung im Verhältnis zum Krankenhausträger. Neue juristische Wochenschrift 12:737–743
5. Hahn KM (1987) Das Belegarztwesen in der BRD. NAV-Verband der niedergelassenen Ärzte in Deutschland, S 14
6. Kassenärztliche Bundesvereinigung (1989) Statistik über Genehmigung belegärztlicher Tätigkeit
7. Kassenärztliche Bundesvereinigung: Belegärzte 1990
8. Deutsches Ärzteblatt 50:1990, S 4001

177. Belegärztliche Tätigkeit in der Schweiz

H. R. Bosch-Gwalter

Dufourstraße 31, CH-8008 Zürich

The *Belegarzt* System in Switzerland

Summary. Switzerland has 6.7 million inhabitants and 700 practising surgeons, half of whom work in private hospitals. A description is given of the situation in private practices and hospitals including structural and financing problems. The author outlines his range of professional activities and give two examples of frequently performed operations. The relationship of personal trust between patient and doctor is an integral part of this system and is fundamental to the fulfilment of our Hippocratic oath. *Belegarzt* is defined as specialist/practitioner with hospital affiliation.

Key words: „Belegarzt"-System – Current situation – Professional activities – Patient-doctor relationship

Zusammenfassung. Die Schweiz weist bei 6,7 Millionen Einwohnern 700 praktizierende Chirurgen auf. Die Hälfte ist in Privatkliniken tätig. Die Situation in Privatpraxen und Privatspitälern wird dargestellt, samt Struktur- und Finanzierungssystemen. Der Autor schildert seine beruflichen Betätigungsmöglichkeiten auch anhand von zwei häufig ausgeführten Eingriffen. Das im Belegarztsystem sich bildende Patient-Arzt-Vertrauensverhältnis ist eine wesentliche Grundlage für eine Erfüllung unseres ärztlichen Berufsauftrages.

Schlüsselwörter: Belegärztliche Tätigkeit in der Schweiz – Situation – berufliche Möglichkeiten

In der Schweiz praktizieren bei einer Bevölkerung von 6,7 Millionen 700 Chirurgen. Die Hälfte davon sind in Privatkliniken tätig. In der Stadt Zürich allein arbeiten 120 akkreditierte Beleg-Chirurgen an 6 Privatspitälern mit einer Kapazität von 650 Betten. Über ein Drittel der 838 000 Züricher ist heute in der Lage sich eine Privat-Zusatz-Krankenversicherung zu leisten. Versicherungen und Krankenkassen verlangen dafür zumutbare Prämien. Daß die Ausgaben der Bevölkerung für Vergnügen, Sport und Urlaub wesentlich höher sein können, darf hier erwähnt werden. Die privaten Akutspitäler sind bei uns selbsttragend nach marktwirtschaftlichen Grundsätzen als Aktiengesellschaften, Stiftungen, Genossenschaften oder als Verein konstituiert. Die Finanzierung sichern und leisten Private oder Banken. Eine der Züricher Kliniken wird als Sonderfall von einer Ärzte-Genossenschaft betrieben. Die Spitalverwaltungen verrechnen die Leistungen der Klinik direkt mit dem Patienten. Die Honorarforderungen der Belegärzte werden von diesen direkt an die Patienten gestellt. Entgegen früherer Usanz haben die Belegärzte heute keine

Abgaben an die Verwaltung zu entrichten, da dies ja einer eigentlichen „Bestrafung des Lieferanten“ gleichkommen würde.

In unserer Familie wird seit dem 17. Jahrhundert kontinuierlich eine ärztliche und vorwiegend chirurgische Tätigkeit ausgeübt. Dieses Bewußtsein motivierte auch mich zu einer medizinischen Ausbildung in meiner Vaterstadt Zürich. Als Sohn eines Chirurgen und einer Ärztin mit belegärztlicher Tätigkeit an den Privatkliniken Zürichs absolvierte ich meine Fachausbildung in Allgemein- und Thoraxchirurgie bei Prof. Dr. Alfred Brunner-Döderlein. Als Oberarzt bei Prof. Peter Ricklin hatte ich Gelegenheit mich in einem Regionalspital in Hand-, plastischer und Wiederherstellungschirurgie weiter auszubilden. Studienaufenthalte in Deutschland, Frankreich, Österreich und in den Vereinigten Staaten bereicherten meine Erfahrungen und nach zehnjähriger Ausbildung begann ich mit meiner ebenfalls chirurgisch tätigen Ehefrau eine freiberufliche operative Belegarzttätigkeit als Team in eigenen Praxen. Anfänglich arbeiteten wir in neun Belegspitälern in der Stadt und Region Zürich. Im Laufe der Jahre konnten wir unsere Arbeit auf 4 Kliniken reduzieren, wobei an 2 Spitälern die Großzahl der Eingriffe durchgeführt wird.

Diese beiden Spitäler weisen 115 und 45 Betten auf. Bei zu starker Belegung können wir auf zwei andere Kliniken mit je 106 und 150 Betten ausweichen.

Beim heute in der Stadt Zürich für Privatbetten bestehenden Bettenmangel haben es vor allem jüngere Kollegen oft sehr schwer ihre Patienten unterzubringen. Die meisten der von uns durchgeführten Eingriffe sind Wahloperationen. So läßt sich ohne größere organisatorische Schwierigkeiten ein ausgewogenes Operationsprogramm, auf die Wochentage verteilt, planen. Die Zuweisungen erfolgen im allgemeinen durch Kollegen oder auch durch Mund zu Mund Gespräche. Mit der Zeit ergab sich eine zunehmende Selektion der Fälle, der wir mit vermehrter Weiterbildung gerecht zu werden versuchten.

Der für einen Eingriff vorgesehene Patient wird nach seiner Anmeldung in der Praxis auf einen Termin bestellt, der genügend Spielraum für ein eingehendes Gespräch offen läßt. Untersuchung und Verschreibung von eventuellen weiteren nötigen Abklärungsuntersuchungen schließen sich an. Die Versicherungsbedingungen werden erörtert und eine Orientierung der damit möglich werdenden Hospitalisierungsmöglichkeiten angeschlossen. Die Anmeldung an die Klinik erfolgt am gleichen Tag schriftlich an die Aufnahmestelle, von welcher im Lauf der nächsten drei Tage Bescheid erhalten wird, wann eine Operationsmöglichkeit je nach Dringlichkeit besteht.

Der Patient wird dann schriftlich von der Klinik und von unserer Arztsekretärin über Eintritt und Modalitäten der entsprechenden gewählten Klinik orientiert.

Der Eintritt ins Spital erfolgt praktisch immer am Vortag der vorgesehenen Operation mit einer Kostengutsprache am frühen Nachmittag. Dies ermöglicht der Klinikleitung einen reibungslosen Ablauf der Eintrittsformalitäten und die Arztvisiten des Operateurs und des Anaesthesisten können zu Tageszeiten erfolgen.

Das persönliche ärztliche Gespräch am Vortag der Operation scheint mir außerordentlich wichtig, und ich lege größten Wert auf die Möglichkeit die Situation mit dem Patienten noch zu besprechen und eventuell aufgetretene Fragen oder Mißverständnisse zu klären und zu beantworten. Der Kranke kann so ruhiger der kommenden Intervention entgegensehen, und er fühlt sich vor allem persönlich betreut und geführt.

Die notwendigen Praemedikationen werden schriftlich mit Datum, Zeit und Unterschrift festgehalten, was die nicht immer leichten Pflegeverhältnisse für Schwestern und Pfleger an Belegspitälern erleichtert. Wir messen der Thromboseprophylaxe größte Bedeutung zu. Diese wird entweder mit Heparingaben oder Low-dose Heparin durchgeführt. Am Operationstag legen wir Wert darauf, daß der Patient uns vor dem Eingriff noch sieht. Der oder die Kranke begeben sich dann beruhigt in die Obhut des Anaesthesie-Teams. Der Patient hat so auch die Gewißheit, daß sein Arzt bei der Operation auch wirklich anwesend ist.

Mit Ausnahme von Organtransplantationen und Erstversorgungen von Mehrfachverletzten sind an unseren Zürcher Privatkliniken praktisch alle Operationen bis zu ausgedehnten abdominalen und thorakalen Eingriffen der Spitzenchirurgie möglich. Die größeren Spitäler verfügen über eine Intensivstation und ein Narkose-Team, das für einen 24

Stunden Betrieb garantiert. Tägliche Krankenvisiten geben dem Patienten die Gewißheit einer optimalen Betreuung.

Der Aufenthalt in einer professionell geführten Privatklinik wird vom Kranken deshalb besonders geschätzt, weil ja seine Hilflosigkeit in der Situation des Krankseins ihn für jede Form der Zuneigung und Hilfe sensibilisiert hat. Ausgedehnte Besuchszeiten für die Angehörigen üben einen positiven Einfluß auf den Heilungsverlauf aus, und die kurzen Hospitalisierungszeiten in den Privatkliniken sprechen eine deutliche Sprache.

Im Laufe unserer beruflichen Tätigkeit kam es zu einer zunehmenden Subspezialisierung der von uns ausgeführten Eingriffe. Wohl haben wir über all diese Jahre alle gängigen Eingriffe des Allgemeinchirurgen ausgeführt. Mit zunehmender Erfahrung konzentrierte sich unsere Arbeit mehr und mehr auf die Mammachirurgie und auf Operationen im Bereich der Phlebologie.

Die unbefriedigenden Resultate der radikalen Operationen nach Halsted veranlaßten uns schon im Jahre 1961 modifizierte Methoden anzuwenden. Wir begannen gleichzeitig mit brusterhaltenden Eingriffen bei kleinen malignen Mammatumoren. Ein Studienaufenthalt bei Thomas Cronin in Houston hatte uns in den Kontakt mit dem sich im Versuch befindlichen „Medical grade silicone" gebracht. Seither haben wir viele hundert Silastic-Implantate eingesetzt, was von den betroffenen Kranken mit großer Dankbarkeit registriert wurde. Bei einem ähnlichen Ablauf des Leidens läßt sich doch eine ungleich viel bessere Lebensqualität erhalten. Wir haben immer eine enge Zusammenarbeit mit der onkologischen Klinik und mit privatärztlich tätigen Kollegen angestrebt und unsere Resultate wurden durch eine Dissertation an der Klinik für Onkologie sichergestellt und publiziert. Für die Kranken ist es von einer besonderen Bedeutung, daß sie über Jahre vom Operateur und vom gleichen Onkologen betreut werden können.

In der Praxis stellen phlebologische Probleme tägliche Herausforderungen dar. Schon 1955 führten wir an der Chirurgischen Universitätsklinik die ersten radikalen Stripping-Operationen mit Crossektomie durch. Die Verödung nach Moskowicz mit hypertonischer Glucoselösung ergab unbefriedigende Resultate. Mit dem Stripping und der Excision der kleinen Venen-Nebenäste erhielten wir befriedigende Dauerresultate und an Tausenden von Fällen konnten wir die Methode im Laufe der Jahre verfeinern und modifizieren.

Wir führen den Eingriff meistens in regionaler Anaesthesie und Blutsperre durch. Nach einer Hospitalisierungszeit von 5 Tagen werden die Patienten mit Stützstrümpfen in die ambulante Behandlung entlassen.

Zum Schluß möchte ich es nicht unerwähnt lassen, daß in der chirurgischen Privatpraxis Kleineingriffe im Hautbereich sehr häufig nötig sind. Die heute so verbreitete Aufklärung in den Massenmedien über das Hautkrebs- und Melanomrisiko hat zu einer steigenden Zahl von Probe- und Hautexcisionen geführt, die nicht stelten mit plastisch-rekonstruktiven Eingriffen enden. Der Kranke ist dabei für kosmetisch gute Narbenverhältnisse äußerst dankbar. Die Nachbehandlung spielt oft eine entscheidende Rolle und ist in der Person des Operateur-Privatarztes gewährleistet.

Für einen jungen Kollegen stellt die Vielfalt der in einer privatchirurgischen Praxis möglichen Eingriffe eine ernsthaft zu bedenkende und auch interessante berufliche Betätigung dar. Die Arbeit am Privatkrankenhaus ist in einem angenehmen Klima möglich und die Verwaltung entlastet ihn von administrativen Unannehmlichkeiten. Das freiwillig gewählte Vertrauensverhältnis Patient-Arzt gewährt persönlichen Kontakt und vermittelt Befriedigung auf beiden Seiten. Oft entstehen über Jahre dauernde Beziehungen, die auch Behandlungen weiterer Familienangehöriger miteinschließt. So ist es auch dem Chirurgen möglich in einem gewissen Sinn als Haus- und Familienarzt zu wirken und somit Arzt in einem idealen Sinn zu sein.

178. Möglichkeiten der Therapie des Hallux valgus et rigidus in einem Belegkrankenhaus (Großzehimplantate nach Swanson)

D.-W. Hein

Praxis: Omptedastr. 8, W-3000 Hannover 1, (Klinik: Lister Krankenhaus, Lister Kirchweg 43) Bundesrepublik Deutschland

Possibilities in the Therapy of Hallux Valgus et Rigidus in a Private Hospital (Swanson Great Toe Implants)

Summary. In 1983 we decided to use Swanson's great toe implants in selected cases after previous clinical examinations and X-ray tests, especially the stemmed or the stemmed hinge great toe implant based on Swanson/Weil and the Swanson silastic HP double stemmed flexible hinge toe implant. Thus 97 patients were operated between 1983 and 1989. Of these patients 82 were recently examined once again. In 80.5% of all cases good to very good results were achieved concerning functional or cosmetic aspects, X-ray tests and the patient's well-being.

Key words: Hallux valgus – Hallux rigidus – Swanson silastic great toe implant

Zusammenfassung. Wir entschlossen uns 1983, in ausgewählten Fällen nach vorheriger klinischer und röntgenologischer Untersuchung, Großzehimplantate nach Swanson zu verwenden und zwar das einstämmige, das einstämmige gewinkelte Großzehimplantat – modifiziert nach Swanson/Weil – und das doppelstielige flexible Silastic-Großzehscharnierimplantat HP nach Swanson. In den Jahren 1983 bis 1989 wurden von uns 97 Patienten so operiert. Von diesen konnten jetzt 82 nachuntersucht werden. Dabei wurden in 80,5% der Behandlungsfälle funktionell, kosmetisch, röntgenologisch sowie für das Wohlbefinden des Patienten gute bis sehr gute Behandlungsergebnisse erzielt.

Schlüsselwörter: Hallux valgus – Hallux rigidus – Silasticgroßzeh-Implantat nach Swanson

Die operative Behandlung des Hallux valgus et rigidus kann ein Schwerpunkt der Therapie an einem Belegkrankenhaus sein. Dieses Krankheitsbild bedarf sicher nicht des Aufwandes und der Einrichtung eines großen Klinikums, ist aber ambulant in der Praxis wohl nur unzureichend zu beheben.

Bis 1983 führten wir an unserer Belegklinik bei Fehlstellung im Großzehengrundgelenk im Sinne von Hallux valgus und Hallux rigidus die Resektionsarthroplastik nach Keller/Brandes durch. In den postoperativen Jahren beobachteten wir bei unseren Patienten erneute Versteifungen (Arthrosen) im Großzehengrundgelenk, Instabilitäten und doch wenig zufriedenstellende kosmetische Ergebnisse durch Verkürzung des 1. Zehenstrahles. Aus diesem Grund entschlossen wir uns 1983, in ausgewählten Fällen nach vorheriger klinischer und röntgenologischer Untersuchung Großzehimplantate nach Swanson zu verwenden und zwar das einstämmige, das einstämmige gewinkelte Großzehimplantat – modifiziert nach Swanson/Weil – und das doppelstielige flexible Silastic-Großzehscharnierimplantat nach Swanson, in der letzten Zeit zusätzlich mit Verwendung von proximalem und distalem Grommet. Das Implantat selbst ist aus medizinisch einwandfreiem Hochleistungs-Silicon-Elastomer hergestellt.

Bei gut erhaltenem Metatarsalköpfchen verwenden wir das einstämmige oder das einstämmige gewinkelte Großzehimplantat, bei erheblicher Veränderung und Knorpelzerstörung des Köpfchens des 1. MFK, sowie bei Sekundäroperationen nach zuvor ausgeführter Resektion nach Keller/Brandes, verwenden wir das doppelstielige Scharnierimplantat und die Titan-Grommets.

Bei den klinischen Indikationen halten wir uns an die Angaben von Swanson, der die Verwendung des Silastic-Großzehimplantates unter anderem bei Hallux valgus, Hallux-rigidus, Polyarthritis sowie einem instabilen oder schmerzhaft versteiften MP-Gelenk, als Folge einer Voroperation empfiehlt (Abb. 1).

Bei den allgemeinen Indikationen, die man bei jeder Gelenksimplantatarthroplastik in Betracht ziehen muß, halten wir uns ebenfalls an die Vorgabe nach Swanson, wie gutem Allgemeinzustand des Patienten, gutem neurovaskulären Status, ausreichende Hautüberdeckung, die Möglichkeit eines wohlfunktionierenden Muskel/Sehnenapparates, genug Knochensubstanz zur Aufnahme des Implantates, eine gute kontrollierte Nachbehandlung und ein mitarbeitender Patient.

Das operative Vorgehen ist an anderer Stelle eingehend beschrieben. Nach entsprechender Resektion der Grundgliedbasis, der Pseudoexostose und des peripheren Köpfchens des 1. MFK läßt sich das doppelstämmige Implantat mit und ohne Verwendung von Titan-Grommets beispielsweise gut plazieren. Zur Bestimmung der Größe gibt es einen resterilisierbaren Größenbestimmungssatz. Bei Korrekturoperationen kann der periphere Stiel gekürzt werden.

Gegebenenfalls werden Korrekturoperationen an den Weichteilen erforderlich. Dies ist jedoch von Fall zu Fall verschieden.

In der Regel kommt man mit einem Verlängern der langen Zehenstrecksehne aus.

Aus Kostengründen legen wir für die erste Zeit einen Unterschenkeldeltacastverband an, der zunächst gespalten wird, da in unserem Belegkrankenhaus naturgemäß die relativ

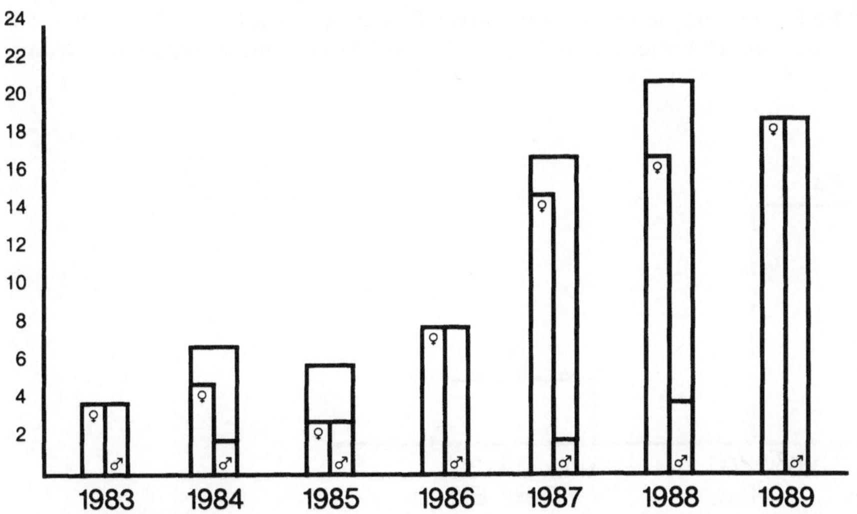

Abb. 1. 82 Patienten mit Silastic-Großzeh-Implantaten nach Swanson versorgt (1983–1989); Hallux valgus – Hallux rigidus

teuren Orthesen bislang nicht zur Verfügung gestellt werden können. Wir arbeiten derzeit an der Entwicklung einer kostengünstigeren Version.

In den Jahren 1983 bis 1989 wurden von uns 97 Patienten so operiert, von diesen konnten jetzt im Jahre 1990 82 nachuntersucht werden.

Bei 82 Patienten verwandten wir 115 Implantate, 49× einseitig, 33× doppelseitig. Dieses Ergebnis ist zufällig. Überwiegend waren unsere Patienten Frauen. Im Jahre 1986 beispielsweise operierten wir überhaupt nur 8 Frauen. Die Zahl der Patienten hat dann nach den guten Erfolgen seit 1983 ab 1987 deutlich zugenommen, wobei derzeit ein auffälliger Zuwachs bei Korrekturoperationen nach vorher durchgeführter Resektionsarthroplastik nach Keller/Brandes zu verzeichnen ist. Gerade hierbei läßt sich durch Verwendung eines doppelstieligen flexiblen Großzehimplantates nach Swanson mit zusätzlichem proximalen und distalen Grommet funktionell und kosmetisch eine deutliche Verbesserung erzielen.

Im Hinblick auf die Altersverteilung waren unsere Patienten überwiegend zwischen 40 und 60 Jahren alt, dies bestätigt auch unsere oben angegebenen Voraussetzungen nach Swanson für die Benutzung eines Implantates wie unter anderem gute Weichteilverhältnisse, was in höherem Alter dann doch zunehmend problematisch wird.

Die Beweglichkeit der Großzehengrundgelenke war bei der überwiegenden Zahl der Patienten sicher als gut anzusehen. Die Flexion betrug bei 64 Patienten mindestens 10°, die Extension 20° bis 40°. Bei 18 Patienten betrug die Flexion unter 10°, die Extension bis 20°. Zu einer völligen Versteifung war es bei letzteren Patienten in keinem Fall gekommen (Abb. 2).

Einen Unterschied zwischen einseitig und doppelseitig operierten Patienten konnten wir nicht feststellen. Ebensowenig finden sich bislang Unterschiede bei den verschiedenen Implantaten, da sie jeweils eine ganz gezielte Indikation voraussetzen. Auch haben wir erst in den letzten Jahren gerade durch die komplizierten lokalen Verhältnisse bei Sekundäroperationen und fortgeschrittenen Arthrosen zunehmend flexible doppelstämmige Großzehimplantate nach Swanson verwandt, so daß gesagt werden muß, daß eine vergleichende Untersuchung vielleicht in 5 Jahren dann einmal sinnvoll sein kann.

Der freie Zehenstand – für uns ein besonders wichtiges postoperatives Ergebnis – war bei den untersuchten Patienten 79× möglich, 3 Patienten konnten ihn ohne Unterstützung nicht ausführen. Dies war unabhängig von der Art der Grunderkrankung.

Auf die Frage nach Schmerzen gaben 71 Patienten an, überhaupt keine Schmerzen mehr zu haben, 10 klagten über gelegentliche Schmerzen bei Tragen engen Schuhwerks oder nach längeren Wanderungen. Ein Patient gab an, häufig Schmerzen im Zehengrundgelenk zu verspüren. Hier handelte es sich schon praeoperativ um eine extrem ausgeprägte Arthrose. Auf die Frage, wie sie ihr postoperatives Ergebnis selbst beurteilen, gaben 50 Patienten „sehr gut" an, 16 Patienten „gut", 13 „befriedigend" und 3 „schlecht". Wenn

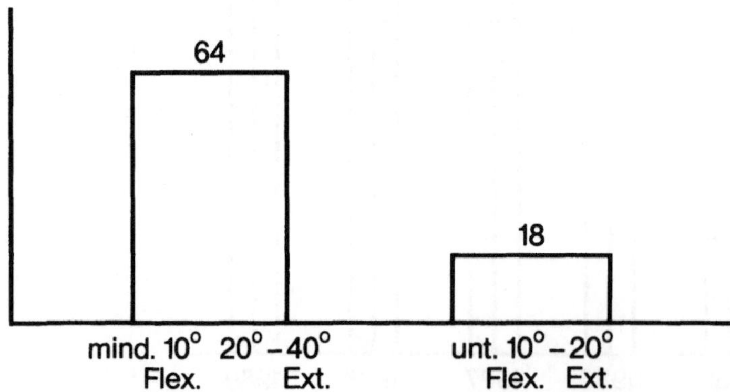

Abb. 2. Beweglichkeit postoperativ 82 Patienten. Silastic-Großzeh-Implantat nach Swanson (1983–1989)

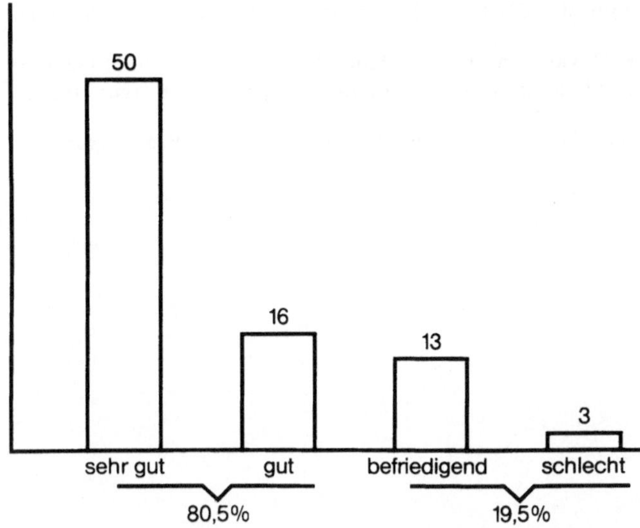

Abb. 3. Ergebnisse der 82 nachuntersuchten Patienten. Hallux valgus – Hallux rigidus Silastic-Großzeh-Implantat nach Swanson (1983–1989)

man diese Parameter – Bewegungsausmaß, freier Zehenstand, Schmerzen und kosmetisches Ergebnis – gemeinsam berücksichtigt, so zeigt sich postoperativ doch eine sehr gute bis gute Besserung der lokalen Verhältnisse im Bereich des Großzehengrundgelenkes (Abb. 3).

Zusammenfassend kann mit Sicherheit gesagt werden, daß 80,5% der von uns operierten Patienten ein sehr gutes bis gutes postoperatives Ergebnis hatten, während bei 19,5% ein für den Chirurgen eigentlich weniger befriedigenes Resultat vorlag.

Dazu muß aber angemerkt werden, daß es in keinem Fall bei unseren 82 nachuntersuchten Patienten zu einer Verschlechterung des praeoperativen Zustandes kam.

Neben den klinischen und funktionellen postoperativen Bildern dokumentiert auch die Röntgenkontrolle vergleichsweise prae- und postoperativ eine deutliche Verbesserung der Stellung im Großzehengrundgelenk.

Bei unseren Patienten handelt es sich unter anderem auch um sehr viele Freizeitsportler (Laufsport, Schlittschuhlauf, Skilauf, Reiten), die nach erfolgter Operation in ihrem Leistungsstandard wieder gute Erfolge zu verzeichnen hatten. Für etwa ein halbes Jahr post opertionem werden zusätzlich Senk-Spreizfußeinlagen verordnet, der Sportschuh wird durch den Orthopädieschuhmacher entsprechend korrigiert.

Bei entsprechender klinischer Indikation und standardisierten anatomischen Voraussetzungen ist das Operationsverfahren nach Swanson neben anderen Techniken sicher eine für den Patienten erfolgreiche Methode und wird von uns auch weiterhin praktiziert.

Literatur

1. Arenson DJ (1984) The angled great toe implant (Swanson design/Weil modification) in the surgical reconstruction of the first metatarsophalangeal joint. Clin Podiatry 1:89–102
2. Borovoy M, Gray W, Rinker A (1983) Total replacement of the first metatarsophalangeal joint. J Foot Surg 22:159–164
3. Ferdini R (1975) Alloarthroplastik des Großzehengrundgelenkes. Z Orthop 113:549–552
4. Kaplan EG (1984) History of implants. Clin Podiatry 1:3–10
5. Swanson AB (1972) Implant arthroplasty for the great toe. Clin Orthop 85:75–81

6. Swanson AB, de Groot-Swanson G, Lumsden RM (1979) Silicone implant arthroplasty of the great toe. Clin Orthop 142:30–43
7. Swanson AB, de Groot-Swanson G, David E, Mayhew, Ahmed Naseem Khan (1987) Flexible hinge results in implant arthroplasty of the great toe. Rheumatology, vol 11. Karger, Basel, pp 136–152
8. Weigert M, Klems H (1975) Wert der Silikon-Interpositionsarthroplastik am Großzehengrundgelenk. Orthop Prax 5:510–512

Laparoskopisches Operieren – „State of the Art“

Aktuelle Videodemonstration

Endoskopische Steintherapie und laparoskopische Techniken

179. Endoskopische Therapie der Choledocho- und Hepaticolithiasis

H. Grimm

Chirurgische Universitätsklinik Hamburg-Eppendorf, Abt. für Endoskopische Chirurgie, Martinistr. 52, W-2000 Hamburg 20, Bundesrepublik Deutschland

Endoscopic Management of Bile Duct Stones

Summary. Endoscopic sphincterotomy is required for the extraction of bile duct stones. Based on our experience of 500 patients treated over the last 20 months, biliary stones could be immediately extracted in 90% of cases using the Dormia basket or balloon catheter. Mechanical lithotripsy and ESWL were required prior to stone extraction in 3% and 1% of cases, respectively. Electrohydraulic lithotripsy using the mother-baby scope unit was used in 5% of cases. Endoscopic stone removal was unsuccessful in two patients with intrahepatic concrements. Endoscopic management is clearly the method of choice for biliary stone extraction based on high success rates and lower morbidity and mortality. In cases of common bile duct stones associated with cholecystolithiasis, we recommend a combined endoscopic and surgical approach.

Key words: Bile duct stones – Endoscopic therapy

Zusammenfassung. Voraussetzung für die endoskopische Steinextraktion aus den Gallengängen ist die Papillotomie. Bezogen auf unsere Erfahrung der letzten 20 Monate bei 500 Patienten konnten Konkremente in 90% der Fälle mit Dormia Körbchen bzw. Ballon-Katheter sofort entfernt werden. Bei 3% der Kranken war die mechanische Lithotripsie und bei 1% die ESWL vorher erforderlich. Die EHL mit dem Baby-Mother Scope kam bei 5% der Kranken zum Einsatz. Bei 2 Patienten mit intrahepatischen Steinen war die endoskopische Extraktion ohne Erfolg. Aufgrund der hohen Effektivität und der eindeutig geringen Morbidität und Mortalität sollte dem endoskopischen Verfahren bei der Therapie der Choledocho- und Hepaticolithiasis den Vorrang gegeben werden. Bei Vorliegen einer Cholecysto-Choledocholithiasis ist daher u.E. das kombinierte endoskopisch/chirurgische Vorgehen angezeigt.

Schlüsselwörter: Gallengangsteine – endoskopische Therapie

(Manuskript bis Redaktionsschluß nicht eingegangen)

180. Perkutan-transhepatische Cholangioskopie (PTCS) zur Steintherapie und Tumordiagnostik*

R. Salm, K. H. Hauenstein, J. Sontheimer und K. Rückauer

Abt. Allgemeine Chirurgie mit Poliklinik der Chirurgischen Universitätsklinik, Hugstetter Str. 55, W-7800 Freiburg, Bundesrepublik Deutschland

Percutaneous-Transhepatic Cholangioscopy (PTCS) for Calculi Extraction and Tumor Diagnosis

Summary. Using percutaneous-transhepatic cholangioscopy with a guided small calibre, cholangioscope (3.5 mm) in patients with obstructive jaundice it is possible to perform biopsies under visual control or to look for the exact intraductal extension of a tumor with only little strain on the patient. The access may be via a puncture of the right or the left hepatic duct. Since 1987 we have used this method 61 times in 45 patients. Some 32 patients suffered from malignancy of the bile duct. Of 13 patients with benign obstruction we performed a bougienage in 8. The other 5 patients were treated by stone extraction.

Key words: Percutaneous-transhepatic Cholangioscopy – Obstructive jaundice – Endoscopic therapy

Zusammenfassung. Mit einem steuerbaren, dünnkalibrigen Endoskop (3.5 mm) können gestaute Gallenwege ohne wesentliche Belastung des Patienten über einen perkutan-transhepatischen Zugang inspiziert, Biopsien unter Sicht entnommen und die Ausdehung tumoröser Prozesse festgelegt werden. Der Zugang ist sowohl über den rechten als auch den linken Dc. hepaticus möglich. Seit 1987 haben wir diese Methode 61mal bei 45 Patienten durchgeführt. Bei 32 Patienten lag ein maligner Verschlußikterus vor. Bei 13 Patienten mit benigner Obstruktion wurden in 5 Fällen Steine extrahiert, 8 benigne Stenosen wurden bougiert.

Schlüsselwörter: perkutane-transhepatische Cholangioskopie – Verschlußikterus – endoskopische Therapie

Einleitung

In der Diagnostik von Gallengangsverschlüssen sind die endoskopisch-retrograde und die perkutan-transhepatische Cholangiographie (ERC, PTC) etablierte Verfahren. Der endoskopische Einblick in die Gallenwege mittels Mother-Baby-Endoskop ist technisch aufwendig und erfordert eine Sphinkterotomie. Die peroral durchgeführten endoskopi-

* Herrn Prof. Dr. Max Schwaiger zum 80. Geburtstag gewidmet.

schen Methoden versagen bei Voroperationen am Magen (z.B. B-II-Resektion mit langer zuführender Schlinge oder Y-Roux-Rekonstruktion nach Magenresektion/Gastrektomie).

Material und Methode

Mit einem dünnlumigen, steuerbaren Endoskop können die abführenden Gallenwege über eine perkutan-transhepatische Punktion/Drainage nach geringfügiger Bougierung inspiziert werden. Zum Einsatz kommt ein nur 3,5 mm dickes Endoskop (Fa. Storz, W-7200 Tuttlingen), mit einem Blickwinkel von 110° und einem Instrumentenkanal mit 1 mm Durchmesser. Die Gerätespitze des flexiblen Glasfiberinstrumentes kann in einer Ebene um 180°/110° abgewinkelt werden. Durch Drehung um die Längsachse sind alle erforderlichen Bewegungen der Gerätespitze möglich. Das wasserdichte Gerät weist sehr gute optische und mechanische Eigenschaften auf.

Die Untersuchung wird in Lokalanästhesie und intravenöser Sedierung in chirurgisch-radiologischer Kooperation unter Durchleuchtungskontrolle durchgeführt. Nach perkutan-transhepatischer Punktion meist des rechten, gelegentlich auch des linken Dc. hepaticus unter Ultraschallkontrolle wird über einem Führungsdraht das Lumen auf 4 mm bougiert. Ein Katheter mit einem Innendurchmesser von 4 mm (Außendruchmesser 5 mm) wird über den liegenden Bougie bis in die Peripherie des Dc. hepaticus vorgeschoben. Dieser dient nach Entfernung des Bougies als Schleuse zum Einführen des Endoskopes (Abb. 1). Die Spiegelung der Gallenwege erfolgt unter Insufflation von physiologischer Kochsalzlösung. Wiederholte kurze Durchleuchtungssequenzen sind zur Orientierung erforderlich.

Die gute Steuerbarkeit und Flexibilität des dünnlumigen Gerätes erlaubt nicht nur eine Inspektion des Dc. hepaticus communis und Dc. choledochus, meist können auch die peripheren intrahepatischen Äste des gleichen und des gegenseitigen Leberlappens von einem Zugang aus eingesehen werden (Abb. 2).

Die PTCS wird abgeschlossen durch die Einlage einer perkutan-transhepatischen Drainage, die nach Möglichkeit als extern-interne Drainage bis ins Duodenum plaziert wird. Sie dient der Blutungsprophylaxe durch lokale Kompression sowie der Blutungskontrolle und verhindert das Austreten von Galle aus der punktierten Leber. Die Entfernung dieser

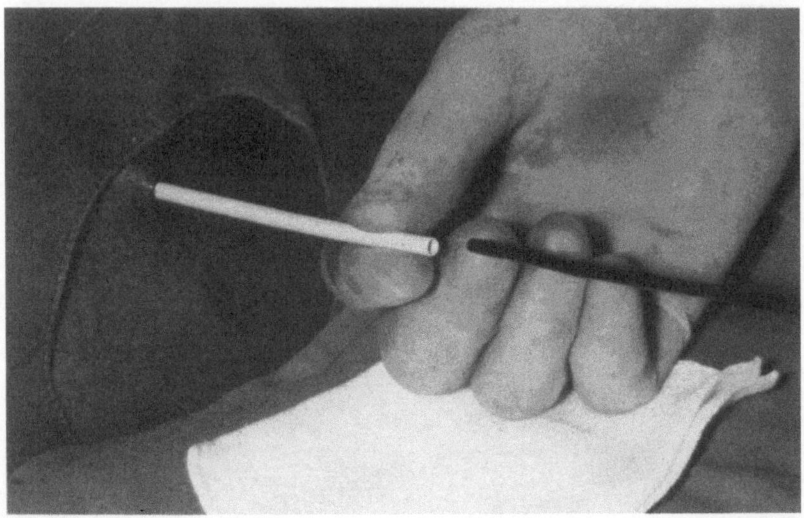

Abb. 1. Nach Bougierung der perkutan-transhepatischen Punktion wird ein Katheter mit einem Innenlumen von 4 mm als Schleuse eingebracht

Drainage hängt von den im Rahmen des Krankheitsverlaufes zu treffenden weiteren Maßnahmen ab. Ist das Abflußhindernis beseitigt, kann die Drainage rasch entfernt werden.

Über den 1 mm messenden Instrumentenkanal können feine Biopsie- oder Faßzangen aber auch Dormiakörbchen sowie eine Sonde zur elektrohydraulischen Lithotripsie eingebracht werden. Prinzipiell ist auch das Einbringen einer Lasersonde zur Tumortherapie oder Laserlithotripsie möglich, wir haben damit bisher jedoch keine eigene Erfahrung [1,4].

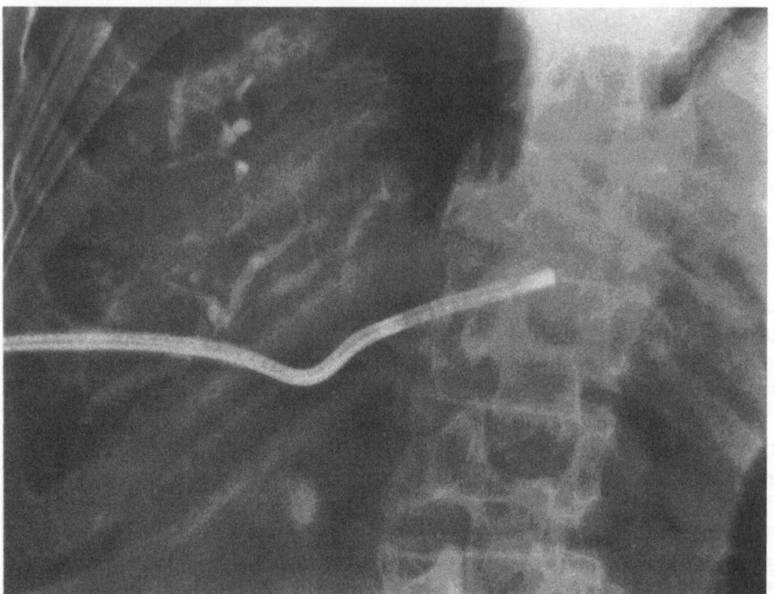

Abb. 2. Durch die gute Steuerbarkeit verbunden mit hoher Flexibilität können meistens auch die gegenseitigen intrahepatischen Gallenwege inspiziert werden

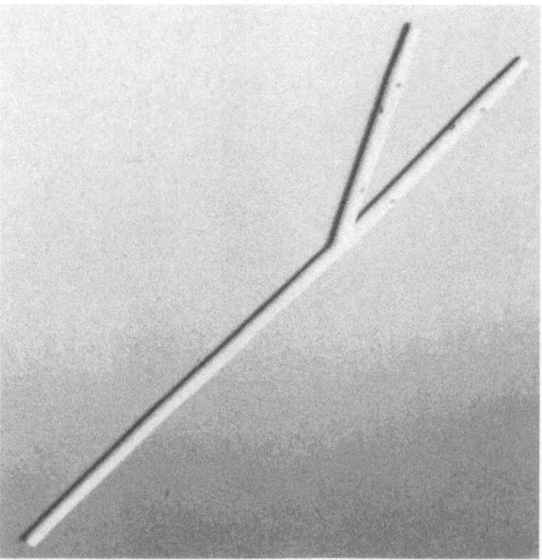

Abb. 3. Y-förmige Prothese zur Überbrücken inoperabler Klatskin-Tumoren

Aufgrund der mechanischen Grenzen bei den vorgegebenen Größenverhältnissen kann es problematisch sein ausreichendes Biopsiematerial zu gewinnen, insbesondere wenn derbes Tumorgewebe vorliegt. In diesen Fällen ist es hilfreich nach endoskopischer Ortung des Tumors des Gerät zu entfernen und anschließend über die liegende Schleuse mit einer größeren Biopsiezange, die unter Durchleuchtungskontrolle im Bereich der gesehenen Läsion plaziert wird, Material zur histologischen Untersuchung zu gewinnen.

Mit dem verwendeten dünnkalibrigen Endoskop ist es auch möglich die Gallenwege postoperativ über eine liegende T-Drainage zu erreichen und gegebenenfalls Residualkonkremente unter Sicht zu entfernen, falls ein Burhenne-Manöver nicht gelingt [3]. Dazu muß die T-Drainage über einem Führungsdraht entfernt, danach der T-Drainagenkanal in der oben angegebenen Weise bedarfsweise aufbougiert werden. Auch für dieses Vorgehen ist es wichtig, daß die T-Drainage möglichst in gerader Verlaufsrichtung bei der Operation durch die Bauchdecken ausgeleitet wurde.

Ergebnisse

In der Anfangsphase stand uns noch kein spezielles, dünnlumiges Endoskop zur Verfügung, so daß ein übliches Cholangioskop verwendet werden mußte. Der erforderliche perkutan-transhepatische Zugang mußte deshalb damals in mehreren Schritten aufbougiert werden [2]. Bei dem inzwischen eingesetzten, dünnlumigen Gerät können Punktion und Bougierung samt Cholangioskopie in einem Arbeitsgang erfolgen.

Von 1. 1. 1987 bis zum 31. 1. 1991 haben wir bei 45 Patienten eine PTCS durchgeführt (Tabelle 1). Dabei konnte bei 29 von 32 Patienten mit einem Gallengangskarzinom die Diagnose histologisch gesichert werden. Bei den restlichen 3 Patienten war dies erst nach nochmaliger Biopsie mit einer größeren Zange möglich.

Bei 13 Patienten mit benignem Verschlußikterus wurden in 8 Fällen entzündliche Stenosen diagnostiziert und bougiert. Bei 5 Patienten konnte durch Steinextraktion der Verschlußikterus behoben werden. Patienten mit benignen Gallengangsverschlüssen wurden dieser Methode immer dann zugeführt, wenn die Papille durch Voroperationen am Magen nicht erreichbar, die ERCP aus anderen Gründen nicht gelungen war oder wenn die Patienten mit liegender T-Drainage mit postoperativem Residualstein zugewiesen wurden.

Inoperable Klatskin-Tumoren überbrücken wir in einem kombinierten radiologisch-endoskopischen Verfahren mittels Y-förmiger, großlumiger (Chr. 16) Gallengangsendoprothesen [5] (Abb. 3). Dabei wird die Tumorausdehnung in den beiden Hepatikus-Ästen zuvor endoskopisch/histologisch beurteilt.

Verschiedentlich wurde eine Afterloading Therapie bei inoperablen, malignen Gallengangstumoren vorgeschlagen [8]. Bei bisher 18 Patienten haben wir eine solche perkutan-transhepatische Afterloading-Therapie durchgeführt [6]. Dabei konnten in einzelnen Fällen perkutan-transhepatisch endoskopische Verlaufskontrollen zur Beurteilung der Tumorremission durchgeführt werden.

Tabelle 1. Ergebnisse der perkutan-transhepatischen Cholangioskopie (1/87–1/91: 61 Untersuchungen bei 45 Patienten)

Befund	Σ Pat.	Σ PTCS
maligne		
– Histologie positiv	29	35
– Histologie negativ	3	6
benigne		
– entzündliche Stenose	8	12
– Konkremente	5	8
	45	61

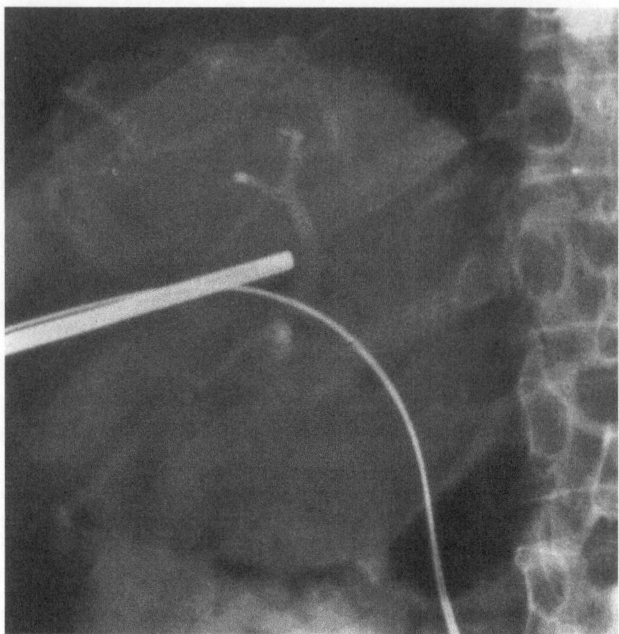

Abb. 4. Bei einem Patienten mit intra- und extrahepatischer Cholangiolithiasis wurde ein starres Zystoskop zur Kontaktlithotripsie und Steinextraktion eingesetzt

1988 haben wir im Falle eines damals 58jährigen Patienten mit ausgedehnter intra- und extrahepatischer Cholangiolithiasis erfolgreich eine Cholangioskopie mittels starrem Endoskop durchgeführt. Vorausgegangen waren in auswärtigen Krankenhäusern mehrere Oberbaucheingriffe bei chronischer Pankreatitis, zuletzt eine Cholecystojejunostomie. Konventionelle endoskopische Methoden (ERCP, EPT) sowie ESWL und Äther-Lyseversuche waren erfolglos. Wegen eines ausgedehnten Umgehungskreislaufs bei portaler Hypertension mußte eine operative Revision aufgegeben werden. Versuche mit dem flexiblen Endoskop schlugen fehl, da für dieses Gerät damals noch keine Lithotripsie-Sonde zur Verfügung stand. In dieser Ausnahmesituation gelang die Ultraschall-Kontaktlithotripsie und Steinextraktion unter Einsatz eines starren, dünnlumingen Zystoskopes über einen perkutan-transhepatischen Zugang (Abb. 4).

Diskussion

Aufgrund der heute verfügbaren guten Gerätetechnik stellt aus unserer Sicht diese von Takada erstmals 1974 beschriebene Methode der PTCS eine wichtige Ergänzung bei Diagnostik und Therapie von Gallenwegserkrankungen dar [10]. Sie ist weniger aufwendig als die Mother-Baby-Technik und muß diese ersetzen, wenn die Papille nach Voroperationen am Magen endoskopisch nicht erreichbar ist [9]. Besondere Vorteile sehen wir in der Steuerbarkeit des verwendeten Endoskopes und dem vorhandenen Instrumentenkanal. Der nur gering vermehrte Durchmesser gegenüber einem nicht steuerbaren Gerät (3,5 statt 2,5 mm) stellt nach unserer Erfahrung keinen Nachteil dar [7].

Ist bei Patienten mit Gallengangsobstruktion ohnehin eine perkutan-transhepatische Drainage vorgesehen, so läßt sich dieser Zugang ohne wesentliche Belastung des Patienten zu einem endoskopischen Einblick in die Gallenwege mit gezielter Histologieentnahme nutzen. Der postoperative Zugang über den Weg einer T-Drainge ermöglicht bei Problemfällen die Entfernung von Residualsteinen unter endoskopischer Sicht [11].

Literatur

1. Berci G, Hamlin JA, Grundfest W, Daykhovsky L, Paz-Partlow M (1990) Percutaneous endoscopic laser lithotripsy of retained stones in the left hepatic duct. Surg Endosc 4:36–38
2. Brambs HJ, Leser HG, Salm R (1987) Perkutan-transhepatische Cholangioskopie. Ein neuer Zugang zur Diagnostik von Tumoren der Gallenwege. Radiology 27:225–228
3. Burhenne HJ (1972) Extraktion von Residualsteinen der Gallenwege ohne Reoperation. RÖFO 117:425–428
4. Classen M, Hagenmüller F, Gossner W, Yamakawa T, Frank F (1987) Laser treatment of bile duct cancer via percutaneous choledochoscopy. Endoscopy 19:74–75
5. Hauenstein KH, Beck A, Sontheimer J, Krüger HJ, Salm R (1988) Eine neue Y-Endoprothese zur Drainage von Gallengangsverschlüssen der Hepatikusgabel. Radiologe 28:243–246
6. Imdahl A, Salm R, Schildge J, Brambs HJ, Freund U, Farthmann EH (1988) Indikation für die intrakavitäre Afterloading-Strahlentherapie in Verbindung mit dem chirurgischen Eingriff. Chirurg 59:323–327
7. Klose KJ, Thelen M, Schild HH (1988) Perkutan transhepatische Feinkaliber- Cholangioskopie (PTFCS). RÖFO 149:39–43
8. Köster R, Schmidt H, Greuel H (1982) Bestrahlung von malignen Gallengangsverschlüssen in Afterloadingtechnik. Strahlentherapie 158:678–680
9. Rösch W, Koch H, Demling L (1976) Peroral cholangioscopy. Endoscopy 8:172–174
10. Takada T, Suzuki S, Nakamura K, Uchida Y, Nomoto T, Yamada A, Hamano K, Kobayashi S, Hanyu F, Takemoto T (1974) Percutaneous transhepatic cholangioscopy as a new approach to the diagnosis of the biliary diseases. Gastroenterol Endoscop (Jpn) 16:106–111
11. Yamakawa T, Komaki F, Shikata J (1978) Experience with routine post-operative choledochoscopy via T-tube sinus tract. World J Surg 2:379–385

181. Laparoskopische Cholezystektomie

R. Woisetschläger, R. Rieger und W. Wayand

AKh Linz, II. Chirurgie, Krankenhausstr. 9, A-4020 Linz

Laparoscopic Cholecystectomy

Summary. Our technique of laparoscopic cholecystectomy (LCH) including intraoperative cholangiography is described. The surgeon stands on the left side of the patient, the incision for scissors and clip applicator is paramedian in the right supper abdominal wall. In our series of 330 patients, in only 7 cases did the procedure have to be switched to open surgery. In two prospective, controlled clinic studies the patients' outcome after LCH was significantly better than after the traditional open operation with regard to respiratory function, need for analgesia, convalescence and hospital stay.

Key words: Laparoscopic cholecystectomy – Technique – Results

Zusammenfassung. Unsere Technik der Laparoskopischen Cholecystektomie (LCH) wird inclusive intraoperativer Cholangiographie demonstriert: Der Operateur steht auf der linken Seite des Patienten, der Arbeitskanal für Schere und Clipsapplikator ist knapp rechts paramedian im Oberbauch lokalisiert. Bisher mußte bei 330 Patienten nur 7× zum konventionellen Vorgehen umgewechselt werden. In zwei prospektiven, kontrollierten Studien konnten wir nachweisen, daß Patienten nach LCH bezüglich Atemfunktion, Mobilisierbarkeit und Spitalsaufenthalt signifikant besser abschneiden.

Schlüsselwörter: Laparoskopische Cholezystektomie – Technik – Ergebnisse

(Manuskript bis Redaktionsschluß nicht eingegangen)

182. Laparoskopische Cholecystektomie: Erlanger Erfahrungen

H. Groitl, R. Stangl, J. Scheele und F. P. Gall

Chirurgische Universitätsklinik Erlangen, Krankenhausstraße 12, W-8520 Erlangen, Bundesrepublik Deutschland

Laparoscopic Cholecystecomy: Experience in Erlangen

Summary. From Februar 2, 1990 to June 15, 1991, a total of 160 patients were subjected to laparoscopic cholecystectomy. The procedure was successful in 150 patients, while in ten patients the procedure was converted to conventional cholecystectomy for the following reasons: suspected malignancy (2), cystic duct stone (1), dysfunction of equipment (2), adhesions (1), concomitant liver tumor (1), abscess in the hepatoduodenal ligament following endoscopic papillotomy (1), and chronic cholecystitis (2). Four patients developed substantial complications. Two patients developed biliary leakage requiring laparotomy and endoscopy placement of a nasobiliary tube in one case each. The other two patients developed intraabdominal bleeding that forced an emergency laparotomy in one case. With increasing experience in laparoscopic cholecystectomy, we would only consider a preoperative suspicion of malignancy as an absolute contraindication.

Key words: Laparoscopic cholecystectomy – Contraindications

Zusammenfassung. An der Chirurgischen Unviersitätsklinik Erlangen wurde am 2. 2. 1990 der erste Versuch einer laparoskopischen Cholecystektomie unternommen. Seit September 1990 wird die Methode im Routinebetrieb eingesetzt. Bis zum 15. Juni 1991 wurde bei 160 Patienten versucht die Gallenblase auf laparoskopischem Weg zu entfernen. Bei 10 Patienten mußte auf eine konventionelle Cholecystektomie übergegangen werden [Malignitätsverdacht (2), Cysticusverschlußstein (1), apparative Probleme (2), Verwachsungen (1), begleitender Lebertumor (1), Abszedierung im Lig. hepatoduodenale (1), pericholecystische Verschwielung (2)]. An therapierelevanten Komplikationen traten postoperativ 2 Gallefisteln und 2 Nachblutungen auf. Mit zunehmender Erfahrung gingen wir von anfangs bestehenden Kontraindikationen (Adipositas, Intraabdominelle Voroperationen, Schrumpfgallenblase, Cholecystitis, Steingröße) immer mehr ab, so daß wir derzeit nur bei Malignitätsverdacht primär laparotomieren.

Schlüsselwörter: Laparoskopische Cholecystektomie – Kontraindikationen

Einleitung

Die Nachteile konventioneller allgemeinchirurgischer Eingriffe, wie Schmerz, unbefriedigende kosmetische Ergebnisse oder postoperatives Narbenbruchrisiko, veranlaßten Chirurgen im letzten Jahrzehnt zur Entwicklung alternativer Therapieansätze. Die Technik der laparoskopischen Cholecystektomie wurde erstmals von Mühe [3] praktiziert. Mouret [2], Dobois [1] und besonders Perrisat [4] perfektionierten diese Methode und revolutionierten damit die chirurgische Therapie des Gallensteinleidens.

Material und Methode

An der Chirurgischen Unversitätsklinik Erlangen wurde vom Februar 1990 bis zum Juni 1991 bei 160 Patienten versucht, die Gallenblase auf laparoskopischen Weg zu entfernen.

Präoperative Diagnostik

Routinemäßig führen wir eine abdominelle Sonograhpie mit exakter Untersuchung der Gallenblase (Wandstärke, Anzahl und Durchmesser von Steinen, polypoide Läsionen) und der abführenden Gallenwege durch. Zum Ausschluß von Zeiterkrankungen im oberen Gastrointestinaltrakt dient eine Gastroskopie. Anamnese, Laborparameter und Ultraschallbefund entscheiden über die Notwendigkeit einer präoperativen ERCP.

Chirurgische Technik

Die laparoskopische Cholecystektomie nehmen wir in Anlehnung an die von Perissat [4] angegebenen Technik in Intubationsnarkose und Trendelenburglagerung vor. Nach Einstechen der Verres-Nadel über eine 1 cm große Inzision am Unterrand des Nabels wird das Pneumoperitoneum (14 mmHg) angelegt, der Optiktrokar eingeführt und der Bauchraum exploriert. Anschließend werden unter laparoskopischer Sicht die beiden 5-mm-Arbeitstrokare in der Medioclavicularlinie am rechten Rippenbogen und etwas weiter lateral im rechten Mittelbauch eingeführt. Der 10-mm-Arbeitstrokar wird in Oberbauchmitte eingebracht. In Abhängigkeit von der Lage der Gallenblase und vorhandenen Verwachsungen werden diese Positionen geringfügig variiert.

Intraabdominelle Verwachsungen und Adhäsionen der Gallenblase werden mit Schere und unipolarer HF-Sonde gelöst. Im Falle eines Gallenblasenhydrops bzw. -empyems wird die Gallenblase mit einer atraumatischen Nadel punktiert und entlastet. Nach Präparation und eindeutiger Identifikation von Ductus cysticus, A. castica und Choledochus werden Dct. cysticus und A. cystica mit 301 PDS-Clips oder Titan-Clips ligiert und mit der Schere durchtrennt. Anschließend wird die Gallenblase retrograd aus dem Leberbett gelöst.

Nach Umsetzen der Optik in den 10-mm-Arbeitstrokar wird die Gallenblase über den 10-mm-Umbilikaltrokar extrahiert. Wenn notwendig, wird die an die Bauchdecken gezogene Gallenblase extraabdominell eröffnet, abgesaugt und die Gallenblasensteine unter Sicht mechanisch zerkleinert und extrahiert. Abschließend wird nach Absaugen eventuellen Sekrets und erneuter Inspektion des Bauchraumes über die Einlage einer Robinson-Drainage entschieden, das Penumoperitoneum abgelassen und die Haut mit Rückstichnähten bzw. Klammern verschlossen.

Ergebnisse

Von den 160 primär laparoskopisch begonnenen Operationen mußte in 10 Fällen (6%) auf eine konventionelle Cholecystektomie gewechselt werden (Tabelle 1). 58 Männer und 92

Tabelle 1

Grund für Wechsel	n
V.a. Gallenblasencarcinom	1
V.a. Primäres Leberzellcarcinom	1
FNH (neben GB-fundus)	1
Abszeß im Lig. hepatoduodenale nach Papillotomie	1
Cysticusverschlußstein	1
Technische Probleme	2
Verwachsungen	1
Cholecystitis	2

Frauen im Alter von 17–83 Jahren (Median 47 Jahre) konnten erfolgreich laparoskopisch operiert werden.

61 Patienten (38%) waren bereits intraabdominell voroperiert. Das Spektrum reichte von der Appendektomie über Hernioplastik, gynäkologische Eingriffe, Vagotomie und Magenresektion bis zur Kolektomie oder tiefen anterioren Rektumresektion mit sekundärer Resektion eines prospektiven Anus präter transversalis. Die Gegenüberstellung einiger Charakteristika von abdominell voroperierten und nicht voroperierten Patienten zeigt Tabelle 2. Es bestehen keine wesentlichen Unterschiede hinsichtlich Erfolgsrate, Operationszeit, stationärer Behandlungsdauer oder Komplikationen.

An therapierelevanten Komplikationen traten bei je 2 Patienten (2,5%) eine Nachblutung bzw. Gallefistel auf. Eine Nachblutung aus der umbilicalen Einstichstelle zwang am 1. postoperativen Tag zu einer notfallmäßigen Laparotomie. Die andere Blutung mit einem postoperativen Hb-Abfall auf 8 mg/dl wurde unter wiederholten sonograhpischen Kontrollen und intensivmedizinischer Überwachung erfolgreich konservativ behandelt. Die Gallefisteln traten klinisch erst am 2. bis 3. Tag in Erscheinung. Eine Patientin entwikkelte nachfolgend Oberbauchschmerzen, Schüttelfrost und Leukozytose. Im Ultraschall zeigte sich freie Flüssigkeit um die Leber. Eine ERCP gelang nicht. Die klinische Symptomatik zwang zur Notfallparotomie, bei der sich eine gallige Oberbauchperitonitis infolge eines durchtrennten aberrierenden Gallgenganges im Leberhilus zeigte. Nach Umste-

Tabelle 2

Charakteristika	voroperierte Patienten (n = 61)	nicht voroperierte Patienten (n = 99)
Geschlecht		
weiblich	26%	45%
männlich	74%	55%
Alter in Jahren		
median	49 (28– 83)	45 (17– 79)
Gewicht in kg	69 (54–109)	74 (46–122)
Körpergröße in cm	168 (155–188)	170 (152–189)
Wechsel zu Laparotomie	4 (6,6%)	6 (6,1%)
Operationsdauer in min	125 (55–290)	120 (55–270)
Komplikationsrate (Gallefistel/Nachblutung)	2 (3%)	2 (2%)
stationäre Behandlungsdauer	4 (2–15)	4 (2–11)

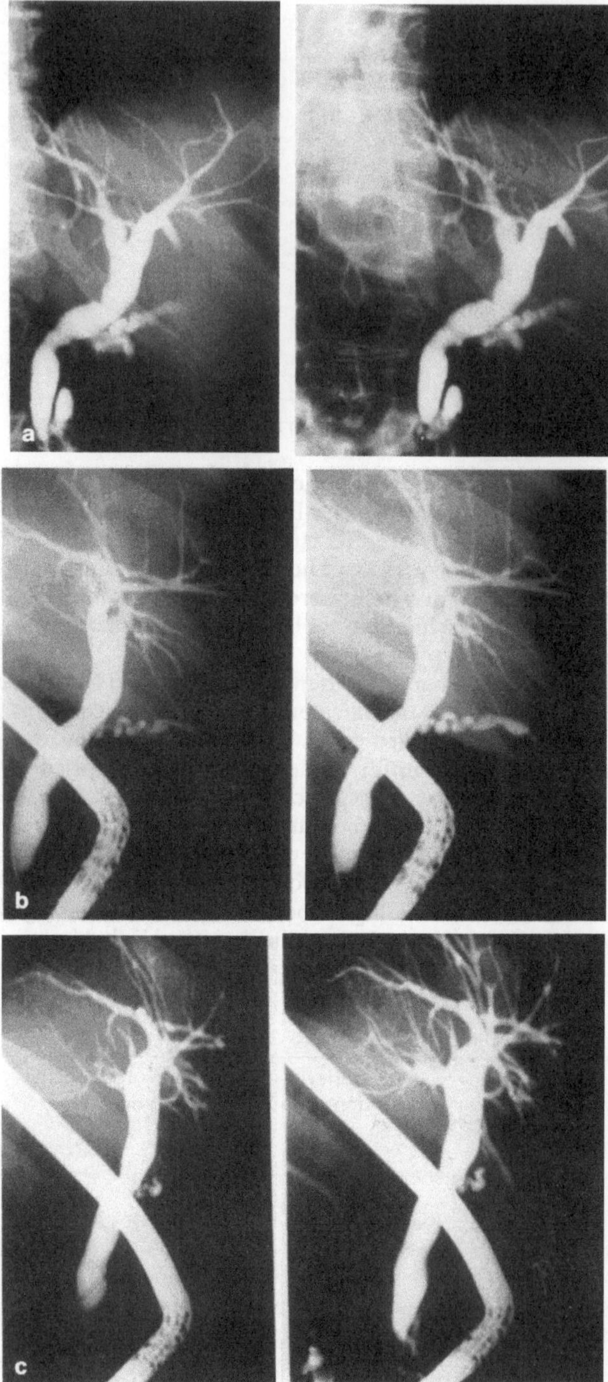

Abb. 1a–c. Cysticusstumpfinsuffizienz 1. Diagnose 2. nach 10 Tagen Entlastung mit naso-biliärer Sonde

chung, Lavage und Drainage konnte die Patientin 10 Tage nach der Cholecystektomie beschwerdefrei entlassen werden. Bei dem Patienten mit früherer tiefer anteriorer Rektumresektion und späterer Rückverlagerung des protektiven Anus präter entleerte sich über die Drainage galliges Sekret. Eine daraufhin durchgeführte ERCP bewies den klinischen Verdacht einer Cysticusstumpfinsuffizienz (Abb. 1). Durch Einlage einer nasobiliären Sonde kam es innerhalb von 10 Tagen zum Sistieren der galligen Sekretion und zum radiologisch gesicherten Verschluß der Fistel.

Aufgrund der schnellen Rekonvaleszenz, geringen postoperativen Schmerzen und der frühzeitigen normalen oralen Ernährung betrug die stationäre postoperative Behandlungsdauer sowohl für voroperierte als auch nicht operierte Patienten im Median 4 Tage.

Bewertung

Hinsichtlich Morbidität und Mortalität ist die laparoskopische Cholecystektomie inzwischen dem „Goldstandard" der konventionellen Cholecystektomie vergleichbar [6, 7]. Bei älteren oder adipäsen Patienten sind die Vorteile des schonenderen Zugangsweges klinisch offensichtlich.

In unserer eigenen Erfahrung ließ sich das Indikationsspektrum zum laparoskopischen Vorgehen dank guter Anfangserfolge zunehmend erweitern; zur Zeit laparotomieren wir nur bei Malignitätsverdacht primär. Es zeigte sich, daß gerade auch voroperierte Patienten von der laparoskopischen Operationsmethode profitieren. Die Adhäsiolyse ist aufgrund der optischen Vergrößerung durch die Videotechnik exakt, schonend und *limitiert* durchführbar. Dieses Peritioneum und Serosa minimal traumatisierende Vorgehen könnte die Induktion erneuter Verwachsungen begrenzen [5].

Bei adipösen Patienten läßt sich das überproportionale Gewebetrauma der konventionellen Cholecystektomie vermeiden. Dadurch entspricht der postoperative Verlauf dem eines schlanken Patienten. Dies erfordert unseres Erachtens gerade bei diesem Patienten die Ausweitung laparoskopischer Operationstechniken, über die Cholecystektomie hinaus. Durch technische Detailverbesserungen und zunehmende Standardisierung zeichnet sich bereits eine erhebliche Ausweitung des Spektrums laparo- bzw. thorakoskopischen Operierens ab. Angesichts solcher Perspektiven wird die endoskopische Chirurgie ein zwingendes Rüstzeug des allgemeinchirurgisch tätigen Arztes.

Literatur

1. Dubois F (1990) Coelioscopic cholecystectomy. Endoskopie heute 1:30–32
2. Mouret P – personal communication
3. Mühe E (1990) Laparoskopische Cholecystektomie. Endoskopie heute 4:262–266
4. Perrisat J, Collet D, Belliard R, Dost C, Bikandou G (1990) Die laparoskopische Cholecystektomie. Chirurg 61:723–728
5. Semm K (1983) Endoscopic appendectomy. Endoscopy 15:59–64
6. Trede M, Schaupp W (1990) Ein Plädoyer für die Cholecystektomie – „Gold-Standard" der Gallensteintherapie. Chirurg 61:365
7. Troidl H, Spangenberger W, Dietrich A, Neugebauer E (1991) Laparskopische Cholecystektomie. Chirurg 62:257–265

183. Laparoskopische Operationstechniken: Appendektomie und Bruchpfortenverschluß

A. Pier, F. Götz, Linnich

(Manuskript bis Redaktionsschluß nicht eingegangen)

184. Laparoskopische Techniken

H. Troidl, W. Spangenberger, Köln

(Manuskript bis Redaktionsschluß nicht eingegangen)

185. Neue Techniken der laparoskopischen Operation

G. Bueß, B. Mentges, K. Manncke und H. D. Becker

Chirurgische Universitätsklinik, Hoppe-Seyler-Str. 3, W-7400 Tübingen, Bundesrepublik Deutschland

New Techniques in Laparoscopic Operations

Summary. We are working on perfecting the techniques for laparoscopic treatment of gallstones and extending indications to new fields. For intraoperative X-ray control via the cystic duct and dilation of the papilla of vateri for removal of common duct stones a catheter system was developed in cooperation with Rüsch company. A mechanical system for the removal of the stone loaded gallbladder constructed by Baxter was successfully tested clinically. A new technique for sigmoid resection in a combined laparoscopic and rectoscopic procedure is demonstrated in an animal study.

Key words: Laparoscopic cholecystectomy – Laparoscopic treatment for common duct stones – Laparoskopic removal of the stone loaded gallbladder – Combined laparoscopic and rectoscopic sigmoid resection

Zusammenfassung. Wir beschäftigen uns gegenwärtig mit der Perfektionierung der Systeme für die Cholecystektomie und der Vorbereitung neuer operativer Verfahren. Für die Cholecystektomie haben wir gemeinsam mit der Firma Rüsch ein Kathetersystem für die intraoperative Röntgenkontrolle und die Gallengangsrevision entwickelt. Ein neues Verfahren der Firma Baxter zur Entferung der steingefüllten Gallenblase wurde mit Erfolg klinisch erprobt. Neu entwickelt haben wir ein Verfahren zur kombinierten laparoskopisch-rektoskopischen Sigmaresektion.

Schlüsselwörter: Laparoskopische Cholecystektomie – laparoskopische Gallengangsrevision – laparoskopische mechanische Gallensteinzertrümmerung – laparoskopisch-rektoskopische Sigmaresektion

(Manuskript bis Redaktionsschluß nicht eingegangen)

186. Live-Übertragung – Laparoskopische Cholezystektomie

Endoskopische Operationstechniken

187. Laparoskopische Cholezystektomien – Frühergebnisse

H. Troidl, Köln

(Manuskript bis Redaktionsschluß nicht eingegangen)

188. Laparoskopische Cholezystektomie – Spätergebnisse

E. Mühe

Kreiskrankenhaus, Bunsenstraße 120, W-7030 Böblingen, Bundesrepublik Deutschland

Laparoscopic Cholecystectomy – Late Results

Summary. From September 1985 to March 1987 I carried out the first 94 laparoscopic cholecystectomies, with pneumoperitoneum, in the world. Later I preferred the better open laparoscopic cholecystectomy without pneumoperitoneum. In the same period I treated 136 patients with simple cholecystectomy by laparotomy. Five years 2% of the endoscopically operated patients mentioned slight pain in the scar, while 12% of the laparatomy group had scar problems, including four patients with hernias ($p = 0.0084$). One patient in the endoscopy group had complications from the biliary system because of a common duct calculus. Intraoperative cholangiography is needed to prevent residual stones and biliary lesions. The indications for the endoscopic procedure should be extended in view of the reduced operative risk and the trend to increasingly longer spontaneous courses.

Key words: Laparoscopic cholecystectomy – 5-Year-late-results – Extended indication because of reduced op-risk and increasingly longer trend

Zusammenfassung. Von September 1985 bis März 1987 führte ich die ersten 94 laparoskopischen Cholezystektomien, mit Pneumoperitoneum, auf der Welt durch. Später zog ich die bessere offene laparoskopische Cholezystektomie, ohne Pneumoperitoneum, vor. Gleichzeitig wurden 136 Pat. mit klassischen, einfachen Cholezystektomien behandelt. 5 Jahre danach bemerkten von den endoskopisch Operierten 2% leichtes Ziehen in der Narbe; von den klassisch Operierten hatten 12% Narbenbeschwerden, darunter 4 Narbenhernien ($p = 0{,}0084$). Zu Komplikationen an den Gallenwegen kam es bei 1 Pat. der endoskopisch Operierten, durch 1 Redidualstein. Die intraoperative Cholangiografie schützt vor Residualsteinen und Gallengangsverletzungen. Für eine großzügigere Indikation sprechen: 1. Geringeres Operationsrisiko, 2. Immer längere Spontanverläufe durch mehr ältere Menschen.

Schlüsselwörter: Laparoskopische Cholezystektomie – 5-Jahres-Spätergebnisse – Großzügigere Indikation

Die laparoskopische Cholezystektomie wurde vor 5½ Jahren eingeführt.
Heute werde ich über die *ersten Spätergebnisse* informieren.

Die Methoden, auf die sich die Spätergebnisse beziehen

Im September 1985 führte sich die ersten laparoskopischen Cholezystektomien mit Pneumoperitoneum auf der Welt durch [23–32] (Tabelle 1).

Tabelle 1. *Methoden* und *Geschichte* auf die sich die Spätergebnisse beziehen: 1. Die laparoskopische Cholezystektomie *mit* Pneumoperitoneum; 2. Die *offene* laparoskopische Cholezystektomie *ohne* Pneumoperitoneum

Erste offene Cholezystektomie mit Pneumoperitoneum			Erste offene laparoskopische Cholezystektomie ohne Pneumoperitoneum		
Mühe, Erich	1985	Sept. Böblingen	Mühe, Erich	1985	Sept. Böblingen
Mouret, Philippe	1987	März Lyon	Kohaus, Heinrich	1989	Nov.
Dubois, Francois	1988	Mai, Paris			
Reddick, Eddie	1988	Sept. Nashville			
Perissat, Jaques	1988	Nov. Bordeaux			
Klose, Georg	1989	Juni Volkach			
Troidl, Hans	1989	Okt. Köln			
Götz, Fritz	1989	Dez. Linnich			

Dazu benützte ich mein selbstentwickeltes Galloskop mit Seitblickoptik, Instrumentierkanal mit Ventilen, Lichtleiter und Bohrung für das konstante Pneumoperitoneum.

Das Galloskop wird über den Nabel in die Bauchhöle eingeführt. Dazu entfernt man das OP-Endoskop aus der Troikar-Hülse und führt den *scharfen Mandrin zur Stichinzision,* hindurch. Zieht man den Mandrin zurück, so springt ein Klappenventil aus der Wand des Troikarbauches heraus und dichtet gegen das CO_2 ab [23–32]. *Der Deckel des Endoskopes ist abnehmbar, zum Herausziehen der Gallenblase unter Sicht [23–32].*

Wegen des langen pelviskopisch-gynäkologischen Zugangsweges vom Nabel und vom Unterbauch zur Gallenblase – und wegen des deshalb unverzichtbaren Pneumoperitoneums ersetzte ich später diese Methode durch die bessere:

Offene Laparoskopische Cholezystektomie ohne Pneumoperitoneum (Tabelle 1): Der Rippenbogen bildet als Teil der knöchernen Thoraxwand ein festes Dach hoch über der Gallenblase. Bei Zugang am Rippenbogenrand entfällt deshalb das Pneumoperitoneum, mit all dem damit verbundenen Aufwand [23–32].

Ich benötigte nur noch eine einzige Haut-Inzision von 2–2,5 cm Länge.

Das Blickfeld durch das offene Laparoskop mit Glasfiber-Ringlicht ist strahlend hell und mehrfach größer, als es den Anforderungen einer Cholezystektomie entspricht.

Im April 1986 führte ich auf der Jahrestagung der Deutschen Gesellschaft für Chirurgie, meine beiden Laparoskope vor, zeigte meine beiden laparoskopischen Methoden und berichtete über die damit cholezystektomierten Patienten [23–32].

Dieser Rückblick war erforderlich, weil die Geschichte meine Erstleistung, den um einige Jahre späteren französischen Kollegen, Philipp Mouret, zuschreibt (Tabelle 1).

Die Patienten auf die sich die Spätergebnisse beziehen (Tabelle 2)

Von September 1985 bis März 1987 führte ich 94 laparoskopische Cholezysektomien durch.

Zur Bewertung der Spätererergebnisse sollen die 94 endoskopisch operierten Patienten 136 Patienten gegenübergestellt werden, die in der gleichen Zeit, mit klassischen einfachen Cholezystektomien behandelt wurden.

Die Zuordnung der Patienten zu beiden Gruppen erfolgte willkürlich.

Statistisch[1] unterscheiden sich beide Gruppen nicht in der Alters- und Geschlechtsverteilung, nicht in den Zweiterkrankungen und Risikofaktoren. Abdominell Voroperierte waren ebenfalls in beiden Gruppen gleich häufig. Jedoch stehen in der Endoskopie-Gruppen 10 Magen-Operierte, nur 5 Magen-Operierten in der klassischen Gruppe gegenüber.

[1] Die statistischen Berechnungen führte Herr Prof. Dr. H. K. Selbmann, Direktor des Institutes für Medizinische Informationsverarbeitung der Univ. Tübingen, durch.

Tabelle 2. Alle Patienten und alle Cholezystektomien des Behandlungszeitraumes, auf den sich die Spätergebnisse beziehen

Cholezystektomien insgesamt (Sept. 1985 bis März 1987)	
Endoskopisch	94 Pat.
Klassisch	136 Pat.
Außerdem:	
mit Revision	43 Pat.
Not- oder zusätzliche Eingriffe	23 Pat.
Total	296 Pat.

Histologisch waren alle Gallenblasen chronisch entzündet – akut entzündet waren zusätzlich bei den endoskopisch Operierten 27%, bei den klassisch Operierten 31% ($p > 0,05$).

Je ein Karzinom und je ein Adenom wurden in jeder Gruppe als Zufallsbefund beschrieben.

Ergebnisse und Diskussion

30-Tage-Letalität und intraoperative Komplikationen unterscheiden sich zwischen beiden Gruppen nicht ($p = 0,13$). Bei den postoperativen Komplikationen haben endoskopisch Operierte Vorteile (Tabelle 3).

Der weitere Verlauf ist in jeder Gruppe bei 99% aller Patienten bekannt (Tabelle 4).

Gestorben sind:

Von den endoskopisch Operierten – 2 Patienten: 1 Patient am Residualstein im 1. Jahr, 1 Patient am Sigma-Ca im 5. Jahr.

Von den klassisch Operierten – 3 Patienten: Todesursachen sind Aorten-Ruptur, Herzinfarkt und Colon-Karzinom.

Die Nachbeobachtungsdauer beträgt in beiden Gruppen max. 5 Jahre und 7 Monate; min. 4 Jahre 1 Monat. Bei den endoskopisch operierten Patienten im Mittel 59 Monate – Bei den klassisch operierten Patienten 57 Monate (Tabelle 4).

5-Jahres-Ergebnisse nach Cholezystektomie sind ausreichend, da 95% aller Beschwerden schon innerhalb der ersten 5 Jahre auftreten [14, 16, 17, 18].

Tabelle 3. Die perioperativen Resultate der *endoskopischen* und der *klassischen* Cholezystektomie im Vergleich

Endoskopische Cholezystektomie (n = 94)	Klassische Cholezystektomie (n = 136)	
Letalität (30 Tage) : 0 *Intraoperative Komplikationen* : 0 *Postoperative Komplikationen* : 3 Pat. = 3,5% (stationäre Entlassung)	*Letalität (30 Tage)* : 1 Pat. = 0,7% (Apoplex, 23 p.o. Tag) *Intraoperative Komplikationen* : 1 Pat. (Ausriß a. cystica) *Postoperative Komplikationen* : 10 Pat. = 7,4% (stationäre Entlassung)	
Prolong. Darm-Paralyse, Relaparoskopie: 1 Pat.	Nachblutung, Relap.	: 1
Wundinfektion, subcutan: 2 Pat.	Mechan. Ileus, Relap.	: 1
	Subhepat. Abszeß	: 1
	Atemstillstand	: 1
	Pleuro-Pneumonie	: 1
	Wundinfektion	: 5

Tabelle 4. Die 5-Jahres-Verlaufsbeobachtungen der endoskopisch oder klassisch cholezystektomierten Patienten

Endoskopische Cholezystektomie Verlauf	Klassische Cholezystektomie Verlauf
Bekannt: 93 Pat. = 99%	*Bekannt*: 134 Pat. = 99%
Gestorben: 2 Pat. = 2,2%	*Gestorben*: 4 Pat. = 3%
– bis 30 Tage postop.: 0 Pat.	– bis 30 Tage postop.: 1 Pat. (Cerebralinsult)
– danach: 2 Pat. (Residualstein – 1. Jahr) (Sigma-Ca – 5. Jahr)	– danach: 3 Pat. (Aortenruptur – 1. Jahr) (Herzinfarkt – 2. Jahr) (Colon-Ca – 2. Jahr)
Dauer: 59 Monate (5 Jahre 7 Mon. – 4 Jahre 1 Mon.)	*Dauer*: 57 Monate (5 Jahre 7 Mon. – 4 Jahre 1 Mon.)
Untersucht: 91 Pat. = 98%	*Untersucht*: 130 Pat. = 97%

Tabelle 5. 5-Jahres-Spätergebnisse der *endoskopischen* – und der *klassischen* Cholezystektomie: 1. Narben-Beschwerden

Endoskopische Cholezystektomie	Klassische Cholezystektomie
5-Jahres-Nachuntersuchung	5-Jahres-Nachuntersuchung
Narben-Beschwerden 2 Pat. = 2%	*Narben*-Beschwerden 16 Pat. = 12%
Narbenhernien: 0	*Narbenhernien:* 4 (p = 0,0084)

Tabelle 6. 5-Jahres-Spätergebnisse der *endoskopischen* und der *klassischen* Cholezystektomie:
1. OP-Folgen an Gallenwegen und Papille
2. OP-unabhängige Abdominalbefunde

Endoskopische Cholezystektomie					Klassische Cholezystektomie				
OP-Folge Gallenwege/Papille		*OP-unabhängig*			*OP-Folge* Gallenwege/Papille		*OP-unabhängig*		
Residualstein	1	Reizmagen	11 Pat.	19%	Residualstein	0	Reizmagen	20 Pat.	22%
Läsion	0	Reizcolon	7 Pat.		Läsion	0	Reizcolon	9 Pat.	
1 Pat. = 1,1%		Reflux Bill. II	2 Pat.				Aortenruptur	1 Pat. †	
		Sigma-Ca	1 Pat.				Colon-Ca	1 Pat. †	
		Syndrom zuf. Schlinge	1 Pat.				Ureterstein	1 Pat.	
		Retro-coec. Appendix	1 Pat.				Spargel-Unverträgl.	1 Pat.	
		Duodenal-Ulcus	1 Pat.				Magenulcus	1 Pat.	
		Hiatushernie	1 Pat.				34 Pat. = 25%		
		25 Pat. = 27%							

Die Operations-Folgen am Zugangsweg:

Leichtes Ziehen in der Narbe bei Wetterwechsel, geben 2% der endoskopisch operierten Patienten an. Bei unseren klassisch Operierten haben 12% Narbenbeschwerden, darunter 4 Narbenhernien. Dieser Unterschied ist statistisch gesichert (p = 0,0084)! (Tabelle 5).

Die Operations-Folgen an Gallenwegen und Papille:

Ein Residualstein schlägt mit 1,1% – bei den endoskopisch operierten Patienten zu Buche (Tabelle 6).

Residualsteine sind für 30%–50% aller Nachoperationen verantwortlich [2, 13–17, 43].

Zum Schutz vor Residualsteinen und vor Gallengangsverletzungen, halten wir die intraoperative Cholangiografie für notwendig. Denn gerade bei der endoskopischen Cholezystektomie ereignen sich Gallengangsläsionen nur dann, wenn nicht die vorherige Cholangiografie – auch den routinierten Chirurgen – mit individueller Anatomie und Anormalien vertraut gemacht hatte [13, 14, 17, 37].

Wurde ein Galle-Leck intraoperativ bemerkt – und versorgt, so blieb das Mißgeschick ohne Folgen.

85% aller Gallengangsverletzungen wurden jedoch nicht schon bei der Primär-Operation gesehen [16, 43].

Deshalb kontrolliere ich am Ende der Operation die Gallengänge ein 2. Mal, über den belassenen Cysticus-Katheter. Da sich in 1%–3% noch Residualsteine verbergen, wird auch nach diesen gesucht.

Operationsunabhängig sind Dyspepsien bei rund 20% aller Nachuntersuchten. Hier war die Cholezystektomie nicht geeignet, die erhoffte Beschwerdefreiheit zu bringen (Tabelle 6).

Verändert das laparoskopische Verfahren die Indikation zur Cholezystektomie?

Es gibt 3 neue Voraussetzungen, die eine großzügigere Indikation nahelegen.

1. Voraussetzung

Das Operationsrisiko ist geringer geworden: Nach 15 000 laparoskopischen Cholezystektomien wurde für die Zeit vor der stationären Entlassung, über 1 Todesfall berichtet [47]. Das entspricht einer publizierten Letalität von 0,0067% [3, 6, 8, 11, 12, 23–35, 40, 48, 50, 52].

2. Voraussetzung

Immer mehr Menschen erreichen ein immer höheres Lebensalter. Dadurch kommt es zunehmend häufig zu immer längeren Verläufen.

Das Risiko, auch des asymptomatischen Spontanverlaufes, steigt im Verhältnis zu seiner Dauer weit überproportional an. Lebensbedrohliche Komplikationen werden deshalb bei älteren Menschen immer häufiger Erstmanifestation [16, 17, 21, 36]. Das Risiko wird außerdem erhöht durch Verlagern der Operation in ein höheres Lebensalter mit eigenen zusätzlichen Risikofaktoren und Zweiterkrankungen [16, 46, 48].

Dazu kommt das Risiko einer wesentlich größeren Operation, als es die einfache Cholezystektomie, zur rechten Zeit, gewesen wäre.

Ein langer Spontanverlauf begünstigt die Entstehung des Gallenblasen-Karzinoms:

Solange ein Mensch Gallen-Blasen-Steine hat, solange hat er eine chronisch entzündete, kranke Gallenblase [17, 43, 46]. Die Entzündung führt über Epithel-Dysplasie zum Karzinom [9, 16, 19, 51].

Auch die Gallenblasenadenom-Karzinom-Sequenz ist bewiesen [10, 20].

3. Voraussetzung

Die Häufigkeit des Gallenblasen-Krebses ist umgekehrt proportional der Cholezystektomie-Frequenz:

Steingallenblasen enthalten in 1%–2% Karzinome als Zufallsbefund. Im Mittel großer Sammelstatistiken werden 1,6% angegeben [16, 17].

In Schweden wurden von 1969–1979 plötzlich um die Hälfte weniger Gallenblasen exstirpiert. Die Todesfälle an Gallen-Blasen-Krebs verdoppelten sich in der Folgezeit [1, 9].

Umgekehrt wurde der Gallen-Blasen-Krebs immer dann seltener wenn vorher die Indikation großzügig gestellt worden war [16, 17, 41].

Das Standard-Argument gegen eine großzügige Indikation ist, daß angeblich 30%–50% aller asymptomatischen Steinträger, zeitlebens symptomenfrei bleiben würden. Dieser Behauptung stelle ich eine moderne Risikoberechung gegenüber:

Wenn man heute bei 100 Kranken mit stummen Blasen-Steinen abwartet – und jeweils nur diejenigen operiert, die Symptome erleiden, so versterben 3 sogenannte „gesunde" Steinträger an verlaufsbedingten Komplikationen oder an der Operation [16, 17].

Aufgrund neuer Voraussetzungen muß die Indikation neu durchdacht werden:

Heute bietet die möglichst frühzeitige laparoskopische Cholezystektomie, auch den asymptomatischen Patienten, überwiegend Vorteile:

1. Vorteil

Die Wahrung des absolut und individuell weitaus geringsten Operations-Risikos der laparoskopischen Cholezystektomie des Jungen Patienten.

2. Vorteil

Die Berufsunfähigkeit ist einmalig und letztmalig für 5–10 Tage unterbrochen.

3. Vorteil

Alle Komplikations-Möglichkeiten des Spontanverlaufes werden sofort und zu 100% eliminiert. Bitte erinnern Sie sich, wie oft Sie Patienten mit Gallenstein-Ileus, Ikterus, biliäre Sepsis oder Pankreas-Nekrose behandelt haben – und wie selten eine typische Gallenstein-Anamnese diese Patienten rechtzeitig gewarnt hätte.

4. Vorteil

Die Spätergebnisse sind am besten dann, wenn das Leiden zum Zeitpunkt der Cholezystektomie die Grenzen der Gallenblase noch nicht überschritten hatte.

5. Vorteil

Kein internistisches Verfahren bietet eine Ansprech-Rate von 100% – eine sichere und sofortige Steinfreiheit – und garantiert gleichzeitig einen endgültig rezidivfreien Verlauf!

6. Vorteil

Die möglichst frühzeitig laparoskopische Cholezystektomie ist ein sinnvoller Beitrag zur Senkung der Behandlungskosten.

Literatur

1. Ahlberg J, Enerk S, Hellers G, Holmström B (1978) Decreasing frequency of cholecystectomies in the countries of Stockholm and Upsala, Sweden. Acta Chir Scand [Suppl] 482:21
2. Becker HD (1984) Spätergebnisse und Postcholecystektomie-Syndrom. In: Schriefers KH (Hrsg) Cholelithiasis. Urban & Schwarzenberg
3. Berci G, Sackier JM, Paz-Partlow M (1991) Routine or selected intraoperative cholangiography during laparoscopic cholecystectomy? Amer J Surg 161:355–360
4. Brandt P, Ungeheuer E, Schröder D (1980) Frühoperation beim Gallenblasensteinleiden: Risiken und Ergebnisse. Diagnostik 13:274
5. Bünte H (1990) Editorial: Therapie der Cholecystolithiasis. Chir Prax 42:575
6. Buess G (1990) Endoskopische Cholecystektomie. Symposium Gallensteintherapie Heute. Tübingen, 15. 9.
7. Coburg AJ (1991) Komplikationen der laparoskopischen Cholezystektomie. Sammelstatistik über 844 Pat. Symposium und Workshop laparoskopische Chirurgie. Neuss und Düsseldorf 1.–2. 3.
8. Cuschieri A, Dubois F, Mouiel J, Mouret Ph, Becker H. Buess G, Trede M, Troidl H, (1981) The european experience with laparoscopic cholecystectomy. Am J Surg 161:385–387

9. Diehl A, Beal V (1981) Cholecystectomy and changing mortality from gallbladder cancer. Lancet II:187
10. Dowling GP, Kelly JK (1986) The histogenesis of adeno-carzinoma of the gallbladder. Cancer 58:1702–1708
11. Dubois F, Berthelot G, Levard H (1989) Cholecystectomie par coelioscope. Presse Med 18:980–982
12. Götz F, Pier A, Bacher C (1990) Laparoscopical cholecystektomy. 9. Grenzland-Symposium. Biliary Surgery. Aachen 8.–10. 3.
13. Hermann RE (1976) A plea for a safer technique of cholecystectomy. Surgery 79:609–611
14. Hess W (1977) Nachoperationen an den Gallenwegen. Enke, Stuttgart
15. Hess W (1985) Gallenblase und Gallenwege. In: Kremer K, Kümmerle F, Kunz H, Nissen R, Schreiber HW (Hrsg) Intra- und postoperative Zwischenfälle. Ihre Verhütung und Behandlung. Thieme, Stuttgart New York
16. Hess W, Cirenei A, Rohner A, Aktovibiantz A (1986) Die Erkrankungen der Gallenwege und des Pankreas. Pathologie-Diagnostik-Therapie, Bd I, Piccin, Nuova Libraria, Padova
17. Hess W, Cirenei A, Rohner A, Aktovibiantz A (1986) Die Erkrankungen der Gallenwege und des Pankreas. Pathologie-Diagnostik-Therapie, Bd II, Piccin, Nuova Libraria, Padova
18. Hess W (1986) Postoperative Beschwerden. In: Hess W, Cirenei A, Rohner A, Aktovibiantz A (1986) Die Erkrankungen der Gallenwege und des Pankreas, Bd II. Piccin, Nuova Libraria, Padova, S 2377–2399
19. Kijima H, Watanabe H, Ivatuchi M, Ishihara N (1989) Histogenesis of gallbladder carcinoma from investigation of early carcinoma and microcarcinoma. Acta Pathol Jpn 39:235–244
20. Kozuka S, Tsubone M, Yasui A, Hachisuka K (1982) Relation of adenoma to carcinoma in the gallbladder. Cancer 50:2226–2234
21. Method HL, Mehn WH, Frable WT (1962) Silent gallstones. Arch Surg 85:338
22. Mouret P (1990) (nicht publiziert) Mitteilung. In: Dubois F (Hrsg) Coeliascopic cholecystectomy. Endoskopie Heute 1:30–32
23. Mühe E (1986) Die erste Cholecystektomie durch das Laparoskop. Deutsche Gesellschaft für Chirurgie, München, 23.–26. 4.
24. Mühe E (1986) Die erste Cholecystektomie durch das Laparoskop. Langenbecks Arch Chir 369:804
25. Mühe E (1986) Cholecystektomie ohne Laparotomie. 153. Tagung der Vereinigung Niederrheinisch-Westfälischer Chirurgen, Köln, 9.–11. 10.
26. Mühe E (1987) Endoskopische Cholecystektomie. 14. Symposium der Chirurgischen Arbeitsgemeinschaft Endoskopie und Sonografie, Mainz, 9.–10. 10.
27. Mühe E (1990) Open endoscopic cholecystektomy. 9. Grenzland-Symposium. Billary Surgery, Aachen, 8.–10. 3.
28. Mühe E (1990) Laparoskopische Cholecystektomie. 45. Tagung der Deutschen Gesellschaft für Verdauungs- und Stoffwechselkrankheiten mit Sektion für Gastroenterologische Endoskopie. Essen, 6. 10.
29. Mühe E (1990) Operative Laparoskopie. 45. Tagung der Deutschen Gesellschaft für Verdauungs- und Stoffwechselkrankheiten mit Sektion für Gastroenterologische Endoskopie. Essen, 5. 10.
30. Mühe E (1990) Laparoskopische Cholecystektomie. Endoskopie Heute 4:262–266
31. Mühe E (1991) Laparoskopische Cholecystektomie, Fortschritte der Gastroenterologischen Endoskopie (in Druck)
32. Mühe E (1991) Laparoskopische Cholecystektomie. Verhandlungs-Band. Deutsche Gesellschaft für Verdauungs- und Stoffwechselkrankheiten. Gastro 26 (in Druck)
33. Olsen DO (1961) Laparoscopic cholecystectomy. Am J Surg 161:399–344
34. Perissat J, Collet D, Belliard R (1990), Gallstones. Laparoscopic treatment – cholecystectomy, cholecystostomy and lithotripsy. Surg Endoscopy 4:1–5
35. Perissat J, Collet D, Belliard R, Dost C, Bikandon G (1990) Die laparoskopische Cholecystektomie. Operationstechnik und Ergebnisse der ersten 100 Operationen. Chirurg 61:723–728
36. Picklemann J, Gonzalez RP (1986) The improving results of cholecystectomy. Arch Surg 121:930–934
37. Ponsky JL (1991) Complications of laparoscopic cholecystectomy. Am Surg 161:393–395
38. Reddick EJ, Olsen DO (1989) Laparascopic laser cholecystectomy. Surg Endoscopy 3:131–133
39. Reddick EJ, Olsen DO (1990) Outpatient laser cholecystectomy. Am J Surg 160:485
40. Reddick EJ, Olsen D, Spaw A, Baird D, Asburn H, O'Reilly M, Fisher K, Saye W (1991) Safe performance of difficult laparoscopic cholecystectomies. Am J Surg 161:377–381
41. Reifferscheidt M (1949) Der heutige Stand der Erkennung und Behandlung von Tumoren der extrahepatischen Gallenwege. Arch Klin Chir 261:513

42. Ros E, Zambon D (1987) Postcholecystectomy symptoms: A prospective study of gallstone patients before and two years after surgery. Gut 28:1500–1504
43. Schriefers KH (1984) Cholelithiasis. Aktuelle Diagnostik und Therapie. 100 Jahre Cholecystektomie. Urban & Schwarzenberg, München Wien Baltimore
44. Siewert JR, Harder F, Allgöwer M, Blum AL, Creutzfeldt W, Hollender LF, Peiper A-J (1990) Chirurgische Gastroenterologie, 2. Aufl. Springer, Berlin Heidelberg New York Tokyo
45. Stefanini P, Carboni M, Patrassi N, Lorgia P, De Bernardinis G, Negro P (1974) Factors influencing the long term results of cholecystectomy. Surg Gyn Obstet 139:734–738
46. Tondelli P, Allgöwer M (1980) Gallenwegschirurgie. Indikationen und operative Verfahren bei gutartigen Gallenwegserkrankungen. Springer, Berlin Heidelberg New York
47. Troidl H, Spangenberger W (1991) Erfahrungen bei 400 laparoskopischen Cholecystektomien. Eine Fehleranalyse. Symposium und Workshop. Laparoskopische Chirurgie. Neuss und Düsseldorf 1.–2. 3.
48. Ungeheuer E, Brandt P (1984) Grundsätzliche oder differenzierte Operationsindikation der Cholelithiasis. In: Schriefers KH (Hrsg) Cholelithiasis. Aktuelle Diagnostik und Therapie. Urban & Schwarzenberg, München Wien Baltimore
49. Voyles CR, Meena AL, Petro AB, Haick AY, Kouy AM (1990) Electrocautery is superior to laser for laparoscopic cholecystectomie. Editorial. Am J Surg 160:457
50. Voyles CR, Petro AB Meena AL, Haick AJ, Kowry AM (1991) A practical approach to laparoscopic cholecystectomy. Am J Surg 161:365–370
51. Yamamato M, Nakajo S, Tahara E (1989) dysplasia of the gallbladder. Its histogenesis and correlation to gallbladder adenocarcinome. Path Res Prac 185:545–560
52. Zucker KA, Baily RW, Gadacz TR, Imbembo AL (1991) Laparoscopic guidet Cholecystectomy. Am J Surg 161:36–44

189. Laparoskopische Appendektomien – Technik und Ergebnisse

F. Götz a. E., Linnich

(Manuskript bis Redaktionsschluß nicht eingegangen)

190. Voraussetzungen zur endoskopischen Ösophagektomie

K. Kipfmüller

Chirurgische Klinik am Katharinenhospital, Kriegsbergstr. 60, W-7000 Stuttgart, Bundesrepublik Deutschland

Endoscopic Dissection of the Esophagus

Summary. Blunt dissection of the esophagus is considered the least invasive technique in the treatment of either benign or malignant disease of the esophagus. Its disadvantage is that it has to be carried out blindly. In order to reduce the degree of invasiveness of the surgical procedure, a new endoscopic microsurgical technique for dissection of the esophagus has been developed and tried out in animals. Our new endoscopic microsurgical technique obviates a thoracotomy, while direct endoscopic vision results in improved dissection. The endoscopic view permits selective exposure of blood vessels and prevents injury to the adjacent organs.

Key words: Esophagus – Esophagectomy – Transhiatal esophagectomy – Endoscopic microsurgical dissection

Zusammenfassung. Die transmediastinale Dissektion gilt als weniger invasives Verfahren in der Behandlung gutartiger oder maligner Speiseröhrenerkrankungen. Ein wesentlicher Nachteil ist die blinde Präparation bei der stumpfen Auslösung der Speiseröhre aus dem hinteren Mediastinum. Ein wesentlicher Nachteil ist die blinde Präparation bei der stumpfen Auslösung der Speiseröhre aus dem hinteren Mediastinum. Um diese Nachteile zu beseitigen, wurde die endoskopische Dissektion entwikkelt und in einer Serie von Tierversuchen validiert. Mit unserer Technik gelingt eine Auslösung der Speiseröhre über einen cervicalen Zugang ohne Thorakotomie. Die endoskopische Sicht erlaubt eine exakte Darstellung aller Blutgefäße und Nerven und verhindert eine Verletzung der angrenzenden Organe.

Schlüsselwörter: Oesophagus – Oesophagektomie – Endoskopische Dissektion

Bereits Ende des letzten Jahrhunderts konnte Levy nachweisen, daß sich die Speiseröhre ohne Eröffnung der Brusthöhle entfernen läßt [10]. Basierend auf seinen Tierversuchen, wird diese Methode heute noch als sogenanntes Invaginations- oder Eversionsstripping vor allem von asiatischen Chirurgen angewandt. Als Urheber der stumpfen oder blinden Dissektion gilt Denk, der sein Verfahren 1913 vorgestellt hatte [5]. Bei dieser Technik wird die Speiseröhre bimanuell von einem cervikalen Zugang und vom Bauchraum her aus ihrem mediastinalen Lager herausgelöst und extrahiert [14].

Tabelle 1. Sammelstatistik aus 52 Publikationen der letzten zehn Jahre zur transmediastinalen Dissektion der Speiseröhre. (Literatur beim Verfasser)

Grunderkrankung	n	%
benigne	371	(16,8)
maligne	1834	(83,2)

Die transmediastinale Ösophagektomie

Ein Blick auf eine Sammelstatistik zeigt, daß die transmediastinale Oesophagektomie ein etablierter Bestandteil im operativ-technischen Spektrum der resezierenden Speiseröhrenchirurgie ist. In den letzten zehn Jahren wurde in 52 Arbeiten über etwa 2200 Patienten berichtet (Tabelle 1).

Neben den selten vorkommenden gutartigen Erkrankungen bei denen eine Oesophagusresektion erforderlich ist, wie zum Beispiel Megaoesophagus, Strikturen nach Verätzungen oder gutartigen Tumoren, wird eine transmediastinale Dissektion beim Oesophagusmalignom diskutiert. Weitgehend unumstritten ist sie beim cervicalen Karzinom, beim Malignom des oesophagogastralen Übergangs und unter palliativer Zielsetzung [20].

Die wesentliche Kritik an der stumpfen Dissektion gilt der blinden Präparation im mittleren Drittel. Trotz versuchter Erweiterung der Zugangswege wie partielle Sternum- und Clavicularesektion oder ausgedehnte Zwerchfellincision, bleibt die Region in Höhe des Aortenbogens und der Trachealbifurkation schlecht einsehbar. Diese mangelnde Übersicht ist sicher auch für einen Großteil der bei der transmediastinalen Dissektion beschriebenen intraoperativen Komplikationen verantwortlich. Sie lassen sich im wesentlichen in zwei Gruppen einteilen: zum einen in die Läsionen des tracheo-bronchialen Systems, der großen Gefäße und des Ductus thoracicus, zum anderen in die Verletzungen des N. recurrens. Die Prozentangaben liegen für die erste Gruppe zwischen 0,5 und 1,5%. Allerdings erfordern die Gefäß- und Tracheobronchialverletzungen in der Mehrzahl sofortige Thorakotomien. Der Prozentsatz, der hierfür erforderlichen Thorakotomien wird in der GEEMO-Studie mit 56% angegeben [16]. Die intraoperative Letalität wird mit 0,3% bis 0,6% beziffert.

Die zweite, wesentlich größere Gruppe umfaßt die Läsionen des N. recurrens. Operateure mit großen Zahlen an stumpfen Dissektionen geben 16,9% für benigne Erkrankungen und 23,8% bzw 11,9% für Karzinomoperationen an [13, 15, 17]. Allerdings wird meist nicht zwischen transitorischen und permanenten Schädigungen unterschieden. Je nach Grunderkrankung, ist bei 4–8% der Patienten mit bleibenden Verletzungen des N. recurrens zu rechnen. Hauptprädilektionsstellen für eine Verletzung des N. recurrens sind, neben der Verletzungsmöglichkeit während der zervikalen Präparation, Bereiche hinter der Trachealbifurkation und dem Aortenbogen [11].

Der Blutverlust während einer transmediastinalen Dissektion der Speiseröhre, wird im allgemeinen als gering erachtet. Die Angaben hierzu liegen immerhin bei den Mittelwerten zwischen 800 ml und 1500 ml. Die individuellen Angaben schwanken zwischen 50 ml und 7000 ml. Pleuraverletzungen werden meist nicht unter die intraoperativen Komplikationen subsumiert. Die Häufigkeit der erforderlichen Thoraxdrainagen wird mit bis zu 80% angegeben. Die GEEMO-Studie unterteilt dies noch für benigne Erkrankungen (39,5%), für extrathorakale (23,5%) und intrathorakale (44,7%) Karzinome [16].

Mit postoperativen Komplikationen ist bei einem Viertel bis zu drei Fünftel der Patienten zu rechnen. In einer sehr sorgfältig protokollierten, prospektiven Studie berichtet Barbier von einer postoperativen Komplikationsrate bei 60% seiner Patienten [1]. Schwierigkeiten bereitet allerdings ein Literaturvergleich der postoperativen, pulmonalen Komplikationen. Hierzu werden von einigen Autoren bereits radiologisch nachweisbare Atelektasen und Infiltrationen gerechnet [4]. Bei anderen Publikationen entfallen nur beatmungspflichtige Insuffizienzen auf diese Gruppe. Wieder andere Autoren geben respiratorische Insuffizienzen als Haupttodesursache an [12, 15]. Als Ursache für die pulmonalen

Komplikationen werden bereits intraoperativ beginnende Veränderungen der Hämodynamik des Lungenkreislaufes und des Gasaustausches diskutiert [8]. Hierfür scheinen intraoperative mechanische Irritationen der Nervenbahnen des Mediastinums und deren Auswirkungen auf die Lunge und ihre Funktionen verantwortlich zu sein [7, 21].

Die endoskopische Dissektion der Speiseröhre

Um die technischen Unzulänglichkeiten der stumpfen Dissektion zu verbessern, wurde von Buess das Konzept der endoskopisch-mikrochirurgischen Dissektion entwickelt [3]: Über den zervikalen Zugang sollte ein Venenstripper in die Speiseröhre vorgeschoben und über eine Gastrotomie ausgeleitet werden. Mit seiner Hilfe sollte der, sich dabei invaginierende Oesophagus nach abdominal gezogen werden. Der Operationsbereich sollte mit einem Endoskop über die collare Inzision dargestellt werden. Die sich dabei anspannenden Gefäße sollten zwischen Doppelklipps durchtrennt werden. Nachdem sich dieses Konzept bei den Pilotversuchen nicht bewährt hatte, wurde die zirkuläre Präparationstechnik entwickelt [9]: Nach Laparotomie mit Anschlingung des distalen Ösophagus und Darstellung der zervikalen Speiseröhre erfolgte die weitere Präparation mit einem modifizierten Operationsmediastinoskop. Das speziell für diese Operation gefertigte starre Endoskop besitzt eine gerade Optik, einen Instrumentierkanal, eine Spül- und Saugvorrichtung und an der Spitze eine integrierte Olive zur mechanischen Dilatation des Operationsgebietes. Zur Präparation dient das Insturmentarium für die Laparoskopie. Über das Operationsendoskop wird zunächst mit dem Sauger die Speiseröhre stumpf von den adhärenten mediastinalen Strukturen abgeschoben. Dabei spannen sich die zur Speiseröhre ziehenden Gefäße an. Sie werden aus den feinen bindegewebigen Strängen soweit freigelegt, daß sie gut sichtbar mit einer bipolaren Koagulationszange gefaßt werden können. Die Durchtrennung kann dann mit einer ebenfalls über das Endoskop eingeführten Hakenschere erfolgen. Bei den einzelnen Präparationsschritten werden die eng anliegenden Organe, Gefäße und Nerven exakt dargestellt und können somit vor Verletzungen bewahrt werden. Auf diese Weise ist es möglich, die Speiseröhre komplett zirkulär aus ihrem mediastinalen Lager freizupräparieren.

Im Rahmen einer vom Bundesministerium für Forschung und Technologie unterstützten Forschungsgruppe (Forschungslabor für Endoskopische Chirurgie an der Universität Mainz. Leiter: Prof. Bueß) haben wir in drei konsekutiven, tierexperimentellen Studien die Operationstechnik standardisiert, mit den konventionellen Techniken hinsichtlich ihrer Invasivität verglichen und die Möglichkeit einer Lymphknotendissektion geprüft.

Nach Vorversuchen am Phantom und am anatomischen Präparat wurde in einer ersten tierexperimentellen Studie die Operationstechnik entwickelt und standardisiert. In der zweiten, vergleichenden randomisierten Studie wurden die Möglichkeiten und Grenzen der neu entwickelten Methode im Vergleich zu den klassischen Operationstechniken aufgezeigt [8]. Hierbei wurden vor allem chirurgische Gesichtspunkte untersucht: Fragen nach Blutverlust, Schonung der Nervenbahnen, der großen Gefäße, der Pleura und Trachea und die Operationsdauer. Daneben interessierte, ob die präzisere Operationstechnik der endoskopischen Dissektion zur Reduzierung der intraoperativen cardio-pulmonalen Reaktionen bei der Ösophagusresektion beitragen kann. Für die Gruppe der endoskopischen Operationen konnten wir in der Vergleichstudie eine deutlich geringere Invasivität des Eingriffs nachweisen: die endoskopisch-mikrochirurgischen Dissektionen waren ohne wesentlichen Blutverlust durchführbar (Abb. 1); es kam in keinem Fall zu Verletzungen der anliegenden Pleura, der Gefäße oder Nerven. Unsere Befunde bestätigen für die transthorakalen Eingriffe und die Gruppe der stumpfen Dissektionen die bekannten pathologischen, hämodynamischen Reaktionen: deutliche Blutdruckabfälle mit gleichzeitigem Anstieg der pulmonal-arteriellen Drucke. Parallel kam es zu einem signifikanten Abfall der Werte des arteriellen Sauerstoffpartialdruckes (Abb. 2). Im Gegensatz dazu konnten wir bei allen endoskopisch-mikrochirurgischen Operationen eine Stabilität oder hämodynamischen bzw. pulmonalen Parameter beobachten. Als Ursache hierfür sehen wir das

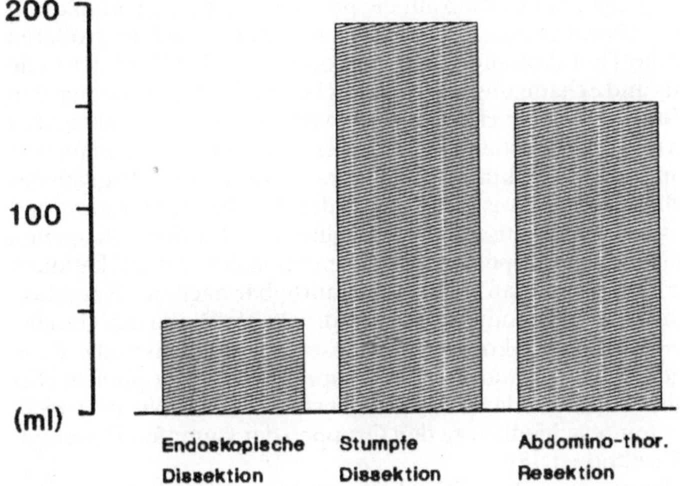

Abb. 1. Tierexperimentelle Vergleichsstudie. Durchschnittlicher Blutverlust während Oesophagusresektion in den drei Gruppen

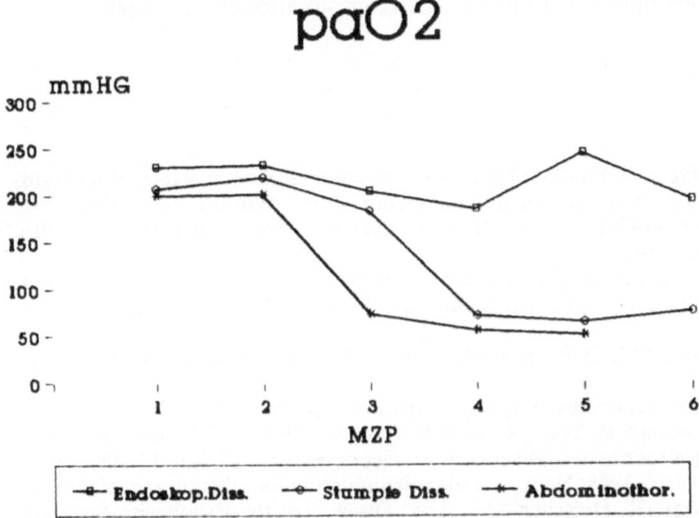

Abb. 2. Tierexperimentelle Vergleichsstudie. Verhalten des arteriellen Sauerstoffpartialdruckes in den drei Untersuchungsgruppen zu verschiedenen Meßzeitpunkten (MZP)

geringere Gewebstrauma während der endoskopischen Dissektionen. In einer weiteren Studie konnten wir zeigen, daß mit der endoskopischen Technik gezielt paraoesophageale und regionäre Lymphknoten dargestellt und entfernt werden konnten.

Resüme

Durch den Verzicht auf eine Thorakotomie soll die stumpfe, tansmediastinale Dissektion der Speiseröhre mit einer niedrigeren Rate an postoperativen, insbesondere pulmonalen, Komplikationen durchführbar sein. Allerdings konnte in vergleichenden Studien bisher kein signifikanter Unterschied zum Zweihöhleneingriff nachgewiesen werden [18, 19].

Die Wahl des operativen Zuganges hat Einfluß auf die postoperative Lungenfunktion: So führt die Kombination von Thorakotomie und Oberbauchlaparotomie zu größeren respiratorischen Störungen als die Thorakotomie oder Laparotomie alleine [2, 6]. Partielle Durchtrennung des Zwerchfells und Schädigung des N. vagus beeinträchtigen deutlich den Hustenreflex [6]. In Verbindung mit der nicht seltenen, wenn auch meist passageren Recurrensparese, führt die verminderte Hustenfähigkeit zu einem Sekretstau und fördert damit das Auftreten von Pneumonien, Atelektasen und Pleuraergüssen. Verletzungen des N. vagus, des posterioren pulmonalen Plexus im Bereich der Trachealbifurkation und Unterbrechung der arteriellen und lymphatischen Versorgung im Hilusbereich spielen eine wichtige Rolle in der Entstehung von postoperativen pulmonalen Komplikationen [7]. Klinische Studien konnten feststellen, daß es bereits unmittelbar nach der Resektion zu persistierenden Veränderungen der Hämodynamik (Blutdruckabfall) und des Gasaustausches (paO_2-Abfall) kommt [2, 6]. Wir konnten mit unserer Vergleichsstudie diese Ergebnisse bestätigen. Im Gegensatz hierzu waren in der Gruppe der endoskopischen Dissektionen insbesondere der Blutdruck und der paO_2 nahezu stabil und im Normbereich. Dieses Verhalten war signifikant unterschiedlich zu den Gruppen der stumpfen Dissektionen und der transthorakalen Resektionen [8].

Mit der Endoskopisch-Mikrochirurgischen Dissektion steht eine weniger invasive Methode zur Entfernung der Speiseröhre zur Verfügung. Mit ihr kann über den zervikalen Zugang ohne Eröffnung der Brusthöhle operiert werden. Die endoskopisch vergrößerte Sicht erlaubt eine scharfe, gewebeschonende Präparation. Für die klinische Anwendung kann dies zur Reduzierung postoperativer pulmonaler Komplikationen beitragen.

Literatur

1. Barbier PA, Becker CD, Wagner HE (1988) Esophageal carcinoma: Patient selection for transhiatal esophagectomy. A prospective analysis of 50 consecutive cases. World J Surg 12:263–269
2. Bishop DGM, McKeown KC (1979) Postoperative hypoxaemia: oesophagectomy with gastric replacement. Br J Surg 66:810–812
3. Bueß G, Hutterer F, Theiß R, Bueß G (Hrsg) (1984) Perspektiven technologischer Weiterentwicklung der Klipp- und Klammersysteme. In: Endoskopische Techniken. Deutscher Ärzteverlag, Köln, S 200–202
4. Dauplat J, Condat P, Lagoutte AM, Quibant A, Mercier R (1986) Oesophagectomie totale sans thoracotomie. Ann Chir 40:7–13
5. Denk W (1913) Zur Radikaloperation des Ösophaguskarzinoms. Zentralbl Chir 27:1065–1068
6. Fan ST, Lau WY, Yip WC, Poon GP, Yeung C, Lam WK, Wong KK (1987) Prediction of postoperative pulmonary complications in oesophagogastric cancer surgery. Br J Surg 74:408–410
7. Ishigami K, Murakami T, Oka M (1988) Neurovascular manipulation for safer surgery of thoracic esophageal cancer. In: Siewert JR, Hölscher AH (Hrsg) Diseases of the Esophagus. Springer, Berlin Heidelberg New York Tokyo, S 437–442
8. Kipfmüller K, Duda D, Kessler S, Melzer A, Bueß G (1990) Die endoskopisch-mikrochirurgische Dissektion der Speiseröhre: Ein Beitrag zur Reduzierung pulmonaler Komplikationen nach Oesophagusresektion? – Eine vergleichende tierexperimentelle Studie. Langenbecks Arch Chir 375:11–18
9. Kipfmüller K, Bueß G, Naruhn M, Bätz W (1990) Die endoskopisch-mikrochirurgische Dissektion der Speiseröhre. Chirurg 61:187–191
10. Levy W (1898) Versuch über die Resection der Speiseröhre. Langenbecks Arch Chir 56:839–892
11. McCullagh M, Edwards MH (1988) How vulnerable is the recurrent laryngeal nerve in esophageal surgery? In: Siewert JR, Hölscher AH (Hrsg) Diseases of the Esophagus. Springer, Berlin Heidelberg New York Tokyo, S 443–446
12. Müller JM, Jarczyk AJ, Huber P, Pichlmaier H (1988) Ergebnisse der Resektion der Speiseröhre wegen eines Karzinoms. Chirurg 59:398–406
13. Orringer MB (1985) Transhiatal esophagectomy for benigne disease. J Thorac Cardiovasc Surg 90:649–655
14. Orringer MB (1984) Technical aids in performing transhiatal esophagectomy without thoracotomy. Ann Thorac Surg 38:128–132

15. Orringer MB (1987) Transhiatal esophagectomy for esophageal carcinoma. In: Siewert JR, Hölscher AH (Hrsg) Diseases of the Esophagus. Springer, Berlin Heidelberg New York Tokyo, S 390–393
16. Peracchia A, Bardini R (1986) Total esophagectomy without thoracotomy: results of a european questionnaire (GEEMO). Int Surg 71:171–175
17. Peracchia A, Bardini R, Ruol A, Asolati M, Segalin A, Cavazzini F, Castoro C (1987) Blunt esophagectomy without thoracotomy for carcinoma of the esophagus: Experience with 127 patients. In: Siewert JR, Hölscher AH (Hrsg) Diseases of the Esophagus. Springer, Berlin Heidelberg New York Tokyo, S 394–397
18. Shahian DM, Neptune WB, Ellis H, Watkins E (1986) Transthoracic versus extrathoracic esophagectomy: mortality, morbidity, and long-term survival. Ann Thor Surg 41:237–246
19. Siewert JR (1988) Leistungen der Tumorchirurgie bei Tumoren der Speiseröhre. Langenbecks Arch Chir [Suppl II] 119–126
20. Siewert JR, Roder JD, Fink U (1990) Fortschritte in der chirurgischen Behandlung des Plattenepithelkarzinoms der Speiseröhre. Internist 31:131–142
21. Sugimachi K, Ueo H, Natsuda Y, Kai H, Inokuchi K, Zaitsu A (1982) Cough dynamics in oesophageal cancer: prevention of postoperative pulmonary complications. Br J Surg 69:734–736

191. Arthroskopische Meniskusnaht

K. Röddecker und M. Edelmann

Chirurgische Klinik Köln-Merheim, II. Chirurgischer Lehrstuhl Köln, Ostmerheimer Str. 200, W-5000 Köln 91, Bundesrepublik Deutschland

Arthroscopic Meniscal Repair

Summary. Up to the late 1970s meniscectomy was a common procedure in case of meniscus tear. After operative technique was improved with arthroscopy and the meniscus was accepted as an important structure in the knee joint, different techniques of arthroscopic meniscus repair were demonstrated. Thirty-two patients were reexamined 2–4 years after arthroscopic meniscal repair by means of a technique developed in Cologne. Traumatic capsular lesions healed well even in case of persisting instability ot the knee joint.

Key words: Meniscus suture technique – Knee instability – Meniscus lesions

Zusammenfassung. Bis weit in die 70er Jahre galt die Entfernung des verletzten Meniskus als Therapie der Wahl. Nach Entwicklung von zunächst resezierenden arthroskopischen Techniken wurden in den 80iger Jahren verschiedene Methoden zur arthroskopischen Meniskusnaht vorgestellt. 32 in einer eigenen arthroskopischen Technik versorgte Patienten konnten 2–4 Jahre nach Meniskusnaht nachuntersucht werden, wobei sich zeigte, daß frische kapsuläre Längsrisse auch bei verbleibender Instabilität problemlos ausheilen.

Schlüsselwörter: Meniskusnahttechnik – Knieinstabilität – Meniskus-Läsionen

Arthroskopische Meniskusnaht

Bereits 1889 beschrieb Annadale [1] die erfolgreiche Annaht eines abgerissenen Außenmeniskusvorderhornes. Dies fand jedoch bei seinen Zeitgenossen keinen Beachtung, da man den Meniskus für völlig überflüssig hielt. In den dreißiger Jahren (1936) konnte King [8] mit seinen Untersuchungen am Hund nachweisen, daß bestimmte Meniskusläsionen heilen. Aber auch der 1948 veröffentlichte Nachweis einer Spätarthrose nach Meniskektomie durch Fairbank [4] änderte lange Zeit nichts an der Therapie von Meniskusläsionen, nämlich die Entfernung des Meniskus selbst bei Verdacht auf eine Meniskusläsion. Smilie [10] forderte noch in den siebziger Jahren die totale Meniskektomie unter der Vorstellung, daß ein sogenanntes Meniskusregenerat die Funktion des entfernten Meniskus weitgehend übernehmen könne.

Die Meniskektomie war somit ein häufig auch von Allgemeinchirurgen durchgeführter Eingriff, der über eine kleine Arthrotomie erfolgte, häufig ohne Einsicht auf z.B. ein verletztes Hinterhorn eines Meniskus.

In den siebziger Jahren wurden dann zunehmend traumatische Meniskusabrisse im Rahmen von Kniebandrekonstruktionen refixiert.

Ende der siebziger, Anfang der achtziger Jahre gab es dann eine stürmische Entwicklung in der Arthroskopie, vergleichbar in der heutigen Entwicklung der laparoskopischen Chirurgie.

Nach zunächst resezierenden Verfahren wurden sehr schnell Methoden zur arthroskopischen Meniskusnaht entwickelt. Die arthroskopische partielle Meniskektomie ist jedoch auch heute noch der am meisten durchgeführte Eingriff, weil sich nur bestimmte Meniskusläsionen zur Naht eignen.

Clancy und Graf [3] stellten 1983 ihr Instrumentarium zur arthroskopischen Meniskusnaht vor, das im wesentlichen aus doppelläufigen verbundenen Kanülen und langen Nähnadeln besteht. Unter arthroskopischer Sicht lassen sich damit Längsrisse des Meniskus in der sogenannten Innen-Außen-Technik versorgen. Wegen des unkontrollierten Austritts in der Kniekehle und der damit möglichen Gefäß-Nerven-Verletzungen geriet dieses Verfahren schnell in Verruf und sollte, wenn überhaupt, nur noch in halboffenen Techniken, das heißt Darstellen der kapsulären Austrittstellen der Nadeln und der gefährdeten Gefäße und Nerven angewandt werden.

1985 stellte dann L. L. Johnson [7] sein Außen-Innen-Instrumentarium vor. Es besteht aus geraden und gebogenen Spinalnadeln, Fadenfänger und einer speziellen Faden-Faßzange. Die Nadeln werden unter arthroskopischer Sicht von außen nach innen den Meniskusriß passierend in das Knie gestochen. Die eigentliche Naht wird über die Nadel in das Knie geführt und über eine zweite Nadel mit dem Fadenfänger wieder nach außen geführt. Über eine Stichinzision erfolgt das Knüpfen der Naht auf der Kapsel, so daß eine U- bzw. Einzelknopfnaht resultiert. Wenn die Angaben von L. L. Johnson befolgt werden, lassen sich Gefäß-Nerven-Verletzungen sicher vermeiden. Das heißt, es darf zum Beispiel nie von der Kniekehle aus eingestochen werden. Hinterhornnähte sind mit den gebogenen Kanülen von einem seitlichen Einstich aus zu versorgen.

Morgen und Casscells [9] modifizierten diese Technik indem sie die Fäden mit endständigen Knoten versahen, so daß ein auf dem Meniskus liegender Knoten als Fixierung resultierte.

In einer eigenen modifizierten Technik (gerade und selbstgebogene lange Einer-Injektionsnadeln statt Spinalnadeln, 2×0-PDS-Faden, endständige Knoten bzw. paarweise meniskusseitiges Verknüpfen der Fäden) wurden am II. chirurgischen Lehrstuhl Köln von Anfang 1987 bis Anfang 1989 32 Patienten mit traumatischen kapsulären Meniskuslängsrissen arthroskopisch versorgt (Patientenalter median = 27, 11–58 Jahre). Es handelte sich in allen Fällen um Patienten mit einem frischen Distorsionstrauma mit Hämarthros.

Im Einzelnen war vierundzwanzigmal der Innenmeniskus, sechsmal der Außenmeniskus und zweimal Innen- und Außenmeniskus betroffen. Fünfmal war das vordere Kreuzband frisch gerissen und neunmal bestand bereits eine alte vordere Kreuzbandruptur. 30 Patienten konnten nach zwei bis vier Jahren nachuntersucht werden, 2 Patienten konnten telefonisch befragt werden.

Als echter Therapieversager mußte nur ein Meniskus eingestuft werden, der 4 Monate nach Naht ohne erneutes Trauma teilresiziert werden mußte. In drei Fällen führte ein adäquates Trauma zu einer erneuten Meniskusläsion, einmal in Kombination mit einer dann frischen vorderen Kreuzbandruptur. Hier konnte der Meniskus erneut refixiert werden. Bei einem weiteren Fall war der ehemalige Riß sicher verheilt und es war nur eine kleine Lappenresektion erforderlich. Ein weiterer Meniskus bei einem Patienten mit vorbestehender alter vorderer Kreuzbandruptur mußte teilresiziert werden.

Erstaunlicherweise waren drei von fünf Patienten ohne VK-Rekonstruktion und drei von neun Patienten ohne VK-Ersatzplastik wie die anderen Patienten weiterhin beschwerdefrei. Das könnte bedeuten, daß frische traumatische kapsuläre Längrisse auch bei verbleibender Instabilität nach Naht dauerhaft heilen.

Anders verhält es sich bei den Läsionen, deren Ursache die Instabilität ist, die dann aber meistens weiter von der kapsulären Aufhängung entfernt liegen. Hier ist eine Naht ohne gleichzeitige Stabilisierung des Kniegelenkes nicht sinnvoll.

In der Literatur wird eine Heilungsrate nach arthroskopischer Meniskusnaht zwischen 80 und 100% angegeben. Ein Nachteil der meisten Arbeiten ist, daß eine genaue Definition der Verletzung und des Patientengutes fehlt. So fehlen z.B. meistens genaue Lokalisations- und Altersangaben der Verletzungen. Das Heilungspotential des Meniskus ist aber ganz wesentlich von seiner Durchblutung abhängig, die etwa 20–30% von der kapsulären Aufhängung zum freien Rand hin ausmacht [2]. Zwischen dem durchbluteten und nicht durchbluteten Bereich des Meniskus liegt eine Zone mit abnehmender verminderter Durchblutung, in der die Heilung als gefährdet anzusehen ist.

In zukünftigen klinischen Studien sollten daher Läsionen in dem Bereich zwischen 0 und 2 mm von der kapsulären Aufhängung gesondert betrachtet werden. Hier ist bei frischen Läsionen ohne weitere Zerstörung des Meniskus mit einer sicheren Heilung zu rechnen. Für weiter zum freien Rand hin gelegene Risse ist der Abstand in Millimeter von der kapsulären Aufhängung anzugeben. Des weiteren muß das Alter der Verletzung angegeben werden und ob eine Instabilität vorliegt oder nicht und ob eine VK-Rekonstruktion bzw. Ersatzplastik durchgeführt wurde. Nur so kann letztendlich ermittelt werden, welche Meniskusläsionen sinnvoll durch Naht behandelt werden können.

Nach dem heutigen Wissensstand können folgende Therapiekonzepte angegeben werden:

Frische kapsuläre Meniskusabrisse zwischen 0 und 2 mm werden offen oder arthroskopisch genäht.

Stabile Längsrisse in diesem Bereich unter 1 cm, die als Nebenbefund erhoben werden, können belassen werden. Als Einzelbefund erfolgt auch hier eine Naht.

Bei Rissen zwischen 2 und 5 mm sollte zusätzlich zur arthroskopischen Naht ein Fibrin-Clot oder Fibrinkleber eingebracht werden. Strenge Nachuntersuchungen unter Studienbedingungen sind erforderlich, da bisher keine sicheren klinischen Ergebnisse vorliegen.

Nähte im avaskulären Bereich, die vereinzelt von Arthroskopikern mit nicht resorbierbarem Nahtmaterial empfohlen werden, sind bisher ein Experiment am Menschen. Hier könnte in Zukunft das Einbringen von Fibrinkleber in Kombination mit Gewebshormonen neue Erfolge bringen [5, 6].

Literatur

1. Annandale T (1885) An operation for displaced semilunar cartilage. Br Med J 1:779
2. Arnoczky SP, Warren RF (1982) Microvasculature of the human meniscus. Am J Sports Med 10:90
3. Clancy WG, Graf BK (1983) Arthroscopic meniscal repair. Orthopedics 6:1125
4. Fairbank TY (1948) Knee joint changes after meniscectomy. J Bone Joint Surg 30B:664
5. De Haven KE (1990) Decision-making factors in the treatment of meniscus lesions. Clin Orthop 252:49
6. Henning CE, Lynch MA, Yerout KM, Vequist SW, Stallbaumer RJ, Decker KA (1990) Arthroscopic meniscal repair using an exogenous fibrin clot. Clin Orthop 252:64
7. Johnson LL (1986) Arthroscopic surgery. Principles & Practice. C.K.Nosby Comp., St. Louis
8. King D (1936) The healing of semilunar cartilages. J Bone Joint Surg 18:333
9. Morgan CD, Casscells SW (1986) Arthroscopic meniscus repair: A safe approach to the posterior horn. Arthroscopy 2:3
10. Smilie IS (1978) Injuries of the knee joint. Churchill-Livingstone

192. Arthroskopische Kreuzbandrekonstruktionen

P. Lobenhoffer

Unfallchirurgische Klinik, Medizinische Hochschule Hannover, Konstanty-Gutschow-Straße 8, W-3000 Hannover 61, Bundesrepublik Deutschland

Arthroscopic Reconstruction of the Cruciate Ligaments

Summary. A technique of arthroscopic reconstruction of the ACL with patellar tendon is presented. All meniscus surgery is performed arthroscopically. A special drill guide system is used, including intraoperative isometricity testing before drilling of the bone tunnels. Interference screw fixation is used on both graft sides. Results of 81 cases (34 acute, 47 chronic) with an average 20 months' follow-up are presented. Tegner's activity score reached preoperative values mean Lysholm's score was 97, 14% had a Lachman sign of 1+ or more, and 6% had a positive pivot-shift. No significant differences were found with KT-1000 measurements.

Key words: ACL-replacement – Patellar tendon graft – Arthroscopy

Zusammenfassung. Minimal invasive Chirurgie und arthroskopische Techniken vereinfachen den vorderen Kreuzbandersatz mit der Patellarsehne. Alle Meniskuseingriffe erfolgen arthroskopisch. Die Plazierung der Bohrkanäle kann unter arthroskopischer Kontrolle oder über eine Mini-Arthrotomie durchgeführt werden. Ein spezielles Zielgerätesystem erlaubt intraoperative Isometriemessungen vor Anlage der Bohrkanäle. Interferenzschrauben werden zur Fixation des Transplantats benutzt. 81 Patienten im Mittel 20 Monate postoperativ wurden nachuntersucht. Tegner's Aktivitäts-Score zeigte zu präoperativ vergleichbare Werte, der mittlere Lysholm-Score betrug 97. 14% der Patienten wiesen ein Lachman-Zeichen von 1+ oder mehr auf, 6% hatten erneut einen positiven Pivot-shift. Die KT-1000-Werte zeigten keine Seitendifferenz.

Schlüsselwörter: Vorderer Kreuzbandersatz – Patellarsehne

Der Einsatz minimal invasiver und insbesondere arthroskopischer Operationstechniken in der Kniebandchirurgie hat große Vorteile für den Patienten. Wir stellen eine Methode zum vorderen Kreuzbandersatz vor, die diese Techniken ersetzt und mittlerweile als klinisch bewährt angesehen werden kann. Der Eingriff kann dabei sowohl vollständig arthroskopisch oder über eine „Mini-Arthrotomie" durchgeführt werden, wobei beide Verfahren Operationstrauma und die Dauer der postoperativen Schonung drastisch herabsetzen.

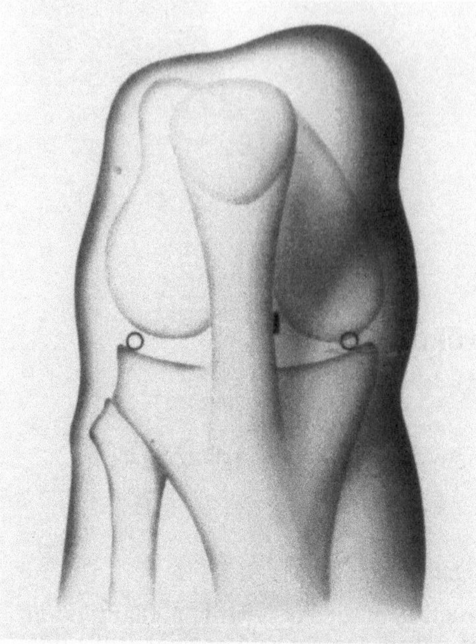

Abb. 1. Arthroskopieinzision scharf medial der Patellarsehne und Zugänge für arthroskopische Operationsinstrumente medial und lateral. Für den rein arthroskopischen Kreuzbandersatz wird das Arthroskop in einen hohen anteromedialen Zugang umgesetzt, der Standardzugang wird zum Einsetzen des tibialen Zielgerätes benutzt

1. Transplantatwahl

Wir verwenden zum vorderen Kreuzbandersatz ausschließlich das Patellarsehentransplantat, das nach unserer Einschätzung sowohl als autologes wie als homologes Transplantat weiterhin den goldenen Standard darstellt.

2. Gelenksinspektion und Meniskuschirurgie

Jeder Kreuzbandeingriff beginnt mit einer Arthroskopie. Es wird ein vollständiger Gelenkstatus erhoben und sorgfältig dokumentiert. Alle Eingriffe an den Menisken, also Resektionen und auch Refixationen erfolgen jetzt endoskopisch. Der Zugang für das Arthroskop liegt scharf am medialen Rand der Patellarsehen und kann später in die Inzision zur Transplantatentnahme einbezogen werden (Abb. 1). Von hier aus kann auch das wichtige posteromediale Compartment gut erreicht werden (Innenmeniskushinterhorn, freie Gelenkkörper).

3. Bohrkanäle

Für den nächsten Schritt, nämlich das Vorbereiten des Intercondylärgrube und die Anlage der Bohrkanäle, gibt es zwei Alternativen:
1. die rein arthroskopische Technik und
2. die Operation über eine „Mini-Arthrotomie."

Beim rein arthroskopischen Vorgehen werden die Reste des vorderen Kreuzbandes mit Shavern entfernt und die nachfolgenden Schritte erfolgen unter Kontrolle des durch einen hohen anteromedialen Zugangs eingebrachten Arthroskops.

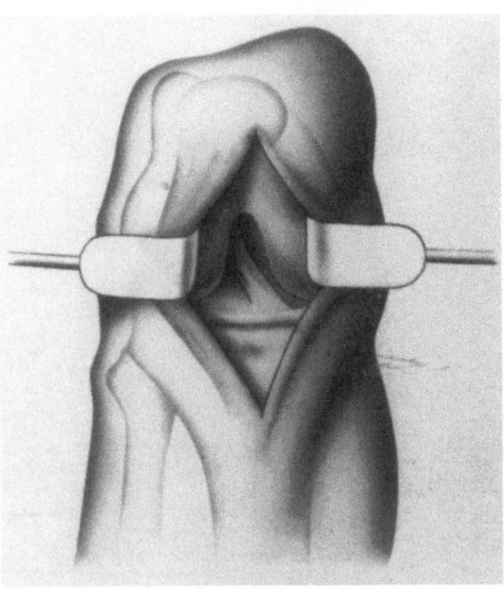

Abb. 2. Hautschnitt und Mini-Arthrotomie bei der halb-offenen Technik. Die anteromediale Hautinzision ist ausreichend lang, um das Transplantat zu entnehmen. Die Arthrotomie erfolgt nur zwischen Patellaspitze und Tibiaplateau unter Spaltung des Hoffa'schen Fettkörpers

Beim halboffenen Verfahren muß nur noch der Bereich der Interkondylärgrube direkt eingesehen werden, da die Gelenksinspektion bereits arthroskopisch erfolgte. Hierzu reicht eine ca. 3 cm lange Arthrotomie zwischen Patellaspitze und Tibiaplateau aus, die nur den Hoffa-Fettkörper durchtrennt und den Streckapparat intakt läßt (Abb. 2). Die Vermeidung der Ablösung des Streckapparats von der Patella reduziert nach unserer Erfahrung die postoperativen Schmerzen und den Muskelabbau erheblich. Sowohl in unserer Serie wie in zwei kontrollierten Studien [3, 5] ergaben sich keine signifikanten Differenzen für Stabilität oder Dauer der Rehablilitation zwischen diesem Verfahren mit Mini-Arthrotomie gegen eine rein arthroskopische Anlage der Bohrkanäle. Wir verwenden beim autologen Ersatz die Mini-Arthrotomie, da ohnehin eine Inzision zur Sehnenentnahme erforderlich ist und bei homologen Transplantaten die voll endoskopische Technik, die jedoch zeitaufwendiger ist und große Erfahrung im arthroskopischen Operieren erfordert. Eine Alternative zur der hier beschriebenen Technik stellt die transligamentäre Arthrotomie durch den Entnahmeschlitz des Lig. Patellae dar, wobei aber nach unserer Erfahrung die Exposition insbesondere bei lateralisierter Patellarsehne und großem Hoffa-Fettkörper häufig erschwert ist.

Unabhängig von dieser technischen Frage werden nun die Reste des vorderen Kreuzbandes reseziert und die laterale hintere Grenze der Interkondylärgrube mit dem Ursprung des vorderen Kreuzbandes wird dargestellt. Der optimalen Plazierung der Bohrkanäle kommt überragende Bedeutung zu, da fehlplazierte Kanäle aufgrund der ausgeprägten Längenänderungen bei Streckung und Beugung des Gelenks eine normale Funktion des Transplantats ausschließen [2, 4, 11, 12]. Die mechanische Präzision dieses Operationsschritts kann durch die Verwendung von Zielgeräten sowie durch die intraoperative Überprüfung der Position der geplanten Kanäle verbessert werden:

3.1 Zielgeräte

Das von uns versendete System[1] wird auf der femoralen Seite over-the-top über einen kleinen lateralen Zusatzschnitt eingebracht. Dadurch ist der Hebelarm des Zielgerätes sehr

[1] Dyonics Inc., Vertrieb Fa. Richards, 2000 Hamburg

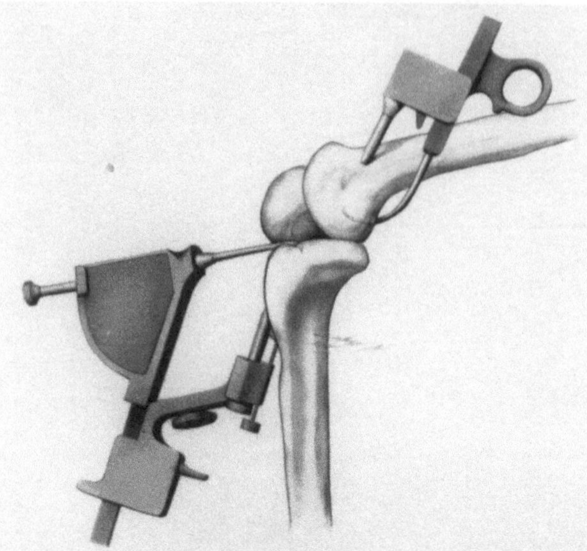

Abb. 3. Femorales und tibiales Zielgerät. Das femorale Zielgerät wird „over-the-top" eingebracht, das tibiale Zielgerät enthält das „Isometer". Beide Geräte werden mit Spickdrähten am Knochen fixiert

kurz und die Plazierung im dorsocranialen Ursprungsbereich des vorderen Kreuzbandes [6] wird erleichtert. Der Haken des tibialen Zielgeräts wird über die anteromediale Arthroskopieinzision oder über die Mini-Arthrotomie eingebracht und in die anteromediale Ecke des Ansatzes des vorderen Kreuzbandes gesetzt (Abb. 3). Da die Anatomie der Condylen erhebliche Variationen aufweist und die korrekte Plazierung der Bohrkanäle der zentrale Schritt der Operation ist, sollte ihre biomechanisch optimale Lage vor dem Aufbohren verifiziert werden. Das Zielgerätesystem erlaubt daher die Verwendung einer „Testprothese". Ein Nylonfaden Stärke 3 ist am Haken des femoralen Geräts fixiert und verläuft durch den kanülierten Haken des tibialen Zielgerätes zu einem in das tibiale Gerät integrierten „Isometer", einem Längenmesser, dessen Skala die Veränderung der relativen Distanz zwischen den zwei Haken der Zielgeräte registriert (Abb. 4). Das Knie wird nun zwischen Streckung und mindestens 100 Grad Beugung durchbewegt, wobei das „Isometer" etwaige Veränderungen der Länge der zwischen den Haken der Zielgeräte gespannte Testprothese widerspiegelt. Bei korrekter Plazierung der Geräte überschreitet die Längenänderung der Testprothese während des Bewegungszyklus 2 mm nicht! Größere Längenänderungen würden bei statischer Verankerung des Kreuzbandtransplantats entweder zu fixierten Bewegungseinschränkungen oder zu einem Versagen des Transplantats führen. Ggf. wird daher die Position der Geräte solange modifiziert, bis eine biomechanisch adäquate Position erreicht ist. Es werden dann die endgültigen Spickdrähte plaziert und die Kanäle mit kanülierten Bohrern aufgebohrt.

4. Entnahme und Fixierung des Transplantats

Wir verwenden Transplantate von 9 mm Breite für kräftige Patienten und 7–8 mm Breite für schlanke kleine Personen. Bei der Entnahme wird auf eine ausreichende Länge der Knochenblöcke (mindestens 25 mm) geachtet, da hierdurch eine stabile Primärfixation mit sog. Interferenzschrauben [8] möglich ist. Diese groß dimensionierten Schrauben[2] wer-

[2] DePuy, Vertrieb Fa. Medinorm, 6680 Neunkrichen/Saar

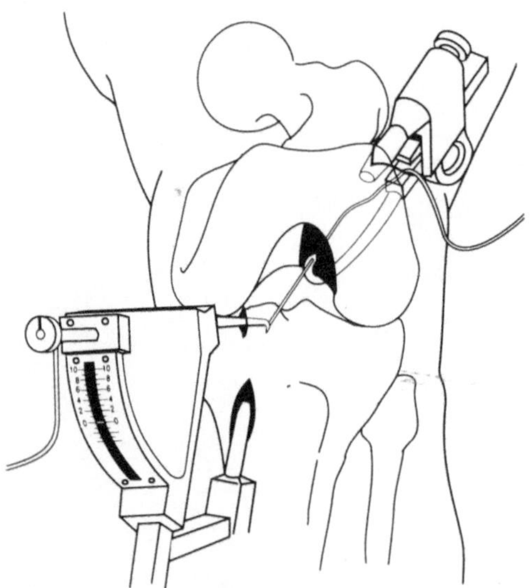

Abb. 4. Isometriemessung mit der zwischen den Geräten gespannten „Testprothese", einem kräftigen Nylonfaden. Der Faden ist mit dem Isometer verbunden, dieses zeigt die relativen Längenveränderungen der Testprothese beim Durchbewegen des Kniegelenks an

den zwischen die cortikale Seite des Knochenblocks und die Wand des Bohrkanals eingedreht (Abb. 5, 6) und führen durch die erhebliche Einpressung des Blocks in die Spongiosa des Kanals zu einer hohen primären Ausreißfestigkeit des Transplantats (450 bis 650 Newton nach eigenen Untersuchungen).

5. Rehabilitation

Unser Rehabilitationsprogramm legt besonderen Wert auf frühe Belastung und frühe Freigabe des Bewegungsumfangs:

In den ersten 3 Wochen wird teilbelastet, der Bewegungsumfang beträgt passiv 0/0/90° und aktiv 0/10/90°, wobei der Patient einen Brace[3] trägt. Es wird täglich ambulant in einem Therapiezentrum ein zweistündiges Übungsprogramm absolviert, neben Einzelkrankengymnastik steht vor allem geräteunterstütztes Muskeltraining unter krankengymnastischer Anleitung im Vordergrund. Nach 4 Wochen erlauben wir bei gutem Muskelstatus den Patienten die Vollbelastung mit angelegter Knieschiene, die Bewegungsumfang bleibt noch für die aktive vollständige Streckung begrenzt. Der Brace wird nach 6 Wochen entfernt, der Bewegungsumfang wird nun freigegeben, das Muskel- und Koordinationstraining intensiviert. Nach 12 Wochen soll die Rehabilitation weitgehend abgeschlossen und Alltagsbelastbarkeit wiederhergstellt sein. Aufgrund des langwährenden Umbaus des Transplantats [1, 7] empfehlen wir allerdings im ersten postoperativen Jahr auf dynamische Kontaktsportarten zu verzichten.

6. Ergebnisse

Wir untersuchten 81 Patienten mit autologem Ersatz des vorderen Kreuzbandes in der beschriebenen Technik (Mini-Arthrotomie) nach. Die mittlere Nachuntersuchungszeit beträgt 20 Monate, das mittlere Alter 26 Jahre. 34 Patienten wiesen frische Verletzungen

---

[3] Arthro-Care, Fa. Hug, 7801 Freiburg

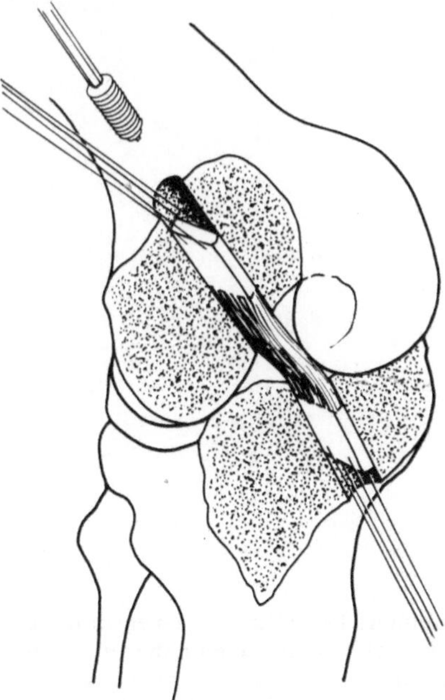

Abb. 5. Prinzip der „Interferenz-Schrauben". Die Schraube wird zwischen dem Knochenblock des Transplantats und der Wand des Bohrkanals eingedreht

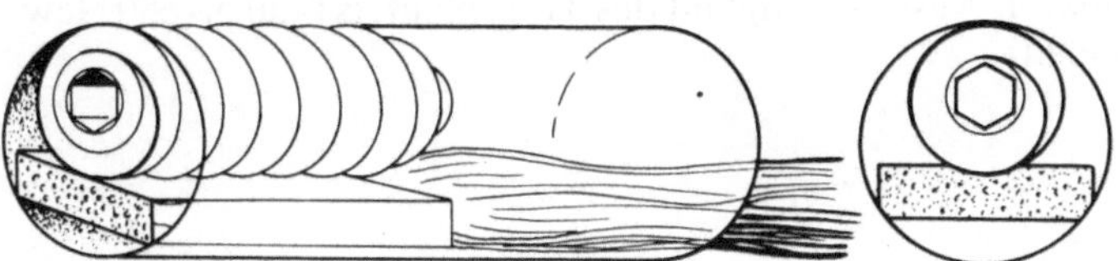

Abb. 6. Detailansicht der Fixierung mit Interferenzschrauben

des vorderen Kreuzbandes auf, die übrigen Patienten litten unter einer symptomatischen Instabilität mit Verlust des vorderen Kreuzbandes ohne wesentliche Seitenbandbeteiligung. Bei 39 Patienten erfolgten arthroskopische Meniskusresektionen, in 4 Fällen konnte eine arthroskopische Naht am Innenmeniskus durchgeführt werden.

Die Patienten wiesen bei der Nachuntersuchung einen mittleren Lysholm-Score [9] von 97 Punkten auf. Der Aktivitätsscore nach Tegner [13] betrug vor dem Unfall 5,7 und bei der Nachuntersuchung 5,9, d.h. im statistischen Mittel hatten die Patienten keine Einbuße in ihrer körperlichen Aktivität zu beklagen. 14% der Patienten wiesen bei der Nachuntersuchung ein Lachman-Zeichen von 1+ oder mehr auf, der Pivot-shift war in 6% der Fälle erneut positiv. Bei der Messung mit dem KT-1000-Arthrometer [10] bestanden im Mittel bei allen gemessenen Parametern keine signifikanten Seit-zu-Seit-Differenzen. 91% der Patienten wiesen einen seitengleichen freien Bewegungsumfang auf. Die Messung der Umfangsdifferenzen 20 cm oberhalb des Gelenkspalts ergab seitengleiche Verhältnisse in 35% der Fälle, eine Differenz von bis zu 1 cm in 39%, von 1 bis 2 cm in 14% und von mehr als 2 cm in 12% der Fälle. Als Maß für Koordination und Kraft verwendeten wir den Ein-Bein-Sprung nach Tegner [13]. Es zeigte sich, daß die Patienten im Mittel bereits 96% der Sprungweite des gesunden Beines erreichten.

Zusammenfassend erlaubt der Einsatz minimal invasiver Chirurgie beim vorderen Kreuzbandersatz die frühe Vollbelastung und Freigabe des Bewegungsumfangs und ergibt in einem hohen Prozentsatz der Fälle stabile schmerzfreie Gelenke. Die Frage, ob der

Bandersatz dabei rein arthroskopisch oder über eine Mini-Arthrotomie durchgeführt wird, erscheint nach unserer Erfahrung eher zweitrangig und sollte von der instrumentiellen Ausrüstung und der spezifischen Erfahrung des Operateurs abhängig gemacht werden.

Literatur

1. Arnozcky SP, Tarvin GB, Marschall JL (1982) Anterior cruciate ligament replacement using patellar tendon. An evaluation of graft revascularisation. J Bone Joint Surg [Am] 64:217–224
2. Artmann M, Wirth CJ (1974) Untersuchung über den funktionsgerechten Verlauf der vorderen Kreuzbandplastik. Z Orthop 112:160
3. Gillquist J, Odensten M (1988) Arthroscopic reconstruction of the anterior cruciate ligament. Arthroscopy 4:5–9
4. Graf BE (1987) Isometric placement of substitutes for the anterior cruciate ligament. In: Jackson DW (ed) The anterior cruciate deficient knee. Mosby St. Louis, pp 55–71
5. Hardin GT, Shelbourne KD, Rettig AC, Williams RI (1991) Comparison of open versus arthroscopically-assisted anterior cruciate ligament reconstruction with autologeous patellar tendon. American Academy of Orthopaedic Surgeons, 58th Annual Meeting, Anaheim, March 7–12, Abstract book, p 133
6. Haas N, Lobenhoffer P (1989) Anatomie des Kniegelenkes und ihre klinische Relevanz. Langenbecks Arch Chir [Suppl II]:407–413
7. Kasperczyk W, Bosch U, Oestern HJ, Tscherne H (1989) Replacement of the posterior cruciate ligament with a free patellar tendon graft under immediate rehabilitation conditions. Abstract book, 6th Congress of the International Society of the Knee, Rom 8th–12th may
8. Kurosaka M, Yo JT, Andrish (1987) A biomechanical comparison of different surgical techniques of graft fixation in anterior cruciate ligament reconstruction. Am J Sports Med 15:225–229
9. Lyshom J, Gillquist J (1982) Evaluation of knee ligament surgery results with special emphasis on use of a scoring system Am J Sports Med 10:150–154
10. Malcom L, Daniel D, Stone ML, Sachs R (1985) The measurement of anterior knee laxity after ACL reconstructive surgery. Clin Orthop 186:35–41
11. Odensten M, Gillquist J (1985) Functional anatomy of the anterior cruciate ligament and a rationale for reconstruction. J Bone Joint Surg [Am] 67:257–261
12. Sarpega A, Moyer R, Schneck C, Komalahiranya N (1990) Testing for ̧isometry during reconstruction of the anterior cruciate ligament. J Bone Joint Surg [Am] 72:259–267
13. Tegner Y, Lysholm J, Lysholm M, Gillquist J (1986) A performance test to monitor rehabilitation and evalute anterior cruciate ligament injuries. Am J Sports Med 14:156–159

193. Endoskopische Gallenwegsdrainage

B. C. Manegold, Mannheim

(Manuskript bis Redaktionsschluß nicht eingegangen)

194. Endoskopische Eingriffe am Pankreas

H. Grimm und N. Soehendra

Abteilung für Endoskopische Chirurgie, Chir. Univ.-Klinik, Martinistr. 52, W-2000 Hamburg 20, Bundesrepublik Deutschland

Endoscopic Treatment of the Pancreas

Summary. With the aid of the endoscope a number of therapeutic options are now available in the management of obstructive pancreatitis. The therapeutic spectrum extends from pancreatic sphincterotomy to stone extraction, drainage, and the obliteration of fundic varices. The primary goal of restoring secretory flow is the relief of pancreatic pain. Initial success rates are in the order of 90%. Long-term results are less favorable due to late recurrence. Currently, endoscopic treatment should be considered complementary to surgery.

Key words: Endoscopy – Therapy – Chronic pancreatitis

Zusammenfassung. Mit Hilfe der Endoskopie kann eine Reihe von Behandlungsmethoden bei der obstruktiven Pankreatitis vorgenommen werden. Die Palette reicht von der Inzision des Pankreasgangorifizium über Steinextraktion, Drainage bis zur Obliteration der Fundusvarizen. Hauptziel der Wiederherstellung des Sekretflusses ist die Schmerzbeseitigung. Der initiale Behandlungserfolg liegt bei etwa 90%. Das Langzeitresultat ist allerdings mit Rezidiven behaftet. Zum jetzigen Zeitpunkt stellt die endoskopische Behandlung eine komplementäre Methode zur chirurgischen Therapie dar.

Schlüsselwörter: Endoskopie – Therapie – Chronische Pankreatitis

(Manuskript bis Redaktionsschluß nicht eingegangen)

195. Endoskopische Techniken am Bronchialsystem

L. Sunder-Plassmann, München

(Manuskript bis Redaktionsschluß nicht eingegangen)

196. Transanale Mikrochirurgie

G. Bueß

Chirurgische Universitätsklinik, Hoppe-Seyler-Str. 3, W-7400 Tübingen, Bundesrepublik Deutschland

Transanal Endoscopic Microsurgery (TEM)

Summary. The system for TEM consists of a rectoscope of 40 mm diameter, stereoscopic optics and up to four surgical instruments for simultaneous application. Operation is performed under automatic gas distension. Since 1983 we have operated upon 332 patients, 280 of whom were analyzed in a prospective clinical trial. The complication rate was below 10%, mortality 0.3% and the recurrence rate ot the adenomas 4%. Compared to the conventional surgical procedures, postoperative pain is significantly lower and hospital stay and rehabilitation time are shorter.

Key words: Transanal Endoscopic eicrosurgery – Endoscopic surgery – Local excision in the rectum – Adenomas ot the rectum

Zusammenfassung. Das Operationssystem für die transanale endoskopische Mikrochirurgie besteht aus einem Operationsrektoskop von 40 mm Durchmesser und 12 bzw. 20 cm Länge, in das eine stereoskopische Optik und bis zu vier chirurgische Instrumente über Gasdichtungen eingeführt werden können. Mit dieser Methode haben wir 332 Patienten seit 1983 operiert. Im Rahmen einer prospektiven klinischen Studie wurden 280 Patienten ausgewertet. Die Komplikationsrate liegt unter 10%, die Letalität bei 0,3% die Rezidivrate der Adenoma 4%.

Schlüsselwörter: transanale endoskopische Mikrochirurgie – Endoskopische Chirurgie – Lokale Excision von Rektumpolypen – Rektumadenome

Endoskopische Operationstechniken

Die transanale endoskopische Mikrochirurgie (TEM) wurde 1980 bis 1983 an der Chirurgischen Universitätsklinik in Köln gemeinsam mit der Firma Wolf entwickelt. 1983 haben wir mit dem klinischen Einsatz begonnen, so daß die TEM damit das erste Verfahren aus dem Spektrum der minimal invasiven Chirurgie ist, das klinisch in der Allgemeinchirurgie zur Anwendung kam.

Der Anlaß für die Entwicklung war die persönliche Erfahrung, daß mit starren und flexiblen Optiken im Bereich des Enddarmes eine optimale Übersicht zu erreichen ist, daß aber während des operativen Eingriffes mit dem Parks-Spreizer nur im unteren Rektum eine befriedigende Übersicht erreicht werden kann und daß sowohl die Eingriffe nach

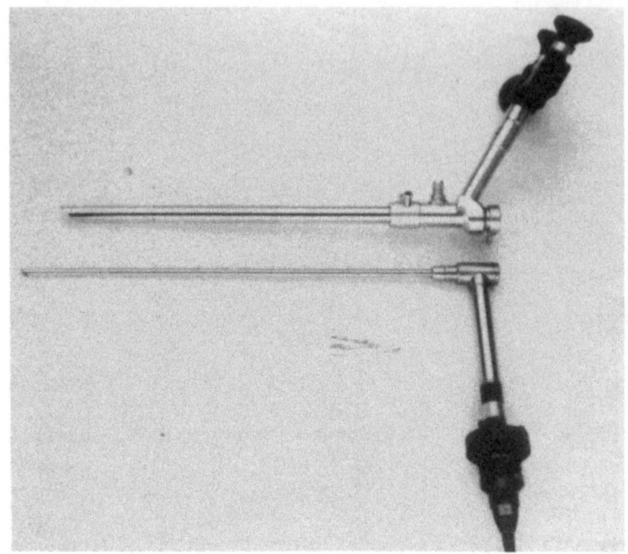

Abb. 1

Mason, als auch die anteriore Rektumresektion zur Entfernung des breitbasigen Adenomes für den Chirurgen einen hohen Aufwand und für den Patienten eine große Belastung darstellen.

Das Instrumentarium für die TEM

Ein Operationsrektoskop von 40 mm Durchmesser und 12 bzw. 20 cm Länge wird in Verbindung mit einem Endoskop eingesetzt. Eine stereoskopische Winkeloptik liefert dem Chrirugen eine vergrößerte räumliche Sicht (Abb. 1), übere Abdichtelemente können chirurgische Instrumente (Abb. 2) eingesetzt werden. Mit diesen Instrumenten können alle Aufgaben wie Präparieren, Schneiden, Blutstillen und Nähen durchgeführt werden.

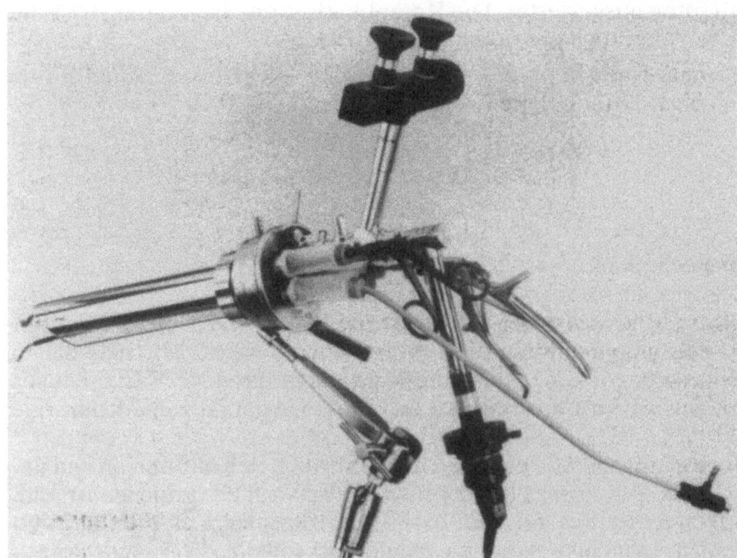

Abb. 2

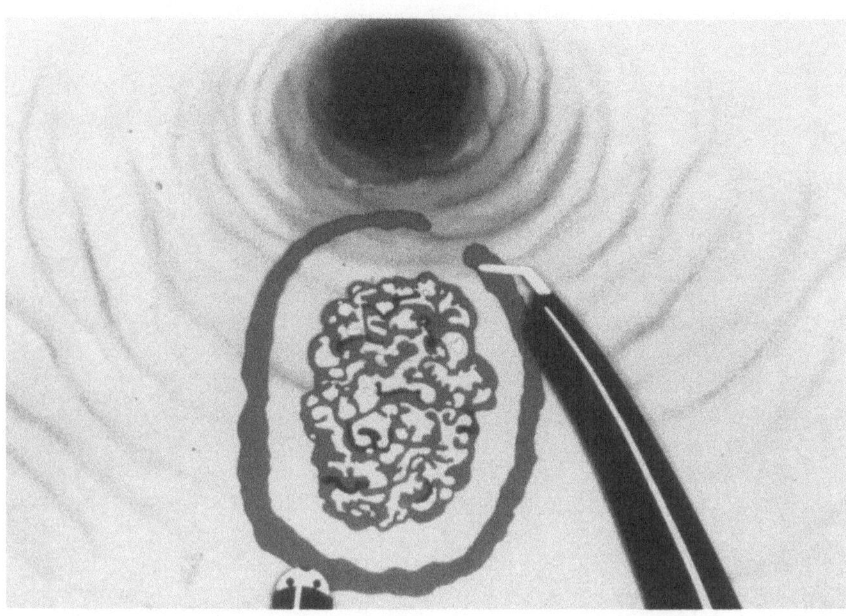

Abb. 3

Der operative Ablauf

Nach optimaler Darmvorbereitung durch eine 10-Liter-Lavage über eine Magensonde wird im OP in Allgemein- oder Regionalanästhesie das Operationsrektoskop über einen Mandrin ins Rektum eingeführt. Der Operationssitus wird dann unter direkter Sicht eingestellt und das Rektoskop über den Martinarm in gewünschter Position mit dem Operationstisch verbunden.

Ein Gasdehngerät wird angeschlossen, so daß eine druckkonstante Ausdehnung des Rektums gewährleistet ist. Gleichzeitig ist eine Rollenpumpe zum Absaugen und eine Spülung für die Optik integriert.

Unter vergrößerter räumlicher Sicht wird der Polyp mit einem Sicherheitsabstand von 5 mm beim Adenom und 10 mm beim frühen Karzinom (Abb. 3) umschnitten. Die Exzision erfolgt dann in Abhängigkeit von der Lokalisation und der Diagnose in unterschiedlicher Tiefe, aber in der Regel als Vollwandexzision (Abb. 4). Der Defekt wird abschließend durch eine quere fortlaufende Naht unter Verwendung von monofilem Faden wieder verschlossen. Als Knotenersatz verwenden wir einen Silberklipp, der auf den Faden aufgepreßt wird (Abb. 5).

Die Indikation

Die Indikation für die TEM ist gegeben bei allen Adenomen des Rektums und Rektosigmoids, die mit einem starren Rektoskop erreicht werden können. Bei makroskopischem Verdacht auf das Vorliegen eines Karzinoms werden die Tumoren praeoperativ biopsiert. Weiter führen wir regelhaft eine endoluminale Ultraschalluntersuchung zur Beurteilung des Operationssitus durch.

Beim Karzinom sehen wir die Indikation für ein lokales Vorgehen bei kleinen Tumoren von bis zu 2 cm Durchmesser, die auf der Rektumwand verschieblich sind (Clinical staging Mason 1) gegeben, wenn diese bei der Biopsie keine Entdifferenzierung zeigen (PT1 – Low-risk-Tumoren nach Hermanek). Allerdings muß darauf hingewiesen werden, daß die unten dargestellte große Zahl von 80 endoskopisch operierten Karzinomen zum größten Teil erst bei der endgültigen histologischen Aufarbeitung eines resezierten Polypen vom Pathologen diagnostiziert wurden.

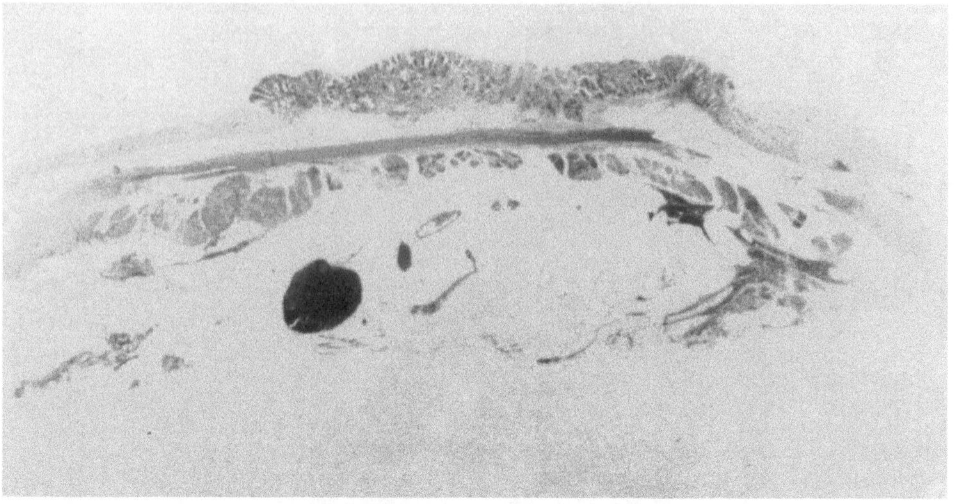

Abb. 4

Regeln für den operativen Eingriff

Die grundsätzliche Regel für die Präparation ist, daß wir breitbasige Polypen in Vollwandtechnik entfernen, auch wenn das Adenom bioptisch gesichert und das Vorliegen eines Karzinomes unwahrscheinlich ist. Wir sehen dafür zwei Argumente:

1. ist bei der Vollwandexzision die Gefahr nicht gegeben, daß die Polypen einreißen.
2. gibt die Vollwandexzision die Sicherheit, daß beim Vorliegen eines frühen Low-risk-Karzinomes keine radikale Nachoperation erforderlich ist. (Dieses wäre sonst bei mindestens 20% der operierten Patienten notwendig).

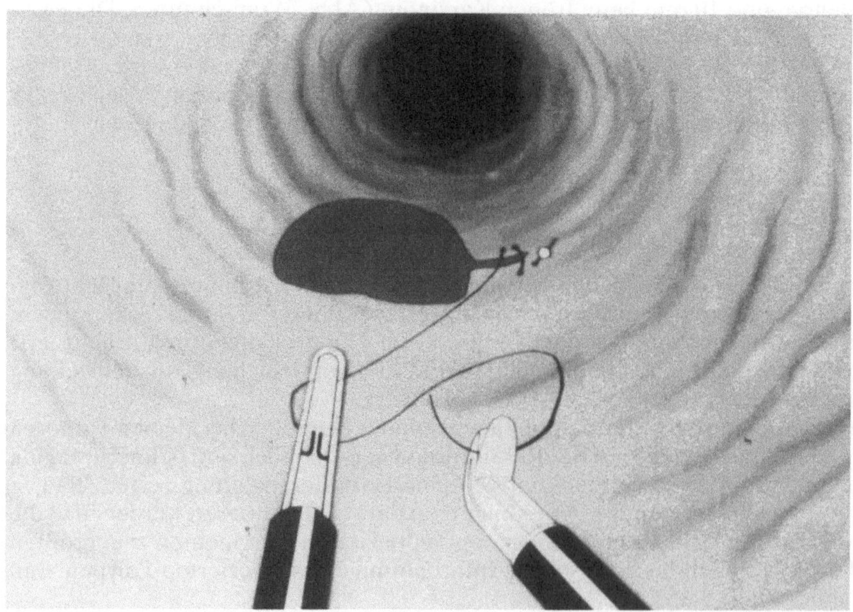

Abb. 5

Eine Vollwandexzision führen wir allerdings nicht im intraperitonealen Bereich des Rektums durch. Bei einer Öffnung des Peritoneums führt nämlich Gasverlust zu einer Einschränkung der Übersicht.

Bei der Präparation im perirektalen Fett werden Gefäße unterschiedlicher Stärke geöffnet. Kleine kapillare Gefäße werden durch den Hochfrequenzschnitt direkt verschlossen. Größere, lumenstarke Arterien führen aber nach der Durchtrennung zu spritzenden arteriellen Blutungen. Diese Blutungen werden mit dem monopolaren Sauger geortet und entweder durch direkte Koagulation mit dem Sauger oder mit der isolierten Pinzette koaguliert.

Bei guter optischer Übersicht über die Adenome sind auch Segmentresektionen für den erfahrenen endoskopischen Chirurgen möglich. Die Grenze der operativen Möglichkeiten liegt bisher bei einer Resektionsläge von 7 bis 8 cm. Bei der Naht von Defekten dieser Größe kommt es in der Regel zu Spannung auf die Anastomose, und das Risiko einer Nahtinsuffizienz steigt an.

Klinische Ergebnisse

Wir haben an den bisherigen Wirkungsorten Köln, Mainz und Tübingen 332 Patienten operiert. Die im Rahmen prospektiver Studien dokumentierten Patienten der Kliniken Mainz und Tübingen (= 280) sind für den hier dargestellten Ergebnisteil ausgewertet.

Operiert wurden 80 Karzinome, 191 Adenome, 4 Karzinoide, ein Non-Hodgkin-Lymphom, zwei hypoplastische Polypen, ein Granulationspolyp und ein Ulcus recti simplex. Die Adenome waren von der Kryptenregion bis zum Rektosigmoid hin lokalisiert, die dominierende Lokalisation (89 Patienten) war die Höhe von 8 bis 11 cm also bereits ein Bereich, der mit dem Parks-Spreizer nur schwer einstellbar ist.

Eine intraoperative Komplikation ist nur einmal eingetreten. Wir mußten als Folge einer Öffnung des Peritoneums intraoperativ auf eine anteriore Rektumresektion umstellen.

Lokale Komplikationen nach Eingriffen wegen Adenom waren 5 klinisch relevante Nahtinsuffizienzen und 3 rektovaginale Fisteln. Bei 2 dieser Fälle mußte vorübergehend ein Anus praeter angelegt werden. Stenosen haben wir postoperativ bei 5 Patienten gesehen, die durch Bougierung behandelt wurden. Eine Blutung ist postoperativ 3mal aufgetreten. Zweimal mußte eine Blutung lokal gestillt werden.

Eine Patientin haben wir an einer Lungenembolie verloren. Diese Patientin hatte bereits Jahre vor dem operativen Eingriff rezidivierende Lungenembolien erlitten und kam mit massiv eingeschränkter Lungenfunktion bei uns zur Aufnahme.

Die Komplikationsrate liegt bei den Adenomeingriffen damit deutlich unter 10%. Die Rate der interventionspflichtigen Komplikationen liegt bei 3%.

Die Nachbeobachtung der Adenome zeigt 7 Rezidive. die Rezidivrate ist damit mit 4% etwa in der Größenordnung der Rezidive nach Mason- oder Kraske-Eingriff und liegt deutlich niedriger wie die Rezidivrate nach Parks-Eingriff. Die Rezidivrate der Adenome ist damit ein Indikator für die Exaktheit und die Qualität der Übersicht des chirurgischen Verfahrens. In zwei dieser Fälle mußte nochmals chirurgisch vorgegangen werden.

Neue Polypen haben wir 15mal gesehen, 13mal konnte eine Schlingenabtragung, 2mal eine rektoskopische Operation vorgenommen werden.

Wir haben Rezidive und neue Polypen durch die Lokalisation differenziert, das heißt Polypen, die im vorherigen Operationsbereich lagen wurden als Rezidive eingestuft, Polypen mit anderer Lokalisation als neue Polypen. Dabei muß darauf hingewiesen werden, daß in der Umgebung ausgedehnter breitbasiger Adenome eine erhöhte Neigung zur Bildung von kleinen Polypen bereits bei der Erstdiagnose besteht. Wir sehen häufig stecknadelkopfgroße Satellitenpolypen, die, wenn sie makroskopisch erkannt werden, bereits beim ersten Eingriff koaguliert werden.

Die Komplikationen nach lokaler Karzinomoperation liegen in vergleichbarer Größenordnung wie bei Adenomen. Keiner der Karzinompatienten ist aber an den Folgen einer Komplikation verstorben, so daß die Letalität des Gesamtkollektivs 0,3% beträgt und eine methodenbedingte Letalität bisher nicht aufgetreten ist.

Die Karzinome wurden in der überwiegenden Mehrzahl der Fälle durch Vollwandexzision, teilweise unter Mitnahme des perirektalen Fettes entfernt, nur 6% in Mukosektomietechnik. Abbildung 4 zeigt ein typisches Präparat eines PT1-Low-risk-Karzinomes mit gesunden Abtragungsrändern und perirektalem Fett, das einen tumorfreien Lymphknoten aufweist.

Die Operationszeiten liegen für kleinere Polypen von ca. 2 cm Durchmesser bei 48 min, die Segmentresektion mit zirkulärer Reanastomosierung dauert aber im Mittel 2 Stunden.

Von den 80 lokal operierten Karzinom-Patienten wurden insgesamt 25 nachoperiert. Bei der Nachoperation von PT1-Low-risk-Tumoren wurde in keinem Fall ein befallener Lymphknoten oder Tumorrest gefunden. Bei der Tumornachsorge fanden wir bei 30 PT1-Low-risk-Tumoren in einem Fall ein lokales Rezidiv (Rezidivrate 3%), bei 5 High-risk-Tumoren allerdings bereits 2mal ein Rezidiv. 16 PT2-Low-risk-Tumoren zeigten einmal ein Tumorrezidiv (6%).

Die klinischen Ergebnisse der TEM zeigen im Vergleich zu konventionellen chirurgischen Verfahren eine deutliche Senkung der Komplikationsrate und eine drastische Senkung der Letalitätsraten. Dabei ist darauf hinzuweisen, daß die lokalen Komplikationen in der Regel durch einfache konservative Behandlung zu beherrschen sind. Nahtinsuffizienzen haben in keinem Fall zu einer Peritonitis und somit zu einer lebensbedrohlichen Situation geführt.

Als besonders vorteilhaft ist aber die geringe Belastung des Patienten durch die TEM hervorzuheben. Nur bei analkanalnahen Lokalisationen der Polypen tritt ein lokales Schmerzempfinden auf. Die Patienten sind in der Regel weitgehend schmerzfrei und sofort nach dem operativen Eingriff mobil. Der Aufbau der oralen Ernährung wird wie nach Kolonresektionen gehandhabt. Die Rehabilitationszeit nach der Krankenhausentlassung ist deutlich kürzer als nach konventionellen Vorgehensweisen.

Zusammenfassend kann deshalb die TEM als das Verfahren im Rahmen der minimal invasiven Chirurgie bewertet werden, das bisher die längste klinische Erprobung erfahren hat und den für den Patienten wohl deutlichsten Vorteil erkennen läßt, weil die alternativen Verfahren bei höherer Polyplokalisation in ihrer Invasivität um vieles höher liegen.

Das Problem der TEM liegt darin, daß komplexe chirurgische Manipulationen auf kleinstem Raum durchgeführt werden müssen. Voraussetzung für die sichere Durchführung ist ein intensives Training des Verfahrens. Am Trainingszentrum für minimal invasive Chirurgie in Tübingen werden im Wechsel Kurse für die Laparoskopie und die TEM durchgeführt. Ein Großteil der Kurse für die TEM sind gegenwärtig englischsprachig.

Literatur

1. Allgöwer M, Düring M, Hochstetter A von, Huber A (1982) The parasacral sphincter-splitting approach to the rectum. World J Surg 6:539–548
2. Buess G (1990) Endoskopie. Von der Diagnostik bis zur neuen Chirurgie. Deutscher Ärzte-Verlag, Köln
3. Buess G (1990) Transanale Endoskopische Mikrochirurgie. In: Buess G (Hrsg) Endoskopie. Von der Diagnostik bis zur neuen Chirurgie. Deutscher Ärzte-Verlag, Köln, S 288–311
4. Buess G, Heintz A, Frank K, Kuntz Ch (1990) Endoluminale Sonographie des Rektums. In: Buess G (Hrsg) Endoskopie. Von der Diagnostik bis zur neuen Chirurgie. Deutscher Ärzte-Verlag, Köln, S 76–82
5. Buess G, Hutterer F, Theiss R, Boebel M, Isselhard W, Pichlmaier H (1984) Das System für die transanale endoskopische Rektumoperation. Chirurg 55:677
6. Buess G, Kipfmüller K, Hack D, Grüßner R, Heintz A, Junginger T (1988) Technique of transanal endoscopic microsurgery. Surg Endoscopy 2:71–75
7. Buess G, Kipfmüller K, Ibald R, Heintz A, Hack D, Braunstein S, Gabbert H, Junginger Th (1988) Clinical results of transanal endoscopic microsurgery. Surg Endoscopy 2:245–250

8. Gall FP, Hermanek P (1988) Die erweiterte Lymphknotendissektion beim Magen- und colorektalen Karzinom. Chirurg 59:4,202–210
9. Graham RA, Garnsey L, Milburn Jessup J (1990) Local Excision of Rectal Carcinoma. Am J Surg 160:306–312
10. Häring R, Karavias Th, Konradt J (1978) Die posteriore Proktorektotomie. Chirurg 49:265–271
11. Hermanek P, Gall FP (1986) Early (microinvasive) colorectal carcinoma. Int J Colorect Dis 1:79–84
12. Kipfmüller K, Buess G, Naruhn M, Junginger T (1988) Training program for transanal endoscopic microsurgery. Surg Endoscopy 2:24–27
13. Kipfmüller K, Mentges B, Lattwein G, Hack D, Buess G (1990) Das videogestützte Kurssystem zur transanalen endoskopischen Mikrochirurgie. In: Buess G (Hrsg) Endoskopie. Von der Diagnostik bis zur neuen Chirurgie. Deutscher Ärzte-Verlag, Köln, S 344–350
14. Kraske P (1885) Zur Exstirpation hochsitzender Mastdarmkrebse. Verh Dtsch Ges Chir 14:464–474
15. Mason AY (1970) Surgical access to the rectum – a transsphincteric exposure. Proc R Soc Med 63:91–94
16. Mason AY (1974) Transsphincteric surgery of the rectum. Prog Surg 13:66–97
17. Mason AY (1980) Trans-sphincteric surgery for lower rectal cancer. In: Reifferscheid M, Langers (Hrsg) Der Mastdarmkrebs. Thieme, Stuttgart New York
18. Morson BC (1966) Factors influencing the prognosis of early cancer of the rectum. Proc R Soc Med 59:607–608
19. Schiessel R, Wunderlich M, Karner-Hanusch J (1986) Transanale Excision und Anastomosentechnik. Chirurg 57:773–778
20. Schildberg FW, Wenk H (1986) Der posteriore Zugang zum Rectum. Chirurg 57:779–791

197. Technik der lokalen Karzinomexcision

H.-D. Becker, Tübingen

(Manuskript bis Redaktionsschluß nicht eingegangen)

Unfallchirurgie
Verletzungsmuster beim Sport

198. Häufigkeit und Ursachen typischer Verletzungen beim Breitensport

G. Hierholzer, F. Barnbeck und O. Dropmann

Berufsgenossenschaftliche Unfallklinik, Großenbaumer Allee 250, W-4100 Duisburg 28, Bundesrepublik Deutschland

Frequency and Causes of Typical Mass Sports Injuries

Summary. The increasing participation in extensive athletics and leisure time activities correlates with increasing sport injuries. The surgeons tasks include being involved in preventing sport injuries and ensuring a correct diagnosis, as well as providing adequate surgical therapy. After sport injuries, the true diagnosis can be obscured by functional compensation. Therefore the case history and analysis of the trauma mechanism are important for an adequate surgical therapy.

Key words: Sport injury – Prevention – Diagnosis – Risk of trauma

Zusammenfassung. Die Zunahme der Breiten- und Freizeitsportausübung ist mit einer steigenden Zahl von Sportverletzungen verbunden. Für den Chirurgen besteht die Aufgabe, sich an den präventiven Maßnahmen zu beteiligen, auf die typischen Verletzungsgefahren aufmerksam zu machen, die Diagnostik und Therapie zu beherrschen. Besondere Aufmerksamkeit ist geboten nach Sportverletzungen, die zunächst mit verhältnismäßig wenig Beschwerden einhergehen und deren Erkennung durch die Kompensation funktioneller Strukturen verdeckt ist. Folgerichtig ergänzen sich die Bedeutung der Anamnese, der Analyse des Verletzungsmechanismus und der klinischen Untersuchung.

Schlüsselwörter: Sportverletzungen – Prävention – Diagnose – Risiken

Einleitung

Nach zurückliegenden Untersuchungen bezeichnen sich rd. 45% der Bevölkerung als Freizeit- bzw. Breitensportler. Für die in unserem Beitrag zu besprechende Problematik ist von Bedeutung, daß fast jeder Zweite unserer Bevölkerung zumindest gelegentlich Sport betreibt und damit grundsätzlich auch der Verletzungsgefahr unterliegt. Für die Einschätzung der Gefahr ist eine hohe Frequenz der Sportausübung nicht allein entscheidend. Eine gelegentliche Sportausübung bedeutet, daß zu der sportspezifischen Verletzungsgefahr die Gefährdung eines nichttrainierten Organismus hinzukommt.

Auch aus der chirurgischen Sicht ist die zunehmende Beteiligung der Menschen am Breiten- und Freizeitsport zu begrüßen. Sportausübung im richtig verstandenen Sinne motiviert das Gesundheitsbewußtsein. Mit der Zunahme der Sportausübung in der Bevölkerung gewinnen natürlich auch die Möglichkeiten der Gefahrenabwendung und die Grundlagen der Primärdiagnostik typischer Sportverletzungen an Bedeutung.

Art und Umfang der mit dem Breitensport verbundenen Gefahr werden u.a. durch statistische Angaben präzisiert. Untersuchungen der letzten drei Jahrzehnte aus dem zentraleuropäischen Bereich zeigen auf, daß Sportunfälle 10–20% aller Unfälle ausmachen. Trotz gewisser regionaler Unterschiede sind der Fußballsport mit 40–50%, der Skisport mit 10%, weitere Ballsportarten wie Handball, Volleyball mit 15–20% und der Tennissport mit etwa 10% die verbreitetesten Sportarten, die besonders in Verbindung mit einem Wettkampf die höchste Verletzungshäufigkeit aufweisen. Die Durchsicht der Literatur zeigt weiterhin, daß das Verteilungsmuster der Verletzungen im Breitensport nicht grundsätzlich von dem des Leistungssportlers abweicht. Rund ein Drittel der Verletzungen entfällt auf Frakturen, Luxationen und Bandrisse, ein Drittel auf Distorsionen und ein weiteres Drittel auf Muskel-Sehnenverletzungen sowie Kontusionen. In rund 25% ist die obere Extremität betroffen.

Definition

Per definitionem ist eine Sportverletzung die Folge eines Unfallereignisses, das aus endogener und/oder exogener Ursache auf den sporttreibenden Organismus einwirkt. Abzugrenzen ist der sogenannte Sportschaden, der in Verbindung mit wiederkehrend einwirkenden Mikrotraumen oder als Folge einer chronischen Fehl- oder Überbelastung eintritt. Ursachenfaktoren für die verschiedenen Verletzungen liegen mit wechselndem Anteil in der einzelnen Sportart, in spezifischen Geräten und Ausrüstungen, in einem pathomechanischen Bewegungsablauf und nicht zuletzt in pathophysiologischen Voraussetzungen des Sporttreibenden.

Lokalisation und Häufigkeit der Sportverletzungen

Verschiedene Untersuchungen im deutschsprachigen Bereich zeigen eine verhältnismäßig große Übereinstimmung der Angaben über die Häufigkeit und Lokalisation von Sportverletzungen. Der Häufigkeit nach ist die untere Extremität etwa zu ⅔ und die obere Extremität zu ⅓ beteiligt. Es folgen die Verletzungen des Thorax, der Wirbelsäule, des Kopfes, des Abdomens und des Beckenbereiches. An den unteren Extremitäten sind die Knöchelgabel und der Kniebereich am meisten betroffen, und es ist für den Breiten- und Freizeitsport festzustellen, daß jede zweite Verletzung diese topographischen Bereiche betrifft. An der oberen Körperhälfte überwiegen die Verletzungen des Schultergürtels, des Ellenbogen- und Handgelenkes. Bezogen auf den Breitensport sind Verletzungen des Kopfes, der Wirbelsäule, des Abdomens und des Beckens im Verhältnis zu den Extremitäten selten betroffen, und es handelt sich dann überwiegend um Bagatellverletzungen. Im Einzelfall können auch in diesen Bereichen schwerwiegende Verletzungen auftreten wie z.B. nach einem Sturz beim Reitsport oder Trampolinspringen oder auch durch den Ballaufprall beim Squashspielen.

Trotz dieser übereinstimmenden Mitteilungen in der Literatur muß festgestellt werden, daß sich die statitischen Angaben auf Verletzungen beziehen, die zur Konsultation eines Arztes geführt haben. Demzufolge gibt es eine Dunkelziffer von Traumen, die zu einem nicht bekannten Anteil von sog. Rehabilitationstrainern und Heilpraktikern behandelt werden.

Verletzungsursachen, allgemeine Faktoren

Viele Breitensportler führen insbesondere im Bereich der Individualsportarten kein regelmäßiges oder systematisches Training durch, das z.B. von Vereinen angeboten wird. Die ungenügende Übung und Vorbereitung führt zu einer mangelhaften neuromuskulären Koordination und diese ist dann letztlich die eigentliche Verletzungsursache. Ein auffälliges Beispiel zeigt sich am Skihang, an dem man sofort den eleganten Fahrer mit einer guten neuromuskulären Koordination vom untrainierten, unkoordinierten, verkrampften und damit gefährdeten Sportler unterscheiden kann. Zu Beginn des Trainings und vor der Sportausübung ist das „Aufwärmen" sehr wichtig. Man darf eben nicht von der Schreibtischarbeit einmal in der Woche zum Tennisplatz o.ä. fahren und dort ohne Vorbereitung starten.

Ein weiterer Faktor besteht in der fehlerhaften Technik. Nach Franke liegt in rund 30% der Sportunfälle diese Unfallursache vor. Der Gesichtspunkt leitet über zu der Gefahr, die sich aus einer unadäquaten Risikoabschätzung und einer mangelnden Einschätzung der eigenen Belastungsgrenze ergibt. Diese betrifft dann nicht nur das Herz-Kreislauf-System, sondern es wird auch mit der Abnahme der koordinativen Leistung das Verletzungsrisiko erhöht. Schließlich muß bedacht werden, daß nicht jeder Mensch für jede Sportart geeignet ist. Zur Gefahrenabwendung sollte die ärztliche Beratung genutzt werden.

Gefahrenquellen finden sich im Bereich der Sportstätten und im Sportgelände, wie auch bei der Ausrüstung. Typische Beispiele sind unzulängliche Sicherheitsbindungen am Ski, die Mißachtung von Schutzkleidungen wie der Reiterkappe oder auch unzulängliches Schuhwerk. Andererseits zeigen Sportstätten nicht selten Mängel, die zur Verletzungsursache werden. Bodenbeläge in sogenannten Tennishallen können einerseits das Ausrutschen begünstigen, andererseits durch die Oberfläche eine zu starke Haftung der Füße bewirken. Die richtige Ausleuchtung von Sportstätten als Voraussetzung für die Beurteilung von Entfernungen und als Voraussetzung für das Farbsehen und für die Sehschärfe sind im Leistungssport weitgehend Standard und bleiben dem Breitensportler oftmals vorenthalten. Schließlich ergeben sich aus ungünstigen Wetterbedingungen bekanntlich erhebliche Risikofaktoren. Sie werden oft mißachtet, weil bis zum gewissen Grad verständlich, die Gelegenheit, Sport zu treiben an einem anderen Tag nicht gegeben erscheint oder z.B. beim Skifahren die entsprechende Woche seit langem gebucht und damit festgelegt ist.

Unfallursache, individuelle Voraussetzungen

Es ist leicht nachvollziehbar, daß die individuellen Voraussetzungen im Sinne der geistigen und körperlichen Bedingungen eine wesentliche Bedeutung für die Verletzungsgefahr beim Sport haben. Zunächst ist der Einfluß des Alters auf die Muskelkraft und auf die Elastizität der Körpergewebe zu beachten. Es können zwar die biologischen Rückbildungsprozesse durch Bewegung, Training und durch eine sinnvolle Sportausübung verlangsamt werden. Im Vergleich zum Jugendlichen ist beim älterwerdenden Menschen das Verletzungsrisiko dennoch mehr oder weniger erhöht. Zwischen dem 20. und 70. Lebensjahr kommt es zum Verlust der Skelettmuskulatur von ungefähr 40%. Der entsprechende Kraftverlust liegt für die Kniestreckmuskulatur im gleichen Zeitraum bei rund 30%. Der Kraftverlust verschlechtert die Stabilität der Gelenke des Bewegungsapparates, und er muß bei der Wahl der Sportart und dem damit verbundenen Belastungsumfang beachtet werden.

Entsprechend den Veränderungen der Skelettmuskulatur nimmt mit zunehmendem Alter die Bruchlast des Knochengewebes und z.B. die Reißlast von Sehnen ab. Die Umkehr des positiven Verhältnisses von Knochenan- und -abbau führt im Alter zu einer Abnahme der Widerstandsfähigkeit gegen Biegung, Zug und Druck. Degenerative Schäden an den verschiedenen Gewebestrukturen erhöhen das Verletzungsrisiko und unterstreichen die Forderung nach einem Training der neuromuskulären Koordination. Mit zunehmendem Alter wird es um so wichtiger, ob der Betreffende mit dem Sport alt geworden ist oder eine Sportart im Alter erst erlernt.

Der Gesundheits- und Ernährungszustand sowie die allgemeine Lebensführung sind für das individuelle Sportrisiko in allen Altersbereichen mitbestimmend. Das Übergewicht hat nicht nur aus der Sicht der Herz-Kreislaufphysiologie eine Bedeutung. Es besteht auch ein unmittelbarer Zusammenhang mit der mechanischen Belastung des Bewegungsapparates.

Besonders an der unteren Extremität geht das Körpergewicht in die Resultierende der einwirkenden Muskelkraft ein. Es ergibt sich daraus ein erhöhtes Verletzungsrisiko aber auch die Gefahr einer vorzeitigen degenerativen Schädigung der belasteten Strukturen. Eine bestehende Infektion beeinträchtigt die Konzentrationsfähigkeit und das Reaktionsvermögen. Der negative Einfluß von Alkohol und Ermüdung ist zwar allseits bekannt, er wird aber oft mißachtet. Persönliche Reife, Temperament und Risikobereitschaft sind nur einige der vielen psychischen Faktoren, die Einfluß auf die Gefährlichkeit des Sports haben.

Da im Breiten- und Freizeitsport Traumen überwiegend den Haltungs- und Bewegungsapparat betreffen, stehen diese Verletzungen im Mittelpunkt unserer Betrachtungen.

Typische Verletzungen im Breitensport und ihre primäre Diagnostik

Zur Darstellung verwenden wir die nachfolgende topographische Systematik, berücksichtigen dabei die Besonderheiten einzelner Sportarten und die sich daraus ergebenden Hinweise für die Primärdiagnostik.

Rückenverletzungen

Die Besonderheit der Beurteilung der Rückenverletzungen liegt in der differentialdiagnostischen Aufgabe. Ihr dient zunächst die Analyse des Unfallherganges. Hinweise auf eine vorangegangene starke Flexion, Extension, Rotation oder axiale Kompression sind zu beachten. Bei der Erstuntersuchung muß u.a. auch an die Verletzung der Wirbelsäule gedacht werden. Nach einem Sprung in flaches Wasser, der bekanntlich zu den gefährlichen reflektorischen Hyperextension führt, sind z.B. Schmerzen im Bereich der Halswirbelsäule wichtige Symptome.

Jeder Verdacht auf eine Verletzung der Wirbelsäule ist Anlaß für eine adaequate Lagerung, die bis zur abgeschlossenen Diagnotik beibehalten wird. Von entscheidender Bedeutung ist die orientierende neurologische Befunderhebung am Unfallort, die Prüfung der Motorik und der Sensibilität der Extremitäten. Die schriftlich zu dokumentierenden Befunde können von jedem Arzt erhoben werden.

Für die Differentialdiagnose ist wichtig, daß eine knöcherne Verletzung der Wirbelsäule oder ihrer ligamentären Verbindung nicht grundsätzlich mit einem erheblichen Beschwerdebild einhergehen muß. Es besteht also die Gefahr der Verkennung mit der Folge einer u.U. irreversiblen Lähmung.

Nach einer stumpfen Gewalteinwirkung ist differentialdiagnostisch die klinische Untersuchung und Verlaufsbeobachtung zum Ausschluß einer inneren Organverletzung erforderlich. Differentialdiagnostische Hinweise auf eine isolierte Verletzung der Rückenmuskulatur ergeben sich aus lokalisierten Schmerzen nach abrupten Bewegungsabläufen wie z.B. beim Gewichtheben, beim Fußball- oder Handballspielen. Typisch für den Muskelfaserriß ist der „bohrende Schmerz“ bei Bewegungen und der lokale Druckschmerz im betroffenen Muskelbezirk.

Schulter und obere Extremität

Im Breitensport ist die Verletzungsfrequenz in diesem topographischen Bereich im wesentlichen verursacht durch eine schlechte Technik und durch Regelwidrigkeiten wie in den Kampfsportarten. Unabhängig von der Leistungsklasse gibt es Verletzungen, die geradezu auf eine spezielle Sportart schließen lassen.

Bei der die Sportarten übergreifenden Aushol- bzw. Wurfbewegungen stellen das Schulter- und Ellenbogengelenk eine komplexe funktionelle Einheit dar. Sie verläuft beim

Speerwurf, beim Handball, beim Volleyball, beim Tennis und anderen Rückschlagspielen ähnlich. In der Ausholphase steht die Schulter überstreckt und außenrotiert bei mittelgradig gebeugtem Ellenbogengelenk.

Verletzungen können dann bei zu abrupter Bewegung oder Fremdeinwirkung vornehmlich im vorderen Kapselbereich sowie an der Sehne des langen Bizepskopfes auftreten. In der Beschleunigungsphase werden Schulter- und Ellenbogengelenk nach vorne bewegt, gefolgt von einer schnellen Innenrotation im Schultergelenk. Insbesondere bei Fremdeinwirkungen kann es durch die plötzliche Unterbrechnung dieser Phase zur Verletzung der Rotatorenmanschette und des M. pectoralis major kommen. Beispielhaft werden derartige Verletzungen beim Handballspielen beobachtet.

Die korrekte Zuordnung von Beschwerden und Befunden nach Sportverletzungen an der Schulter ist im Erwachsenenalter dadurch erschwert, da bereits häufig unfallunabhängige degenerative Veränderungen vorliegen. Z.B. finden sich beim über 40jährigen Menschen in über 50% mehr oder weniger ausgeprägte Veränderungen der Rotatorenmanschette. Das morphologisch vorgeschädigte Gewebe unterliegt somit vermehrt der Verletzungsgefahr bei Bewegungen, die im Schultergelenk mit einer Außenrotation einhergehen, durch einen Sturz auf die Schulter oder auf den gestreckten Arm verbunden sind und schließlich durch das Anheben oder Werfen schwerer Gegenstände verursacht sein können.

Außer den differentialdiagnostischen Zeichen einer Fraktur sind für die obengenannten Sportarten traumatisch bedingte Schulterschmerzen ein Verdachtssymptom für eine Rotatorenmanschettenverletzung. Klinisch ist dann die aktive Abduktion aus der 0-Stellung heraus behindert oder aufgehoben, in einem Winkel von über 90° aber erhalten, weil hierfür die Rotatorenmanschette nicht mehr intakt sein muß. Regelmäßig geht diese Verletzung mit Schmerzen bei der Außenrotation im Schultergelenk einher, Befunde, die der weiteren diagnostischen Abklärung bedürfen.

Die verschiedenen Grade der Sprengung des Acromioclaviculargelenkes werden ebenfalls typischerweise nach Sportunfällen beobachtet, die mit einem Sturz auf die Schulter oder den ausgestreckten Arm entstehen, bei denen eine nach innen und oben gerichtete Kraft auf das Gelenk einwirkt. Bei der Erstuntersuchung ist die vergleichende Inspektion zur Gegenseite und die Prüfung der Bandfestigkeit zum Ausschluß des typischen „Klaviertastenphänomens" wichtig.

Ellenbogenbereich

Die Diagnostik knöcherner Verletzungen nach Sportunfällen am Humerus und in der Umgebung des Ellenbogengelenkes ist durch die damit verbundenen Symptome unproblematisch. Auch im Wachstumsalter ist die typische supracondyläre Humerusfraktur leicht zu diagnostizieren.

Dagegen besteht die Gefahr der Verkennung einer Epiphysenlockerung am Radiuskopf. Unfallmechanismus, lokaler Druckschmerz oder eine anhaltende schmerzhafte Bewegungseinschränkung nach einem Ellenbogentrauma beim Sport bedürfen der sorgfältigen Röntgendiagnostik, ggf. deren Wiederholung. Die Verkennung der Lösung der Epiphysenfuge am Radiuskopf ist folgenschwer mit einer Wachstumsstörung, Fehlbildung und bleibender Funktionseinbuße verbunden.

Pathomechanische Bewegungsabläufe und Belastungen am Ellenbogen führen verhältnismäßig selten zu einer akuten Verletzung, sie sind ggf. aber Ursache chronischer Sportschäden. Die bei grober Krafteinwirkung auftretende Ellenbogenluxation ist diagnostisch nicht zu übersehen, die damit verbundene mehr oder weniger ausgeprägte Kapselbandverletzung führt selten zu einer chronischen Instabilität. Das Problem liegt aber in der Nichterkennung sog. Abschlagfragmente an der Gelenkoberfläche, die in Verbindung mit dem Luxationsmechanismus auftreten und damit eine posttraumatische Arthrose einleiten können.

Handgelenk und Hand

Die distale Radiusfraktur ist nicht nur die häufigste Bruchform überhaupt, sie ist auch typisch für Verletzungen bei den verschiedensten Sportarten in Verbindung mit einem Sturz auf die Hand. Die entscheidende Frage ist mit der Auswirkung des Stauchungsmechanismus verbunden, der zu einem mehr oder weniger ausgeprägten metaphysären Knochendefekt führen kann. Das Problem der Diagnostik und Gefahrenabwendung besteht also nicht in der Frakturdiagnose und ihrer Reposition, sondern in der Frage der Retention. Diese ist bei einem ausgeprägten metaphysären Defekt ohne eine autogene Knochenplastik und Osteosynthese nicht zu gewährleisten. So wird diese häufige und einfach erscheinende Sportverletzung zur Problemfraktur mit Abheilung in Achsenabweichung und bleibender Funktionsbehinderung.

Der oben genannte Unfallmechanismus kann auch zu Frakturen und Luxationen im Bereich der Handwurzel führen. Während die Handwurzelluxation mit einer Symptomatik einhergeht, die nur selten verkannt wird, besteht die Gefahr der Verkennung einer Kahnbeinfissur oder unverschobenen Kahnbeinfraktur nach Sportverletzungen mit der Entwicklung zur Pseudarthrose. An diesem typischen Beispiel ist die Forderung zu begründen, daß nach Sportverletzungen, die anfänglich mit verhältnismäßig wenig subjektiven Beschwerden und leichten Befunden einhergehen, klinische und röntgenologische Kontrolluntersuchungen eingeleitet werden müssen, sofern die Schmerzen persistieren. Weiterhin macht dieses Beispiel den Wert einer vergleichenden Untersuchung zur gesunden Seite deutlich.

An der Hand entsteht eine typische Sportverletzung durch den Sturz auf den ausgestreckten Arm in Verbindung mit einer Abstützbewegung, z.B. am Skistock. Diese auch im Volksmund als „Skidaumen" bekannte Verletzung ist das Ergebnis einer abrupten Abduktions- und Extensionsbewegung im Grundgelenk des Daumens. Sie führt u.U. zu einer Ruptur des ulnaren Seitenbandes am Grundgelenk u.U. mit einer Luxation oder Fraktur des ersten Mittelhandknochens. Die Verletzung tritt auch bei verschiedenen Handballsportarten auf, besonders nachdem der Daumen durch einen Gegenspieler festgehalten wird. Die Diagnose ergibt sich aus einer Instabilität im Daumengrundgelenk nach radial, der Schmerzhaftigkeit und einer Griffschwäche. Zur weiteren Gefahrenabwendung ist die Indikation der operativen Behandlung abzuklären, da bei kompletten Bandrupturen nach vielwöchiger Ruhigstellung schlechte Funktionsergebnisse resultieren.

Untere Extremität

Bei Kindern und Jugendlichen werden in Verbindung mit plötzlichen und abrupten Bewegungsabläufen apophysäre Muskelab- oder ausrisse beobachtet. Typische Sportarten für diese Verletzungen sind das Turnen; der Springsport und das Gewichtheben und betreffen die ischiokrurale Muskultur (Mm. semitendinosus, semimembranosus und biceps femoris). Muskuläre Abrisse können auch an der Spina iliaca als Folge einer Überstreckung des Hüftgelenkes mit überstrecktem Kniegelenk auftreten. Ein sich schnell entwickelndes Haematom und ein Bewegungsschmerz im Bereich der betroffenen Muskulatur sind wichtige diagnostische Hinweise und Anlaß für eine nachfolgende Röntgenuntersuchung.

Bei Lauf- und Ballspielen stehen muskuläre Ein- und Abrisse am Ansatz der Oberschenkeladduktoren aber auch typischerweise im distalen Anteil des M. quadriceps femoris. Der sorgfältig erhobene Tastbefund führt bereits zur klinischen Diagnose.

Bei einer Vielzahl der Breiten- und Freizeitsportarten können Zerrungen und Rupturen der Kapsel- und Bandstrukturen sowie der Sehnen entstehen. Für die Erstuntersuchung und Bewertung der Befunde ist zu beachten „der Verletzungsgrad muß keineswegs mit dem Ausmaß der subjektiven Beschwerden korrelieren". Nach einem Erstschmerz beim Unfall geht z.B. eine vollständige Zerreisung der medialen Kapselbandstrukturen am Kniegelenk mit der damit verbundenen Durchtrennung der nervalen Strukturen mit verhältnismäßig wenig Schmerzen bei der Untersuchung einher. Eine Zerrung,

Dehnung oder Kontusion der Weichteilstrukturen ist regelmäßig mit erheblichen Schmerzen bei der Untersuchung verbunden. Die Prüfung der Stabilität der Strukturen und der Tastbefund sind also außerordentlich wichtig.

Kniegelenkbereich

Entgegen einer in der Literatur verbreiteten Auffassung ist die Erstbeurteilung der Kapselbandstrukturen am Kniegelenk keineswegs einfach. Distorsionsmechanismen, die bei allen Sportarten auftreten können, bei denen der Unterschenkel im Ablauf einer Bewegung fixiert ist, wie z.B. beim Skifahren, beim Fußballspielen, beim Tennisspielen u.a. sind geeignet, isolierte oder komplexe Kapselbandverletzungen herbeizuführen. Die Verletzungsgefahr ist in Verbindung mit einem plötzlichen unkoordinierten Bewegungsablauf groß. Sie ergibt sich aus dem Mißverhältnis zwischen der Beanspruchungsform „Kraft, Ausdauer, Koordination" zu der „aktuellen Belastung". Die Gefahr ist besonders groß bei übergewichtigen Personen, die gelegentlich Sport treiben.

Bei der Primärdiagnose kommt es also weniger darauf an, den Schaden bereits vollständig erkennen zu müssen. Es muß aber vermieden werden, daß der Verletzte im Zweifelsfall den Sport fortsetzt, obwohl eine sichere Diagnose noch nicht vorliegt. Eine typische Gefahr der Verkennung besteht beispielsweise beim verhältnismäßig gut trainierten Sportler, der eine Kreuzbandverletzung erlitten hat. Eine schmerzbedingte muskuläre Anspannung verdeckt dann u.U. die bestehende Instabilität.

Unterschenkel

Wie in anderen topographischen Bereichen ergibt sich nach Sportverletzungen keine wesentliche Schwierigkeit in der Frakturdiagnostik. Die Entwicklung der Breiten- und Freizeitsportarten geht mit einer Zunahme von Weichteilverletzungen einher, die z.T. spezifische Gefahren mit sich bringen.

Am Unterschenkel können in Verbindung mit einer abrupten Bewegung oder plötzlichen Überbelastung Muskelrisse, vorwiegend im Bereich des M. gastrocnemius oder distal am Übergang zur Achillessehne auftreten. Für die Primärdiagnose ist die Beachtung der Lokalisation der Schmerzen, die Erkennung einer muskulären Insuffienz und die Erhebung des Tastbefundes entscheidend, das trifft auch für die Ruptur der Achillessehne zu. Besonders die verspätet erkannte Achillessehnenruptur ist mit einer zusätzlichen degenerativen Schädigung im Rißbereich verbunden, mit der sich die Erfolgsaussicht der operativen Wiederherstellung verschlechtert.

Eine für die Frakturkrankheit bekannte Komplikation kann am Unterschenkel auch nach Sportverletzungen mit einer zunächst nicht ausgeprägten Weichteilkontusion auftreten. Aufgrund der verhältnismäßig starrwandigen Einscheidung der Muskelcompartments besteht keine Abflußmöglichkeit für ein verletzungsbedingtes Oedem. Überschreitet der Gewebedruck den kritischen Bereich von 35 bis 40 mmHg so droht eine Ernährungsstörung der Muskullatur, der Gefäße und der Nerven. Wird die operative Entlastung nicht innerhalb weniger Stunden durchgeführt, so setzt ein irreversibler Gewebeuntergang ein, der u.U. in der Amputation endet. Die Prodrome „Schwellung, spontaner Schmerz, Druckschmerz" bedürfen also der dringlichen Beachtung.

Sprunggelenkbereich: Die typischen Gefahren für den Bereich der Knöchelgabel sind mit bestimmten Sportarten verbunden. Unkoordinierte Torsions-, Supinations- und Pronationsbewegungen können zu knöchernen und/oder Weichteilverletzungen führen. Ausgeprägte Verletzungen gehen in der Regel mit einem auffälligen Beschwerdebild und mit klinischen Zeichen einher, die kaum verkannt werden. Andererseits schließt eine wenig ausgeprägte Symptomatik z.B. eine breite Verletzung des fibulo-talaren Kapselbandapparates nicht aus. Entsprechend dem Kniegelenk sind an der Knöchelgabel das Symptom und der Befund Instabilität weiter abklärungsbedürftig.

Auf eine besondere Verletzungsform, die mit der Gefahr der Verkennung einhergeht, sei hingewiesen. Die proximale Fibulafraktur, die in Verbindung mit einer Torsion enstanden ist, geht zwangsläufig mit einer Verletzung der Bandverbindung zwischen Fibula und Tibia am distalen Unterschenkel einher. Die Beantwortung der Frage nach einem Direkttrauma oder einem Torsionstrauma nach einem Sportunfall und die sich daraus ergebende Prüfung der Stabilität der Knöchelgabel sind für die Therapie also entscheidend. Hinsichtlich der vielfältigen Verletzungsmöglichkeiten am Fuß sollte beachtet werden, daß belastungsabhängige Beschwerden zunächst auf Röntgenkontrollaufnahmen u.U. nur als Fissur ein Korrelat finden. Primäruntersuchungen und Verlaufsbeobachtung ergänzen sich also um so mehr, je diskreter die Ausgangsbefunde sind.

Schlußbetrachtung

Die zunehmende Beteiligung der Bevölkerung am Breiten- und Freizeitsport wie auch die steigende Entwicklung entsprechender Sportarten ist mit einer steigenden Zahl von Sportverletzungen verbunden. An der interdisziplinären Aufgabe, Prävention von Sportverletzung zu bewirken, hat auch der Chirurg Anteil, indem er auf die allgemeinen und individuellen Voraussetzungen zur Sportausübung und auf die typische Verletzungsgefahr aufmerksam machen muß. Eine besondere fachliche Aufgabe besteht in der chirurgischen Primärdiagnostik und Kontrolluntersuchung nach Sportverletzungen, die zunächst mit verhältnismäßig wenig Beschwerden einhergehen und deren Erkennung durch die Kompensation funktioneller Strukturen unter Umständen verdeckt ist. Die Anamnese, die Analyse des Verletzungsmechanismus sind also wichtige Bestandteile der Primärdiagnostik und eine der Voraussetzungen für die vollständige Diagnose und die einzuleitende Therapie.

199. Verletzungen in der Leichtathletik

K. Weise

Berufsgenossenschaftliche Unfallklinik, Schnarrenbergstr. 95, W-7400 Tübingen, Bundesrepublik Deutschland

Injuries in Track and Field Athletics

Summary. Acute injuries in track and field sports are rare compared to team or combatant sports (accident rate 0.4%–1%). Acute lesions are most frequent in the muscular system, followed by ruptures of the larger tendons as well as of the ligaments and capsule of the large joints.
More frequent are the so-called chronically recurrent microlesions due to false or excessive strain and „endogeneous injuries.“ Pain at the insertions of the great tendons belongs to this category, for instance achillodynia, the so-called shin splint at the tibia, and jumper's knee involving the patella tendon. Operative treatment of muscle tears is only considered in cases of bigger extent, i.e. in 1/3 of the whole muscle diameter. Disruptions of the great tendons especially at the leg as well as unstable injuries of the capsular ligaments are an indication for reconstructive surgery.
In cases of chronic sports injuries due to recurrent overstrain the noxious agent must be eliminated as a preventive step accompanied by some conservative methods of treatment. Stretching and warming up in combination with step-by-step rehabilitation training are of special importance.
Key words: Injuries – Microlesions – Track and field athletics

Zusammenfassung. Frische Sportverletzungen in der Leichtathletik sind im Vergleich zu Mannschafts- bzw. Kampfsportarten eher seltenere Ereignisse (Unfallquote zwischen 0,4 und 1%). Davon betroffen sind vor allem die Muskulatur, weniger die Sehnen bzw. der Kapsel-Band-Apparat großer Gelenke. Frische Frakturen werden selten beobachtet. Wesentlich häufiger kommt es zu chronisch rezidivierenden Mikrotraumen infolge Fehl- und Überbelastung oder zu sogenannten endogenen Verletzungen. Zu dieser Kategorie gehören die weitverbreiteten Insertionstendopathien, z.B. die Achillodynie, das Tibiakantensyndrom und das Patellaspitzensyndrom. Muskelverletzungen werden nur dann operativ behandelt wenn es sich um Risse größeren Ausmaßes handelt, Rupturen der großen Sehnen oder instabile Kapsel-Band-Verletzungen müssen operiert werden. Bei chronischen Sportschäden ist das auslösende Agens zu eliminieren, d.h. Training und Technik, Ausrüstung und Umfeld sowie das Ausmaß der Belastung müssen überprüft, die Behandlung meist konservativ durchgeführt werden. Von besonderer Bedeutung sind präventive Maßnahmen, unter anderem Dehnübungen, sorgfältiges Aufwärmen und ein schrittweiser Trainingsaufbau.
Schlüsselwörter: Verletzungen – Sportschäden – Leichtathletik

Einleitung, Epidemiologie

In der Leichtathletik handelt es sich bekanntlich um eine aus den klassischen Disziplinen Lauf, Sprung und Wurf bestehende Sportart, welche eine Reihe teilweise sehr differenter Einzeldisziplinen beherbergt und infolge stark abweichender Belastungen bzw. Techniken von nicht vergleichbaren Grundlagen ausgeht. Während die Anforderungen an Kraft oder Ausdauer ein unterschiedliches Gewicht haben, spielt das Erlernen einer korrekten Technik in allen drei Hauptdisziplinen eine bedeutende Rolle. Epidemiologische Studien z.B. von Steinbrück, Franke und Hess lassen erkennen, daß die sogenannte Unfallquote in der Leichtatheltik, d.h. die Verletzungsrate pro 100 Sporttreibende im Jahr, zwischen 0,4 und ca. 1% ausmacht und damit die Gefährdung in Ball-, Kontakt- und Kampfsportarten deutliche unterschreitet. Es ist allerdings zu berücksichtigen, daß die Zahl der Sportschäden, d.h. nach der Definition von Franke das Resultat rezidivierender Mikrotraumen infolge Fehl- oder Überbelastung bzw. durch sogenannte „endogene Verletzungen“ diejenige der akut von außen einwirkenden Ereignisse bei weitem übersteigt.

Biomechanik

Die drei Hauptdisziplinen Lauf, Sprung und Wurf sowie deren einzelne Varianten unterscheiden sich von ihrem technischen Ablauf her grundlegend. Daher ist es für den sportmedizinisch tätigen Arzt durchaus lohnenswert, sich mit den biomechanischen Gesetzmäßigkeiten einzelner leichtathletischer Übungen zu befassen um sich ein Bild über die Art und Intensität der Belastung für die jeweils beanspruchten Körperregionen machen zu können. Gleichzeitig bedeutet dies, daß Art und Lokalisation der Verletzungen innerhalb der Leichtathletik erheblichen Variationen unterliegen.

Verletzungen

Frische Verletzungen in der Leichtathletik spielen sich vor allem an der Muskulatur sowie den sogenannten kraftübertragenden Systemen, d.h. den Sehnen und ihrer Ansätze ab. In den Disziplinen Lauf und Sprung wird die untere Extremität naturgemäß stärker belastet, wohingegen die Wurfdisziplinen bezüglich ihrer Verletzungsanfälligkeit eine Verlagerung zum Wurfarm bzw. zum Rumpf erkennen lassen.

Verletzungen der Muskulatur reichen von der eher harmlosen Dehnung oder strukturellen Laesion bis zum kompletten Abriß des Muskels. Zwar ist der hypertrophierte Muskel alleine schon rißgefährdet, die häufigsten Ursachen sind aber mangelhaftes Dehnen und Aufwärmen, Übermüdung, eine unzureichende Technik, ungenügendes Training, Kälte und seltener diverse Grunderkrankungen bzw. Infektionen (Krejci).

An der *unteren Extremität* sind die Oberschenkelflexoren vor allem durch schnellen An- oder Absprung, beispielsweise bei Kurzstreckenläufern und Weitspringern, die Quadricepsmuskulatur mehr bei Hoch- und Stabhochsprung betroffen.

Die Wadenmuskulatur ist bei Lauf- und Sprungübungen gefährdet, wobei insbesondere der mediale Gastrognemiusbauch infolge plötzlicher maximaler Kontraktion und/ oder Bewegungsinkoordination gezerrt wird oder rupturiert. Verletzungen der Glutealmuskulatur und des Iliopsoas werden in der Leichtathletik seltener und dann vorwiegend in den Sprungsportarten beobachtet.

Muskelrisse an *Wirbelsäule und Rumpf* kommen durch übermäßige Muskelkontraktionen bei Drehung, maximaler Streckung und Beugung des Oberkörpers zustande, welche Merkmale den kompositorischen Übungen zu eigen sind.

Biceps- und Tricepsmuskulatur werden speziell in den Wurfdisziplinen und beim Stabhochsprung eingesetzt und können in eher seltenen Fällen verletzt sein.

Die Diagnostik der Muskelverletzung erfolgt durch Erhebung der Anamnese, mittels der klinischen Untersuchung und wird ergänzt durch die Sonographie, welche das Ausmaß der Laesion, des begleitenden Oedems und Hämatoms beurteilen und daraus die Therapie ableiten läßt.

Die *Therapie der Muskelverletzung* reicht von kurzfristiger Schonung über lokale Kryotherapie, diverse physikotherapeutische und balneologische Maßnahmen, Geleinreibungen und Stützverbände bis zur operativen Versorgung. Ob Muskelrisse einer operativen Rekonstruktion bedürfen, wird sehr unterschiedlich beurteilt; so sieht z.B. Franke bereits bei einem Ausmaß der Ruptur von ¼ des Muskelquerschnittes eine Anzeige zur Operation. Deren Vorteile werden in der Beseitigung des Hämatoms und der Muskellücke sowie der geringeren Narbenreaktion gesehen. Von entscheidender Bedeutung sowohl bei konservativer als auch bei operativer Therapie ist das Vermeiden zu früher Belastung, beispielsweise durch schrittweisen Trainingsaufbau mit Muskeldehnungs- und Kräftigungsübungen, wobei eine Vollbelastung nicht vor Ablauf von 6 Wochen erlaubt ist.

Ähnlich wie die Muskulatur sind auch die *Sehnen und deren Ansätze* innerhalb der einzelnen leichtathletischen Disziplinen unterschiedlich starken Beanspruchungen ausgesetzt. Im Gegensatz zu chronischen Schäden infolge rezidivierender Mikrotraumen sind akute Sehnenrisse oder Abrißverletzungen eher selten. Risse der Achillessehne basieren häufig auf degenerativen Veränderungen und treten in ca. 40% der Fälle bei schnellem Antritt bzw. Absprung, d.h. also unter anderem in den Lauf- und Sprungdisziplinen auf. Holz findet bei insgesamt 546 nachuntersuchten Achillessehnenrupturen 60 Fälle (11%) aus der Leichtathletik gegenüber 30% bei Fußballspielern.

Patellar- bzw. Quadricepssehnenrupturen beim Sport sind vergleichsweise seltenere Ereignisse, wobei erstere auch im Sinne der Ausrißverletzung an der Tuberositas tibiae vorwiegend beim jüngeren, Verletzungen der Quadricepssehne mehr infolge degenerativer Veränderungen beim älteren Sportler beobachtet werden. Auch diese Verletzungen entstehen häufig auf der Grundlage degenerativer Veränderungen. Nicht ganz selten findet man Abrißverletzungen der Muskelsehnenansätze im Bereich des Beckens, z.B. bei Sprintern sowie bei Weit- und Hochspringern. Vor allem jugendliche Sportler, die sich noch im Wachstumsalter befinden, können eine solche apophysäre Fraktur an der Spina iliaca anterior superior/inferior bzw. am Tuber ossis ischii erleiden, ausgelöst durch eine abrupt einwirkende Belastung.

Risse der *Rotatorenmanschette,* der *Bizeps- oder Tricepssehne* bei Wurfsportarten basieren zumeist auf chronischen degenerativen Veränderungen und treten bei einer normalen Aushol- oder Abwurfbewegung auf. Sehnenverletzungen an den Fingern sind ausgesprochen seltene Ereignisse ebenfalls in den kompositorischen Disziplinen.

Risse der großen Sehnen an der unteren Extremität sind eine klare Indikation zur operativen Rekonstruktion. Dies gilt sowohl für die Achillessehne als auch für Rupturen am Streckapparat des Kniegelenkes. In vielen Fällen kann auch konservativ behandelt werden. Triceps- und Bizepssehnenrisse werden operativ angegangen.

Kapselbandverletzungen am Kniegelenk kommen in der Leichtathletik eher selten vor, dafür werden Bandlaesionen am oberen Sprunggelenk häufiger registriert. Letztere ereignen sich vorwiegend bei Lauf und Sprung als Umknickverletzung beim sogenannten Supinationstrauma aber auch beim Speerwurf während der Umsetzschritte und im Verlauf der Rotationsphasen bei den übrigen kompositorischen Disziplinen.

Innenbandrisse am Kniegelenk beobachtet man selten in den Wurf- und Stoßdisziplinen, z.B. während der Stemm- und Abwurfphase im Speerwurf.

Bei nachgewiesener Instabilität ist die Therapie der Bandlaesion an den großen Gelenken eine operative, bei reinen Distorsionen konservativ frühfunktionell. Längere Immobilisierungszeiten sind zu vermeiden. Die Wiederaufnahme sportlicher Belastung erfolgt schrittweise und darf keinesfalls zu früh terminiert werden.

Abgesehen von Abrißfrakturen sind knöcherne Verletzungen am Skelett bei Lauf, Sprung oder Wurf eine ausgesprochene Rarität und können daher vernachlässigt werden. Gleiches gilt für osteochondrale Frakturen an großen Gelenken. Auch im Bereich peripherer Nerven oder am ZNS sind akute Laesionen selten.

Sportschäden

Durch chronisch rezidivierende Mikrotraumen verursachte Beschwerden kommen in der Leichtathletik häufig vor und werden mehrheitlich im Hochleistungssport beobachtet. Sämtliche Gewebestrukturen können von solchen Sportschäden betroffen sein, deren Ursache einfach in Fehl- oder Überbelastungen zu sehen ist.

Insertionstendinosen sind wohl die am häufigsten auftretenden „Verletzungen“ in der Leichtathletik; sie kommen in allen drei Grunddisziplinen in unterschiedlicher Häufigkeit und Lokalisation vor. Während solche Laesionen am Becken vorwiegend die Adduktorengruppe an deren Sehnenursprüngen in der Leiste betreffen und durch ausgeprägt dynamische Beinarbeit in kompositorischen Disziplinen bei Dreh- und Abwurfbewegungen ausgelöst werden, ist der Streckapparat am Kniegelenk besonders durch Sprungübungen belastet. Das sogenannte Patellaspitzensyndrom oder „jumper's knee“ entsteht durch eine Überbelastung der Patellarsehnen am unteren Kniescheibenpol beispielsweise durch eine Hypertrophie des Quadriceps mit der Folge eines Mißverhältnisses zwischen Muskel- und Sehnenquerschnitt.

Das sogenannte „Scheuersyndrom“ des Tractus iliotibialis bei Läufern, lokalisiert ca. 2–3 cm oberhalb des lateralen Kniegelenkspaltes am Condylus lateralis wird durch ein anlagebedingtes O-Bein begünstigt und führt zu belastungsabhängigen Beschwerden bzw. der Ausbildung eines Schleimbeutels. Nicht selten kommt es am Unterschenkel zum Tibiakantensyndrom oder „shint splint“, verursacht durch intensives Lauftraining auf harter Unterlage, insbesondere wenn anlagebedingte Fußdeformitäten im Valgus- oder Varussinne bestehen. Vorwiegend Mittel- und Langstreckler sind von derlei Beschwerden betroffen.

Achillessehnenreizungen im Sinne einer Achillodynie oder die sogenannte Haglund-Ferse sind ebenfalls Folge von Überbelastungen bei Läufern, weniger bei Springern und eher selten beim Werfer. Dieser wiederum neigt zu chronischen Schäden an der Wirbelsäule, angefangen von Ermüdungsbrüchen an den Dornfortsätzen über Insertionstendopathien am Erector trunci und den Trapezmuskeln bis zu degenerativen Bandscheibenschäden und Spondylosen.

Schulter- und Ellbogengelenke sind ebenfalls bei Werfern besonderen Belastungen ausgesetzt, was sich in Insertionstendopathien der Rotatorenmanschette, Beschwerden im Verlauf der langen Bizepssehne sowie Epicondylitiden am Ellbogen, meist im Bereich des medialen Epicondylus manifestiert.

Die beste *Therapie* bei chronisch rezidivierenden Mikrotraumen ist stets die Wegnahme des schädigenden Agens, sei es durch Verringerung der Trainingsintensität, oder durch Verbesserung der Technik und des Trainingszustandes, verbunden mit einer Optimierung der Ausrüstung (Sportschuh, Einlagen, Pronationskeil) und der Auswahl geeigneter Sportstätten (Bodenbeschaffenheit, Hallenböden). Erst in zweiter Linie sind lokale lindernde Maßnahmen wie Kryotherapie, Geleinreibungen, Ultraschall und Iontophorese bzw. eine krankengymnastische Übungsbehandlung zu nennen. Eine operative Therapie mit Exzision nekrotischer Sehnenanteile oder die Desinsertion von Sehnen z.B. am Epicondylus ulnaris beim Werferellenbogen sowie die Umkipp-Plastik bei der Achillodynie stehen am Ende der therapeutischen Palette.

Von überragender Bedeutung sind *präventive Maßnahmen* wie Stretching, Aufwärmen, eine exakte Technik und die Optimierung von Ausrüstung und Umfeld, kombiniert mit einem sinnvollen, den individuellen Möglichkeiten Rechnung tragenden Trainingsaufbau.

Ermüdungsbrüche sind in den letzten Jahren häufiger zu beobachten, zum einen infolge gesteigerter Anforderungen im Leistungssport, zum anderen durch eine allgemeine Zunahme sportlicher Bestätigung auch bei bis dato Untrainierten. Sie werden vor allem bei Langstreckenläufern im Bereich des Fußes gesehen, sind vielfach primär als Spreizfußbeschwerden fehlinterpretiert und betreffen fast ausschließlich den 2. und 3., selten den 5. Mittelfußknochen. Gelegentlich werden diese Frakturen am Schienbein, am Schenkelhals und am Schambein registriert. Die Behandlung umfaßt die Immobilisierung im Gipsverband über eine begrenzte Zeit; in einigen Fällen ist die operative Stabilisierung erforderlich.

200. Skisporttypische Verletzungen

K. P. Benedetto, B. Wambacher, A. Genelin und R. Henn

Univ.-Klinik für Unfallchirurgie Innsbruck, Anichstraße 35, A-6020 Innsbruck

Typical Skiing Injuries

Summary. In a retrospective study of alpine skiing injuries which were seen at the Trauma Center of the University of Innsbruck in the years 1960–1991 a large change in „typical skiing injuries" was found.
In the group of severe injuries, a large shift from the lower to the upper extremity (50.37%) has taken place. 3.93% of all patients were categorized as polytrauma patients in PTS groups II, IV, and 1.19% of all skiers died immediately after the injury. While 191 fractures and 118 capsular ligament injuries of the upper extremity were seen, 135 fractures and 229 severe capsular ligament lesions (mainly knee) of the lower extremity had to be treated.

Key words: Shoulder fracture – Knee ligament injury – Polytrauma – Mortality

Zusammenfassung. In einer retrospektiven Analyse der alpinen Skiunfälle, welche in den Jahren 1960 bis 1991 an der Universitätsklinik für Unfallchirurgie Innsbruck behandelt wurden, ist eine deutliche Verschiebung des Verletzungsmusters von distal nach proximal festzustellen.
In der Gruppe der schwerverletzten Patienten (n = 918) des Winters 1990/91 ist eine Verlagerung der Verletzung von der unteren zur oberen Extremität (50,37%) nachzuweisen. 3,93% aller schwerverletzten Patienten wurden als Polytrauma der Gruppe PTS II bis IV klassifiziert und 1,19% verstarben unmittelbar nach dem Unfall, zum Teil am Unfallort. An der oberen Extremität fanden sich 191 Frakturen und 118 Kapsel-Bandverletzungen. Im Gegensatz dazu fanden wir an der unteren Extremität 135 Frakturen und 229 schwere Kapselbandverletzungen (vorwiegend Knie).

Schlüsselwörter: Schulternahe Frakturen – Kniebandläsionen – Polytrauma – Primäre Mortalität

Es ist schwer den Begriff „Skisporttypische Verletzungen" näher zu definieren, da sich das Verletzungsmuster im alpinen Skilauf deutlich geändert hat. Der klassische Unterschenkeldrehbruch als auch die Pilon-tibial-Fraktur, welche Anfang der 70er Jahre als wesentliche Verletzungsarten auftraten, sind für das heutige Verletzungsmuster nicht mehr repräsentativ.

Sowohl durch neue Technologien im Bereich des Skischuhbaues und des Bindungskonzeptes als auch durch die Änderung des Fahrstils wurde die „Typische Skiverletzung" deutlich reduziert. Das Sturzrisiko im alpinen Skisport ist jedoch unverändert. Die Anzahl der Skiverletzungen an sich ist mit dem Wachstum dieser Sportart ebenfalls angestiegen.

Im Jahr 1933 wurden an der Chirurgischen Klinik der Universität Innsbruck 255 Patienten wegen einer beim Skisport erlittenen Verletzung erstbehandelt, im Jahr 1953 waren es bereits 703 Patienten. Im Jahre 1980 mußten an der Univ.-Klinik für Unfallchirurgie Innsbruck bereits 2711 Patienten wegen einer Verletzung nach einem Skiunfall behandelt werden. Wenn seither in unserer Statistik die Anzahl der Skiunfälle etwas zurückgegangen ist, ist dies zum einen auf die witterungsbedingten Umstände zurückzuführen und zum anderen darauf, daß von den frei praktizierenden Ärzten vermehrt die leichtverletzten Patienten übernommen werden. Seit Oktober 1982 werden an der Univ.-Klinik für Unfallchirurgie in Innsbruck die Wintersportverletzungen gezielt mit einem Fragebogen erfaßt und im Weg einer mittleren Datenverarbeitung ausgewertet. Dieser Erhebungsbogen besteht aus Fragen, die nach 135 Code- und Untergruppen eingeteilt sind und die untereinander mit den Diagnosen in der Auswertung verknüpft werden können. Der Erfassungsbogen wird in deutscher, englischer und französischer Sprache gemäß der Nationalitätenverteilung unseres Patientengutes in der Ambulanz aufgelegt. In den bis dato ausgewerteten neun Jahren – bis zum Jahre 1990 – entfielen von den 27 853 Fällen der Wintersportverletzungen 78,3% auf den alpinen Skilauf. In der laufenden Saison wurden vom 15. 12. 1990 bis zum 15. 3. 1991 1976 Skiunfälle an der Unfallchirurgie Innsbruck behandelt. Von diesen wurden 1047 als leichte Verletzungen klassifiziert und 918 Patienten mit schweren Verletzungen behandelt. 11 Skifahrer verstarben am Tag des Unfalles.

Retrospektive Analyse

Vergleicht man das Verletzungsmuster der Skiunfälle aus dem Jahre 1960 mit dem aus dem Jahr 1985, so können wir feststellen, daß insgesamt eine deutliche Verschiebung der Verletzung nach proximal stattgefunden hat. So kam es zum Ansteigen der Verletzungen im Bereich der oberen Extremität von 17,3% auf 35,3%. Auch die Stammverletzungen haben auf das Dreifache zugenommen, während die Verletzungen im Bereich der unteren Extremität absolut gesehen von 76,1% auf 46,4% zurückgegangen sind. Im Bereich der unteren Extremität kam es jedoch zu einem signifikanten Anstieg der Verletzungen vom Sprunggelenk zum Kniegelenk (21,4% zu 60,0%).

Verletzungsmuster der Saison 1990/91

In der abgelaufenen Skisaison 1991 verstarben in Tirol 11 Menschen unmittelbar an den Verletzungen, welche sie bei einem Skiunfall erlitten hatten. In 7 Fällen war eine Sinusthrombose infolge Hirndrucks bei ausgeprägtem Schädelhirntrauma bei der gerichtsmedizinisch durchgeführten Obduktion als Todesursache festgestellt worden. In zwei weiteren Fällen wurde eine Aortenruptur sowie in zwei weiteren Fällen eine ausgedehnte C 2-Fraktur mit direkter Markschädigung gefunden worden. Als Verletzungsursache, welche zu dem tödlichen Ausgang geführt hatten, war in sieben Fällen eine Kollision mit einem Baum, sowie in zwei Fällen eine Kollision mit einem Felsen nachgewiesen worden. In zwei

Tabelle 1. Retrospektive Analyse

Schiunfall Alpin	1960	1985
Obere Extremität	17,3%	35,3%
Stamm	4,6%	16,3%
Untere Extremität	76,1%	46,4%
Kniegelenk	21,4%	60,0%
Sprunggelenk	46,0%	9,7%

Tabelle 2. Stammverletzungen 1990/91

Thoraxtrauma	18
Abdominal-Urogenitalverletzung	29
SHT	55
Polytrauma	3,93%
Prim. Mortalität	1,19%

Fällen hatte es die Skifahrer mehrfach überschlagen. Zehn dieser Verunglückten waren männlichen Geschlechts, einmal war ein junges Mädchen betroffen. Die Altersverteilung lag zwischen 13 und 43 Jahren, im Mittelwert 27,5 Jahre.

Stammverletzungen (Tabelle 2)

Wie aus Tabelle 2 ersichtlich ist, erlitten 18 Patienten ein schweres Thoraxtrauma und 29 Patienten eine schwere Abdominal- bzw. Urogenitalverletzung, welche einen operativen Eingriff erforderlich machte. 55 Patienten wurden wegen eines Schädelhirntraumas stationär behandelt. 3,93% aller Patienten waren polytraumatisiert mit einem PTS entsprechend der Klassifizierung von Oestern und Tscherne Gruppe II bis IV. 1,19% der schwerverletzten Patienten verstarb unmittelbar nach dem Unfall zum Teil noch auf der Skipiste.

Frakturen der oberen Extremitäten (Tabelle 3)

Von den insgesamt 414 radiologisch nachgewiesenen Frakturen entfielen 191 auf die obere Extremität und 135 auf die untere Extremität. 88 Frakturen befanden sich im Schädel-, Thorax- und Wirbelsäulenbereich. Bei weiterer Analyse der Frakturen der oberen Extremität fanden die sich am häufigsten im Bereich des Schultergürtels. Dominierend in diesem Bereich waren die Calviculafrakturen sowie die Tuberculum majus-Abrisse mit und ohne Schulterluxation. In 61 Fällen fand sich eine Fraktur im Bereich des Unterarms bzw. Handgelenks nahe am Radius und in 41 Fällen mußte eine Fraktur im Bereich der Handwurzelknochen bzw. der Finger behandelt werden.

Bandverletzungen obere Extremität (Tabelle 4)

Insgesamt wurden 118 Kapsel-Bandverletzungen im Bereich der oberen Extremität gefunden, wobei 48,35% auf die Ruptur des Daumenseitenbandes entfielen. Eine Luxation des

Tabelle 3. Frakturen obere Extremität

Frakturen	n = 191
Schulter, n = 63	
Clavicula	24
Tub. maius	18
Humeruskopf	12
Glenoid	9
OA-subcapital	5
OA-schaft	9
Ellbogen	12
Unterarm und Handgelenk	61
Handwurzel und Finger	41

Tabelle 4. Bandverletzungen obere Extremität

Kapselbandläsion OE	n = 188
Schulterluxation	33
+ Tub. maius	7
Schultereckluxation	6
Ellbogenluxation	6
Fingerluxation	2

Tabelle 5. Frakturen untere Extremität

Frakturen	n = 135
Schenkelhals	7
Oberschenkel	17
Tibiakopf	13
Unterschenkelschaft	62
Pilon tibial	7
OSG-Fraktur	29

Tabelle 6. Kapselbandrupturen untere Extremität

Kapselbandruptur	n = 229
Patellaluxation	8
Kreuzband	59
Knieseitenband	76
Kreuzband + Knieseitenband	70
Fibulare Bandruptur	16

Schultereckgelenkes mußte in 28,8% als reine Luxation und in 5,6% in Kombination mit einem Abriß des Tuberculum majus reponiert werden.

Frakturen untere Extremität (Tabelle 5)

Bei der Analyse der Frakturverteilung an der unteren Extremität zeigt sich noch ein deutliches Überwiegen der Unterschenkelfraktur mit 46,66%. Diese Fraktur findet sich jedoch nicht mehr so häufig als die typische Unterschenkeldrehfraktur der vergangenen Jahrzehnte, sondern vielmehr als hinterer Schuhrandbruch. Beim Sturz nach hinten kommt es zur Fraktur des Schienbeines an der Hinterkante des Skistiefels häufig mit Ausbruch eines inkompletten Biegungskeiles. Diese Fraktur tritt häufig als offene Fraktur auf, wobei insbesondere der Haut-Weichteilmantel ventralseitig über der Fraktur zerreißt. Eine Fraktur im Bereich des Sprungelenkes fand sich in 21,9%. Auffallend hoch war auch der Anteil der Oberschenkelschaftfrakturen mit 11,8% und der Tibiakopffrakturen mit 10,3%.

Kapsel-Bandrupturen untere Extremität (Tabelle 6)

Erwartungsgemäß hoch war der Anteil an Kapsel-Bandrupturen im Bereich der unteren Extremität, wobei der Großteil auf die Kniebandstrukturen entfiel. So fand sich eine isolierte Ruptur des vorderen Kreuzbandes in 59 Fällen, eine isolierte Ruptur des Knieseitenbandes in 76 Fällen und eine Kombination der Seitenband-Kreuzbandruptur bei 70 Patienten. Eine fibulare Bandruptur konnte in 16 Fällen nachgewiesen werden. Diese Verletzung war jedoch nur möglich bei nicht richtig geschlossenem Skischuh.

Unfallursache

In einer Feldstudie, welche vom Tiroler Skiverband im Jahre 1989/90 an allen größeren Liftstationen, den lokalen Rettungsorganisationen, der Universitätsklinik und den peripheren Krankenhäusern in Tirol durchgeführt wurde, fand sich in 87,2% ein einfacher Sturz und in nur 5,51% der Fälle eine Kollisionsverletzungsursache. In unserem eigenen Krankengut fanden wir jedoch einen Anteil der Kollisionsverletzungen von 18,4%.

Altersverteilung

Entsprechend dieser Studie fanden sich 16,88% zwischen dem 10. und dem 18. Lebensjahr, 39,93% zwischen dem 18. und 30. Lebensjahr und 30,64% zwischen dem 30. und 50. Lebensjahr.

Wetter – Sicht

67,9% aller Skiunfälle ereigneten sich bei relativ schönem Wetter, 21,8% bei deutlich bedecktem Wetter mit diffusen Sichtverhältnissen. Der Rest der Verletzungen ereignete sich bei extrem schlechten Witterungsverhältnissen.

Schneebeschaffenheit

31,8% der Patienten erlitten ihren Skiunfall während der Fahrt auf hartem Altschnee, 28,63% bei weichem Schnee und 30,4% bei der Fahrt im Pulverschnee.

Diskussion

Analysiert man die Verletzungsmuster im alpinen Skilauf der letzten 30 Jahre, so muß festgestellt werden, daß es zu einer kontinuierlichen Verlagerung der Verletzungen der unteren Extremität an die obere Extremität gekommen ist. Während im Jahr 1960 nur 17,3% aller Verletzungen im alpinen Skilauf auf die obere Körperhälfte entfielen, fanden wir bei detaillierter Untersuchung im Winter 1990/91 50,37% Verletzungen im Bereich der oberen Extremität bezogen auf schwere Verletzungen. Auch die schweren Stammverletzungen haben im Laufe dieser Zeit kontinuierlich von 4,6% auf 16,3% im Jahre 1985 zugenommen, sind seit jenem Zeitpunkt jedoch wieder rückläufig und betragen nun 8,87%. Sehr hoch ist die Anzahl der schwer polytraumatisierten Patienten mit 3,93% und die primäre unmittelbare Mortalitätsrate von 1,19% mit Tod auf der Skipiste. Die Verletzungen der unteren Extremität haben in den letzten 30 Jahren kontinuierlich von 78,1% nun auf 40,67% abgenommen. Innerhalb der unteren Extremität entwickelte sich eine Verschiebung im Frakturbereich vom Unterschenkeldrehbruch zum Biegungsbruch am Skischuhrand, welcher häufig als zweitgradig offene Fraktur zu finden ist. Auch kam es zu einem deutlichen Ansteigen der Oberschenkelmehrfragmentfrakturen und der Schenkelhalsfrakturen. Im Bereich der Bandverletzungen finden wir diese fast ausschließlich als substantielle Kapsel- Bandverletzung des Kniegelenkes, wobei von 195 Kapsel-Bandverletzungen des Kniegelenkes in 59 Fällen eine isolierte Ruptur des vorderen Kreuzbandes nachgewiesen werden konnte. Insgesamt betragen die Verletzungen des Kniegelenkes im Bereich der unteren Extremität 61,24%.

Eine Reduktion der schweren Verletzungen ist sicherlich nur möglich durch ein primär geändertes Fahrverhalten der Skiläufer, insbesondere durch Reduktion des aggressiven Fahrstils als auch durch adäquate Vorbereitung im Sinne eines gezielten Aufbautrainings in der Vorsaison.

Literatur

1. Asang E (1972) Verletzungsschutz beim Skisport. Sportarzt Sportmed 8:209–222
2. Benedetto KP, Genelin A, Suckert K (1988) Knieverletzungen im Skisport. Prakt Sporttraumatol Sportmed 1:30–33
3. Biener K, Fasler S, Sportunfälle, Epidemiologie und Prävention. Huber, Bern
4. Bernett P, Schöffel U (1982) Ursache und Prophylaxe von Skiverletzungen. Münch Med Wochenschr 124:8
5. Dubravcik P, Burke DC (1979) Ski-fractures above and below the boot-top. Can J Surg 22, 4:343–346
6. Eriksson E (1976) Ski injuries in Sweden: A one year survey. Orthop Clin North Am 7:3–9
7. Forster H, Stohmenger U (1984) Das geänderte Bild des Skiunfalles – Auswertung der Skiverletzungen des Winters 1981/1982 in Bayern. Akt Traumatol 14:1–4
8. Genelin A, Benedetto KP, Suckert K (1986) Knieverletzungen im Alpinen Skisport – Analyse einer Computerstudie Sitemsh, Saas-Fee
9. Genelin A, Sperner G, Beck E (1987) Was bedeutet der hintere Schuhrandbruch im alpinen Skilauf? Sportverletzung – Sportschaden 1:161–167
10. Raas E (1982) Some aspects of injuries in competitive skiers: In: Ski trauma and skiing safety. 4. TÜV-Verlag, München
11. Suckert K, Pechlaner S (1984) Der Wandel des Verletzungsmusters im Alpinen Skisport. Unfallheilkd 87:506–511
12. Ungerholm S, Gierup J, Lindsjö U, Magnusson A (1985) Skiing injuries in children: Lower leg fractures. Int J Sports Med 6:292–297

201. Verletzungen bei Ballsportarten

M. Settner a. E., Duisburg

(Manuskript bis Redaktionsschluß nicht eingegangen)

202. Verletzungsmuster im Reitsport

H. Dittmer

Städtische Kliniken, Gotenstr. 6–8, W-6230 Frankfurt a. M.-Höchst, Bundesrepublik Deutschland

Injury Patterns in Horse Riding

Summary. Injuries are relatively rare in horse riding compared to other sports, but when they occur they are rather severe and dangerous: about 40% of the injured suffer from fractures, for instance and only 15% from sprains. About 20% have to be admitted to the hospital. Roughly 30% of the injuries involve the arm and 7.5%–10% the spine. The head is injured in 20%, the brain in 8% and the lower extremity in only about 20%. That means that the majority of injuries involve the upper half of the body. One quarter of all lethal sport injuries are caused by horse riding.

Key words: Horse riding – Sport injury – Injury pattern

Zusammenfassung. Unfälle im Reitsport sind im Verhältnis zu anderen Sportarten nicht sehr häufig, dann aber relativ schwer und gefährlich: rund 40% der Verletzten haben Frakturen erlitten, Distorsionen z.B. nur ca. 15%. Ca. 20% müssen stationär aufgenommen werden. Ca. 30% der Verletzungen betreffen den Arm, die Wirbelsäule 7,5–10%, auf die untere Extremität entfallen nur ca. 20%, Kopf 20%, Gehirn 8%. Insgesamt also ein Überwiegen der oberen Körperhälfte. 25% aller tödlichen Sportunfälle entsteht beim Reiten.

Schlüsselwörter: Reiten – Sportverletzung – Verletzungsmuster

Unfälle beim Reitsport und im Umgang mit Pferden sind im Verhältnis zu Unfällen in anderen populären Sportarten nicht besonders häufig. Wenn aber beim Reiten Unfälle auftreten, dann sind diese aus Gründen des besonderen Sportgerätes relativ schwer und gefährlich. Das Verletzungsmuster unterscheidet sich von der Mehrzahl der Sportarten über die heute berichtet wird.

Vorausschickend muß angemerkt werden, daß es über die Zahl der aktiven Reiter keine exakten Daten gibt, da nur ein kleiner Teil von ihnen in Vereinen registriert ist. Auch über die Zahl und das Ausmaß der Verletzungen gibt es keine umfassenden Erhebungen, da die Sportbünde und die Unfallversicherer oft keine qualifizierten Daten haben, oder sie nicht herausgeben. Außerdem ist in den letzten Jahren eine zunehmende Aufsplitterung der Versicherer entstanden, was das Gewinnen von Datenmaterial zusätzlich erschwert.

Wir waren also – wie auch Autoren aus den USA, England und den Niederlanden und andere deutsche Autoren, auf deren Untersuchungen ich mich im folgenden neben meinen

	Dittmer (Frakt.) (78)	Grol (88)	NEISS (88)	Steinbrück (80)
Schädel/Hirn	16 (3)	7.8	19	5
Clavicula	11 (5)	11		43
Oberarm/Schulter	20 (14)	27	30	
Unterarm/Hand				
Thorax	4 (6)	9	22	3
Abdomen	1 (1)			
Wirbelsäule	8 (7.5)			18
Becken	2 (6)			8
Oberschenkel	3 (5)	15	23	29
Unterschenkel	12 (14)			
Zahl der Pat. in der Studie	758	448	92.763	135

Abb. 1. Übersicht über die prozentuale Veretilung der Reitverletzungen aus der Literatur. In der ersten Spalte sind in Klammern die prozentuale Verteilung der Frakturen neben den Verletzungen insgesamt angegeben [1, 2, 3, 7]

eigenen beziehe – auf die Erhebungen einzelner Kliniken mit unterschiedlichem Patientengut und auf Hochrechnungen angewiesen.

In Deutschland sind in der Reiterlichen Vereinigung etwas über 500 000 Aktive registriert. Die Gesamtzahl der Reitenden wird in Westdeutschland auf über 2 Millionen geschätzt. Ausgehend von der relativen Verletzungshäufigkeit, wie sie z.B. Steinbrück in dem Gesamtkrankengut seiner großen Sportambulanz fand, käme man auf eine Zahl 15 000–19 000 Reitunfälle in West-Deutschland.

Man schätzt, daß etwa ein bis zwei Unfälle pro 1000 Ritte geschehen.

In den USA wird die Zahl der Reiter teils mit 8 teils mit 30 Millionen angegeben. Eine Hochrechnung nach den Ergebnissen von 67 Kliniken durch das Center of Disease Control kommt auf 46 000 Reitunfälle im Jahr, die eine Vorstellung im Krankenhaus erforderlich machen.

Diese Zahlen sind zwar groß, dennoch steht in Deutschland Reiten nach den absoluten Zahlen an der Unfallhäufigkeit an 11. Stelle der Sportarten mit 1,6%. In der relativen Häufigkeit gerechnet nach der Zahl der Aktiven noch weiter unten in der Rangfolge.

Über die Altersverteilung gibt es unterschiedliche Angaben: Im eigenen Krankengut von 758 Reitunfällen aus dem Hamburger Umland waren junge Mädchen überproportional häufig vertreten. Bei Steinbrück, aber auch in den englischen und amerikanischen Arbeiten, wie im nächsten Dia, erkennt man mit zunehmendem Alter eine überproportionale Verletzungshäufigkeit der Männer. Als Ursache werden riskanteres Reiten, langsamere Reaktionen, weniger elastische Knochen und nicht selten Alkoholeinfluß angeführt.

Um zu verstehen, warum die Verletzungen häufig schwerer und an anderer Stelle gelegen sind als bei anderen Sportarten muß man sich die Verletzungsmechanismen klar machen: 75% aller Unfälle entstehen durch Sturz vom Pferd, davon zu 60% im Galopp und die Hälfte aller Reitunfälle entsteht auch beim Ausritt im Gelände, so daß auch der Untergrund nicht immer gerade günstig für einen Sturz ist.

– Meist entsteht die Bodenberührung zunächst mit der oberen Körperhälfte, seltener mit der unteren, so daß der Kopf, die ausgestreckte Hand, oder die Schulter die relativ hohe kinetische Energie auffangen müssen.
– Andere Unfallmechanismen sind das Nachschleifen an den Steigbügeln, was oft zu Verletzungen im Hinterhauptbereich führt.
– Einquetschen zwischen Pferd und Grund: auf diese Weise entstehen nicht selten schwere Thorax- und Abdominaltraumen.
– Getreten werden und Ausschlagen: auch dies kann zu Schädel-, Thorax- und Abdominaltraumen führen.

Kopf/Hals	21.9
davon Gehirn	7.8
Schulterregion	6.2
Ober-/Unterarm	8.9
Ellenbogenregion	7.3
Handgelenk/Hand	7.0
Rumpf	8.9
Hüftgelenk	5.9
Ober-/Unterschenkel	4.6
Kniegelenk	7.0
Sprunggelenk/Fuß	17.8

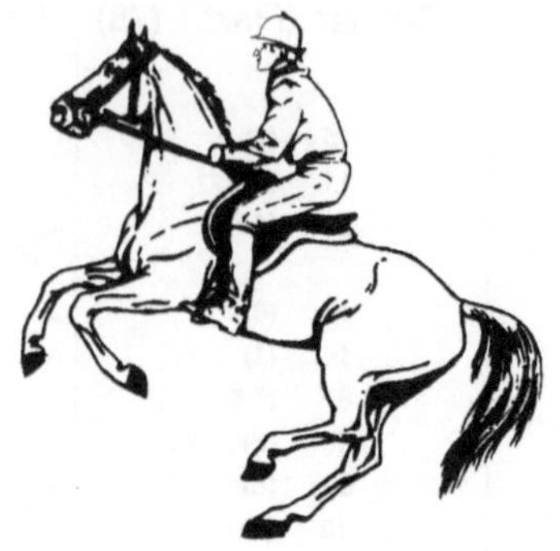

Ruhruniversität (1990)

n = 370

Abb. 2. Prozentuale Verteilung der Reitverletzungen auf die Körperregionen nach einer bisher unveröffentlichten Untersuchung des Sportmedizin. Instituts der Ruhr-Universität Bochum in Zusammenarbeit mit der Arag-Versicherung [5]

- Weitere Verletzungsmöglichkeit sind Bisse
- und häufig sind Schrammen und Schürfungen an Hindernissen.

Durchschnittlich müssen etwa 20%, der in der Klinik Vorstelligen stationär aufgenommen werden, nach einer neuen Erhebung der Ruhr-Universität sind es sogar 48%, bei den anderen Sportarten liegt diese Quote üblicherweise bei 5–6%.

Die Reitunfälle weisen nämlich unter allen Sportarten mit 40% mit Abstand die meisten Frakturen auf, in den USA werden sogar 55% Frakturen angegeben. Es folgen Kontusionen mit etwa 35% und die sonst so häufigen Distorsionen liegen in allen Statistiken nur bei etwa 15%.

In der Verteilung auf die Körperregionen (Abb. 1) liegt in allen Untersuchungen der Befall der oberen Körperhälfte deutlich vor der unteren: Schädelhirntraumen werden mit 5–10% angegeben und sind nicht selten die Todesursache (ca. ¼ aller tödlichen Sportunfälle entstehen beim Reiten).

25% aller Frakturen im eigenen Krankengut betraf den Arm, in der amerikanischen Hochrechnung waren es 30%, in Stuttgart inklusive Schulter gar 40%. Verletzungen des Rumpfes sind selten. Wirbelsäulenfrakturen werden mit 7,5–10% angegeben, was deutlich über dem Durchschnitt der anderen Sportarten liegt, nach Turnen steht Reiten an 2. Stelle der Ursachen für ein Querschnittssyndrom im Sport. Die Beteiligung der unteren Extremität bewegt sich zwischen 15% in den Niederlanden, 19% in der eigenen Untersuchung und 23% in den USA.

Im nächsten Dia zeige ich ihnen noch ganz neue Zahlen aus einer bisher nicht veröffentlichten Erhebung der Ruhruniversität Bochum in Zusammenarbeit mit einem großen Unfallversicherer der Sportbünde Nordrhein-Westfalen und Schleswig-Holstein (Abb. 2). Sie erkennen auch hier eine verhältnismäßig hohe Anzahl von Schädelhirntraumen und Schädelhirnverletzungen und im Prinzip das gleiche Verteilungsmuster, wie in den vorher zitierten Arbeiten mit überproportionaler Beteiligung von Armen, Schulter und Wirbelsäule.

Von den eigenen 758 Pat. hatten 72 Kombinationsverletzungen. Unter diesen ließ sich ein typisches Verletzungsmuster, wie z.B. Radiusfraktur + Clavikula nicht finden, vielmehr kamen viele Kombinationen in kleiner Zahl vor. Auch in den anderen hier herangezogenen 7 Studien ist eine typische Kombinationsverletzung nicht beschrieben, auch nicht in der gerade zitierten Bochumer Studie.

Ich will mich an dieser Stlle nicht weiter in die Ursachenforschung vertiefen, nur zwei Punkte seien kurz angemerkt: der Reitunfall ist nicht unbedingt eine Sache des Anfängers, nur etwa 20% der Verunfallten hatten eine Reitpraxis von unter 2 Jahren.

Bei einer Befragung am eigenen Patientengut hielt rund die Hälfte aller Verletzten den Unfall im nachherein für vermeidbar.

Meine Damen und Herren, das Pferd als lebendes und letztlich unberechenbares Sportgerät, das hohe kinetische Energien entwickeln kann und die Ausübung des Sportes außerhalb besonders präparierter Sporteinrichtungen, führen im Reitsport zu spezifischen Risiken. Die Unfälle sind zwar nicht besonders häufig, dann aber verhältnismäßig schwer. Sie betreffen vorwiegend Kopf, Wirbelsäule und obere Extremität. Eine Prophylaxe ist weniger durch technische Ausrüstungsdetails zu erreichen, als durch eine sorgfältige und gewissenhafte Schulung.

Literatur

1. Center of disease control (1990) Injuries associated with horseback-riding. Leads from the morbidity and mortality report. Atlanta, JAMA 264:18
2. Dittmer H, Wübbena J (1979) Eine Analyse von 758 Reitunfällen. Langenbecks Arch Chir 49:403–408
3. Grol E, Bouter L (1988) Acute blessures big paardrijden. Geneeskunde en sport 21:149–154
4. Lloyd RG (1987) Riding and other equestrian injuries: considerable serverty. Br J Sports Med 21:22–24
5. Schayck v RH (1991) Persönliche Mitteilung, Bochum
6. Steinbrück K (1987) Epidemiologie von Sportverletzungen 15-Jahres-Analyse einer sportorthopädischen Ambulanz. Sportverletzung – Sportschaden 1:2–12
7. Steinbrück K (1990) Wirbelsäulenverletzung beim Reiten – Teil 1. Unfallheilkd 83:366–372

203. Verletzungsmuster beim Fallschirmspringen

H. Thiele

Chirurgische Klinik, Krankenhaus, Gutleutstr. 9/14, W-7520 Bruchsal, Bundesrepublik Deutschland

Injury Patterns in Parachuting

Summary. The typical injury in military parachuting is osseous or ligamentary injury of the ankle joint. When parachuting is done as a sport the risk of injury is highest in accuray jumping and formation jumping. Here; i too, most injuries involve the lower extremities. The overall risk for injury in parachuting is 1%–2%.

Key words: Parachuting – Injuries of the ankle joint

Zusammenfassung. Die typische Verletzung des militärischen Fallschirmsportspringers ist die knöcherne oder ligamentäre Verletzung des Sprunggelenkes. Beim Fallschirmsportspringen besteht ein erhöhtes Verletzungsrisiko beim Zielspringen und beim Formationsspringen. Auch hier sind Verletzungen an der unteren Extremität am häufigsten. Insgesamt gesehen liegt das Verletzungsrisiko beim Fallschirmsportspringen bei 1–2%.

Schlüsselwörter: Fallschirmspringen – Sprunggelenksverletzung

Einleitung

Fallschirmsportspringen ist eine typische Randsportart. 1989 gab es in Gesamtdeutschland ca. 8000 aktive Fallschirmsportspringer, die etwa 240 000 Absprünge durchgeführt haben. Weltweit wurden 1989 ca. 10 Mio. Absprünge durchgeführt. Bei der Betrachtung der Verletzungsmuster muß zwischen militärischem Fallschirmspringen und Fallschirmsportspringen unterschieden werden.

Militärisches Fallschirmspringen

Die Ausrüstung des fallschirmspringenden Soldaten wiegt ca. 13 kg. Oft wird noch zusätzlich genausoviel Gepäck und Waffen transportiert. Die militärische Fallschirmkappe erlaubt dem Springer nur wenig Steuerungsmöglichkeiten. Der Absprung wird als sogenannter automatischer Sprung durchgeführt.

Verletzungen in der Absprungphase sind selten. Gelegentlich kommt es zu Verletzungen im Schultergürtelbereich und an der oberen Extremität durch Verhaken mit der sogenannten Aufziehleine.

Tabelle 1. Verletzungsmuster beim militärischen Fallschirmspringen (Hartel, Ulm)

Schultergürtel	n = 2	1,2%
Obere Extremität	n = 3	1,8%
Untere Extremität	n = 162	97,0%

Tabelle 2. Verletzungsmuster beim militärischen Fallschirmspringen (Hartel, Ulm)

Untere Extremität (n = 162)		
Oberschenkel	n = 1	0,6%
Kniegelenk	n = 11	6,6%
Unterschenkel	n = 17	10,2%
Sprunggelenk	n = 130	77,8%
Fuß	n = 3	1,8%

Tabelle 3. Analyse von 498 Verletzungen beim militärischen Fallschirmspringen (Erös)

OSG	n = 343
LWS	n = 77
Restl. untere Extremität	n = 68
Obere Extremität	n = 23
Sonstige	n = 19

Tabelle 4. Analyse von ca. 200 000 militärischen Sprüngen 1975–1989 (Erös)

Todesfälle:	3
Verletzungen:	498 (0,251%)

Verletzungen am geöffneten Schirm sind praktisch unmöglich. Das Hauptrisiko stellt die Landung dar.

Aus einer Analyse am Bundeswehrkrankenhaus Ulm, bei der 169 Verletzungen aufgeschlüsselt wurden, geht hervor, daß 97% sich auf die untere Extremität beziehen (Tabelle 1). Schlüsselt man die 162 Verletzungen an der unteren Extremität weiter auf, so zeigt sich ein deutliches Überwiegen von ligamentären und knöchernen Verletzungen im Bereich des oberen und unteren Sprunggelenkes (Tabelle 2). Auch eine Analyse von 498 Verletzungen, die an der Luftlandeschule der Bundeswehr in Schongau-Altenstadt untersucht wurden, ergibt eine deutliche Praevalenz für Sprunggelenksverletzungen (Tabelle 3).

Bei den Verletzungen der Lendenwirbelsäule handelt es sich überwiegend um Prellungen, nur gelegentlich werden Kompressionsfrakturen beschrieben.

Das Verletzungsrisiko beim militärischen Fallschirmspringen läßt sich aus einer Analyse von 200 000 Absprüngen belegen. Es liegt bei 0,251% (Tabelle 4).

Die mittlere Dienstunfähigkeit nach solchen Verletzungen liegt bei ca. 8 Wochen. 80% der Verletzten brechen ihre Sprungausbildung ab. Bei 17,6% resultiert eine Minderung der Erwerbsfähigkeit von über 25%.

Fallschirmsportspringen

Beim Fallschirmsportspringen unterscheiden wir 5 Disziplinen:
Fallschirmzielspringen
Fallschirmstilspringen

Formationsspringen
Kappenrelativspringen und
Tandem- oder Passagierspringen.

Die Ausrüstung des modernen Fallschirmsportspringers wiegt nur noch 3–4 kg. Ein aktiver Fallschirmsportspringer, der Wettbewerbe besucht, führt zwischen 100 und 500 Trainingssprünge jährlich durch. Im Gegensatz dazu liegt die Sprungzahl des springenden Soldaten bei 10 bis 20 Absprüngen jährlich. Hieraus geht schon hervor, daß der trainierte Fallschirmsportspringer für die Anforderungen dieser Sportart in der Regel wesentlich besser vorbereitet ist.

Beim Fallschirmzielspringen besteht ein deutliches Verletzungsrisiko bei der wettkampfmäßigen Landung, insbesondere, wenn der Sportler versucht, einen nicht optimalen Landeanflug durch eine entsprechende Körperhaltung bei der Landung doch noch zu einem perfekten Zielsprung zu vollenden. Es kommt überwiegend zu Verletzungen im Bereich der unteren Extremitäten, aber auch Wirbelfrakturen und Frakturen im Bereich des Unterarmes und Ellbogengelenkes sind beschrieben.

Das Verletzungsrisiko beim Fallschirmstilspringen ist minimal, da der Springer hier allein im Freifall sich bewegt, die Landung mit dem Fallschirm wird in der Regel als Sicherheitslandung ohne Risiko durchgeführt.

Beim Formationsspringen, wo mehrere bis viele (Weltrekord 150 Springer) Springer im Freifall eine Formation aufbauen, besteht bereits beim Absprung aus der Maschine ein deutlich erhöhtes Verletzungsrisiko, wenn es zur Kollision zwischen Springer und Maschine kommt, aber auch wenn die Springer miteinander kollidieren. Ein Kollisionsrisiko besteht auch während des freien Falles, und zwar sowohl während des Aufbaues einer Formation, als auch während der Separation. Kommt es hier zu Kollisionen, kann der Springer bewußtlos werden und es kommt unter Umständen zum tödlichen Absturz.

Verletzungen bei der Landung werden unter Umständen dadurch hervorgerufen, daß mehrere Springer sich bei der Landung behindern, was bei mangelnder Disziplin gelegentlich vorkommt.

Beim Kappenrelativspringen werden von mehreren Springern am offenen Schirm sogenannte Kappenformationen gebildet. Auch hier kann es dazu kommen, daß sich die Fallschirmkappen von 2 oder mehreren Springern miteinander verhaken, was zu Verletzungen bei der Landung führen kann. Insgesamt gesehen ist das Verletzungsrisiko bei dieser Disziplin aber nicht wesentlich.

Schlußendlich wird beim sogenannten Tandem- oder Passagierspringen ein Nichtspringer von einem erfahrenen Fallschirmspringer in einem speziellen Gurtzeug mit in die Luft genommen. Hier besteht bei Fehlverhalten des Passagiers insbesondere ein deutlich erhöhtes Risiko bei der Landung.

Nach weltweiten Untersuchungen liegt das prozentuale Verletzungsrisiko beim Fallschirmsportspringen bei 1 bis 2%. Es gilt hier ganz besonders, daß bei Disziplin und strenger Beachtung der vorgegebenen Regeln Fallschirmsportspringen sicherlich nicht als eine besonders gefährliche Sportart bezeichnet werden kann.

Literatur

1. Erös R (1986) Unfälle beim militärischen Fallschirmspringen, Teil I. Wehrmed Wochenschr 4:168–170
2. Erös R (1986) Unfälle beim militärischen Fallschirmspringen, Teil II. Wehrmed Wochenschr 5:195–202
3. Pilz J: Retrospektive 6-Jahresanalyse der operativ behndelten Sportverletzungen am Bu We Krkhs Ulm. Dissertation Medizin. Fakultät Ulm
4. Schlitt R (1980) Fallschirmspringen – ein gefährlicher Sport? Wehrmed Wochenschr 5:158–161
5. US Parachute Association (1989) IPC Safety Survey (persönliche Mitteilung)

204. Sehnenverletzungen beim Sport

J. Klein und Th. Tiling

II. Chir. Lehrstuhl der Univ. zu Köln, Klinikum Köln-Merheim, (Leiter der Unfallchirurgie: Prof. Dr. Th. Tiling; Direktor der Klinik: Prof. Dr. H. Troidl) Ostmerheimer Str. 200, W-5000 Köln 91, Bundesrepublik Deutschland

Tendon Injuries in Sports

Summary. Epidemiologic data on the incidence of tendon injuries in these actively engaged in sports are missing.
The significance of the tendon injury lies in the prognosis for any further sporting activities, the risk of chronicity, and thus the impairment of functional capacity (fitness).
Pathogenesis, clinical features and treatment of the most essential tendon injuries are presented, based upon a literature search. The choice between conservative and operative treatment of tendon injuries is great of practical significance.
Key words: Tendon injuries – Sport

Zusammenfassung. Epidemiologische Angaben über die Inzidenz von Sehnenverletzungen im Sport fehlen. Besondere Bedeutung hat die Sehnenverletzung hinsichtlich der Prognose der weiteren sportlichen Betätigung, der Gefahr der Chronizität und der damit verbundenen Minderung der sportlichen Leistungsfähigkeit.
Pathogenese, Klinik und Therapie der wichtigsten Sehnenverletzungen werden dargestellt. Von praktischer Bedeutung ist vor allem, ob eine Sehnenverletzung konservativ oder operativ behandelt werden muß.
Schlüsselwörter: Sehnenverletzungen – Sport

Entsprechend des zeitlichen Verlaufs können akute und chronische Sehnenerkrankungen unterschieden werden. Gemeinsame Ursache aller Sehnenerkrankungen ist ein Mißverhältnis zwischen der individuell möglichen Belastbarkeit des Binde- und Stützgewebes und der tatsächlich erfolgenden Belastung durch Training und Wettkampf. Dabei kann einerseits eine chronische Sehnenerkrankung mit rezidivierenden Mikrotraumen letztlich Mitursache für eine Sehnenruptur sein, andererseits kann der Folgezustand nach einer akuten Sehnenverletzung zu einer chronischen Sehnenerkrankung führen.

Bei der Pathogenese der Sehnenerkrankungen können endogene von exogenen Ursachen unterschieden werden.

Von praktischer Bedeutung sind insbesondere die vermeidbaren Ursachen der Sehnenverletzung, also das Fehlverhalten des Sportlers selbst aber auch in Folge medizinischer Behandlung.

Falscher Ehrgeiz und Selbstüberschätzung führen insbesondere beim Breitensportler zu Überlastungen und Übermüdungen mit erhöhter Verletzungsgefahr. Ungenügende

Vorbereitung, wie fehlendes Aufwärmen und Dehnen, Trainingsmangel, aber auch Übertraining und trainingsmethodische Fehler prädisponieren Sehnenverletzungen. Ein weiterer Faktor ist Disziplinlosigkeit, übertriebene Härte und Mißachtung sportlicher Regeln durch den Sportler selbst und den Gegner.

Die negativen Auswirkungen für die Entstehung von Sehnenrupturen durch chronische Corticoid-Injektionen sind in der Literatur belegt und heute unumstritten. Die Verabreichung von Muskelaufbaupräparten führt zu einem Mißverhältnis von physiologischer Muskelkraft zur Belastungsfähigkeit der Sehnen und somit ebenfalls zu vermehrten Sehnenverletzungen.

Im Sport sind rein traumatisch bedingte Sehnenrupturen selten. Häufige mit – oder alleinige Ursache für die Entstehung einer sportbedingten Sehnenruptur ist eine lang andauernde relative Überlastung der Sehne, die dann einer plötzlichen aktiven oder passiven hohen Zugbelastung ausgesetzt wird.

Traumatische Sehnenverletzungen können zu den aufgeführten Verletzungstypen führen (Tabelle 1).

Entsprechend der prozentualen Verteilung von Veröffentlichungen über Sehnenverletzungen im Sport sollen die wichtigsten Sehnenverletzungen bezüglich ihrer Entstehung, dem klinischen Bild und ihrer Versorgung dargestellt werden.

In der Literatur nehmen die Verletzungen der Achillessehne mit Abstand den ersten Platz ein.

Die Achillessehne ist die stärkste Sehne des Menschen mit ungünstigster Relation der Kraftübertragung. 2–7 cm oberhalb der Fersenbeininsertion liegt eine physiologische Schwachstelle. Ab dem 30. Lebensjahr erfolgt die Gefäßversorgung nur noch über das Paratendineum. Hier finden sich 80–90% der Sehnenrupturen. Die in vitro angegebene Reißfestigkeit der Achillessehne wird rechnerisch bei Spitzenbelastungen im Sport unter ungünstiger Krafteinwirkung deutlich überschritten. Dennoch ereignen sich ca. 80% der Achillessehnenverletzungen im Breitensport, wobei das Durchschnittsalter mit 35 Jahren deutlich niedriger liegt als bei anderen Sehnenrupturen mit 51 Jahren. Ca. 40% aller Patienten klagten vor der Ruptur über Achillodynien. Das direkte Traume ist weitaus seltener Ursache einer Achillessehnenverletzung, obwohl der Sportler oft angibt er habe einen Tritt in die Achillessehne oder das Fersenbein verspürt.

Die Diagnostik der Achillessehnenruptur macht in der Regel aufgrund der sichtbaren und tastbaren Delle und der ergänzend aufgeführten Tests keine Schwierigkeiten.

Im deutschsprachigen Raum galt bis vor kurzem die primär operative Versorgung mit anschließender Immobilisation als Therapie der Wahl. Dabei werden unterschiedliche Operationsverfahren und Nachbehandlungskonzepte durchgeführt, die zu vergleichbaren Ergebnissen zu führen scheinen.

Vor allem Veröffentlichungen aus der englischsprachigen und skandinavischen Literatur berichten seit 1970 über Ergebnisse der konservativen Behandlung (Tabelle 2). In Deutschland ist durch die Untersuchung von Zwipp die konservative Behandlung in die Diskussion gekommen, wobei er dann eine konservative Behandlungsmöglichkeit angibt, wenn eine ausreichende Adaptation der Stumpfenden im Ultraschall nachweisbar ist.

Die kontrollierten Studien von Nistor und Zwipp ergaben keine Unterschiede bezüglich der Re-Rupturrate. Ob diese Ergebnisse auf den Sportler übertragbar sind ist z.Z. in der Diskussion, da beim Sportler unter konservativer Behandlung eine erhöhte Re-Rupturrate vermutet wird und Hägmarks unter konservativer Behandlung eine verminderte Wadenmuskelleistung gegenüber den operativ versorgten Patienten fand. Dem Sportler sollte daher weiterhin zur Zeit noch die operative Versorgung angeraten werden.

Tabelle 1. Klassifizierung der Sehnenrupturen

I	knöcherne Abrisse von Sehnen
II	inkomplette Sehnenrupturen
III	komplette Sehnenrupturen
IV	Sehnenluxationen

Tabelle 2. Re-Ruptur bei konservativer Behandlung der Achillessehnenruptur

Autor	n	%
Gilles and Chalmers, 1970	7	14
Lea and Smith, 1972	66	11
Inglis et al., 1976	31	29
Linholdt, 1976	14	12
Stein and Luekens, 1978	8	13
Jacobs, 1978	32	22
Persson and Wredmark, 1979	20	35
Tom-Harald, 1980	10	30
Nistor, 1981	60	8
Gesamt	248	17

Aufgrund der Angaben in der Literatur über den Zeitpunkt des Auftretens einer Re-Ruptur sollte der Sportler das sportspezifische Training nach vier Monaten und volle Sportfähigkeit nach fünf Monaten und nicht eher aufnehmen.

Die Peronealsehnenruptur ist selten, erfuhr aber im Rahmen der Zunahme des Breitensports, insbesondere durch die Zunahme des Skisports vermehrtes Interesse. Die Ruptur entsteht durch eine passive Plantarflexion des muskulär in Pronations – Eversionsstellung des fixierten Fußes. Als Disposition für eine Peronealsehnenluxation gilt eine flache oder fehlende Malleolarrinne. Die Diagnose einer traumatischen Peronealsehnenluxation ist schwierig, da es zu einer spontanen Reposition kommt. Wichtig ist bei einer Schwellung und Druckschmerz hinter dem Außenknöchel und entlang der distalen Fibula an diese Verletzung zu denken. Nur in seltenen Fällen zeigt das Röntgenbild eine Knochenschale am Außenrand des lateralen Knöchels als Zeichen eines knöchernen Retinaculumausrisses. Beweisend ist der klinische Test mit Fußaußenrandhebung gegen Widerstand mit Provokation der Luxation. Zur Therapie stehen sich erneut die konservative und operative Therapie gegenüber. Kontrollierte Studien fehlen. Wir empfehlen dem Sportler wegen der Möglichkeit der frühfunktionellen Behandlung unter Vermeidung einer Pronations-Eversion die primäre Naht des Retinaculum superius und die Aufnahme des sportspezifischen Trainings nach sechs Wochen und Wettkampfbelastung nach neun Wochen. Eine Studie von Escalas zeigt bei einer Follow-up-Zeit von sieben Jahren in 95% sehr gute Ergebnisse der primären Operation.

Die Sehnenverletzungen des Triceps und Biceps sind selten und bisher nach einer Untersuchung von Felenda stets auf Vorschäden und einem extremen Mißverhältnis von Muskulatur und Sehne. Insbesondere Kraftsportler und Body-builder, bei denen in hohem Prozentsatz von der Einnahme von Anabolika auszugehen ist sind von dieser Verletzung betroffen.

Es kommt zu einer typischen Verformung des Muskelbauches mit einem nach distal bzw. nach proximal gerutschten Muskelwulst. Röntgenologisch kann gelegentlich ein kleiner knöcherner Ausriß erkennbar sein. Aufgrund der Erhaltung der Kraft für den Sportler besteht die Behandlung in der Operation.

Die seltene sportbedingte Quadriceps- und Ligamentum patella-Ruptur entsteht entweder durch direkte Gewalteinwirkung mit Tritt oder Schlag gegen die gespannte Sehne oder nach Cortisoninjektionen, längerer Gipsimmobilisation und bei Risikofaktoren wie Adipositas und Stoffwechselstörungen. Aufgrund des Ausfalls der Schlußstreckung besteht die Therapie immer in der Operation. Entscheidend für die spätere Sportfähigkeit, wegen der hohen Rate postoperativer chondropathischer Beschwerden, ist die sofortige Nachbehandlung mit continous passive motion (CPM) zwischen 0–90 Grad für die Ruptur des Ligamentum patellae und 0–30 Grad für die Quadricepssehnenruptur sowie zunehmende Mobilisation bis zu 6. Woche.

Knöcherene Sehnenabrisse am Becken finden sich insbesondere beim jugendlichen Fußballer. Durch die Kallusbildung kommt es unter konservativer Behandlung zum vollen

Erhalt der Funktion und Muskelkraft. Wegen der Gefahr einer Myositis ossificans sollte sportliche Betätigung für drei Monate verboten werden.

Eine Operation ist extrem selten erforderlich, wenn es zu einer überschießenden Kallusbildung mit Ossifikation und Behinderung der Abduktion und Beugung gekommen ist.

Literatur beim Verfasser.

Moderne Trends bei Indikation und Technik von Osteosynthesen

205. Einführung

K. Rehm, Köln

(Manuskript bis Redaktionsschluß nicht eingegangen)

206. Neue Trends bei der Versorgung von Schaftfrakturen

N. Haas und C. Krettek

Unfallchirurgische Klinik, Medizinische Hochschule, Konstanty-Gutschow-Str. 8, W-3000 Hannover 61, Bundesrepublik Deutschland

What's New in the Treatment of Shaft Fractures?

Summary. There is no major change in the indication of upper extremity fractures, although there is further refinement of plate design (LC-DCP), plate material (titanium), and operative technique („biological osteosyntheses“). For lower extremity fractures, the external fixator has shown excellent results in the early phase of treatment, with some disadvantages the late phase. If a change to an intramedullary nail is planned, this should be performed in the early phase of treatment. The concept of the „pinless fixator“ has shown great advantages for temporary stabilization, although further technical development is necessary. The claw interlocking nail allows easy distal locking without using X-rays. Unreamed nailing, with the advantage of less damage to the cortical blood supply and reduced pulmonary risk, will be of increasing importance, if the trend seen in current studies is confirmed.

Key words: Shaft fracture – LC-DCP – Unreamed nail – Pinless-fixator

Zusammenfassung. Die Indikationen zur Plattenosteosynthese im Bereich der oberen Extremität haben sich nicht wesentlich verändert, verbessert wurde jedoch die OP Technik und das Implantat (LC-DCP). Bei exzellenten Resultaten in der Frühphase der Behandlung mit dem Fixateur externe führen Probleme in der Spätphase zu einer großzügigeren Indikation zum Verfahrenswechsel, der jedoch früh durchgeführt werden sollte. Ungeachtet von zur Zeit noch verbesserungsfähigen Details wird dem pinless Fixateur am Tibiaschaft in Zukunft eine enorme Bedeutung zukommen. Die distale Verriegelung ist mit dem neuentwickelten Krallenverriegelunsnagel elegant gelöst. Die geringe Beeinträchtigung von Knochenmikrozirkulation und reduzierte pulmonale Belastung des Patienten werden den Nageltechniken ohne Aufbohrung an Femur und Tibia in den nächsten Jahren bei weiterhin positiven Ergebnissen der laufenden Studien enormen Aufschwung bescheren.

Schlüsselwörter: LC-DCP – Unreamed Nail – Pinless-Fixateur – Claw interlocking nail

Die bekannten Grundimplantate Platte, Fixateur externe und Marknagel bilden nach wie vor die drei wesentlichen Säulen in der operativen Frakturbehandlung. In den letzten Jahren ist eine zunehmende Berücksichtigung der biologischen Voraussetzungen von Osteosynthesen zu verzeichnen. Die vermehrte Beachtung der Weichteile insgesamt hat einen Wandel bei der Wahl des Verfahrens, bei der Wahl des Implantates und in der Operationstechnik verursacht.

Plattenosteosynthese

Die Plattenosteosynthese hat ihre bewährte Indikation und Anwendung im Bereich der oberen Extremität und am Femur, wenn die klassische Marknagelung nicht mehr indiziert ist. Sie ist jedoch für Chirurg (operative Technik) und Patient (Nachbehandlung) ein anspruchsvolles Verfahren. Sie ist ein invasives Verfahren mit systemimmanenter Weichteilschädigung, Blutverlust und Störung der Knochendurchblutung. Aufgrund der hohen Rate an septischen und aseptischen Komplikationen ist die Plattenosteosynthese am Tibiaschaft überwiegend zugunsten von Fixateur externe oder neuerdings speziellen Formen der Marknagelosteosynthese verlassen worden [9].

Biologische Osteosynthese

Dem Erhalt der Fragmentvitalität kommt bei der „biologischen Osteosynthese" höhere Priorität zu als der anatomischen Reposition der Fraktur [12]. Diese Form der Osteosynthese wurde jedoch in vielen Zentren unter dem Begriff „Überbrückungsosteosynthese" schon lange erfolgreich praktiziert. Indirekte Repositionstechniken schonen in weit größerem Ausmaß als bei direkten Repositionstechniken die Fragmentdurchblutung und sichern damit die Voraussetzungen für eine ungestörte knöcherne Konsolidierung. Wesentliches Hilfsmittel ist hier der Distraktor, der auch bei veralteten Frakturen wirksam die Verkürzung beseitig und unter „stabilen" Verhältnissen im Operationsfeld die Durchführung der Osteosynthese erheblich erleichtert [19].

LC-DCP

Unter konventionellen Spann-Gleitloch Platten (DCP) kommt es zur Störung der Knochendurchblutung mit nachfolgender Porosierung des Knochens und häufig zu Konsolidierungsproblemen. Lange Zeit wurde diese lokalisierte Osteoporose als mögliche Folge von einerseits „stress-protection" durch das steife Implantat und andererseits direkter Durchblutungsstörung durch großflächigen Implantatkontakt kontrovers diskutiert. Experimentelle Untersuchungen mit Platten unterschiedlicher Steifigkeit und unterschiedlichem Knochenkontakt konnten jedoch zeigen, daß die Porosierung des Knochens unter der Platte lediglich abhängig ist vom Ausmaß der Kontaktfläche zwischen Implantat und Knochen und der daraus resultierenden Durchblutungsstörung, nicht jedoch von der Steifigkeit des verwendeten Implantates [6, 13]. Die Konsequenz aus diesen und anderen Untersuchungen war die Entwicklung eines Implantates mit um 50% verringerter Knochenkontaktfläche, der Limited Contact Dynamic Compression Plate (LC-DCP) (Abb. 1a). Die mit diesem Implantat an der Schafstibia durchgeführten Osteosynthesen konnten eine signifikant geringere Störung der Knochendurchblutung und Porosierung im Vergleich zu konventionellen Plattenosteosynthesen histologisch nachweisen [22]. Darüberhinaus weist die Konstruktion dieses Implantates noch einige Besonderheiten auf:

1. Die konventionelle DC-Platte erfährt bei Belastung starke Spannungskonzentration im Lochbereich und neigt hier zur Knickbildung. Die LC-DCP ist so konstruiert, daß Biege- und Torsionssteifigkeit im Loch- und Zwischenlochteil der Platte nahezu gleich sind. Bei Belastung kommt es so zu erheblich geringerer Spannungskonzentration, wodurch die Gefahr von Ermüdungsbrüchen eingeschränkt ist. Darüber hinaus ist die LC-DCP durch diese homogene Steifigkeit gleichmäßiger verformbar und läßt sich dadurch besser an die Knochenkontour anpassen [5] (Abb. 2b).

2. Die LC-DCP ist aus Reintitan mit hoher Korrosionsfestigkeit und Biokompatibilität hergestellt, so daß auch bei Implantatabrieb allergische und toxische Effekte vermieden werden können. Darüberhinaus weist das verwendete spezielle Reintitan aufgrund besonderer Herstellungsverfahren auch ohne den Zusatz von toxischen und potentiell allergenen Legierungselementen im Vergleich zu Standard-Titan sehr hohe Festigkeitswerte auf [26, 7, 24].

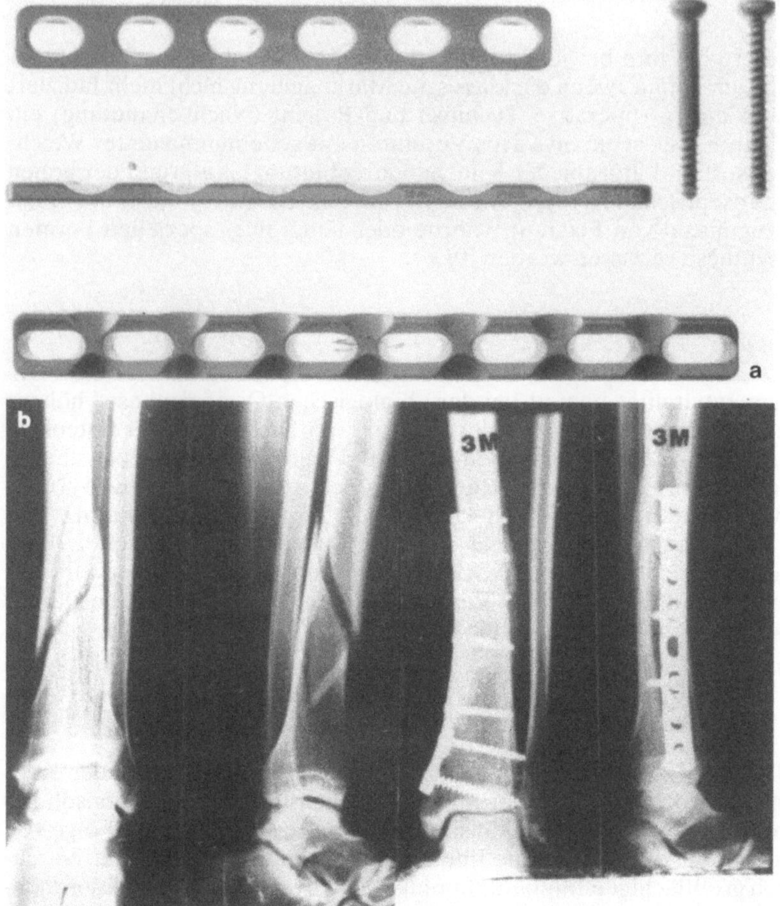

Abb. 1a, b. LC-DCP. **a** LC-DCP in Aufsicht, Seitansicht und Ansicht von der Knochenseite. Rechts 4,5 mm Schaftschraube und 4,5 mm Kortikalisschraube. **b** Spiralfraktur (A1) am Übergang vom mittleren zum distalen Tibiadrittel. Stabilisierung mit LC-DCP

3. Das Lochdesign der LC-DCP wurde so gewählt, daß nach dem DC-Prinzip in beiden Längsrichtungen Kompression (Kompression und Abstützung) erzielt werden kann. Vergrößerte Unterschneidungen im Lochbereich sichern zusätzlich einen von 20° auf 40° vergrößerten Schraubenneigungswinkel, was die Einsatzmöglichkeiten von stabilitätserhöhenden Plattenzugschrauben stark erweitert [22].

Fixateur externe

Der Fixateur externe hat sich unabhängig vom verwendeten Modell in der Primärphase der Behandlung von Frakturen mit schwerem Weichteilschaden, insbesondere am Unterschenkel sehr bewährt. Die Vermeidung der Frakturfreilegung und der damit einhergehenden Störung der Fragmentvitalität ist einer der Hauptfaktoren für die im Vergleich zur Plattenosteosynthese deutlich reduzierte Rate an septischen Komplikationen [9, 17].

Verfahrenswechsel

Einfache Frakturformen mit begrenztem Weichteilschaden lassen sich mit dem Fixateur externe in der Regel komplikationsfrei ausbehandeln, wobei die Dynamisierung im Tierexperiment [1, 11] und in klinischen Studien [17] die Frakturheilung positiv beeinflußt. Bei unbestreitbaren Vorteilen in der Frühphase der Behandlung mit dem Fixateur externe treten in der Spätphase insbesondere bei komplizierten Frakturformen und schwerem Weichteilschaden Probleme wie verzögerte Heilung, Schanz-Schraubenlockerung und Refrakturen in den Vordergrund. Der in diesen Fällen sinnvolle Verfahrenswechsel ist in der Spätphase mit einer hohen Infektrate behaftet, so daß er in den ersten Wochen nach Konsolidierung der Weichteile durchgeführt werden sollte [17].

Zusatzosteosynthesen

Die Weiterentwicklung des Fixateur externe zur Behandlung von Unterschenkelschaftfrakturen wurde bis vor einigen Jahren überwiegend mit dem Ziel vermehrter Stabilität betrieben und der Einsatz einer zusätzlichen Schraubenosteosynthese im Frakturbereich propagiert [2, 25]. In einer retrospektiven Studie an einem homogenen Krankengut mit 132 offenen Unterschenkelschaftfrakturen aus den Jahren 1982–1986 wurde der Einfluß einer Schraubenosteosynthese zusätzlich zum Fixateur externe untersucht. 97 Patienten mit 99 Frakturen wurden nachuntersucht (44 Frakturen, behandelt mit dem Fixateur externe allein, 55 mit zusätzlicher Schraubenosteosynthese). Es zeigten sich keine Vorteile durch den Gebrauch zusätzlicher Schrauben bezüglich Vollbelastung, Ausheilungszeit, Inzidenz von Osteomyelitis, Fehlstellungen, Schanz-Schraubenlockerung oder -infekt. Es ergab sich jedoch eine signifikant erhöhte Rate an Spongiosatransplantationen (65,5% vs. 29,5%) und eine verdoppelte Rate an Refrakturen (10,9% vs. 4,5%). Bei Stabilisierung von Unterschenkelschaftfrakturen mit dem Fixateur externe sollte deshalb keine zusätzliche Schraubenosteosynthese erfolgen [18].

Pinless Fixateur

Eine wesentliche Bereicherung ist die Entwicklung des Pinless Fixateur als temporärer Stabilisator für Tibiaschaftfrakturen bei Patienten, die nicht sofort definitiv versorgt werden können. Bei diesem Verfahren wird der Knochen percutan nur an seiner Oberfläche (Abb. 2a) wie mit einer Repositionszange mit je 2 Klammern pro Hauptfragment gefaßt (Abb. 2b). Alle 4 Klammern werden anschließend über eine Carbonstange miteinander verbunden, wobei die Stellung der einzelnen Klammer unerheblich ist und Repositionsmöglichkeiten um alle Achsen bestehen (Abb. 2b). Die Montage des Pinless Fixateur kann in besonderen Fällen ohne die infrastrukturellen und aseptischen Voraussetzungen eines OP's erfolgen, also beispielsweise in der Notaufnahme oder auf der Intensivstation. Die Stabilität des Systems erlaubt ein sicheres Drehen und Lagern des Patienten, bei begleitenden Frakturen am Femurschaft kann über den Pinless Fixateur bis zur definitiven Versorgung extendiert werden. Stellungskorrekturen in allen Ebenen können jederzeit nach Lösen weniger Schrauben durchgeführt werden. Ein wesentlicher Vorteil dieses Systems liegt darin, daß der Knochen nicht durchbohrt und die Markhöhle eröffnet werden muß. Nach Stabilisierung des Allgemeinzustandes des Patienten erfolgt der Verfahrenswechsel zum Marknagel bei als Repositionshilfe belassenem Pinless Fixateur, wodurch der Einsatz des Extensionstisches überflüssig wird (Abb. 2c).

Marknagelung

Der Trend zu vermehrter Beachtung der Weichteile ist auch bei der Marknagelosteosynthese zu beoachten: Die mit der Intention zur anatomischen Reposition vormals häufig

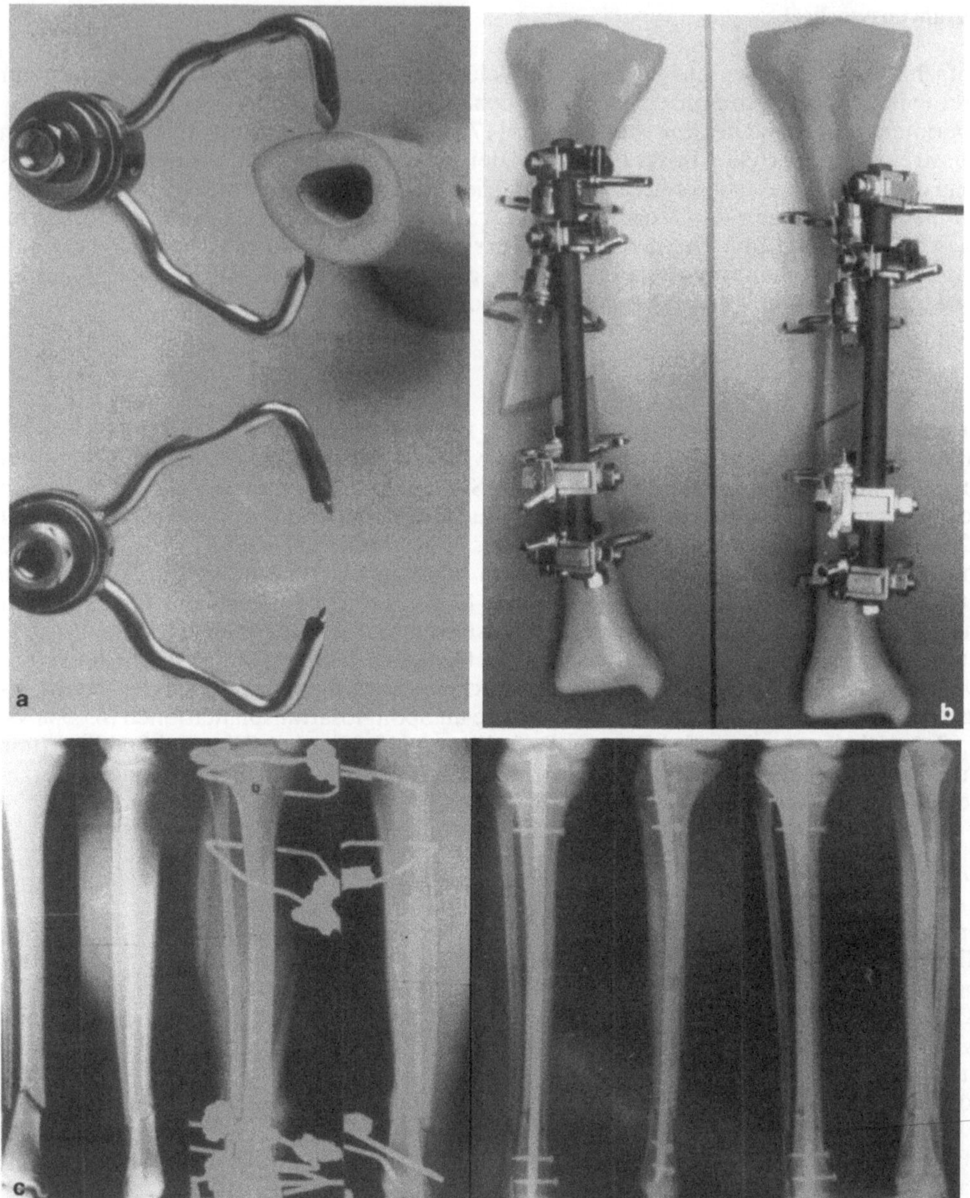

Abb. 2a–c. Pinless Fixateur. **a** Prototyp des Pinless Fixateur am Knochenmodell. **b** Unabhängig von Anlageposition und Stellung der Klammern bestehen nach Lösen weniger Schrauben in allen Ebenen Korrekturmöglichkeiten. **c** Unterschenkelschaftfraktur am Übergang vom mittleren zum distalen Drittel bei einem schwer polytraumatisierten Patienten. Stabilisierung mit einem Pinless Fixateur. Nach Besserung des Allgemeinzustandes Verfahrenswechsel zum Unaufgebohrten, soliden Tibia Nagel (USTN)

durchgeführte offene Marknagelung, z.T. unter Verwendung von Drahtcerclagen ist in den letzten Jahren fast vollständig zugunsten der Erhaltung der Fragmentvitalität bei der geschlossenen Marknagelung verlassen worden.

Die Marknagelung ist von den drei genannten Verfahren aus biomechanischer Sicht (Innenschäftung [10]) und hinsichtlich der unproblematischen Nachbehandlung das günstigste Verfahren. Nach unseren Untersuchungen unterscheiden sich die Konsolidierungszeiten bei der Marknagelung [16] bei vergleichbaren Fraktursituationen nicht wesentlich von den teilweise lange Zeiten bei der Fixateurbehandlung [17]. Aber bei gut liegendem Marknagel ist es nicht relevant ob die Fraktur nach 16 oder 32 Wochen durchbaut ist, wenn der Patient unter schmerzfreier Vollbelastung und reizfreien Weichteilen wieder in den Arbeitsprozeß eingegliedert ist, was insbesondere bei den externen Fixationsverfahren nur eingeschränkt möglich ist.

Verriegelungsnagel mit alternativem Verriegelungsmechanismus (Krallennagel)

Mit der Einführung der Verriegelungsnagelung kann auf eine langstreckige Verklemmung des Implantates in der Markhöhle verzichtet werden, da Länge und Rotation durch die Verriegelungsbolzen gesichert sind. Als problematisch erweist sich jedoch die distale Verriegelung: Insbesondere in der Hand des weniger Geübten ist die distale Verriegelung häufig mit ausgedehnter Strahlenexposition und zum Teil erheblichem Zeitaufwand verbunden. Auf der Basis des AO-Universalnagels wurde deshalb ein Implantat entwickelt, bei dem die distale Verriegelung über einen Krallenmechanismus aus dem Nagelinneren erfolgt (Abb. 3a). Die Krallen werden in der Spongiosa des distalen Femurs kortikalisnahe verankert, wodurch eine übungsstabile Fixierung erreicht wird, wie biomechanische Untersuchungen und klinische Analysen zeigen [15]. Lediglich bei axialer Belastung im Vollbelastungsbereich und bei sehr kurzem distalen Fragment ist sie der klassischen Schraubenverriegelung mechanisch unterlegen. Bei langstreckigen Trümmerfrakturen ohne Abstützung der Hauptfragmente muß deshalb in der Anfangsphase die Nachbehandlung etwas vorsichtiger erfolgen. Die proximale Verriegelung erfolgt am oberen Ende des Nagels mit einer einfach zu applizierenden schrägen Verriegelungsschraube, ohne daß ein zusätzlicher Zugang erforderlich ist (Abb. 3b).

Problematik der Markraumaufbohrung

Der Verzicht auf eine Verklemmung des Nagels in der Markhöhle macht eine ausgedehnte, langstreckige Aufbohrung der Markhöhle überflüssig. Das Ausmaß der erforder-

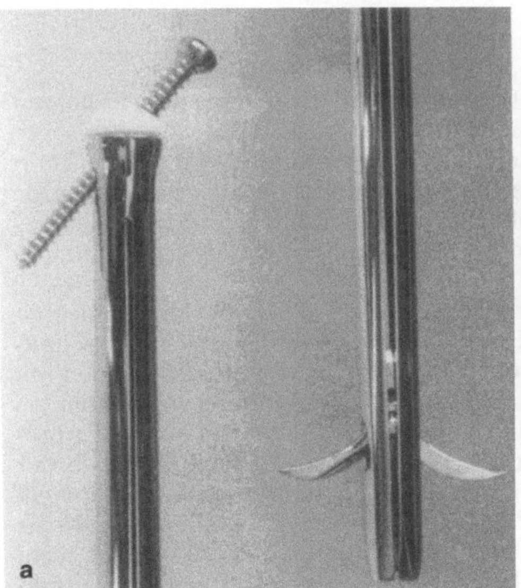

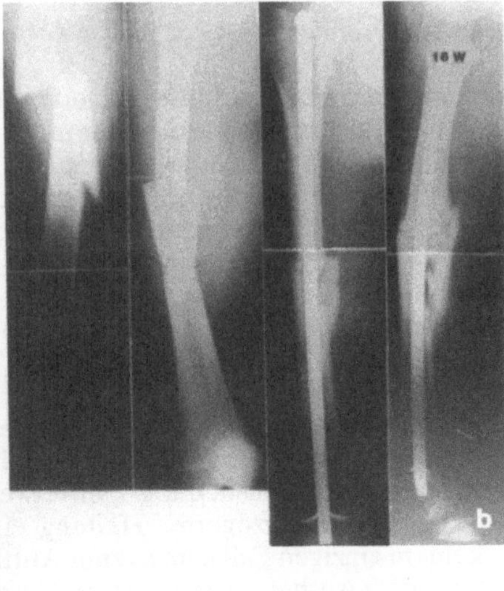

Abb. 3a, b. Krallenverriegelungsnagel. **a** Links das proximale Nagelende mit schräger Verriegelungsschraube, rechts die am distalen Nagelende ausgefahrenen Krallen. **b** Oberschenkelschaftfraktur (B2) mit großem dorsalen Biegungskeil. Unfall- und Versorgungsbilder (Krallenverriegelungsnagel, 11 mm), Verlaufskontrollen nach 12 und 16 Wochen

lichen Aufbohrung ist nur noch durch den Durchmesser des Nagels vorgegeben. Die kleinsten Durchmesser konventioneller Marknägel für das Femur betragen aus Festigkeitsgründen in der Regel 11 mm, so daß bei diesen Implantaten auf die Markhöhlenaufbohrung in der Regel nicht vollständig verzichtet werden kann. Zwei Gründe machen jedoch den vollständigen Verzicht auf die Markraumaufbohrung wünschenswert:

1. Bei der Markraumaufbohrung kommt es in der Markhöhle zu extremen Druckanstiegen und zur Einschwemmung von Fett und Blutbestandteilen in das Venensystem [27]. Hier bilden sich gemischte Thromben von oft mehreren Zentimetern Länge, die in das Pulmonalarteriensystem gelangen [28]. Swan-Ganz-Kathetermessungen in unserer Klinik konnten einen deutlichen Anstieg des Pulmonalarteriendruckes in unmittelbarem zeitlichen Zusammenhang mit der Markraumaufbohrung nachweisen. Diese Faktoren werden zur Zeit als Ursache des chronischen Fettemboliesyndroms oder ARDS nach Marknagelung insbesondere beim Patienten mit Thoraxtrauma oder beim Polytraumatisierten diskutiert [21].

2. Die Markraumaufbohrung führt, wie seit den Untersuchungen von Danckwardt-Lilieström bekannt ist, zu schweren, knöchernen Durchblutungsstörung [43]. Neuere Untersuchungen konnten zeigen, daß diese Durchblutungsstörung auf die inneren Kortikalisschichten beschränkt bleibt, wenn die Aufbohrung der Markhöhle entfällt und lediglich ein dünnlumiges Implantat eingebracht wird [23, 14].

Unaufgebohrter, solider Femur Nagel (USFN)

Vor diesem Hintergrund wurde von der AO ein als USNF bezeichneter Verriegelungsnagel mit nur 9 und 10 mm für das Femur entwickelt der aus Vollmaterial hergestellt ist und hohe Festigkeit aufweist. Die Markhöhle wird mit einem speziellen Markhöhleneröffnungsinstrument eröffnet, der Aufbohrvorgang entfällt völlig. Anschließend wird das Implantat ohne wesentliche Unterschiede zur konventionellen Marknagelungstechnik in die Markhöhle eingebracht. Die Ergebnisse der Pilotstudie bei Polytraumatisierten sowie schweren offenen oder geschlossenen Weichteilschäden erscheinen vielversprechend, ohne daß bereits eine endgültige Beurteilung möglich ist [16].

Unaufgebohrter, solider Tibia Nagel (USTN)

Frakturen mit schwerem geschlossenen oder offenen Weichteilschaden konnten bisher mit den klassischen Marknagelsystemen nur mit einem hohen Risiko an septischen und aseptischen Komplikationen (Vaskularisationsschäden durch den Aufbohrvorgang) stabilisiert werden [8]. Vor dem Hintergrund der genannten experimentellen Untersuchungen wurde von der AO ein als USTN bezeichneter, aus Vollmaterial hergestellter Verriegelungsnagel mit nur 8 und 9 mm Durchmesser für die Tibia entwickelt, der ohne vorheriges Aufbohren in die Markhöhle eingebracht wird.

Im Rahmen einer prospektiven Studie wurden seit März 1989 an der Unfallchirurgischen Klinik der Medizinischen Hochschule Hannover 41 frische Unterschenkelschaftfrakturen mit zweit- oder drittgradig offenem oder geschlossenem Weichteilschaden mit dem USTN stabilisiert. Die ersten 20 Fälle, die mit einem Mindestintervall von 6 Monaten nachuntersucht wurden, kamen in 17 Fällen ohne weitere operative Maßnahmen zur problemlosen knöchernen Ausheilung (Mittelwert 17 Wochen). In 3 Fällen wurde in der Anfangsphase wegen verzögerter Heilung ein vorzeitiger Verfahrenswechsel durchgeführt. In keinem einzigen Fall kam es zum Auftreten einer Osteomyelitis. Eine wesentliche Reduzierung der Ausheilungszeiten im Vergleich zum Fixateur externe scheint nicht erreicht zu werden. Die positiven ersten klinischen Ergebnisse decken sich mit den Erfahrungen anderer Zentren [20] insbesondere hinsichtlich der septischen Komplikationen, so daß der USTN eine mögliche Alternative zum Fixateur externe bei der Versorgung von Unterschenkelschaftfrakturen mit schwerem offenem und geschlossenem Weichteilschaden darstellt [16].

Zusammenfassung

Auch in Zukunft bilden die drei Grundimplantategruppen Platte, Fixateur externe und Marknagel die drei wesentlichen Säulen in der operativen Behandlung von Schaftfrakturen. Basierend auf neuen Forschungsergebnissen hat die zunehmende Berücksichtigung der biologischen Voraussetzungen von Osteosynthesen und die vermehrte Beachtung der Weichteile einen Wandel bei der Wahl des Verfahrens, bei der Wahl des Implantates und in der Operationstechnik herbeigeführt.

Die Indikationen zur Plattenosteosynthese im Bereich der oberen Extremität haben sich nicht wesentlich verändert, verbessert wurde jedoch die OP-Technik und das Implantat (LC-DCP). Am Tibia- und Femurschaft werden in Abhängigkeit von Weichteilschaden und Allgemeinzustand des Patienten intramedulläre und externe Stabilisierungsverfahren bevorzugt.

Die Konstruktion des klassischen Fixateur externe in unilateraler Montage darf unabhängig vom verwendeten Modell als weitgehend ausgereift betrachtet werden. Bei exzellenten Resultaten in der Frühphase der Behandlung führen die in der Spätphase vermehrt beobachteten Probleme zu einer großzügigeren Indikation zum Verfahrenswechsel, der jedoch früh durchgeführt werden sollte. Ungeachtet von zur Zeit noch verbesserungsfähigen Details wird dem Pinless Fixateur am Tibiaschaft in Zukunft eine enorme Bedeutung zukommen.

Die Bedeutung des klassischen, unverriegelten Marknagels mit langstreckiger ausgedehnter Aufbohrung der Markhöhle ist erheblich zurückgegangen zugunsten von dünnlumigen Verriegelungsnägeln, die nur ein moderates Aufbohren der Markhöhle erfordern. Das mit der Schraubenverriegelungsnagelung verbundene Problem der Strahlenbelastung und des Zeitaufwandes bei der distalen Verriegelung ist mit dem neuentwickelten Krallenverriegelungsnagel elegant gelöst worden. Die geringe Beeinträchtigung von Knochenmikrozirkulation und die reduzierte pulmonale Patientenbelastung werden den Nageltechniken ohne Aufbohrung an Femur und Tibia in den nächsten Jahren bei weiterhin positivem Ausfall der laufenden Studien enormen Aufschwung bescheren.

Literatur

1. Aro HT, Kelly PJ, Lewallen DG, Chao EYS (1990) The effects of physiologic dynamic compression on bone healing under external fixation. Clin Orthop 256:256–273
2. Burri C, Claes L (1981) Indikation und Formen der Anwendung des Fixateur externe am Unterschenkel. Unfallheild 84:177–185
3. Danckwardt-Lillieström G, Lorenzi GL, Olerud S (1970) Intramedullary nailing after reaming. Acta Orthop Scand 134:1–77
4. Danckwardt-Lillieström G, Lorenzi L, Olerud S (1970) Intracortical circulation after intramedullary reaming with reduction of pressure in the medullary cavity. J Bone Joint Surg [Am] 52:1390–1394
5. Gasser B, Perren SM, Schneider E (1990) Parametric numerical design optimization of internal fixation plates. 7th Meeting of the European Society of Biomechanics, Aarhus, Dänemark 8.–12. Juli
6. Gautier E, Cordey J, Mathys R, Rahn BA, Perren SM (1984) Porosity and remodelling of plated bone after internal fixation: results of stress shielding or vascular damage? Biomaterials and Biomechanics. Elsevier, Amsterdam
7. Gerber H, Perren SM (1980) Evaluation of tissue compatibility of in vitro cultures of embryonic bone. Evaluation of Biomaterials. Wiley & Sons, New York
8. Grosse A (1987) Verriegelungsnagel bei Weichteilschaden. Springer, Berlin Heidelberg New York Tokyo
9. Haas N, Krettek C, Tscherne H (1989) Fortschritte in der Behandlung offener Unterschenkelschaftfrakturen. Fixateur externe – Fixateur interne. Springer, Berlin Heidelberg New York Tokyo, S 237–242
10. Helms R, Naseband K (1984) Ingenieurwissenschaftliche Grundlagen der intramedullären Osteosynthese. Marknagelung. Thieme, Stuttgart New York, S 7–19

11. Kenwright J, Goodship AE (1989) Controlled mechanical stimulation in the treatment of tibial fractures. Clin Orthop 241:36–47
12. Kinast C, Bolhofner BR, Mast JW, Ganz R (1989) Subtrochanteric fractures of the femur. Clin Orthop Rel Res 238:122–130
13. Klaue K, Rampoldi E, Rewitzer H, Perren SM (1986) Mechanische Eigenschaften der Schafstibia ein Jahr nach Plattenosteosynthese bei verschiedenen Plattenwerkstoffen und Festigkeiten
14. Klein MPM, Rahn BA, Frigg R, Kessler S, Perren SM (1990) Reaming versus non-reaming in medullary nailing: interference with cortical circulation of the canine tibia. Arch Orthop Trauma Surg 109:314–316
15. Krettek C, Haas N, Mathys sen R, Tscherne H (1991) Erste klinische Erfahrungen mit der Osteosynthese von Oberschenkelschaftfrakturen mit einem neuentwickelten intramedullären Implantat (Krallenverriegelungsnagel). Unfallchirurg 94:1–8
16. Krettek C, Haas N, Schandelmaier P, Frigg R, Tscherne H (1991) Die Versorgung von Unterschenkelschaftfrakturen mit schwerem Weichteilschaden mit einem neuentwickelten intramedullären Implantat (Unreamed Double Locked Tibial Nail) – Erste klinische Erfahrungen. Unfallchirurg 94 (im Druck)
17. Krettek C, Haas N, Tscherne H (1989) Behandlungsergebnisse von 202 frischen Unterschenkelschaftfrakturen, versorgt mit einem unilateralen Fixateur externe (Monofixateur). Unfallchirurg 92:440–452
18. Krettek C, Haas N, Tscherne H (1990) Stabilisierung der offenen Unterschenkelfraktur mit Fixateur externe – Vorteile durch zusätzliche Schraubenosteosynthese? Chirurg 61:820–823
19. Mast J, Jakob R, Ganz R (1989) Planing and reduction technique in fracture surgery. Springer, Berlin Heidelberg New York Tokyo
20. Oedekoven G, Claudi B, Raschke M (1990) Der ungebohrte Tibia-Verriegelungsnagel: Eine Erweiterung der Behandlungsmöglichkeiten geschlossener und offener Unterschenkelfrakturen. 20 Jahre Verriegelungsnagelung, Frankfurt am Main, 28.–30. September
21. Pape HC, Dwenger A, Regel G, Schweitzer G, Krumm K, Jonas M, Remmers D, Neumann C, Sturm JA (1991) Pulmonary damage duo to intramedullary femoral nailing in severe trauma in sheep – is there an effect from different nailing methods? Circulatory Shock 31:54
22. Perren SM, Klaue K, Predieri M, Steinemann S (1990) The limited contact dynamic compression plate. Arch Othop Trauma Surg (im Druck)
23. Rahn BA, Klein MF, Kessler S, Perren SM (1989) Die Blutzirkulation nach Marknagelung ohne Aufbohren. Proceedings Osteosynthese International, Wien
24. Rüdi TP, Perren SM, Pohler O, Riede U (1975) Titan und Stahl und deren Kombination in der Knochenchirurgie. Langenbecks Arch Chir [Suppl Chir Forum]
25. Spiegel PG, Vanderschilden JL (1983) Minimal internal and external fixation in the treatment of open tibial fractures. Clin Orth Rel Res 178:96–102
26. Steinemann SG (1980) Corrosion of surgical implants – in vivo and in vitro tests. Evaluation of Biomaterials. Wiley & Sons, New York
27. Stürmer KM, Schuckardt W (1980) Neue Aspekte der gedeckten Marknagelung und des Aufbohrens der Markhöhle im Tierexperiment. II. Der intramedulläre Druck beim Aufbohren in der Markhöhle. Unfallheilkd 83:346–352
28. Wenda K, Ritter G, Degreif J, Rudigier J (1988) Zur Genese pulmonaler Komplikationen nach Marknagelosteosynthesen. Unfallchirurg 91:432–435

207. Moderne Tendenzen bei Gelenk- und gelenknahen Frakturen

O. Trentz, Zürich

(Manuskript bis Redaktionsschluß nicht eingegangen)

208. Indirekte Repositionstechniken „Biologische Osteosynthesen“

P. Wittschger a. E., Bern

(Manuskript bis Redaktionsschluß nicht eingegangen)

209. Trends bei Indikation und Technik von Osteosynthesen. Neuerungen bei Operationen an der Wirbelsäule

L. Kinzl, W. Fleischmann und M. Arand

Abt. f. Unfallchirurgie, Hand-, Plastische- und Wiederherstellungschirurgie der Univ.-Klinik Ulm, Steinhövelstr. 9, W-7900 Ulm, Bundesrepublik Deutschland

Trends in the Indications for and Technique of Osteosynthesis. Innovations in Operations of the Spinal Column

Summary. More understanding of the biomechanics of injured segments, standardized dorsal and ventral accesses to all spinal column levels, and developments in fixation systems specifically conceived for the stabilization of vertebral column lesions have all greatly expanded the operative indications for spinal column injuries. Modern fixation systems should have the following features: short-term application, angular stability, universal suitability for all types of fractures, ability to bear axial loads, thus dispensing with the need for additional external stabilization.

Key words: Spinal column injuries – Operative indication – Fixation systems

Zusammenfassung. Zunehmendes Verständnis für die Biomechanik verletzter Bewegungssegmente, Verbesserungen bildgebender Verfahren, Standardisierung dorsaler wie ventraler Zugangswege zu allen Wirbelsäulenetagen, sowie Entwicklung von Fixationssystemen, die ausschließlich für die Stabilisierung von WS-Läsionen konzipiert wurden, haben die Indikationsbreite für operative Versorgungsmaßnahmen nach WS-Verletzungen zunehmend erweitert. Moderne Fixationssysteme haben dabei konzeptionell abzuzielen auf Kurzstreckigkeit, Winkelstabilität, universelle Verwendbarkeit für alle Frakturkonstellationen, axiale Belastbarkeit sowie einen Verzicht auf zusätzliche äußere Stabilisation.

Schlüsselwörter: WS-Verletzung – OP-Indikation – Fixationssysteme

Während des vergangenen Jahrzehntes zeichnete sich ein Trend ab, der zu einer verstärkten operativen Intervention bei der Versorgung von Wirbelsäulenverletzungen führte.

Das bedeutet allerdings nicht, daß die konservative Behandlung ihre Daseinsberechtigung verloren hätte! Im Gegenteil, sie hat nach wie vor für den größten Teil der Wirbelsäulenläsionen, die stabil sind, ihren Stellenwert behalten, wobei allerdings das konservative Vorgehen als technische Bankrotterklärung eines Chirurgen, der sich durch die Komplexität einer Wirbelsäulenverletzung überfordert sieht, eindeutig der Vergangenheit angehört.

Was haben wir während der jüngsten Vergangenheit dazugelernt?

Wir haben gelernt, im Rahmen einer analytischen Diagnostik die biomechanisch entscheidenden Verletzungsmuster herauszulesen. Bedrohliche Situationen, wie etwa die schwer verifizierbaren discoligamentären Instabilitäten, erkennt der Erfahrene auch heute bereits aus den Nativaufnahmen bzw. kann sie unter Zuhilfenahme modernster bildgebender Verfahren, wie der Kernspintomographie, darstellen und einer operativen Stabilisation zuführen.

So werden im weiteren die im Röntgenbild auf Anhieb harmlos wirkenden Pedikeldislokationen den Erfahrenen elektrisieren, da sie meist Ausdruck höchst instabiler Rotationsverletzungen sind und zur Abwendung von neurologischen Sekundärschädigungen zwingende Operationsnotwendigkeit signalisieren.

Dies erklärt, daß die zwischenzeitlich perfektionierte Verknüpfung von präoperativ definierbaren Verletzungsmustern mit dem tatsächlichen Zerstörungsausmaß biomechanisch bedeutsamer Wirbelstrukturen in der jüngsten Vergangenheit ihren Niederschlag in klinisch relevanten Verletzungsklassifizierungen finden mußte.

Eine der aktuellsten Typisierungen auf diesem Gebiet ist die Einteilung nach Magerl, Harms und Gertzbein.
Aufgrund von pathogenetischen und pathomorphologischen Kriterien unterscheiden sie in drei grundsätzlich verschiedene Verletzungskategorien, nämlich in

1. Kompressions-/Flexionsverletzungen
2. Distraktions-/Flexionsverletzungen sowie
3. Torsionsschädigungen

Ohne auf die weitere Differenzierung dieser Verletzungstypen eingehen zu können läßt sich festhalten, daß im Prinzip die Stabilität von der 1. bis zur 3. Hauptgruppe abnimmt und dadurch die zunehmende Gefahr neurologischer Komplikationen, so diese nicht schon von vornherein bestanden, signalisiert und differenzierte chirurgische Interventionsnotwendigkeiten induziert werden.

Auch im operativen Bereich haben wir dazugelernt und umfangreiche, teilweise auch dornenreiche Erfahrungen sammeln müssen.
Das Ergebnis dieses Lernprozesses sehen wir in

- Standardisierung der operativen Zugangswege
- routinierter Handhabung speziell entwickelter Instrumentationen
- kürzeren OP-Zeiten und dadurch
- insgesamt besseren operativen Endergebnissen,

was ganz allgemein den Entschluß zu operativen Versorgungsmaßnahmen begünstigt.

Letztendlich allerdings wird die endgültige Weichenstellung zu operativen und konservativen Behandlungskonzepten durch Langzeitresultate festgelegt.

Und auch in diesem Punkt hat sich ein Trend bereits konkretisiert, nämlich die extensive, auf das Verletzungsmuster der Wirbelsäule bezogene Patientendokumentation.

Therapeutische Qualitätskontrolle und retrospektive Korrekturmöglichkeiten unseres therapeutischen Kurses erwarten wir daher künftig von dem Dokumentationssystem, welches beispielsweise die Gesellschaft für Wirbelsäulenchirurgie erarbeitet hat.

Ein operationstechnischer Trend im Rahmen der äußerst dynamischen Entwicklung der Wirbelsäulenchirurgie ist die erweiterte Nutzbarmachung der Bogenwurzel.

Dorsale und derzeit im Experimentalstadium befindliche ventrale Instrumentationen können transpedikulär sicher verankert werden, was zu etablierten Verankerungskonzepten, wie dem Fixateur extern sowie der dorsalseitigen paraspinalen Plattenfixation mit Hilfe winkelstabil fixierender transpedikulär liegender Schrauben geführt hat.

Darüberhinaus erlauben transpedikuläre Manipulationen:

- die Entfernung versprengter Discusanteile
- die Rekonstruktion der Wirbelkörperhöhe durch Spongiosaplastik sowie
- die ventrale Fusion.

Das transpedikuläre Einbringen mechanischer und optischer Geräte für Diagnostik und Therapie, wie Rangeure, Fräsen, Laser und Endoskope, eröffnen künftig dem Therapeuten beim dorsalen Zugang eine Fülle weiterer technischer Möglichkeiten und werden den dorsalseitigen Zugang zunehmend perfektionieren.

In diesem Zusammenhang darf aber nicht verschwiegen werden, daß die endgültige Klärung der Frage nach dem günstigsten Stabilisierungsort- und -verfahren, nämlich von dorsal oder ventral oder kombiniert dorso-ventral noch aussteht.

Was biomechanisch als optimal anzusehen ist, nämlich die kombinierte dorso-ventrale Fusionierung, muß unter biologischen Aspekten noch lange nicht sinnvoll sein!

Das gleiche gilt für die Frage, ob in jedem Fall nach Bandscheibenläsionen die Fusionierung, d.h. knöcherne Verschmelzung eines Bewegungssegmentes erforderlich ist.

Möglicherweise erleben wir bezüglich des Discus eine ähnliche Entwicklung, wie sie uns im Falle des Kniegelenksmeniskus bereits exemplarisch vorexerziert wurde? Weg von der brutalen Exstirpation zur sparsamen Resektion bzw. Refixation bis hin vielleicht zum Ersatz?

Die Thematik der Fusion wirft eine weitere unbeantwortete Grundfrage auf, die sich im übrigen derzeit über das gesamte Gebiet der Knochenbruchbehandlung erstreckt, nämlich wieviel Stabilität wir denn überhaupt benötigen für die knöchernen und ligamentären Heilungsvorgänge?

Trotz dieser drei angeschnittenen Fragen haben sich mittlerweile OP-Ziele herauskristallisiert und werden mittelfristig als Standards akzeptiert werden müssen.

So ist in Blickrichtung auf die Bandscheiben eine möglichst kurzstreckige Fusion zu fordern, da mit zunehmender Fusionsstrecke an den angrenzenden Bandscheiben mit Überlastungen bzw. Zerstörung zu rechnen ist.

Mit Blickrichtung auf posttraumatische Schäden des Myelons ergibt sich die Anforderung nach vollständiger Aufrichtung des komprimierten Wirbelkörpers.

Kyphotische Knickbildungen führen neben statischen Beschwerden zur Traumatisierung des Rückenmarks und im Langzeitverlauf zur Myelopathie.

Im weiteren ist die Wiederherstellung der ursprünglichen Form des Spinalkanals unumgänglich. Einengende Fragmente der Wirbelkörperhinterwand müssen reponiert oder im Rahmen der Enttrümmerung aus dem Spinalkanal entfernt werden. Auf ein Remodeling zu hoffen, wäre leichtsinnig und impliziert stets die Gefahr des Entstehens einer irreversiblen Myelopathie.

Beim dorsalen Zugang mit Hemilaminektomie gewinnt die intraoperative Sonographie zukünftig an Bedeutung.

Sie ermöglicht einmal die Beurteilung der Geometrie des Spinalkanals sowie den Zustand des Myelons bezüglich Kontinuität, Kompression, Durchblutung und Schwellung.

Zusammenfassend greifen wir nochmals die eingangs angesprochene Fragestellung auf: Was gibt es denn nun an Zukunftsträchtigem in der operativen Behandlung von Wirbelsäulenverletzungen?

Bahnbrechende neue OP-Techniken, -Taktiken, -Instrumentationen sind in nächster Zukunft nicht zu erwarten.

Statt der revolutionären Neuerungen hat augenblicklich die Standardisierung bewährter Operationsmethoden die Priorität.

Die klassische, interfragmentäre Kompression vermittelnde Osteosynthese, bleibt an der Wirbelsäule weiterhin von untergeordneter Bedeutung und findet ihre Anwendung lediglich bei der Verschraubung frischer Densfrakturen sowie der beidseitigen Bogenfixation nach traumatischer Lysthesis des 2. HWK.

Für alle anderen Frakturen ist zu akzeptieren, daß mit der operativen Stabilisation nicht zwangsläufig eine anatomisch exakte Rekonstruktion des frakturierten Wirbelkörpers verbunden sein kann und wir uns begnügen müssen mit der Wiederherstellung der physiologischen Grundform des betroffenen Wirbelsäulenabschnittes und dieses derzeit nur über den Weg der Fusionierung des geschädigten Bewegungssegmentes erreichen können.

Konzeptionell haben moderne Fixationssysteme abzuzielen auf Kurzstreckigkeit, Winkelstabilität, universelle Verwendbarkeit für alle Frakturkonstellationen, axiale Belastbarkeit sowie Verzicht auf zusätzliche äußere Stabilisation.

Zukunftsträchtige Entwicklungen zeichnen sich hingegen im weiteren Umfeld ab,

- so auf dem Gebiet der Biomechanik durch Entwicklung eines Wirbelsäulenmodells, das die Simulation von Muskelkräften erlaubt,
- bei den bildgebenden Verfahren mit dem erweiterten Einsatz der Kernspintomographie und Sonographie zur Darstellung von Myelon- und discoligamentären Verletzungen,
- sowie auf dem Gebiet der Datenverarbeitung durch Verbreitung eines allgemein akzeptierten Klassifikations- und Dokumentationssystems.

Und noch eine äußerst positive Entwicklung läßt sich aufzeigen: nämlich die Bereitschaft zu einer interdisziplinären Zusammenarbeit aller Spezialisten, die sich der komplexen Problematik der Wirbelsäulenverletzungen in Theorie und Praxis zugewandt haben. Nur der gesunde Teamgeist wird uns letztendlich in die Lage versetzen, für unsere Patienten auch künftig bestmögliche Ergebnisse sicherzustellen.

210. Moderne Techniken bei Beckenfrakturen einschließlich Acetabulumfrakturen

H. Tscherne und T. Pohlemann

Medizinische Hochschule Hannover, Unfallchirurgie, Konstanty-Gutschow-Str. 8, W-3000 Hannover 61, Bundesrepublik Deutschland

Modern Techniques in Fractures of the Pelvic Ring Including Acetabular Fractures

Summary. Unstable Fractures of the pelvic girdle should be stabilized as soon as possible. Use of standardized protocols for primary assessment and operative procedures can minimize complications and help to optimize clinical results after pelvic or acetabular fractures. The different methods of internal stabilization are not yet ideal but new developementes are under way. A trend towards screw fixation can be seen in both pelvic and acetabular surgery, as well as a tendency to „localized" stabilization using small fragment implants to avoid unnecessary transfixations of pelvic joints.

Key words: Pelvic ring – Acetabulum fractures – Internal stabilization – Pelvic tumors

Zusammenfassung. Instabile Beckenfrakturen sollten so früh wie möglich stabilisiert werden. Ein standartisiertes Behandlungsprotokoll für Erstbehandlung und operatives Vorgehen vermindert Komplikationen und verbessert die Ergebnisse nach Beckenverletzung. Die Möglichkeit der Osteosynthesen der Beckenfrakturen sind noch nicht ausgeschöpft, bei den Implantaten gewinnt die Schraubenosteosynthese mit der sehr vielseitigen 3,5 mm Kleinfragmentschraube sowohl in der Becken- als auch Acetabulumchirurgie zunehmend an Bedeutung. Wie am Beispiel der Sakrumfraktur gezeigt, lassen auch „lokalisierte Kleinimplantate" ohne Überbrückung angrenzender Gelenke ausreichende Stabilisierungen zu, weitere Entwicklungen sind in naher Zukunft zu erwarten.

Schlüsselwörter: Beckenring – Acetabulumfrakturen – interne Fixation – Beckentumoren

Beckenfrakturen sind in der Mehrzahl Folgen eines schweren Traumas. Der Schweregrad einer Beckenverletzung wird bestimmt durch Art und Intensität der Gewalteinwirkung, durch das Ausmaß der Beckeninstabilität sowie durch begleitende Zusatzverletzungen. Die Letalität ist hoch und beträgt je nach Krankengut zwischen 5% und 20%. Bei offenen Beckenverletzungen mit Gefäßbeteiligung steigt die Letalität auf 50% und erreicht Werte darüber, wenn hintere Beckenringverletzungen mit Schädel- und Abdominalverletzungen kombiniert sind.

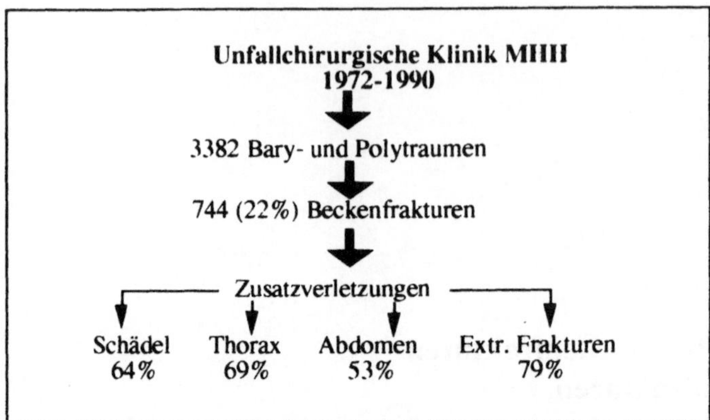

Abb. 1. Anteil der Beckenfrakturen und Begleitverletzungen

Die Todesursache der Akutphase ist der Verblutungstod. In der Sekundärphase sind Multiorganversagen und Sepsis die wesentlichen Todesursachen.

Eigenes Patientengut

Die Letalität der Beckenverletzung ist im eigenen Krankengut hoch. 17,8% der Beckenverletzten starben, im wesentlichen als Folge der schweren Begleitverletzungen im Sinne des Polytraumas oder als Folge schwerster Komplexverletzungen des Beckens. Von 3382 Bary- und Polytraumen, die im Zeitraum von 1972 bis 1990 an der Unfallchirurgischen Klinik der Medizinischen Hochschule Hannover behandelt wurden, hatten 744 (22%) eine Beckenfraktur [5, 6].

Das Verletzungsmuster der Patienten zeigte in 64% ein Schädelhirntrauma, in 69% ein Thoraxtrauma, in 53% ein Abdominaltrauma und in 79% zusätzliche Extremitätenfrakturen (Abb. 1). Im gleichen Zeitraum wurden 1767 Patienten mit Becken- und Acetabulum-

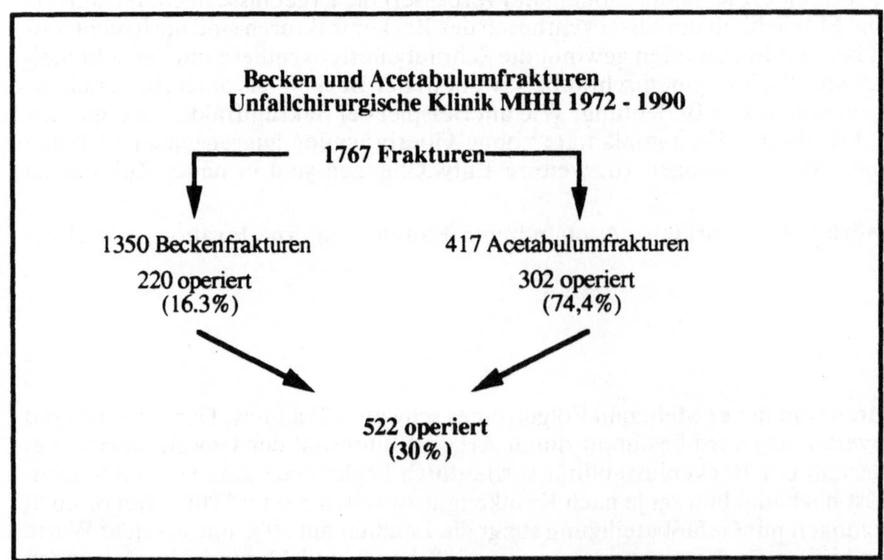

Abb. 2. Operativ versorgte Becken- und Acetabulumfrakturen

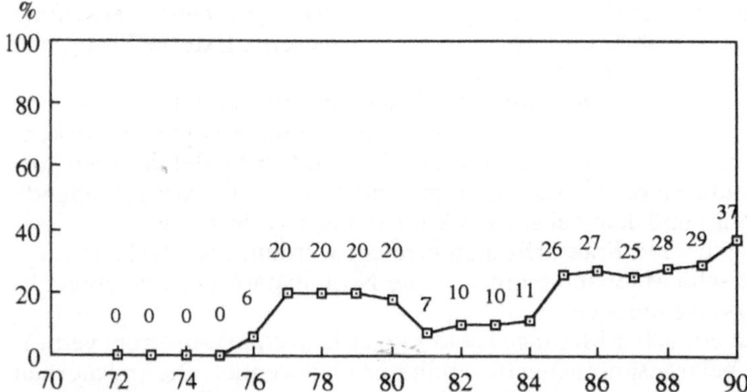

Abb. 3. Anteil der operativ versorgten Beckenfrakturen in Prozent. Der Anteil der operativ versorgten Beckenfrakturen steigt im Verlauf der letzten 18 Jahre kontinuierlich an, z.Z. werden 37% der Beckenfrakturen operativ versorgt

frakturen behandelt. Von 1350 Beckenfrakturen wurden 220 operativ versorgt, von 417 Acetabulumfrakturen 302 (Abb. 2).

Der Anteil der operativ versorgten Beckenfrakturen ist seit Jahren kontinuierlich angestiegen und betrug 1990 37% (Abb. 3). Die Operationsfrequenz bei den Beckenringfrakturen ist im wesentlichen von der Instabilität der Fraktur bestimmt [3]. Sie betrug bei den Verletzungen von Typ B nach Tile (rotationsinstabil) 23%, bei den Frakturen des Typs C nach Tile 67% (rotationsinstabil und vertikal instabil entsprechend einer dorsalen translatorischen Instabilität) (Abb. 4).

Chirurgie des Beckenrings

Die Chirurgie am knöchernen Becken zählt zu den schwierigsten unfallchirurgischen Eingriffen und erfordert die Voraussetzungen eines leistungsfähigen Traumazentrums. Erwähnt werden soll nur eine leistungsfähige Blutbank, die intraoperative Anwendung des cell savers und eine hochqualifizierte Intensivstation.

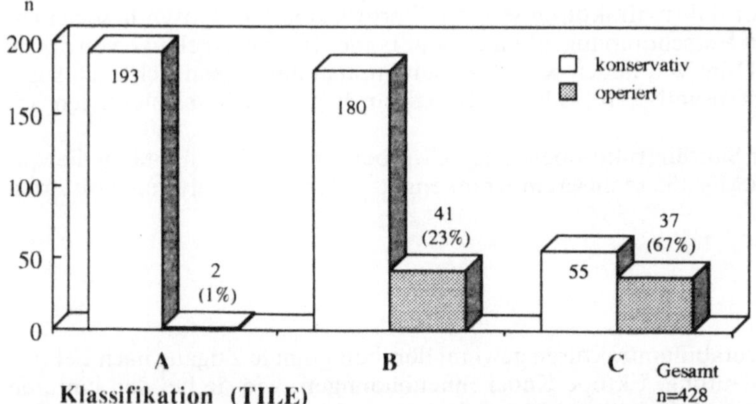

Abb. 4. Anteil operierter Beckenfrakturen nach Klassifiktion (1985–1990). Der Anteil der operativ versorgten Beckenfrakturen steigt mit dem Grad der Beckeninstabilität. Während bei stabilen Frakturen (A-Verletzung) nur bei starker Dislokation Iliumfragmente refixiert wurden, werden nach den neuen Behandlungsprotokollen nahezu alle instabilen Beckenfrakturen mit interner Osteosynthese stabilisiert

Bei der Stabilisierung der Beckenringsinstabilität haben sich die internen Osteosynthesen wegen der weitaus höheren Stabilität weitestgehend durchgesetzt. Externe Fixationen bleiben speziellen Indikationen vorbehalten [2, 7].

In der Primärversorgung der schweren instabilen Beckenfraktur konnte mit der von Ganz entwickelten „Beckenzwinge" bei inzwischen 10 Patienten mit komplexen Beckeninstabilitäten gute Erfahrungen gesammelt werden [1]. Mit dem Prinzip der direkten dorsalen Kompression („Schraubzwinge") kann schon im Schockraum eine vorübergehende Stabilisierung des Beckenrings und damit eine Reduktion der Blutverluste aus den zerissenen praesakralen Venenplexus und Frakturflächen erreicht werden. Die Beckenzwinge behindert weitere diagnostische Maßnahmen nicht, eine Notfallaparotomie ist ebenfalls problemlos bei liegender Zwinge möglich.

Der ventrale Fixateur in einfacher Montage (beidseitiger Einzelpin) wird zum ventralen Schluß des Beckenrings bei transpubischen Instabilitäten angewendet. Die knöchernen Verletzungen sind nach 3 Wochen ausreichend stabil, wegen langer Heilungszeiten werden transsymphysäre Instabilitäten nicht mit Fixateur externe behandelt.

Für translatorische dorsale Instabilitäten (Tile Typ C) eignet sich der ventrale Fixateur externe nicht, er wird in diesen Fällen nur als Ergänzung einer dorsalen internen Osteosynthese bei transpubischer Instabilität angewendet.

Bei den internen Osteosynthesen des Beckens werden Platten nur noch sparsam verwendet. Die 3,5 mm AO-Kleinfragmentcortikalisschraube ist das Implantat der Wahl für Frakturen am Os pubis, Os ilium und Acetabulum. Hier finden auch extralange Ausführungen dieser sehr elastischen Schrauben (bis 150 mm) Verwendung.

Hauptanwendungsbereiche der Plattenosteosynthese sind Zerreißungen der Beckengelenke, also die Symphysenrupturen und die Rupturen der Iliosakralgelenke. Diese transartikulär angebrachten Platten sollten nach 6 Monaten entfernt werden, um einerseits die physiologischen Bewegungen der Gelenke nicht zu behindern und andererseits Plattenbrüchen und Schraubenwanderungen vorzubeugen.

Die Symphysenruptur wird mit einer von cranial angebrachten schmalen 4 Loch DCP versorgt.

Sakroiliakale Luxationen werden nach Reposition mit 2 über einen anterolateralen Zugang eingebrachten schmalen 3 Loch DC Platten stabilisiert. Die Schrauben finden im kräftigen Knochen entlang der Linea terminalis und des dorsalen Beckenkammes hervorragenden Halt (s.a. Abb. 5).

Bestehen iliosakrale Luxationsfrakturen, hängt die Versorgung vom Verlauf der individuellen Fraktur ab. Die Kombination der ventralen Plattenosteosynthese mit der direkten Verschraubung der Darmbeinschaufeln wird bevorzugt.

Zur Behandlung der Sakrumfrakturen werden überbrückende Osteosynthesen (Platten, Gewindestäbe und Verschraubungen) eines oder beider Iliosakralgelenke von dorsal her angewendet. Mit Hilfe von neuen Kleinfragmentimplantaten lassen sich auch sogenannte „lokalisierte Osteosynthesen", d.h. auf das Sakrum begrenzte Stabilisierungen verwirklichen.

Abgesehen von der Sakrumfraktur bevorzugen wir bei hinteren Instabilitäten die vorderen Zugänge, sie sind für die in unserem Krankengut in der Regel polytraumatisierten Patienten schonender.

Acetabulumfrakturen

Zur Versorgung der Acetabulumfrakturen gewinnt der ilioinguinale Zugang nach Letournel zunehmend an Bedeutung. Ektope Knochenneubildungen, wie sie bei den hinteren Zugängen in raltiv hohem Maße beobachtet werden, sind seltener. Mit indirekten Repositionstechniken lassen sich vielfach auch dorsal gelegene Frakturlinien über den ventralen Zugang reponieren.

Für komplexe Acetabulumfrakturen haben wir den erweiterten iliofemoralen Zugang nach Letournel weitgehend zugunsten des „Maryland Zugangs" verlassen. Die muskuläre

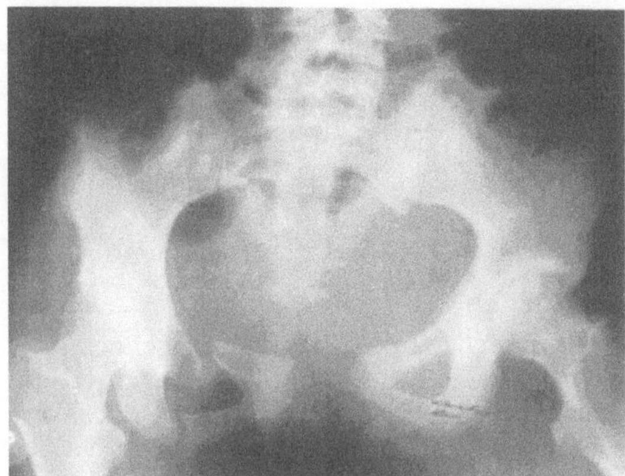

Abb. 5a. Beckenübersicht einer 18jährigen Pkw-Fahrerin, welche neben Ober- und Unterschenkelfraktur links eine instabile Beckenverletzung erlitten hatte. Die Beckenübersicht läßt eine transpubische Instabilität rechts, eine transsymphysäre Instabilität, eine transpubische Instabilität links mit Fraktur des vorderen Pfeilers des Acetabulums und eine Iliosakralfugenluxation links erkennen

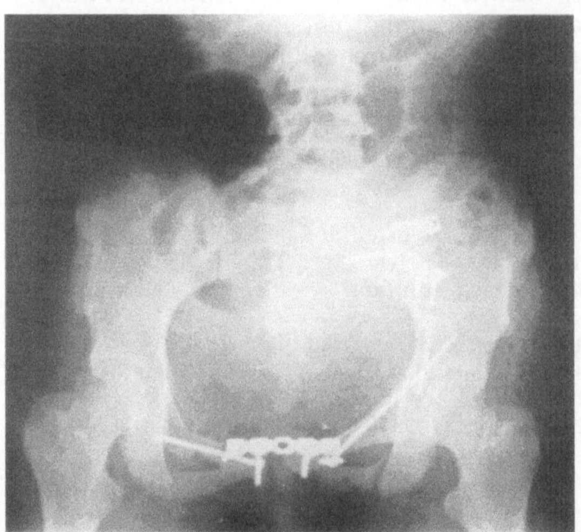

Abb. 5b. Das Röntgenbild zeigt die Osteosynthesen nach der Versorgung. Die transpubischen Instabilitäten wurden durch extralange 3,5 mm Kleinfragmentschrauben stabilisiert, wobei links der vordere Pfeiler des linken Acetabulums mit dieser Schraube gefaßt wurde. Die Symphyse wurde mit einer Rekonstruktionsplatte stabilisert. Unter Erweiterung des ventralen Zugangs konnte gleichzeitig die zusätzliche Verschraubung des vorderen Pfeilers links und die Stabilisierung der iliosakralen Luxation durch ventrale Verplattung mit 3 Loch und 2 Loch DCP vorgenommen werden

Desinsertion wird durch Osteotomie der Muskelansätze der Spina iliaca und Crista iliaca sowie des Trochanter majors ersetzt, die Darstellung des Acetabulums ist ebenso umfassend wie beim klassischen erweiterten iliofemoralen Zugang [4].

Bei der Wahl des Osteosynthesematerials hat sich in der Acetabulumchirurgie ebenfalls die Schraubenosteosynthese mit der 3,5 mm Kleinfragmentkortikalisschraube als Standardimplantat durchgesetzt, Platten finden nur als Rekonstruktions- und oder als gebogene Beckenrekonstruktionsplatten Verwendung.

Tumore des Beckens

Neue Techniken der Beckenchirurgie umfassen auch erweiterte Möglichkeiten bei Tumorresektionen im Beckenbereich. Mit inneren Hemipelvektomien und Einsatz von großen individuellen Beckenprothesen lassen sich vielfach auch noch ausgedehnte Tumorbefunde resektiv behandeln.

Management des Beckentraumas

Die Haupttodesursache nach Beckenfraktur ist nach wie vor der Verblutungsschock oder als Spätfolge die Schockfolgeerkrankungen wie ARDS und Multiorganversagen. Diese Tatsache erfordert auch neue Strategien in der Akutbehandlung der schweren Beckenverletzung [2]. Unserer Auffassung nach versagen alle konservativen Maßnahmen bei der schweren Beckenblutung. Nur durch ein aggressives chirurgisches Management kann durch direkte Blutstillung und einer notfallmäßigen Frakturstabilisierung (Beckenzwinge) bzw. der frühen definitiven Stabilisierung des Beckenrings die schwere Verletzung beherrscht werden.

Die Meinung, daß ein bestehendes pelvines retroperitoneales Hämatom nicht geöffnet werden sollte, widerspricht allen chirurgischen Prinzipien. Soweit die Blutung nicht selektiv chirurgisch gestillt werden kann, und das ist eher die Ausnahme bei diesen Verletzungen, erfolgt die Blutstillung durch eine ausgedehnte Tamponade, ähnlich wie bei Leberrupturen empfohlen. Geplante Revisionslaparotomien mit Tamponadenwechsel werden in 2–3täglichem Abstand bis zur definitiven Blutstillung durchgeführt.

Literatur

1. Ganz R (1989) persönliche Mitteilungen
2. Goldstein A, Phillips T, Sclafani S, Scalea T, Duncan A, Goldstein J, Panetta T, Shaftan G (1986) Ealry open reduction and internal fixation of the disrupted pelvic ring. J Trauma 4:325–333
3. Pennal G, Tile M, Waddel J, Garside H (1980) Pelvic disruption: assessment and classification. Clin Orthop 151:12–21
4. Reinert C, Bosse M, Poka A, Schacherer T, Brumback R, Burgess A (1988) A modified extensile exposure for the treatment of complex or malunited acetabular fractures. J Bone Joint Surg [Am] 70:329–337
5. Rothenberger D, Fischer R, Strate R, Velasco R, Perry J (1978) The mortality associated with pelvic fractures. Surgery 84:356–361
6. Trunkey D, Chapman M, Lim R, Dunphy J (1974) Management of pelvic fractures in blunt trauma injury. J Trauma 14:912–923
7. Berner W, Oestern H-J, Sorge J (1982) Ligamentäre Beckenringverletzungen-Behandlung und Spätergebnisse. Unfallheilkd 85:377–387

211. Modifikation der Ilizarow-Technik

A. Rüter

Zentralklinikum Augsburg, Klinik für Unfall- und Wiederherstellungschirurgie, Stenglinstr. 2, W-8900 Augsburg, Bundesrepublik Deutschland

Modifaction of the Ilizarov Technique

Summary. New bone has been known to form with callus distraction for a long time, yet its first therapeutical application was by Ilizarov. For the stepwise distraction of an osteotomy gap, various systems of fixation and transportation have been developed. The Augsburg and Basel systems, basing on the tubular AO external fixator, require only limited supplementing of implants. The most elegant and „physiological" way is certainly continous callus distraction using an internal electrical motor, as the Munich intramedullary nail. In the long run, all systems will probably be changed to allow continous distraction.

Key words: Callus distraction – Technique – Transportation systems

Zusammenfassung. Knochenneubildung durch Callusdistraktion ist ein seit langem bekanntes Phänomen, das aber erst durch Ilisarow konsequent therapeutisch genutzt wurde. Das zugrundeliegende Prinzip der schrittweisen Aufdehnung eines Osteotomiespaltes läßt sich mit verschiedenen Fixations- und Transportmodellen verwirklichen. Hierbei sind zum Teil nur begrenzte Erweiterungen der vorhandenen Implantate-Sets erforderlich, wie z.B. bei dem Augsburger- und dem Basler-System, die auf dem Rohrfixateur der AO basieren. Die eleganteste und „physiologischste" Methode stellt sicher die kontinuierliche Callusdistraktion mittels Elektroantrieb dar, wie sie heute über den Münchner Teleskopnagel bereits realisiert wurde. Auf Dauer werden wohl alle Systeme so verändert werden, daß sie diese Art der Callusdistraktion erlauben.

Schlüsselwörter: Callusdistraktion – Technik – Transportsysteme

Die spontane Knochenneubildung nach Überextensionen von Frakturen oder Osteotomien ist ein biologisches Phänomen, das bereits vor Jahrzehnten von Bier, Klapp, Putti u.a. beschrieben, aber erst von Ilisarow konsequent eingesetzt wurde. Der von ihm sowohl zur Frakturbehandlung wie zur Callusdistraktion verwendete Apparat ist durch seine Ringkonstruktion sehr umfänglich. Die Fixierung am Knochen durch gedeckt eingebrachte gekreuzte Kirschnerdrähte erscheint wegen der Nähe von Nerven und Gefäßen nicht ungefährlich. Bei einer Segmentverschiebung schneiden die Transportdrähte quasi eine Straße durch die Weichteile. Zusätzlich stellt die Anschaffung dieses Instrumentariums eine nochmalige Erweiterung des an unseren Kliniken ohnehin immensen Instrumenten- und Implantatlagers dar. Aus all diesen Gründen erschien es interessant und wünschenswert, mit den ohnehin vorhandenen Fixateurmodellen ein System zu entwickeln, das die Verwirklichung der Callusdistraktion ohne oder nur mit unwesentlicher Erweiterung des Vorhandenen erlaubt.

Die uns näher bekannten und von uns selbst verwendeten Modifikationen basieren auf dem Rohrfixateur der AO. Bei dem von uns entwickelten sog. „Augsburger Modell" wurde angestrebt, durch einen fixen Umlenkpunkt der Zugdrähte, die Weichteilperforation durch letztere an einer konstanten Stelle zu halten. Die Wahl der Fixateurmontage (Klammer-, Rahmen-, Dreidimensionale-Anordnung) hängt von dem zu lösenden Problem ab. Einfache Segmentverschiebungen bei korrekter Achse können über den einfachen Klammerfixateuer erfolgen, während komplexere Fehlstellungen, Narbenkontrakturen etc. umfänglichere Modelle erfordern. Nach typischer Montage des gewählten Modells erfolgt bei der Segmentverschiebung nun die Freilegung der späteren Verschiebestrecke unter Einschluß der beiden Segmentenden. An dem zu verschiebenden Segment werden nun die Zugdrähte über Kleinfragmentschrauben fixiert, an dem verbleibenden Segment diese über spezielle Umlenkschrauben etwa um 60 Grad umgeleitet, dann an fixierter Stelle durch die Weichteile geführt und auf gesondert angefertigte Ratschen, die auf der längsverlaufenden Rohrstange bzw. beim Klammerfixateur auf einer rechtwinklig zur Längsachse montierten Querstange sitzen, aufgewickelt. Die Osteotomie erfolgt dann über eine 2., 1,5 cm lange Inzision mit einem speziellen, sonst zur Zemententfernung verwendeten Meißel, der durch seine Form ein Abgleiten des Meißelblattes in den Markraum verhindert. Als einzige Erweiterung des Standardrohrfixateurs werden geflochtene Zugdrähte, die Umlenkschrauben sowie die Ratschen benötigt. Bei dem von Regazzoni entwickelten sog. „Basler Modell" erfolgt der Segmenttransport nicht über interne Zugdrähte, sondern über extern geführte Schanz'sche Schrauben. Das zu transportierende Segment wird durch 2 perkutan eingebrachte Schanz'sche Schrauben gefaßt und diese auf einem speziellen Längsrohr, das in die Fixateurmontage einbezogen wird, verschoben, wobei der Transport entweder durch Drehen einer Gewindestange oder dem als Schubelement eingesetzten, eigentlich zur Kompression entwickelten Fixateurspanner, erfolgt.

Der Rohrfixateur kann auch zur Extremitätenverlängerung verwendet werden. Um hierbei die Achse halten zu können, ist zumindest eine zweidimensionale Konstruktion erforderlich. Die wiederum durch typische Osteotomie entstandenen beiden Segmente können auf den überbrückenden Rohrstangen wiederum entweder durch spezielle Gewindestangen oder durch den, wie oben beschrieben, eingesetzten Fixateurspanner auseinander getrieben werden. Für letztere Indikationen werden andernorts mit Erfolg die verschiedensten, im Handel befindlichen Fixateursysteme eingesetzt, wobei jeweils anzustreben ist, daß durch die angebotenen Elemente des Fixateurs Längen- und Achsenkorrekturen simultan möglich sind.

Sind reine Längenkorrekturen erforderlich, stellt das eleganteste Verfahren heute ein in der Innenstadt Klinik München entwickeltes Modell eines Teleskopnagels mit Elektroantrieb dar. Diese Distraktions-Technik erlaubt außerdem eine kontinuierliche Callusdehnung, die voraussichtlich günstigen Einfluß auf Qualität und Quantität des sich bildenden Blastems besitzt.

Gefäßchirurgie

Gefäßchirurgische Techniken in der Karzinomchirurgie

212. Gefäßchirurgische Techniken in der Karzinomchirurgie

M. Trede

Chirurgische Klinik, Klinikum Mannheim der Universität Heidelberg, Theodor-Kutzer-Ufer, W-6800 Mannheim 1, Bundesrepublik Deutschland

Vascular Techniques in Cancer Surgery

Summary. Forty heads of university departments of surgery and 17 heads of vascular units answered a questionnaire concerning the problem „How much vascular surgery does the general surgeon need?" There was general agreement that every surgeon should be competent in the care of trauma (including vascular trauma) and that he should be familiar with vascular techniques as required in cancer surgery.
Problems in surgical training arise whenever general and vascular surgical units operate completely seperately, since the lack of training posts makes rotation of junior staff all but impossible.
Key words: Vascular surgery – Surgical training

Zusammenfassung. Im Rahmen einer Umfrage haben sich 40 Leiter von chirurgischen Universitätskliniken sowie 17 Leiter von gefäßchirurgischen Abteilungen zum Problem „Wieviel Gefäßchirurgie braucht der Allgemeinchirurg?" geäußert. Einig waren sich alle, daß jeder Chirurg die Versorgung von Verletzungen (auch Gefäßverletzungen) und gefäßchirurgischer Techniken im Rahmen der Karzinomchirurgie beherrschen sollte.
Probleme in der Weiterbildung entstehen manchenorts, wenn Allgemein- und Gefäßchirurgische Abteilungen völlig voneinander getrennt arbeiten, weil die Stellenpläne dann die Rotation nachgeordneter Mitarbeiter kaum zulassen.
Schlüsselwörter: Gefäßchirurgie – Chirurgische Weiterbildung

Wieviel Gefäßchirurgie braucht der Allgemeinchirurg?

Das ist die Frage, die bei der Vorbereitung auf diese Sitzung zu allererst aufkam.

Und ich habe sie gleich weitergereicht in Form einer Umfrage an meine allgemeinchirurgischen Kollegen von den 40 Universitätskliniken der größer gewordenen Bundesrepublik. Alle 40 haben geantwortet! Ich danke Ihnen.

Die Antworten sind in diesem Katalog von Gefäßproblemen zusammengefaßt, die jedem Allgemeinchirurgen begegnen können (Tabelle 1).

Natürlich muß er die Versorgung eines *Gefäßtraumas* beherrschen. Eine Messerstichverletzung genauso wie die immer häufigeren iatrogenen Komplikationen der „Interventionalisten" – ganz zu schweigen von jenen, die ihm selbst unterlaufen ...

Jeder weiß, daß der Erfolg einer *Transplantation* mit der Qualität der Gefäßanastomosen steht und fällt.

Tabelle 1. Gefäßprobleme für den Allgemeinchirurgen

1. Trauma	– akzidentell
	– iatrogen (interventionell, intraoperativ)
2. Transplantation	– Dialyseshunts
	– Mikrovaskuläre Techniken
3. Fehldiagnose!	– Mesenterialischämie
	– Rupt. Aortenaneurysma
4. Akutverschluß	– Venenthrombose
	– Arterielle Embolie
5. Onkologie	– Gefäßresektion/Ersatz
	– Regionale Perfusion

Gegen *Fehldiagnosen* ist keiner gefeit, und nirgends gilt das mehr als beim akuten Abdomen. An das rupturierte Aortenaneurysma allerdings muß der Allgemeinchirurg schon vorher denken – und es auch gegebenenfalls mit dem Ultraschall diagnostizieren, bevor „der Bauch auf" ist! Sonst kann es passieren, daß der Patient drucklos, mit Klemme im Bauch über eine Stunde in die nächste gefäßchirurgische Abteilung gefahren wird.

Ähnliches gilt für den akuten arteriellen *Verschluß,* bei dem die Differentialdiagnose „Embolie oder Thrombose" auch dem versierten Gefäßchirurgen nicht immer leicht fällt. Aber dieser kann notfalls eine unerwartete Thrombose bei arteriosklerotischer Stenose leichter versorgen als ein Allgemeinchirurg, der sich nur unregelmäßig oder gar nicht mit peripheren Gefäßrekonstruktionen beschäftigt.

So kommen wir zu unserem Thema: Die moderne Karzinomchirurgie ist ohne gefäßchirurgische Techniken gar nicht denkbar. Das gilt für die schonende, bluttrockene Präparation im Rahmen einer Lymphadenektomie beim Hepaticus-confluens-Karzinom,
für die Bronchusmanschetten – samt Gefäßresektion,
für Teilresektionen der V. cava inferior wegen Tumoreinbruch im Rahmen einer erweiterten rechtsseitigen Hemihepatektomie – und das gilt für Pankreatektomien, wenn der Tumor unerwartet die Pfortader infiltriert, so daß von ihr ein Segment en-bloc mit dem Präparat geopfert werden muß.

Aber wir wollen nichts vorwegnehmen, sondern vielmehr fragen, wie erwirbt der Allgemeinchirurg die notwendigen gefäßchirurgischen Fertigkeiten?

Auch diese Frage habe ich den 40 allgemeinchirurgischen Ordinarien gestellt – und zwar:

Wer macht die Gefäßchirurgie an ihrer Universität? – etwa eine selbständige Abteilung für dieses Teilgebiet? Oder wird die Gefäßchirurgie in der Herzchirurgischen Klinik mitgemacht? – oder ist sie ein integrierter Bestandteil der Allgemeinchirurgie?

Bei allem Vorbehalt wegen Schwierigkeiten bei der Zuordnung gibt es offenbar nur 5 selbständige universitäre gefäßchirurgischen Abteilungen (2 davon in den „neuen" Bundesländern).

In zwei Drittel unserer chirurgischen Universitätskliniken ist die Gefäßchirurgie mehr oder weniger vollständig in die Allgemeinchirurgie integriert, so, daß hier die Mitarbeiter – bei entsprechender Begabung – das technische Rüstzeug erwerben und die notwendige Übung vorhalten können.

Wie aber sieht es mit der Rotation bei jenen 13 chirurgischen Kliniken ohne Gefäßchirurgie aus?

Selbst bei optimistischer Einschätzung klappt die Rotation der Assistenten in Weiterbildung (von Oberärzten ganz zu schweigen) nur bei der Hälfte.

Noch problematischer ist der Erwerb der Teilgebietsbezeichnung. Das liegt keineswegs nur an mangelnder Kooperation, sondern oft an den Zwängen des Stellenplans.

Hier hat sich unser Mannheimer Modell bewährt, bei dem eine feste Zahl der Weiterbildungsstellen in den Teilgebietskliniken ausschließlich von „Rotariern" der Allgemeinchirurgie besetzt werden.

Selbstverständlich wurden dieselben Fragen an 17 renommierte und hauptamtliche Gefäßchirurgen gestellt.

Alle 17 haben geantwortet, und auch dafür bedanke ich mich. Erwartungsgemäß fiel das Spektrum gefäßchirurgischer Fertigkeiten, das dem Allgemeinchirurgen zugebilligt wurde, etwas schmäler aus. Völlig zu Recht wurde die nicht-invasive Gefäßdiagnostik in den Vordergrund gestellt, damit der (ungeübte) Allgemeinchirurg beizeiten den gefäßchirurgischen Spezialisten hinzuziehen möge.

Gefäßchirurgische Techniken werden erwartet bei der Versorgung von Verletzungen und in der Karzinomchirurgie.

Schon wegen des „Massenanfalls" sind Gefäßchirurgen dankbar, wenn ihnen ihre allgemeinchirurgischen Kollegen einen Teil der phlebologischen Aufgaben (Varizenchirurgie) abnehmen.

Aus den bereits erwähnten Gründen funktioniert die Rotation von allgemeinchirurgischen Assistenten auch aus der Sicht gefäßchirurgischer Abteilungsleiter nur zu 60%.

Die Teilgebietsbezeichnung können Allgemeinchirurgen nur in 6 dieser 17 Gefäßabteilungen erwerben.

Aber nun genug der Berufspolitik!

Alle Beteiligten sind sich einig, daß das gefäßchirurgische Training für den Allgemeinchirurgen die Hohe Schule der Operationstechnik schlechthin darstellt. Er wird dies um so mehr spüren, je weiter er sich in die Karzinomchirurgie wagt. Denn hier lernt er die Kunst des richtigen Zugangs, hier lernt er schonendes, blutsparendes Präparieren, und hier verliert er die Angst vor Pulsation und Blutung.

Keiner hat dies besser formuliert als Professor René van Dongen:

„Die Gefäßchirurgie ist eine sehr subtile Form von Chirurgie. Ein Gefäßchirurg muß per Definition ein Perfektionist sein. Er muß 100 – eigentlich 150 Prozent – sicher sein von seiner Sache". Gilt das alles nicht etwa genauso für den Allgemeinchirurgen?!

Und an anderer Stelle hat er gesagt, daß er „sein halbes Leben dafür gefochten habe, daß die Gefäßchirurgie ein Teil bleiben möge der Allgemeinchirurgie".

Und er schließt mit der Feststellung:

„Die zwei können einander enorm viel helfen".

Dem ist nichts hinzuzufügen.

213. Gefäßchirurgische Probleme bei Tumorerkrankungen im Thoraxbereich

H. Denecke

Chirurgische Klinik, Leopoldina-Krankenhaus Schweinfurt, Gustav-Adolf-Str. 8, W-8720 Schweinfurt, Bundesrepublik Deutschland

Revascularization Procedure in Thoracic Cancer Surgery

Summary. In thoracic tumor surgery, revascularization of the great vessels is indicated in only few patients. It is indicated in stage I/II or T3N0 tumors, and as a palliative measure in patients with a high risk of pneumonectomy. In 25 patients treated between 1978 and 1990 for lung cancer by sleeve resections of the pulmonal artery, operative lethality was 6%. Curative resection of the upper vena cava may be necessary for complete removal for stage III thymomas. Long-term results are as good as those in stages I and II. In acute vena cava sup. syndrome, palliative decompression provides symptomatic relief in more than 80% of patients. For anonymacaval or auricular bypass, PTFE is the material of choice.

Key words: Thoracic cancer surgery – Revascularization

Zusammenfassung. Angioplastische Eingriffe an den Pulmonalarterien sind kurativ in den Stadien I und II, bzw. T3 NO indiziert. Bei 25 Patienten wurden Zirkulär- und Tangentialresektionen durchgeführt, 2 Patienten verstarben postoperativ (6%). Palliative Indikation besteht bei hohem Pneumonektomie-Risiko. Zur Revaskularisation der V. cava wird am günstigsten PTFE-Material verwendet. Kurative V. cava-Resektionen ergeben sich ggf. für das damit komplett resezierte Thymom (Stadium III). Für das V. cava sup.-Syndrom zeigt der palliative V. cava-Ersatz (v. anonyma-cavaler/-atrialer Bypass) in einer Literaturauswertung eine Symptombesserung bei fast 80% der Patienten.

Schlüsselwörter: Thorakale Tumorchirurgie – Revaskularisation

(Manuskript bis Redaktionsschluß nicht eingegangen)

214. Gefäßkomplikationen bei der Chirurgie des Pankreaskarzinoms

H. F. K. Männl

I. Chir. Klinik, Elisabeth-Krankenhaus, St.-Elisabeth-Str. 23, W-8440 Straubing, Bundesrepublik Deutschland

Vascular Complications of Surgery for Cancer of the Pancreas

Summary. Anatomical knowledge of the complex vascularization of the pancreas lowers the risk of vascular injuries. Preoperative arteriography is useful in identifying individual variations. Special techniques are proposed for dissection of the posterior attachments. Occlusion of the intestinal arteries due to arteriosclerosis should be noted. This condition causes collateral circulation which is disturbed if the gastroduodenal artery is transected during cephalic resection. Additional procedures are mandatory in this case. The principles of reconstruction by vascular surgery are outlined for the injured vessel as well as for situations after vascular resection due to unexpected tumor invasion.
Key words: Vascular complication – Pancreatic cancer – Cephalic resection

Zusammenfassung. Anatomische Kenntnisse der komplexen arteriellen und venösen Gefäßversorgung des Pankreas mindern die Gefahr der Gefäßläsion ebenso wie die Kenntnis konkreter Gefäßvarianten, gewonnen durch präoperative Zöliako- und Mesenterikographie. Spezielle Präparationstechniken im Mesopankreas sind risikomindernd. Arteriosklerotische Verschlüsse der Intestinalarterien verdienen Beachtung, weil die bei der Kopfresektion erforderliche Durchtrennung der A. gastroduodenalis wichtige Kollateralkreisläufe zerstören kann. Die Prinzipien gefäßchirurgischer Rekonstruktion nach Gefäßläsion werden ebenso dargestellt wie Reparationstechniken nach Gefäßresektionen bei Fehlbeurteilung lokaler Operabilität.
Schlüsselwörter: Gefäßkomplikation – Pankreaskarzinom – Kopfresektion

Die exakte Häufigkeit intraoperativer Komplikationen in der Pankreaschirurgie ist unbekannt. Man darf jedoch annehmen, daß gravierende Komplikationen sehr selten auftreten. Übereinstimmung herrscht darüber, daß Blutungen aus den retropankreatischen großen Venen (V. mesenterica superior, V. lienalis und V. portae) zu den häufigsten Komplikationen zählen [6]. Kopfresektionen weisen mehr Komplikationen auf als Linksresektionen. Ausgehend von der Inzidenz sollen nachfolgend ausschließlich Gefäßkomplikationen diskutiert werden, wie sie sich bei kephalen Resektionen ergeben können.

Gründliche anatomische Kenntisse helfen am besten, Gefäßschäden zu vermeiden. Die Kenntnis der im Einzelfall vorliegenden Vaskularisation, wie sie präoperative Zöliako- und Mesenterikographie vermitteln, wirkt sicher risikomindernd [8]. Spezielle

Techniken verhindern Gefäßverletzungen im Mesopankreas. Hierauf wird gesondert einzugehen sein.

Wie schon aus alten anatomischen Studien hervorgeht, perfektioniert durch Rio-Branco 1912 [11], ist die alleinige Durchtrennung der A. gastroduodenalis nicht hinreichend für die arterielle Devaskularisation des Pankreaskopfes. Über zwei Arkaden ist das Coeliaca-System mit der A. mesenterica superior verbunden. Die Durchtrennung der A. pancreatico duodenalis inferior ist daher zur Unterbindung des arteriellen Einstroms zum Pankreaskopf zwingend erforderlich. Auf die Bedeutung der sogenannten „Rio-Branco-Anastomose" wird später eingegangen.

Bei den großen retropankreatischen Venen ist es wichtig zu wissen, daß die V. mesenterica inferior statt in die V. linealis, wie dies im Regelfall geschieht, auch direkt in die V. mesenterica superior einmünden kann. Daneben ist auf den inkonstanten und manchmal sehr kräftig entwickelten Truncus gastrocolicus Henle zu achten, weil durch Zug an diesem Längseinrisse der V. mesenterica superior resultieren können [1].

Wie bereits erwähnt, liefert die präoperative Angiographie wichtige Informationen über mögliche Variationen der Gefäßanatomie, die für den Operateur von großer Bedeutung sind. Die meisten Chirurgen verlangen daher vor der Operation eine angiographische Abklärung der individuellen Gefäßanatomie [2]. Daneben kann die Angiographie bei Nachweis der Infiltration der viszeralen Hauptarterien wertvolle Hinweise zur lokalen Operabilität geben [4].

Besondere präparatorische Sorgfalt verlangt ein gemeinsamer Abgang der A. coeliaca und der A. mesenterica superior aus der Aorta (Abb. 1). Dieser sogenannte Truncus coeliacomesentericus communis kommt in 3% vor [13].

Weitaus häufiger ist der Abgang der rechten Leberarterie aus der A. mesenterica superior (Abb. 2). Diese Variante hat eine Häufigkeit von immerhin 20% [16]. Die Bezeichnung „akzessorische rechte Leberarterie" sollte nicht benutzt werden, weil es häufig die einzige Arterie für den rechten Leberlappen ist. Als korrekte anatomische Bezeichnung wurde „Ramus hepaticus dexter aberrans" vorgeschlagen [16]. Wichtig ist zu wissen, daß diese Arterie dorsal des Pankreas und dorsal der Pfortader verläuft im kranialen Abschnitt der fibrösen posterioren Aufhängebänder des Pankreas (Abb. 3) [10]. In bezug auf den Gallengang verläuft sie eher kaudal des Ductus hepaticus communis, manchmal aber auch

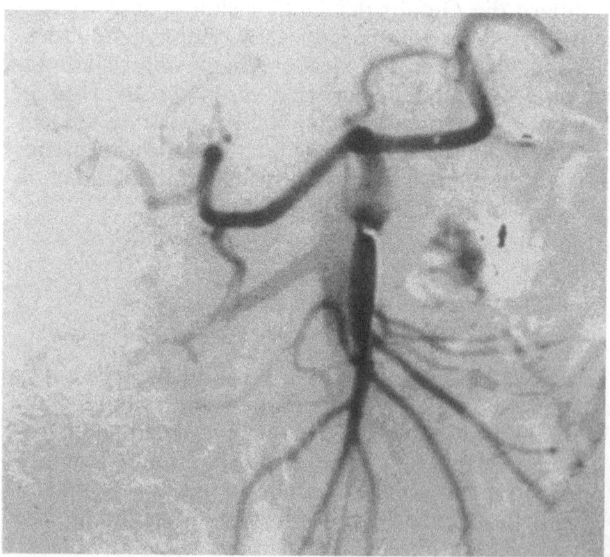

Abb. 1. Die präoperative Angiographie liefert die Kenntnis der im Einzelfall vorliegenden Gefäßvariante. Hier der in 3% vorkommende gemeinsame Abgang der A. coeliaca und der A. mesenterica superior aus der Aorta: Truncus coeliacomesentericus communis

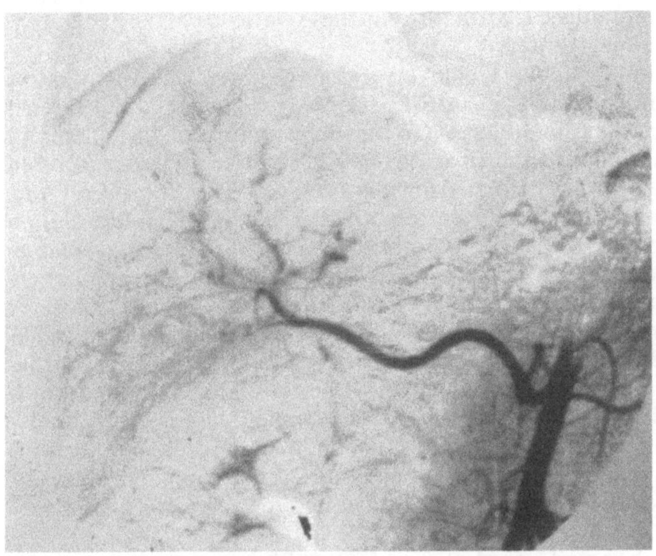

Abb. 2. Die Mesenterikographie zeigt eine in 20% vorkommende Variante: Abgang der rechten Leberarterie aus der A. mesenterica superior (Ramus hepaticus dexter aberrans)

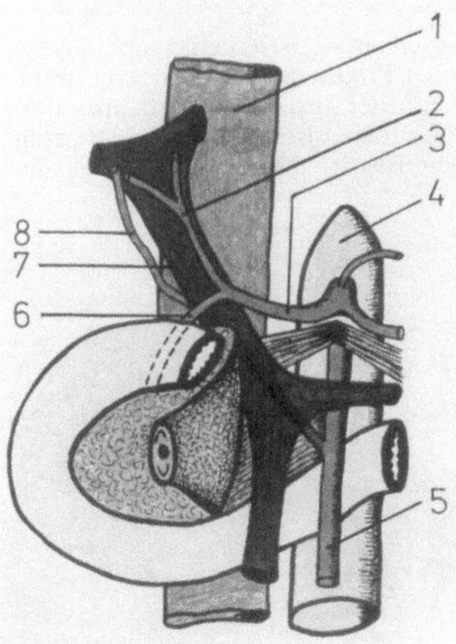

Abb. 3. Schematische Darstellung des Verlaufs der aberrierenden rechten Leberarterie dorsal der Pfortader in den posterioren fibrösen Aufhängebändern des Pankreas (Lamina retropancreatica dextra). Modifiziert nach VanDamme [16]. *1* V. cava inferior; *2* A. hepatica propria; *3* A. hepatica communis; *4* Aorta abdominalis; *5* A. mesenterica superior; *6* A. gastroduodenalis; *7* V. portae; *8* Ramus hepaticus dexter aberrans

dorsal hier von [12]. Bei Unkenntnis dieser Variante kann die Arterie leicht bei der Durchtrennung des Mesopankreas verletzt werden.

Neben der Erfassung der individuellen Gefäßversorgung gestattet die präoperative Angiographie noch eine wesentliche Aussage zur Frage der Durchgängigkeit der Intestinalarterien. Arteriosklerotische Stenosen oder sogar Verschlüsse können sowohl an der A. coeliaca bzw. A. hepatica communis als auch an der A. mesenterica superior auftreten (Abb. 4). Im ersteren Falle (Abb. 4a) erfolgt dann die arterielle Leberperfusion ausschließlich über die A. mesenterica superior retrograd über die eingangs erwähnten Anastomosen nach Rio-Branco. Eine bei der Kopfresektion zwangsläufig notwendige Durchtrennung der A. gastroduodenalis würde zum totalen Ausfall der arteriellen Leberdurchblutung führen. Die Whipplesche Operation bedarf in diesem Falle zusätzlich eines aorto-hepatischen Bypass, ein geläufiges Verfahren bei der chronischen intestinalen Ischämie [3]. In Umkehrung gilt, daß bei einem Verschluß der A. mesenterica superior die gesamte arterielle Mesenterialdurchblutung aus der A. coeliaca über die Pankreaskopfarkaden gespeist wird (Abb. 4b). Bei erforderlicher Durchtrennung der A. gastroduodenalis muß der Einstrom in die A. mesenterica superior daher gefäßchirurgisch rekonstruiert werden. Bei der Altersgruppe der Patienten mit einem Pankreaskarzinom sollte auf die Koinzidenz arteriosklerotischer Verschlüsse der Intestinalarterien verstärkt geachtet werden.

Spezielle Präparationstechniken sind erforderlich, um Gefäßläsionen zu verhüten. An der Ventralfläche ist die V. mesenterica superior bzw. die Pfortader relativ leicht stumpf mit beiden Zeigefingern freizupräparieren, eine Technik, die als Clairmont-Handgriff bekannt ist [5]. Dies ist deshalb so leicht möglich, weil die überwiegende Zahl der aus dem Pankreaskopf einstrahlenden kleinen Venen lateralseitig einmündet und nicht an der Ventralfläche der Vene [5, 7].

Besonders gefährdet sind die großen Gefäße, speziell die A. mesenterica superior, bei der Resektion eines weit nach medial herüberreichenden Processus uncinatus, zumal wenn dieser die oberen Mesenterialgefäße einhüllt [14]. Deutlicher wird dies, wenn man die dorsalen Aufhängebänder des Pankreas betrachtet, in der französischen Literatur als „attaches postérieures" bezeichnet [10], bei uns unter dem Begriff „Mesopankreas" bekannt

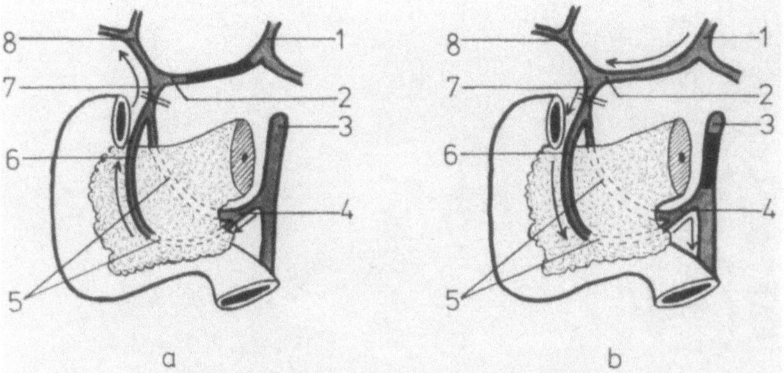

Abb. 4a, b. Arteriosklerotische Verschlüsse der A. coeliaca bzw. A. hepatica communis **(a)** oder der A. mesenterica superior **(b)** führen zu Kollateralkreisläufen über die Pankreaskopfarkaden (Rio-Branco-Anastomosen). Die Strömungsrichtung des Blutes ist durch Pfeile markiert. Die bei der Kopfresektion erforderliche Durchtrennung der A. gastroduodenalis zerstört den Kollateralkreislauf. Gefäßrekonstruktive Maßnahmen der arteriellen Leber- bzw. Mesenterialdurchblutung sind dann zwingend erforderlich. Einzelheiten siehe Text. *1* A. coeliaca; *2* A. hepatica communis; *3* A. mesenterica superior; *4* A. pancreaticoduodenalis inferior; *5* Anastomosen nach Rio-Branco; *6* A. pancreaticoduodenalis superior; *7* A. gastroduodenalis; *8* A. hepatica propria. Die Absetzungsstelle der A. gastroduodenalis ist mit Doppelstrich markiert

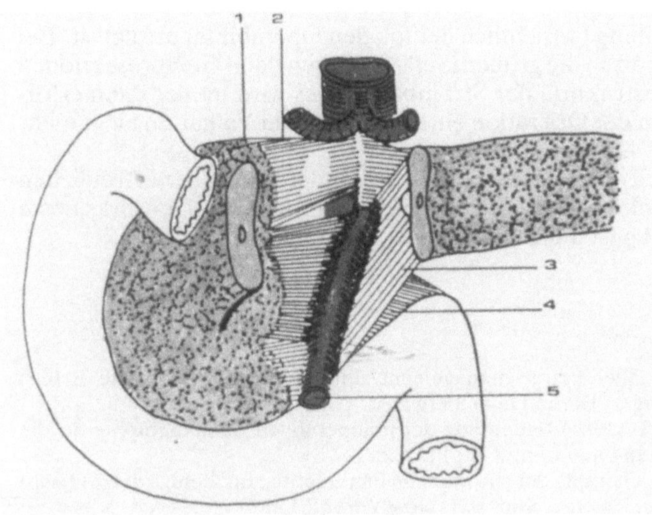

Abb. 5. Die dorsalen Aufhängebänder des Pankreas („attaches postérieures" Richelme) und ihre Beziehung zur Aorta bzw. A. mesenterica superor. *1* Kephales retrovenöses Segment; *2* Lamina retropancreatica dextra; *3* Lamina retropancreatica sinistra; *4* Duodenojejunale Verlängerung; *5* A. mesenterica superior. (Abb. aus Richelme et al. 1984 [10])

(Abb. 5). Die bindegewebige Verbindung zwischen Processus uncinatus und der A. mesenterica superior ist besonders wichtig, zumal wenn hier entzündliche Schrumpfungsprozesse vorliegen. Während die Pfortader mobilisiert und weggehalten werden kann, ist auf die fixierte Arterie bei der Ablösung des Processus uncinatus besonders zu achten. Es sei daran erinnert, daß eine aberrierende rechte Leberarterie, wenn sie aus der A. mesenterica superior entspringt, in der Lamina retropancreatica dextra verläuft (Abb. 3 und 5). Eine Läsion der Gefäße kann verhindert werden, wenn man die Ablösung des Kopfes bzw. des Processus uncinatus von medial nach lateral durchführt, wie dies Richelme vorgeschlagen hat [1, 10].

Kommt es dennoch zur Gefäßläsion, so erfolgt die Reparation nach den üblichen Techniken der Gefäßchirurgie. Das Methodenregister reicht von der überwendlich-fortlaufenden Naht über die Resektion mit End-zu-End Anastomose, die Interposition von Vene oder Prothese, die Umleitung des Blutabflusses (mesenterico-cavale Anastomose) bis zum Ersatz des arteriellen Einstroms durch benachbarte Arterien (A. lienalis).

Die häufigste Verletzung in Form des Längseinrisses der V. mesenterica superior oder V. portae wird durch überwendlich-fortlaufende Naht repariert. Hierzu ist es nicht erforderlich, das Gefäßsystem auszuklemmen. Digitale Kompression oder Abdrücken mit einem Stieltupfer distal und proximal erzeugen bis zur Vollendung der Naht Bluttrockenheit. Wenn die fortlaufende Naht einengt, so daß eine Thrombose zu befürchten ist, empfiehlt sich eine Resektion mit End-zu-End-Anastomose nach ausgiebiger Mobilisation der Mesenterialwurzel. Dieses Verfahren ist fast immer möglich. Nur ganz selten muß die Interposition von Vene oder Prothese erfolgen. Eingriffe dieser Art stellen hohe technische Ansprüche an den Operateur und beinhalten stets die Gefahr der postoperativen Thrombosierung. Bei einer langstreckigen Läsion der V. mesenterica superior kann statt des Interponates auch eine termino-laterale mesenterico-cavale Anastomose zur Ableitung des venösen Blutes durchgeführt werden [15]. Auch wenn der lienale Durchblutungsanteil erhalten bleibt, führt dies zu einer Verminderung der portalen Leberperfusion. Bei Läsionen der Arterien sei daran erinnert, daß der notwendige Einstrom durch End-zu-End Anastomosen mit der mobilisierten Milzarterie erreicht werden kann [9].

Grundsätzlich müssen die soeben dargestellten gefäßchirurgischen Rekonstruktionsprinzipien auch Anwendung finden, wenn trotz sorgfältiger Rundumfreilegung der Drüse und Exploration eine Fehlbeurteilung hinsichtlich der lokalen Operabilität erfolgt ist. Bei unvermutetem Einbruch des Tumors in die großen Gefäße müssen dann Gefäßresektionen erfolgen mit konsekutiver Rekonstruktion der Strombahn. Dies wird immer dann erforderlich werden, wenn das Stadium der Operation einen Rückzug zur Palliation nicht mehr zuläßt.

Trotz aller Bemühungen zur Erarbeitung operativer Standards und der erfreulichen Letalitätsabsenkung bleibt die Pankreaschirurgie technisch anspruchsvoll. Der wirksamste Mechanismus zur Risikominderung ist die Erfahrung des Operateurs.

Literatur

1. Baumel H, Deixonne B (1986) Therapeutic management. In: Baumel H, Deixonne B (ed) Exocrine pancreatic cancer. Springer, Berlin Heidelberg New York Tokyo, p 125
2. Gebhardt Ch, Schepke P, Gall FP (1982) Bedeutung der präoperativen Zöliakographie für die Operationstaktik der Whippleschen Operation. Chir Prax 30:117
3. Gebhardt Ch (1984) Chirurgische Therapie der chronischen Pankreatitis. In: Gebhardt Ch (Hrsg) Chirurgie des exokrinen Pankreas. Thieme, Stuttgart New York, S 156
4. Herfarth Ch, Schürmann G, Hohenberger P, Schneider St (1990) Leistungen der präoperativen Diagnostik für die Indikationsstellung beim Pankreaskarzinom. In: Trede M, Saeger HD (Hrsg) Aktuelle Pankreaschirurgie. Springer, Berlin Heidelberg New York Tokyo Hong Kong, S 20
5. Hoffmann E (1984) Chirurgische Anatomie des Pankreas. In: Gebhardt Ch (Hrsg) Chirurgie des exokrinen Pankreas. Thieme, Stuttgart New York, S 9
6. Jordan GL JR (1981) Complications of pancreatic and splenic surgery. In: Hardy JD (ed) Complications in surgery and their management. Saunders, Philadelphia London Toronto Sydney, p 352
7. Jordan GL JR (1989) Pancreatic resection for pancreatic cancer. Surg Clin North Am 69:569
8. Kümmerle F, Neher M, Rückert K (1985) Pankreas. In: Kremer K, Kümmerle F, Kunz H, Nissen R, Schreiber HW (Hrsg) Intra- und postoperative Zwischenfälle Bd II, Abdomen. Thieme, Stuttgart New York, S 145
9. Lygidakis NJ, van der Heyde MN (1989) The contribution of vascular surgery to the surgical management of pancreatic head carcinoma. In: Lygidakis NJ, Tytgat GNJ (eds) Hepatobiliary and pancreatic malignancies. Thieme, Stuttgart New York, p 284
10. Richelme H, Birtwisle Y, Michetti C, Bourgeon A (1984) Les attaches postérieures du pancréas. Incidence chirurgicale de la lame rétro-pancréatique droite. Chirurgie 110:150
11. Rio-Branco da Silva Paranhos P do (1912) Essai sur l'anatomie et la médicine opératoire du tronc coeliaque et de ses branches de l'artère hépatique en particulier. Steinheil, Paris, S 485
12. Rong GH, Sindelar WF (1987) Aberrant peripancreatic arterial anatomy: Considerations in performing pancreatectomy for malignant neoplasms. Am Surg 53:726
13. Schuur KH, Reeders JWAJ (1989) Angiography in the preoperaive staging of hepatobiliary and pancreatic malignancies. In: Lygidakis NJ, Tytgat GNJ (ed) Hepatobiliary and pancreatic malignancies. Thieme, Stuttgart New York, p 136
14. Skandalakis JE, Gray SW, Rowe JS, Skandalakis LJ (1979) Anatomical complications of pancreatic surgery. Contemp Surg 15:17
15. Trede M (1990) Die erweiterte Resektion beim Pankreaskarzinom. Indikation, Technik und Ergebnisse. In: Trede M, Saeger HD (Hrsg) Aktuelle Pankreaschirurgie. Springer, Berlin Heidelberg New York Tokyo, S 62
16. VanDamme J-P, Bonte J (1990) Vascular anatomy in abdominal surgery. Thieme, Stuttgart New York, p 14

215. Gefäßersatz in der Tumorchirurgie

J.-R. Allenberg, Heidelberg

(Manuskript bis Redaktionsschluß nicht eingegangen)

216. Implantationsmöglichkeiten von Port-a-cath-Systemen zur Chemotherapie

Ch. Hottenrott, Frankfurt/M.

(Manuskript bis Redaktionsschluß nicht eingegangen)

Reintervention nach arteriellen und venösen Gefäßrekonstruktionen

217. Rezidiveingriffe bei Sofort- und Frühkomplikationen nach arterieller Rekonstruktion

H. Müller-Wiefel und G. Langkau

Gefäßchirurgische Klinik des St. Johannes-Hospitals Akadem. Lehrkrankenhaus, An der Abtei 7–11, W-4100 Duisburg 11, Bundesrepublik Deutschland

Redo-Operations for Complications Occurring Immediately or Early After Arterial Reconstruction

Als Grundlage der retrospektiven Analyse diente das Krankengut des Fünfjahreszeitraumes Januar 1986 bis Januar 1991. Zeitliche und technische Gründe bedingten eine Beschränkung auf die Erfassung komplikationsbedingter Folgeeingriffe innerhalb der ersten 30 postoperativen Tage. Berücksichtigung fanden *strombahnspezifische Komplikationen mit lokalem Charakter,* d.h., daß zusätzlich zu der Beseitigung eines Rezidiv-Verschlusses auch Blutungskomplikationen miteinbezogen wurden.

Im erwähnten Zeitraum wurden 4447 arterielle Rekonstruktionen in verschiedensten Gefäßprovinzen durchgeführt. 4,4% von ihnen entfielen auf die zu besprechenden komplikationsbedingten Rezidiveingriffe innerhalb der 30-Tage-Frist.

Tabelle 1 gibt eine nach Gruppen aufgegliederte Übersicht zu den 4258 Eingriffen, aus denen sich unsere 189 frühen Rezidiv-Rekonstruktionen entwickelten. Neben den supraaortischen Wiederherstellungen führen erwartungsgemäß die Revaskularisationen der unteren Extremitäten. Akute Ischämien sind relativ oft zu behandeln gewesen. Zusätzlich zu den erwähnten 189 Rezidiv-Rekonstruktionen der arteriellen Strohmbahn wurden wegen behandlungsbedürftiger Hämatombildung, akuter Blutung sowie Darmischämie weitere 108 Reinterventionen nötig (Tabelle 2).

Folgeeingriffe wegen *akuter Blutung* verteilten sich dreimal auf die supraaortische Region, 35mal auf den Extremitätenabschnitt und sechsmal auf den Bauchraum. *Hämatomausräumungen* waren im supraaortischen Bereich zweimal, im Bereich der Extremitäten 50mal und im Bauchraum neunmal notwendig. Bei den Carotiden handelte es sich nie um eine Nahtinsuffizienz, stattdessen um abgerutschte Venenligaturen oder Blutungsbereitschaft in Verbindung mit der Gabe von Aggregationshemmern. Im Abdomen kamen als zu versorgende Blutungsquellen Lumbalgefäße, Arteria sacralis medialis, Vena mesenterica inferior oder eine aorto-prothetische Anastomose in Betracht. Einmal lag eine Cavaläsion nach Versorgung eines rupturierten Bauchaortenaneurysmas vor. Gerinnungsstörung nach Y-Prothesenwechsel kam einmal vor. Hämatome im Bereich der Extremitäten bedurften überwiegend im Bereich der Leistenwunde der chirurgischen Ausräumung. Inguinal zu versorgende Blutungen gingen auf PTA, Thrombendarteriektomie, Embolektomie und Profunda-Plastik wie auch auf insuffiziente aorto-profundale Bypassanastomosen zurück.

Tabelle 1. Aufgliederung der Eingriffe im Zeitraum 1986 bis 1991, aus denen sich 189 frühe Rezidiv-Rekonstruktionen entwickelten

Chronische AVK	
supraaortal	936
BAA	461
viszeral	84
aorto-iliakal	579
untere Extremität	1019
obere Extremität	4
extraanatom. Bypass	154
PTA	270
akuter Verschluß	
obere Extremität	87
untere Extremität	664
	4258

Tabelle 2. Aufgliederung der frühen Reinterventionen

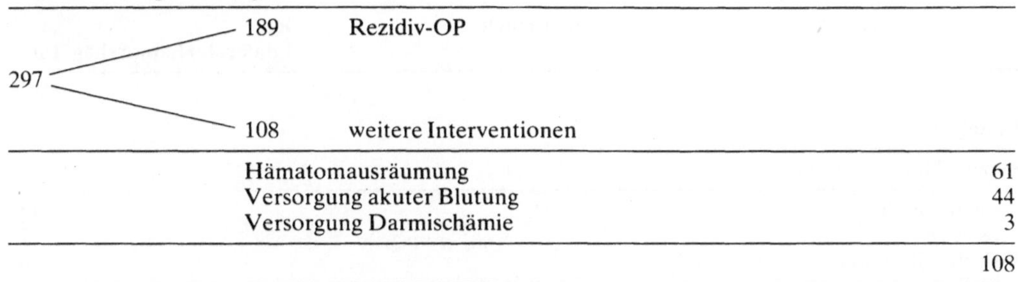

297	189	Rezidiv-OP	
	108	weitere Interventionen	
		Hämatomausräumung	61
		Versorgung akuter Blutung	44
		Versorgung Darmischämie	3
			108

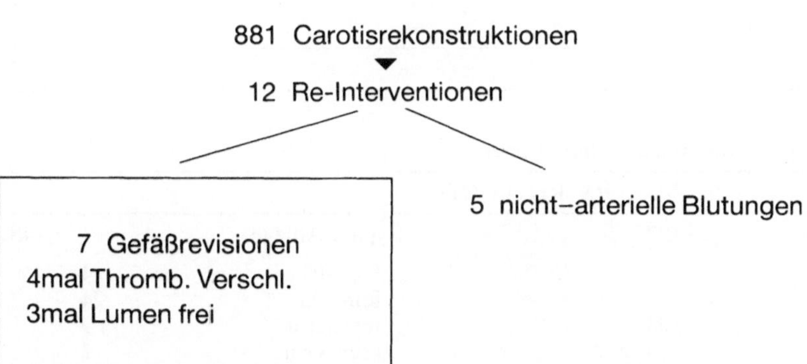

Abb. 1. Reinterventionen nach Carotisrekonstruktionen und ihre Ursachen

Analysiert man die *Carotisrekonstruktionen* (Abb. 1) so zeigt sich bei 12 Reinterventionen unter 881 strombahnwiederherstellenden Eingriffen, daß fünfmal nicht-arterielle Blutungen versorgt werden mußten. Bei 7 Revisionen der rekonstruierten Arterienstrecke traf man viermal auf einen frischen thrombotischen Verschluß, während dreimal das Gefäßlumen frei war. Das klinische Ergebnis ist in Tabelle 3 zusammengefaßt. Der in drei Fällen letale Ausgang – wenn man will 40% – zeigt allein schon, daß das von akuten Reinterventionen bei postoperativem schweren neurologischen Ausfall zu erwartende Ergebnis nur bedingt gut sein kann.

Tabelle 3. Übersicht über Lokalbefund, durchgeführte Maßnahme und klinischen Ausgang bei 7 arteriellen Revisionen nach Carotisrekonstruktion

Alter	Befund	Maßnahme	Ausgang
68 J.	lokale Thrombose abgelöster Plaque	Thrombektomie Korrektur	letal
73 J. Rez. Sten.	lokale Thrombose	Thrombektomie	Rückbild. b. a. armbet. Schw.
52 J.	lokale Thrombose gelöste Intimastufe	Thrombektomie Interponat	letal
69 J.	lokale Thrombose	Thrombektomie	Aphasie Armstörg.
71 J.	∅ Thrombose freies Lumen	Patchversorgung	volle Restitut.
53 J.	∅ Thrombose freies Lumen	neuer Patch	inkompl. Rückb. Hemiparese
62 J.	∅ Thrombose freies Lumen	neuer Patch	letal bilateraler hämorrhag. Inf.

Tabelle 4

Bypass-Thrombektomien	
Ax-fem / bifem	15
Cross-over	2
Y-Proth. Schenkel	6
fem.-P1	1
fem.-P3	23
fem.-crur./crur.-crur.	41
ao / iliaco-fem.	9
	97

Tabelle 5. Aufgliederung der 189 Rezidiv-Operationen

189 Rezidiv-OPs				
Bypass-Thrombektomie	97	Bypass-Anlage		48
lokale und distale Thrombektomie/ Embolektomie	44	fem.-P1	4	
		fem.-P3	24	
		fem.-crur.	9	
		crur.-crur.	2	
		cross-over	2	
		Prof.-Plast.	1	
		Byp.-Verläng.	6	

Nimmt man die *Gesamtheit der 189 frühen rekonstruierenden Rezidiveingriffe,* so finden sich 97 Bypass-Thrombektomien nach den verschiedensten Umleitungsoperationen und weiterhin 44 lokale und weitere distale Lumendesobliterationen durch Embolektomie bzw. Thrombektomie. In 48 Fällen mußten weitere oder neue Bypassanlagen erfolgen. In der Hälfte der Fälle handelte es sich um kniegelenksüberbrückende femoro-popliteale Umleitungen. Jeder vierte neu, d.h. ergänzend, angelegte Bypass betraf die crurale Strombahn. Die Tabellen 4 und 5 geben die zahlenmäßige Zuordnung wieder.

Indikationen für Lumenwiederherstellungen durch Gerinnselausräumung in unterschiedlicher Technik ergaben sich nach PTA wie nach vorausgehender Thromb-Embolektomie – hier wegen seltenerer Rezidiv-Embolien – mehrheitlich wegen ungenügender primärer Desobliteration. Thrombektomie nach Ringstripping weist auf verbliebene Intimareste hin. Bypassanlagen im Verlaufe einer Reintervention hatten vielfältige Indikationen und kamen z.B. zum Zuge bei unzureichender Durchblutungsverbesserung in der Peripherie, als Korrektur einer unbefriedigend verlaufenden Thromb-Embolektomie aus arteriosklerotisch veränderter Arterie, natürlich als Rezidiv-Bypass bzw. Over-Bypass, zur definitiven anatomischen Korrektur nach TEA oder PTA, aber auch zur Sicherung eines besseren Abflusses nach Behebung eines zentralen Reverschlusses.

Die *Ergebnisse* der Carotis-Reinterventionen wurden schon erwähnt. *In der Peripherie* konnte durch Bypassanlage in 4 von 5 Fällen eine erfolgreiche Revaskularisation erreicht werden. Die Versagerrate mit Amputation betrug 12,5%. In weiteren 8% mußte wegen Neuverschlusses eine konservative Therapie mit nur mäßig gutem Erfolg angeschlossen werden.

Unter den Bypass-Thrombektomien waren knapp 20% Wiederholungsthrombektomien bei den gleichen Patienten und hier nur 5 von 18 dauerhaft erfolgreich. Von den verbleibenden 79 Bypassdesobliterationen verliefen dagegen 71 mit dauerhaft gutem Ergebnis. Tabelle 4 und 5 stellt die Maßnahmen zahlenmäßig gegenüber.

Der vorgegebene Rahmen erzwingt das Weglassen von Details und erlaubt, manches nur anzudeuten. Grundsätzlich ist folgendes festzuhalten:

1. Reinterventionen sind so vielfältig wie Primär-Eingriffe und sparen keine Region aus.
2. Die Leiste als funktionelle und anatomische Schaltstelle ist erwartungsgemäß auch der führende Ort für komplikationsbedingte frühe Reinterventionen.
3. Eine operateur-bezogen Häufung von frühen Reinterventionen ist nicht zu leugnen, was unter dem Gesichtspunkt einer Ausbildungsstätte wichtig ist.
4. Der „einfache" Fehler läßt sich relativ gut bei der Zweitoperation korrigieren. Muß die Rekonstruktion dagegen wegen Fehleinschätzung der Qualität des „run-off" – also das, was wir an anderer Stelle als sogenannten „indikatorischen Fehler" bezeichnet haben – unplanmäßig im Rahmen einer Reintervention weiter nach distal vorangetrieben werden, erweist sich dies oft als technisch überproportional schwierig.
5. Schließlich bleibt die Frage, wie man belastende und manchmal frustierende Rezidiveingriffe in der frühen postoperativen Phase vermeiden kann – gänzlich sicherlich nie, ihre Reduzierung aber ist möglich durch nicht ermüdendes Bemühen um operative Präzision, durch Lernen aus Fehlschlägen und durch verantwortungsvolles Training des Nachwuchses.

218. Chirurgische Möglichkeiten bei Rezidivstenosen an der Carotisstrombahn

W. Sandmann, H. W. Kniemeyer, R. Jaeschock, Düsseldorf

(Manuskript bis Redaktionsschluß nicht eingegangen)

219. Rezidiveingriffe an der Aorta abdominalis und den Beckenarterien

J. F. Vollmar

Chirurgische Universitätsklinik, Universität Ulm, Steinhövelstraße 9, W-7900 Ulm-Donau, Bundesrepublik Deutschland

Repeat Operation on the Abdominal Aorta and the Iliac Arteries

Summary. In 2654 aorto-iliac vascular reconstructions (1970–1990) it was necessary to perform 413 repeat operations (15.6%). A total of 231 reinterventions were done for late complications, i.e., after the end of the first postoperative year. The most frequent indications for repeat operation were recurrent stenoses or occlusions (4.5%), followed by anastomotic aneurysms (2.1%), aorto-enteric fistulas (0.7%), perigraft reactions (0.3%) and late infections (0.3%). Operative techniques and postoperative results are presented.

Key words: Aorto-iliac late complications – Repeat operation

Zusammenfassung. Bei 2654 aorto-iliakalen Wiederherstellungsoperationen (1970–1990) sind 413 Rezidiveingriffe (15,6%) notwendig geworden. 231mal handelte es sich um Spätkomplikationen, d.h. jenseits des 1. postoperativen Jahres. Zahlenmäßig an erster Stelle stehen Rezidivstenosen bzw. Verschlüsse (4,5%), gefolgt von Anastomosenaneurysmen (2,1%), aortointestinalen Fisteln (0,7%), Perigraftreaktionen (0,3%) und schließlich Spätinfektionen (0,3%). Das operationstaktische Vorgehen, prophylaktische Maßnahmen und die erzielten Behandlungsergebnisse werden dargestellt.

Schlüsselwörter: aorto-iliakale Spätkomplikationen – Rezidiveingriffe

Bei rund 2600 aorto-iliakalen Wiederherstellungsoperationen sind bei einem Beobachtungszeitraum über 20 Jahre 413 Rezidiveingriffe (15,6%) notwendig geworden. 231mal handelte es sich um Spätkomplikationen, d.h. jenseits des 1. postoperativen Jahres [8, 9] (Tabellen 1 und 2).

Die unter [1] genannten Rezidivstenosen bzw. -verschlüsse stehen hierbei zahlenmäßig an erster Stelle. Entgegen seitheriger Auffassung sind diese nur ausnahmsweise durch die Progression des Grundleidens verursacht; weitaus häufiger gehen sie auf Konto einer sekundären Intimahyperplasie, besonders an distalen End-zu-Seit-Anschlüssen. Auch bei Zeitintervallen von mehr als 5 Jahren sind formalgenetisch technische Fehler bei über 40% der Nachoperierten zu ermitteln gewesen [11] (Tabelle 3).

Typische Beispiele sind die fehlende Kaliberadaption bei der zentralen End-zu-Seit- oder End-zu-End-Anastomose, ferner ein zu tief gewählter Prothesenanschluß mit der Gefahr einer Abknickung der Prothesenschenkel.

Tabelle 1. Aorto-iliakale Rekonstruktion. Ulm 1970–1990 (Reg.-Nr. 1–14.962)

Gesamtzahl: 2654				
davon	AAA	664	38 Re-Operationen	(5,7%)
	AVK	1990	365 Re-Operationen	(18,3%)
Rezidivoperationen (gesamt): 413 (15,6%)				
(Früh- und Spätkomplikationen insgesamt)				

Tabelle 2. Aorto-iliakale Rekonstruktionen. Ulm 1970–1987 (Reg.-Nr. 1–11.793)

Gesamtzahl: 2019		
Spätkomplikationen n = 159 (7,9%)		
1. Rezidivstenosen bzw. Verschlüsse	n = 90	4,5%
2. Anastomosenaneurysmen	n = 42	2,1%
3. aorto-intestinale Fisteln	n = 14	0,7%
4. Perigraftreaktion	n = 6	0,3%
5. Spätinfektionen	n = 7	0,3%

Tabelle 3. Spätversagen aorto-iliakaler Rekonstruktionen

Pathogenese
1. Technische Fehler
2. Materialermüdung der Gefäßprothese (Deterioration)
3. Intimahyperplasie an den Anastomosen (besonders distal)
4. Progression der arteriellen Verschlußkrankheit

Die Materialermüdung disponiert nach Latenzzeiten von meist mehr als 5 Jahren zur Entwicklung echter Transplantataussackungen oder Anastomosenaneurysmen.

Die geringste Störanfälligkeit zeigt im Spätverlauf die offene oder halbgeschlossene Ausschälplastik mit Durchgängigkeitsquoten von 90–95% nach 10 bis 20 Jahren. Als Primäreingriff gewinnt dieses Rekonstruktionsverfahren seit einigen Jahren gegenüber dem Kunststoffbypass erneut an klinischer Bedeutung, besonders für die Korrektur lokalisierter segmentärer Stenosen an der Bifurkation bzw. einer Beckenstrombahn. Unverzichtbar ist das Prinzip von Bifurkation zu Bifurkation auszuschälen und bei jeder halbgeschlossenen TEA routinemäßig eine endoskopische Lumenüberprüfung vorzunehmen [8, 9, 12].

Die Korrektur von Rezidivstenosen bzw. Verschlüssen nach offener oder halbgeschlossener TEA erfolgt am besten durch eine Protheseninterposition oder ein Bypassverfahren. Andere Spätkomplikationen wie Nahtaneurysmen oder Spätinfekte zählen mit einer Inzidenz von unter 0,1% zu den großen Ausnahmen.

Der Prothesenschenkelverschluß nach Bifurkationsbypass gibt mit einer Häufigkeit von ca. 5% am häufigsten Anlaß zu einer Nachkorrektur. Methode der Wahl ist der transfemorale Zugang mit retrograder Ring- und Ballondesobliteration mit nachfolgender endoskopischer Lumenkontrolle. Es kommt hierbei entscheidend darauf an, die gesamte Neointimamanschette mit zu entfernen und das meist distal vorhandene Abflußhindernis in der femoralen Ausflußbahn zu korrigieren, am besten durch Prothesenverlängerung auf die A. profunda femoris oder die A. poplitea [1, 2, 3, 4, 9].

Bei allen Früh- und Spätverschlüssen eines Prothesenschenkels gilt es, eine zentrale Verschlußursache auszuschließen, insbesondere eine Prothesenabknickung bei zentralem End-zu-Seit-Anschluß [6, 9]. Die Konsequenz heißt hier, genauso wie im Falle eines aortalen Anschlußaneurysmas, einen partiellen Prothesenaustausch vorzunehmen, d.h. Resektion der alten aortalen Anschlußstelle unter Intersposition eines kurzen Bifurkationsstücks

Tabelle 4. Prophylaxe postoperativer (sekundärer) aorto-enteraler Fisteln

1. Zentrale End-zu-End-Anastomose an der infrarenalen Aorte (Auch bei AVK)
2. optimale Weichteildeckung der Gefäßprothese
   a) zweischichtige „Kulissennaht" des Retroperitoneums (ohne Fixation der Flexura duodenojejunalis)
   b) Interposition einer Netzmanschette

dann mit zentraler End-zu-End-Anastomose. Anastomosenkomplikationen lassen sich hierdurch für die folgenden 10 Jahre von 8,2% auf 1,6% reduzieren [4, 11].

Anastomosenaneurysmen betreffen bevorzugt die Anschlußstellen in der Leiste mit der Gefahr thromboembolischer Komplikationen oder der Ruptur [2, 8, 9, 12]. Unverzichtbar ist hier die Resektion des aneurysmatischen Abschnittes mit partiellem oder vollständigem Prothesenaustausch. Der Totalaustausch ist vor allen Dingen dann indiziert, wenn eine erhebliche Materialermüdung mit exzentrischer oder zylindrischer Ausweitung der Gefäßprothese vorliegt.

Bei partiellem oder vollständigem Austausch von Bifurkationsprothesen lag an der eigenen Klinik die Operationsletalität mit 2,5% nicht höher als bei der Primäroperation [11, 12]. Entscheidend ist hierbei der Zugang durch eine mediane Laparotomie. Diese sichert optimale Übersicht und Präparationsmöglichkeit ohne Gefahr von Begleitverletzungen. Schlüsselpunkte des Erfolges sind die scharfe Präparation von Gefäßen und

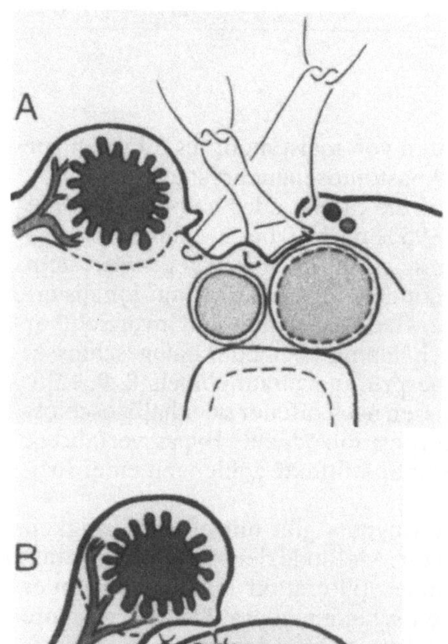

Abb. 1. Zweischichtige Verschlußnaht (Kulissennaht) des Retroperitoneums über der eingesetzten Aortenprothese. Der Peritonalrand der abgelösten Flexura duodeno-jejunalis wird nicht mitgefaßt, so daß eine intraoperitonale Verlagerung der Flexur resultiert

Transplantat mit dem Skalpell und die primäre Eröffnung der äußeren Bindegewebskapsel um die alte Prothese.

Der beste Schutz gegen die Entwicklung einer aorto-enterischen Fistel – in über 90% gehören sie dem paraprothetischen Typ II an – stellt nach unseren Erfahrungen (Tabelle 4)

1. die grundsätzliche Bevorzugung eines zentralen End-zu-End-Anschlusses von Bifurkationsprothesen auch bei der AVK dar, d.h. Vermeidung einer ventralen Prominenz des Prothesenhauptstamms,
2. die zweischichtige Weichteildeckung des Kunststoffimplantats im Retroperitoneum durch die sog. Kulissennaht unter Freilassung der Flexura duodenojejunalis, gegebenenfalls Deckung der Kunststoffarterie durch einen gestielten Omentumlappen (Abb. 1 und 2).

Seit Einführung dieser Technik vor 4 Jahren haben wir keine aorto-intestinale Fistel mehr gesehen.

90% der sekundären aorto-enterischen Fisteln manifestieren sich nach einem durchschnittlichen Zeitintervall von 34 Monaten [2, 5, 10]. Die Diagnose gelingt am besten durch Gastroduodenoskopie, wie hier mit Nachweis einer Arrosion des Duodenalknies. In den letzten 5 Jahren ist die hier gezeigte transperitoneale In-situ-Korrektur mit zentralem partiellen Prothesenaustausch und zirkulärer Einscheidung durch eine Netzmanschette zur Methode der Wahl (B) geworden [5, 10]. Die Operationsletalität ließ sich hierdurch von 52% auf 22%, bei unseren letzten 15 eigenen Fällen auf 12,5% reduzieren und zwar im Vergleich zu der früher favorisierten „großen Lösung" (A), nämlich mit vollständiger Prothesenentfernung und axillobifemoralem Bypass.

Die seltene Perigraftreaktion ist bei Verwendung von Dacron- und expanded PTFE-Prothesen im aorto-iliakalen Abschnitt ungefähr gleich häufig (Inzidenz 8,5 : 1000) [7]. Methode der Wahl ist der Austausch der betroffenen Prothesenstrecke durch einen alternativen Kunststoff, d.h. Dacron vs. PTFE et vice versa.

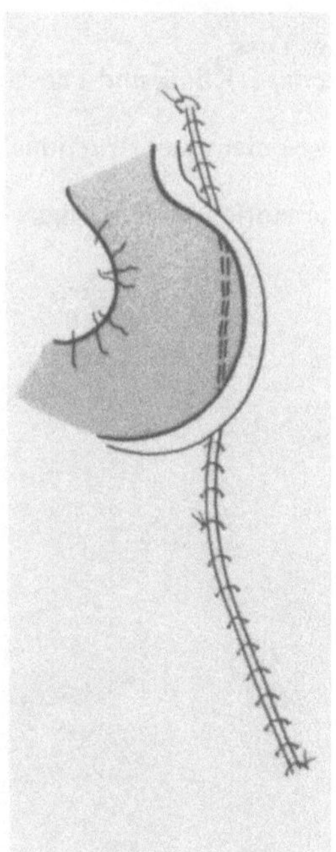

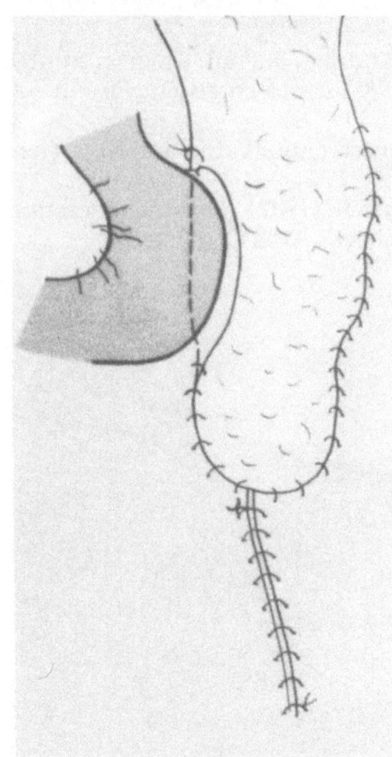

„KULISSENNAHT" OMENTUMDECKUNG

Abb. 2. Modalitäten der retroperitonealen Transplantatdeckung a) Kulissennaht, b) Benutzung eines gestielten Omentumlappens

Schlußfolgerungen

1. Die Qualität des Ersteingriffs nimmt maßgeblichen Einfluß auf die Häufigkeit von Nachoperationen. Bei ca. 40% derselben lassen sich technische Fehler der Primäroperation nachweisen.
2. Als vorbeugende Maßnahmen haben zu gelten: a) die grundsätzliche Bevorzugung einer kalibergerechten zentralen End-zu-End-Anastomose, b) Verschluß des Retroperitoneums durch Kulissennaht oder Omentumlappen, c) die orthotopen Nachrekonstruktionen gewährleisten die besten Langzeitergebnisse, nämlich Offenheitsraten von ca. 90% für die folgenden 5 Jahre [11, 12].

Literatur

1. Agrifoglio G, Lorenzi G, Castelli PM, Agus GB, Zaretti D, Bavera P (1990) Thrombectomy for late graft limb occlusion: Our experience in 182 consecutive cases. J Cardiovasc Surg 31:617–620
2. Bernhard VM, Towne JB (1985) Complications in vascular surgery. 2nd edn. Grune & Stratton Orlando San Diego New York London Toronto Montral Sydney Tokyo
3. Ernst CB, Daugherty ME (1978) Removal of a thrombotic plug from an occluded limb of an aortofemoral graft. Arch Surg 113:301–302
4. Hyde GL, McCready RA, Schwarty RW, Mattingly SS, Ernst CB (1983) Durability of thrombectomy of occluded aortofemoral graft limbs. Surgery 94:748–751
5. Kogel H, Vollmar JF (1986) Die aorto-enterische Fistel. DMW 49:1892–1896
6. Nevelsteen A, Peeters P, Suy R (1984) Late thrombosis of the aortofemoral graft: Thrombectomy of graft replacement? Angéiologie 36:137–144
7. Paes E, Vollmar JF, Mohr W, Hamann H, Brecht-Kraus D (1991) Biologische Unverträglichkeit von Kunststoffprothesen: Differentialdiagnostik und Therapie. In: Hepp W, Raithel D, Loeprecht H (Hrsg) Aktuelle Herausforderung in der Gefäßchirurgie. Steinkopff, Darmstadt, S 85–91
8. Vollmar J (1980) Reinterventionen wegen Rezidivverschlüssen (Becken- und Beinarterien). Chirurg 51:1–6
9. Vollmar J (1982) Chirurgie der Arterien, 3. Aufl. Thieme, Stuttgart New York
10. Vollmar JF, Belz R, Balmer K (1985) Aorto-enterische Fisteln – Pathogenese, Klinik und Therapie. Langenbecks Arch Chir 365:249–266
11. Vollmar JF, Voss EU (1986) Reinterventions after aortoiliac (femoral) vascular reconstructions. Rev Bras Angiol Chir Vasc 16:165–172
12. Voss EU, Fleischmann W, Vollmar JF (1982) Austauschoperation nach aorto-femoralem (iliakalem) Bifurkationsbypass. Langenbecks Arch Chir 358:512

220. Korrektureingriffe nach Operationen an Femoralarterien

H. Imig, A. Schröder und St. Meierling

II. Chir. Abt. des AK Harburg, Eißendorfer Pferdeweg 52, W-2100 Hamburg 90, Bundesrepublik Deutschland

Correction after Operations on Femoral Arteries

Summary. Increasingly we are forced to perform a correction after vascular surgery (in our hospital: 1980, 4%; 1990, 15%). The groin is one of the main areas affected by this problem. Two principle methods of reconstruction must be distinguished. 1. First operation in the inflow area, 2. First operation in the outflow area. Operation procedure, special features, results, and complications are presented.

Key words: Vascular surgery – Reoperation

Zusammenfassung. Korrektureingriffe nach Gefäßoperationen müssen zunehmend durchgeführt werden (1980 am AK Harburg 4% – 1990 15%). Dem Leistenbereich kommt hier eine besondere Bedeutung – sowohl von der Zahl der Eingriffe als auch der Lokalisation – zu. 2 grundsätzliche Rekonstruktionsprinzipien müssen bei Leistenrevisionen unterschieden werden: 1. Voroperationen im Zustromgebiet zur Leiste. 2. Voroperationen im Abstromgebiet. Operationsverfahren, Besonderheiten, Ergebnisse und Komplikationen werden anhand des eigenen Krankengutes vorgelegt.

Schlüsselwörter: Gefäßoperationen – Re-Eingriffe – Femoralarterien

Von 1988 bis 1990 wurden in 3 Jahren 126 Reoperationen in der Leiste bei 109 Patienten in unserer Klinik durchgeführt, Frührevisionen und Gefäßinteraktionen sind hier nicht einbezogen (Abb. 1).

Dem Leistenbereich kommt bei Gefäßoperationen eine ganz besondere Bedeutung zu. Die großlumigen Zustromgefäße werden in die kleineren Abstrombahnen in der Leiste verteilt. Neben der bekannt schwierigen Präparation der voroperierten Leiste kommen 3 grundlegende Revisionsprinzipien zur Anwendung:

1. Der Zustrom ist inadaequat
2. Das Abstromgebiet ist eingeschränkt bzw. schlimmstenfalls nicht mehr vorhanden
3. Die Schaltstelle in der Leiste selber ist funktionsuntüchtig. Nicht selten liegt hier die Ursache in einer aneurysmatischen Veränderung.

ad 1: (Tabelle 1) 75mal mußte bei einem Rezidiveingriff der Zustrom in die Leiste revidiert werden. Eine zentrale Verschlußsituation war hierbei 63mal verantwortlich, 12mal war es ein Nahtaneurysma. Der zentrale Wiederanschluß wurde in Form einer Bypassthrombek-

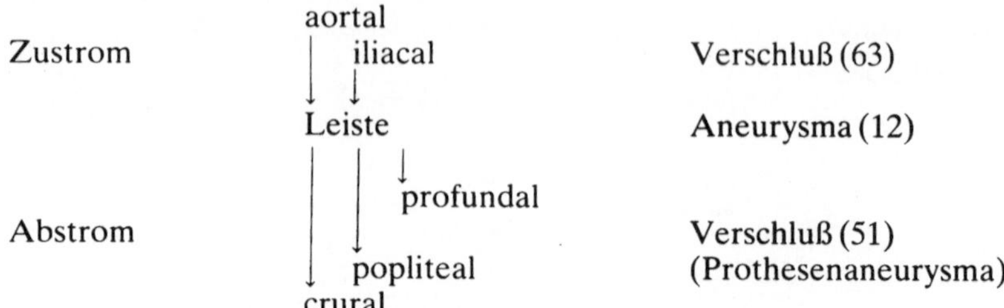

Abb. 1. Re-Operationen von 1988 bis 1990 im Zu- und Abstromgebiet der Leiste am AK Harburg (n = 126)

Tabelle 1. Re-Operation im Zustromgebiet der Leiste von 1988 bis 1990

Zustrom	n = 75
Bypass Thrombektomie	19
neuer Bypass anat.	30
neuer Bypass extraanat.	26
gleichzeitige Bypassverlängerung	21

Tabelle 2. Re-Operation im Abstromgebiet der Leiste am AK Harburg

Abstrom	n = 51
neuer Bypass	28
Bypass Thrombektomie	14
cruraler Bypass	9
gleichzeitige Zustromverbesserung	12

tomie (19), eines neuen anatomischen Bypasses (20) und in einem extraanatomischen Bypass (24) möglich. Eine distale Bypassverlängerung war dabei in 21 Fällen notwendig.

Bei Reverschluß im Zustromgebiet ist die extraanatomische Bypassanlage vor allem in Form eines Cross over's ein gutes Rekonstruktionsprinzip. Die distale Verlängerung ist aufgrund der schlechten profundalen Ausstrombahn häufig erforderlich.

Bei Leistenaneurysmen (12mal) durch Nahtbrüche wurde die Rekonstruktion mittels Prothesenschenkelinterposition nötig. Die distale Anastomose wurde im Inlayverfahren oft nur unter Katheterblockade möglich. Einfacher war das Nahtaneurysmaproblem zwischen zwei implantierten Prothesen.

ad 2: (Tabelle 2) Die Rezidiveingriffe im Femoralisabstromgebiet wurden in 3 Jahren 51mal notwendig. Crurale Verlängerung (9), neue Prothese (28) und Bypassthrombektomie (19) waren die Methoden der Wahl. Erwartungsgemäß war für diese Rezidiveingriffe in erster Linie die arteriosklerotische Progression verantwortlich. Im Gegensatz zur Anastomose im Leistenbereich war bei der distalen Anastomose kein Nahtaneurysma aufgetreten. Die hohe Zahl unserer Neuimplantationen von Bypässen ist auf die negative Erfahrung mit biologischem Ersatzmaterial zurückzuführen. Sowohl Fremdvenen als auch Solco-P-Prothesen degenerierten aneurysmatisch und mußten durch PTFE-Prothesen ersetzt werden.

Spektakuläre neue Verfahren sind in der Gefäßchirurgie eher selten geworden. In zunehmender Zahl müssen wir unsere Operationen, die oft Jahre zurückliegen, korrigieren. Waren es 1980 noch 4% Rezidiveingriffe im gefäßchirurgischen Krankengut, waren es 1990 bereits 15%.

Neben den berühmten Fällen, die aus anderen Kliniken übernommen werden, sind es bei uns auch viele selbstvoroperierte Kranke. 2 Gründe sprechen dafür, daß möglichst der erste Operateur die Korrektur vornehmen sollte.

1. Er kennt die anatomischen Besonderheiten und die Begleitumstände der einzelnen Patienten am besten.
2. Nur derjenige, der in der Lage ist, Zweitoperationen durchzuführen, sollte auch eine primäre Operation wagen.

221. Der crurale Bypass als Rezidivoperation

J. Dörrler, A. Wahba, St. v. Sommoggy und P. C. Maurer

Abteilung für Gefäßchirurgie, Klinikum rechts der Isar, Ismaninger Str. 22, W-8000 München 80, Bundesrepublik Deutschland

The Crural Bypass as Repeat Surgery

Summary. A retrospective study of 93 patients who have had repeat surgery at the tibial level for critical limb ischemia was carried out. In 21 patients a pseudoocclusion with a patent bypass graft was diagnosed and treated by PTA, thrombendarterectomy, or distal extension of the graft. The 5-year bypass patency was 60%, compared to 38% in those 72 patients that required a new bypass at the tibial level. Vein bypasses were better than prosthetic grafts. The numer of previous operations did not negatively influence the outcome. However, the distal anastomosis should be placed on an artery that was not previously thrombectomized or operated on.

Key words: Crural bypass revision – Pseudoocclusion – Critical limb ischaemia

Zusammenfassung. Eine retrospektive Studie wurde an 93 Patienten, mit cruralen Rezidiveingriffen wegen kritischer Gliedmaßenischämie, durchgeführt. Bei 21 Patienten wurde eine Pseudoocclusion mit noch durchgängigem Bypass diagnostiziert und mittels PTA, Thrombendarteriektomie oder Bypassverlängerung revidiert. Die 5-J.-Bypassdurchgängigkeit betrug 60% gegenüber 38% bei 72 Patienten mit Neuanlage eines cruralen Bypasses. Venenbypässe waren Kunststoffbypässen überlegen. Die Anzahl der Voreingriffe beeinflußte das Ergebnis nicht negativ, jedoch sollte distal auf ein nicht voroperiertes und thrombektomiertes Gefäß angeschlossen werden.

Schlüsselwörter: crurale Bypassrevision – Pseudoocclusion – kritische Gliedmaßenischämie

Einleitung

Noch vor einigen Jahren wurde die crurale Primärrekonstruktion mit dem spöttischen Spruch bedacht: „Operieren, revidieren, amputieren!“

Inzwischen hat sich aber dieses Verfahren so etabliert, daß wir uns Gedanken machen, wie wir uns gegenüber Erst-, Zweit- oder gar mehreren Rezidivverschlüssen zu verhalten haben.

Die mitgeteilten Ergebnisse waren oft wenig ermutigend, variierten jedoch sehr, abhängig von den Besonderheiten des untersuchten Kollektivs. Es erscheint daher notwendig die Voraussetzungen für einen erfolgreichen cruralen Rezidiveingriff zu untersuchen.

Tabelle 1. 5-Jahres-Beinerhaltungsrate in Abhängigkeit von der Anzahl der Voreingriffe

Anzahl der Voreingriffe	5-Jahres-Beinerhaltungsrate
1	38% (n.s.)
2	48% (n.s.)
3	41% (n.s.)
4	30% (n.s.)
mehr als 4	73% (n.s.)

Material und Methoden

Dazu erfolgte eine retrospektive Studie der zwischen 1982 und 1988 durchgeführten Rezidivoperationen im cruralen Bereich. Es wurden die Krankenakten von 93 Patienten sowie deren Röntgenbilder nach Hinweisen auf Bypassoffenheit, Amputation der operierten Extremität und Anzahl der Voroperationen untersucht. Zusätzlich erfolgte eine Nachuntersuchung aller in der Studie eingeschlossenen Patienten. 27 der Patienten waren weiblichen Geschlechts und 66 männlich. Das Durchschnittsalter betrug 66,4 Jahre (40–82 Jahre). 16 der Patienten waren am kontralateralen Bein amputiert. Die Patienten wurden in zwei Gruppen eingeteilt. In der Gruppe der Occlusion war durch einen Bypassverschluß ein funktionelles und morphologisches Versagen der vorrausgegangenen Rekonstruktion eingetreten. Bei Patienten dieser Gruppe wurde ausnahmslos eine crurale Rezidivrekonstruktion durchgeführt. Bis auf zwei Ausnahmen litten Patienten in der Gruppe Occlusion an einer kritischen Gliedmaßenischämie.

Lag ein Wiederauftreten von Symptomen oder eine Abschwächung des peripheren Pulses bei noch offenem cruralen Bypass vor, so wurde der Patient der Gruppe Pseudoocclusion zugeordnet. Alle diese pseudooccludierten Bypässe wurden mittels PTA oder Operation behandelt.

Ergebnisse

Die mittlere Beobachtungszeit betrug 52 Monate. Bei 21 Patienten wurde eine Pseudoocclusion diagnostiziert. 7 der Patienten hatten eine Anstomosenstenose, 4 eine Stenose im Bypassverlauf. 10 der Patienten litten an einer Pseudoocclusion wegen Progression der Arteriosklerose, 4mal in der Einstrombahn und 6 mal in der Ausstrombahn. Bypass- und Anastomosenstenosen traten in der Regel im ersten postoperativen Jahr und vor den Stenosen der Ein- und Ausstrombahn auf (Abb. 1).

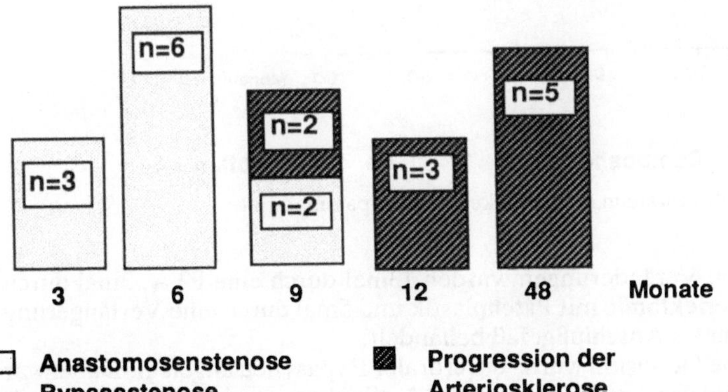

Abb. 1. Ursache der Pseudoocclusion in Abhängigkeit vom Zeitpunkt des Auftretens

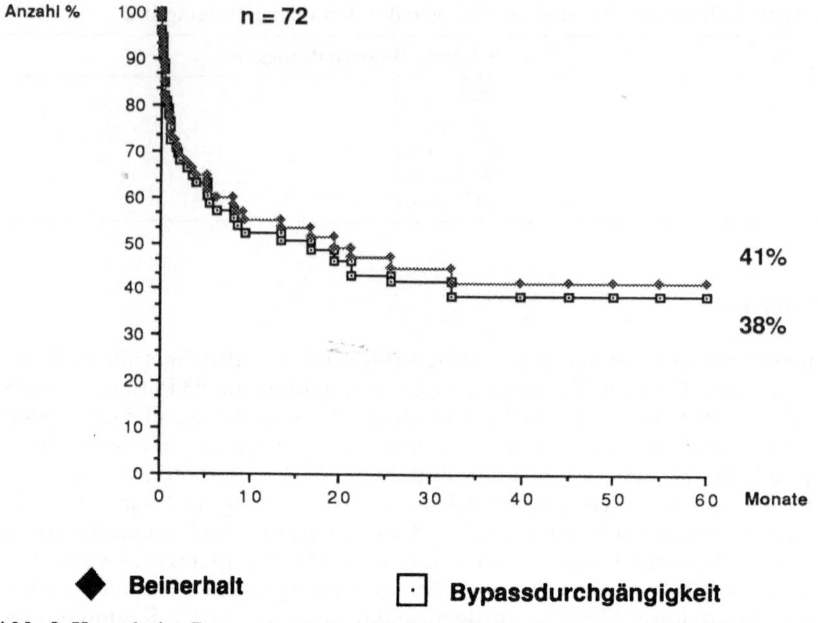

Abb. 2. Kumulative Bypassdurchgängigkeit und Beinerhaltung bei Patienten mit occludiertem Bypass

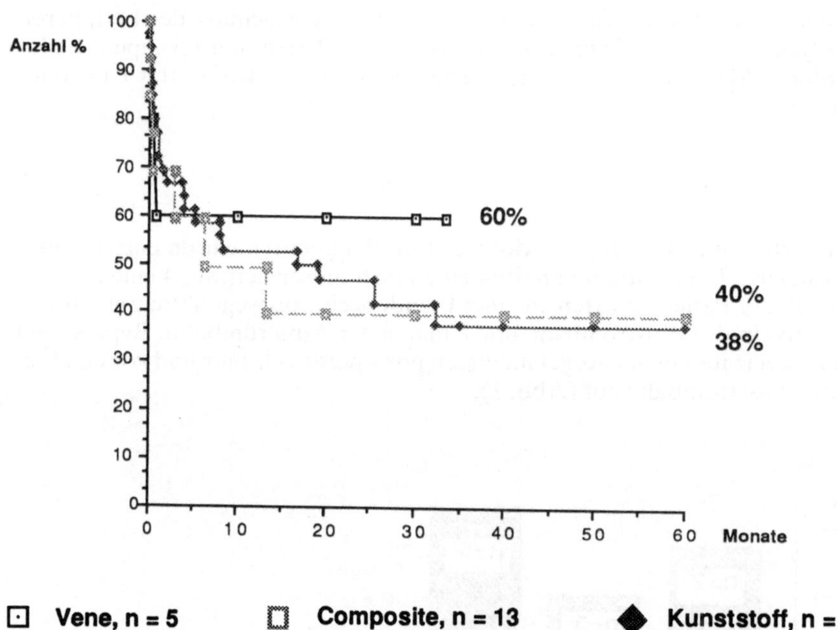

Abb. 3. Kumulative Beinerhaltungsrate in Abhängigkeit vom Bypassmaterial

Die oben beschriebenen Veränderungen wurden 13mal durch eine PTA, 3mal durch eine lokale Thrombendarteriektomie mit Patchplastik und 5mal durch eine Verlängerung des Bypasses auf ein geeignetes Anschlußgefäß behandelt.

In den 72 Fällen der Gruppe Occlusion wurde ein cruraler Bypass neu angelegt. Dabei war die A. tibialis anterior 36mal das Anschlußgefäß, die A. tibialis posterior 16mal, die A. fibularis 11mal. 9mal wurde ein Sequential-Bypass angelegt. Da die autologe Vene meist

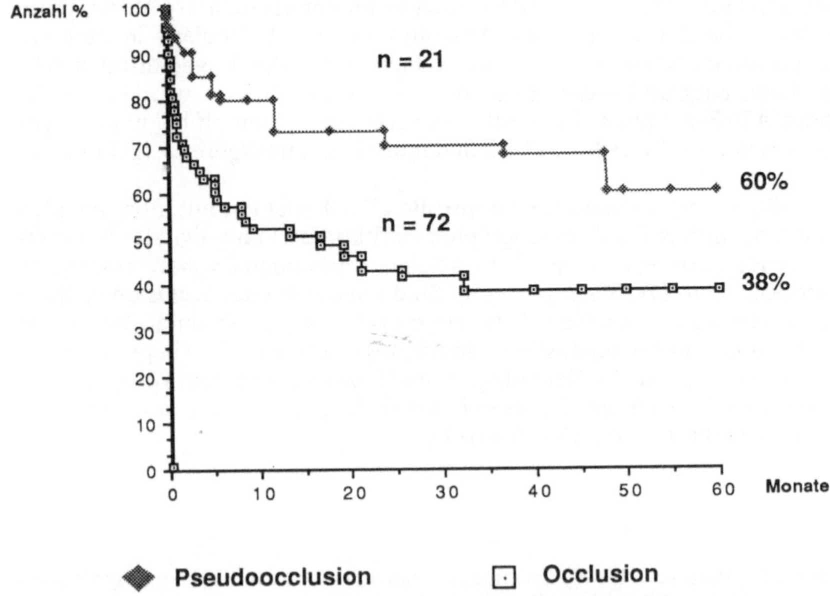

Abb. 4. Kumulative Beinerhaltungsrate bei Pseudoocclusion und Occlusion

schon bei Voreingriffen verbraucht wurde, konnte nur in 5 Fällen ein Venenbypass angelegt werden. Meist kam ein Kunststoff (n = 54) oder ein Composite-Bypass (n = 13) zum Einsatz. 46 Rekonstruktionen wurden mit einer distalen AV-Fistel versehen.

Die kumulative Bypassdurchgängigkeitsrate betrug nach 5 Jahren 38% und die Beinerhaltungsrate nach 5 Jahren 41% (Abb. 2).

Schlüsselt man die Beinerhaltungsraten nach dem verwandten Bypassmaterial auf, so zeigt sich, daß die Vene als autologes Material überlegen ist (Abb. 3).

Der Anschluß auf die A. tibialis anterior erbrachte in diesem Kollektiv mit 55% die beste kumulative 5-J.-Beinerhaltung, gefolgt von der A. tibialis posterior mit 46% und den Sequential-Bypässen mit 16%. Der Anschluß auf die A. fibularis war mit 9% signifikant schlechter. Die Anzahl der Voreingriffe führte nicht zu einer Verschlechterung der Ergebnisse, wie aus Tabelle 1 zu entnehmen ist.

Wurde eine AV-Fistel angelegt so lag die 5-J Beinerhaltungsrate mit 29% deutlich schlechter als ohne AV-Fistel (68%).

Interessant ist die Gegenüberstellung der Patienten, bei denen vor Anlage der distalen Anastomose das Anschlußgefäß thrombektomiert wurde, im Vergleich zu den Eingriffen, wo ohne Thrombektomie anastomosiert werden konnte. War eine Thrombektomie der Ausstrombahn erforderlich, sank die 5-J Beinerhaltungsrate auf 21% gegenüber 54% in der nicht thrombektomierten Gruppe. Der Vergleich zwischen Pseudoocclusion und Occlusion geht aus Abb. 4 hervor. Wenn Korrekturmaßnahmen bei noch durchgängigem Bypass erfolgen, ist die Beinerhaltungsrate wesentlich höher.

Diskussion

Die in unserem Patientengut erzielten Beinerhaltungs- und Bypassdurchgängigkeitsraten für crurale Rezidivbypässe, sind mit den in der Literatur angegebenen Werten vergleichbar [1]. Insbesondere wurden die besseren Ergebnisse bei Implantation von Venenmaterial bestätigt [2, 3]. Im cruralen Bereich sollte deshalb der autologen Vene, und sei es von der kontralateralen Extremität, gegenüber allen anderen Materialien eindeutig der Vorzug gegeben werden. Liegt angiographisch ein anschlußwürdiges Gefäß vor, so muß die

Chance zur Revascularisation ergriffen werden, auch wenn bereits mehrere Voreingriffe durchgeführt wurden. Allerdings führte der Anschluß auf die A. fibularis in unserem Patientengut zu ungünstigen Resultaten. Ob die Anlage einer adjunktiven distalen AV-Fistel sinnvoll ist, kann aufgrund dieser Ergebnisse nicht entschieden werden, da die adjunktive periphere AV-Fistel nur bei Patienten mit schlechtem run off bei ungünstiger Prognose des Bypasses angelegt wurde, und allein damit die ungünstigeren Ergebnisse zu erklären sind.

Nur eine regelmäßige, engmaschige Nachkontrolle aller Patienten mit infragenualen Gefäßrekonstruktionen, mittels Duplexsonographie (farbkodiert) und digitaler Subtraktionsangiographie (venös), ermöglicht die Diagnose eines drohenden Bypassversagens im Stadium der Pseudoocclusion. Die Therapie ist im Stadium der Pseudoocclusion vielfach einfacher und liefert bessere Ergebnisse [4]. Ist ein cruraler Bypass thrombosiert, so ist häufig eine Bypassneuanlage unter ungünstigen Bedingungen erforderlich (keine autologe Vene mehr verfügbar, etc.). Sollte die Neuanlage eines Bypasses bei einem voroperierten Patienten unumgänglich sein, so empfiehlt es sich den distalen Anschluß an einem nicht voroperierten und thrombektomierten Gefäß anzulegen.

Literatur

1. Edwards JE, Taylor LM, Porter JM (1990) Treatment of failed lower extremity bypass grafts with new autogenous vein bypass grafting. J Vasc Surg 11 (1):136–145
2. Budd JS, Brennan J, Beard JD, Warren H, Burton PR, Bell PRF (1990) Infrainguinal bypass surgery: factors determining late graft patency. Br J Surg 77:1382–1387
3. Harris PL (1987) Management problems related to the occluded femoro-distal bypass. Acta Chir Scand 538:125–131
4. Green RM, Ouriel K, Ricotta JJ, de Weese JA (1986) Revision of failed infrainguinal bypass graft: Principles of management. Surgery 100:646–653

222. Der aktuelle Stand chirurgischer Behandlung tiefer Gefäßinfektionen

H. V. Zühlke und E. P. M. Lorenz

UKS FU Berlin, Hindenburgdamm 30, 1000 Berlin 45, Bundesrepublik Deutschland

Present State of Surgical Treatment of Deep Vascular Infections

Summary. Systematic analysis of infection risk and possible therapy in vascular surgery require an exact definition and classification of stages of infection. The aim of these classifications is to use different therapeutical methods and to determine the prognosis in postoperative septic complication of vascular surgery. The whole repertoire of vascular surgery has to been used to eliminate the infection. This means aggressive treatment by explantation of alloplasty material, without consideration of the long-term results.

Key words: Septical vascular surgery – Complications – Therapy

Zusammenfassung. Eine systematische Analyse der Infektionsrisiken und therapeutischen Möglichkeiten in der Gefäßchirurgie setzt eine exakte Definition und Klassifikation der Infektionsstadien voraus. Ziel dieser Klassifikation ist es, unterschiedliche therapeutische Methoden anwenden und prognostische Aussagen treffen zu können bei postoperativen septischen Komplikationen. Zur Infektsanierung muß das gesamte gefäßchirurgische Repertoire zum Einsatz gebracht werden. Dies bedeutet aggressive Infektsanierung durch infektbetroffene Fremdmaterialexplantation bei Vernachlässigung des Langzeitergebnisses.

Schlüsselwörter: septische Gefäßchirurgie – Komplikationen – Therapie

Die Entwicklung biokompatibler Kunststoffe ermöglichte besonders in der Gefäßchirurgie bislang unerreichte operative Verfahren und Möglichkeiten im Bereich der Rekonstruktion. Die Gefahren infektionsbedingter Komplikationen und deren therapeutische Konsequenzen stellen gleichsam eine unerwartete Herausforderung für den Operateur dar. Um eine systematische Analyse der Infektionsrisiken und der daraus resultierenden therapeutischen Möglichkeiten durchführen zu können, muß eine operativ nach Gefäßrekonstruktion aufgetretene Infektion eindeutig und exakt definiert sowie klassifiziert werden. Eine Zielsetzung dieser Klassifikationen ist es, unterschiedliche therapeutische Methoden und prognostische Aussagen für das heterogene Krankheitsbild vergleichbar zu machen. Eine Vielzahl von bereits bestehenden Klassifikationen (Czilagy 1972 und Dongen 1980) teilten postoperative Infektionen bei gefäßrekonstruktiven Eingriffen nach morphologischen Gesichtspunkten in drei Grade ein. Hierbei war lediglich die Tiefe der Infektion sowie die Eindringung in das Prothesenlager maßgeblich. Eine Modifikation dieser Klassifikationen hinsichtlich prognostisch und therapeutisch entscheidender Infektionsstadien erschien sinnvoll. Hierbei unterscheiden wir im Stadium I eine Protheseninfektion ohne Beteiligung der Anastomose von einem Stadium II, wo mindestens eine Anastomose durch die Infektion angegriffen ist, wobei keine weiteren chirurgischen Komplikationen auftreten. Im Stadium III ist ebenfalls mindestens eine Anastomose beteiligt und es bestehen simultan Komplikationen wie Anastomosenblutung oder Implantatverschluß. Abgesehen von der Infektionsmorphologie muß auch hinsichtlich des zeitlichen Auftretens einer Infektionsmanifestation unterschieden werden. Die Frühinfektion ist hier eindeutig auf einen Zeitraum von bis zu 4 Wochen postoperativ definiert, wohingegen die Spätinfektion im späteren Verlauf nach bereits vollständiger Integration einer alloplastischen Gefäßprothese bzw. bei autogener Gefäßrekonstruktion definiert ist. Bei dem klinischen Verdacht auf eine septische Gefäßkomplikation muß eine neben der klinischen Untersuchung und Anamnese konsequente schrittweise Diagnostik bis zur Klärung des Befundes erfolgen. Hierzu stehen die modernen apparativen Untersuchungsverfahren wie Sonographie, Arteriographie, Computer-Tomographie und Kernspintomographie zur Verfügung. Dies trifft besonders dann zu, wenn primär keine vitale Gefährdung des Patienten besteht, wenn sich klinische Leitsymptome wie erhöhte Sepsisparameter, Anämie, Schmerz, Bakteriämie, Wundfisteln und Prothesenverschluß sowie aneurysmatische Erweiterungen manifestieren. Besonders beider retroperitonealen Protheseninfektion können neben oben genannten Untersuchungsverfahren im weiteren ebenfalls die szintigraphischen Zusatzuntersuchungen sowie bakteriologische Zusatzuntersuchungen durchgeführt werden. Das Verhalten bei der akuten Gefährdung des Patienten unterscheidet sich hiervon maßgeblich, da ausgedehnte Umgebungsdiagnostik oft zu zeitraubend ist. Besonders wenn sich bei retroperitonealer Gefäßprotheseninfektion Leitsymptome wie Melena, Haematemesis und Haematochezie ausgebildet haben, muß der hochgradige Verdacht auf eine aorto-intestinale oder eine protheto-intestinale Fistel geäußert werden. Wenn die Blutung sistiert, bleibt Zeit zur endoskopischen Kontrolle, bei unkontrollierter massiver Blutung muß die notfallmäßige Laparotomie erfolgen. Generell kann im Stadium I der Protheseninfektion ein Erhalt des Transplantates, besonders wenn dieses weiterhin blutdurchströmt ist, mit antibiotischer systemischer und lokaler Behandlung angestrebt werden. Führt dies zu einer Reintegration und blander Wundheilung, können weitere Maßnahmen unterbleiben. Führt im Stadium I die antibiotische konservative Behandlung zu keiner Reintegration, so sollte in aseptischer Umgebung eine sekundäre Explantation erfolgen und eine extraanatomische Revaskularisation durchgeführt werden. Im Stadium II der Infektion sollte bei Vorhandensein alloplastischen Materials die primäre Explantation durchgeführt werden und eine autogene Rekonstruktion plus Kollagenverbund erfolgen. Wurde bei der Primäroperation autogenes Material verwandt, genügt häufig ein lokales Debridement neben systemischer Antibiotikatherapie mit Kombination einer biologischen Sicherungsoperation plus Kollagenverbund. Die Vorteile der autogenen Rekonstruktion sind die Möglichkeiten der in situ Reintervention unter Verwendung körpereigenem Materials in Kombination mit der Verwendung von resorbierbarem Nahtmaterial (PDS).

Im Stadium III unserer Infektionsklassifikation muß obligat die Explantation erfolgen. Hierbei ist streng darauf zu achten, daß bei der Verwendung alloplastischen Materials Prothese und Nahtmaterial entfernt werden müssen. Anschließend muß ein radikales Debridement und eine lokale antiseptische Therapie hinzugefügt werden. Die Revaskularisation kann auf zweierlei Art und Weise erfolgen: Extraanatomisch und in situ, wobei ein totaler und partieller Prothesenaustausch vor allen Dingen im retroperitonealem Gefäßbett durchgeführt werden kann unter Zusatz einer Netzlappenplastik bzw. Drainage und Spülungskatheter. Weiterhin sollte eine in situ-Rekonstruktion wie oben bereits erwähnt autogen erfolgen.

Die Maxime der Gefäßrekonstruktion bestehend aus der Erreichung einer maximalen Reperfusion unter Hinzufügung einer minimalen Traumatisierung sollte ein optimales Langzeitergebnis erbringen. Im Falle einer Protheseninfektion sollte die Maxime der stadiengerechten Infektbekämpfung eine aggressive Infektsanierung durch Explantation des infektbetroffenen Fremdmaterials bei primärer Vernachlässigung des Langzeitergebnisses sein.

Literatur beim Verfasser

223. Rezidiveingriffe nach rekonstruktiver Venenchirurgie

K. Husfeldt, Karlsruhe

(Manuskript bis Redaktionsschluß nicht eingegangen)

224. Chirurgische Maßnahmen der PTA – Indikationsstellung und Ergebnisse

D. Raithel

Abt. für Gefäßchirurgie, Klinikum Nürnberg, Flurstr. 17, W-8500 Nürnberg, Bundesrepublik Deutschland

Repeat Surgery After PTA Complications: Indications and Results

Summary. We review 145 patients who underwent surgical treatment due to PTA complications between 1979 and 1990. The main problem that occurred after peripheral PTA was embolisation into the lower limb area. 56 of 88 femoropopliteal or femorotibial reconstructions showed reocclusions, with a high reocclusion rate during the fist 12 months. Five years after surgery, a mere 34% of these reconstructions were patent. Due to these unfavorable results of surgery after unsuccessful PTA, careful selection of patients is absolutely necessary, i.e., a PTA is justifield only in stage III to IV arterial occlusive disease, corresponding to the indications stated by the vascular surgeon.

Key words: PTA complications – Femoro popliteal Tibial reconstructions

Zusammenfassung. Im Zeitraum zwischen 1979 und 1990 überblicken wir 145 Patienten, die wegen einer PTA-Komplikation operativ behandelt werden mußten. Das Hauptproblem bei Zustand nach peripherer PTA war die Embolisation in die Unterschenkeletage. Bei 88 femoro-poplitealen bzw. femoro-cruralen Rekonstruktionen kam es in 56 Fällen zu einem Reverschluß mit einer auffällig hohen Reverschlußrate innerhalb der ersten 12 Monate. Nach 5 Jahren waren nur noch 34% dieser Rekonstruktionen voll funktionstüchtig.

Aufgrund dieser schlechten Ergebnisse bei Reinterventionen nach mißglückter PTA ist eine sorgfältige Patientenselektion zwingend notwendig, d.h., eine PTA ist nur im Stadium III bis IV der AVK gerechtfertigt entsprechend den Indikationen des Gefäßchirurgen.

Schlüsselwörter: PTA-Komplikation – femoro-popliteale/crurale Rekonstruktion

Zweifelsohne bedeutet die perkutane transluminale Ballondilatation eine Bereicherung des angiotherapeutischen Spektrums. Eine Verbesserung des Instrumentariums und der Technik sowie der Einsatz einer differenzierten Vor- und Nachsorge haben eindeutig zu besseren Früh- und Langzeitergebnissen beigetragen [3, 11].

Nach den guten Resultaten auf Becken- und Oberschenkeletage mit immer weniger Komplikationen hat man leider aber das Indikationsspektrum nicht nur auf die renale Etage erweitert. Wir wissen alle, daß die Radiologen zunehmend auch supraaortale Läsionen nicht nur im Bereich der A. subclavia, sondern auch im Bereich des Truncus brachiocephalicus und der A. carotis interna und externa dilatieren und daß sie sich im Bereich der peripheren Strombahn immer weiter in die Peripherie auf Höhe Poplitea und Unterschenkeletage vorwagen [5, 10]. Neuerdings werden in nahezu allen Gefäßprovinzen zunehmend Stents nicht nur uni-, sondern auch multilokulär implantiert [9]. Diese Diversion des radiologischen therapeutischen Spektrums ist aber leider auch mit einer erhöhten Komplikationsrate behaftet. Dies gilt insbesondere dann, wenn sich weniger geübte Radiologen und auch Ärzte anderer Fachgebiete an diffizile Dilatationsebenen heranwagen [9]. Besonders problematisch erscheint mir dies, wenn die Indikation zu diesen Interventionellen Maßnahmen ohne Beteiligung des Gefäßchirurgen gestellt wird. Nur so ist es zu erklären, daß z.B. wie bei diesem Patienten mit einem Rezidivverschluß der Iliaca links nach Stentimplantation von radiologischer Seite aus eine erneute PTA mit Stentimplantation empfohlen wird anstatt eine primäre operative Korrektur der Beckengefäßetage.

Die Kombination mit einer additiven Therapie, z.B. Fibrinolyse (systemisch oder in Form der Katheterlyse), hat sicherlich nicht nur zu einer Verbesserung der PTA-Ergebnisse gegenüber der alleinigen Katheterbehandlung geführt, sondern auch zu einer deutlichen Erhöhung der Komplikationsrate beigetragen.

Eine sinnvolle Kooperation zwischen Angiologen, Radiologen und Gefäßchirurgen muß daher gefordert werden, um mögliche Komplikationen bzw. ineffektive Behandlungen rechtzeitig zu erkennen.

Komplikationsmöglichkeiten nach PTA und/oder Lyse

Die wohl frequentesten Komplikationen nach PTA sind lokale Hämatome, Blutungen, Reverschlüsse und periphere Embolisationen. Seltener sind Dissektionen und Perforationen; ganz selten reißt ein Katheter ab und muß dann operativ entfernt werden.

Dilatationen auf renaler Ebene können zum Verlust der Niere führen, Dilatation der supraaortalen Äste zu einem neurologischen Defizit.

Nach einer Sammelstatistik von Zeitler aus dem Jahr 1982 fanden sich bei der peripheren PTA in 11,6% Komplikationen: so betrug die Reverschlußrate 4,6%, die Embolierate 3,4%, die Blutungskomplikation wurde mit 2,6% angegeben [11]. Falsche Aneurysmen bzw. Perforationen fanden sich in 0,7% bzw. 0,3%; nur 2,5% dieser Komplikationen waren aber behandlungsbedürftig. Abhängig von der Verschlußlänge bzw. -ebene fand Zeitler, daß die operationswürdigen Komplikationen zunahmen mit der Verschlußlänge, welche dilatiert wurde. Besonders kritisch waren langstreckige Femoralisverschlüsse von mehr als 10–12 cm Länge und Dilatationen bei Patienten im Stadium III/IV der AVK. In dieser Gruppe betrug die Komplikationsrate 4,3%.

Wir sehen eine klare Indikation zum operativen Vorgehen bei größeren Blutungen, bei Perforationen und bei Dissektionen, Reverschlüssen und peripheren Embolisationen mit subakuter oder akuter Ischämie.

Bezüglich der Indikation zur Reintervention glauben wir, daß man beim Rezidivverschluß mit dem Reeingriff warten sollte, wenn der Patient sich im Stadium II der AVK befindet. Im Stadium III bis IV hingegen muß die Indikation zur Reintervention verständlicherweise großzügiger gestellt werden. Wir wissen, daß die Infektionsrate nach vorausgegangener PTA drastisch erhöht ist, insbesondere, wenn nachher Kunststoff implantiert werden muß. Kommt es nach PTA der renalen Etage zu einem Reverschluß oder einer Dissektion, dann ist eine sofortige Reintervention zwingend, um die Niere zu erhalten.

Bei supraaortalen Komplikationen der PTA würden wir nur operativ intervenieren, wenn es z.B. nach PTA der A. subklavia zu einer peripheren Embolisaton gekommen ist und sich eine Ischämie der Extremität zeigt. Bei der PTA der Carotisstrombahn verbietet sich in der Regel eine aktuelle Intervention aufgrund der neurologischen Symptomatik.

Eigenes Krankengut

Wir überblicken von 1979 bis Dezember 1990 145 Patienten, die wegen einer PTA-Komplikation operativ behandelt werden mußten. Hierbei handelt es sich um eine besonders negative Auslese von Patienten, die uns aus ganz Nordbayern zugewiesen wurden, und dies ist nicht repräsentativ für die Komplikationsrate einer in der PTA erfahrenen Abteilung wie unsere Radiologische Klinik.

Wir fanden bei 61 Patienten einen Reverschluß, in 28 Fällen eine periphere Embolie, bei 15 Patienten eine Dissektion, in 10 Fällen eine Perforation und bei 22 Patienten eine akute Blutung bzw. ein Hämatom, das ausgeräumt werden mußte. Ein Punktionsaneurysma bzw. AV-Fistel fand sich bei 9 Patienten, eine Katheterdislokation bei 5 Patienten; 34 Patienten mußten wegen einer subakuten Verschlechterung nach PTA dringlich operiert werden.

8 Patienten zeigten eine Infektion und 2 Patienten hatten ein neurologisches Defizit nach PTA der supraaortalen Äste.

Bei einigen Patienten lagen mehrere Komplikationen gleichzeitig vor, z.B. Dissektion und Reverschluß sowie periphere Embolisation.

Operative Maßnahmen nach PTA/Ergebnisse

Auf die Indikation zu den operativen Maßnahmen wegen Blutung, Hämatom, Aneurysma oder AV-Fistel bzw. Katheterabriß möchte ich hier nicht näher eingehen. Es ist ganz klar, daß eine massive Blutung schnellstens operativ ausgeräumt werden muß, und daß abgerissene Katheterspitzen entfernt werden müssen.

Wichtig erscheint mir die Indikation zum operativen Vorgehen bei einem Reverschluß nach PTA mit oder ohne peripherer Embolisation. Hier sollte man mit der Indikation zur Reintervention zurückhaltend sein, wenn die Extremität kompensiert ist und wenn sich angiographisch ein ausreichender run-off zeigt. Schlechte Kompensation und weitgehend thrombotische periphere Strombahnen sind eine zwingende Indikation zur sofortigen Reintervention.

10 Patienten mußten aorto-femoral rekonstruiert werden; bei 6 Patienten wurde ein femoro-femoraler Bypass und bei 3 Patienten ein axillo-femoraler Bypass implantiert.

61 Patienten wurden femoro-popliteal und 39 femoro-crural rekonstruiert nach vorausgegangener PTA.

6 Patienten mußten wegen einer totalen Ischämie oder irreversibel geschädigten Extremität sofort amputiert werden, und bei weiteren 2 Patienten nahmen wir wegen eines ungenügenden run-offs eine lumbale Sympathektomie vor.

Achtmal mußte der Rekonstruktionsversuch als Probefreilegung beendet werden, da sich distal kein anschlußfähiges Gefäß fand. Nach Komplikationen der renalen Etage wurde zweimal wegen einer Blutung eine Intervention notwendig, und bei 8 Patienten wegen eines Reverschlusses bzw. einer Dissektion. Sieben dieser renalen Komplikationen konnten erfolgreich revidiert werden durch eine Transplantatinterposition bzw. Bypass in renaler Position.

Bei 4 Patienten mußte nach Subklaviadilatation wegen eines Rezidivverschlusses die A. subklavia durch Transposition oder carotido-subklavialen Bypass rekonstruiert werden.

Ergebnisse

Interessant sind die Ergebnisse der peripheren Gefäßrekonstruktion nach PTA-Komplikationen oder nach mißglückter PTA.

Wir haben vor einiger Zeit 88 femoro-popliteale bzw. femoro-crurale Rekonstruktionen nachuntersucht. 56 waren verschlossen mit einer auffällig hohen Verschlußrate innerhalb der ersten 12 Monate. Die kumulierte Durchgängigkeit nach einem Monat betrug 85%, nach 6 Monaten 52%, nach einem Jahr 43% und nach 2 Jahren 39%. Nach 3 Jahren waren noch 37% und nach 5 Jahren nur noch 34% der Rekonstruktionen voll funktionstüchtig.

Unterteilt man diese Rekonstruktionen in Eingriffe oberhalb und unterhalb des Kniegelenkes in femoro-poplitealer Position, so hatten wir eine kumulierte Durchgängigkeit oberhalb des Kniegelenkes von 92% nach einem Monat, 57% nach einem jahr und 53% nach 5 Jahren.

Unterhalb des Kniegelenkes betrug die kumulierte Durchgängigkeit nach 4 Wochen nur noch 73%, nach 6 Monaten 33% und nur noch 26% nach einem Jahr. Dieser Unterschied ist mit p = 0,05 signifikant. Analysiert man diese Bypassdurchgängigkeitsraten in Abhängigkeit von den bei der PTA aufgetretenen Komplikationen, so zeigt sich, daß für das ungünstige Spätergebnis vor allem die Embolisation in die Unterschenkeletage verantwortlich ist [8, 10].

So fanden wir eine Embolisation in die Unterschenkeletage bei 36 Patienten, bei denen später ein Bypass angelegt werden mußte. Von diesen Rekonstruktionen waren dann bei der Nachuntersuchung bereits 31 verschlossen.

Diskussion

Es handelt sich hier sicherlich um eine äußerst negative Auslese von PTA-Komplikationen, bedingt durch das relativ große Einzugsgebiet (ganz Nordbayern), die „Lernphase" der einzelnen Kollegen und die oft zu großzügige Indikationsstellung zur PTA. Besonders problematisch erscheint uns, daß allzu häufig die Dilatation im Stadium II der AVK vorgenommen wird, und daß man vor allen Dingen nicht immer rechtzeitig den Patienten nach einer peripheren Embolisation dem Gefäßchirurgen zum Korrektureingriff zuweist [4, 10]. Vor und nach PTA ist daher auch die angiographische Dokumentaion des distalen Unterschenkels und des Arcus plantaris zu fordern, um frühzeitig solche peripheren Embolisationen oder Thrombosen zu dokumentieren und evtl. durch Lyse oder Extraktion behandeln zu können [10].

Problematisch erscheint uns auch die allzu großzügige Anwendung der Stents, wobei wir in letzter Zeit sogar Patienten beobachten bei denen die gesamte Femoralis im Sinne einer intraluminalen Prothese gestentet wurde. Nach meiner Ansicht hat der Stent keine Berechtigung im femoro-poplitealen Gefäßabschnitt, sondern nur in der iliacalen Achse, und hier nur in Position Iliaca communis. Keine Berechtigung hat meiner Ansicht nach der Stent in renaler oder supraaortaler Position.

Die Stents scheinen sich ählich den Kunststoffprothesen zu verhalten. Sie eignen sich nur für großlumige Gefäße. Im kleinkalibrigen Bereich scheint es ebenfalls aufgrund einer Intimahyperplasie frühzeitig zu Reverschlüssen zu kommen.

Der Radiologe sollte kritisch seine Patienten zur PTA auswählen, am besten im gemeinsamen Gespräch mit dem gefäßchirurgischen Kollegen. Nur so können diese oft gravierenden Komplikationen vermieden werden. Es werden zwar immer von radiologischer Seite aus sogenannte Kostenanalysen erstellt [1, 7]. Diese beinhalten aber meist nicht die Kosten für erneute stationäre Aufenthalte wegen eines Rezidivverschlusses, geschweige denn die Kosten dieser Stents.

Perler et al. fanden beim carotido-subklavialen Bypass nach 10 Jahren eine patency rate von 83% [7]. Im Vergleich dazu liegt die Reverschlußrate nach PTA der A. subklavia in einem wesentlich kürzeren Zeitraum bei 40%. Wenn man nun die wiederholten PTAs in die Kostenanalyse miteinbezieht, dann glaube ich, hält die PTA dem Vergleich mit einer effektiven primären Rekonstruktion nicht stand.

Von radiologischer Seite werden zwar immer wieder sehr schöne Primärergebnisse gezeigt, die aber die PTA nicht mit der Gefäßrekonstruktion vergleichen. Blair et al. verglichen nun die PTA mit der femoro-poplitealen bzw. infrapoplitealen Rekonstruktion wegen eines Gefäßverschlusses mit drohender Gliedmaßenamputation, d.h., Stadium III bis IV der AVK [2]:

Nach 2 Jahren fand sich eine kumulative patency rate von 18% nach PTA, von 68% nach femoro-poplitealer und 47% nach femorodistaler Rekonstruktion [2].

Diese Ergebnisse sind natürlich in keiner Weise mit denen vergleichbar, die publiziert werden bei PTA im Stadium II der AVK mit einer patency rate zwischen 50 und 80% [2].

Zunehmend werden von Radiologen Dilatationen von Bypassoperationen zur Behandlung von Anastomosenstenosen oder Stenosen im Bypass selbst empfohlen.

Wir selbst haben nur eine limitierte Erfahrung mit diesem Vorgehen bei bisher 6 Patienten; bei 2 Patienten kam es zu einem Rezidiv nach PTA des Bypass. Sicherlich muß die Indikation zur PTA eines Kunststoffbypass kritischer gestellt werden als zur PTA eines Saphenabypass, und die Domäne der Radiologie sind vor- bzw. nachgeschaltete Stenosen, die sich u.U. gut dilatieren lassen.

In einer Vergleichsstudie zwischen PTA und Rekonstruktion von Stenosen im Saphenabypass schnitt eindeutig die chirurgische Revision besser ab mit einer patency rate von 62% nach 5 Jahren follow up, im Gegensatz von nur 22% nach 3 Jahren bei der PTA dieser Stenosen.

Ein wichtiges Problem, auf das wir Gefäßchirurgen immer wieder hinweisen müssen, ist meiner Ansicht nach die Tatsache, daß die Patienten dilatiert werden, ohne uns Gefäßchirurgen vorgestellt zu werden. Wir sehen dann diese Patienten häufig zu spät und mit teilweise irreversiblen Schäden, so daß ein gefäßrekonstruktiver Eingriff aufgrund der ungünstigen Ausgangslage dann zum Scheitern verurteilt ist. Hier wäre die interdisziplinäre Absprache sinnvoll, wie das bei uns am Hause üblich ist. Nur so können diese oft schwerwiegenden und auch manchmal lebensbedrohlichen Komplikationen vermieden werden.

Literatur

1. Berthold-Lys GL, Stirnemann P, Mahler F (1990) Kostenvergleich zwischen PTA und chirurgischer Gefäßrekonstruktion an den unteren Extremitäten. In: Maurer PC, Dörrler J, Somoggy S (Hrsg.) Gefäßchirurgie im Fortschritt. Thieme, Stuttgart New York, S 282–286
2. Blair JM, Gewertz BC, Moosa H (1989) Percutaneous transluminal angioplasty versus surgery for limb-threatening ischemia. J Vasc Surg 9:698–703
3. Diethrich EB (1990) Laser angioplasty: A critical review based on 1849 clinical procedures. Angiology 41:757–767
4. Friedrich G, Schönbach B (1990) Gefäßchirurgische Notfälle nach perkutaner transluminaler Angioplastie. In: Zehle A (Hrsg) Der crurale Gefäßverschluß, Zuckschwerdt, München Bern Wien San Francisco, S 77–79
5. Kachel R, Basche S (1990) Perkutane transluminale Angioplastie (PTA) im supraaortischen Bereich – eigene Ergebnisse und internationaler Stand. In: Maurer PC, Dörrler J, Somoggy S (Hrsg) Gefäßchirurgie im Fortschritt. Thieme, Stuttgart New York, S 242–247
6. Perler BA, Osterman FA, Mitchell SE (1990) Balloon dilatation versus surgical revision of infrainguinal autogenous vain graft stenosis: long-term follow-up. J Cardiovasc Surg 31:656–661
7. Perler BA, Williams GM (1990) Carotid-subclavian bypass – A decade of experience. J Vasc Surg 12:716–723
8. Raithel D (1986) Eingriffe wegen Komplikationen nach Lyse und/oder Dilatation. Vortrag gehalten auf der 15. Jahrestagung der Deutschen Gesellschaft für Thorax-, Herz- und Gefäßchirurgie vom 20.–22.02.
9. Richter GM, Nöldge G, Roeren T (1990) Intraluminale vaskuläre Endoprothesen. In: Maurer PC, Dörrler J, Somoggy S (Hrsg) Gefäßchirurgie im Fortschritt. Thieme, Stuttgart New York, S 266–281
10. Schweiger H (1990) Arterienrekonstruktion als Zweiteingriff nach peripherer PTA. In: Maurer PC, Dörrler J, Somoggy S (Hrsg) Gefäßchirurgie im Fortschritt. Thieme, Stuttgart New York, S 215–222
11. Zeitler E, Ernsting M, Richter E, Seyferdt W (1982) Komplikationen nach PTA femoraler und iliacaler Obstruktionen. Vaso 11:270–275

225. Interventionelle Eingriffe nach Gefäßoperationen

E. Schneider a. E., Zürich

(Manuskript bis Redaktionsschluß nicht eingegangen)

Thorax- und Kardiovaskularchirurgie
Kleinzelliges Bronchialkarzinom

226. Kleinzelliges Bronchialkarzinom – Pathologische Anatomie

K.-M. Müller und A. Fisseler-Eckhoff*

Institut für Pathologie an den Berufsgenossenschaftlichen Krankenanstalten „Bergmannsheil" – Universitätsklinik, Gilsingstr. 14, W-4630 Bochum 1, Bundesrepublik Deutschland

Small Cell Cancer of the Lung – Pathological Anatomy

Summary. Examinations of 635 biopsies and 163 surgical specimens resulted in a morphological description of characteristics of small cell cancer of the lung (cell diameter 9 μm, medial diameter of nuclei 7 μm). Histological diagnosis reflects only a rough phenotypic parameter of this tumor entity. At thorough examination of small cell cancer squamous, adenoid and/or giant cell differentiation can be found within the same tumor tissue in about 20% of specimes. Histological examination of spontaneous and therapeutical induced tumor regression in resected specimens yielded findings such as necrosis, scar development and endangitic blood vessel transformations. Results of electron microscopy, immunohistochemistry and in situ hybridisation also underline a wide range of heterogeneity in the special group of small cell cancer of the lung. The documentation of a broad spectrum of morphological findings in specimens from resected tumors demonstrates that a 2-mm biopsy represents only a rough parameter of a biologically complex tumor.

Key words: Small cell cancer of the lung – Morphology – Histogenesis – Tumor regression

Zusammenfassung. 635 Bronchusbiopsien und 163 Operationspräparate mit Lungentumoren wurden unter der Frage einer eigenen Tumorentität kleinzelliger Karzinome der Lunge analysiert. Die entscheidende Primärdiagnose basiert auf den phänotypischen Befunden relativ kleiner Tumorzellen (Zelldurchmesser ca. 9 μm, Kerndurchmesser ca. 7 μm). In 20% sind in vorwiegend kleinzelligen Lungentumoren auch adenoide, plattenepitheliale und/oder großzellig differenzierte Anteile vorhanden. Elektronenoptisch und immunhistochemisch ist eine qualitativ und quantitativ unterschiedliche Sekretionsleistung bevorzugt von Peptidhormonen zu demonstrieren. Zur Bestimmung der Tumorregression in Operationspräparaten nach vorausgegangener Chemotherapie kleinzelliger Karzinome werden drei Regressionsgrade von fehlender bis zu kompletter Regression mit Nekrosen, Makrophagenaktivierungen, Vernarbungen und endangitischen Gefäßveränderungen vorgeschlagen. Die morphologischen Untersuchungsergebnisse belegen eine große Tumorheterogenität als Erklärung der biologischen Variabilität auch in der Gruppe kleinzelliger Lungentumoren. Dennoch ist die Führung als besondere Tumorentität auch morphologisch gerechtfertigt.

Schlüsselwörter: Kleinzelliges Bronchialkarzinom – Morphologie – Histogenese – Tumorregression

* Mit finanzieller Unterstützung des Projektes Europäisches Forschungszentrum für Maßnahmen zur Luftreinhaltung am Kernforschungszentrum Karlsruhe (PEF) 90/003/1C.

Einleitung

Klinische und statistische Untersuchungsergebnisse zeigen, daß Krankheitsverlauf, Prognose und Therapie eines bösartigen Tumors der Lunge zum Zeitpunkt der Diagnosestellung entscheidend von Tumorgröße, Lokalisation und besonders vom histologischen Tumortyp abhängig sind. Für das therapeutische Vorgehen erlangt die histomorphologische Differenzierung in kleinzellige oder nicht kleinzellige Karzinome wesentliche Bedeutung. Es muß jedoch bedacht werden, daß die mikroskopische Diagnose „kleinzelliges Karzinom" in der Regel auf der pathologisch-anatomischen Bewertung einer nur 2–3 mm im Durchmesser großen bronchoskopisch entnommenen Biopsie basiert. Diese stammt meist aus einem zum Diagnosezeitpunkt in der Regel bereits mehrere cm großen Tumor.

Klinische Untersuchungsergebnisse unter Einschluß sogenannter Tumormarker und die besonders hohe Ansprechrate auf eine Chemotherapie zeigen deutlich, daß die Führung kleinzelliger Lungenkarzinome als besondere Tumorgruppe offensichtlich gerechtfertigt ist.

Unter diesem Aspekt ergibt sich die Frage an den Pathologen, ob die zur Gruppe kleinzelliger Karzinome zusammengefaßten Tumoren eine eigene klinische und pathologisch-anatomische Entität mit besonders hohen Malignitätskriterien bilden?

Häufigkeit / Alters- und Geschlechtsverteilung

In den letzten 20 Jahren ist bei einem Häufigkeitsanstieg aller pulmonaler Karzinomtypen auch eine relative Zunahme kleinzelliger Bronchialkarzinome besonders im *Sektionsgut* festzustellen. Im Jahre 1988/89 standen kleinzellige Karzinome mit 36% im Obduktionsgut an erster Stelle histologischer Subtypen der Lungentumoren, im *Biopsiegut* mit 30% an der 2. Stelle nach den Plattenepithelkarzinomen (Abb. 1). Im selektionierten *Operationsgut* konnte von 152 untersuchten Bronchialkarzinomen nur in 12 Fällen ein kleinzelliges Karzinom diagnostiziert werden. Eine signifikante Korrelation eines Tumortyps mit zunehmendem Alter ließ sich nicht feststellen. Das Geschlechtsverhältnis aller Lungenkarzinome

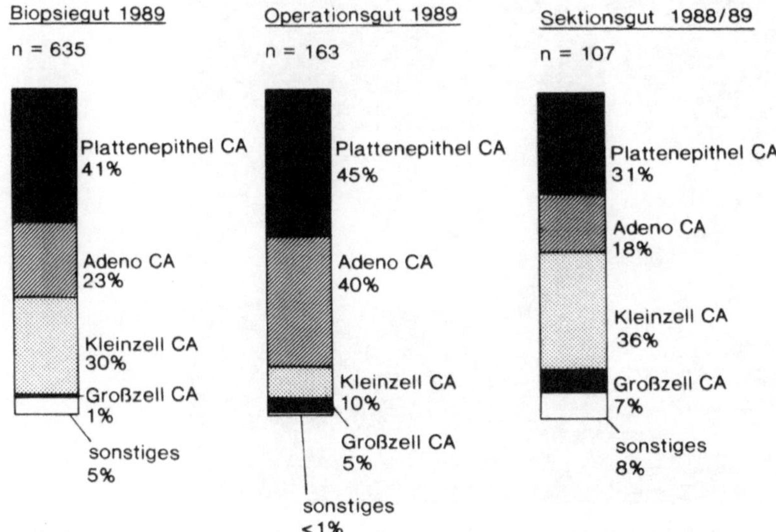

Abb. 1. Gegenüberstellung der unterschiedlichen prozentualen Häufigkeiten der führenden histologischen Tumortypen in Biopsiegut 1989, Operationsgut 1989 und Obduktionsgut 1988/89. (Untersuchungsgut aus dem Institut für Pathologie an den Berufsgenossenschaftlichen Krankenanstalten „Bergmannsheil" Bochum)

beträgt derzeit 3,5:1, Männer:Frauen. In den letzten Jahren wird eine kontinuierliche Zunahme dieser Neoplasie bei Frauen beobachtet. Dies deutet auf die Bedeutung der Rauchgewohnheiten als wesentlichem Kausalfaktor hin (Jahn et al. 1990).

Makroskopischer Befund

Das kleinzellige Bronchialkarzinom ist zum Diagnosezeitpunkt in der Regel bereits weit vorgeschritten und ist bevorzugt in den zentralen und intermediären Segment- und Subsegmentbronchien entwickelt. Es ist durch ein manschettenförmiges, intramural-bronchiales und perivasales Wachstumsmuster charakterisiert (Abb. 2 und 3). In der Frühphase dominiert eine submucöse Infiltration bei erhaltener oder plaqueartig verdickter grau-weißer Mucosa. In fortgeschrittenen Stadien ist die Bronchialwand ulceriert und destruiert oder durch einen endobronchial wachsenden Tumor vollständig verlegt. Aufgrund des schnellen Tumorwachstums ist bei der Obduktion der Ausgangspunkt der Tumorentstehung meist nicht mehr eindeutig anzugeben.

Andererseits findet man gelegentlich auch klinisch nicht bekannte 3–5 mm große Mikrokarzinome, die überwiegend in der Peripherie gelegen sind. Sie haben eine weiche Konsistenz und weisen eine grau-weiße Schnittfläche auf. Kleinzellige Mikrokarzinome, die klinisch durch ausgedehnte Metastasierungen manifest werden, können bei der Obduktion meist erst durch aufwendige Präparation auch der kleinsten peripheren Äste des Bronchialsystems entdeckt werden (Müller und Fisseler-Eckhoff 1991) (Abb. 3).

Tumorlets vom Carcinoidtyp werden als Vorläufer peripherer kleinzelliger Karzinome diskutiert. Sie leiten sich von den Zellen des APUD-Systems (Amin Precursor Uptake and Decarboxylation-System) ab und sind meist nur mikroskopisch faßbar (Müller 1988).

Kleinzellige Karzinome sind durch eine frühe Gefäßinvasion und Infiltration mit Anschluß an die Lymph- und Blutgefäße und durch ein dadurch bedingtes frühzeitiges

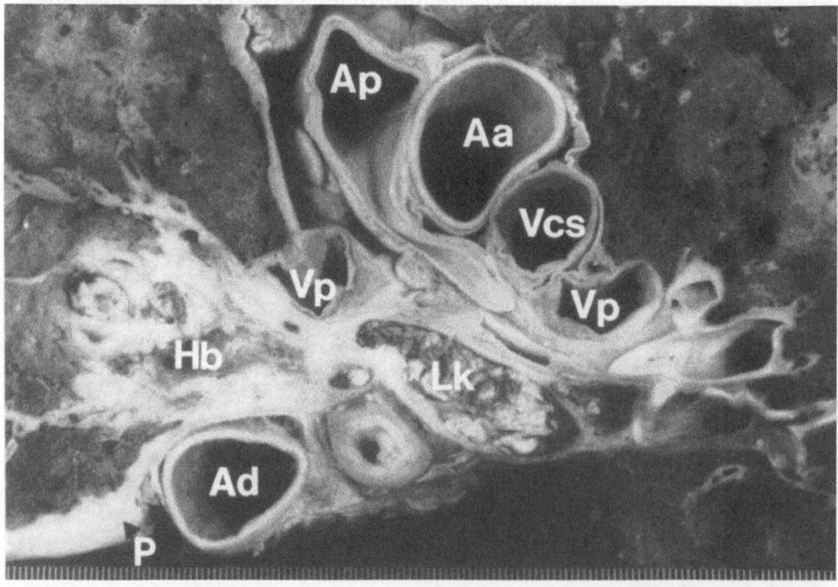

Abb. 2. CT-gerechte horizontale Schnittfläche von cranial eines links zentral entstandenen kleinzelligen Bronchialkarzinoms mit Lymphknotenmetastasen in subcranialen und parahilär contralateralen Lymphknoten (Lk) sowie paraaortaler Infiltration der Pleura (P) und Infiltration einer Lungenvene (Vp). Tumorstadium pT_3/pN_2; (S 427/87; 74 Jahre, männlich)
(*Hb:* Hauptbronchus, **Aa:** Aorta ascendens, *Ad:* Aorta descendens, *Ap:* Arteria pulmonalis, *Vcs:* Vena cava superior)

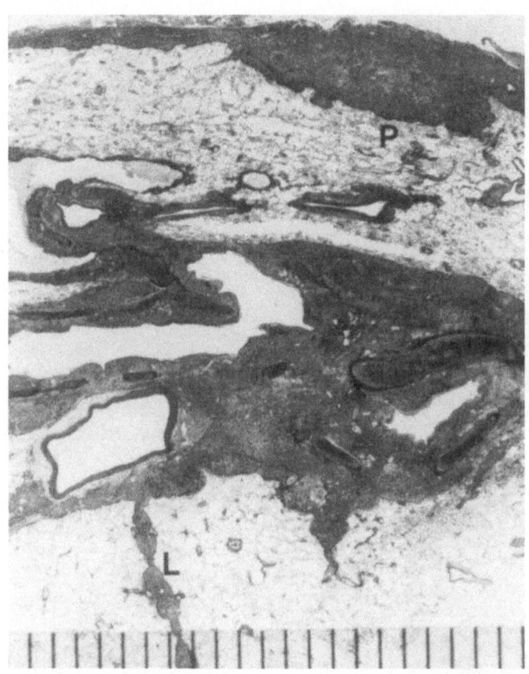

Abb. 3. Großschnittpräparat eines 15 mm ∅ großen, klinisch nicht diagnostizierten kleinzelligen Bronchialkarzinoms. Manschettenförmige peribroncho-vasale, lymphangische (L) und pleurale (P) Tumorpropagation als charakteristisches Wachstumsmuster. (Maßstab in mm) (5401/90, 62 Jahre, männlich)

Auftreten von Lymphknotenmetastasen bzw. hämatogenen Fernmetastasen charakterisiert. Meist liegen zum Operationszeitpunkt bereits ipsilaterale, kontralaterale und mediastinale Lymphknotenmetastasen entsprechend einem N_3-Stadium vor (Abb. 2).

Mikroskopische Befunde

Die histomorphologische Abgrenzung kleinzelliger Bronchialkarzinome erfolgt anhand relativ grober, phänotypischer zytologischer Parameter, basierend auf den morphometrischen Ergebnissen auffallend kleiner Tumorzellen im Vergleich zu den anderen Tumortypen. Sie sind aus kleinen nacktkernig erscheinenden, zytoplasmaarmen Zellen mit hyperchromatischen Kernen aufgebaut (Müller 1984). Zell- und Kerndurchmesser variieren zwischen 7–9 μm im Vergleich zu mittleren Zelldurchmessern bei Plattenepithelkarzinomen von 16 μm und großzelligen Adenokarzinomen von bis zu 40 μ (Abeloff et al. 1979, Müller und Menne 1985). Die Tumorzellen liegen einzeln oder in lockeren Zellverbänden. Charakteristisch sind Quetschartefakte der weichen, intramural submucös ausgebreiteten Karzinome mit leicht vulnerablen, schlecht adaptierten Einzelzellen, die häufig diagnoseweisend sind (Abb. 4).

In der WHO-Klassifikation von 1981 werden je nach vorherrschender Zellform ein oat cell type mit lymphozytenähnlichen Zellen (Abb. 4a), ein Intermediär-Zelltyp mit fusiformen polygonalen Zellen (Abb. 4b) und ein combined oat-cell-Karzinom mit histologischen Differenzierungsformen eines Plattenepithel- und/oder Adenokarzinoms unterschieden (WHO 1981).

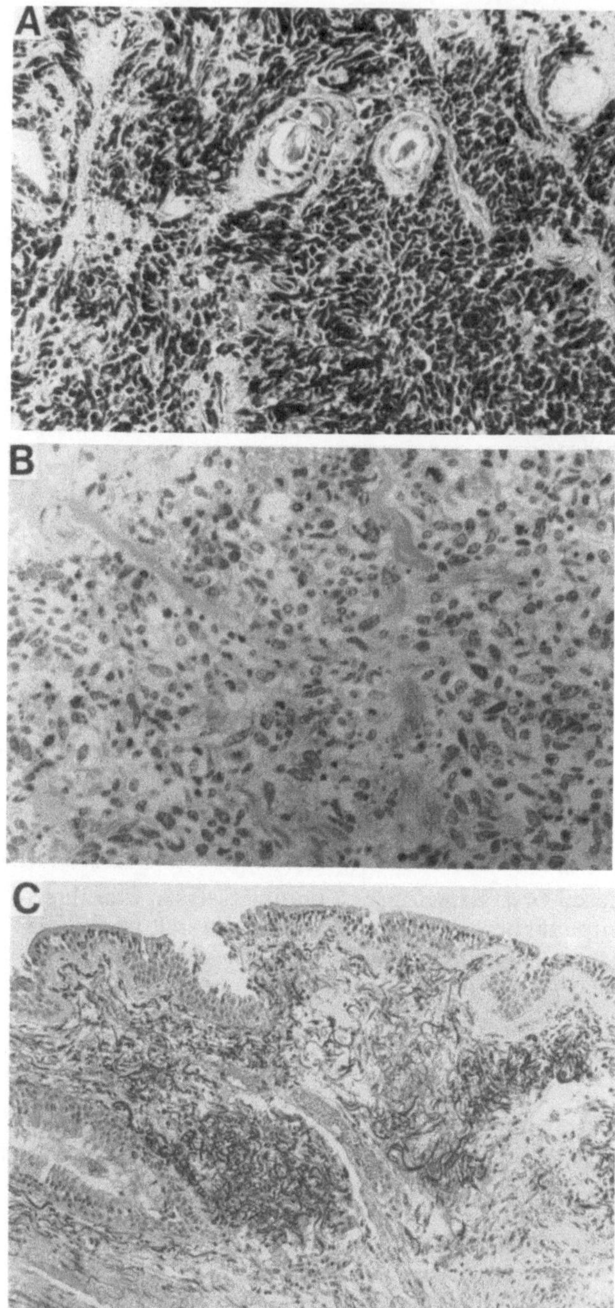

Abb. 4. A Mikrophotogramm eines kleinzelligen Bronchialkarzinoms in einer Bronchus-PE. Gefäßreiches Stroma. 70 J. alter Mann. (Vergr. 120×), **B** Kleinzelliges Karzinom im Semidünnschnitt. Polymorphe, Haferkorn-ähnliche Zellkerne mit nur schmalen Cytoplasmasäumen. Feinfaseriges Stroma. (Vergr. 350×). **C** Tumorregression nach Chemotherapie in einer Bronchus-PE. Unregelmäßiges fibrilläres Muster elastischer Stromaanteile als Residuen im ehemaligen Tumorgebiet ohne Nachweis vitaler Tumorzellen. (Vergr. 120×)

Elektronenmikroskopische und immunhistochemische Befunde

Elektronenmikroskopische und immunhistochemische Untersuchungen ergeben Zusatzbefunde, die das Führen des kleinzelligen Karzinoms als besonderer Gruppe rechtfertigen und zur Erklärung typischer klinischer paraneoplastischer Syndrome führen (Dietel und Müller 1988).

Elektronenmikroskopisch zeigen die atypischen Kerne exzentrische Nucleolen mit marginalen Chromatinverdichtungen. Intrazytoplasmatisch lassen sich wechselnd zahlreich vorkommende, den neurosekretorischen Granula ähnliche Strukturen mit einer Größe von 0,08–0,2 µm nachweisen. Diese Granula sind besonders zahlreich in pseudopodienartigen Zytoplasmafortsätzen der Tumorzellen zu finden und werden von einer dreifachen 0,01 µm dicken Membran umgeben (Müller und Gonzales 1986). Ultrastrukturell und immunhistochemisch kann fast regelmäßig der Nachweis der Expression von Aminen und/oder Peptidhormonen geführt werden (McDowell 1987). Das klinische Bild paraneoplastischer Syndrome bei Patienten mit kleinzelligen Karzinomen, z.B. bei einer ektopen Hormonproduktion mit erhöhten ACTH-, Serotonin-, Vasopressin-, Kalzitonin- oder STH-Spiegeln ist häufig. Durch immunhistochemische Zusatzuntersuchungen kann fast immer ein Nachweis hormonähnlicher Substanzen wie z.B. der NSE geführt werden (Heymer 1989).

Nach neueren Untersuchungsergebnissen zeigt die Expression von Antigenen und Neoantigenen in den Tumorzellen desselben Tumors quantitative und qualitative Unterschiede (Denk 1988, Müller und Herberg 1991). Schließlich bestehen offensichtlich auch Unterschiede in der Sekretion und Aufnahme von Antigenen. Obwohl immunhistochemische Untersuchungsverfahren wertvolle ergänzende Nachweisverfahren zur Charakterisierung bösartiger Lungentumoren darstellen, gibt es bis heute keine spezifischen sogenannten Tumormarker für das kleinzellige Bronchialkarzinom. Es existieren aber zahlreiche Mitteilungen über verschiedenartig kombinierte Markerprofile, die bei kleinzelligen Karzinomen häufiger auftreten als bei Plattenepithel- und Adenokarzinomen (S 100, NSE, Chromagranin, etc.) (Abeloff et al. 1979, Müller und Menne 1985).

Histogenetische Aspekte

Histogenetische Beziehungen der kleinzelligen Bronchialkarzinome bestehen zu den Carcinoidtumoren, die in der Gruppe B III der WHO-Klassifikation zusammengefaßt sind. Carcinoide werden heute bei den Tumoren des APUD-Systems – abgeleitet von den endokrinen Zellen vom Kultschitzky-Typ im Bronchialsystem – geführt. Elektronenmikroskopisch konnte aber auch eine amphikrine Zelle mit gleichzeitigem Nachweis neurosekretorischer Granula und Mucingranula charakterisiert werden (Gonzales et al. 1986, Müller und Gonzales 1986). Die hieraus abzuleitenden amphikrinen Karzinome nehmen quasi eine Zwischenstellung bei den neuroendokrinen Karzinomen und den Adenokarzinomen ein. Eine histomorphologische und biologische Abgrenzung kleinzelliger Karzinome von den benignen endokrinen Tumoren ist durch Phänomene wie Zellpleomorphie, infiltrierendes Tumorwachstum, Metastasierungstyp, Mitoserate und Ausmaß von Nekrosen und Stromaanomalien möglich.

Tumorstroma

Neben wechselnden zellulären Atypien ist das kleinzellige Bronchialkarzinom in Frühphasen durch ein auffallend gering entwickeltes gefäßreiches Stroma charakterisiert. In morphometrischen computergesteuerten bildanalytischen Untersuchungsverfahren, bei denen die Tumoren durch die Tumorcircumferenz vollständig an Großschnittpräparaten aufgearbeitet wurden, konnte im Mittel ein Stromaanteil von nur 27% unabhängig von der Tumorgröße nachgewiesen werden (Adenokarzinome 48%, Plattenepithelkarzinome 37%) (Fisseler-Eckhoff et al. 1987).

Das Stroma ist nach immunhistochemischen Untersuchungen mit monospezifischen Antikörpern aus Kollagentyp I- und III-Fasern aufgebaut, die zu einem spinngewebsartigen Stromamuster angeordnet sind (Fisseler-Eckhoff et al. 1988). In frühen Entwicklungsphasen kleinzelliger Karzinome findet sich ein noch relativ gut ausgebildetes Gefäßsystem. Bei kurzer Tumorverdopplungszeit von 55 Tagen mit einer Wachstumsfraktion von 50% entstehen frühzeitig ausgedehnte Nekrosen.

Ein fast pathognomonisches Stromaphänomen stellen hämatoxyphile Gefäßanomalien mit teils trapezartiger, teils rosettenartiger Anordnung dar. Es handelt sich hierbei um fehlerhaft differenzierte Blutgefäße mit Anreicherung von DNA aus nekrotischen Tumorzellen im Bereich der Gefäßwandungen. Immunhistochemisch konnten zahlreiche neugebildete Laminin-positive Basalmembrankomponenten im Bereich dieser Gefäßstrukturen belegt werden. Das vergleichsweise gut vaskularisierte Tumorstroma erklärt die häufig guten chemotherapeutischen Erfolge in frühen Behandlungsphasen des kleinzelligen Karzinoms (Fisseler-Eckhoff et al. 1987).

Tumorregression

Die Prognose von Patienten mit kleinzelligen Bronchialkarzinomen ist weiterhin überwiegend schlecht. Zur Festlegung und Bewertung chemotherapeutischer Effekte kommt der pathologisch-anatomischen Untersuchung eine besondere Bedeutung bei der quantitativen und qualitativen Bewertung der Tumorregression in Operationspräparaten nach präoperativ erfolgter zytostatischer Therapie zu. Unsere Ergebnisse zeigen dabei unterschiedliche Reaktionsmuster von der vollständigen Tumorvernichtung (Abb. 4c) bis zu subtotalvitalem Tumoranteil. So können z.T. ausgedehnte frische Nekrosen mit partiellen Verkalkungen neben proliferierenden histiozytären, xanthomatösen Zellen und Riesenzellen mit Ceroidmaterial im ehemaligen Tumorzentrum nachgewiesen werden. Im Randbereich lassen sich Fibroblastenproliferationen und Bindegewebssprossungen in Frühphasen belegen. In Spätphasen können girlandenartige Ablagerungen von Kollagen sowie z.T. ausgedehnte Vernarbungen als devitalisierte Tumorreste morphologisch faßbar sein. Regelmäßig lassen sich Gefäßveränderungen mit reaktiv angiitischer Komponente, Gefäßokklusionen bis hin zur Ausbildung von Infarkten belegen (Lawerenz et al. 1988).

Aufgrund dieser charakteristischen Veränderungen lassen sich ehemalige Tumorareale auch bei kompletter klinischer Remission am Resektat histologisch verifizieren. Da diese Veränderungen teilweise aber auch spontan bei unbehandelten Tumoren auftreten können, wird eine Unterscheidung in spontane Tumorregression und therapeutisch induzierte Regression gelegentlich schwierig. Aus diesem Grunde schlagen wir folgende Graduierung der Tumorregression vor:

- Grad I: keine Regression
- Grad II: inkomplette Regression mit Nachweis sowohl vitaler als auch therapeutisch induzierter Regressionsphänomene
- Grad III: komplette Regression ohne Nachweis vitalen Tumorrestgewebes mit demarkierten Nekrosen und Vernarbungen.

Diese Graduierung hat sich bei der morphologischen Bewertung von behandelten Tumoren bewährt, erfordert aber die vollständige Aufarbeitung der Operationspräparate.

Heterogenität

Die therapeutischen Möglichkeiten sind wesentlich von besonderen Faktoren der allgemeinen Tumorbiologie auch beim histologisch-phänotypischen kleinzelligen Karzinom abhängig. Unterschiedliche Therapieerfolge bei Patienten mit primär gleichartiger histologischer Tumorklassifikation und Behandlung mit vergleichbaren Therapieschemata werfen die Frage nach den Ursachen für Responder und Nonresponder auf. Liegt dies am

Tabelle 1. Zusammenfassung möglicher klinischer und pathologisch-anatomisch faßbarer Unterschiede biologischer, morphologischer und biochemischer Reaktionsmuster als Ausdruck der Tumorheterogenität bronchopulmonaler Karzinome

Biologische Heterogenität	– Invasionstendenz – Metastasierung – Behandlungserfolg
Morphologische Heterogenität	– Tumortyp – Tumordifferenzierung – Zelltyp – Stromareaktion
Biochemische Heterogenität	– Genetische Heterogenität – Immunologische Heterogenität

Fiasko der Klassifizierung durch den Pathologen oder sind andere Gründe hierfür verantwortlich (Salzer 1967, Salzer et al. 1989)? Einen Erklärungsansatz geben erweiterte morphometrische, elektronenoptische und immunhistochemische Untersuchungsverfahren, die in nahezu allen bösartigen Lungentumoren eine Kombination heterogener atypischer Zellpopulationen als Folge einer genetischen Instabilität der Tumorzellen aufzeigen können. Die nach der WHO-Klassifikation anhand lichtmikroskopischer Befunde vorgeschlagene phänotypische Untergliederung der kleinzelligen Karzinome in 3 Subtypen unterstreicht das Phänomen heterogener Tumorpopulationen auch in der Gruppe der kleinzelligen Karzinome.

So konnten in vorwiegend kleinzelligen Karzinomen in 20% sowohl Inseln plattenepithelial als auch adenoid strukturierter Tumoranteile im Primärtumor und in Metastasen nachgewiesen werden. Unterschiede im biologischen, klinischen, morphologischen und biochemischen Verhalten müssen als Zeichen für eine erhebliche instabile Heterogenität

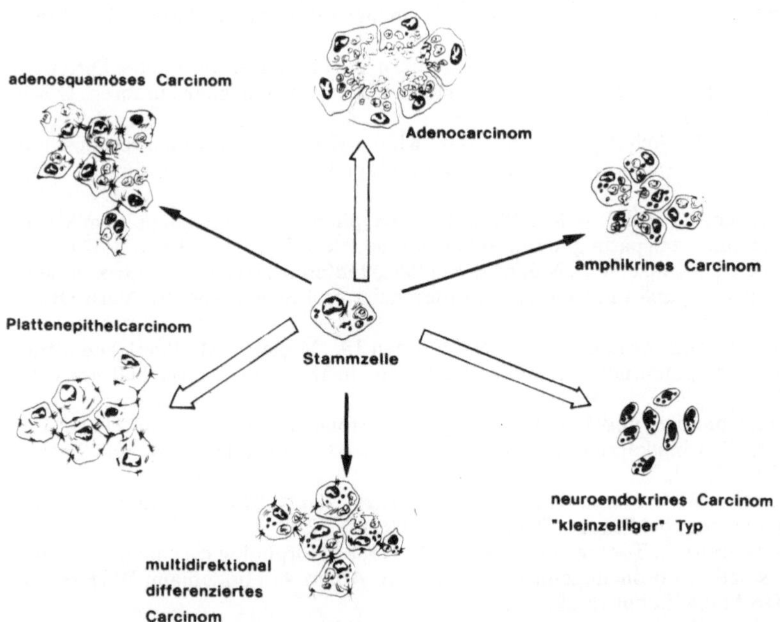

Abb. 5. Schematische Darstellung möglicher histologisch und cytologisch faßbarer Expressionsphänomene von einer pluripotenten broncho-pulmonalen Stammzelle zu phänotypisch-histologisch unterschiedlich führenden Tumorgruppen

auch in der zur Gruppe kleinzelliger Karzinome zusammengefaßten Entität gewertet werden (Tabelle 1) (Roggli et al. 1985, Müller und Fisseler-Eckhoff 1989, Müller 1990, Müller und Reichel 1990).

Zur histogenetischen Erklärung der Tumorheterogenität geht man von einer indifferenten Zelle aus, die im Rahmen der Differenzierung z.B. viele Cytoskelettproteine mit Tonofilamenten als phänotypisch charakteristisch für Plattenepithelkarzinome, oder in größerer Menge Sekretvakuolen als relativ spezifisch für Adenokarzinome, bzw. in wechselnder Anzahl neurosekretorische Granula als relativ typisches Zellprodukt für kleinzellige Karzinome enthält (Abb. 5). Somit lassen sich innerhalb eines Tumortyps klonale Selektionen sowohl hinsichtlich des phänotypisch-histologisch faßbaren Tumortyps als auch hinsichtlich des Differenzierungsmusters als Ausdruck der Tumorheterogenität nachweisen (Dietel und Müller 1988).

Zusammenfassend ist gegenwärtig die Abgrenzung kleinzelliger Karzinome als eigene Tumorentität durchaus sinnvoll und gerechtfertigt. Im Einzelfall muß man aber immer berücksichtigen, daß die zur Gruppenbildung führende Diagnose nur auf einem minimalen histologischen Ausschnitt des im Regelfall bereits weit vorgeschrittenen Tumorleidens beruht. Rückschlüsse auf Krankheitsverlauf und Therapieerfolg sind allein aus der histomorphologischen Diagnose wegen der individuell geprägten Heterogenität der Tumoren nur mit Zurückhaltung und unter Berücksichtigung klinischer Daten und Befunde möglich.

Aus der Zusammenarbeit zwischen Thoraxchirurgen und Pathologen dürfen wir aber in den kommenden Jahren u.a. durch Einsatz differenzierterer Untersuchungsverfahren wie z.B. der Molekularbiologie wichtige zusätzliche Informationen zur komplexen Tumorbiologie der Lungentumoren mit der Sondergruppe kleinzelliger Karzinome erwarten.

Literatur

1. Abeloff MD, Eggleston JC, Mendelsohn G, Ettinger DS, Baylin SB (1979) Changes in morphologic and biochemical characteristics of small cell carcinoma of the lung. Am J Med 66:757–764
2. Denk H (1988) Immunohistologic heterogeneity of malignant tumors. Pathol Res Pract 183:693–697
3. Dietel M, Müller OA (1988) Hormone, Wachstumsfaktoren und deren Rezeptoren bei Differenzierung und Entdifferenzierung – paraneoplastische Hormonsekretion maligner Tumoren. Dtsch Med Wochenschr 113:1528–1533
4. Fisseler-Eckhoff A, Snyder E, Achatzy R, Kunze W-P, Müller K-M (1987) Stromal composition in bronchogenic carcinoma – morphometric structure analysis. Thorac Cardiovasc Surg 35:160–163
5. Fisseler-Eckhoff A, Becker B, Müller K-M (1987) Hämatoxyphile Gefäßanomalien beim kleinzelligen Bronchialcarcinom – ein pathognomonischer Befund. Verh Dtsch Ges Path 71:347
6. Fisseler-Eckhoff A, Voss B, Kunze W-P, Müller K-M (1988) Differenzierung des Matrix-bildenden Bindegewebes in histologisch unterschiedlich differenzierten Lungentumoren. Verh Dtsch Ges Path 72:272–277
7. Gonzales S, Bassewitz DB von, Grundmann E, Nakhosteen JA, Müller K-M (1986) The ultrastructural heterogeneity of potentially preneoplastic lesions in the human bronchial mucosa. Pathol Res Pract 181:408–417
8. Heymer B (1989) Tumorbiologie und Immunhistologie des Bronchialkarzinoms. In: Hartel W, Wiederniger IW (Hrsg) Brochialkarzinom – interdisziplinäre Aspekte zu Diagnose und Therapie. Demeter, Gräfeling, 27–32
9. Jahn I, Jöckel K-H, Ahrens W, Drescher K, Müller K-M, Witzko K-H (1990) Ergebnisse der Epidemiologie des Lungenkrebses bei Frauen. Pneumologie 44:114–123
10. Lawerenz JU, Piilo-Lawerenz R, Toomes H, Müller K-M (1988) Morphological changes following chemotherapy in small cell bronchogenic carcinoma. In: Adam A, Hiddemann W (Hrsg) J Chemother of Infec Dis Malig [Suppl 1]: 387–390
11. McDowell EM (1987) Bronchogenic carcinomas. In: McDowell EM (Hrsg) Current problems in tumor pathology, lung carcinomas. Churchill Livingstone, Harlow, pp 255–285
12. Müller K-M (1984) Histological classification and histogenesis of lung cancer. Eur J Respir Dis 65:4–19

13. Müller K-M (1990) Differenzierte Lungenkrebsdiagnostik – Fortschritte oder Fiasko? Fortschr Med 108:17–19
14. Müller K-M, Fisseler-Eckhoff A (1989) What's new in lung tumor heterogeneity? Pathol Res Pract 184:108–115
15. Müller K-M, Fisseler-Eckhoff A (1991) Pathologie der Lungentumoren. In: Drings P, Vogt-Moykopf I (Hrsg) Thoraxtumoren. Springer, Berlin Heidelberg New York Tokyo (in press)
16. Müller K-M, Gonzales S (1986) Elektronenmikroskopische Befunde bösartiger Lungentumoren. In: Drings P, Schmähl D, Vogt-Moykopf I (Hrsg) Fortbildungskurs unter der Schirmherrschaft der UICC. Aktuelle Onkologie, Bd 26: Bronchialkarzinom Zuckschwerdt, München, 70–80
17. Müller K-M (1988) Early cancer of the lung. Cancer Res 106:119–130
18. Müller K-M, Herberg U (1991) Immunhistochemische Marker bei Lungentumoren – eine Standortbestimmung. Pneumologie 45:140–146
19. Müller K-M, Menne R (1985) Small cell carcinoma of the lung: pathological anatomy. In: Seeber S (Hrsg) Recent results in cancer research. vol 97. Springer, Berlin Heidelberg New York Tokyo, 11–24
20. Müller K-M, Reichel B (1990) Heterogenität der Lungentumoren: Wie sinnvoll ist das Grading? In: Verh Dtsch Ges Innere Med, Bd 96. Springer, Berlin Heidelberg New York Tokyo, 220–228
21. Roggli VL, Vollmer RT, Greenberg SD, McGavran MH, Spjut HJ, Yesner R (1985) Lung cancer heterogeneity: A blinded and randomized study of 100 consecutive cases. Hum Path 16:569–579
22. Salzer G (1967) Klinische Überlegungen zur Histologie des Bronchuskarzinoms. Das Fiasko der Klassifizierung. Thoraxchirurgie 15:121–124
23. Salzer G, Kutschera W (1989) Die histologische Klassifizierung des Bronchuskarzinoms aus klinischer Sicht, weiterhin ein Fiasko. Dtsch Z Onkol 21, 5:127–131
24. WHO (1981) International histological classification of tumours, No. 1: Histological typing of lung tumours, 2nd edn. WHO, Geneva

227. Chirurgische Therapie – „Overview“

Th. W. Shields a. E., Chicago

(Manuskript bis Redaktionsschluß nicht eingegangen)

228. Onkologische Behandlung

F. A. Shepherd a. E., Toronto

(Manuskript bis Redaktionsschluß nicht eingegangen)

229. Operationsindikation beim kleinzelligen Bronchial-Karzinom

D. Kaiser, Berlin

(Manuskript bis Redaktionsschluß nicht eingegangen)

230. Langzeitergebnisse nach multimodaler Therapie des kleinzelligen Bronchialkarzinoms mit Einschluß der Chirurgie

G. M. Salzer, H. Präuer, L. Müller, H. Huber und H. Frommhold

II. Univ. Klinik für Chirurgie, Anichstr. 35, A-6020 Innsbruck

Small Cell Lung Cancer: Long-Term Results of a Multimodal Therapy Regimen Including Surgery

Summary. The results of a prospective Phase II study of a multimodal treatment regimen including surgery of operable stages of small cell lung cancer are reported. Of 45 patients 24 received all parts of the projected treatment. The 5-year survival probability is 56% and 8 patients are still living after more than 60 months. Eleven patients with N2 lymph node metastases receiving the complete therapy have a projected 5-year survival of 60%.

Key words: Small cell lung cancer – Multimodal treatment – Surgery

Zusammenfassung. Berichtet wird über die Ergebnisse einer Phase II-Studie zur multimodalen Therapie der operablen Stadien des kleinzelligen Bronchialkarzinoms unter Einschluß der Chirurgie. Von 45 Patienten haben 24 alle vorgesehenen Behandlungsschritte erhalten; die 5-Jahres-Überlebenswahrscheinlichkeit dieser Gruppe beträgt 56%, wobei derzeit 5 Patienten länger als 5 Jahre am Leben sind. Von 21 Patienten mit mediastinalen (N2) Metastasen haben 11 die gesamte Therapie erhalten; ihre 5-Jahres-Überlebenswahrscheinlichkeit beträgt 60%.

Schlüsselwörter: Kleinzelliges Bronchialkarzinom – multimodale Therapie – Operation

Der Wert der Lungenresektion zur Behandlung des kleinzelligen Bronchialkarzinoms wird – auch wenn sie im Rahmen multimodaler Therapiekonzepte geplant ist – immer noch kontrovers diskutiert, obwohl zunehmend häufiger Daten publiziert werden, die darauf hinweisen, daß die Operation in Kombination mit konservativen Maßnahmen [4, 6, 7, 8] die Ergebnisse gegenüber einer Chemo-Radiotherapie [1, 2, 3] deutlich verbessert.

Am Klinikum der Universität Innsbruck wird seit 1977 ein stadienadaptiertes multimodales Therapieschema mit Einschluß der Operation (s. Tabelle 1) in einer prospektiven Phase II-Studie untersucht.

Krankengut

Bisher wurden 45 Patienten in dieses Therapieprogramm eingebracht; die Verteilung der Erkrankungsstadien ergibt sich aus Tabelle 2:

Tabelle 1

Stadium TNM I, II, T3N0–1	Stadium T1–4 N2
	Induktions-Chemotherapie (EVANS); Evaluierung der Remission; bei mehr als 50% folgt
1. Operation	1. Operation
2. Chemotherapie (EVANS)	2. Chemotherapie
3. Strahlentherapie (lokal)	3. Strahlentherapie (lokal)
4. Chemotherapie Restaging	4. Chemotherapie Restaging
5. 2. Strahlentherapie (lokal) und cerebrale Bestrahlungsprophylaxe	5. 2. Strahlentherapie (lokal) und cerebrale Bestrahlungsprophylaxe

Tabelle 2

pTNM-Stadium	n
I	7
II	11
IIIa	27
	45
T1–3 N2	21

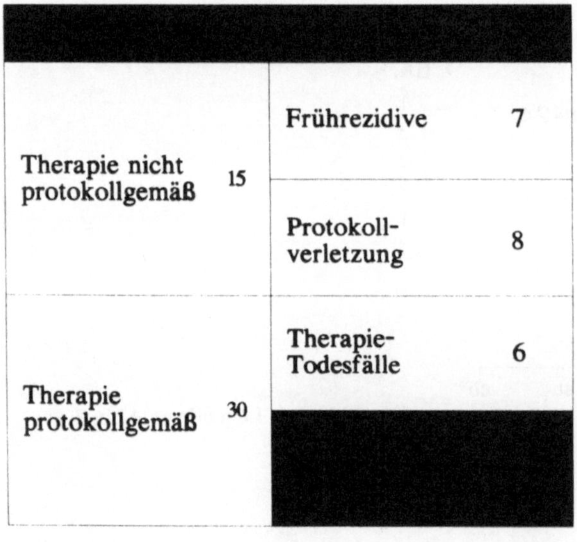

Therapie nicht protokollgemäß	15	Frühkezidive	7
		Protokoll-verletzung	8
Therapie protokollgemäß	30	Therapie-Todesfälle	6

Abb. 1. Multimodales Therapiekonzept 45. Komplette Therapie 24

Alle 45 Patienten wurden radikal operiert; die postoperative Behandlung konnte bei 15 Patienten nicht in vollem Umfang und protokollgemäß durchgeführt werden (s. Abb. 1): 7× trat unter der Behandlung ein Frührezidiv auf, mit der Konsequenz einer Therapieänderung; 8 Patienten haben entweder von sich aus oder auf Anraten des behandelnden Arztes Teile der Radiotherapie abgelehnt, alle jedoch haben die vorgesehene Chemotherapie erhalten. Aus dieser Gruppe sind derzeit 3 Patienten länger als 5 Jahre rezidivfrei am Leben. Unter den verbleibenden 30 Patienten sind 6 an Therapiefolgen verstorben, so daß 24 Patienten jeweils alle vorgesehenen Therapieschritte innerhalb von etwa 6 Monaten erhalten haben.

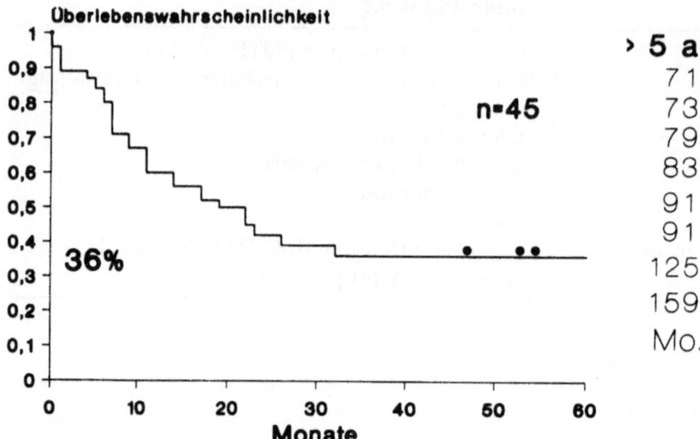

Abb. 2. 5-Jahresüberlebenswahrscheinlichkeit (Kaplan-Meier) aller 45 in die Studie eingebrachten Patienten. In der Zahlenkolonne am rechten Bildrand ist die Überlebensdauer (in Monaten) derjenigen Patienten angeführt, die länger als 5 Jahre rezidivfrei waren. Die Punkte auf dem Plateau der Kurve geben die Todeszeitpunkte von 3 Patienten an, die ohne Tumorrezidiv aus anderer Ursache verstorben sind

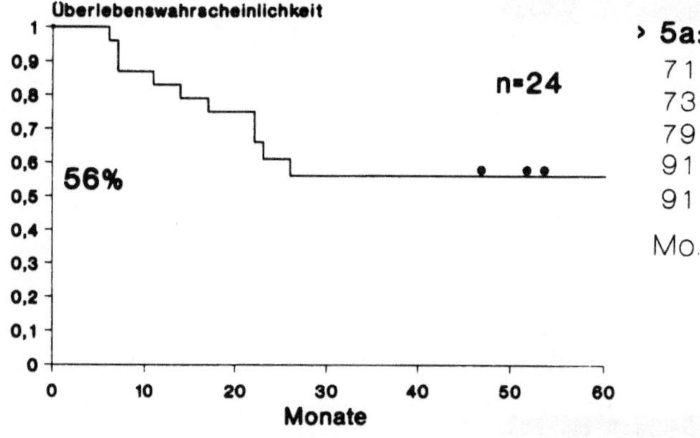

Abb. 3. s. Legende zu Abb. 2

Ergebnisse

Die Überlebenswahrscheinlichkeit (ÜLW) nach Kaplan-Meier des Gesamtkollektivs ist in Abb. 2 dargestellt. Greift man aus diesem Kollektiv die 24 Patienten aller Erkrankungsstadien heraus, die alle vorgesehenen Behandlungsmodalitäten erhalten haben, so ergibt sich eine 5-Jahres-ÜLW von 56% (Abb. 3).

Eine wichtige Subgruppe aus dem Gesamtkollektiv stellen die 21 Patienten mit einer mediastinalen (N2) Metastasierung dar. Für sie errechnet sich die 5-Jahres-ÜLW mit 34% (Abb. 4), wobei derzeit 3 Patienten länger als 5 Jahre rezidivfrei sind. Für die 11 Patienten, die alle Therapiemodalitäten erhalten haben, beträgt die 5-Jahres-ÜLW 60% (Abb. 5); sie unterscheidet sich damit nicht von der der gleichen Patientenauswahl aus dem Gesamtkollektiv (Abb. 3).

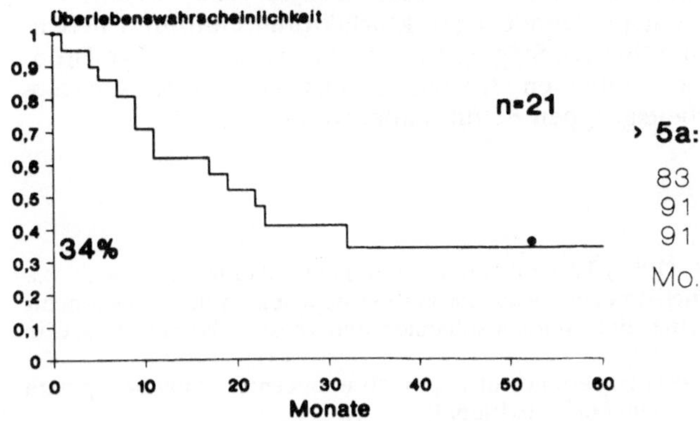

Abb. 4. s. Legende zu Abb. 2

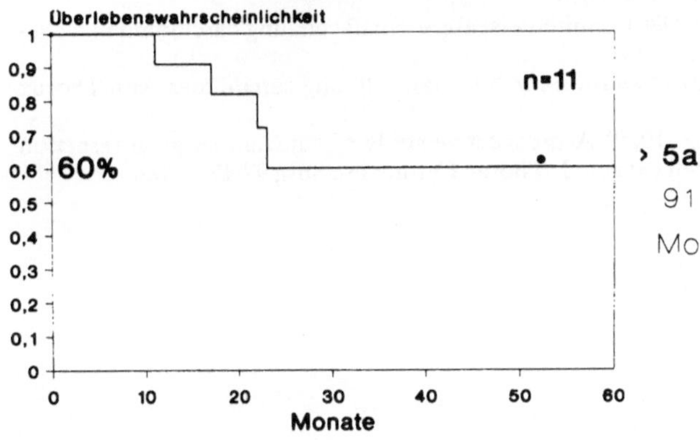

Abb. 5. s. Legende zu Abb. 2

Diskussion

Die Ergebnisse des hier vorgestellten Therapieregimes sind – speziell das Stadium der mediastinalen Metastasierung betreffend – deutlich besser als in anderen Therapieprotokollen mit Einschluß der Chirurgie; die Gründe liegen wohl sicher nicht in irgendwelchen operationstechnischen Details. Ob der rasche Wechsel von allgemein- und lokalwirksamen Maßnahmen im Innsbrucker Protokoll dazu beiträgt, muß derzeit offen bleiben. Ein wesentliches Problem auf der Suche nach einer mit heutigen Mitteln optimalen Therapie des kleinzelligen Bronchialkarzionoms liegt in der weiterhin unterschiedlichen Definition der Erkrankungsstadien durch die konservativ behandelnden Onkologen und die Arbeitsgruppen, die für eine zusätzliche operative Therapiemodalität plädieren. Der Begriff „limited disease" unter dem konservative Behandlungsergebnisse präsentiert werden, deckt sich (durch Einbeziehung von Fällen etwa mit kontralateralen, mediastinalen oder supraclavikulären Lymphknotenmetastasen) nicht mit der Summe der operablen Stadien I–IIIa nach dem TNM-System.

Zunehmend häufiger wird auch nach Chemo-Radiotherapie über 5-Jahresheilungsquoten bereichtet, wobei den Angaben nicht zu entnehmen ist, welche Erkrankungsstadien diesen optimalen Therapieeffekt zeigen. Grundsätzliche Vergleichbarkeit der mitgeteilten Behandlungsergebnisse wäre erreicht, wenn die Resultate generell nach dem cTNM-System klassifiziert und publiziert würden, wobei sich aus der Analyse einer möglichst großen Anzahl operativer Fälle die bekannten Diffrenzen zwischen cTNM und pTNM genauer quantifizieren und entsprechende Korrekturfaktoren einführen ließen. Erst im Rahmen eines derart vereinheitlichten Staging-Systems für das kleinzellige Bronchialkarzinom könnte die derzeit doch weitgehend frustane Diskussion zwischen Onkologen und chirurgisch orientierten Arbeitsgruppen zielführender werden.

Literatur

1. Goodman GE, Crowley JJ, Blasco JC (1990) Treatment of limited small cell lung cancer with etoposid and cisplatin alternating with vincristine, doxocubicine and cyclophosphamide versus concurrent etoposid, vincristine, doxorubicine and cyclophosphamide and chest radiotherapy J Clin Oncol 8:39–47
2. Havemann K, Wolf M, Drings P (1989) Experience of a german multicenter study group with iphosphamide in small cell lung cancer. Sem Oncol 16 [Suppl] 3:9–18
3. Jett JR, Everson L, Therneau TM (1990) Treatment of limited stage small cell lung cancer with Cyclophosphamide, Doxorubicine and Vincristine with or without Etoposid. J Clin Oncol 8:33–38
4. Karrer K, Shields TW, Denck M (1989) The importance of surgical and multimodality treatment for small cell bronchial carcinoma. J Thorac Cardiovasc Surg 97:168–176
5. McCracken JD, Janaki LM, Crowley JJ (1990) Concurrent chemotherapy/radiotherapy for limited small cell lung carcinoma. J Clin Oncol 8:892–898
6. Paccagnella A, Sartori F, Brandes A (1988) Limited disease – small cell lung carcinoma in a chemosurgical approach. Adv Biosci 72:129–141
7. Salzer GM, Müller L, Huber H (1990) Operation for N2 small cell lung carcinoma. Ann Thorax Surg 49:759–762
8. Shepherd F, Ginsberg R, Patterson G (1989) A prospective study of adjuvant surgical resection after chemotherapy for limited small cell cancer. J. Thorac Cardiovasc Surg 97:177–186

Herz- und thorakale Gefäßverletzung

231. Verletzungen des Herzens und der thorakalen Gefäße, Symptome und Diagnostik

M.-J. Polonius, Dortmund

(Manuskript bis Redaktionsschluß nicht eingegangen)

232. Interdisziplinäres Management perforierender Herzverletzungen

H.-R. Zerkowski[1], K. P. Schmit-Neuerburg[2] und J. Chr. Reidemeister[1]

[1]Abt. für Thorax- und kardiovask. Chirurgie und [2]Abt. für Unfallchirurgie, Universitätsklinikum Essen, Hufelandstr. 55, W-4300 Essen 1, Bundesrepublik Deutschland

Interdisciplinary Management of Penetrating Cardiac Trauma

Summary. Penetrating cardiac injuries are being observed in urban regions with increasing frequency; due to improved advanced trauma life support ascending numbers of trauma victims are reaching the trauma centers still alive. The main pathophysiological determinant is acute pericardial tamponade. The time course of the patients' circulatory state cannot be predicted duo to the nonlinear course of the pressure-volume relationship. Thus only after clinical diagnosis is made and if the circulation is poor should on-the-spot emergency subxiphoidal pericardiocentensis be considered and endotracheal intubation is indicated restrictively. The concept of clinical emergency room management is as follows: (1) Under stable circulatory conditions urgent exploratory pericardiotomy should be performed following sonographic confirmation; (2) in compensated state of shock and with clinical signs of tamponade immediate pericardiotomy sould be done simultaneously with induction of anesthesia, abstaining from any diagnostic procedures; (3) in life-treating situations or under resuscitation emergency sternotomy should be performed by the surgeon present, aiming to control bleeding. Reconstruction can be done in cooperation with the cardiothoracic surgeon. The operative techniques used may extend from simple suturing of the myocardial injury to emergency aortocoronary bypass grafting. By quick interdisciplinary emergency management including basic cardiac surgical techniques (performed ideally by the trained general or trauma surgeon) even penetrating cardiac injuries can be treated with acceptable prognosis.

Key words: Penetrating cardiac trauma – Interdisciplinary management

Zusammenfassung. Perforierende Herzverletzungen nehmen im großstädtischen Ballungsgebiet zahlenmäßig an Bedeutung zu; bei Verbesserung der Notarzt-Rettungssysteme erreichen zunehmend mehr Betroffene lebend die Klinik. Die Pathophysiologie der Akutverletzung entspricht einer Perikardtamponade. Der Zeitverlauf des Kreislaufzustandes ist aufgrund des nicht-linearen Verlaufes der Druck-Volumen-Beziehung unvorhersehbar. Nach klinischer Diagnose und nur bei desolater Kreislaufsituation ist am Ereignisort die subxiphoidale Perikardpunktion zu ewägen. Die Intubationsindikation ist vom Notarzt wegen der Tamponadesituation weniger aggressiv als üblich gefordert zu stellen. Das Schockraum-Konzept beinhaltet: 1. bei stabiler Hämodynamik die sofortige explorative Perikarciotomia inferior in Sternotomiebereitschaft nach Ultraschalluntersuchung, 2. bei kompensiertem Schock und Tamponadezeichen die Notfall-Perikardiotomie parallel zur Narkose-Induktion, sowie 3. bei Reanimationspflichtigkeit die Notfallsternotomie durch den aufnehmenden Chirurgen zur Blutungskontrolle und gemeinsame Rekonstruktion mit Kardiochirurgen. Die Versorgung reicht von einfachem Nahtverschluß der Myokardverletzung über Konorarrekonstruktion ohne HLM bis zur notfallmäßigen aortokoronaren Revaskularisationsoperation mit Venengraft. Bei rascher interdisziplinärer Primärversorgung und konsequenter Therapie unter Beherrschung herzchirurgischer Notfallmaßnahmen (des idealerweise hierin ausgebildeten Unfall- und Allgemeinchirurgen) hat auch die perforierende Herzverletzung eine gute Prognose.

Schlüsselwörter: Perforierende Herzverletzung – interdisziplinäre Behandlung

Mit zunehmender Kriminalität und Aggressivität von Gewalttaten in großstädtischen Ballungsgebieten nehmen Thoraxverletzungen ganz allgemein und damit verbunden perforierende Herzverletzungen zahlenmäßig an Bedeutung zu [1, 2, 18, 33].

Bei Verbesserung der Notarzt-Rettungssysteme mit immer kürzeren Rettungszeiten erreichen zudem immer mehr von diesen Verletzungen Betroffene lebend die Klinik [22].

Die zunehmende Kriminalisierung zeigt sich im eigenen Patientengut auch am Verletzungsmechanismus und der Altersverteilung.

Es sind in den letzten Jahren zunehmend jüngere Altersklassen betroffen; es dominieren über die letzten 10 Jahre gesehen zwar insgesamt noch die Stichverletzungen, doch werden in den letzten 3–4 Jahren immer mehr und zunehmend häufiger Schußverletzungen beobachtet.

Notfallversorgung durch Notarzt

Die Versorgung dieser von hoher Letalität bedrohten Verletzten sollte interdisziplinär und zielgerichtet ablaufen [8, 14, 18, 22, 28, 32, 33]. Die Notfalldiagnostik liegt in Händen des die Basisversorgung durchführenden Notarztes. Allein die Verletzungslokalisation und Verletzungsart müssen den Verdacht auf eine perforierende Herzverletzung aufkommen lassen; kurz: Jede perforierende Verletzung des Thorax zwischen linker und rechter Medioclavicularlinie ist bis zum Beweis des Gegenteils als Herzverletzung anzusehen [32]. Das führende Symptom sind die klinischen Zeichen der Herzbeuteltamponade [7, 15, 24]: fliehender Puls, Hypotension, mehr oder weniger ausgeprägte Einflußstauung und vegetative Schockzeichen.

Pathophysiologie der Perikardtamponade

Die Pathophysiologie der Perikardtamponade (Abb. 1) bestimmt das Vorgehen des Notarztes [24, 33]. Sie ist in ihrem Verlauf aufgrund des nicht-linearen Verlaufes der Druckvolumenbeziehung jedoch im Einzelfall unvorhersehbar. Die Blutung führt zur intraperikardialen Druckerhöhung. Die transmuralen Drucke auf Vorhöfe und Ventrikel steigen an, der Koronarblutfluß sinkt und die diastolischen atrialen und Ventrikeldrucke nehmen zu. Dieses bedingt eine verminderte Ventrikelfüllung und ein vermindertes Herzzeitvolumen. Aufgrund des verminderten venösen Rückflusses kommt es zum rechtskardialen Vorwärtsversagen [13] und damit zur Füllungsbehinderung des linkskardialen Systems [23].

Inwieweit sich dieser Ablauf durch die Gabe von Volumen und eventuell gleichzeitige Gabe von Katecholaminen beeinflussen läßt [16], ist im Einzelfall ebenfalls nicht vorhersehbar, entstammen doch alle Aussagen hierzu Tierexperimenten, die nicht unbedingt übertragbar sind [11, 13, 16].

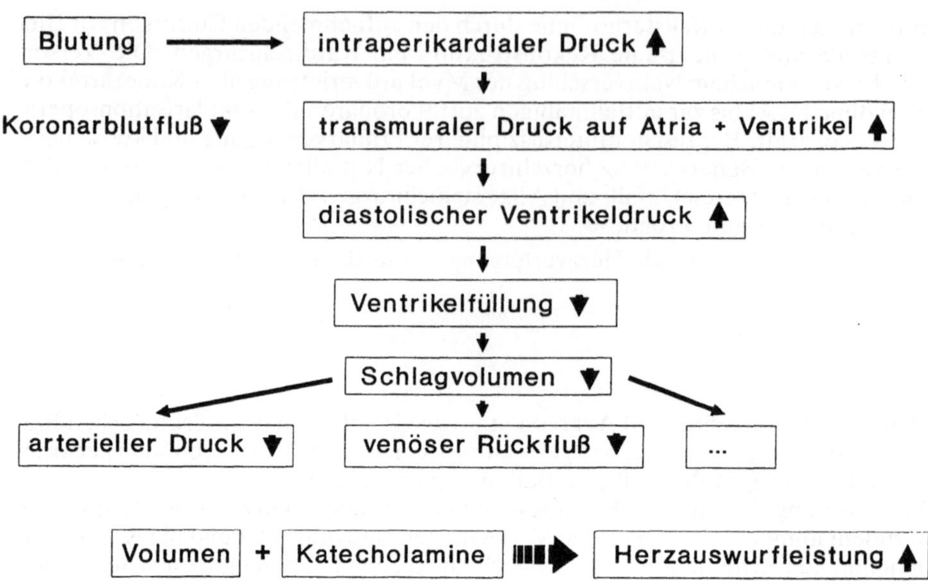

Abb. 1. Pathophysiologie der akuten Perikardtamponade (Nach Surg Clin N Am 55:573 [1975])

Ist im günstigsten Falle der Abfluß aus dem Herzen austretenden Blutes aus dem Perikard gewährleistet, ist es natürlich möglich, durch Volumengabe den Kreislauf aufrechtzuerhalten.

Kann aber andererseits aus dem Herzen in das Perikard austretendes Blut nicht weiter abfließen, führt die systemische Druckerhöhung durch Volumengabe zwangsläufig zur sofortigen Volumenzunahme im intraperikardialen Raum und damit zu weiterer Verschlechterung der Gesamthämodynamik nach initialer Besserung. Dies wird belegt durch die eigene klinische Erfahrung, die zeigt, daß auf Volumengabe der eine Patient positiv reagieren kann, der andere mit desolatem Kreislaufzusammenbruch antwortet [22].

Das *Notfallmanagement des Notarztes am Ereignisort* sollte demnach bestehen im Legen eines venösen oder zentralvenösen Zugangs – dann von peripher –, vorsichtiger am klinischen Erfolg orientierter Volumentherapie und unter Umständen Thoraxdrainage auf der Verletzungsseite (vor allen Dingen, wenn gleichzeitig ein Pneumothorax besteht).

Die Intubation sollte jedoch nur bei vitaler Indikation stattfinden, da üblicherweise unter Anästhetikaapplikation und gleichzeitiger positiver Druckbeatmung durch den Handbeatmungsbeutel ein Kreislaufzusammenbruch durch primär rechtskardiale Dekompensation eintritt [11].

Bei desolater Kreislaufsituation kann unter Umständen am Ereignisort als lebensrettende Maßnahme eine Perikardiocentese mit großlumiger Nadel durchgeführt werden.

Therapeutisches Stufenkonzept nach Klinikaufnahme

Das *Notfallmanagement* bei Aufnahme *in* der *Klinik* sollte nach unserer Meinung nach einem *Stufenkonzept* vorgenommen werden [5, 6, 10, 24, 28, 29, 31].

Ist der Patient *in stabilem hämodynamischem Zustand,* kann Diagnostik wie Thorax-Röntgenübersichtsaufnahme und Ultraschalluntersuchung des Perikardraumes vorgenommen werden. Zeigt sich ein signifikanter Perikarderguß, schließt sich die sofortige explorative Pericardiotomia inferior in Sternotomiebereitschaft im Normal-Operationssaal an.

Befindet sich der Patient im *kompensierten Schock* und zeigt deutliche Tamponadezeichen führen wir im Normal-Operationssaal die Notfallperikadiotomie parallel zur Narkoseinduktion durch.

Hierzu nehmen wir einen kleinen Rippenbogenrandschnitt subxiphoidal links vor, drängen die Rektusscheide nach dorsal ab, eröffnen ventral des Diaphragmas das Perikard, entlasten somit den Perikarderguß und versuchen an der nachlaufenden Blutmenge abzuschätzen, ob weitergehende Maßnahmen erforderlich sind.

Bei Reanimationspflichtigkeit des Patienten oder sich schlagartig deletär verschlechternder hämodynamischer Situation *im Schockraum* ist die Not-Thorakotomie indiziert [8]; diese wird in unserem Hause vom Aufnahmearzt (in aller Regel ein Unfallchirurg) zur digitalen Blutungskontrolle und Kreislaufreanimation in Form sofortiger *Notfallsternotomie* durchgeführt.

Zugangsweg

Die Sternotomie als Zugangsweg wird in der Literatur kontrovers diskutiert [12, 18, 21, 26], jedoch sprechen einige wesentliche Gesichtspunkte für ihre Anwendung [5, 14, 15, 29, 31]:

1. In der Hand des Geübten ist eine schnellere Exposition des gesamten Herzens gegeben.
2. Läßt sich der Zugang median problemlos bei gleichzeitigem Bestehen abdomineller Verletzungen nach kaudal erweitern [5].
3. Ist insbesondere bei den immerhin in fast 20% der Fälle vorliegenden Verletzungen des rechtsatrialen Systems, der Cava oder der großen ascendierenden Gefäße eine problemlosere Versorgung möglich, während
4. bei Anwendung der anterolateralen Thorakotomie links diese in solchen Situationen dann unter Zeitdruck und in noch schlechterer hämodynamischer Situations transversal durchs Sternum erweitert werden muß.

Die Bevorzugung des medianen transsternalen Zugangswegs wird gestützt durch die Ergebnisse einer eigenen Literatur-Sammelstatistik [3, 4, 9, 12, 14, 18, 20, 21, 25, 26, 27, 29, 30, 31] von 1238 perforierenden Herzverletzungen von denen 239 (19,3%) rechtsatrial bzw. im Bereich der Vena cava lokalisiert und somit von links-anterolateral kaum schnell und sicher genug erreichbar waren. Auch Huth und Hoffmeister [17] geben in ihrer Sammelstatistik in 14% aller klinisch und 27% aller pathologisch-anatomisch beobachteten Fälle rechtsatriale Verletzungen an.

Die eigene Literaturanalyse ergab auch, daß selbst in den Gruppen, die die anterolaterale Notfallthorakotomie bevorzugen bei 16,4% von 402 Fällen (n = 66) eine transversale transsternale Erweiterung der Thorakotomie erforderlich wurde.

Operative Techniken

Das operative Management [32] kann nach Beherrschung der Blutung dann, falls dies möglich ist, mit dem zugezogenen Teilgebietsarzt gemeinsam vorgenommen werden. Hierbei bleibt zu bedenken, daß nur äußerst selten der Anschluß der Herz-Lungen-Maschine notwendig ist. Die Vorhofverletzung läßt sich in der Regel mit direkter Naht versorgen, die Ventrikelverletzung über Widerlager mit evtl. Unterstechung einer Koronararterie.

Koronarverletzungen, die peripher oder an kleinen Seitenästen stattfinden, lassen sich in der Regel durch Umstechung beherrschen – und sind auch so gerechtfertigt zu behandeln – und nur die seltene zentrale Koronarverletzung erfordert die Bypassanlage.

Hämodynamisch unwirksame intrakardiale Läsionen sollten u.E. zweizeitig versorgt werden (Abb. 2 zeigt exemplarisch eine typische Kasuistik).

Mit diesem relativ aggressiven Therapiekonzept erreichen wir im eigenen Patientengut eine auch im Literaturvergleich (siehe 32) äußerst hohe Überlebensrate von 26/33 (entspricht 79%).

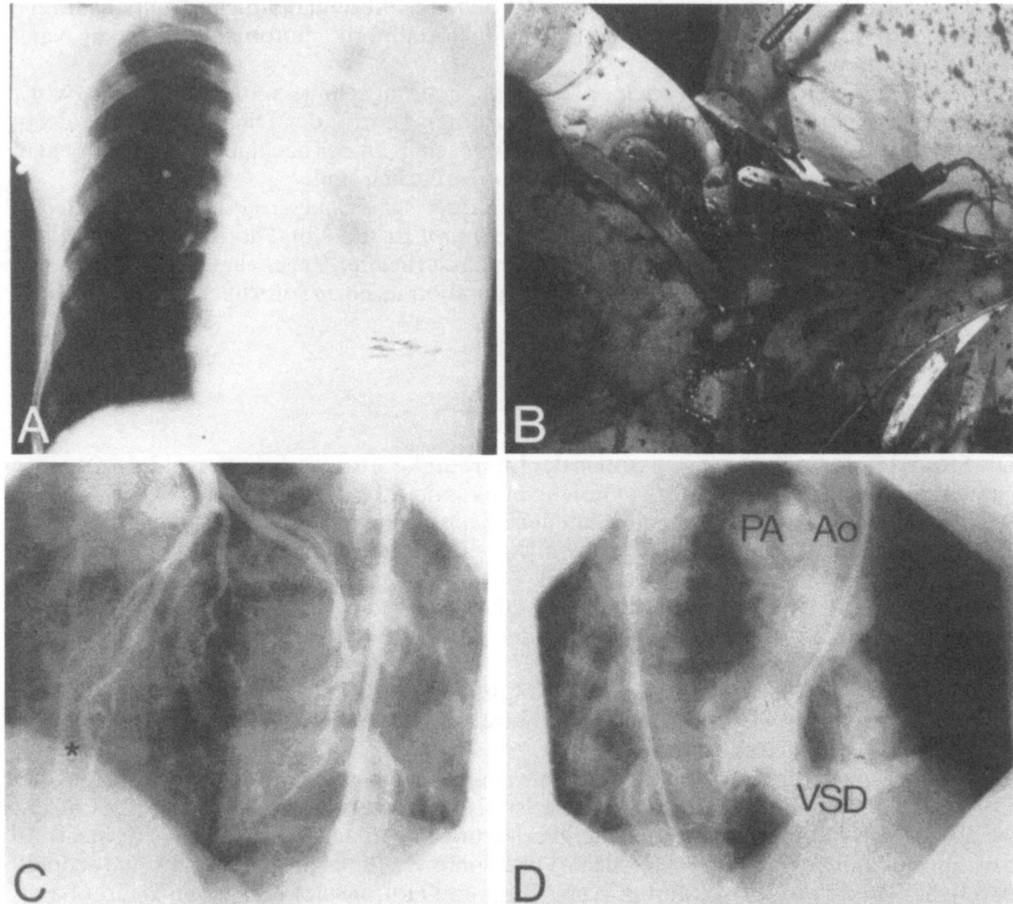

Abb. 2. Der jugendliche, männliche Patient wird bei einer Milieutat in einem Nachtlokal mit einem Messer in der linken Brust medial der Medioklavikularlinie getroffen. Bei Eintreffen des Notarztes ist er kreislaufstabil und bewußtseinsklar. Nach Anlage eines peripheren Zuganges erfolgt der sofortige Transport. Bei Eintreffen im Schockraum läßt sich klinisch eine Perikardtamponade vermuten. Während das Aufnahme-Röntgenbild (A) entwickelt und eine Bülau-Drainage links angelegt wird, plötzlich Kreislaufzusammenbruch mit Bradykardie und Herzstillstand. Es erfolgt die sofortige Notfall-Sternotomie (B) durch den aufnehmenden Unfallchirurgen und digitale Blutungskontrolle einer linksventrikulär lokalisierten Wunde. Simultan führt der Anästhesist die Reanimation mittels Volumen- und Pharmakaapplikation durch. Die Myokardwunde wird vom Thorax-Kardiovaskularchirurgen versorgt, die Querdurchdrennung der LAD (*) rekonstruiert (C). Der bei der Verletzung entstandene traumatische Ventrikelseptumdefekt (VSD) ist nach Rekonvaleszenz und p.p.-Heilung der Wunden sekundär durchzuführen, da er im Akutstadium zu keinen hämodynamischen Auswirkungen führte. (*PA* = Pulmonalarterie; *Ao* = Aorta ascendens)

Zusammenfassung

1. Die chirurgische Versorgung der perforierenden Herzverletzung erfordert nicht unbedingt „herzchirurgisches Fachwissen oder Spezialtechniken".
2. Die Primärversorgung basiert auf Verständnis und Beherrschung der akuten Perikardtamponade durch den Notarzt.

3. Möglichst schnelle Diagnostik muß unmittelbar von operativer Therapie gefolgt werden, die oft nur im Verschluß (über evtl. armierte Nähte) der Myokardwunde unter exakter Schonung der Koronararterien besteht.
4. Lediglich die seltene proximale Koronarverletzung oder primär versorgungspflichtige intrakardiale Läsionen erfordern den Einsatz der extrakorporalen Zirkulation (Herz-Lungen-Maschine).
5. Die Ausbildung des Chirurgen in der Pathophysiologie dieser Verletzungen und nur wenigen (wesentlichen) operativen Basistechniken sowie deren schon 1986 von Hehrlein [15] geforderte konsequente „aggressive" Anwendung unter Einschluß der (medianen) Schockraum-Thorakotomie können die hohe Letalität von perforierenden Herzverletzungen drastisch senken [8].

Literatur

1. Adkins RB, Whiteneck JM, Woltering EA (1985) Penetrating chest wall and thoracic injuries. Am Surg 51:140–148
2. Baillot R, Dontigny L, Verdant A, Pagé P, Pagé A, Mercier C, Cossette R (1987) Penetrating chest trauma: A 20-year experience. J Trauma 27:994–997
3. Baillot R, Dontigny L, Verdant A, Vaillancourt R, Pagé A, Pagé P, Cossette R (1989) Intrapericardial Trauma: surgical experience. J Trauma 29:736–740
4. Baker CC, Thomas AN, Trunkey DD (1980) The role of emergency room thoracotomy in trauma. J Trauma 20:848–855
5. Baum VC, Drinkwater DC (1989) Cardiac trauma. Seminars in Anesthesia 8:205–213
6. Beall AC, Diethrich EB, Crawford HW, Cooley DA, DeBakey ME (1966) Surgical management of penetrating cardiac injuries. Am J Surg 112:686–692
7. Beall AC, Patrick TA, Okies JE, Bricker DL, DeBakey ME (1972) Penetrating wounds of the heart: Changing patterns of surgical management. J Trauma 12:468–472
8. Bodai BI, Smith JP, Ward RE, O'Neill MB, Auborg R (1983) Emergency thoracotomy in the management of trauma. A review. JAMA 249:1891–1896
9. Bolanowski PJP, Swaminathan AP, Neville WE (1973) Aggressive surgical management of penetrating cardiac injuries. J Thorac Cardiovasc Surg 66:52–57
10. Breaux EP, Dupont JB, Albert HM, Bryant LR, Schechter FG (1979) Cardiac tamponade following penetrating mediastinal injuries: Improved survival with early pericardiocentesis. J Trauma 19:461–466
11. Cooley DA, Dunn JR, Brockman HL, DeBakey ME (1955) Treatment of penetrating wounds of the heart: Experimental and clinical observations. Surgery 37:882–889
12. Demetriades D (1986) Cardiac wounds. Experience with 70 patients. Ann Surg 203:315–317
13. Ditchey R, Engler R, LeWinter M, Pavelec R, Bhargava V, Covell J, Moores V, Shabetai R (1981) The role of the right heart in acute cardiac tamponade in dogs. Circ Res 48:701–710
14. Evans J, Gray LA, Rayner A, Fulton RL (1979) Principles for the management of penetrating cardiac wounds. Ann Surg 189:777–784
15. Hehrlein FW (1986) Offene Herzverletzungen. Langenbecks Arch Chir 369:117–123
16. Hoit BD, Gabel M, Fowler NO (1990) Hemodynamic efficacy of rapid saline infusion and dobutamine versus saline infusion alone in a model of cardiac rupture. J Am Coll Cardiol 16:1745–1749
17. Huth C, Hoffmeister HE (1987) Penetrierende Thoraxverletzungen – eine Indikation zur frühzeitigen Thorakotomie. Zentralbl Chir 112:1011–1022
18. Ivatury RR, Rohman M, Steichen FM, Gunduz Y, Nallathambi M, Stahl WM (1987) Penetrating cardiac injuries: Twenty-year experience. Am Surg 6:301–317
19. Ivatury RR, Nallathambi MN, Rohberge RJ, Rohman M, Stahl W (1987) Penetrating thoracic injuries: In-field stabilization vs. prompt transport. J Trauma 27:1066–1073
20. Marshall WG, Bell JL, Kouchoukos NT (1984) Penetrating cardiac trauma. J Trauma 24:147–149
21. Mattox KL, Beall AC, Jordan GL, DeBakey ME (1974) Cardiorrhaphy in the emergency center. J Thorac Cardiovasc Surg 68:886–895
22. Pons PT, Honigman B, Moore EE, Rosen P, Antuna B, Dernocoeur J (1985) Prehospital advanced trauma life support for critical penetrating wounds to the thorax and abdomen. J Trauma 25:828–832
23. Pories WJ, Gaudiani VA (1975) Cardiac tamponade. Surg Clin North Am 55:573–589

24. Reidemeister JC, Zerkowski H-R, Doetsch N (1988) Stellenwert und Technik der Perikardpunktion und -drainage in der Traumatologie. Langenbecks Arch Chir [Suppl II]:661–662
25. Rohberge RJ, Ivatury RR, Stahl W, Rohman M (1986) Emergency department thoracotomy for penetrating injuries: predictive value of patient classification. Am J Emerg Med 4:129–135
26. Sherman MM, Saini VK, Yarnoz MD, Ramp J, Williams LF, Berger RL (1978) Management of penetrating heart wounds. Am J Surg 135:553–558
27. Sugg WL, Rea WJ, Webb WR, Rose EF, Shaw RR (1968) Penetrating wounds of the heart. J Thorac Cardiovasc Surg 56:531–543
28. Symbas PN, Harlaftis N, Waldo WJ (1976) Penetration cardiac wounds: A comparison of different therapeutic methods. Ann Surg 183:377–381
29. Szentpetery S, Lower RR (1977) Changing concepts in the treatment of penetrating cardiac injuries. J Trauma 17:457–461
30. Tavares S, Hankins JR, Moulton AL, Attar S, Ali S, Lincoln S, Green DC, Sequeira A, McLaughlin JS (1984) Management of penetrating cardiac injuries: The role of emergency room thoracotomy. Ann Thorac Surg 38:183–187
31. Trinkle JK, Toon RS, Franz JL, Arom KV, Grover FL (1979) Affairs of the wounded heart: Penetrating cardiac wounds. J Trauma 19:467–472
32. Turney SZ, Rodriguez A, Cowley RA (1990) Management of cardiothoracic trauma. Williams & Wilkins, Baltimore
33. Zerkowski H-R, Doetsch N, Hanke J, Letsch R, Günnicker M, Freund U, Kischel-Augart G, Reidemeister JC (1991) Penetrating cardiac trauma. Consequent interdisciplinary emergency management results in sufficient outcome. Thorac Cardiovasc Surg [Suppl I] 39:96–97

233. Akute Versorgung von Herz- und thorakalen Gefäßverletzungen

R. Hetzer und J. Ennker

Deutsches Herzzentrum Berlin, Augustenburger Platz 1, 1000 Berlin 65, Bundesrepublik Deutschland

Emergency Treatment of Cardiac and Thoracic Vascular Trauma

Summary. Cardiac and thoracic vascular trauma is divided into perforating and nonperforating injuries. Patients with perforating cardiac lesions (gun shots, stabwounds) should have a median sternomotomy if circulation is still functioning marginally. In patients with severe hemorrhagic shock an immediate emergency anterolateral thoracotomy must be performed in the emergency room. Stitching of open heart wounds should be done only after hemodynamic stabilisation by digital and instrumental means. For treatment of acute thoracic vascular trauma extracorporeal circulation with femoro-femoral bypass has produced excellent results in otherwise stable patients.

Key words: Cardiac trauma – Thoracic vascular trauma – Emergency treatment

Zusammenfassung. Herz- und thorakale Gefäßverletzungen unterscheidet man in penetrierende und nicht-penetrierende Verletzungen. Patienten mit penetrierenden Herzverletzungen (Schuß-, Stichverletzung) sollten bei noch kompensierter Restzirkulation median sternotomiert werden. Bei ausgeprägtem Blutungsschock ist eine sofortige anterolaterale Notthorakotomie bereits in der Notfallaufnahme erforderlich. Eine Nahtversorgung der offenen Herzwunden sollte erst nach Kreislaufstabilisierung durch digitale oder instrumentelle Blutstillung angegangen werden. Zur Versorgung akuter thorakaler Gefäßverletzungen hat sich der Einsatz der extrakorporalen Zirkulation im femoro-femoralen Bypass bei Patienten in stabilem Zustand bewährt.

Schlüsselwörter: Herzverletzung – thorakale Gefäßverletzung – Akutversorgung

(Manuskript bis Redaktionsschluß nicht eingegangen)

234. Spätversorgung von Herz- und thorakalen Gefäßverletzungen

P. Satter, F. Beyersdorff, Frankfurt/M.

(Manuskript bis Redaktionsschluß nicht eingegangen)

235. Traumatische Aortenruptur: Sofortoperation – Intervalloperation?

D. Regensburger, H. H. Sievers, E.-G. Kraatz und J. Uhlmann

Klinik für Herz- und Gefäßchirurgie der CAU Kiel, Arnold-Heller-Str. 7, W-2300 Kiel 1, Bundesrepublik Deutschland

Traumatic Aortic Rupture: Immediate Surgery – Interval Surgery?

Summary. On the basis of our own patient population of the last 12 years which involved 17 traumatic ruptures of the descending thoracic aorta in the isthmus area (preoperative hospital mortality at the time of diagnosis: 5.8%; surgical mortality: 27%; postoperative hospital mortality: 18.7%) the problems of assessing indications for surgical intervention in polytraumatized patients with aortic damage are discussed. The indications for „immediate surgery", for „surgery with delayed urgency", and for „surgery in the interval" are clearly defined.

Key words: Traumatic aortic rupture – Time of surgery

Zusammenfassung. Anhand des eigenen Krankengutes von in den letzten 12 Jahren behandelten 17 traumatischen Rupturen der Aorta thoracalis descendens im Aortenisthmusbereich (präoperative Krankenhausletalität bei der Diagnostik: 5,8%, Operationsletalität: 25%, postoperative Krankenhausletalität: 18,7%) wird die Problematik der Indikationsstellung zur operativen Sanierung der bei den meist schwer polytraumatisierten Patienten bestehenden Aortenverletzungen diskutiert. Die Indikationen zur „Sofort-Operation", zur „Operation mit aufgeschobener Dringlichkeit" und zur „Operation im Intervall" werden klar herausgestellt.

Schlüsselwörter: Traumatische Aortenruptur – Operationszeitpunkt

Die Indikation zur operativen Behandlung der traumatischen Aortenruptur, die aufgrund von Angaben in der Literatur in etwa 10–16% aller tödlichen Verkehrsunfälle die führende Todesursache ist, wurde in den vergangenen Jahren kontrovers diskutiert. Die früher gültige Forderung eine traumatische Aortenruptur unmittelbar nach der Diagnosestellung einer Operation zuzuführen, hat heute aufgrund der Erfahrungen zahlreicher Arbeitsgruppen [1, 2, 5, 6] keine Gültigkeit mehr. Mehrere Faktoren, auf die ich im folgenden eingehen werde, haben Einfluß auf die Indikationsstellung zur Operation bzw. auf den Operationszeitpunkt und damit auch auf die Prognose der traumatischen Aortenruptur. Wir unterscheiden heute die Akutoperation, d.h. die Operation direkt nach Diagnosestellung, die Operation mit aufgeschobener Dringlichkeit und die sogenannte Operation im Intervall. Etwa 20% der polytraumatisierten Verkehrsunfallopfer mit Aortenruptur haben heute die Chance lebend das Krankenhaus zu erreichen, während die übrigen 80% noch am Unfallort vorwiegend an den Folgen der freien Aortenruptur versterben. Ein Überleben der traumatischen Aortenruptur ist nur dann möglich, wenn die Adventitia im Bereich der rupturierten Aorta und die Pleura mediastinalis intakt bleiben und der Verunfallte nicht an einem massiven Blutverlust in die Pleurahöhle ad exitum kommt. Die heute praktisch immer mögliche Notversorgung des Schwerverletzten am Unfallort durch den Notarzt und der rasche Transport desselben durch Rettungswagen oder Hubschrauber zum weiterversorgenden Krankenhaus haben ebenfalls einen wesentlichen Einfluß auf die primären Überlebenschancen mit der dadurch geschaffenen Möglichkeit der optimalen weiteren klinischen Versorgung.

Für die Behandlung des Verletzten mit einer traumatischen Aortenruptur, die nur selten als isolierte Verletzung vorliegt, meist sind es polytraumatisierte Patienten, mit mehreren lebensbedrohlichen Begleitverletzungen anderer Organsysteme müssen bestimmte Prioritäten gesetzt werden. Die optimale Therapie eines solchen Polytraumatisierten ist nur an den Zentren möglich, in denen eine enge interdisziplinäre Zusammenarbeit zwischen Anästhesisten, Allgemeinchirurgen, Traumatologen, Neurochirurgen und Thorax-, Herz- und Gefäßchirurgen gegeben ist [3]. Es sollte daher immer angestrebt werden, einen solchen polytraumatisierten Patienten nach Notversorgung, die zu einer Stabilisierung der cardiorespiratorischen Funktion geführt hat, so schnell wie möglich in ein entsprechend eingerichtetes Zentrum zu verlegen.

Die *Akutoperation* ist nur dann indiziert, wenn es sich einerseits um die seltene scharfe bzw. penetrierende Aortenruptur mit massivem Hämatomthorax nach der der Verletzte nur selten lebend die Klinik erreicht, handelt, andererseits bei einer traumatischen Aortenruptur beim Polytraumatisierten, wenn es nicht gelingt, nach Ausschaltung bzw. Ausschluß anderer Blutungsquellen trotz optimaler Volumensubstitution und Schocktherapie stabile Kreislaufverhältnisse herzustellen. Bei adäquatem Trauma mit Schocksymptomatik, das eine Aortenruptur vermuten läßt und wenn aus einer primär eingelegten Pleuradrainage weiter ein massiver Blutverlust auftritt, sollte nötigenfalls sogar aus vitaler Indikation ohne weitere Diagnostik die linksseitige Thorakotomie mit Revision des Aortenisthmusbereiches durchgeführt werden. Bei Vorliegen einer traumatischen Aortenruptur ist es für den erfahrenen Gefäßchirurgen möglich, diese mit dem einfachen sogenannten Abklemmprinzip operativ anzugehen. Bei dieser Methode ist eine Vollheparinisierung des Polytraumatisierten mit allen sekundären Gefahren in den allermeisten Fällen zu umgehen. Aus vitaler Indikation ist bei solchen Patienten auch eine Simultan-Operation zur Versorgung begleitender schwerer Verletzungen (z.B. Leberruptur, schweres Schädel-Hirntrauma mit intracranieller Raumforderung u.a.) indiziert.

Die Letalität und die als wesentliche Komplikation der traumatischen Aortenruptur besondes gefürchtete Rückenmarksschädigung ist im Rahmen der Akutoperation als sehr hoch einzustufen.

Aus dem eben Gesagten, besonders dem hohen Paraplegierisiko und der hohen Letalität sollte angestrebt werden, daß ein Polytraumatisierter mit einer gedeckten Aortenruptur möglichst erst nach Stabilisierung der kardiopulmonalen Funktion und operativer Beseitigung anderer lebensbedrohlicher Verletzungen, verzögert, d.h. mit *aufgeschobener Dringlichkeit,* an der Aortenruptur operiert wird. Die zweizeitige freie Ruptur einer primär gedeckten Aortenruptur ist aufgrund unserer und der Erfahrungen anderer Arbeitsgruppen sehr selten, so daß nach Versorgung lebensbedrohlicher Begleitverletzungen unter intensivmedizinischer Betreuung und Überwachung des polytraumatisierten Patienten heute für die Versorgung der Aortenruptur immer dem abwartenden Verhalten der Vorzug zu geben ist. Durch transvenöse digitale Substraktionsangiographie [1] ist es bei diesen Patienten möglich, eine genaue diagnostische Abklärung der Aortenruptur durchzuführen und dann die Operation mit aufgeschobener Dringlichkeit zu planen. Die Letalität und auch das Paraplegierisiko ist bei dieser Patientengruppe durch die primäre Beseitigung des Herzkreislaufschocks und der dadurch bedingten Stabilisierung der Organfunktionen deutlich niedriger.

Die Operation der gedeckten traumatischen Aortenruptur *im Intervall* (frühestens 6 Wochen nach dem Unfall) sollte bei den wenigen Polytraumatisierten durchgeführt wer-

Tabelle 1. Altersverteilung und Letalität der traumatischen Aortenruptur (n = 17)

Alter (Jahre)	n	†
0–10	1	1
11–20	4	1
21–30	5	2
31–40	2	1
41–50	3	1
51–60	1	1
61–70	0	–
71–80	1	1

Tabelle 2. Begleitverletzungen bei traumatischer Aortenruptur 1978–1990 (n = 17)

Zwerchfellruptur	1	5,9%
Lungenkontusion	4	23,5%
Herzkontusion	3	17,6%
Abdomen (Leber, Niere, Milz, Blase)	8	47,0%
Schädelhirntrauma	10	58,8%
Extremitätenfrakturen	10	58,8%
Thorax-Frakturen	7	41,2%
Beckenfrakturen	7	41,2%
Wirbelsäulenfrakturen	3	17,6%

den, die bei der Primärversorgung schwere intraabdominelle Verletzungen mit lebensbedrohlicher Blutung, schwere Schädelhirntraumen mit intracranieller Raumforderung und andere primär lebensbedrohliche Organfunktionsstörungen aufweisen. Erst nach erfolgreicher operativer Versorgung dieser Verletzungen, Wiederherstellung einer normalen kardiorespiratorischen Funktion und Normalisierung der Organfunktionen, so daß solche Verletzten keine Intensivtherapie mehr notwendig haben, sollte die Aortenruptur bzw. das posttraumatische Aortenaneurysma durch eine elektive, d.h. geplante Operation beseitigt werden. Die Letalität und die Komplikationsrate, besonders die Gefahr der Paraplegie sind zu diesem Zeitpunkt deutlich geringer.

Von 1978 bis 1990 wurden in unserer Abteilung 17 Verletzte mit einer traumatischen Aortenruptur, 13 Männer und 4 Frauen in einem mittleren Alter von 31,5 Jahren eingewiesen. Der jüngste Patient war 6 Jahre und der älteste 76 Jahre alt (Tabelle 1). Nur ein Patient hatte eine isolierte Aortenruptur mit zirkulärer Durchtrennung der Intima, während die übrigen 16 Patienten zusätzlich mehr oder weniger ausgedehnte Begleitverletzungen aufwiesen. Führende Begleitverletzungen waren mit jeweils fast 59% das Schädelhirntrauma und die Extremitätenfrakturen, mit 47% stumpfe Bauchtraumen und mit jeweils 41% Frakturen des knöchernen Thorax und Beckenfrakturen (Tabelle 2). Zum Zeitpunkt der stationären Aufnahme befanden sich 9 der 17 Patienten in einem ausgeprägten Schockzustand, 3 Patienten zeigten noch kompensierte Herz- und Kreislaufverhältnisse mit beginnendem Schockzeichen und 5 Patienten waren kreislaufstabil. 7 der Patienten kamen intubiert und beatmet zur stationären Behandlung. Die Aortenverletzung betraf bei allen Patienten den Aortenisthmusbereich. Bei allen Patienten handelte es sich bei der Einlieferung um eine gedeckte Aortenruptur. Ein Patient verstarb während der Vorbereitung zur Operation an einer zweizeitigen freien Aortenruptur.

Die klinische Diagnose der traumatischen Aortenruptur wurde bei 11 der 16 operierten Patienten durch eine präoperative Aortographie gesichert. 5 Patienten wurden alleine aufgrund der Anamnese und des typischen Röntgenbildes mit Verbreiterung des oberen Mediastinums einer Operation zugeführt. 11 Patienten wurden wegen nicht zu stabilisierender Herzkreislaufverhältnisse akut nach Diagnosestellung operiert, bei 2 dieser Patienten wurden simultan Begleitverletzungen mitversorgt. Diese Patienten hatten eine opera-

Tabelle 3. Chirurgische Therapie der traumatischen Aortenruptur (n = 17)

Chirurgische Therapie	n	Paraplegie	†
keine Operation	1	–	1 (100,0%)
Akut-Operation (<3 h)	11	0	6 (54,5%)
aufgeschobene Operation	3	0	1 (33,3%)
Intervall-Operation (>6 Wochen)	2	0	0

Tabelle 4. Operative Verfahren bei traumatischer Aortenruptur (n = 16)

	n	Aortenabklemmzeit	†
Linksherzbypass	11	45 Minuten	8 (55%)
partieller Bypass	1	38 Minuten	0
Abklemmverfahren	4	20 Minuten	1 (25%)

Tabelle 5. Todesursachen der verstorbenen Patienten mit operierter traumatischer Aortenruptur (n = 8/17)

Todesursache	† präop.	† intraop.	† postop.
hämorrhagischer Schock	1	3	–
Herzversagen (Linksherzversagen, Kammerflimmern)	–	1	2
Nierenversagen	–	–	1

tive bzw. postoperative Letalität von 54,5%. Drei Patienten wurden nach primärer Versorgung von gravierenden Begleitverletzungen mit aufgeschobener Dringlichkeit operiert, ein Patient von diesen verstarb intraoperativ. Von den 2 im Intervall operierten Patienten, 6 Wochen bzw. 1½ Jahre nach dem Unfallereignis verstarb kein Patient (Tabelle 3). Die Versorgung der Aortenverletzung erfolgte bei 11 Patienten im Linksherzbypass mit einer durchschnittlichen Aortenabklemmzeit von 45 Min, bei einem Patienten im partiellen Bypass mit einer Aortenabklemmzeit von 38 Min und bei 4 Patienten dem einfachen Abklemmverfahren bei einer durchschnittlichen Aortenabklemmzeit von 20 Min. Die Letalität in Abhängigkeit vom Operationsverfahren war bei dem einfachen Abklemmverfahren mit 25% deutlich geringer, als die Letalität bei den Patienten, die im Linksherzbypass operiert wurden (Tabelle 4). Von den 16 operierten Patienten mit traumatischer Aortenruptur verstarben 4 intraoperativ und zwar dreimal durch einen hämorrhagischen Schock und einmal durch Linksherzversagen. Während des postoperativen Verlaufes verstarben 2 Patienten am Herzkreislaufversagen, 10 h bzw. 8 Tage nach der Operation und ein Patient am Nierenversagen 46 Tage nach der Operation. Spättodesfälle sind nicht aufgetreten (Tabelle 5).

Keiner der Überlebenden 9 Patienten zeigte Folgen einer ischämischen Rückenmarksschädigung.

Nach dem Hannover-Polytraumaschlüssel [4] hatten die Patienten mit dem Schweregrad I (0–19 Punkten) mit 33% die geringste Letalität während die Patienten mit dem Schweregrad II (20–34 Punkte) und III (35–48 Punkte) jeweils eine Letalität von 50% aufwiesen. Der Patient mit dem höchsten Schweregrad IV (über 49 Punkte) ist verstorben (Tabelle 6).

Zusammenfassend ist zu sagen, daß Patienten mit einer traumatischen Aortenruptur mit schweren gravierenden Begleitverletzungen unabhängig von der Art und dem Zeitpunkt der operativen Versorgung die höchste Letalität aufweisen. Aufgrund unserer Erfahrungen ist anzustreben, daß die Patienten nach Stabilisierung der Herzkreislaufsituation und Versorgung gravierender Begleitverletzungen erst verzögert oder sogar im Inter-

Tabelle 6. Letalität der traumatischen Aortenruptur (n = 17) in Abhängigkeit vom Schweregrad durch Begleitverletzungen (Hannover-Polytrauma-Schlüssel)

Schweregrad	Punkte	n	†
I	0–19	6	2 (33,3%)
II	20–34	8	4 (50,0%)
III	35–48	2	1 50,0%)
IV	>49	1	1 (100,0%)

vall an der traumatischen Aortenruptur operiert werden sollten, weil nur dann das Letalitätsrisiko am geringsten ist. Auch unsere Erfahrungen haben gezeigt, daß, wenn möglich, bei der operativen Beseitigung der traumatischen Aortenruptur dem Abklemmprinzip als Operationsmethode der Vorzug zu geben ist, weil nur hierbei eine Vollheparinisierung des Patienten zu umgehen ist.

Literatur

1. Borst HG (1990) Aneurysmen, Dissektionen und Trauma der thorakalen Aorta. Langenbecks Arch Chir [Suppl II] (Kongreßbericht)
2. Kortmann H, Riel KA (1988) Thorakale Gefäßverletzungen. Chirurg 59:389–397
3. Mattox KL (1989) Fact and fiction about management of aortic transection. Ann Thorac Surg 48:1–2
4. Oestern H-J, Tscherne H, Sturm J, Nerlich M (1985) Klassifizierung der Verletzungsschwere. Unfallchirurg 88:465–472
5. Reidemeister JC, Sadony V, Rohm N, Doetsch N, Zerkowski H-R (1990) Diagnostik und Therapie der akuten traumatischen Aortenruptur. Langenbecks Arch Chir [Suppl II] (Kongreßbericht) 511–516
6. Vollmar JF, Kogel H, Cyba-Altunbay S, Kunz R (1987) Traumatische Rupturen der thorakalen Aorta. Langenbecks Arch Chir 371:71–84

236. Stumpfe Aortenverletzung/Wahl des richtigen Operationszeitpunktes

P. Kalmar, Ch. Otto und V. Steinkraus

Abt. für Thorax-, Herz- und Gefäßchirurgie, Universitäts-Krankenhaus Eppendorf, Martinistr. 52, W-2000 Hamburg 20, Bundesrepublik Deutschland

Blunt Aortic Lesion: Choosing the Appropriate Time for Surgical Treatment

Summary. Based on our experience in a cohort of 39 patients and also on the results of post-mortem findings obtained from the department of forensic medicine in Hamburg, we prefer to perform emergency surgery only in cases of aortic aneurysms over 6 cm in diameter, in cases of hemorrhage, or in coarctation syndrome. Because of the high incidence of concomitant multiorgan injuries, surgery for aortic lesions with only radiologic symptoms is not performed until a period of 2–8 weeks has elapsed since the injury, according to the degree of stabilisation. With this strategy, the mortality in surgical management of aortic injuries in our department is about 15%.

Key words: Traumatic aortic aneurysms – Blunt chest injuries – Interval operation

Zusammenfassung. Nach eigenen Erfahrungen an 39 Patienten mit typischen traumatischen Aortenaneurysmen und des Ergebnisses der Analyse des Sektionsgutes der Hamburger Gerichtsmedizin wird eine sofortige Operation nur bei über 6 cm großen Aneurysmen, bei Blutung oder bei Coarctatio-Syndrom angestrebt. Auch wegen der sehr häufigen Kombinationsverletzungen wird bei nur röntgenologischen Symptomen einer Aortenläsion erst im Intervall nach Stabilisierung des Zustandes 2–8 Wochen nach dem Unfall operiert. Bei dieser Taktik beträgt bei uns die Sterblichkeit der Operationen wegen Aortenverletzung nur 15%.

Schlüsselwörter: traumatische Aortenaneurysmen – stumpfe Thoraxverletzungen – Intervalloperationen

Über 400 Jahre sind zwischen der ersten Beschreibung einer traumatischen Aortenruptur durch Vesal (1557) [27] und der ersten erfolgreichen Operation dieser Verletzung Ende der 50er Jahre vergangen [25]. Daß heute diese Verletzung keine Rarität mehr ist, liegt in erster Linie in der heutigen Dichte des motorisierten Verkehrs: 60–90% aller traumatischen Aortenaneurysmen entstehen bei Verkehrsunfällen [3, 14, 17, 29, 30]. Aortenrupturen sind in 10–15% die Todesursache bei tödlichen Verkehrsunfällen [10, 11, 21]. Bei jährlich 15 000 Verkehrstoten in der Bundesrepublik Deutschland einschließlich der neuen Bundesländer [36] sind vermutlich 1500–2200 Verkehrsopfer an einer Aortenruptur verstorben.

Mechanismus der Aortenruptur

Nach der klassischen Theorie kommt es bei plötzlicher Dezeleration und Akzeleration des Herzens und der Aorta durch Scherkräfte dort zum Einriß, wo der im Mediastinum locker fixierte Aortenbogen in die an der Brustwand fixierte descendierende Aorta übergeht, nämlich im Isthmusbereich. Nach den Untersuchungen von Gotzen et al. [9] sind jedoch eher die Feststellungen von Voigt und auch von Zehnder zutreffend, wonach die Impression der vorderen Brustwand in dorso-kaudale oder dorso-kraniale Richtung eine größere Rolle, als die alleinige Dezeleration und Akzeleration, spielen [33, 35]. Die Hyperflexion durch dorso-kraniale Überstreckung oder die dorso-kaudale Hyperreflexion führt zur Ruptur der Wandschichten im Isthmusbereich, wo die Aorta longitudinalen Zugbelastungen am wenigsten standhält.

Heute sind mehrere Unfallmechanismen, die zur Aortenruptur führen können, bekannt: die horizontale und vertikale Dezeleration mit Thoraxkontusion wie bei Autokollisionen, der reine Dezelerationsunfall, z.B. bei Sturz aus größerer Höhe, die direkte Kompression, typisch die Quetschung durch Eisenbahnpuffer beim Rangieren, dann direkte stumpfe Gewalteinwirkung, z.B. durch Hufschlag und schließlich die massive Kompression der Brustwand durch Druckwelle einer Explosion.

Lokalisation der Aortenruptur

Seit den 50er Jahren ist zu beachten, daß der Anteil der früher häufigeren Beteiligung der oft durch eine Mesaortitis luica vorgeschädigte Aorta ascendens [28] erheblich abgenommen hat. Rupturen nach stumpfen Aortenverletzungen sind in über 90% im Isthmusbereich lokalisiert [8]. Demgegenüber sind Aorta ascendens-Verletzungen und Einrisse am Abgang der supraaortischen Äste sehr selten [3].

Im eigenen Krankengut wurden einschließlich der chronischen Formen bei Patienten mit traumatischen Aortenaneurysmen 39mal eine Läsion im Isthmusbereich und zweimal in der Aorta ascendens vorgefunden. Bei einem Patienten lag die Wandläsion am Abgang der linken A. carotis communis, ein Patient hatte bei einem bis dahin unentdeckten doppelten Aortenbogen eine Aneurysmabildung im dorsalen Bereich. Der letzte Patient verstarb noch vor der Operation durch Spontanperforation des Aneurysmas in die Trachea (Tabelle 1).

Kombinationsverletzungen

Die Schwere des ursächlichen Traumas führte häufig auch zu anderen Verletzungen. Daß das isolierte Vorkommen einer Aortenruptur sehr selten ist, erklärt sich aus dem Unfallmechanismus und aus der Schwere des Traumas, das erforderlich ist, um einen Riß in einer gesunden Aortenwand zu bewirken. Die Unfallursachen bei 166 an Aortenruptur Verstorbenen sind in Tabelle 2 aufgeführt. 62% der Aortenverletzungen entstanden bei Verkehrsunfällen. Ein Sturz war die Rupturursache in 28%. Sonstige Unfälle führten in 10% zur

Tabelle 1. Lokalisation traumatischer Aneurysmen im Hamburger Krankengut

Lokalisation	n
Aortenisthmus	39
Aorta ascendens	2
A. carotis communis	1
dorsaler Aortenbogen	1[a]
Gesamt	43

[a] präop. verstorben

Tabelle 2. Unfallursachen der 166 innerhalb von 2 Stunden nach dem Unfall an Aortenruptur Verstorbenen. Aus dem Sektionsgut des Gerichtsmedizinischen Institutes Hamburg (1977–1980)

	n		%
Verkehrsunfälle	103		(62)
Pkw-Insasse		55	
Zweirad		9	
Fußgänger		39	
Sturz aus großer Höhe	46		(28)
Sonstige Unfälle	17		(10)
Zug-, Flugzeugunglück		6	
Verschüttung, Explosion		4	
von Gewicht erschlagen		4	
Andere		3	
Gesamt	166		

Aortenläsion. Begleitverletzungen kommen oft vor. In Kombination mit einer Aortenruptur findet man Thoraxverletzungen wie Rippenserienbrüche, Scapula- oder Sternumfrakturen, Lungen- oder Herzkontusionen bei 50–100% der Verletzten. Schädel-Hirn-Traumata werden bei 50–65%, Ruptur der parenchymatösen Organe in 25–30% und andere Knochenfrakturen bei 30–50% beobachtet [3, 4, 14, 17, 19, 29, 30, 31].

Prognose

Die Wahrscheinlichkeit, eine Aortenruptur zu überleben ist gering [2, 12, 18, 24, 29, 31].

Die Analyse des Sektionsgutes des Gerichtsmedizinischen Institutes der Hamburger Universität zwischen 1977 und 1980 ergab, daß von 5762 Sektionen bei 780 Verstorbenen eine stumpfe Thoraxverletzung vorlag. Bei 168 davon fand sich eine traumatische Aortenruptur. 98,8% der Unfallopfer starben innerhalb von 2 Stunden nach der Verletzung, d.h. in einer Zeitspanne, in der eine abgeschlossene Diagnostik geschweige eine Operation kaum durchgeführt werden kann. Nur zwei Patienten starben 8 bzw. 11 Tage später (Tabelle 3).

Die Überlebenswahrscheinlichkeit bei Patienten ohne chirurgische Behandlung, die 12–24 Std. nach dem Unfall eingeliefert werden, beträgt nach Kirklin 85 resp. 89% für 24 Std. und 61 resp. 66% für 7 Tage [18, 24].

Nach eigenen Erfahrungen ist die Überlebenschance von Patienten, die die Verletzung 24 Std. überlebt haben, sehr günstig, sofern keine massive Hämorrhagie, Schock oder ein Coarctationssyndrom vorliegen. Über ähnliche Beobachtungen berichtete auch Vollmar [34].

Tabelle 3. Aus dem Sektionsmaterial des Hamburger Gerichtsmedizinischen Institutes (1977–1980)

	n	%
Zahl der Sektionen	5762	100
Stumpfe Thoraxverletzungen	780	13,5
Davon mit Aortenruptur	168	2,9
Todeszeit nach dem Unfall		
Innerhalb von 2 Std.	166	98,8
Am 8. bzw. 11. Tag	2	1,2

Diagnostik

Von den in der Literatur beschriebenen indirekten Zeichen einer Aortenruptur haben Pinterits et al. [26] neun Zeichen als relevant für das Vorliegen einer Aortenläsion im Isthmusbereich angegeben:

- fehlender Aortenknopf
- verbreitertes Mediastinum
- aufgehelltes aorto-pulmonales Fenster
- Verdängung des Gefäßstieles nach links
- aufgehobener Azygosstreifen und Verbreiterung des Paratrachealstreifens
- Verlagerung eines eingeführten Magenschlauches nach rechts
- das Vorliegen eines „left apical cap"-Zeichens
- Abwinkelung des linken Hauptbronchus um mehr als 40% von der Horizontalebene
- Verlagerung der rechten Paraspinallinie.

Bei Patienten mit Aortenruptur waren 6–8 dieser Zeichen vorhanden. Patienten ohne Aortenruptur mit Thoraxverletzung zeigten 1–6 dieser Zeichen [26].

Nur beim Vorliegen einer lebensbedrohlichen Schocksituation sollte eine weitergehende Diagnostik unterbleiben. Ansonsten muß man heute vor der operativen Versorgung eine Computertomographie, Echokardiographie (oesophageal) oder angiographische Darstellung der Aorta verlangen. Mit der digitalen Substraktionsangiographietechnik bleibt die intraluminäre Drucksteigerung im Rahmen der Katheterprozedur, die bei der herkömmlichen Angiotechnik als Grund für eine zusätzliche Gefährdung des Patienten vorgehalten wurde, minimal.

Therapie der traumatischen Aortenruptur

Drei Fragen müssen diskutiert werden:

– wann, – wo, und – wie

muß operiert werden?

Im allgemeinen gilt, daß eine festgestellte, traumatische Aortenruptur sofort operiert werden muß [8, 13, 18]. In den vergangenen 25 Jahren wurden in Hamburg 39 Patienten wegen traumatischem Aneurysma des Aortenisthmus operiert. Die Aufschlüsselung des Krankengutes in akute und chronische traumatische Aneurysmen zeigt Tabelle 4. Bei sieben davon mußte die Thorakotomie als Notoperation durchgeführt werden. Sechs der Patienten verstarben. Die Indikation zur Operation sofort nach der Einlieferung bestand bei vier Patienten im hämorrhagischen Schock bei Polytrauma, bei einem Patienten in massivem Bluterbrechen, bei zwei Patienten mit Caorctatio-Syndrom, einmal davon mit Paraplegie und Anurie, einmal mit Hämatothorax und Blutungszeichen kombiniert. Drei dieser Patienten kamen durch unstillbare Blutung in tabula ad exitum, drei Patienten verstarben Tage bis Wochen nach der Operation an Schockfolgen, an Hirnkoma infolge Schä-

Tabelle 4. Resultate der operativen Versorgung von traumatischen Aortenaneurysmen in der Hamburger Herzchirurgie (1965–1990)

	n	Intervall im Mittel	Intervall min – max	verstorben n
Akutes Aneurysma, sofort operiert	7	11 Tage	8 Std. bis 16 Tage	6
Akutes Aneurysma, im Intervall operiert	11	7 Wo	2 Wo bis 10 Wo	–
Chronisches Aneurysma	21	9 Jahre	1 bis 25 Jahre	–
Gesamt	39		6 (=15%)	

Tabelle 5. Wahl des richtigen Zeitpunktes zur chirurgischen Versorgung eines akuten traumatischen Aneurysmas der Aorta descendens

	Gruppe I	Gruppe II
Lebensbedrohliche Verletzung Andere Organsysteme	Simultane OP sofort	OP im Intervall nach 3–6 Wochen
Risikorelevante Verletzung Andere Organsysteme	sofortige OP	OP im Intervall nach 2–4 Wochen
Isolierte oder mit nichtrelevanter anderen Verletzungen kombinierte Aortenläsion	sofortige OP	>24 St. – OP sofort <24 Std. – OP im Intervall nach 2–4 Wochen

Gruppe I: Blutung, Coarctatio-Syndrom, Aneurysma ∅ über 6 cm
Gruppe II: Stabiler Befund, Aneurysma ∅ unter 6 cm

delhirnverletzung und an einer nekrosierten Pankreatitis. Eine Patientin überlebte, blieb aber postoperativ paraplegisch. Infolge dieser Erfahrungen wird bei uns so vorgegangen, daß bei Patienten mit traumatischer Aortenläsion, aber ohne akute Symptome, die Operation im Intervall nach Stabilisierung des Zustandes und Versorgung der Begleitverletzungen (z.B. Oberschenkel-, Wirbelfraktur, Kieferbruch, Leberruptur, schwere Schädel-Hirn-Verletzung) durchgeführt wird.

11 Patienten, die zwischen zwei und 10 Wochen nach dem Unfallereignis operiert wurden, konnten ebenso wie die 21 Kranken mit chronischem posttraumatischen Aneurysma ohne Sterblichkeit operiert werden. Die Daten sind in Tabelle 4 enthalten. Die Gesamtletalität von 15% liegt erheblich unter dem allgemeinen Standard.

Im Intervall ist bei uns kein Patient verstorben. Daraus leiten wir im Gegensatz zu vielen anderen Zentren die Folgerung ab, daß eine Indikation zur Sofortoperation nur bei lebensbedrohlicher akuter Situation vorliegt. Wenn man Patienten mit traumatischer Aortenläsion in zwei Gruppen einteilt (Gruppe I: mit persistierender Blutung, mit Coarctationssymptomatik oder mit einem Aneurysma, das einen Druchmesser von über 6 cm hat; Gruppe II: mit stabilem Befund und einem Aneurysma- Durchmesser von unter 6 cm), dann gelten bei uns folgende Indikationen (Tabelle 5): Bei lebensbedrohlicher Verletzung anderer Organsysteme wird in Gruppe I simultan operiert, resp. sofort nach Versorgung der im Vordergrund stehenden Läsion. In Gruppe II wird im Intervall nach 2–6 Wochen, d.h. nach Stabilisierung der anderen Organverletzungen der Eingriff durchgeführt. Wenn risikorelevante, aber nicht akut lebensbedrohliche Verletzungen anderer Organsysteme vorliegen, so wird in Gruppe I primär die Aortenruptur, in Gruppe II diese erst im Intervall nach 2–4 Wochen versorgt. Bei isolierter Aortenruptur, allenfalls in Kombination mit nicht relevanten anderen Verletzungen, wird in Gruppe I auch hier die sofortige Operation angestrebt. In Gruppe II ist wegen der Gefahr der Frühruptur eine sofortige Operation dann angezeigt, wenn der Patient innerhalb der ersten 24 Std. nach dem Unfall eingeliefert wurde. Ist jedoch dieser Zeitraum überschritten, so kann nach unseren Erfahrungen abgewartet und im Intervall nach 2–4 Wochen operiert werden. Über ähnliches Vorgehen berichteten bereits 1970 Aronstam et al. [1].

Auch aufgrund mehrerer nicht publizierter Vorträge unserer Arbeitsgruppe in den vergangenen acht Jahren setzt sich die etwas differenziertere Indikationsstellung zur Operation der Aortenläsion in Abhängigkeit des Lokalbefundes und der konkurrierenden Verletzungen zunehmend durch. Ähnliche Überlegungen mit kritischer Betrachtung der Todesursachen nicht operierter Verletzter mit gedeckten Aortenrissen finden sich bei Vollmar et al. [34].

Aus dieser Indikationsstrategie ergibt sich, daß in Fällen, in denen keine akute Bedrohung durch die Aortenverletzung vorzuliegen scheint, nach Versorgung anderer lebensbedrohlicher Verletzungen (z.B. Leberruptur) die Verletzten unverzüglich in die nächstgelegene Spezialklinik verlegt werden müssen, wo für eine evtl. Herz-Lungen-Maschinen-Operation notwendigen Einrichtungen vorhanden sind.

Ob eine direkte Naht der rupturierten Wandbezirke genügt [21] oder das verletzte Aortensegment prothetisch ersetzt werden soll, hängt von der Ausdehnung der Läsion und von der Beschaffenheit der Aortenwand ab. Während bei Frühoperationen innerhalb der ersten Tage nach dem Unfall eine direkte Naht in vielen Fällen möglich zu sein scheint, ist bei der im Intervall oder bei der chronischen Form vorgenommenen Operation die prothetische Versorgung die häufigere Methode. Ob eine Unterbrechung der Durchblutung der unteren Körperhälfte zu verantworten ist, hängt u.a. von der Dauer der Abklemmung ab. Mehrere Gruppen operieren vorzugsweise bei der direkten Naht ohne Shunt [6, 13, 19].

Der Einsatz eines Autotransfusionssystemes ist bei dem zu erwartenden Blutverlust heute ein wesentlicher Faktor, der die Menge des zu transfundierenden Fremdblutes wesentlich verringern und damit das Risiko der Massentransfusion zu eliminieren in der Lage ist.

Die Häufigkeit einer postoperativen Querschnittslähmung nach Versorgung einer Aortenruptur wird mit 20–25% angegeben [16, 18, 23]. Wir haben diese Komplikation bei der einzigen Patientin aus der Gruppe der sieben Notoperationen erlebt, die den Noteingriff überlebte. Die direkte Naht der Aortenläsion erfolgte ohne zusätzliche Perfusion der unteren Körperhälfte mit einer Abklemmzeit von 17 Minuten! Bei der präoperativ bestandenen Coarctatio-Symptomatik lag möglicherweise bereits vor der Notoperation eine Rückenmarkischämie vor, die bei der intubierten Patientin klinisch nicht diagnostiziert werden konnte.

Bei der Variabilität der Blutversorgung des Rückenmarks ist es in manchen Fällen unmöglich, die für die Querschnittslähmung schließlich verantwortliche Ursache retrospektiv zu ermitteln [6]. Ein Risikofaktor für die Paraplegie ist die *Dauer* der Aortenabklemmung. Nach einer Abklemmzeit von über 15 Minuten nimmt die Wahrscheinlichkeit einer Querschnittslähmung ohne zusätzliche Hilfsmaßnahmen exponentiell zu. Die Länge des ausgeklemmten Aortensegmentes zusammen mit der Einbeziehung der linken A. subclavia und der Intercostalarterien, die für die Rückenmarkdurchblutung wichtig sind, ist ein weiterer Risikofaktor. Ferner spielen die Körpertemperatur, deren Absinken eine Erhöhung der Ischämietoleranz bewirkt, und schließlich der Grad der Reperfusion des Rückenmarkes nach Freigabe der Zirkulation eine Rolle. Letztere ist dann reduziert, wenn für die Rückenmarkversorgung wesentliche Intercostalarterien unterbunden werden müßten.

Daraus ergibt sich, daß das Risiko einer Querschnittslähmung, z.T. durch operationstechnische, z.T. durch zusätzliche Maßnahmen verringert werden kann. Zu ersteren gehört die sparsame Ausklemmung der Aorta und die Zurückhaltung bei der definitiven Unterbindung von Intercostalarterien [18]. Allgemeine Maßnahmen sind die Hypothermie, pharmakologische Rückenmarksprotektion und schließlich die Perfusion der distalen Aorta [15]. Für den aorto-aortalen Bypass verwendet man in der Regel einen Kunststoff-Shunt, der eine systemische Heparinisierung erübrigt [13, 22, 32]. Dagegen ist Vollheparinisierung für einen arterio-venösen inguinalen oder artrio-arteriellen Shunt unter Einsatz einer Herz-Lungen-Maschine mit oder ohne Oxygenator erforderlich [5, 7, 20]. Damit können die nicht ausgeklemmten distalen Aortenabschnitte optimal perfundiert werden.

Schließlich kommt als protektive Maßnahme die Messung von evozierten Potentialen in Frage, da durch die Meßwerte Rückschlüsse auf das Risiko bei Ausklemmung bestimmter Segmente möglich sind. Diese Methode wird bisher jedoch nur an wenigen Zentren eingesetzt [5, 15, 18].

Diskussion und Zusammenfassung

Die chirurgische Versorgung von traumatischen Aortenaneurysmen in der Akutphase ist nach unserer Auffassung problematisch, nicht zuletzt, weil die Aortenruptur in der Regel mit anderen, z.T. lebensbedrohlichen Verletzungen kombiniert ist. Daher ist das Operationsrisiko in Zentren, die prinzipiell eine sofortige Versorgung aller Fälle vornehmen, mit 20–50% sehr hoch. Im eigenen Krankengut wurden sieben Patienten mit traumatischer

Ruptur sofort notfallmäßig operiert, sechs davon verstarben, drei davon an Verblutung in tabula. Der Umstand, daß die meisten Aortenverletzungen innerhalb der ersten 2 Std. tödlich verlaufen, zeigt, daß nur ein kleinerer Teil der Verletzten längere Zeit überlebt. Die Gefahr der zweizeitigen Ruptur wird unterschiedlich beurteilt. Im eigenen Krankengut haben wir diese meistens tödliche Komplikation bei den Patienten, die ein stabiles traumatisches Aneurysma hatten und bei denen nach Erstversorgung der anderen Verletzungen eine Operation im Intervall vorgenommen wurde, nicht beobachtet. Deshalb versorgen wir Patienten ohne akut lebensbedrohliche Komplikationen im Intervall. Es sei denn, sie kommen noch innerhalb der ersten 24 Std. zur Aufnahme und andere lebensbedrohliche Organschäden erhöhen nicht das Operationsrisiko wesentlich. Anderenfalls wird 2–10 Wochen nach dem Unfall operiert. Zur Verhinderung von Rückenmarkskomplikationen ist – zumindest bei den elektiv zu operierenden Patienten – eine Perfusion der unteren Körperhälfte sinnvoll.

Wenn die Patienten im Intervall elektiv operiert werden, dann läßt das geringe Risiko den Rückschluß zu, daß mit diesem Vorgehen das Gesamtrisiko der chirurgischen Versorgung von Polytraumatisierten mit Aortenverletzungen wesentlich verringert werden kann.

Literatur

1. Aronstam EM, Gometz HC, O'Connell TJ, Geiger JP (1970) Recent surgical and pharmacologic experience with acute dissecting and traumatic aneurysms. J Thorac Cardiovasc Surg 59:231
2. Bennett DE, Cherry JK (1967) The natural history of traumatic aneurysms of the aorta. Surgery 61:516–523
3. Brinkmann B (1975) Traumatische Aortenrupturen im Hamburger Sektionsmaterial der Jahre 1969–1973. Monatschr Unfallheilkd 78:117–128
4. Carstensen G, Heinrichs L (1965) Traumatische Aortenrupturen. Langenbecks Arch Chir 309:415–425
5. Cooley DA, De Bakey ME, Morris GC (1957) Controlled extracorporeal circulation in surgical treatment of aortic aneurysm. Ann Surg 146:473–486
6. Crawford ES, Rubio P (1973) Reappraisal of adjuncts to avoid ischemia in treatment of descending thoracic aneurysm. J Thorac Carciovasc Surg 66:693–704
7. Gerbode F, Braimbridge M, Osborn JJ, Hood M, French S (1957) Traumatic thoracic aneurysms: Treatment by resection and grafting with the use of extracorporeal bypass. Surgery 42:975–985
8. Glinz W (1979) Verletzungen der großen intrathorakalen Gefäße. In: Thoraxverletzungen. Springer, Berlin Heidelberg New York
9. Gotzen L, Flory PJ, Otte D (1980) Biomechanisms of aortic rupture at classical location in traffic accidents. Thorac Cardiovasc Surg 28:64–68
10. Heberer G (1971) Ruptures and aneurysms of the thoracic aorta after blunt chest trauma. J Cardiovasc Surg 12:115–120
11. Heberer G, Vogel W, Brehm H v (1971) Rupturen und Aneurysmen der thorakalen Aorta nach stumpfen Brustkorbverletzungen. Langenbecks Arch Chir 330:10–44
12. Jahnke EJ, Fischer GW, Jones RC (1964) Acute traumatic rupture of the thoracic aorta. J Thorac Cardiovasc Surg 48:63–77
13. Kahn DR, Vathayanon S, Sloan H (1968) Resection of descending thoracic aneurysms without left heart bypass. Arch Surg 97:336–340
14. Kalmar P, Otto CB, Rodewald G (1982) Traumatic thoracic aortic aneurysms (TTA). Thorac Cardiovasc Surg (Spec. Issue) 30:36
15. Kaschner AG, Sandmann W, Kniemeyer HW, Hennerici M, Langenbach M, Wechsler W (1985) Untersuchungen zur Verlängerung der Ischämietoleranz des Rückenmarks bei thoracoabdominalen Aortenocclusion. Springer, Berlin Heidelberg New York
16. Katz NM, Blackstone EH, Kirklin JW, Karp RB (1981) Incremental risk factors for spinal cord injury following operation for acute traumatic aortic transsection. J Thorac Carciovasc Surg 81: 669–674
17. Ketonen P, Järvinen A, Luosto R, Ketonen L (1980) Traumatic rupture of the thoracic aorta. Scand J Thorac Cardiovasc Surg 14:233–239
18. Kirklin JW (1986) Cardiac surgery. Wiley
19. Kirsh MM, Behrendt DM, Orringer MB, Gago O, Gray LA, Mills LJ, Walter JF, Sloan H (1976) The treatment of acute traumatic rupture of the aorta: A 10-year experience. Ann Surg 184:308–315

20. Kleinert HE (1958) Homograft patch repair of bullet wounds of the aorta. Experimental studies and report of a case. Arch Surg 76:811–820
21. McGrough EC, Hughes RK (1973) Acute traumatic rupture of the aorta: Reemphasis of repair without a vascular prosthesis. Ann Thorac Surg 16:7–10
22. Murray GF, Brawley RK, Gott VL (1971) Reconstruction of the innominate artery by means of a temporary heparin-coated shunt bypass. J Thorac Cardiovasc Surg 62:34–41
23. Niekerk JLM van, Heijstraten FMJ, Goris RJA, Buskens FGM, Eijgelaar A, Lacquet LK (1986) Spinal cord injury following surgery for acute traumatic rupture of the thoracic aorta. Thorac Cardiovasc Surg 34:30–34
24. Parmley LF, Mattingly TW, Manion WC, Jahnke EJ (1958) Nonpenetrating traumatic injury of aorta. Circulation 17:1986–1101
25. Passaro E, Pace WG (1959) Traumatic rupture of the aorta. Surgery 46:787–791
26. Pinterits F, Grabenwöger F, Dock W, Barbach G. Chest x-ray and rupture of the aorta. Herzchirurgisches Symposium, 15.–22. 08. 86, Zürs a. Arlberg
27. Sailer S (1942) Dissecting aneuryms of the aorta. Arch Path 33:704–730
28. Schüttrumpf G (1966) Ungewöhnlicher Sportunfall mit Dehnungsriß der Aorta abdominalis. Mschr Unfallheilk 69:248–254
29. Spencer FC, Guerin PR, Blake HA, Bahnson HT (1961) A report of 15 patients with traumatic rupture of the thoracic aorta. J Thorac Cardiovasc Surg 41:1–22
30. Symbas PN, Tyras DH, Ware RE, Deoro D (1973) Traumatic rupture of the aorta. Ann Surg 178:6–12
31. Strassmann G (1947) Traumatic rupture of the aorta. Am Heart J 33:508–515
32. Valiathan MS, Weldon CS, Bender HW, Topaz ST, Gott VL (1968) Resection of aneurysm of the descending thoracic aorta using a GBH-coated shunt bypass. J Surg Res 8:197–205
33. Voigt GE (1968) Die Biomechanik stumpfer Brustverletzungen, besonders von Thorax, Aorta und Herz. H Unfallheilk 96:1
34. Vollmar JF, Kogel H, Cyba-Altunbay S, Kunz R (1987) Traumatische Rupturen der thorakalen Aorta. Langenbecks Arch Chir 371:71–84
35. Zehnder MA (1974) Unfallmechanismen und Unfallmechanik zur traumatischen Aortenruptur. Langenbecks Arch Chir 337:325–328
36. Statistisches Jahrbuch 1989 für die Bundesrepublik Deutschland. Hrsg. Statistisches Bundesamt, Wiesbaden Metzler-Poeschel, Stuttgart 1989

237. Die frische und veraltete Aortenruptur. Versorgung ohne und mit dem Schutz eines Bypassverfahrens

G. Fraedrich, G. Spillner und V. Schlosser

Abt. Herz- und Gefäßchirurgie, Chirurgische Universitätsklinik, Hugstetter Str. 55, W-7800 Freiburg im Brsg., Bundesrepublik Deutschland

Acute and Chronic Aortic Rupture.
Surgical Treatment With or Without Cardiopulmonary Bypass

Summary. The use of partial cardiopulmonary bypass in the surgery of thoracic aortic ruptures is still a matter of controversey. Since 1970, 38 patients with thoracic aortic rupture have been treated at our institution, 13 in a acute or subacute stage and 25 with traumatic aneurysm. Partial cardiopulmonary bypass was installed in 13 cases, and in 23 patients the „clamp and repair" technique was performed. Although there was no coherence between the occurrence of complications and the applied procedure, we prefer the use of partial cardiopulmonary bypass in view of the advantages in safe distal perfusion, direct retransfusion of blood, controlled decompression of the left heart, and the possibility to extend surgery to the aortic arch.

Key words: Aortic rupture – Traumatic aortic aneurysm – Cardiopulmonary bypass

Zusammenfassung. Für die chirurgische Versorgung von thorakalen Aortenverletzungen wird der Einsatz eines partiellen extrakorporalen Bypassverfahrens kontrovers diskutiert. Seit 1970 wurden an unserer Klinik 38 Patienten wegen derartiger Verletzung operiert, 13 im Stadium der frischen oder älteren Ruptur und 25 mit posttraumatischem Aneurysma. Es wurde 15mal ein partieller Bypass eingesetzt und 23mal die „clamp and repair" Technik angewendet. Obwohl eine Abhängigkeit der postoperativen Komplikationen von dem angewendeten Verfahren nicht feststellbar war, streben wir die Versorgung unter Bypass-Schutz, mit den Vorteilen der sicheren Perfusion der unteren Körperhälfte, der direkten Blut-Retransfusion und der Entlastung des linken Herzens an.

Schlüsselwörter: Aortenruptur – traumatisches Aortenaneurysma – Extrakorporale Bypassverfahren

Einleitung

Die Optimierung unseres Rettungswesens, die verbesserte Diagnostik und Behandlung des polytraumatisierten Patienten sowie die erhöhte Aufmerksamkeit gegenüber Gefäßverletzungen hat zu einem Anstieg der operativ behandelten Aortenrupturen geführt [6], trotzdem werden traumatische Aortenverletzungen häufig spät oder erst nach Auftreten von Komplikationen erkannt. Für die chirurgische Versorgung derartiger Verletzungen wird der Einsatz eines extrakorporalen Bypassverfahrens kontrovers diskutiert.

Ätiologie und Verlauf

Für die Entstehung von Einrissen der thorakalen Aorta sind meist Überdehnungsmechanismen nach stumpfem Trauma mit vertikaler oder horizontaler Dezeleration, direkter Thoraxkompression oder -kontusion sowie Kombinationen dieser beiden Mechanismen verantwortlich zu machen. Sie erklären die Bevorzugung des Aortenisthmusbereiches (sog. loco typico), der, durch die Intercostalarterien und das Ligamentum arteriosum fixiert, im Rahmen des Traumas über der Wirbelsäule extendiert wird.

Während nur zwischen 13 und 18% der Patienten eine Aortenruptur um mehr als eine Stunde überleben, und weitere 10% in den darauffolgenden Tagen teilweise auch an ihren Zusatzverletzungen versterben, ist bei 1 bis 2% der Patienten mit dem Auftreten eines traumatischen Aneurysmas zu rechnen [1, 7]. Voraussetzung für das Überleben ist die Dekkung der Ruptur durch Adventitia oder mediastinales Gewebe: das sich dann ausbildende pulsierende Hämatom entwickelt sich manchmal zum Aneurysma spurium, nach sechs Wochen spricht man vereinbarungsgemäß von einem traumatischen Aneurysma (Abbildung). Über den natürlichen Verlauf derartiger posttraumatischer Aortenaneurysmen ist aufgrund der jeweils geringen Fallzahlen nur wenig bekannt. Nach einer Literaturanalyse von 400 Fällen [4] entwickeln 50 bis 70% der Patienten innerhalb von fünf Jahren typische Spätsymptome wie thorakale Schmerzen, Dyspnoe oder seltener Husten, Heiserkeit bzw. Schluckbeschwerden. Nach zehn Jahren sind nur noch 20 bis 25% der Patienten symptomfrei; in 21% der Fälle sind radiologische Auffälligkeiten zu erkennen. Die 5-Jahres-Letalität wird mit 30% angegeben; es wurde über Verläufe bis zu 49 Jahren berichtet sowie über Spätrupturen nach bis zu 30 Jahren [1, 4].

Diagnostik

Häufig, aber nicht immer sind traumatische Aortenverletzungen aufgrund einer Mediastinalverbreiterung oder -verschiebung im Thorax-Röntgenbild zu erkennen. Die Sicherung der Verdachtsdiagnose mittels nicht invasiver Verfahren wie einer thorakalen Computertomographie ohne und mit Kontrastmittel oder durch transösophageale Echokardiographie gelingt nicht immer oder führt zu falsch positiven Aussagen. Die Indikation zur Angiographie sollte deshalb beim geringsten Verdacht großzügig erfolgen, wobei der intravenösen DSA oft nur eine orientierende Aussage zukommt, während mittels konventioneller Angiographie oder intraarterieller DSA die Darstellung aller erforderlichen Details ermöglicht wird. Erlaubt die klinische Situation keinen Zeitaufschub, muß beim Verdacht auf thorakale Aortenverletzung eine notfallmäßige Thorakotomie erfolgen.

Bei fehlender Symptomatik und stabiler Situation kann die operative Versorgung einer traumatischen Aortenverletzung manchmal mit aufgeschobener Dringlichkeit vorgenommen werden. Das operative Risiko kann durch die vorgezogene Behandlung von zusätzlich bestehenden evtl. vordringlichen Begleitverletzungen gemindert werden. Nur in wenigen Fällen erscheint bei schweren zusätzlichen Erkrankungen und hierdurch deutlich erhöhtem Operationsrisiko eine abwartende Haltung gerechtfertigt.

Operatives Verfahren und Protektionsmaßnahmen

Selbstverständliche anästhesiologische Voraussetzung für den Eingriff sind blutige arterielle Druckmessung der oberen und unteren Körperhälfte, die Einlage eines Pulmonaliskatheters, die isovolämische Hämodilution und der Einsatz eines Zell-Separators sowie die kontrollierte Blutdrucksenkung. Die postoperative Nachsorge auf einer entsprechend ausgestatteten Intensivstation ist unerläßlich.

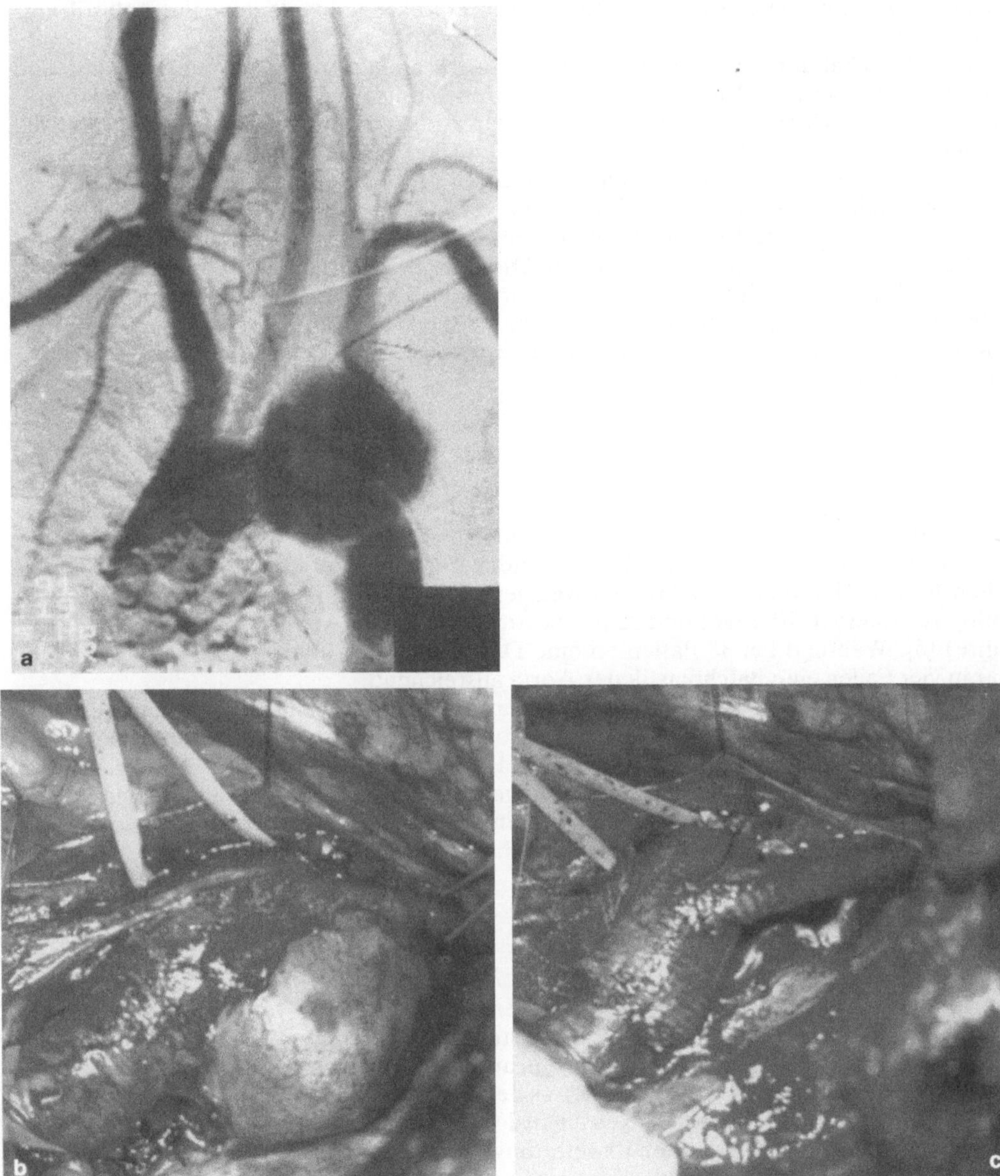

Abb. 1. a Angiographie eines 32jährigen Patienten mit traumatischem Aneurysma bei Zustand nach stumpfem Thoraxtrauma elf Jahre zuvor. **b** Intraoperative Ansicht des dorsal der linken Arteria sublcavia gelegenen Aneurysmas. *c* Intraoperative Ansicht nach Interposition einer Dacron-Prothese und Replantation der Arteria subclavia mittels Prothese

Die Präparation des betroffenen Aortenabschnitts kann sich aufgrund der mitunter zerreißlichen Wandbeschaffenheit im Isthmusbereich sowie der beim traumatischen Aneurysma teilweise anzutreffenden ausgeprägten Verkalkungen schwierig gestalten, hier ist eine bessere Mobilisation des Aneurysmas mitunter nach Durchtrennung des Ligamentum arteriosum zu erreichen.

Die operative Maßnahme wird in der Regel in der Ausschaltung des Aneurysmas durch Interposition einer gewebten, einer durch Fibrinkleber abgedichteten oder einer primär dichten Dacronprothese erfolgen, selten wird eine direkte Naht oder eine Patchplastik vorgenommen.

Die Ausschaltung des Aortenabschnittes durch einfache Abklemmung („clamp and repair") oder aber nach Einsatz eines temporären Shunts bzw. eines extrakorporalen partiellen Bypassverfahrens (femoro-femoral oder atrio-femoral) wird in Hinblick auf die Vermeidung einer Ischämie des Rückenmarks und der Nieren nach wie vor kontrovers diskutiert: während einerseits dem Bypassverfahren protektive Vorteile zugestanden werden, wird andererseits eine durch den Bypass verursachte höhere Komplikationsrate diskutiert; in großen Arbeitsgruppen scheint die perioperative Morbidität für beide Verfahren keinen Unterschied aufzuweisen [2, 3]. Die Entscheidung zur Verfahrenswahl wird oft individuell in Abhängigkeit von der zu erwartenden Zeit und Ausdehnung des Eingriffs getroffen; kurzen Abklemmzeiten, dem Erhalt der das Rückenmark versorgenden Interkostalarterien und einer kontrollierten Senkung des Liquordruckes werden protektive Effekte zugesprochen.

Eigenes Krankengut

Seit 1970 wurden an unserer Klinik 38 Patienten, 4 Frauen und 34 Männer, im mittleren Alter von 41,2 Jahren wegen thorakaler Aortenverletzung operiert, 11 im Stadium der frischen Ruptur (Intervall zum Trauma weniger als 12 Stunden), zwei mit älterer Ruptur (mittleres Intervall 10 Tage) und 25 mit posttraumatischem Aneurysma (3 Monate bis 15 Jahre) [5]. Während bei 38 Patienten eine Dacronprothese interponiert werden mußte, war in vier Fällen eine Patchplastik der Aorta ausreichend.

Die frischen Verletzungen wurden bei 9 Patienten ohne („clamp and repair" Technik) und zweimal mit Unterstützungs-Bypass versorgt: drei Patienten verstarben perioperativ und bei zwei Patienten trat eine reversible Paraplegie auf. Bei den älteren und chronischen Rupturen wurde in 13 Fällen ein Bypass eingesetzt und bei 14 Patienten die „clamp and repair" Technik angewendet: bei einem Patienten trat eine reversible Paraplegie auf, bei sechs eine passagere Niereninsuffizienz, alle Patienten überlebten (Tabelle 1).

Schlußfolgerung

Obwohl eine Abhängigkeit der postoperativen Komplikationen von dem angewendeten Verfahren oder der Abklemmzeit nicht feststellbar war, streben wir mittlerweile, wenn immer möglich, die Versorgung von Aortenrupturen unter Bypass-Schutz an. Dieser bietet unseres Erachtens die Vorteile einer sicheren und effizienten Perfusion der unteren Körperhälfte, einer direkten Blut-Retransfusion, der kontrollierten Entlastung des linken Herzens und der Möglichkeit der Erweiterung des Eingriffs in den Aortenbogen mittels hypothermem Kreislaufstillstand.

Tabelle 1. Demographische Daten

	Frische Ruptur	Ältere Ruptur	Traumatisches Aneurysma
Intervall-Trauma-Operation	12 Stunden	10 Tage	3 Monate – 15 Jahre
Patientenzahl	11	2	25
„clamp and repair"-Technik	9	0	11
Extrakorporaler Bypass	2	2	14
Direktnaht/Patch	2	0	2
Rohr-Interponat	9	2	23
Paraplegie (reversibel)	2	0	1
Letalität (30 Tage)	3	0	0

Literatur

1. Bennett R, Cherry JK (1967) The natural history of traumatic aneurysms of the aorta. Surg 61:516–523
2. Cowley RA, Turney SZ, Hankins JR, Rodriguez A, Attar S, Shankar BS (1990) Rupture of thoracic aorta caused by trauma – a fifteen-year experience. J Thorac Cardiovasc Surg 100:652–661
3. Crawford ES, Coselli JS, Safi JH (1987) Partial cardiopulmonary bypass, hypothermic circulatory arrest, and posterolateral exposure for thoracic aortic aneurysm operation. J Thorac Cardiovasc Surg 96:824–872
4. Finkelmeier BA, Mentzer RM, Kaiser DL, Tegtmeyer CJ, Nolan SP (1982) Chronic traumatic thoracic aneurysm – Influence of operative treatment on natural history: An analysis of reported cases, 1950–1980. J Thorac Cardiovasc Surg 84:257–266
5. Fraedrich G (1990) Die Therapie des traumatischen Aortenisthmus-Aneurysmas. In: Schlosser V, Fraedrich G (Hrsg) Aneurysmen der thorakalen Aorta – Diagnose und Therapie. Steinkopff, Darmstadt, pp 121–129
6. Heberer G, Becker HM, Dittmer H, Stelter WJ (1983) Vascular injuries in polytrauma. World J Surg 7:68–75
7. Williams TE, Vasko JS, Kakos GS, Cattaneo SM, Meckstroth CV, Kilman JW (1980) Treatment of acute and chronic traumatic rupture of the descending aorta. World J Surg 4:545–552

238. Diagnostische Probleme bei Verletzungen der thorakalen Gefäße

H. Seboldt a. E., Tübingen

(Manuskript bis Redaktionsschluß nicht eingegangen)

Plastische Chirurgie

Myocutane Lappen zur Erhaltung des Unterschenkels und des Fußes

239. Das Primat der Weichteilrekonstruktion beim komplizierten Unterschenkelbruch – ein neues Konzept

W. Knopp[1], G. Muhr[1], K. Wanner[1] und H. U. Steinau[2]

Berufsgenossenschaftliche Krankenanstalten, Bergmannsheil Bochum, [1]Chirurgische Klinik und Poliklinik (Dir.: Prof. Dr. G. Muhr), [2] Abt. f. Plast. Chir. u. Verbrennungskh. (Ltd. Arzt: Prof. Dr. H. U. Steinau) – Universitätsklinik – Gilsingstr. 14, W-4630 Bochum, Bundesrepublik Deutschland

Primacy of Soft Tissue Reconstruction Procedures in Compound Fractures of the Lower Leg

Summary. A total of 158 tibial shaft fractures with soft tissue imjuries were treated from 1986 to 1990. In cases with type III open fractures, ealry reconstructive procedures with local or free flaps were carried out after radical debridement. After 12 months 95% of these fractures had healed. Postoperative infection occurred only in 4 (2.5%) of these 158 tibial shaft fractures with soft tissue damage. Before 1986, without these principles, the infection rate of type III open fractures was 17%.

Key words: Reconstructive Surgery – Compound fractures

Zusammenfassung. Im Zeitraum von 1986 bis 1990 wurden 158 Tibiaschaftfrakturen mit Weichteilschaden behandelt. In 23 Fällen waren nach radikalem Debridement primäre oder frühsekundäre lokale oder freie Lappenplastiken notwendig. Nach 12 Monaten waren 95% der Frakturen ausgeheilt. Eine postoperative Infektion trat nur in 4 Fällen (2,5%) auf. Vor 1986 betrug die Infektrate beim weichteilgeschädigten Unterschenkelschaftbruch (Typ III) ohne konsequente Durchführung der primären oder früh-sekundären Weichteilrekonstruktion 17%.

Schlüsselwörter: Weichteilrekonstruktion – weichteilgeschädigter Unterschenkelbruch

Die Behandlung weichteilgeschädigter Frakturen ist vorrangig ein Weichteilproblem. Die Bruchheilung ist bei infektfreier und gut vaskularisierter Weichteildecke nahezu unproblematisch. Die Unterschätzung der Gewebetraumatisierung mit fehlenden oder verspätet erfolgten therapeutischen Konsequenzen führt zu einer weiteren Ausdehnung der Weichteilschädigung. Die folgenschwerste Komplikation ist der chronische Infekt. Funktionelle Defektheilungen und erhebliche soziale Einbußen sind die Folgen.

Problemstellung: Die Prognose weichteilgeschädigter Brüche ist vom Ausmaß der Weichteilschädigung und der verbliebenen Vaskularität des Knochens abhängig. Avitale und minderdurchblutete Weichteile stellen den idealen Nährboden für Hospitalkeime dar. Freiliegender Knochen fällt auch bei Behandlung mit feuchten Verbänden der Nekrose anheim. Die geschädigten, avitalen und minderdurchbluteten Knochen und Weichteile stellen die prädisponierenden Faktoren für die folgenschwere Komplikation einer Infektion dar. Das Ziel einer infektfreien Wundheilung ist bei diesen komplexen Verletzungen nur durch aggressives Vorgehen zu erreichen. Das Prinzip ist die ultraradikale Wundausschneidung, die ungeachtet des entstehenden Defektes erfolgen muß und im Hinblick auf primäre oder früh-sekundäre Weichteilrekonstruktionen auch unabhängig von der Defektvergrößerung durchgeführt werden kann. Byrd und Godina erreichten bei der Problemverletzung des weichteilgeschädigten Unterschenkelbruches durch die frühzeitige Wiederherstellung einer gut vaskularisierten Weichteildecke eine dramatische Senkung der Infektrate [1, 2].

Therapiekonzept

Prinzip: Das Behandlungskonzept weichteilgeschädigter Brüche hat sich durch die Einführung lokaler und mikrovaskulärer Transplantationstechniken dramatisch gewandelt. Die Weichteilsanierung hat das Primat. Die Knochensanierung kann als unproblematisch bezeichnet werden, wenn eine stabile Weichteildecke vorhanden ist. Diese komplexen Verletzungen erfordern daher ein umfassendes Therapiekonzept. Das Therapiekonzept basiert auf dem primären ultraradikalen Debridement mit postprimärer, therapiebezogener Klassifikation des Weichteilschadens [3, 4]. Das weitere Vorgehen bestimmt diese postprimäre Einteilung des Weichteilschadens. Bei unsicherer Gewebeperfusion erfolgen wiederholte Re-Debridements, bis beim kreislaufstabilen Patienten eine sichere Gewebsdurchblutung vorliegt. Bei freiliegendem nekrosegefährdetem Gewebe ist der weichteilrekonstruktive Eingriff primär oder frühsekundär innerhalb der ersten Woche abzuschließen. Bei stabiler Weichteildecke werden dann Knochendefekte saniert.

Debridement: Die Wundausschneidung endet erst im gesunden, gut durchblutetem Gewebe. Beim Debridement müßen die Faszienhüllen der betroffenen Muskellogen eröffnet werden. Auch beim offenen Weichteilschaden treten trotz Faszienrupturen Kompartmentsyndrome auf. Es liegt in der Regel nur ein transversale und damit unvollständige Dekompression der Logen vor. Am Unterschenkel ist die bilaterale Fasziotomie zur wirksamen Druckentlastung der Beugerlogen notwendig. Ein Hautverschluß ist auch bei sorgfältigem Debridement nicht gestattet, da die postoperative Schwellung die anfängliche Spannungsfreiheit reduziert. Ein unter Spannung stehender Wundverschluß verschlechtert die Weichteilperfusion und führt zur Nekrosenausdehnung. Eine „sichere" Wunde ist daher nur eine offene Wunde.

Re-Debridement: Bei unsicherer Gewebsperfusion erfolgen programmierte Re-Debridements in 24 bis 48 Stunden, bis beim kreislaufstabilen Patienten sicher keine Gewebsnekrosen mehr vorliegen. Eine posttraumatische Demarkierung mangelperfundierter Gewebe darf nicht abgewartet werden. Die serielle Wundausschneidung ist innerhalb einer Woche abzuschließen.

Weichteilrekonstruktion: Bei freiliegendem Knochen muß der weichteilrekonstruktive Eingriff bei gesicherter Gewebsdurchblutung innerhalb der ersten Woche durchgeführt werden. Der Latissimus-dorsi Lappen erlangte unter den ca. 25 anatomisch geeigneten Spenderarealen eine zentrale Bedeutung [5].

Knochenrekonstruktion: Nach abgeschlossener Weichteilheilung wird der knöcherne Defekt mit Spongiosatransplantaten oder einer Transportkortikotomie rekonstruiert.

Einteilung: Dieses Behandlungskonzept basiert auf der sicheren Beurteilung des Weichteilschadens. Die tatsächliche Verletzungszone ist beim geschlossenen aber auch beim offenen Weichteilschaden ungleich größer als die zunächst sichtbare Gewebezerstörung. Die wahre Ausdehnung der Gewebetraumatisierung wird erst bei der intraoperativen Wundausschneidung erkennbar. Der Kontaminationsgrad ist hierbei nur im Zusammenhang mit Weichteilnekrosen wesentlich. Aus diesem Grund besteht letztlich zwischen einem offenen und geschlossenen Weichteilschaden nur ein gradueller Unterschied, der quantitativ von der Ausdehnung der Verletzung des Haut-Subkutangewebes und qualitativ von der Kontamination des Gewebes abhängt. Die postprimäre Beurteilung des Weichteilschadens mit ableitbarer, therapiebezogener Klassifikation ist die logische Konsequenz. Im „Bergmannsheil" wird daher nach Frakturstabilisierung und primärem Debridement der weichteilgeschädigte Bruch nach dem ersten Debridement erneut klassifiziert [4]. Der Vorteil dieses einfachen Schemas besteht in der direkt ableitbaren therapeutischen Konsequenz. Diese Einteilung beruht einerseits auf der Beurteilung der Weichteildeckung des Knochens und andererseits auf der Beurteilung der Weichteildurchblutung. Der Knochen ist beim Typ A nach der Wundausschneidung mit gut durchblutetem Gewebe gedeckt. Die Wunde bleibt vollständig offen. Der sekundäre Hautverschluß ist unproblematisch. Beim Typ B liegt nach dem Debridement ein begrenzter Knochendefekt vor, dessen Ausdehnung die doppelte Tibiabreite nicht überschreitet. In Abhängigkeit der Weichteilperfusion werden die Weichteile primär (Typ B_1) oder frühsekundär (Typ B_2) in der Regel mit lokalen Lappenplastiken rekonstruiert. Beim Typ C liegen ausgedehnte Knochendefekte vor. Die sichere Weichteilrekonstruktion ist nur mit einem freien Gewebetransfer möglich (Typ C_1), der bei unsicherer Weichteilperfusion nach erneuten Wundausscheidungen (Typ C_2) erfolgt.

Behandlungsergebnisse

Der Weichteildefekt beim schwer weichteilgeschädigten Unterschenkelbruch wird seit 1986 routinemäßig primär oder frühsekundär mit Muskellappen gedeckt. Bis 1990 waren bei 158 weichteilgeschädigten Unterschenkelschaftbrüchen in 23 Fällen weichteilrekonstruktive Eingriffe notwendig. Die Infektrate, die beim weichteilgeschädigten Unterschenkelbruch vor Einführung dieses Konzeptes bei 12% beim erst- und zweitgradigen Weichteilschaden und bei drittgradigen sogar 17% betrug, reduzierte sich auf 2,5%. Nach einem Jahr waren 95% der Unterschenkelbrüche belastungsstabil knöchern verheilt.

Schlußfolgerung

Die postprimäre Einteilung des Weichteilschadens mit ableitbarer therapeutischer Konsequenz konnte die Prognose dieser Problemverletzung dramatisch verbessern.

Literatur

1. Byrd HS, Spicer TE, Cierny G (1985) Management of open tibial fractures. Plast Reconstr Surg 76:719
2. Godina M (1986) Early microsurgical reconstruction of complex trauma of the extremities. Plast Reconstr Surg 78:285
3. Knopp W, Muhr G (1988) Der weit offene Unterschenkelbruch – ein Weichteilproblem. Unfallchirurg 91:366
4. Muhr G, Knopp W (1989) Die postoperative Einteilung traumatischer Weichteilschäden als Versorgungshilfe – Ein simples Schema am Beispiel des Unterschenkels. Unfallchirurg 92:424
5. Steinau HU (1986) Der mikrovaskuläre Latissimus-dorsi-Transfer. Klinische Anwendung einschließlich Versorgung des Hebedefektes. Chirurg 57:126

240. Funktionelle Rekonstruktion durch neurovaskuläre Muskel- und myocutane Lappen an der unteren Extremität

P. Brenner, A. Berger, W. Schneider und B. Reichert

Klinik für Plastische, Hand- und Wiederherstellungschirurgie der Medizinischen Hochschule Hannover, Podbielskistr. 380, W-3000 Hannover 51, Bundesrepublik Deutschland

Functional Reconstruction of the Lower Extremity by Neurovascular Muscle or Myocutaneous Flaps

Summary. The management of resurfacing problems is simplified in using free, microvascular flaps in complex trauma or tumor surgery. To restore motor function neurovascular muscle or myocutaneous flaps are imperative. Therefore 29 neurovascular latissimus dorsi flaps in 28 patients among more than 570 free tissue transfers have been applied to the lower extremity. One patient had a monoblock transfer, while another had bilateral latissimus dorsi flaps to both legs. Reanimation of the neurovascular flaps was perceptible at an average of 13.5 months. Of the 29 neurovascular muscle, or myocutaneous flaps 27 developed a joint excurvation according to muscle grading scale: M3 to M5.

Key words: Neurovascular flap – Reinnervation – Muscle grading

Zusammenfassung. Infolge der freien, mikrochirurgischen Lappentechniken ist der Defektverschluß am Bein einfacher geworden. Zur Wiedererlangung der Gelenksbeweglichkeit ist der neurovaskuläre Muskeltransfer unverzichtbar. Wir haben bei 28 Patienten 29 freie Lat.-dorsi-Lappen mit Nervenanschluß zur unteren Extremität unter mehr als 570 freien Gewebetransfers durchgeführt. Einer erhielt einen Monoblocktransfer, während ein weiterer Patient an beiden Unterschenkeln je einen innervierten Latissimus-Lappen bekam. Sicht- oder tastbare Reinnervationszeichen traten nach durchschnittlich 13,5 Monaten auf. 27 der 29 Muskellappen erbrachten nach dieser Zeit eine aktive Gelenksbeweglichkeit der Grade M3 bis M5.

Schlüsselwörter: Neurovaskuläre Lappen – Reinnervation – Aktivitätsgrad

Einleitung

Um traumatische oder tumorchirurgische Gewebedefekte zu rekonstruieren, ferner zur Therapie der Osteitis ist der freie Muskel- oder myocutane Lappentransfer unverzichtbar geworden (Berger, 1987; Godina, 1986). Zur Wiedererlangung der aktiven Gelenksbeweglichkeit jedoch, des weiteren um der Denervationsatrophie vorzubeugen, ist neben der Defektdeckung auch ein muskulärer Nervenanschluß vom Lappen notwendig: Dieses Konzept haben wir bei 28 Patienten mit 29 neurovaskulären Muskellappen unter mehr als

572 freien Gewebetransfers innerhalb der letzten zehn Jahre praktiziert. Anhand ausgesuchter, eingriffstypischer Fallbeispiele sowie einer Ergebnisübersicht werden akutelle Möglichkeiten der Funktionswiederherstellung durch den Einsatz des neurovaskulären, freien Lappentransfers dargestellt:

Material und Methode

Von 1981 bis 1990 führten wir bei 28 Patienten, 29 freie, neurovaskulär angeschlossene Lappentransfers durch. Indikationen waren mehrheitlich posttraumatische Weichteildefekte mit Verlust ganzer Muskelgruppen oder aber Kompartmentresektionen infolge Sarkom. Notwendig wurde der Lappentransfer bei 18 Patienten infolge von Defektfrakturen mit Weichteilverlust, weitere Ursachen bildeten die Osteitis (n = 3), Schußverletzungen (n = 2), Explosionen (n = 2), Decollement (n = 2), Verbrennungen (n = 2) und mehrlagige Tumordefekte (n = 2).

Hinsichtlich des Geschlechts dominierten die Männer im Verhältnis von 20:8. Das Lebensalter variierte von 14 bis 64 Jahren. Das Durchschnittsalter der untersuchten Gruppe lag bei 32,7 Jahren.

Der wohl universalste Hautmuskellappen für den neurovaskulären Gewebetransfer zum Bein ist der Latissimus dorsi. Er wurde ausnahmslos angewandt. In einem Fall erfolgte ein doppelter Lappentransfer zu beiden Unterschenkel, in einem weiteren Fall der Monoblocktransfer als Kombination von Latissimus dorsi-Muskellappen und Parascapulalappen.

Empfängergefäße in abnehmender Häufigkeit waren die Aa. tibialis posterior (n = 13), anterior (n = 9), femoralis (n = 5) und poplitea (n = 2). Arteriell favorisierten wir die End-zu-Seit-Anastomose zwischen dem Stiel- und Empfängergefäß, venös dagegen die termino-terminale.

Die Ischämiezeit betrug im Mittel 2,2 Stunden (Extreme von 1 bis 3,2 Stunden).

Zur Koaptation mit dem N. thoracodorsalis wurden Rami musculares der Nervi femoralis (n = 6), tibialis (n = 17) und peronaeus (n = 6) benutzt.

An intra- oder postoperativen Komplikationen verzeichneten wir 4 Thrombosen (n = 3 arteriell, n = 1 venös). Alle wurden revidiert, so daß lediglich eine Partialnekrose des Lappens resultierte. Vollständigkeitshalber sei ein gleichfalls revidiertes Hämatom genannt.

In dreimonatlichem Zyklus wurden die Patienten routinemäßig ambulant, klinisch nachuntersucht. Sicht- oder tastbaren Reinnervationszeichen registrierten wir nach durchschnittlich 13,5 Monate (Extreme 10 bis 27 Monate).

Der Rückgewinn der Muskelfunktion wurde analog der M0 bis M5-Skala beurteilt (M0: Komplette Lähmung, M1: Muskelzuckung, keine Bewegung, M2: Bewegung bei aufgehobener Schwerkraft, M3: Bewegung gegen Schwerkraft, M4: Bewegung gegen geringen Widerstand, M5: Bewegung gegen starken Widerstand).

Ergebnisse

Insgesamt resultierten bei 27 von 29 transferierten, neurovaskulären Lappen eine ausreichende Reinnervation der Muskelgrade M3 bis M5 bei nachweislichem Vibrationsempfinden und wiedererlangter Tiefensensibilität. 6 Sekundäreingriffe infolge zu geringer muskulärer Vorspannung, aufgrund unzureichender Bewegungsaplitude oder zum Ausgleich der antagonistischen Muskelkräfte waren zum Erzielen dieser Langzeitergebnisse notwendig.

Zum Beleg des motorisch erzielbaren Funktionsergebnisses aufgrund des neurovaskulären Lappentransfer hier ein entsprechendes

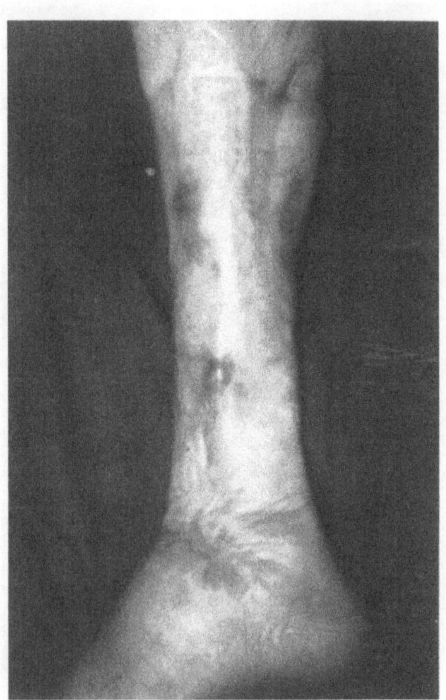

Abb. 1. 46jährige Patientin mit instabilen Narben, Fadenfisteln und Abszedierungen am linken Unterschenkel. Im Alter von sieben Jahren erlitt sie eine Unterschenkeltrümmerfraktur mit dadurch resultierender Beinverkürzung

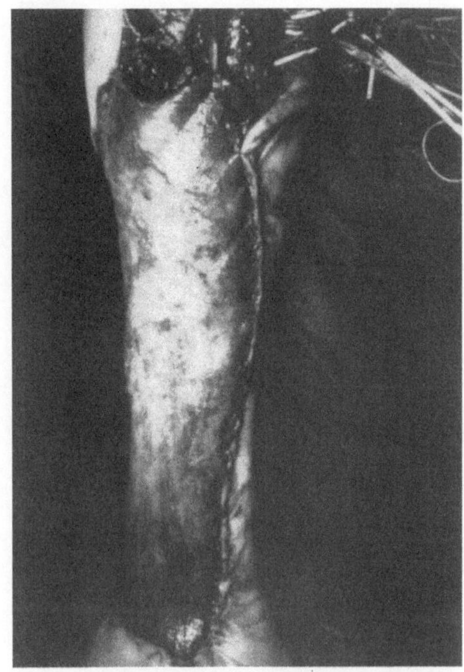

Abb. 2. Intraoperativer Situs der gleichen Patientin. Nach Weichteilsanierung wurde der Defekt durch einen Latissimus dorsi-Lappen mit einer medialen Monitorinsel gedeckt. Koaptation des N. thoracodorsalis mit dem Ramus muscularis des M. gastrocnemius

Fallbeispiel:
Mit sieben Jahren zog sich diese mittlerweile 46 jährige eine offen, distale Unterschenkeltrümmerfraktur mit Beinverkürzung links zu. Seit Anfang der 70er Jahre bestanden bei instabilen Narbenverhältnissen rezidivierende Fadenfisteln und Abszedierungen an der Lateralseite des Unterschenkels (Abb. 1). Anläßlich der Operation wurde der dystrophe Bezirk exzidiert und durch einen Latissimus dorsi-Muskellappen mit einer Monitorinsel ersetzt. Mikrochirurgisch wurde durch 10-0-er monofilen Nylonfaden der Nervus thoracodorsalis mit dem Ramus muscularis des M. gastrocnemius koaptiert (Abb. 2). Fünfzehn Monate postoperativ traten die ersten Kribbelparästhesien im proximalen Lappenmuskel auf. Mittlerweile kontrahiert sich der transplantierte Muskel und zwar aktiv sowie entgegen der Schwerkraft und trotz Widerstand, entsprechend dem Kraftgrad M5 (Abb. 3 und 4). Der Zehenstand ist eigenständig und sicher ausführbar (Abb. 5 und 6). Die statische Zweipunktediskriminierung über dem linken Oberschenkel beträgt 30 Millimeter. Über dem Lappen beträgt sie mehr als 50 Millimeter. Tiefensensibilität sowie Vibrationsempfinden bestehen über dem neurovaskulären Latissimus dorsi-Lappen.

Diskussion

Während die obere Extremität als Greiforgan der Anforderung hinsichtlich weitgehender Beweglichkeit gerecht wird, ist es Aufgabe der unteren Extremität als Stütz- und Fortbewegungsorgan zu wirken. Doch während an der oberen Extremität der neurovaskuläre Lappentransfer als etabliert gilt, wird die Indikation zur Wiedererlangung der Motorfunk-

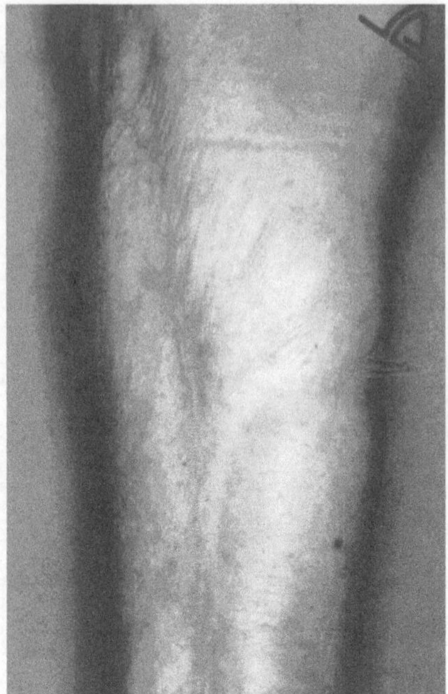

Abb. 3. A.p.-Ansicht auf den proximalen Unterschenkel der Patientin im entspannten Zustand

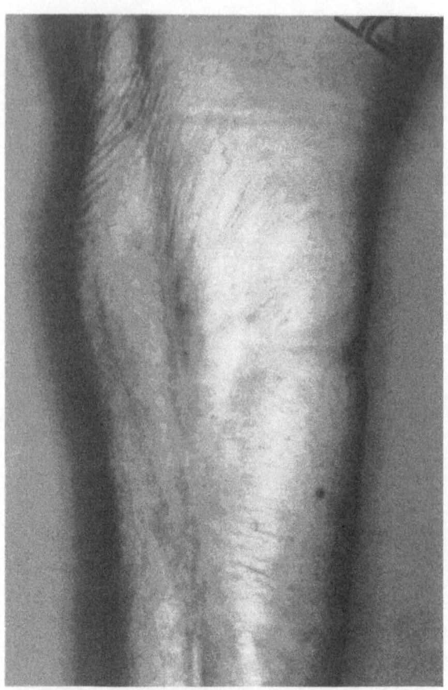

Abb. 4. Gleich Perspektive, allerdings nach Aufforderung zur Kontraktion: Der innervierte Latissimus dorsi-Muskel baucht sich im Bild links oben eindeutig auf

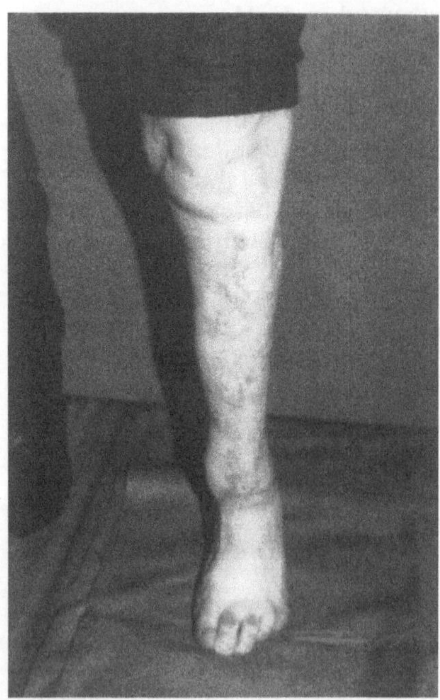

Abb. 5. Sicherer Fußstand auf dem operierten Bein. Über dem linken Innenknöchel ist die Monitorinsel des Lappens erkennbar

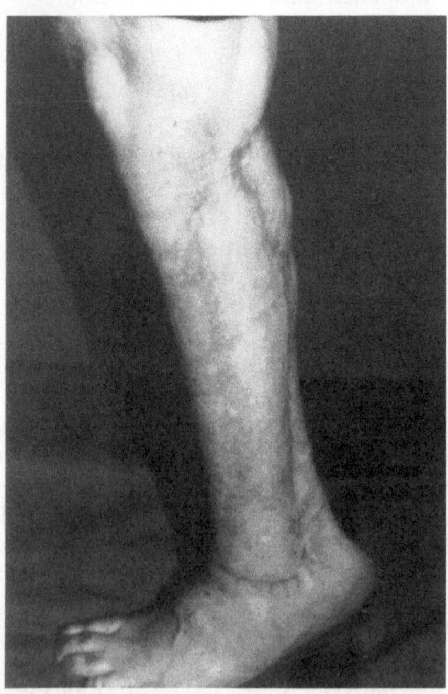

Abb. 6. Der Zehenspitzenstand ist aktiv ausführbar, Tiefensensibilität und Vibrationsempfinden bestehen über dem neurovaskulären Latissimus dorsi-Lappen

tion mittels mikrochirurgischer Techniken am Bein nur zurückhaltend gestellt. Selbst McC O'Brien (1987) plädiert dort für eine großzügige Anwendung der Muskelersatzplastiken oder gar statischer Verfahren. Wir hingegen meinen, daß bei weitreichenden sowie mehrlagigen Weichteildefekten, die mit dem Verlust ganzer Muskelgruppen einhergehen, wo ein freier Lappentransfer bei bestehender nervaler Anschlußmöglichkeit ohnehin indiziert ist, dieser bevorzugt auch als neurovaskulärer Gewebetransfer zu praktizieren ist.

Der vermeintliche Nachteil der nicht denervierten Hautmuskellappen, nämlich ihre Massigkeit, erweist sich beim Verschluß von Weichteilverletzungen mit Defekthöhlen als ein eindeutiger Vorzug. Der innervierte Muskelbauch wirkt als vitale Plombe und begünstigt somit zweizeitige, osteoplastische Maßnahmen (Wood, 1990). Hinsichtlich der Statik des Fußgewölbes ist er zudem imstande die Funktion der kurzen Fußflexoren zu unterstützen (Hentz, 1987).

In 27 von 29 Fällen zeigte sich eine motorische Regeneration des transferierten Muskel- oder myocutanen Lappens mit nachweislicher Restitution der Beugung/Streckung im Knie- und/oder Sprunggelenk, wozu auch 6 Sekundärkorrekturen beitrugen. Tiefensensibilität kombiniert mit Vibrationsempfinden bestanden bei allen nachuntersuchten Patienten. Der Rückgewinn der Schutzsensibilität entspricht dabei den Beobachtungen von Lähteenmäki (1989), der die günstigste Resensibilisierung von freien Lappen bei einem nicht fibrotischen Wundgrund verzeichnete.

Somit lassen sich durch Anwendung des neurovaskulären Lappentransfers mehrere Ziele zugleich erreichen: Nämlich die Defektrekonstruktion und simultan die Wiederherstellung von verlorengegangenen Muskelfunktionen. Letztere manifestiert sich in der offensichtlichen Verbesserung des Gangbildes.

Literatur

1. Berger A, Kunert P (1987) Free latissimus dorsi muscle transfer in extensive soft tissue defects of the lower leg. Eur J Plast Surg 10:58
2. Godina M (1986) Early microsurgical reconstruction of complex trauma of the extremities. Plast Reconstr Surg 78:285
3. Hentz VR, Pearl RM (1987) Application of free tissue transfer to the foot. J Reconstr Microsurg 3:309
4. Lähteenmäki T, Waris T, Asko-Seljavara S, Sundell (1989) Recovery of sensation in free flaps. Scand J Plast Reconstr Surg 23:217
5. Mc C O'Brien B, Morrison W (1987) Reconstructive microsurgery. Churchill Livingstone, Edinburgh London Melbourne
6. Olivari N (1976) The latissimus dorsi flap. Br J Plast Surg 29:126

241. Der fasziokutane Lappen – eine einfache Alternative zum muskulokutanen oder freien, mikrovaskulären Lappen an der unteren Extremität?

M. Heinrich, E. Falter, E. Herndl und W. Mühlbauer

Abteilung für Plastische, Wiederherstellende- und Handchirurgie / Zentrum für Schwerbrandverletzte, Klinikum Bogenhausen, W-8000 München 81, Bundesrepublik Deutschland

Fasciocutaneous flaps – A Simple Alternative Method to Musculocutaneous Flaps or Free Flaps in the Lower Extremities?

Summary. Fasciocutaneous flaps demonstrate, in comparison to subcutaneous transposition flaps, far better local hemodynamic circulation and the length to width ratio can be increased to 3:1 or 5:1 so that they provide a simple method of closure in soft tissue defects. Fasciocutaneous flaps can be prepared rapidly and simply, duo to the subfascial dissection, so that traumatic soft tissue defects can be closed directly. The donor site is closed with a split skin graft. Free musculocutaneous flaps and regional musculocutaneous island flaps are far more useful in large muscular defects, degloving injuries and osteomyelitis.

Key words: Soft tissue defects in lower extremities – Fasciocutaneous flaps

Zusammenfassung. Fasciocutane Lappenplastiken weisen im Vergleich mit Haut-Fettlappen durch den zusätzlichen fascialen Gefäßplexus eine ausgezeichnete Hämocirculation auf. Sie können sicher im Verhältnis Breite zu Länge 1:3 bis 1:5 gehoben werden, so daß eine einfache Methode der Weichteildefektdeckung zur Verfügung steht. Bei traumatischen Weichteilschäden eignet sich der fasciocutane Lappen wegen der rasch zu präparierenden subfascialen Dissektionsebene zur sofortigen Defektdeckung; der Hebedefekt wird in der Regel mit Spalthaut verschlossen. Bei Muskeldefekthöhlen, großflächigen Weichteilverlusten und chronischen Osteomyelitiden ist dem gestielten oder dem mikrovaskulären Lappentransfer der Vorzug zu geben.

Schlüsselwörter: Weichteildefekt Unterschenkel – fasciocutaner Lappen

Weichteildefekte am Unterschenkel stellen nach wie vor eine Herausforderung und ein Problem in der Plastischen Chirurgie dar. Die zur Verfügung stehenden Methoden wurden bereits in den vorangegangenen Vorträgen erwähnt. Wir wollen an ein älteres Verfahren erinnern, die fasciocutane Lappenplastik.

Fall 1

Sie alle kennen aus ihrer täglichen Arbeit Bilder wie diese: Nekrosen nach gut gemeinter Lappenplastik zur Defektdeckung. Wodurch ist nun der Fehlschlag in diesen beiden exemplarischen Fällen bedingt? Es handelt sich dabei um Lappen, die ohne Einschluß der Fascie gehoben wurden!

Wie der Name sagt, ist in den fasciocutanen Lappen die Fascia cruris miteinbezogen. Schäfer beschrieb bereits 1975 drei Hauptgefäßsysteme, die die anatomischen Grundlagen für fasciocutane Lappenplastiken bilden. Ponten bewies 1981 die Verläßlichkeit fasciocutaner Lappen bei der Deckung von freiliegendem Knochen, freiliegender Sehnen sowie chronischer Weichteildefekte. Haertsch definierte 1981 eine sogenannte chirurgische Ebene an der unteren Extremität. Barclay 1982 forderte, daß fasciocutane Lappen so zu planen sind, daß ihre Längsachse parallel zum Gefäßplexus der Fascie verläuft.

Gefäßversorgung

Das Diapositiv auf der linken seite ist uns allen bekannt, es erläutert schematisch die Gefäßversorgung der fasciocutanen Lappen.

Blutversorgung der tiefen Fascie

Die drei großen Arterien der unteren Extremität geben über intermuskuläre Septen Äste an die tiefe Fascie ab. Der Fascienplexus verläuft vornehmlich in longitudinaler Richtung analog dem Verlauf der großen Arterien. Wir unterscheiden:

1. Perforierende Arterien
Diese Gefäße verlassen den Muskel oder intermuskuläre Septen und passieren die tiefe Fascie, in ihrem oberflächlichen Anteil geben sie 3 bis 6 kleine radiär verlaufende Äste ab, die mit dem oberflächlichen Gefäßplexus Anastomosen bilden.

2. Subcutane Arterien
Diese Gefäße verlaufen von der oberflächlichen Fascie in alle Richtungen und bilden untereinander Anastomosen ebenso wie mit dem oberflächlichen fascialen Plexus.

3. Subfasciale Arterien
Dieses System liegt im locker areolären Gewebe unmittelbar neben der tiefen Fascie, die Gefäße kommen hauptsächlich aus den intermuskulären Septen. Sie anastomosieren mit dem oberflächlichen Plexus durch die Fascie hindurch.

Es existieren somit also drei unterschiedliche arterielle Systeme, die eine gewisse Sicherheit bieten, falls ein System ausfällt.

Im folgenden einige Beispiele für die klinische Anwendung des zuvor gesagten:

Fall 2

Dieser Patient hatte eine offene Tibiafraktur im distalen Drittel des Unterschenkels. Die Fraktur war bereits mittels Fixateur externe stabilisiert. Ursprünglich war ein freier Lappentransfer vorgesehen, wir entschlossen uns jedoch zu diesem fasciocutanem Lappen. Der Hebedefekt wurde mit Spalthaut gedeckt.

Fall 3

Bei dem nächsten Fall handelte es sich ebenfalls um eine frische Fraktur im distalen Drittel.

Neben der Anlage eines Fixateur externe wurde schon ein etwas halbherziger Dekkungsversuch unternommen, der Operateur konnte sich aber letzlich nich endgültig zwischen einem Entlastungschnitt und einem Brückenlappen entscheiden.

Fall 4

Im nächsten Fall kommen wir zu einer weiteren Problemregion, dem Außenknöchel. Nach Osteosynthese der Außenknöchelfraktur bestand eine chronische Ulceration, die wir mit einem dorsal gelegenen fasciocutanem Lappen deckten.

Fall 5

In diesem Fall finden wir eine weitere Problemzone, die Region über der Achillessehne. Hier fand sich ein lange bestehender Hautdefekt mit freiliegender Sehne. Wir entschlossen uns zur Defektdeckung mit einem Lappen aus der Region des Verlaufes der A. tib. post.

Fall 6

Beim nächsten Fall sehen sie eine Narbe nach Excision eines malignen Melanoms, die von der Patientin als störend empfunden wurde.

Zunächst wurde subfascial ein Skinexpander implantiert, nach genügender Füllung erfolgte die Narbenexcision und die Defektdeckung.

Fall 7

Der letzte Fall fällt etwas aus der Reihe, da es sich nicht um einen Lappen am Unterschenkel handelt. Bei diesem Lappen am Oberschenkel wurde Spalthaut zur Deckung des Hebedefektes aus dem Lappenstiel gewonnen, trotz dieser Tortur überlebte der Lappen.

Zusammenfassend ist zu sagen:
In der Problemregion im distalen Unterschenkeldrittel und in der Knöchel- und Achillessehnenregion ist der fasciocutane Lappen, der leider etwas in Vergessenheit geraten ist, eine hilfreiche Alternative zu anderen Methoden.

Unsere Erfahrungen zeigten, daß problemlos ein Verhältnis Lappenbasis zu Lappenlänge von 1:3 gewählt werden kann, nach Literaturangaben kann dieses Verhältnis auch noch weiter überschritten werden bis zum Verhältnis 1:4, in Extremfällen auch bis 1:5.

Er weist folgende Vorteile auf:
1. Einfaches Konzept
2. Leichte, durch die Fascie vorgegebene Dissectionsebene
3. Geringer Blutverlust
4. Keine wesentliche funktionelle Beeinträchtigung
5. Verläßliche Ergebnisse
6. Alternative Methoden wir mikrochirurgischer Lappentransfer bei Fehlschlag weiterhin möglich.

242. Myocutane Lappenplastiken zur Erhaltung funktionsgünstiger Stümpfe am Unterschenkel und Fuß

H.-U. Steinau, E. Biemer, B. Claudi, Bochum

(Manuskript bis Redaktionsschluß nicht eingegangen)

243. Myocutane und fasciocutane freie Lappen zur Defektdeckung am Unterschenkel und Fuß – eine vergleichende Studie

R. G. Baumeister und A. Frick

Mikro-, Hand-, wiederherstellende Chirurgie, Chirurg. Klinik u. Poliklinik d. Univ. München, Klinikum Großhadern, Marchioninistr. 15, W-8000 München 70, Bundesrepublik Deutschland

Myocutaneous and Fasciocutaneous Free Flaps for Covering Defects on the Lower Leg and Foot – A Comparison

Summary. A comparison is presented of free myocutaneous flaps, e.g. latissimus dorsi flap, gracilis flap and the inferior gluteal flap, with fasciocutaneous flaps, especially the scapular/parascapular flap, for covering defects of the lower leg and the foot.
Myocutaneous flaps are especially suited to cover deep defects with loss of bone and provide a good basis for free bone grafting. Fasciocutaneous flaps are better suited to cover plain defects, having a good blood supply due to the rich epifascial vascular network. They are thinner than the myocutaneous flaps and in extensive defects they do not need additional free skin transplantation in the recipient area.

Key words: Microsurgery – Plastic surgery – Free tissue transplantation

Zusammenfassung. Verglichen werden freie myocutane Lappenplastiken, wie der Latissimus dorsi-Lappen, der Gracilis-Lappen und der untere Gluteallappen, sowie fasciocutane Lappen, wie der Scapularlappen in ihrer Anwendung zur Defektdeckung an Unterschenkel und Fuß.
Es zeigte sich, daß myocutane Lappen eher geeignet sind tiefe Defekte mit Knochenverlusten zu füllen. sie stellen ein gutes Lager für eine Spongiosaplastik dar. Fasciocutane Lappen eignen sich eher zur Deckung flächiger Defekte. Sie zeigen auch ohne Muskulatur eine gute Durchblutung durch das epifasciale Gefäßnetz. Sie sind dünner als myocutane Lappen und benötigen bei großen Defekten an der Empfängerzone keine zusätzliche Spalthauttransplantation.

Schlüsselwörter: Mikrochirurgie – plastische Chirurgie – freier Gewebetransfer

Die Indikationen zur Defektdeckung am Unterschenkel und Fuß reichen von der Deckung einfacher oberflächlicher Defekte über die Aufgabe der Mithilfe zur Überbrückung tieferer und damit auch knöcherner Defekte bis zum Erhalt einer sonst funktionslosen, weil nicht belastbaren Extremität [8, 11].

Aufgrund dieses Spektrums ist zu erwarten, daß für die verschiedenen Aufgabenstellungen durchaus verschiedene Lösungsmöglichkeiten gewählt werden sollten.

Bei freien mikrovaskulären Transplantaten stehen hier insbesondere myocutane und cutane/fasciocutane Lappenvarianten zur Verfügung.

Tabelle 1. Zur Deckung am Unterschenkel und Fuß verwendete Lappenarten

Myocutan:	Latissimus dorsi-Lappen	6
	Gracilis-Lappen	1
	Inferiorer Gluteal-Lappen	1
Fasciocutan/cutan:	Scapularlappen	14
	Oberarm-Lappen	1

Angewandte freie Lappenplastiken

Im Folgenden werden insbesondere der Scapularlappen [1, 2, 6] und der Latissimus dorsi-Lappen [10] miteinander verglichen werden. Der Scapularlappen wird dabei derart präpariert, daß die entscheidenden epifascialen Gefäße miterfaßt werden [3].

Neben den beiden zahlenmäßig größten Lappenplastiken, dem Scapularlappen und dem Latissimus dorsi-Lappen kamen zur Defektdeckung noch der Gracilis-Lappen [7], der untere Gluteal-Lappen [5] und der laterale Oberarm-Lappen [9] zur Anwendung (Tabelle 1).

Myo- und fasciocutane Lappen im Vergleich

Die Beurteilung der Vor- und Nachteile myo- und fasciocutaner freier Lappenplastiken am Unterschenkel und Fuß, sollten sich auf die Problematik des Hebedefektes, die Aspekte der Deckung von Defekten, hinsichtlich des zu behandelnden Ausgangsstadiums und des funktionellen und ästhetischen Endresultats und schließlich auf die Charakteristik der verschiedenen Lappenarten – insbesondere hinsichtlich der Gefäßfeinarchitektur, aber auch der Komplikationsträchtigkeit erstrecken.

Vergleicht man den Hebedefekt von fasciocutanen und myocutanen Lappen, so entfällt bei fasciocutanen Lappen der vollständige oder zumindest teilweise Verlust eines Muskels an der Spenderzone. Werden allerdings übergroße Flächen für eine Defektdeckung benötigt, so gelingt bei dem fasciocutanen Lappen der direkte Verschluß des Hebedefektes nicht mehr.

Bezüglich des äußeren Aspektes am Spenderbezirk, ist hier der myocutane Lappen an gleicher Stelle im Vorteil, wenn man sich auf die Mitnahme nur einer Hautspindel beschränkt. Dies wird allerdings erkauft durch die Notwendigkeit einer Spalthaut-Transplantation im Empfängerbereich, was neben ästhetischen auch funktionellen Einbußen zur Folge haben kann.

Die Problematik der Defektzone ist vielschichtig.
Ein wesentlicher Aspekt betrifft die Defekttiefe und damit auch die Defektbildung am Skelett.

Liegen tiefe Weichgewebsdefekte kombiniert mit Defektzonen des Skeletts vor, so ist nicht nur auf eine Deckung der Körperoberfläche zu achten. Die Wiederherstellung des knöchernen Skeletts, zum Beispiel durch eine Spongiosaplastik, kann durch die Bereitstellung eines gut vaskularisierten Umgebungsgewebes erleichtert oder unter Umständen erst möglich gemacht werden. Die vermehrte Dicke des myocutanen Lappens fällt dabei oft nicht mehr so gravierende ins Gewicht.

Das Beispiel einer 27jährigen Patientin mit einer Tibiastückfraktur, die alio loco mit einer überlangen Plattenosteosynthese versorgt wurde, zeigt dies. Es kam zu einer langstreckigen Weichteilnekrose mit ossärer Defektbildung (Abb. 1a).

Hier bot sich uns sowohl von Seiten der Lappengeometrie, als auch für die Ausfüllung des Defektes in der Tiefe und hinsichtlich der Ausbildung eines guten Bettes für die Spongiosaplastik ein myocutaner Lappen in Form des musculocutanen Gracilislappens an.

Nach der Transplantation ist der Weichteildefekt, wie in Abb. 1b 1 Jahr nach der Deckung zu sehen, sicher verschlossen. Es fällt jedoch hinsichtlich der Ästetik die relative Dicke des myocutanen Lappens, im Vergleich zur ursprünglichen Hautweichteildecke an

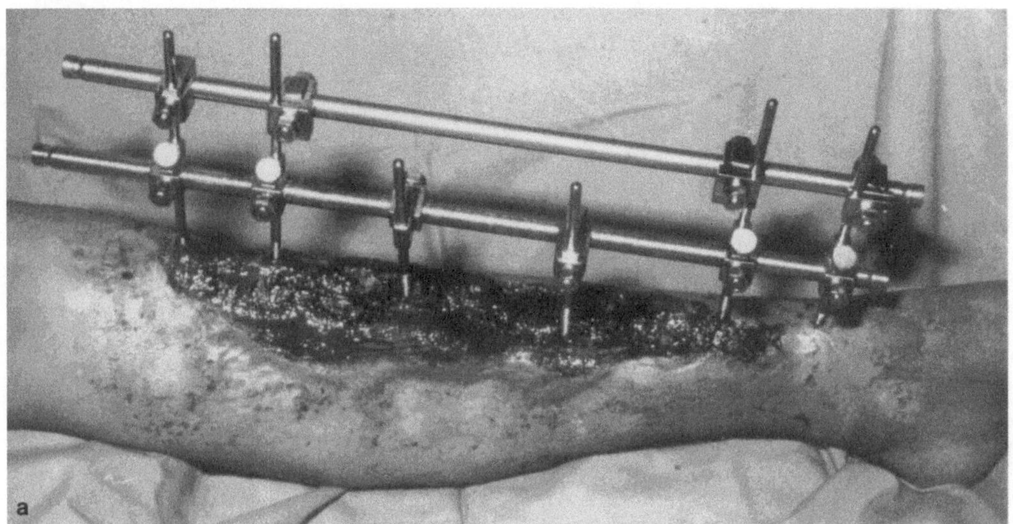

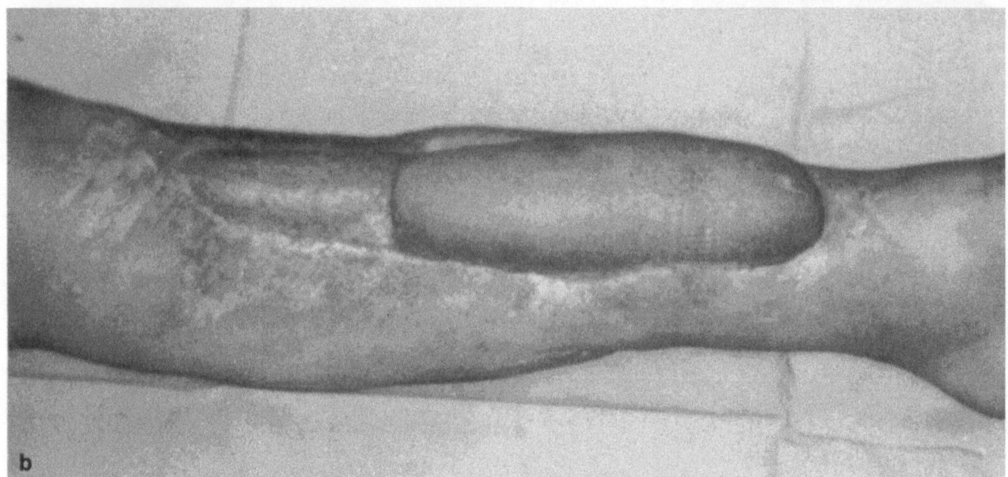

Abb. 1. a Langstreckiger Weichgewebe- und Knochendefekt am Unterschenkel bei einer 25jährigen Patientin. **b** Zustand 1 Jahr nach Deckung mittels myocutanem frei transplantierten Gracilislappen mit zusätzlicher Spalthauttransplantation, voll belastbar nach Entfernung des Fixateur externe

der Tibiavorderkante und die Inhomogenität des Lappens bei der Notwendigkeit Teile mit Spalthaut Transplantaten zu decken, auf. Die knöcherne Überbrückung ist erfolgt, die Extremität ist wieder voll belastbar.

Liegen dagegen Defektbildungen vor, die sich hauptsächlich auf die Haut-Weichteildecke beschränken, wobei jedoch durchaus auch Teildefekte am Knochen vorliegen können, so bietet sich als Deckungsmöglichkeit ein fasciocutaner Lappen an.

Infizierte und trophisch geschädigte Areale mit oberflächlichen Knochennekrosen stellen unserer Erfahrung nach keine Kontraindikation für einen fasciocutanen Lappen dar. Das Beispiel zeigt einen 53jährigen Patienten, der an einem schweren Diabetes mellitus litt und nach operativ versorgter Sprunggelenksfraktur einen großen Defekt am Innenknöchel sowie oberflächliche Hautnekrosen am Fußrückenbereich aufwies (Abb. 2a).

Der hier angewandte Scapularlappen bot trotz der peripheren Gefäßveränderungen keine Probleme an der Anastomose mit der Arteria dosalis pedis. Es kam auch zu keinen Infektkomplikationen (Abb. 2 b).

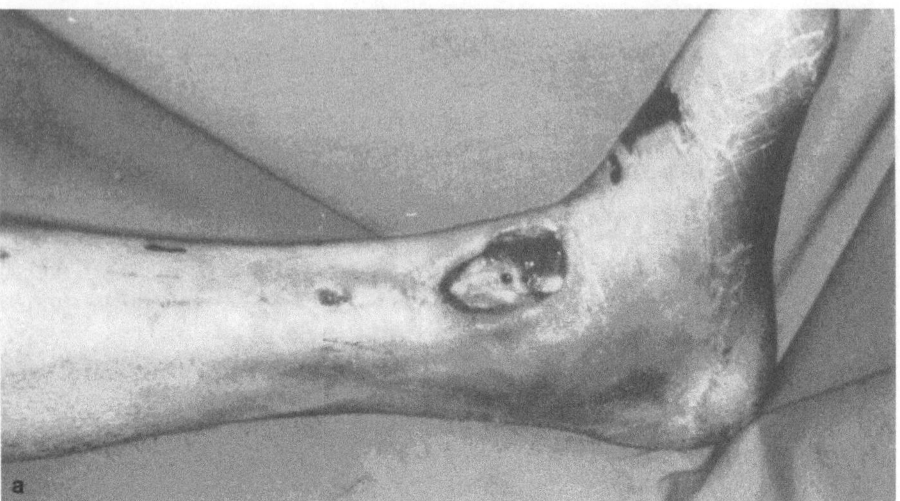

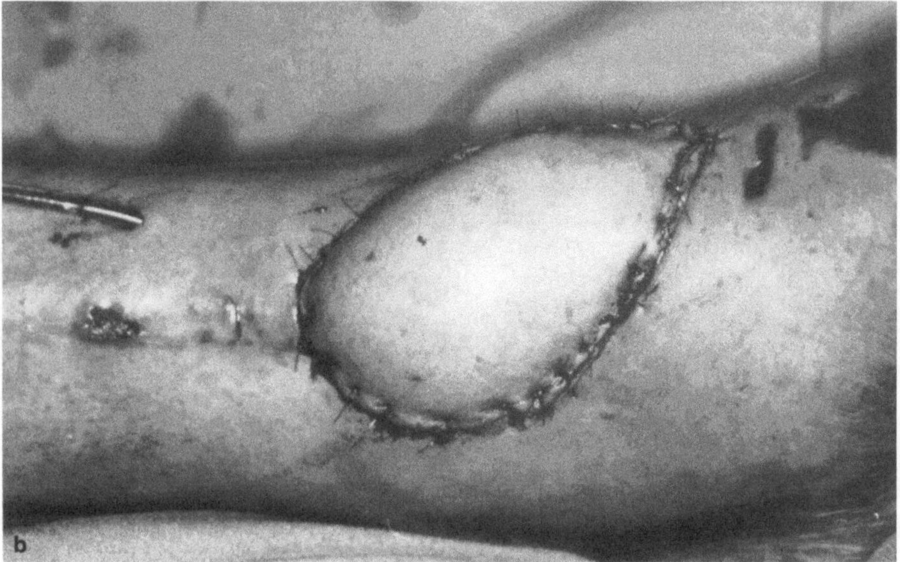

Abb. 2. a Defekt am Innenknöchel bei einem 53jährigen insulinpflichtigen Diabetiker nach operativ versorgter Sprunggelenksfraktur. **b** Deckung mittels frei transplantiertem Scapularlappen

Schließlich gelingt es mit einem cutano-fasciocutanen Lappen, wie einem kombinierten Scapular/Parascapularlappen große und auch mechanisch belastete Areale sicher zu dekken. Auf diese Weise gelingt es unserer Erfahrung nach auch die Problematik einer instabilien Weichteildecke der gesamten Fußsohle durch einen entsprechenden übergroßen freien Lappen zu lösen. 3 Jahre nach der Deckung fand sich dabei eine stabile Fußsohle, eine Drucksensibilität war vorhanden, der Fuß war insgesamt gut belastbar. Bei der palpatorischen Überprüfung hatte man den Eindruck, daß der fasciocutane Lappen mit der Unterlage eine feste Verbindung eingegangen war und nur geringen Scherbewegungen unterlag.

Der letzte Punkte für die Beurteilung betrifft die Lappencharakteristik.

Es sollen hierzu Befunde aus Untersuchungen der Gefäßfeinarchitektur von fasciocutanen Lappen und Lappen mit Muskelanteilen herangezogen werden. In der Abb. 3 a, b sind die Gefäßkompartimente eines fasciocutanen Scapularlappens dem Gesamtbild eines

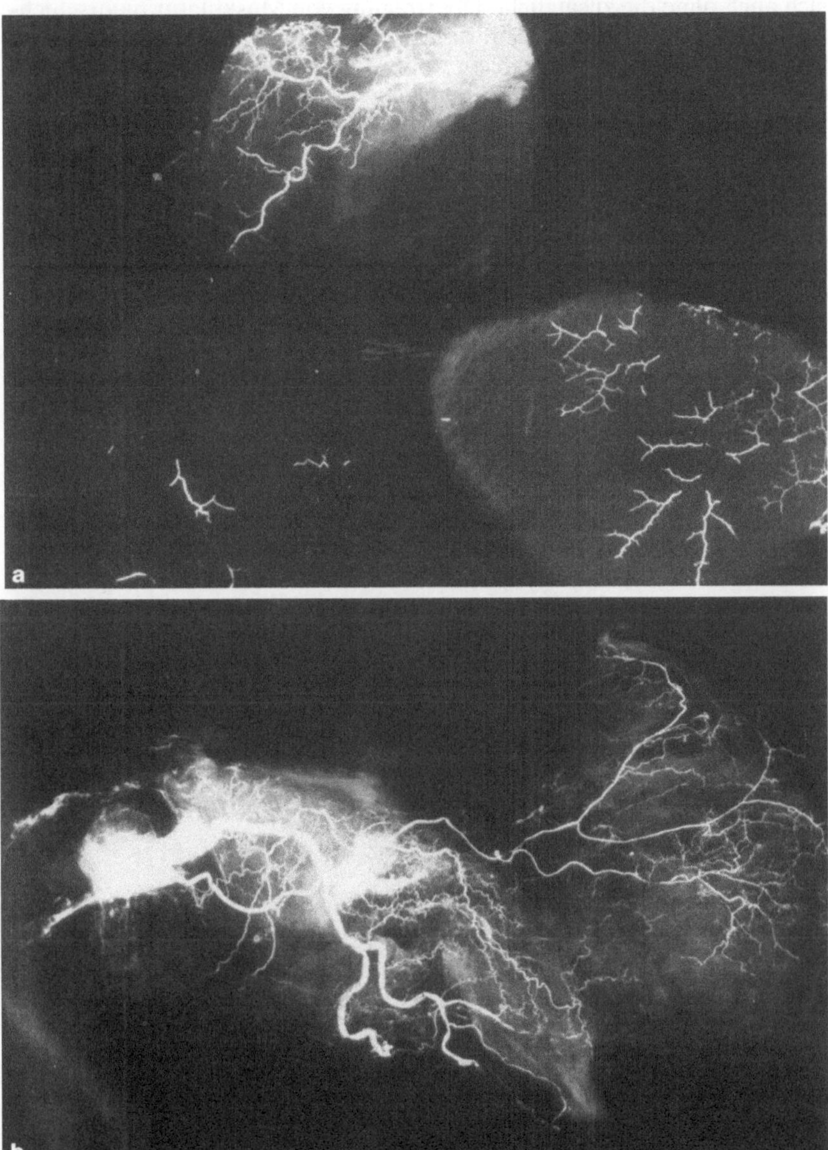

Abb. 3. a Gefäßverläufe innerhalb des Scapularlappens im subdermalen Bereich (unten rechts), im mittleren subcutanen Drittel mit starker Rarefizierung (unten links) und in der epifascialen Schicht mit reichlichem Gefäßnetz (oben mitte). **b** Gefäßverläufe im fächerartig aufgetrennten inferioren Bauchwandlappen, supepidermal, epifascial, intramuskulär sowie präperitoneal

aufgefächerten inferioren Bauchwandlappens mit Rektusmuskulatur gegenübergestellt [4].

Es zeigen sich in beiden Präparaten netzartige Gefäßverzweigungen in den verschiedenen Schichten des Lappens, nämlich subepidermal und epifascial. Ähnliche Netze finden sich in der Muskulatur.

Die Bilder sollten verdeutlichen, daß bei gleichem arteriellen Blutangebot der fasciocutane Lappen über ein gut entwickeltes epifasciales Gefäßnetz verfügt, das seinen Dienst in der Infektabwehr zu leisten vermag.

Somit lassen sich auch ohne die zusätzliche Übertragung von Muskulatur mehrschichtige Gefäßnetze mit fasciocutanen Lappen in das zu deckende Areal übertragen. Die Nachteile einer vermehrten Dicke sowie mögliche zusätzliche Komplikationen des muskulären frei übertragenen Lappenanteils entfallen dann.

Betrachtet man nun die Vor- und Nachteile myocutaner und fasciocutaner Lappen am Beispiel des Latissimus dorsi-Lappens und des Scapularlappens, so liegt ein Vorteil bei den myocutanen Lappen in der guten Auffüllmasse bei tiefen Defekten, mit der Möglichkeit gut zusätzlich Spongiosa einbringen zu können. Bei flächigen Defekten erscheinen die Lappen im Vergleich zur Umgebung zu dick. An der Spenderstelle ist zumindest mit einem teilweisen funktionellen Ausfall zu rechnen. Hier können allerdings bei Entnahme nur trotzdem ein direkter Hautanschluß erzielt werden. Allerdings müssen dann an der Empfängerstelle Spalthaut-Transplantate eingesetzt werden um die freiliegende Muskulatur zu decken, was zu funktionellen und ästethischen Beeinträchtigungen führen kann. Die Vorteile des fasciocutanen Scapularlappens liegen darin, daß er dünner als ein myocutaner Lappen ist. Der diesbezüglich noch günstigere Radialislappen wird von uns wegen der Problematik der Morbidität an der Spenderzone am Unterschenkel nicht verwendet. Der Scapularlappen zeigt eine relativ feste einheitliche Konsistenz, was sich auch im schwerbelasteten Gebiet vorteilhaft auswirken kann. Der Hebedefekt zeigt schließlich keinerlei funktionelle Einbußen. Bei großen Defekten ist allerdings die Deckung der Spenderzone mit Spalthaut notwendig, was zu einer ästhetischen, nicht jedoch zu einer funktionellen Beeinträchtigung führt.

Schließlich sind noch die Lappenkomplikationen zu erwähnen. Es zeigte sich hierbei, daß wir mit dem fasciocutanen Scapularlappen keinen Lappenverlust erlitten, während es bei dem myocutanen Latissimus dorsi-Lappen einmal zu einem Lappenteilverlust kam.

Unserer Erfahrung nach ist festzustellen, daß fasciocutane Lappenplastiken durchaus bei flächigen Defekten in Betracht gezogen werden sollten. Handelt es sich um tiefgreifende Defekte, in denen die Muskulatur auch zusätzlich als Füllmaterial eingesetzt werden soll – meist in Kombination mit Spongiosaplastiken – so ist eine myocutane Lappenplastik vorzuziehen.

Literatur

1. Barwick JW, Goodkind PJ, Serafin D (1982) The free scapular flap. Plast Reconstr Surg 69:779–785
2. Dos Santos LF (1980) The scapular flap: a new microsurgical free flap. Bol Chir Plast 70:133
3. Frick A, Baumeister RGH, Wiebecke B (1987) Untersuchungen zur Gefäßfeinarchitektur des Skapularlappens. Handchirurgie 19:336
4. Frick A, Baumeister RGH, Wiebecke B (1988) Untersuchungen zur Gefäßfeinarchitektur des allschichtigen freien inferioren Bauchwandlappens. Handchirurgie 20:124
5. Frick A, Baumeister RGH, Wiebecke B (1989) Der inferiore Gluteallappen – Untersuchungen zur Gefäßfeinarchitektur als Voraussetzung für eine freie mikrovaskuläre Transplantation. In: Abstracta/12. Jahrestagung Deutschspr. Arbeitsgem. für Mikrochir. d. peripheren Nerven u. Gefäße, Graz
6. Gilbert A, Teot I (1982) The free scapular flap. Plast Reconstr Surg 69:601
7. Harii K, Ohmari K, Sekiguchi J (1976) The free musculocutaneous flap. Plast Reconstr Surg 57:294
8. Hermanson A, Dalsgaard CJ, Arnander C, Lindblom U (1987) Sensibility and cutaneous reinnervation in free flaps. Plast Reconstr Surg 79:422
9. Katsaros J, Schustermann M, Beppu M, Banis JC, Acland RD (1984) The lateral upper arm flap: anatomy and clinical applications. Ann Plast Surg 12:489
10. Maxwell GP, Stueber K, Hoopes JE (1978) A free latissimus dorsi myocutaneous flap. Plast Reconstr Surg 62:462
11. O'Brien BM, MacLeod AL, Morrison WA (1977) Microvascular free flap transfer. Orthop Clin North Am 8:349

244. Plastisch chirurgische Maßnahmen bei kombinierten Weichteildefekten am Unterschenkel

W. Stock[1], K. Wolf[1], A. Betz[2] und R. Hierner[1]

[1]Plastische Chirurgie, [2]Traumatologie, Klinikum Innenstadt, Chirurgische Klinik und Poliklinik der Ludwig-Maximilians-Universität München, Nußbaumstr. 20, W-8000 München 2, Bundesrepublik Deutschland

Plastic Surgery Procedures for Coverage of Combined Soft Tissue Defects of the Lower Leg

Summary. Isolated or combined soft tissue defects of the lower leg are still a challenge as regard diagnostic and differential treatment. We distinguish acute and chronic isolated or combined soft tissue defect. Acute trauma within a multiple injury pattern is a special form of the acute soft tissue defect. For diagnostic purposes we use a preoperative and intraoperative standardized diagnostic programme. A new classification oriented towards the therapeutic procedure is presented, as is therapy algorithm which has been created.

Key words: Soft tissue and bone defects – Lower leg – Local and free flaps – Microsurgery

Zusammenfassung. Der Weichteildefekt am Unterschenkel stellt immer noch ein diagnostisches und differentialtherapeutisches Problem dar. Wir unterscheiden akute und chronische Weichteildefekte am Unterschenkel. Eine Sonderform der akuten Weichteil- und Knochendefekte des Unterschenkels, stellt die Weichteilschädigung im Rahmen eines Polytraumas dar. Für die Schadenserfassung dient uns ein prä- und intraoperatives standardisiertes diagnostisches Vorgehen. Eine neue therapieorientierte Klassifikation wird vorgestellt. Für die Versorgung haben wir einen Therapiealgorithmus erstellt.

Schlüsselwörter: Weichteil- und Knochendefekte – Unterschenkel – lokale und freie Lappen – Mikrochirurgie

Einleitung

Grundsätzlich unterscheiden wir akute und chronische Weichteildefekte am Unterschenkel.

Akute Weichteilverletzungen am Unterschenkel mit kombinierten Gewebedefekten sind zumeist Folge von Rasanztraumen, Sturz aus großer Höhe oder Schußverletzungen. Begzüglich der diagnostischen und therapeutischen Möglichkeiten stellt die Weichteilschädigung am Unterschenkel im Rahmen eines Polytraumas eine Sonderform dar.

Die häufigste Ursache für chronische Weichteildefekte am Unterschenkel sind unserer Erfahrung nach chronische Osteomyelitiden, die meist als Spätkomplikationen bei Plattenosteosynthese der Tibia auftreten. Strahlenschäden nach Radiatiotherapie, Endzustände nach postthrombotischem Syndrom und Zustände nach multiplen Operationen sind weitere Ursachen.

Diagnostik

Für eine möglichst exakte Schadenserfassung dient uns ein standardisiertes diagnostisches Vorgehen.

Wichtige allgemeine anamnestische Angaben für die weitere Behandlung sind die Ätiologie, Defektdauer, frühere therapeutische Versuche, der Allgemeinzustand und chronische Erkrankungen wie z.B. Diabetes mellitus, Kollagenosen und Gefäßerkrankungen (Irons, 1990). Bewertungskriterien der Untersuchung der klinischen und apparativen Untersuchung des Lokalbefundes ist das Schadensausmaß an Gefäßen, Knochen, Nerven, Muskeln, Sehnen und Haut.

Besonders am Unterschenkel muß an die Möglichkeit eines Kompartment-Syndroms, welches gerade beim Bewußtlosen bzw. beim sedierten und beatmeten polytraumatisierten Patienten häufig übersehen werden kann, gedacht werden. Eine Messung des Logendrucks ist möglich.

Präoperativ führen wir 1. eine klinische Untersuchung 2. eine Röntgenuntersuchung des Unterschenkels in 2 Ebenen und 3. in vielen Fällen eine digitale Substraktionsangiographie (DSA) durch.

Oft ist es erst intraoperativ möglich das wirkliche Ausmaß des Weichteilschadens vor allem der Muskeln, Sehnen und Nerven, genauer zu bestimmen. Besonders intraoperativ können wichtige Informationen über ein mögliches Kompartment-Syndrom durch Bewertung der Logenspannung gewonnen werden. Bereits bei geringstem Verdacht sollte eine Spaltung aller vier Logen durchgeführt werden. Kriterien für die intraoperative Vitalitätsbeurteilung des Knochens sind 1. Blutungen aus exponierten Frakturenden und 2. der Zustand des Periostes von Fraktursegmenten. Bei denudierten Segmenten kommt es zu einer posttraumatischen Fragmentnekrose, da weder die medulläre noch die muskuloperiostale Blutversorgung intakt ist. Diese Segmente sollten großzügig debridiert werden.

Postoperativ dient wiederum die klinische Untersuchung und eine Röntgenkontrolle in zwei Ebenen bei Knochenverletzungen zur routinemäßigen Ergebnisbeurteilung.

Bei vaskularisierten Knochentransplantaten empfiehlt sich eine Szintigraphie mit 99m TC-DTPA innerhalb der ersten postoperativen Woche (Berggren et al. 1982, Siegert et al. 1988).

Diagnostisches Vorgehen bei Polytrauma

Bei akuten Unterschenkelverletzungen im Rahmen eines Polytraumas muß das o.g. „standardisierte diagnostische Vorgehen bei Unterschenkeldefekten“ in ein umfassendes „Diagnostik- und Therapieschema bei Polytrauma“ intergriert werden.

Bei unbekanntem Gewaltausmaß, ungeklärtem Verletzungsmechanismus und Verletzungsmuster, muß der Patient primär als polytraumatisiert, und somit höchst gefährdet, angesehen werden. Das diagnostische Procedere erfolgt im sogenannten „Schockraum“. Als diagnostisches und therapeutisches Vorgehen hat sich der Stufenplan nach Schweiberer et al. (1986) bewährt. Die Stufe II (Stabilisierungsphase) ist charakterisiert durch das Nebeneinander von therapeutischen und diagnostischen Maßnahmen. Diese Phase hat zwei Ziele: 1. In der kürzest möglichen Zeit sämtliche lebens-, organ- und gliedmaßenbedrohenden Verletzungen zu diagnostizieren und damit die Indikation zur Frühoperation der Stufe III (lebens- und organerhaltende Frühoperationen) zu stellen und 2. therapeutisch die Operationsfähigkeit für diese Eingriffe herzustellen. Die Diagnostik des Unterschenkelschadens ist dabei in das standardisierte Vorgehen integriert, darf aber nie Diagnostik und Therapie übergeordneter Vitalfunktionen behindern oder wesentlich verzögern („Life for Limb").

Klassifikation des Weichteilschadens am Unterschenkel

Unserer Erfahrung nach hat es sich vor allem im Hinblick auf das therapeutische Vorgehen bewährt, den Weichteilschaden nach Ausmaß und Lokalisation zu klassifizieren (Tabelle 1).

Um das Ausmaß des Weichteilschadens erfassen zu können, unterscheiden wir 1. fascio-kutane Defekte (Typ A-Defekt), 2. gemischte Haut- Muskel- und andere Weichteildefekte (Typ B-Defekt) und 3. Weichteil- und Knochendefekte (Typ C-Defekt).

Zur weiteren Klassifizierung der Typ C-Defekte verwenden wir im Hinblick auf die Wahl der Therapieart (konservativ/operativ) und die Verfahrenswahl der Osteosynthese (innere Fixierung – Nagel, Platte – äußere Fixierung – Fixateur externe) die Klassifikation nach Gustilo (1982) für geschlossene und nach Tscherne und Gontzen (1984) für offene Frakturen.

Vor allem im Hinblick auf die Verwendung von lokalen Verschiebeschwenklappen, ist es notwendig die *Lokalisation,* d.h. die Defekthöhe zu erfassen. Wir verwenden die sog. „Dritteleinteilung".

Tabelle 1. Therapieorientierte Klassifikation des Weichteilschadens am Unterschenkel

Ausmaß	
Bezeichnung	Ausmaß der Schädigung
Typ A	fascio-kutane Defekte
Typ B	Haut-Muskel und andere Weichteildefekte
Typ C	Weichteil- und Knochendefekte
offene Frakturen (Östern und Tscherne, 1984)	geschlossene Frakturen (Gustilo 1982)
Lokalisation	
Bezeichnung	Defekthöhe
1	proximales Drittel
2	mittleres Drittel
3	unteres Drittel

Zeitpunkt der Defektdeckung

Zeitpunkt der Versorgung isolierter Weichteilverletzungen (Typ A- und B-Defekte)

Wir unterscheiden drei mögliche Zeitpunkte der Defektdeckung bei Weichteildefekten am Unterschenkel (Tabelle 2).

Die „akute Weichteildeckung" am Unfalltag ist eine Ausnahmeindikation. Freiliegende Gefäße, Nerven und deperiostierte Knochenareale müssen so schnell wie möglich gedeckt werden. Begleitende Gefäßverletzungen und subtotale und totale Unterschenkelamputationen („viertgradig offene Unterschenkelfraktur") müssen innerhalb spätestens nach 6 bis 8 Stunden „warmer Ischämiezeit" versorgt werden. Bei guten Weichteilverhältnissen kann eine sofortige Weichteildeckung innerhalb von 48 Stunden erwogen werden. Man muß sich aber immer vor Augen halten, daß die klinisch apparente Weichteilschädigung meist kleiner ist als die tatsächliche Weichteilschädigung.

Tabelle 2. Zeitpunkt der Weichteildeckung am Unterschenkel

Zeitpunkt	Indikation
„akute Weichteildeckung“ (48 h nach Trauma)	– exponiert Gefäße und Nerven – subtotale/totale Amputation – gute Weichteilverhältnisse
„verzögert akute Weichteildeckung“ (3–14 Tage nach Trauma)	– initial unklare Ausdehnung der Weichteilschädigung – kontaminierte Wunden
„verzögerte Weichteildeckung“	– Infektsanierung – Weichteilsanierung zur Vorbereitung für weitere Operationen

Deshalb erscheint die sog. „verzögert akute Weichteildeckung“ 3–14 Tage nach Trauma als Vorgehen der Wahl. Der tatsächliche Weichteilschaden kann erst nach erfolgter Demarkation zuverlässig beurteilt werden. Absolute Indikationen für dieses Vorgehen sind initiale unklare Ausdehnung der Weichteilschädigung und kontaminierte großflächige Wunden.

Die sog. „verzögerte Weichteildeckung“ wird v.a. bei der Infektsanierung und Weichteilsanierung zur Vorbereitung für weitere Operationen durchgeführt. Die definitive Weichteildeckung wird erst nach erfolgreicher Therapie des Entzündungsherdes – meist mehrmaliges Debridement – durchgeführt. Wichtig ist es anzumerken, daß ein geringer Restinfekt durch einen freien oder gestielten Muskellappen (Stock et al. 1990) erfolgreich therapiert werden kann.

Zeitpunkt der Versorgung einer mitbestehenden Knochenverletzung (Typ-C-Defekte)

Stabile knöcherne Verhältnisse sind unabdingbare Voraussetzung für eine erfolgreiche Weichteildeckung. Liegt eine Fraktur vor muß sie stabilisiert werden um, 1. die notwendige Stabilität zu erreichen und 2. einen weiteren Weichteilschaden zu vermeiden. Die Methode der Osteosynthese wird dabei bestimmt durch Ausmaß, Lokalisation sowie die beabsichtigte Therapie des Weichteil- und Knochenschadens.

Luxationen und stärkere Dislokationen sollten so schnell wie möglich (bereits am Unfallort) beseitigt werden und instabile Frakturen provisorisch geschient werden, um den Weichteilschaden und die Durchblutungsstörungen zu begrenzen. Falls keine Frühoperationen erforderlich sind oder aktuell wegen dem Allgemeinzustand des Patienten nicht durchgeführt werden können, müssen alle konservativen Stabilisierungsmaßnahmen so durchgeführt werden, als handle es sich um die definitive Versorgung.

Bei fehlender oder geringer Weichteilschädigung und einfachen Frakturformen ohne Kontinuitätsdefekt führen wir eine definitive Versorgung am Unfalltag durch.

Bei unklarer oder ausgedehnter Weichteilschädigung bei Frakturen und Kontinuitätsdefekten, hat sich ein abgestuftes Verfahren der Osteosynthese bewährt. Am Unfalltag fixieren wir die Knochenverletzung mit einem Fixateur externe. Dieses Verfahren erlaubt eine angemessene Stabilität des Knochens und guten Zugang für die Diagnostik und Therapie eines mitbestehenden Weichteilschadens. Zeitpunkt und Art der definitiven osteosynthetischen Versorgung sind abhängig von: 1. Ausmaß der Weichteilschädigung nach Abschluß der Demarkation (4–14 Tage) 2. der Infektsituation und 3. dem Ausmaß des Knochenschadens.

Bei fehlenden Infektzeichen erfolgt die definitive Osteosynthese im Bereich des Unterschenkels nach Abschwellung in der Regel in der 2. Woche.

Zeitpunkt der Versorgung beim Polytrauma

Indikationen zu Frühoperationen innerhalb der ersten 6 Stunden („akute Versorgung") in der Stufe III (lebens- und organerhaltende Frühoperationen) am Unterschenkel sind: Frakturen mit begleitender Gefäßverletzung, totale und subtotale Unterschenkelamputationsverletzungen sowie zweit- bis drittgradig offene und geschlossene Frakturen. Bei letzteren bezieht sich die „akute Versorgung" auf die knöcherne Stabilisierung, die definitive Weichteilversorgung erfolgt, wie die übrigen Unterschenkelverletzungen, in der Regel im Rahmen der Stufe V (funktionserhaltende- und wiederherstellende Spätoperationen) innerhalb der ersten beiden Wochen („verzögert akute Versorgung").

Nervendefekte ohne Substanzdefekte sollten ebenfalls so früh wie möglich versorgt werden, da die frühe Primärnaht die besten funktionellen Ergebnisse zeigt.

Möglichkeiten der Defektdeckung

Es gelten folgende Grundsätze:

1. Der vorliegende Weichteil- und Knochendefekt soll mit der möglichst einfachsten und sichersten Therapiemöglichkeit rekonstruiert werden („Konzept der abgestuften weichteilschadenorientierten Therapie").
2. Mitbestehende Knochendefekte müssen im Hinblick auf eine weitere Weichteilschädigung bei instabilen Frakturenden sofort stabilisiert werden (sofortige Reposition bereits am Unfallort!).

Neben der konventionellen (chirurgischen) Wundbehandlung steht die Gewebetransplantation mit der Hauttransplantation (Spalthaut, Mesh-graft), lokalen Verschiebeschwenklappen (VSL) und freie (mikrovaskuläre) Lappen zur Verfügung.

Die konventionelle (chirurgische) Wundbehandlung mit primärer oder sekundärer Wundversorgung ist prinzipiell bei fehlender oder geringer Weichteilschädigung indiziert. Sie soll im weiteren nicht weiter besprochen werden.

Größere Weichteildefekte sind Indikationen für die Gewebetransplantation.

Richtlinien zum therapeutischen Vorgehen

Typ A- und Typ B-Defekte

Bei ersatzstarkem Lager ist eine einfache Hauttransplantation möglich. Bei Defekten in den „Niederresistenz-Zonen" (Tibiakopf, der Tibiavorderkante, der Facies medialis und im distalen Unterschenkeldrittel) sollte die einfache Hauttransplatnation wegen der besonderen Situation nur als passagere Deckung eingesetzt werden. Für eine endgültige Deckung sollte unserer Meinung nach eine Muskelplastik zu „Abpolsterung" der Knochenteile durchgeführt werden.

Bei „ersatzschwachem" und „ersatzunfähigem" Lager kann versucht werden, durch zusätzliche operative (Debridement) und konservative (lokale enzymolytische Präparate) Therapie ein ersatzstarkes Lager herzustellen. Kann kein „ersatzstarkes" Lager hergestellt werden oder liegt ein größerer Muskeldefekt vor, sind lokale Verschiebeschwenklappen (VSL) oder freie (mikrovaskuläre) Lappen indiziert (Tabelle 3).

Differentialtherapeutisch wichtige Kriterien im Hinblick auf den notwendigen Einsatz von freien (mikrovaskulären) Lappen sind 1. Defektlage (Defekte des distalen Unterschenkeldrittels), 2. Defektgröße (keine Möglichkeit der Deckung durch einen lokalen VSL oder möglicher lokaler VSL ist in der Weichteilschädigung mit einbezogen), 3. Weichteilvaskularität und -qualität (Fibrosierungen des Muskelgewebes bei chronischer Osteomyelitis) 4. gleichzeitig bestehende Gefäßverletzung (Möglichkeit der gleich-

Tabelle 3. Hauptsächlich eingesetzte lokale Verschiebeschwenklappen und freie Lappen sowie deren Hauptindikationen

Lappen	Indikation
a) Lokale Verschiebeschwenklappen	
Fascio-kutane Lappen	
– „Random pattern flaps“ – „Axial pattern flaps“	– kleine fascio-kutane Defekte
Haut-Muskellappen	
– Gastrocnemius-Plastik	– Defekte im Kniebereich sowie im proximalen und mittleren Unterschenkeldrittel
– Tibialis anterior-Plastik	– anteriore Defekte im proximalen Unterschenkeldrittel
Muskellappen	
– Soleus-Plastik	– Defekte im proximalen und mittleren Unterschenkeldrittel
b) freie (mikrovaskuläre) Lappen	
Hautlappen	
– Skapula-Lappen	– Therapie der Wahl bei Hautdefekten
– Radialis-Lappen	– zusätzlicher langer Gefäßdefekt („flow-through“-Indikation) – ausgedehnte zwei bis drei voneinander getrennte Hautdefekte („Twin-flap“-Indikation)
Haut-Muskellappen	
– Latissimus-dorsi-Lappen	– Therapie der Wahl bei großflächigen Haut-Muskel- und anderen Weichteildefekten
– Rectus abdominis-Lappen	– Alternative bei kleineren Haut-Muskel- und anderen Weichteildefekten
Lappen mit Knochenanteil	
– Beckenkamm	– Osteomyelitis bei Defekten <10 cm
– Fibula	– alle Defekte >10 cm

zeitigen Gefäßrekonstruktion und Weichteildeckung mit „flow-through-Prinzip“ durch doppelten Gefäßanschluß), 5. ästhetische Gesichtspunkte und 6. ein zusätzlicher Knochendefekt (Möglichkeit der einzeitigen Rekonstruktion von Knochen- und Weichteildefekt v.a. bei kleinen traumatisch bedingten Weichteildefekten).

In wenigen Fällen muß die Möglichkeit eines Cross-leg flaps und auch die Amputation diskutiert werden.

Typ C-Defekte

Bei der Therapie der Typ C-Defekte (Weichteil- und Knochendefekte) gelten für die Therapie des Weichteilschadens grundsätzlich die o.g. Richtlinien. Hinsichtlich der Versorgung der Knochenverletzungen sind folgende Punkte zusätzlich zu berücksichtigen.

1. Osteosynthese Zur Vermeidung weiterer Weichteilschäden bei mobilen Frakturenden geht die Osteosynthese der Weichteilsanierung voraus. Die Wahl des Osteosyntheseverfahrens ist abhängig von: 1. Ausmaß und Lokalisation des Weichteil- und Knochenschadens und 2. dem Allgemeinzustand des Patienten.

Bei geschlossenen Frakturen und geringer Weichteilschädigung bevorzugen wir die Marknagelung. Die Plattenosteosynthese der Tibia ist unserer Meinung nach nur indiziert bei (gelenknahen) Frakturformen mit geringem Weichteilschaden (erstgradig offene Fraktur nach Tscherne et al. 1984), bei denen der Nagel keine ausreichende Stabilisierung erbringen kann. Zweit- bis drittgradig offene Frakturen nach Tscherne et al. (1984) und Kontinuitätsdefekte stellen eine absolute Indikation zur primären Versorgung mit einem Fixateur externe dar. Die heute allgemein übliche Stabilisierung mit dem Fixateur externe wird dabei nicht nur den Lokalverhältnissen gerecht, sondern stellt durch die kurze Operationszeit und minimale zusätzliche Traumatisierung insbesondere bei polytraumatisierten Patienten die ideale Behandlungsform dar. Häufig führen wir sekundär einen Verfahrenswechsel durch.

2. Rekonstruktion von Weichteil- und Knochendefekten
Eine gleichzeitige Rekonstruktion von Weichteil- und Knochendefekt („Konzept der Einzeitigkeit") ist mögilch, wenn ein „ersatzstarkes" Lager vorhanden ist. Dies ist der Fall, wenn weder eine chronische Osteomyelitis noch eine ausgedehnte Weichteilschädigung vorliegt. Vor allem bei kleinen traumatisch bedingten Weichteildefekten mit partiellem oder segmentalem Knochendefekt größer als 4 bis 6 cm sollte man an die Möglichkeit eines freien (mikrovaskulären) osteo-myo-kutanen Transplantates („composite flaps") vom vorderen Beckenkamm (Taylor et al. 1979, Allieu et al. 1981, Stock et al. 1991) oder der Fibula (Ueba et al. 1981, Gilbert 1979, Baudet et al. 1981, Cheng-Zhong-Wei 1983) denken.

Ein schrittweises Vorgehen („Konzept der Mehrzeitigkeit") ist indiziert bei „ersatzschwachem oder ersatzunfähigem Lager, welches vorliegt bei: 1. chronischer Osteomyelitis und/oder 2. einem ausgedehnten Weichteilschaden. Bei zweit- bis drittgradigen offenen oder geschlossenen Frakturen wird kein primärer Hautverschluß durchgeführt. Eine temporäre Abdeckung mit Hautersatzstoffen ist möglich. Eine Demarkation des definitiven Weichteilschadens nach 4–14 Tagen sollte abgewartet werden. Je nach Ausmaß des vorliegenden Weichteildefektes erfolgt eine Versorgung nach den o.g. Richtlinien bei Typ A und B-Defekten („akut verzögerte Versorgung").

Durch die Weichteilrekonstruktion mit Einbringung von gut vaskularisiertem Muskelgewebe wird ein ersatzunfähiges bzw. ersatzschwaches Lager in ein ersatzstarkes Lager umgewandelt. Dadurch wird eine Transplantation von nicht-vaskularisierten Knochentransplantaten, meist in Form der Spongiosaplastik erst möglich. Die Einheilungsergebnisse von vaskularisierten Becken- und Fibulatransplantaten erhöhen sich um 20 bis 40% (Hierner et al. 1991) von 60 auf 95%. Der Einfluß der vorausgehenden Weichteilrekonstruktion auf die Ergebnisse bei Kallusdistraktion kann noch nicht eindeutig beurteilt werden.

Welches Verfahren zur Rekonstruktion des Knochendefektes herangezogen wird ist abhängig von 1. Ursache des Knochendefektes (Osteomyelitis, Trauma) und 2. Defektgröße.

Bei Knochendefekten nach Osteomyelitis besteht meistens eine schlechtere Vaskularisation im Empfängerlager als nach Trauma. Deshalb empfiehlt es sich hier die Indikation zum vaskularisierten Knochentransfer großzügiger zu stellen und mit der Spongiosaplastik auch bei kleineren Defekten (<4 cm) zurückhaltender zu sein. Über die Wertigkeit des erst in den letzten Jahren bekannt gewordenen Verfahrens der Kallusdistraktion gibt es derzeit nur wenig gesicherte Daten.

Eigene Ergebnisse

Im Zeitraum von 1985 bis 1990 haben wir insgesamt 230 Gewebetransplantationen zum Unterschenkel vorgenommen. Neben 106 Spalthauttransplantationen führten wir 31 lokale Verschiebeschwenklappen (14× M. Gastrocnemius, 17× M. soleus) und 124 freie (mikrovaskuläre) Lappen (23× Skapulalappen, 16× Radialislappen, 72× Latissimus dorsi-Lappen, 2× Rectus abdominis-Lappen, 9× Beckenkamm, 2× Fibula) durch (Tabelle 4).

Tabelle 4. Eigene Serie der lokalen und freien Lappentransplantation

Lappenart	Gesamtzahl	Verlust	Lappen im Unterschenkel	Verlust
Lokale Verschiebeschwenklappen				
– Gastrocnemius	14	0	14	0
– Soleus	17	0	17	0
Total	31	0	31	0
Erfolgsquote	100%		100%	
Frei (mikrovaskuläre) Lappen				
– Scapula	27	2	23	1
– Radialis	36	0	16	0
– Latissimus dorsi	72	3	72	3
– Rectus abdominis	2	0	2	0
– vorderer Beckenkamm	71	4	9	0
– Fibula	3	0	2	0
Total	211	9	124	4
Erfolgsrate	97%		97%	

Bei den lokalen Verschiebeschwenklappen haben wir eine 100%ige Einheilungsrate. In 4 Fällen haben wir ein freies (mikrovaskuläres) Transplantat verloren (97% Einheilungsrate).

Diskussion

Den Wert der therapieorientierten Klassifikation sehen wir in einer Standardisierung und besseren Vergleichbarkeit des therapeutischen Vorgehens. Es handelt sich wohlgemerkt um therpeutische Richtlinien, die nach den individuellen Voraussetzungen, wie sie bei dem ebenfalls standardisierten diagnostischen Vorgehen erhoben werden, modifiziert werden können.

Die geringe Verlustrate in unserer Serie führen wir zurück auf eine exakte Diagnostik, hier muß vor allem der Wert der DSA hervorgehoben werden, und ein vorsichtiges Vorgehen hinsichtlich der Festsetzung des Operationszeitpunktes. In den meisten Fällen führen wir eine „akut verzögerte Versorgung" des Weichteilschadens durch. Im Gegensatz dazu steht die „akute Versorgung" von großen Weichteil- und Knochendefekten durch einen freien Lappen. Nach einem ausgiebigen Debridement wird noch am Unfalltag oder in den ersten 48 Stunden nach Trauma der Defekt gedeckt. Der Vorteil besteht in einer theoretisch verringerten Infektionsrate bei geschlossenen Wundverhältnissen und einer kürzeren stationären Liegedauer (Kostenersparnis). Als Nachteil ist ein größeres Risiko der Lappennekrose durch vaskuläre Komplikationen zu sehen. Ob die Risikoeinschätzung von arteriellen und venösen Komplikationen zuverlässig durch eine DSA und Phlebographie erfolgen kann, müssen noch weitere klinische Studien belegen. Welchen Beitrag zur Beurteilung der Weichteilschädigung die Kernspintomographie leisten kann ist ebenfalls noch Gegenstand intensiver Forschung.

Die in den letzten Jahren publizierte Methode der „Auxillären Anastomose" bei distal gestielten lokalen Verschiebeschwenklappen (Chen et al. 1989) stellt eine interessante Bereichung der Therapie dar. Nachteile dieser Technik sind identisch mit jenen der lokalen Verschiebeschwenklappen. Vor allem bei eingeschränkter Operabilität des Patienten könnte dieses Verfahren eine größere Bedeutung erlangen.

Danksagung

An dieser Stelle möchten wir uns herzlich bedanken bei Frau I. Wiktorin für die Anfertigung der Graphiken und Schemazeichnungen, sowie bei Frau E. Strauss, Herrn P. Pruy und Herrn H. v. Mankowsky für Photoarbeiten.

Literatur

1. Allieu Y, Gomis R, Bonnel F, Escare P, Hochimora M (1980) The free composed cutaneo-osseous iliac flap (FCCOIF) Antat Clin 2:83–88
2. Baudet J, Panconi P, Schoofs M, Amarante J, Kaddoura R (1983) The composite fibula and soleus transfer. Int J Microsurg 5:10–26
3. Berggren A, Weiland AJ, Östrup LT (1982) Bone scintigraphy in evaluating the viability of composite bone grafts revascularized by microvascular anastomoses, conventional autogenous bone grafts, and free free non-vascularized periosteal grafts. J Bone Joint Surg [Am] 64:799–809
4. Cheng-Zhong Wei, Wang Y (1983) The study and clinical application of the osteocutaneous flap of the fibula. Microsurg 4:11–16
5. Chen H-C, Tang Y-B, Noordhoff MS (1988) Distally based gastrocnemius myocutaneous flap augmented with an arterial anastomosis – a combination of myocutaneous flap and microsurgery. J Trauma 28:110–114
6. Gilbert A (1979) Vascularized transfer of the fibula shaft. Int J Microsurg 1:100–103
7. Gustilo RB (1982) Management of open fractures and their complications. Saunders, Philadelphia (Monographs in Clinical Orthopedicx, vol 4)
8. Hierner R, Wood MB, Stock W: Comparison of vascularized iliac crest and vascularized fibula transfer for reconstruction of bone defects in long bones of the lower extremity. (unpublished data) lished data)
9. Irons GB (1990) An overview: Indications for complex skin coverage in the lower limb. Microsurg 11:48–53
10. Oestern H-J, Tscherne H (1984) Pathophysiology and classification of soft tissue injuries associated with fractures. In: Tscherne H, Gontzen L (eds) Fractures with soft tissue injuries. Springer, Berlin Heidelberg New York Tokyo
11. Schweiberer L, Nast-Kolb D, Duswald K-H, Waydhas C, Müller K (1987) Das Polytrauma – Behandlung nach dem diagnostischen und therapeutischen Stufenplan. Unfallchir 90:529–538
12. Siegert JJ, Wood MB (1987) Thrombosed vascularized bone graft: viability compared with a conventional bone graft. J Reconstr Microsurg 3:99–103
13. Stock W, Wolf K (1990) Die Gewebedefektdeckung nach Trauma durch Transplantation von Radialis-Lappen, Latissimus-dorsi-Lappen, Scapula-Lappen und Dorsalis-pedis-Lappen. Hefte Unfallheilkd 211
14. Stock W, Hierner R, Dielert E, Stotz S, Manninger J, Wolf K (1991) The iliac crest region: donor site for vascularized bone periosteal and soft tissue flaps. Ann Plast Surg 26:105–109
15. Taylor GI, Buncke HJ, Watson N, Murray W (1979) Chapter 47: Vascularized osseous transplantation for reconstruction of the tibia. In: Serafin D, Buncke HJ (Hrsg) Microsurgical composite tissue transplantation. Mosby, St Louis Toronto London, pp 713–742
16. Ueba Y, Fujikawa S (1983) Nine years follow-up of vascularizied fibula graft in neurofibromatosis: a case report and literature review. Orthop Traum Surg 26:595
17. Wood MB, Cooney WP (1984) Vascularized bone segment transfer for management of chronic osteomyelits. Orthop Clin North Am 15:461–471
18. Yaremchuk MJ, Brumback RJ, Manson PN, Burges AR, Poka A, Weiland AJ (1987) Acute and definitive management of traumatic osteocutaneous defects of the lower extremity. Plast Reconstr Surg 80:1–12

245. Möglichkeiten, Komplikationen und Grenzen der mikrovaskulären Lappenplastik zum Unterschenkel

H. Piza a. E., R. Walzer, G. Meissl, G. Zöch, Wien

(Manuskript bis Redaktionsschluß nicht eingegangen)

246. Wertigkeit des freien mycutanen Lappens zum funktionsfähigen Erhalt des Fußes

M. Steen, V. Heppert, P. Weber, Ludwigshafen

(Manuskript bis Redaktionsschluß nicht eingegangen)

247. Rekonstruktion großer Fußsohlenareale mit mikrochirurgischen Transfers

Ch. Braun, M. Potulski, G. Giebel und V. Bühren

Chirurgische Universitätsklinik, Abteilung für Unfallchirurgie, W-6650 Homburg/Saar, Bundesrepublik Deutschland

Reconstructions of the Sole by Microsurgical Transfers

Summary. In 14 patients with microsurgically reconstructed areas of the sole videografic gait analysis was performed. The best results are reached after reconstruction of the forefoot. Loss of more than two thirds of the sole leads to functional impairment. For all reconstructed areas and all types of flaps gait is improved significantly by shoe adaptation: elevation of the shoe under the reconstructed part of the sole directs the main load to the opposite side of the foot and by this relieves the reconstructed area. Even bone corrections can reduce load on a circumscribed area.

Key words: Foot reconstruction – Microsurgical transfers

Zusammenfassung. Es werden 14 Patienten nach Fußsohlenrekonstruktion analysiert. Die besten Ergebnisse werden nach Vorfußrekonstruktion erreicht. Nach Rekonstruktion von zwei Drittel der Sohle verbleiben deutliche Gangstörungen. Durch geeignete Schuhanpassung ist das Gangbild entscheidend zu verbessern: Schuhsohlenerhöhung unter dem rekonstruierten Bereich leitet die Hauptbelastung zur gegenüberliegenden Seite des Fußes und führt so zur wesentlichen Entlastung des rekonstruierten Areals. Auch ossäre Umstellungen können Belastungsspitzen über umschriebenen Arealen reduzieren.

Schlüsselwörter: Fußsohlenrekonstruktion, mikrochirurgische

Die Möglichkeiten der Fußsohlenrekonstruktion mit gestielten Lappen sich beschränkt [1]. Sinnvoll können so nur kleinere Defekte mit gestielten von geopferten Zehen, dem Fußrückenlappen oder mit proximal gestielten Lappen von Fußbinnenmuskeln gedeckt werden. Für größere Defekte sind nur mikrochirurgische Lappentransfers geeignet. Anhand von klinischen Untersuchungen und Analysen von Videoaufnahmen des Gangbildes wurde versucht, die Qualität der Versorgung zu quantifizieren.

Methodik

1. Es wurde eine Punkteskala zur Quantifizierung der klinischen Ergebnisse aufgestellt (Abb. 1). Hierbei wurden die Kriterien Gangbild barfuß und mit Schuh, Treppensteigen,

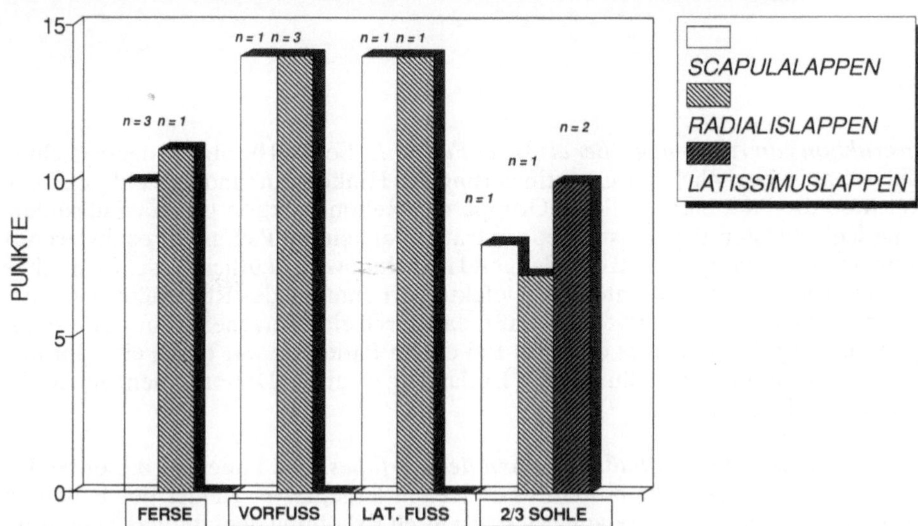

Abb. 1. Ergebnisse der Auswertung klinischer Ergebnisse quantifiziert nach einer Punkteskala

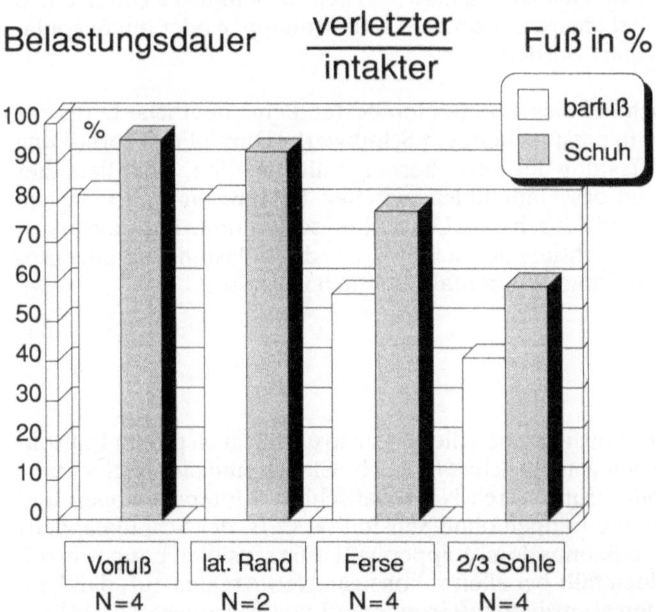

Abb. 2. Ergebnisse der videographischen Ganganalyse. Quantifizierung des Hinkens durch Auswertung des Verhältnisses der Belastungsdauer gesunder/verletzter Fuß

Aufwendigkeit des benutzten Schuhwerkes sowie die subjektive Einschätzung durch den Patienten selbst beurteilt. Für jedes der Kriterien wurden maximal 3 Punkte vergeben. Auftreten rezidivierender Ulcerationen führte zum Abzug von 3 Punkten. Maximal konnten so 15 Punkte erreicht werden.

2. Ganganalyse an Videoaufnahmen (Abb. 2): Auf einer einheitlichen Meßstrecke wurden Videoaufnahmen angefertigt. Hier wurde das Verhältnis der Belastungsdauer des

kranken Fußes zum gesunden Fuß ausgemessen. Je ausgeglichener das Verhältnis desto ungestörter ist das Gangbild. Mit dieser Methode wurde somit eine Quantifizierung des Hinkens durchgeführt.

Ergebnisse

1. Rekonstruktion von Arealen, größer als ⅔ der Fußsohle: Sowohl bezüglich der erreichten Punktzahl wie auch bezüglich der Quantifizierung des Hinkens anhand der Videoaufnahmen erreichten die Patienten in dieser Gruppe mit Rekonstruktion größter Fußsohlendefekte die schlechtesten Ergebnisse. Jedoch traten bei keinem Patienten rezidivierende Ulcerationen auf. Auffällig ist, daß das Gangbild im Schuhwerk deutlich besser ist als ohne Schuh. Da es sich bei allen Patienten um Defekte vornehmlich des Rückfußes handelte, war das orthopädische Schuhwerk so angepaßt, daß durch eine Fersenerhöhung eine überwiegende Belastung des Vorfußes erfolgte. Bei einem Patienten war durch eine Sprunggelenksarthrodese in Spitzfußstellung diese Entlastung erreicht. Dieser Patient zeigte das beste funktionelle Ergebnis.

2. Rekonstruktion des lateralen Fußrandes und des Vorfußes: Die Patienten dieser beiden Gruppen erreichten weitaus die besten funktionellen Ergebnisse. Keiner der Patienten war auf orthopädisches Schuhwerk angewiesen. Durch Erhöhung des lateralen Schuhrandes bei Verletzungen des lateralen Fußrandes bzw. Erhöhung im Vorfußbereich bei Rekonstruktion des Vorfußes wurden die rekonstruierten Areale entlastet. Hierdurch war ein nahezu unauffälliges Gangbild erreichbar. Es fand sich kein wesentlicher Unterschied zwischen Patienten, die mit sensibel angeschlossenem Unterarmlappen oder mit Scapulalappen ohne Sensibilität rekonstruiert wurden.

3. Rekonstruktion der Ferse: Auch bei diesen Patienten bestand eine deutliche Differenz zwischen Barfußgang und Gehen in entsprechendem Schuhwerk. Durch Fersenerhöhung um 2 cm kann eine deutliche Entlastung der Ferse herbeigeführt werden. Vor allem dies macht den deutlichen Unterschied des Gangbildes zwischen Barfußgang und Gang im Schuh aus. Bei einem Patienten wurde durch eine Umstellungsosteotomie des Calcaneus, der hierdurch mehr in horizontale Richtung gebracht wurde, die Belastung auf eine größere Fläche übertragen und so das Gangbild ebenfalls deutlich verbessert.

Diskussion

Mikrochirurgische Gewebstransfers ermöglichen die Rekonstruktion auch großer Fußsohlenareale. Es sind prinzipiell 3 Typen von Transfers möglich. Einmal sind dies fasciocutane Lappen mit möglicher Resensibilisierung durch Nervenanschluß (Unterarmlappen und Dorsalis pedis-Lappen), fasciocutane Lappen ohne Sensibilität (z.B. der Scapulalappen) und myocutane Lappen (z.B. M. latissimus dorsi-Lappen) [2]. Die sensiblen Lappen erreichen gute Schutzsensibilität. Jedoch fällt bei allen rekonstruierten Arealen auf, daß kein wesentlicher Vorteil gegenüber den asensiblen fasciocutanen Lappen erreicht wird [4].

Hauptforderung an die Transfers ist, daß ein ausreichendes belastungsaufnehmendes Volumen unter widerstandsfähiger Haut vorhanden ist. Im Lappen sollten möglichst keine zusätzlichen Verschiebeschichten bestehen. Dies ist insbesondere bei myocutanen Lappen ungünstig, wo zwischen Muskellappen und Haut das sehr mobile Subcutangewebe liegt. Wird der Latissimus dorsi-Lappen zur Deckung der Fußsohle herangezogen, so empfiehlt es sich, ihn als reinen Muskellappen zu entnehmen und mit dicker Spalthaut oder gar Vollhaut zu decken [3].

Ein straffes Einnähen des Lappens verhindert außerdem weitere Schwerkräfte. Unter Umständen muß die Straffung durch Sekundäreingriffe erreicht werden.

Da auch durch optimale rekonstruktive Maßnahmen kein der intakten Fußsohle vergleichbarer Zustand erreicht werden kann, muß nach Mitteln zur Entlastung des rekonstruierten Areals gesucht werden. Dies ist einfach und sehr effektiv durch Korrektur des Schuhs, oft schon von Konfektionsschuhwerk möglich. So führt die Erhöhung der Ferse zu einer Entlastung der Fersengegend und Belastungszunahme des Vorfußes. Umgekehrt führt Erhöhung des Vorfußes zu Entlastung von rekonstruierten Arealen im Vorfußbereich. Neben eventueller Reduktion des Körpergewichts ist auch Gangschulung zum Erlernen eines entlastenden Gangbildes eine einfache und effektive Maßnahme. In ausgewählten Fällen können durch knöcherne Umstellungen Belastungsspitzen auf eine kleine Fläche reduziert werden. Hier kommen in Frage: Umstellungsosteotomien der Ferse, Umstellungsosteotomien bzw. Resektionen von Mittelfußköpfchen und u.U. auch Arthrodesen des oberen Sprunggelenkes in geringer Spitzfußstellung.

Literatur

1. Cohen LB, Buncke HJ (1984) Neurovascular island flaps from the plantar vessels and nerves for foot reconstruction. Ann Plast Surg 12:327
2. Manktelow RT (1986) Microvascular reconstruction. Springer, Berlin Heidelberg New York Tokyo
3. May JW, Halls MJ, Simon SR (1985) Free microvascular muscle flaps with skin graft reconstruction of extensive defects of the foot: a clinical and gait analysis study. Plast Reconstr Surg 75:627
4. Rautio J, Asko-Seljavaara S, Härmä M, Sundell B (1989) Fußrekonstruktionen mit freien Lappen. Handchir 21:227

Temporärer und endgültiger Hautersatz bei Verbrennungen

248. Direkter Vergleich des Einfluß von verschiedenen synthetischen Hautersatzmaterialien auf den Defekt

P. Eckert, P. H. Wünsch und H. P. Keller

Chirurgische Universitätsklinik, Josef-Schneider-Str. 2, W-8700 Würzburg, Bundesrepublik Deutschland

Comparison of the Effect of Different Temporary Skin Substitutes on the Wound

Summary. The reaction of wounds up to 6 days old to the influence of six different temporary skin replacement materials was studied in rats. The histological work-up 1–7 days later showed material-dependent differences in wound reaction. The rate of adherence to the wound surface and the amount of granulation tissue, vascularization, and reepithelization was determinded. There is no ideal material; the special properties of each temporary skin substitute should be used according to the different surgical aims.

Key words: Temporary skin substitute – Lyophilized pig skin – Foam substances

Zusammenfassung. 6 verschiedene synthetische Hautersatzmaterialien sowie lyophylisierte Schweinehaut wurde im Tierexperiment auf bis zu 6 Tage alten Defekten im direkten Vergleich nach 1 bis 7 Tagen Anwendung histologisch bewertet. Die Unterschiede sind erheblich und in dieser Kenntnis klinisch eindeutig nachvollziehbar. Daraus ergeben sich differenzierte Möglichkeiten der gezielten Vorbereitung eines Wundgrundes entsprechend den unterschiedlichen chirurgischen Zielsetzungen. Die jeweiligen Materialeigenschaften lassen es ratsam erscheinen, auf keines der synthetischen Hautersatz-Materialien zu verzichten, sondern die jeweiligen Produkteigenschaften bewußt zu nutzen.

Schlüsselwörter: temporärer Hautersatz – lyoph. Schweinehaut – Schaummaterialien

Synthetischer Hautersatz ist ein vertvolles Hilfsmittel in der Vorbereitung von definitiven Defektdeckungen. Die klinischen Erfahrungen zeigen, daß selbst bei scheinbar gleichartigen Produkten unterschiedliche Eigenschaften vorliegen. Allein aus der täglichen praktischen Anwendung läßt sich eine Systematik der Einzelqualitäten aber nicht ableiten. Im direkten Vergleich wurden daher die Eigenschaften von verschiedenen synthetischen Hautersatz-Materialien histologisch bewertet.

Material und Methode

Aus der täglichen Praxis allgemein gut bekannte Materialien wurden im Tiermodell an Ratten in einem Defekt definierter Größe und Tiefe im direkten Vergleich gegen einen Verband aus Fettgaze und Mullkompressen untersucht. Es handelt sich um Polyurethan-(PU)-

Schaum (Syspur-derm), PU-Schaum mit Teflonbeschichtung (Epigard), PU-Schaum + Polyvinylalkohol(PVA)-Hydrogel-Folie (Cutinova Plus), PVA-Hydrogel-Folie (Cutinova), PVA-Formalschaum (Coldex), lyophilisierte Schweinehaut (Corethium 2) und 2-Komponenten-Silikonschaum (Silastic Schaum). Die Materialbeschaffenheit im Einzelnen ist in diesem Zusammenhang nur mittelbar, nämlich durch den jeweiligen klinischen Effekt von Bedeutung. Die Materialien wurden jeweils 0 bis 6 nach Defektsetzung aufgebracht und 1 bis 7 Tage belassen. Die histologische Auswertung erfolgte nach einem semiquantitativen Bewertungsprotokoll in darstellbaren Klassen als statistische Häufigkeitsverteilung.

Das Wundauflage-Verhalten beschreibt das Haftungsvermögen der synthetischen Materialien auf dem Defekt. Hier wurde die statistische Vereilung auf 3 Möglichkeiten gezählt, nämlich 1 = vollständige Haftung, 2 = teilweise Haftung oder 3 = vollkommen abgehoben. Diese Qualität hat entscheidende Bedeutung für zeitabhängige Effekte unter dem Material, die sich sehr bewußt ausnutzen lassen. Die Betrachtung von Epigard, Cutinova und Corethium zeigt die möglichen Unterschiede besonders ausgeprägt. Der PU-Schaum Epigard weist eine vollständige Haftung auf dem Defektgrund auf. Über der Zeit wird diese Haftung weiter durch Einwachsen von Granulationsgewebe in die Poren des Schaums stabilisiert. In der Porengröße liegt wohl auch die Ursache für das unterschiedliche Haftungsvermögen der unterschiedlichen Schaumstrukturen. Die PVA-Hydrogelfolie Cutinova war demgegenüber fast immer ohne Haftung während die lyophylisierte Schweinehaut Corethium 2 nur teilweise auf dem Wundgrund haftete.

In dem Hohlraum zwischen den abgehobenen Materialien bildet sich eine Zwischenschicht aus. Das Ausmaß dieser Zwischenschicht ist in Abbildung 2 in 25%-Schritten angegeben. Gruppe 1 bedeutet also bis 25% Zwischenschichtbildung, Gruppe 2 bis 50% bis Gruppe 4 100%. Diese Zwischenschicht besteht neben Zelldetritus aus einem zellreichen Exsudat, Fibrin in der Organisationszone und aus Makrophagen mit eingesproßten Fibroblasten, polymorphkernigen Leukozyten und Erythrozyten.

Zwischenschichtbildung und Haftungsvermögen sind aber nicht umgekehrt proportional, wie man vielleicht vermuten möchte. Auch bei gut haftenden Materialien wie Epigard, mehr noch bei Syspur-derm und Coldex sowie besonders Cutinova Plus tritt Zwischenschichtbildung im Porenlumen auf, was für die weitere Entwicklung der Granulation und Epithelisierung bedeutsam wird. Umgekehrt findet sich bei lyophylisierter Schweinehaut

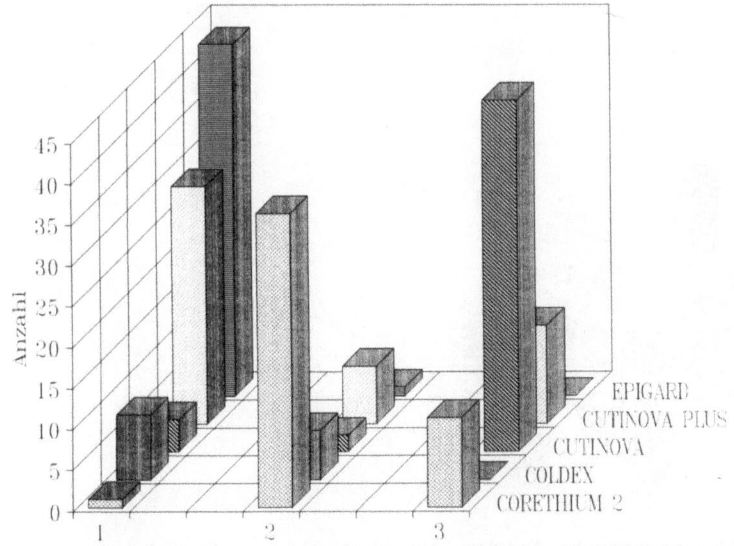

Abb. 1. Wundauflage-Verhalten. Die Zahlen auf der x-Achse bedeuten: *1* = vollständige Haftung, *2* = teilweise Haftung oder *3* = vollkommen abgehoben

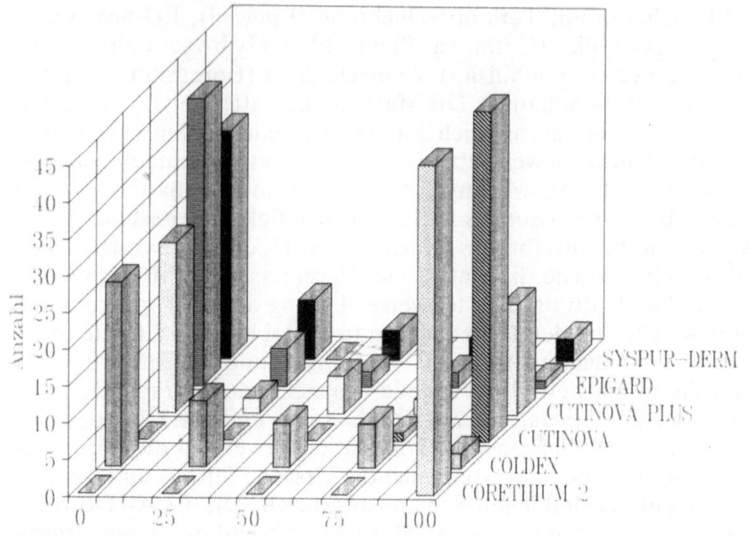

Abb. 2. Zwischenschicht-Bildung. Auf der x-Achse ist das flächige Ausmaß der Zwischenschicht-Bildung in Prozent angegeben

Corethium 2 immer eine Zwischenschicht, obwohl durchaus und im Gegensatz zu Cutinova eine teilweise Haftung vorlag.

Besonderes Interesse findet ja stets die Diskussion über die Granulationsbildung. Die Auswertung zeigt materialspezifisch nur tendenzielle Unterschiede. Allenfalls bei Epigard läßt sich bei sofortiger Deckung zum Zeitpunkt 0 nach Defektsetzung eine Inhibition der Granulation feststellen. Nach 6 Tagen frei granulierenden Defekten und daran anschließender Anwendung der Hautersatzmaterialien wird das Bild noch ausgeglichener. Auch die Gefäßdichte (Abb. 3) und die Gefäßverteilung (Abb. 4), jeweils klassifiziert von hoch

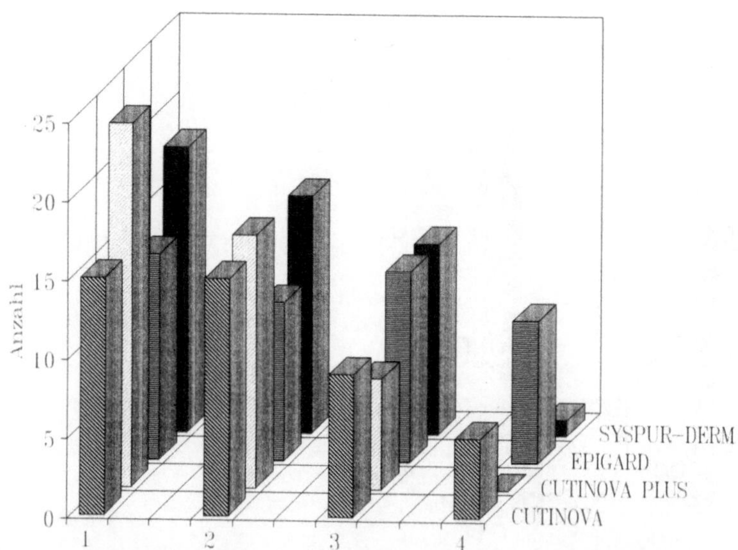

Abb. 3. Gefäßdichte im Granulationsgewebe. Auf der x-Achse bedeutet: *1* = sehr stark vaskularisiertes Granulationsgewebe, *2* = gut vaskularisiertes Granulationsgewebe, *3* = mehrere Gefäße, *4* = keine oder nur sehr wenige Gefäße

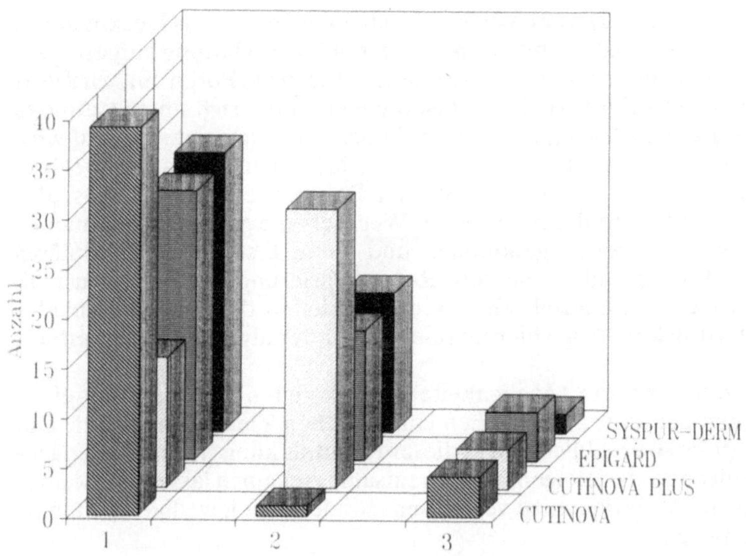

Abb. 4. Gefäßverteilung im Granulationsgewebe. Auf der x-Achse bedeutet: *1* = gleichmäßig verteilte Gefäße, *2* = gruppiert angeordnete Gefäße, *3* = vereinzelt auftretende Gefäße

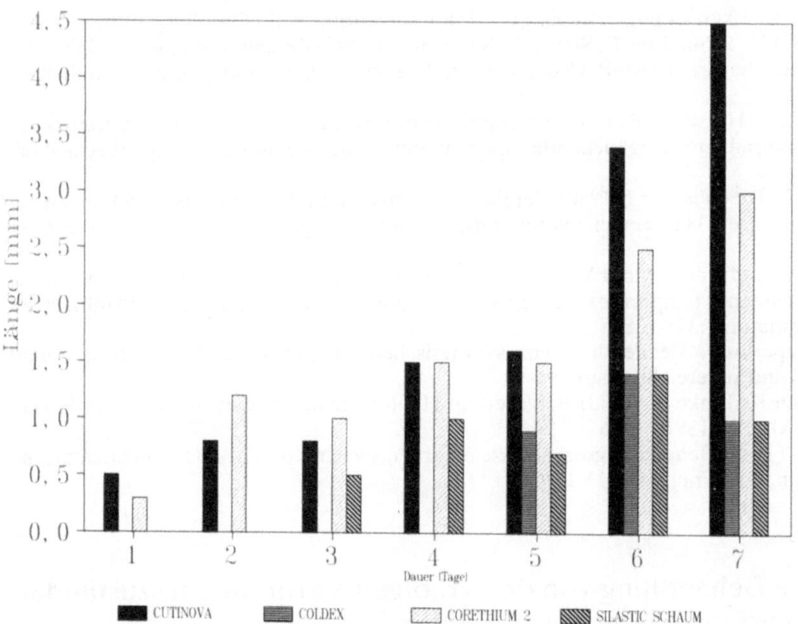

Abb. 5. Reepithelisierungsgrad in Abhängigkeit von der Zeit nach Aufbringen der Hautersatzmaterialien

über mittel bis niedrig, zeigen keine gravierenden Verteilungsunterschiede. Ohnehin inhibieren alle Materialien die Granulation im Vergleich zum einfachen Fettgaze-Mullverband. Die freie Granulation ohne Deckmaterial ist immer noch am stärksten. Gute Haftung der PU-Schäume führt zu kräftiger Infiltration des Granulationsgewebes. Diese Eigenschaft wiederum ist nützlich, um die Höhe des Granulationsgewebes in Grenzen zu halten, indem die infiltrierten Anteile des Granulationsgewebes mit dem Materialwechsel abgeräumt werden.

Der Epithelisierungsgrad (Abb. 5) war dagegen entscheidend durch das Deckmaterial beeinflußt. Hier sind nur die Materialien mit geringer oder mäßiger Haftung aufgetragen. Bei den gut haftenden PU-Schäumen wächst das Epithel kräftig in die Poren ein, wird dort aber am weiteren Vorschieben gehindert. Dementsprechend bildet sich unter Cutinova eine zunehmend raschere Epithelisierung aus, unter Coldex zeigt sich erst spät und wird offenbar inhibiert. Dennoch ist das nur die halbe Wahrheit, da hierbei der Materialwechsel in regelmäßigen Abständen nicht betrachtet wird. Wie am Beispiel des Cutinova Plus, also eines PU-Schaums gut bekannt, wird durch täglichen Wechsel eine große Exsudatmenge in den bedeckenden PVA-Hydrogel aufgenommen und damit Detritus und zelluläres Material abgeräumt. Gleichzeitig findet eine gute Reepithelisierung statt. Das Ausmaß der Epithelisierung läßt sich durch Materialwahl durchaus gezielt fördern und richten oder auf der anderen Seite unterdrücken. Auch hierbei spielt der Materialwechsel eine weitere, fördernde Rolle.

Daraus ergeben sich differenzierte Möglichkeiten der gezielten Vorbereitung eines Wundgrundes entsprechend den unterschiedlichen chirurgischen Zielsetzungen auf. Die Unterschiede sind histologisch so erheblich und in dieser Kenntnis klinisch eindeutig nachvollziehbar, daß die jeweiligen Materialeigenschaften ratsam erscheinen lassen, auf keines der synthetischen Hautersatz-Materialien zu verzichten, sondern die jeweiligen Produkteigenschaften bewußt zu nutzen.

Literatur

1. Brown AS, Barot LR (1986) Biologic dressings and skin substitutes. Clin Plast Surg 13:69–74
2. Bohmert H, Petzold D, Schmidtler F, Simon T, Schleuter B (1974) Experimentelle und klinische Testung von Polyurethanschaumstoff (Epigard) bei Verbrennungen. Langenbecks Arch Chir [Suppl] 58:257–259
3. Kastner KH, Wünsch PH, Eckert P (1988) Passagerer Hautersatz mit lyophilisierter Schweinehaut und Schaumstoffmaterialien – vergleichende experimentelle Untersuchungen. Langenbecks Arch Chir 373:287–297
4. Mahnke PF, Rose E, Riedeberger J (1980) Vergleichende histopathologische Untersuchungen am synthetischen temporären Hautersatz Synthograft, Syspur-derm und Epigard. Zentralbl Chir 105:145–153
5. Mutschler W, Burri C, Mayer F, Mohr W, Plank E (1978) Tierexperimentelle Untersuchungen zur Wirksamkeit verschiedener temporärer Hautersatzmaterialien bei Verbrennungen und infizierten Wunden. Akt Traumatol. 8:375–386
6. Spitalny HH, Lemperle G: Verwendung von synthetischem Hautersatz anstelle von Spalthaut beim cross-leg-flap und anderen Stiellappen
7. Vaubel E, Gorkisch K, Linke K (1980) Polyurethan-Hautersatzmaterial zur temporären Wunddeckung. Fortschr Med 98:1351–1356
8. Weise K, Weller S (1981) Behandlungsergebnisse einer Vergleichsstudie von Hautersatzmaterialien aus Polyurethan. Akt Traumatol 11:1–6

249. Erfolgreiche Behandlung von drittgradigen Verbrennungszuständen mit Schweine-Xenotransplantaten (EZ-Derm™)

E. Schweizer a. E., B. Nemsmann, K.-H. Fuchs, H. Hamelmann, Kiel

(Manuskript bis Redaktionsschluß nicht eingegangen)

250. Möglichkeiten der Anwendung von Mischtransplantaten zur Definitivversorgung großflächiger Verbrennungen

R. Hettich, B. Hafemann, D. Kistler, S. Eren, Aachen

(Manuskript bis Redaktionsschluß nicht eingegangen)

251. Entwicklung eines resorbierbaren temporären Hautersatzes für großflächige Verbrennungswunden

Ch. Jürgens, D. Wolter, H. Kricheldorf und H.-R. Kortmann

Berufsgenossenschaftliches Unfall-Krankenhaus, Bergedorfer Str. 10, W-2050 Hamburg 80, Bundesrepublik Deutschland

Development of a Temporary Biodegradable Dressing for Burn Wounds

Summary. Most of the temporary dressings used in the treatment of extensive burn wounds pose immunological permeability, or transparency problems. All available dressings must be removed, and removal is often painful and traumatic. The development of biodegradable wound dressings made of copolymers of lactic and caproic acid was part of a research program (BMFT/FRG). Four parameters determine the properties of the copolymers: Purity, mole ratio of monomers, molecular weight, and sequence. Films of these copolymers can be made transparent, permeable, and flexible. They are degraded by hydrolysis and the normal ways of metabolism.

Key words: Burn wounds – Biodegradable wound dressing – Lactide-caprolactone-copolymers

Zusammenfassung. Ausgedehnte Verbrennungswunden müssen nach Frühexcision häufig mit temporären Wundabdeckungen versorgt werden. Die Entfernung dieser Abdeckung ist oft schmerzhaft und ohne erneute Traumatisierung des Wundgrundes nicht möglich. Daher entwickelten wir absorbierbare Folien auf der Basis von Lactid-Caprolacton-Copolymeren. Diese Folien lassen sich durch Variation der Polymerisationsbedingungen in ihren Eigenschaften modifizieren. So konnten transparente Folien mit gutem Flächenkontakt und hoher Flexibilität hergestellt werden. Der Abbau der Folien erfolgt nach Hydrolyse über Milchsäure und Capronsäure.

Schlüsselwörter: Verbrennungswunden – absorbierbare Wundabdeckung – Lactid-Caprolacton-Copolymere

Die frühzeitige Nekrosenabtragung und primäre definitive Deckung mit autologer Spalthaut stellt bei Verbrennungswunden das ideale Therapiekonzept dar [2]. Dieses Vorgehen hilft Infektionen weitgehend zu vermeiden und reduziert sekundäre Komplikationen durch Verbrennungstoxine [7]. Andererseits bedeutet die neuerliche Traumatisierung durch die Excisionsbehandlung mit erheblichem Blutverlust eine zusätzliche Gefährdung für die Schwerbrandverletzten. Der Erfolg einer primären Deckung der Excisionswunden mit autologer Spalthaut ist zudem wegen des Phänomens des „Nachbrennens" und wegen des Aufschwimmens durch Unterblutungen häufig in Frage gestellt. Daher ist einer mehrzeitigen Nekrosenentfernung und temporären Deckung mit Ersatzmaterialien häufig der

Vorzug zu geben [10]. Der Vorteil dieses Vorgehens besteht in einer Verkürzung der Operationszeit, Verminderung des Operationstraumas und des Blutverlustes, einer besseren Vorbereitung der Empfängerbezirke, der Reduzierung des Eigenhautverlustes durch Abstoßung und der Möglichkeit, bei unzureichenden Spenderbezirken ein schützendes Integument der Körperoberfläche vorübergehend wiederherzustellen.

Die verfügbaren Abdeckungsmaterialien für die Excisionswunden weisen jedoch unterschiedliche Nachteile auf. Bei der Mehrzahl der Materialien können die Wundverhältnisse wegen mangelnder Transparenz nicht beurteilt werden. Xenogene und allogene Transplantate sind darüberhinaus immunologisch nicht vollständig inert. Die Verwendung nicht absorbierbarer Kunststoffolien ist wegen möglicher Resorption toxischer Monomere zurückhaltend zu beurteilen. Die Gefahr lokaler Infektionen macht daher kurzfristige Verbandswechsel erforderlich [1, 4, 9].

Besonders nachteilig bei allen Wundabdeckungen ist die Notwendigkeit der Entfernung von einer endgültigen Versorgung mit autologer Spalthaut. Hierbei kommt es häufig zu einer erneuten Traumatisierung des Wundgrundes.

Anforderungen an absorbierbare Wundabdeckungen

Die Entwicklung absorbierbarer Materialien führte auf dem Gebiet der Chirurgie in der jüngeren Vergangenheit zu erheblichen Veränderungen. Nahtmaterialien, Verstärkungsbänder und Gewebekissen stellen eine wertvolle Bereicherung des chirurgischen Handwerkzeuges dar. So ist auch die Anwendung absorbierbarer Materialien als temporäre Wundabdeckung größerer Wunden möglich und technisch zu realisieren. Hierbei sind die von Travis [8] an Hautersatz gestellten Anforderungen zu erfüllen:

- Flächiger Wundkontakt.
- Verträglichkeit,
- Modellierbarkeit und Flexibilität,
- Porosität oder Permeabilität,
- ausreichende Festigkeit
- haemostyptische Wirksamkeit
- einfache Applikation
- Preiswürdigkeit.

Als weitere Forderungen werden die Transparenz zur Beurteilung des Wundgrundes und die möglichst kurzfristige Absorption ergänzt.

Methodik

Die chemische Forschung der letzten Jahre führte zu einer Entwicklung absorbierbarer Copolymere auf der Basis von Dimeren von β-Hydroxysäuren und Lactonen. Diese Materialien sind nicht toxisch, immunologisch inert und vollständig abbaubar. Sie haben wegen ihrer guten Verträglichkeit auf anderen Gebieten der Chirurgie weite Verbreitung gefunden [3, 5].

Bereits im Jahre 1986 konnten erste Folien aus reinem Poly-DL-Lactid hergestellt werden. Diese Folien waren noch unbefriedigend, da sie wenig flexibel, schlecht modellierbar und schwer zu applizieren waren. Ein flächiger Wundkontakt war nicht möglich. Daher verwenden wir im Rahmen eines vom BMFT geförderten Forschungsprojektes zur Herstellung einer absorbierbaren Wundabdeckung Copolymere aus DL-Lactid und ε-Caprolacton. Die Synthese erfolgt durch ringspaltende katalysierende Polymerisation der Monomere mit Hilfe eines organischen Metallderivates als Initiator (Abb. 1). Der Abbau der Copolymere erfolgt in zwei Schritten:

1. Durch Hydrolyse
2. Durch nachfolgenden Abbau des Lactids über den Zitronensäurezyklus und des Caprolactons über den Fettstoffwechsel.

Die als Zwischenprodukte entstehenden Milchsäure und Capronsäure verschieben dabei den ph-Wert zum leicht saueren Milieu. Hierdurch ist theoretisch ein hemmender Effekt auf das Keimwachstum zu erwarten. Zudem haben freiwerdende Caboxylgruppen nachweislich eine haemostyptische Wirksamkeit.

Durch Modifizierung der Polymerisationsbedingungen und des Mischungsverhältnisses lassen sich die Glastemperatur – der sogenannte Erweichungsbereich, Molekülkettenlänge und Sequenz, wie auch die Geschwindigkeit des biologischen Abbaues systematisch variieren.

Die Polymere werden hinsichtlich ihrer strukturellen Parameter charakterisiert. Die Molekulargewichtsverteilung wird mit der Gelpermeations-Chromatographie bestimmt. Gemessen wird hierbei die Durchflußgeschwindigkeit der Moleküle, die für langkettige Moleküle höher ist als für kurzkettige Moleküle.

Die sogenannte Glastemperatur – der Erweichungsbereich – wird mit Hilfe der Differentialkalorimetrie (DSC) bestimmt.

Durch diese Methode wird der Übergang der Polymere vom festen in den weichen Zustand nachgewiesen.

Schließlich wird als weiteres wichtiges Kriterium zur Charakterisierung der Copolymere die Sequenz, d.h. die Reihenfolge der Monomeranteile in den Ketten analysiert. Dieser Nachweis erfolgt mit Hilfe der Kernspinspektroskopie.

Ergebnisse

Die Kettenlänge der Copolymere ist abhängig von Polymerisationszeit und -temperatur und ganz entscheidend von der Initiatormenge. Je geringer die verwendete Initiatormenge ist, desto länger werden die entstehenden Ketten der Copolymere (Abb. 2). Durch Variation der Kettenlänge läßt sich die Geschwindigkeit des hydrolytischen Abbaues steuern.

Die Glastemperatur beträgt für reines Poly-DL-Lactid + 60°C und für reines Poly-ε-Caprolacton – 60°C. Durch einen höheren Anteil an Caprolacton in den Copolymeren wird die Glastemperatur deutlich unter 37 Grad Celsius erniedrigt (Abb. 3).

Schließlich werden die Copolymere hinsichtlich ihrer Sequenz, d.h. der Reihenfolge der Monomeranteile in den Ketten, analysiert (Abb. 4). Aufeinanderfolgende Caprolactonsequenzen werden durch den Gipfel bei 169 und Lac-Cap-Sequenzen bei 170,7 nachgewiesen.

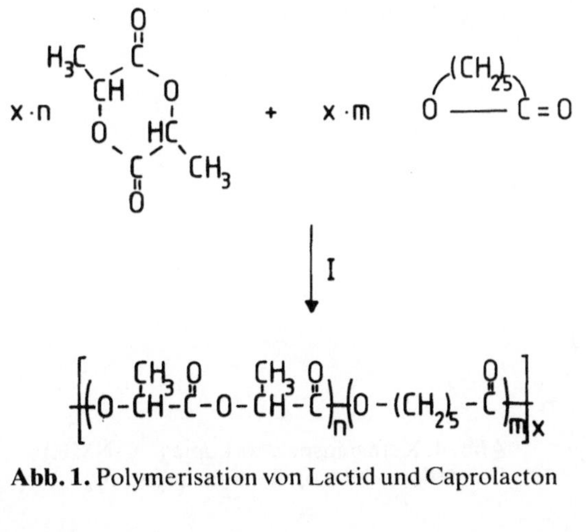

$$x \cdot n \; \text{Lactid} \; + \; x \cdot m \; \overline{O-(CH_2)_5-C}{=}O \;\xrightarrow{\;I\;}\; \left[\left(O-\underset{CH_3}{CH}-\overset{O}{\overset{\|}{C}}-O-\underset{CH_3}{CH}-\overset{O}{\overset{\|}{C}} \right)_n \left(O-(CH_2)_5-\overset{O}{\overset{\|}{C}} \right)_m \right]_x$$

Abb. 1. Polymerisation von Lactid und Caprolacton

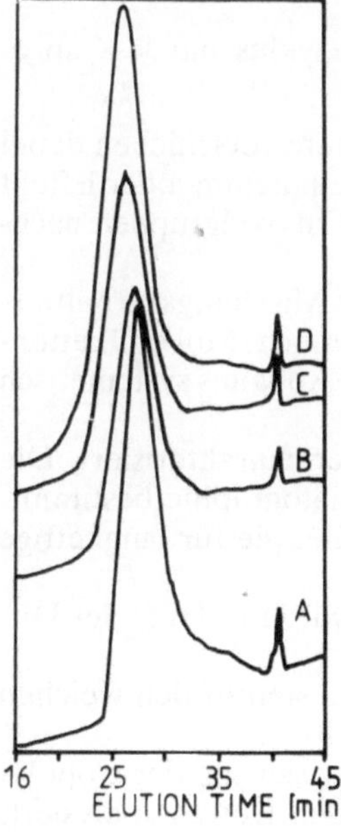

Abb. 2. Gelpermeationschromatographie: mit zunehmendem Monomer/Initiatorverhältnis (A: 100/1, B: 200/1, C: 300/1, D: 400/1) werden die Molekülketten länger, die Durchflußgeschwindigkeiten geringer

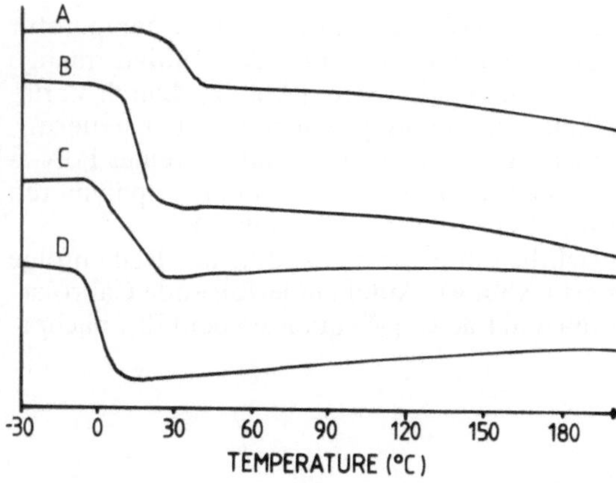

Abb. 3. Differentialcalorimetrie (DSC): Die Glastemperatur der Copolymere nimmt mit steigendem Caprolactonanteil ab (A: 10%, B: 15%, C: 20%, D: 25%)

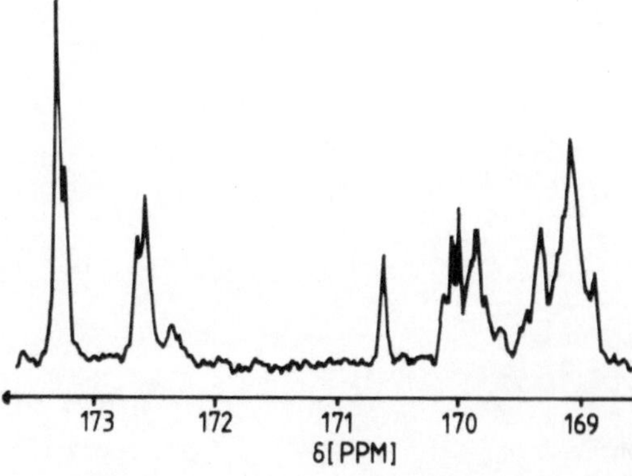

Abb. 4. Kernspinspektroskopie (^{13}C-NMR): Darstellung der Copolymersequenzen

Folien aus Copolymeren mit einem Mischungsverhältnis von Lactid zu Caprolacton zwischen 70/30 und 90/10 bei einem Monomer-Initiatorverhältnis von 100/1 bis 300/1 weisen einen Erweichungsbereich zwischen 10 Grad Celsius und 30 Grad Celsius auf. Diese Folien sind bei Körpertemperatur ausgezeichnet modellierbar, sehr flexibel und weisen eine ausreichende Festigkeit auf.

Die Folien zeigen eine deutliche elektrostatische Aufladung und damit ein hervorragendes Haftverhalten.

Diskussion

Die biologisch abbaubaren Folien aus Lactid-Caprolacton-Copolymeren (Abb. 5) erfüllen in vitro die von Travis [8] aufgestellten Anforderungen und die Kriterien der Transparenz und der kurzfristigen Absorption. Zwar steht noch eine genaue Bestimmung der Hydrolysezeiten für die Folien aus, es konnte aber schon gezeigt werden, daß der hydrolytische Abbau in vitro je nach Mischungsverhältnis und nach Schichtdicke zwischen 2 und 10 Wochen erfolgt. In vivo-Untersuchungen an Kaninchen [6] zeigten bei implantierten Copolymerkapseln mit 90% Lactidanteil und 10% Caprolactonanteil einer Gewichtsabnahme zwischen der 1. bis 4. Woche von 1% und zwischen der 4. und 8. Woche von 80%. Diese Versuche wurden mit Festkörpern mit kleiner Oberfläche vorgenommen. Bei Folien mit großer Oberfläche sind wesentlich kürzere Abbauzeiten zu erwarten. Ebenfalls konnte

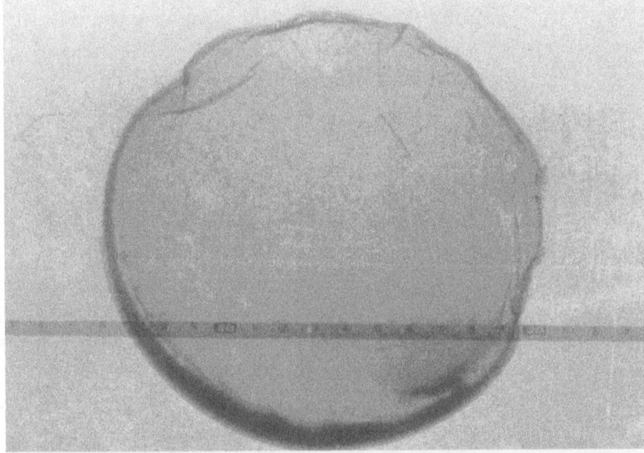

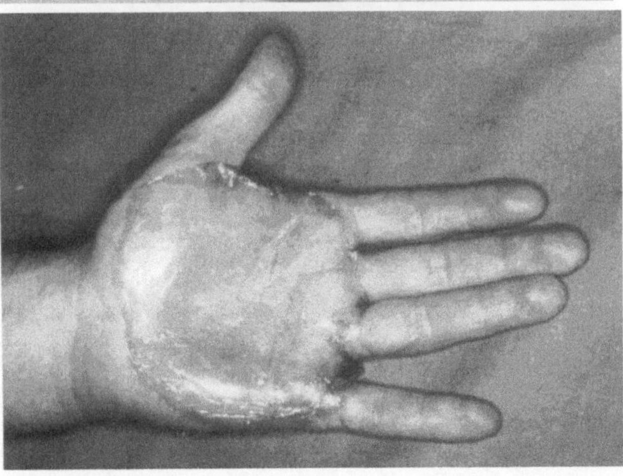

Abb. 5. Transparente Lactid-Caprolacton-Folie, eingefärbt mit Chlorophyllin

schon nachgewiesen werden, daß die Diffundibilität der Folien entsprechend dem Caprolactonanteil zunimmt. Daher ist anzunehmen, daß absorbierbaren Folien aus Lactid-Caprolacton-Copolymeren sich für eine temporäre Deckung ausgedehnter Wundflächen eignen. Nach in-vitro-Testung des hydrolytischen Abbaues und der Permeabilität werden sich daher tierexperimentelle Untersuchungen anschließen. Eine weitere Verwendung der Folien ergibt sich möglicherweise durch die erfolgreiche Anzüchtung von Keratinozytenkulturen auf diesen Folien.

Literatur

1. Cullan KW, Timperly AJ, Clarke JA, Eldag A (1988) Surfasoft a new graft dressing. Burns 14:71–76
2. Janzekovic Z (1970) A new concept in the early excision and immediate grafting of burns. J Trauma 10:1103
3. Langer R, Peppas N (1983) Macromol J Sci C 23:62
4. Milner RH, Hudson SJ, Reid CA (1988) Plasticized polyvinyl chloride film as a primary burns dressing: a microbiological study. Burns 14:62–65
5. Pitt CG, Marks A, Schindler A (1980) Maltrexone research monograph 28:232
6. Pitt CG, Gratzl MM, Kimmel GL, Surles J, Schindler A (1981) Aliphatic polyesters II. The degradation of poly-(DL-lactide), poly (ε-caprolactone), and their copolymers in vivo. Biomaterials vol 2. S 215–220
7. Schoenenberger GA, Allgöwer M, Kremer B, Städler K (1976) Neue Gesichtspunkte zur Verbrennungskrankheit. Chirurg 47:582–588
8. Travis MJ (1978) Current status of skin substitutes. Surg Clin North Am 58:1233
9. Waffle C, Simon RR, Joslin C (1988) Moisture – vapour – permeable film as an outpatient burn dressing. Burns 14:66–70
10. Zellner PR (1976) Erstversorgung und Behandlung von Verbrennungen. Chirurg 47:589–594

252. Die Hautzüchtung auf der Verbrennungswunde als endgültiger Hautersatz

P. Klein

Chirurg. Klinik, St.-Elisabethenkrankenhaus, Elisabethenstr. 15, W-7980 Ravensburg, Bundesrepublik Deutschland

Final Skin Replacement by Culture of Epithelium on the Burn Wound

Summary. The epithelium-specific nutritive solution initially developped for laboratory use by Parshley and Simms allows the culture of autologous epithelium on a burn wound. The basal cell layer of the wound is encouraged to proliferate strongly if the fresh wound is kept moist until the time of epithelial transfer on about the 10th day. Both mechanisms – growing skin on the wound an proliferation of the wound edges – lead to quick an painless wound healing. Histological, and particularly autohistoradiographical findings confirm these statements. Slides of clinical cases show the island-like growth of epithelium on the wound and the cosmetic result.

Key words: Burn – Skin replacement – Skin culture

Zusammenfassung. Mit der von Parshley und Simms ursprünglich für das Labor entwickelten epithelspezifischen Nährlösung gelingt es, auf einer Verbrennungswunde autologes Epithel zu züchten. Außerdem wird durch das Feuchthalten der frischen Verbrennungswunde bis zur Epithelübertragung, ca. am 10. Tag, die Basalzellschicht des Wundrandes zu starker Proliferation angeregt. Beide Mechanismen – Hautzüchtung auf der Wunde und Proliferation des Wundrandes – führen zu einem raschen schmerzlosen Wundverschluß. Histologische und insbes. autohistoradiographische Befunde belegen die oben gemachten Aussagen. Die Bilder der klinischen Fälle zeigen das inselartige Wachstum des Epithels auf der Wunde und das kosmetische Ergebnis.

Schlüsselwörter: Verbrennung – Hautersatz – Hautzüchtung

Als *Summerlin* (zusammen mit Charlton und Karasek) 1970 erstmals über die erfolgreiche Deckung von Verbrennungswunden mit gezüchteter autologer Haut berichtete, glaubte man der Lösung eines großen Problems nähergekommen zu sein. Leider zeigte sich in der folgenden Zeit rasch, auch bei eigenen Versuchen, daß das schon lange bekannte größte Problem der experimentellen Gewebe- und speziell Hautzüchtung noch nicht beherrscht wurde: Spätestens nach 10 Tagen erfolgreichen Wachstums in der Kultur wurden die Epitelzellen von Fibroblasten überwachsen.

Diese Ergebnisse waren umso mißlicher, als mit der von *Parshley und Simms* entwikkelten Nährlösung Z 16 ein epithelspezifisches Medium uns zur Verfügung stand.

Aus dieser Situation heraus entstand die Idee, das zu züchtende Epithel direkt auf die Wunde zu explantieren unter permanenter Befeuchtung mit der für die Hautkultur entwikkelten Nährlösung. Das autologe Serum der Wunde war ein zusätzlicher Wachstumsreiz.

Experimentelle Grundlagen

Zunächst wurde in tierexperimentellen Untersuchungen gezeigt, daß

1. Die explantierte einzelne Epithelzelle auf der Wunde überlebt und sich teilt, d.h. echtes Wachstum entsteht.
2. Das randständige Epithel einer Wunde ebenfalls zu einer wesentlich beschleunigten Proliferation gebracht wird und damit zu einem raschen Wundverschluß beiträgt.

Beide Mechanismen erfolgen nur unter der Feuchthaltung der Wunde mit der beschriebenen Nährlösung nach Parshley und Simms.

Der Nachweis des Wachtums der auf die Wunde transplantierten Epithelzellen gelang durch Autohistoradiographien mit 3 H-Thymidin. Die vor der Übertragung markierten Epithelzellen werden im später gewachsenen Epithelverband wieder nachgewiesen, teilweise nach mitotischer Teilung. (Abb. 1). D.h. es kommt zunächst zu inselartigem Wachstum von Epithel auf der Wunde (Abb. 2) und später zur Vereinigung der Inseln untereinander und mit dem Rand.

Die sonst nie zu beobachtende erhebliche Proliferation in der Basalzellschicht des Wundrandes belegt die Abb. 3. Im Experiment führte die Kombination beider Effekte zu einer Verkürzung der Heilungszeit von Standardwunden bei Ratten um 60%.

Bei der *klinischen Anwendung*, speziell für Verbrennungswunden, ergeben sich grundsätzliche Forderungen an ein Verfahren.

1. Vermeidung von Schmerzen und schmerzbedingten Schonungsschäden.
2. Keine Narkose für die Verbandswechsel und beim Debridement der Wunde.
3. Unproblematische Gewinnung von autologem Spendermaterial.
4. Kürzestmöglicher stationärer Aufenthalt

D.h. das wichtigste Ziel – die schnellstmögliche Deckung des Hautdefektes – darf nur unter minimaler Traumatisierung des Patienten erreicht werden. Die primär einsetzende Feuchthaltung der Verbrennungswunde mit der modifizierten Lösung nach Parshley und Simms führt sofort zu einer weitgehenden Analgesie und damit zur Funktionserhaltung

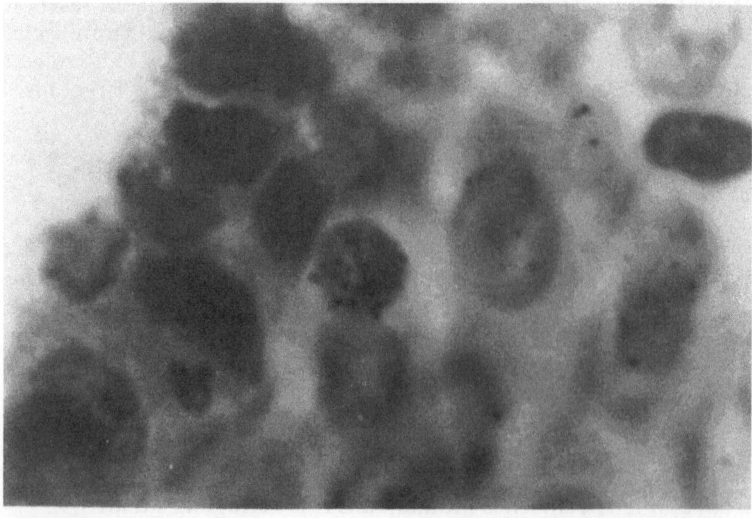

Abb. 1

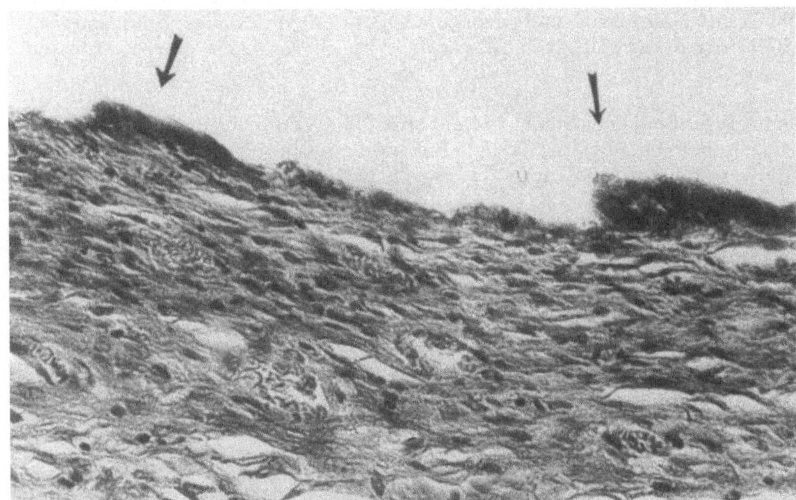

Abb. 2

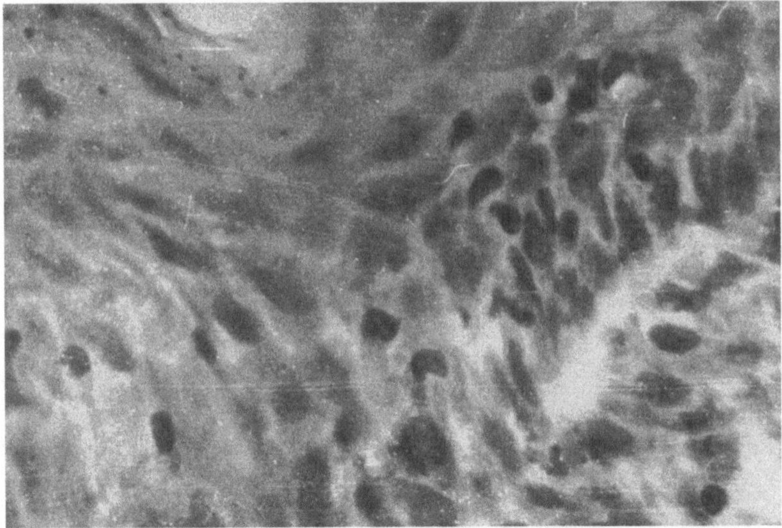

Abb. 3

beweglicher Körperabschnitte. Gleichzeitig beginnt eine rasche Kapillarisierung des Wundbettes und damit die Abstoßung von Nekrosen. Die Epithelaussaat kann daher in der Regel nach 10 Tagen Vorbehandlung erfolgen.

Die Gewinnung des zur Hautzüchtung benötigten autologen Epithels ist denkbar einfach. In der Nachbarschaft der zu versorgenden Wunde wird eine Spenderfläche lokalanästhesiert. Von dieser wird durch Abschaben das teilungsfähige Epithel gewonnen und durch direktes Abstreifen des Skalpells auf die Wunde übertragen. Die Feuchtigkeit speichernde und Beweglichkeit erhaltende Verbandsanordnung garantiert einerseits das Überleben und Anheilen sowie die Teilung der übertragenen Epithelzellen, andererseits die Vermeidung von Schonschäden. Dies gilt natürlich sinngemäß auch für die Phase vor der Epithelübertragung. Daß insbesondere die rasche Kapillarisierung die Anwendung unseres Verfahrens bei superinfizierten Wunden möglich macht, mögen 2 der klinischen Fälle belegen.

Fall 1: 20jähriger Wehrpflichtiger mit Benzinverbrennungen beider dorsaler Oberschenkel. Nach 10 Tagen der Vorbehandlung mit Nährlösung und täglichem Debridement 1malige Epithelaussaat. Abb. 4: 8 Tage danach – Wundverschluß nach 24 Tagen. Abb. 5: Kontrolle nach 3 Monaten. (Abb. 6).

Fall 2: 5jähriges Mädchen verbrüht mit kochendem Kaffee. U.A. tiefe Verletzungen an beiden Oberschenkeln und im Ano-Genitalbereich. Sofortige feuchte Behandlung. Bildfolge: Unfall – 16. Tag – 25. Tag – 30. Tag – Wundverschluß nach 35 Tagen – Kontrolle nach 3 Monaten.

Mit der Einführung des von Tanner u.a. inaugurierten Mesh-Graft-Dermatoms in unsere Therapie kann diese Transplantation nur zwei oder drei Tage später als die Epithelaussaat vorgenommen werden unter gleichem Verband und Feuchthaltung.

Fall 3: 32jähriger Automechaniker mit Benzinverletzung rechter Arm. Sofortige feuchte Behandlung. Mesh-Graft-Deckung nach 14 Tagen. Befund 8 Tage nach Deckung.

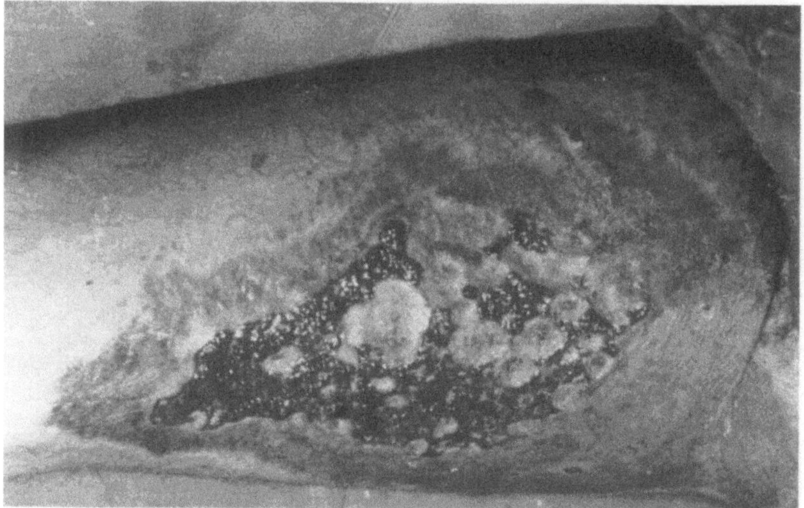

Abb. 4

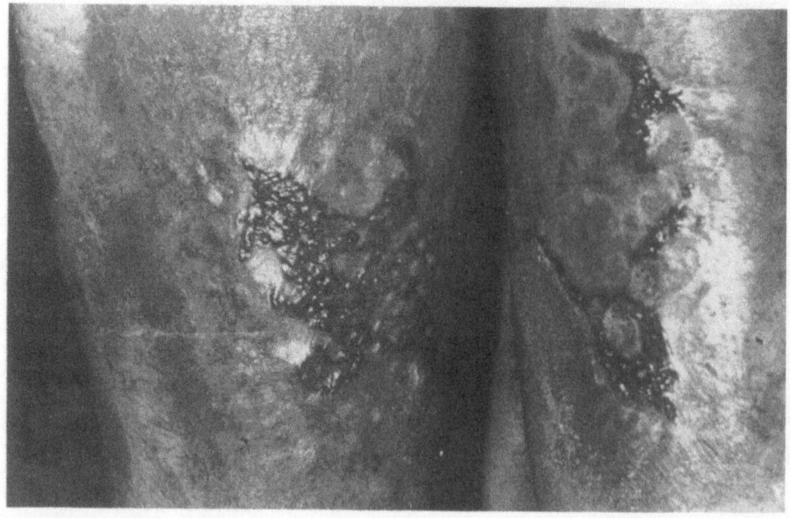

Abb. 5

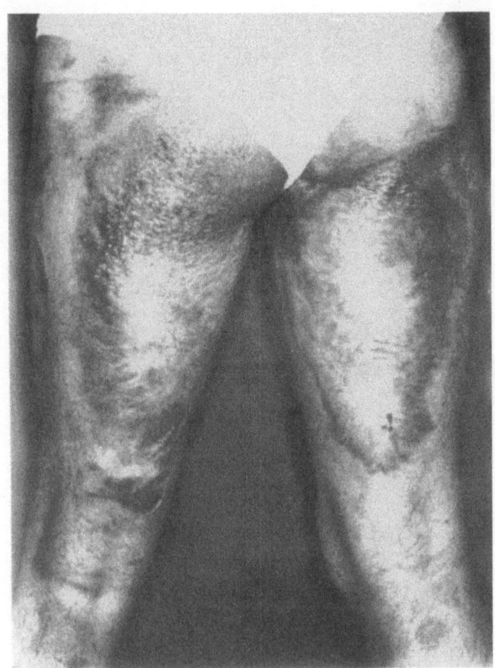

Abb. 6

Der sichere Wundverschluß und die erhaltene Funktion sind mit diesem Vorgehen ebenfalls gewährleistet.

Fall 4: Zum Abschluß der klinischen Fälle der Verlauf bei einem auswärts vorbehandelten Patienten von 48 Jahren, der sich mit kochendem Öl eine tiefe Verbrühung am linken Arm zugezogen hatte. Bei Aufnahme bestand eine schwere lokale Infektion. Nach einer Woche feuchter Behandlung und tägl. Debridement war die Epithelaussaat möglich. Die Epithelinseln sind 8 Tage später zu erkennen. Wundverschluß 24 Tage nach Epithelübertragung. Kontrolle nach 3 Monaten.

Abschließend darf nochmals darauf hingewiesen werden, daß die vorher gestellten Forderungen an eine Verbrennungsbehandlung mit dem Verfahren der Epithelaussaat erfüllt werden und darüberhinaus die Anwendung – bei leichteren Verletzungen – auch in der nicht spezialisierten Pflegeeinheit möglich ist.

Literatur

1. Klein P (1983) Lokal treatment of burns with wound solution and epithelial culturing. In: May SR (ed) Care of the burn wound. Int. Congr. on Burns, Geneva. Karger, Basel
2. Parshley M, Simms HS (1950) Cultivation of adult skin epithelial cells (chicken u. human). Am J Anat 86:163
3. Summerlin WT (1970) Transplantation of organ cultures of adult human skin. Invest Derm 55:310
4. Tanner IC (1964) The mesh skin graft. Plast Reconstr Surg 34:287

253. Prospektive Dokumentation seit 1983 zur Evalution des freien Hauttransplantates als definitiver Ersatz bei Verbrennungen

M. Schrader, G. M. Lösch und W. Eisenbeiß

Klinik für Plastische Chirurgie der Medizinischen Universität Lübeck, Ratzeburger Allee 160, W-2400 Lübeck, Bundesrepublik Deutschland

Prospective Documentation Since 1983 Evaluating the Quality of Free Skin Grafts in Burns

Summary. In 345 documented operations on patients with burns, we counted 132 primary and 213 secondary treatments. In addition to depth, expansion, and location of the burn wounds, we found that the functional quality of the free skin grafts depends on the risk factor „infection of the granulated wound". Split skin grafts in joint regions frequently serve as temporary closure only, changing the open into a closed defect. In restoring the function, late secondary reconstruction sometimes integrated with flaps may be necessary.

Key words: Documentation – Burns – Free skin grafts

Zusammenfassung. Bei 345 Behandlungsfällen, 132 primären und 213 Folgeeingriffen, zeigte sich, daß neben Tiefe, Ausdehnung und Lokalisation der Verbrennung die funktionelle Qualität der freien Hauttransplantate ganz wesentlich abhängig ist von dem speziellen Risikofaktor „infizierte granulierende Wundfläche". In Gelenkregionen dient die freie Hauttransplantation häufig nur als temporärer Ersatz mit Verwandlung des offenen in einen geschlossenen Defekt. Die funktionsgerechte Wiederherstellung ist nur durch spät sekundäre Rekonstruktion auch mit Lappenplastiken möglich.

Schlüsselwörter: Dokumentation – Verbrennung – autologe Hauttransplantation – definitiver Hautersatz

(Manuskript bis Redaktionsschluß nicht eingegangen

254. Verfahren bei der temporären und endgültigen Hautdeckung des Schwerbrandverletzten

M. Steen, P. R. Zellner, Ludwigshafen

(Manuskript bis Redaktionsschluß nicht eingegangen)

255. Die akute und definitive Versorgung von Brandwunden mit gezüchteten Keratinozyten und freiem Gewebetransfer

E. Schaller, H. Meyer, P. Mailänder und A. Berger

Klinik für Plastische, Hand- und Wiederherstellungschirurgie der Medizinischen Hochschule Hannover, Podbielskistr. 380, W-3000 Hannover 51, Bundesrepublik Deutschland

The Acute and Definite Management of Burns with Cultured Epithelial Autografts and Free Tissue Transfer

Summary. New methods in culturing epithelial autografts and the consequent use of free tissue transfer after early necrectomy of burns lead to an increase in survival rate and quality of life. The reconstruction of functional structures brings better results and early rehabilitation. The different stages are described, and the results of combined methods shown in several case reports.

Key words: Cultured epithelial autografts – Free tissue transfer – Combined methods

Zusammenfassung. Die neue Methode der kulturellen Epithelzüchtung und die konsequente Anwendung des freien Gewebetransfers nach früher Nekrektomie von Verbrennungswunden führt zu einer Steigerung der Überlebensrate und Lebensqualität. Die Rekonstruktion funktioneller Strukturen begründet bessere Langzeitergebnisse und kürzere Rehabilitationszeiten. Die einzelnen Verfahrensschritte werden beschrieben und die Anwendung kombinierter Methoden anhand verschiedener Fallbeispiele erläutert.

Schlüsselwörter: Kulturgezüchtetes Eigenhaut-Ephitel – freier Gewebetransfer – kombinierte Methoden

Die Überlebensrate bei Patienten mit ausgedehnten Verbrennungen von mehr als 60% Körperoberfläche (KOF) ist in den letzten Jahren weltweit gestiegen. Mittlerweile ist eine parallel zur primären Intensivtherapie durchgeführte Defektsanierung und möglichst physiologische Rekonstruktion die Regel. Hierbei muß generell drei Gesichtspunkten Rechnung getragen werden:

Nekrotische Weichteile müssen abgetragen und die Defekte möglichst schnell definitiv gedeckt werden. Sodann müssen verlorene, funktionell wichtige Strukturen rekonstruiert werden.

Die Frühnekrektomie wird innerhalb der ersten 48 bis 72 Stunden angestrebt, um eine möglichst schnelle Wiederherstellung physiologischer Verhältnisse zu erreichen.

Bei nicht aureichend zur Verfügung stehender autologer Spenderhaut bestand bislang jedoch häufig der Zwang zu einer mehrzeitigen, schrittweisen Nekrektomie bis ausreichend Spalthaut nachgewachsen war.

Die einzeitige, radikale Nekrektomie und passagere Deckung der Defekte mittels Leichenhaut bis zum Nachwachsen von Eigenhaut scheitert an der langfristigen HIV-Testung.

Der Gesamtzustand des Patienten mit großflächigen Verbrennungen und die Überwindung der Vitalgefährdung ist jedoch u.a. von der frühzeitigen Nekrektomie und der Defektdeckung abhängig. Daraus resultierte bisher, daß die funktionelle Rekonstruktion mittels freiem Gewebetransfer bei Schwerbrandverletzten ab ca. 50% verbrannter KOF erst durchgeführt wurde, nachdem wieder ausreichend Spenderhaut zur Verfügung stand.

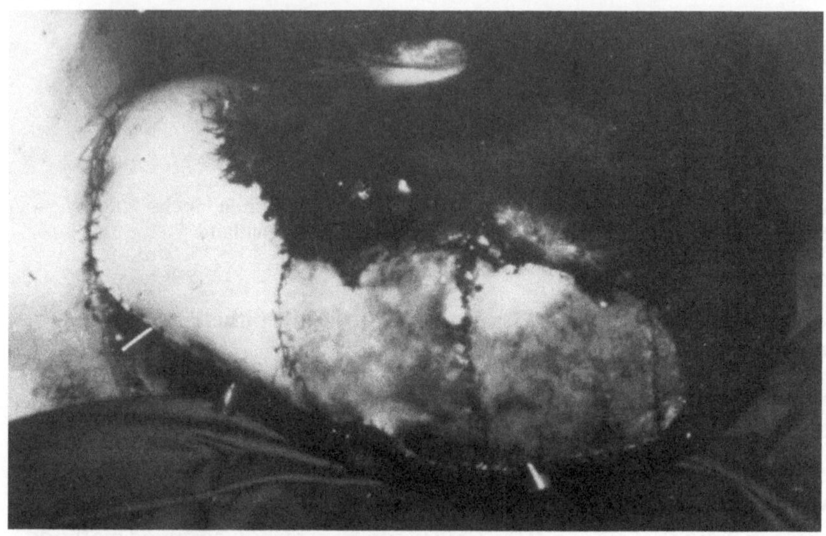

Abb. 1

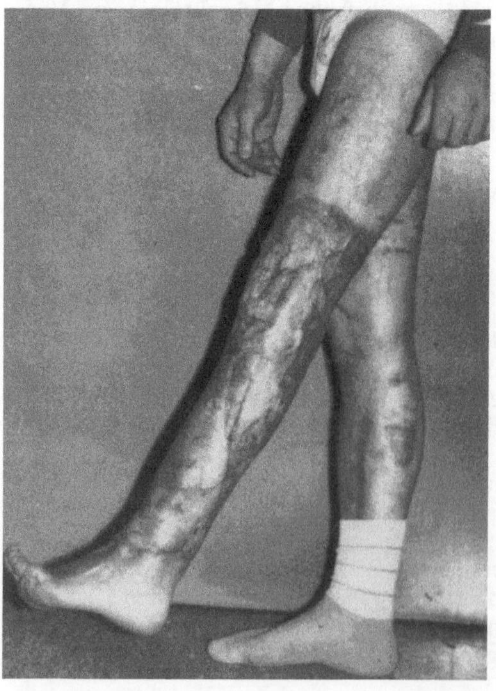

Abb. 2

Um dem Ziel der frühzeitigen, kompletten Deckung der Defekte näherzukommen, verwenden wir bei Patienten mit mehr als ca. 50% tief 2- bzw. 3gradig verbrannter KOF kulturgezüchtete Keratinozyten. Neben der schnelleren Flächendeckung ist es hierdurch möglich, die verbliebene Spenderhaut frühzeitig und in guter Qualität als Spalthaut an funktionell oder ästhetisch besonders anspruchsvolle Areale zu transplantieren. Noch am Aufnahmetag werden zwei 4 cm große Vollhautbiopsien aus verschiedenen intakten Arealen entnommen und im Kulturmedium gekühlt per Luftfracht in das amerikanische Labor geschickt. Wir erhalten dann nach zwei bis drei Wochen Keratinozyten-Blätter von ca. 5 × 5 cm Größe, welche unmittelbar nach Eintreffen aufgelegt werden.

In der Zwischenzeit werden die komplett nekrektomierten Wundflächen durch temporären Hautersatz (z.B. Epigard) passager gedeckt.

Eine wesentliche Bedeutung für den Erfolg der Methode kommt der gezielten systemischen und lokalen antibiotischen Behandlung nach Erregeraustestung zu. Ablehnende und dogmatische Argumentationen gegen die lokale Anwendung von Antibiotika müssen nach den internationalen Erfahrungen aufgegeben werden, um eine akzeptable Einheilungsrate der Keratinozyten von mehr als ca. 50% zu erreichen. Unter diesem Regime sind Einheilungsraten von 70–100% zu erzielen.

Am Tag der Deckung werden die Wundflächen angefrischt und die Transplantate anschließend aufgeklammert. Nach ca. 10 Tagen wird die primäre Gazeschicht entfernt und die Haut sodann gefettet (Abb. 5).

Die Rekonstruktion funktioneller Strukturen bildet den dritten Schwerpunkt der chirurgischen Versorgung. Da der Defekt wegen der partiellen Umgebungsschädigung häufig nicht durch lokale Lappenplastiken geschlossen werden kann und auch ein funktioneller Ersatz hierdurch i.d.R. nicht möglich ist, stellt der freie Gewebetransfer die adäquate Alternative dar. Dieses aufwendige Operationsverfahren kann nur dann primär durchgeführt werden, wenn der Gesamtzustand des Patienten stabil ist.

Die Indikation zur sekundären mikrovaskulären, freien Rekonstruktion stellt sich im Verlauf der späteren Behandlung bei wesentlichem Funktionsverlust oder schwerwiegenden Beeinträchtigungen, wie z.B. Narbenkontrakturen.

Bei einem Patienten mit 3gradiger Starkstromverbrennung occipital und an beiden Beinen erfolgte nach Stabilisierung des Zustandes nach einer Woche ein radikales Debridement und die anschließende Defektdeckung der freiliegenden Dura mit einem freien Latissimus dorsi-Lappen und Spalthaut (Abb. 1).

Der in Abb. 2 gezeigte Patient hatte sich drittgradige Verbrennungen des gesamten linken Unterschenkels und zweitgradige Verbrennungen des distalen Oberschenkeldrittels

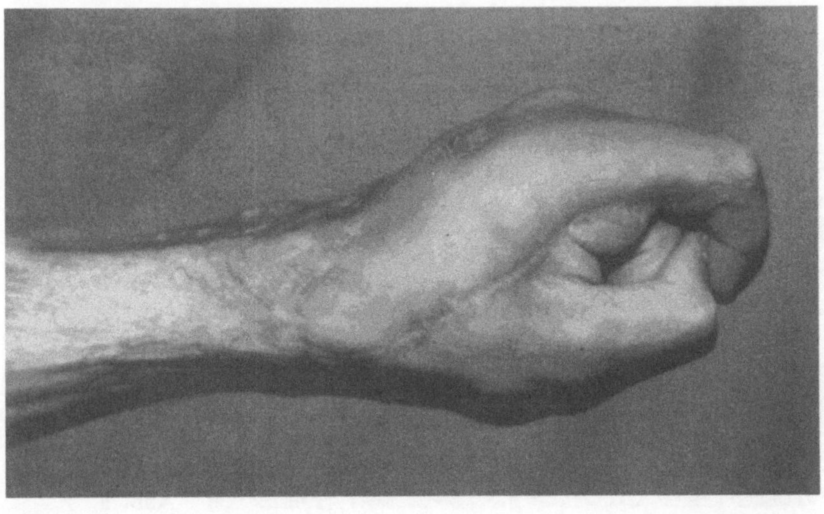

Abb. 3

zugezogen. Wegen de verspäteten Aufnahme 30 Stunden nach Trauma wurde ide Nekrektomie nach allgemeiner Stabilisierung am 5. Tag spätprimär durchgeführt. In gleicher Sitzung erfolgte die Defektdeckung mittels freiem Latissimus dorsi-Lappen, welcher an die A. dorsalis pedis angeschlossen wurde. Der in Abb. 3 gezeigte junge Mann erlitt infolge einer Gasexplosion ein schweres Inhalationstrauma und ca. 50% Verbrennungen. Trotz der am 3. posttraumatischen Tag durchgeführten Nekrektomie und Spalthautdeckung kam es in der Folge zu weiteren Nekrosen und Sekundärinfekten auf dem linken Handrükken. Die sekundäre Defektdeckung erfolgte durch einen freien A. radialis-Lappen von der Gegenseite.

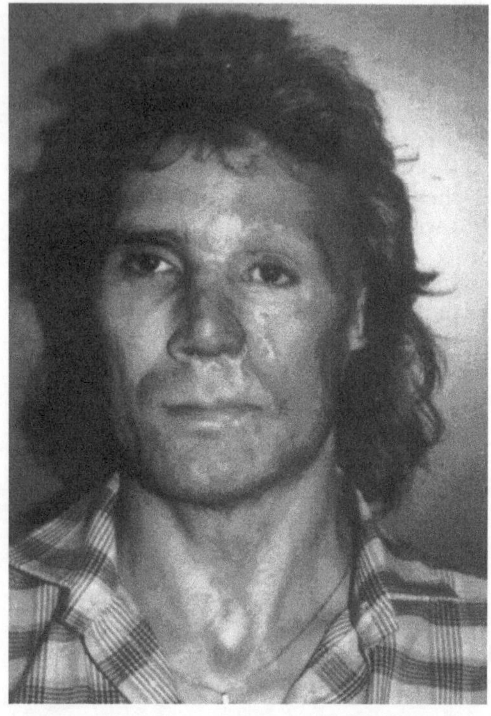

Abb. 4

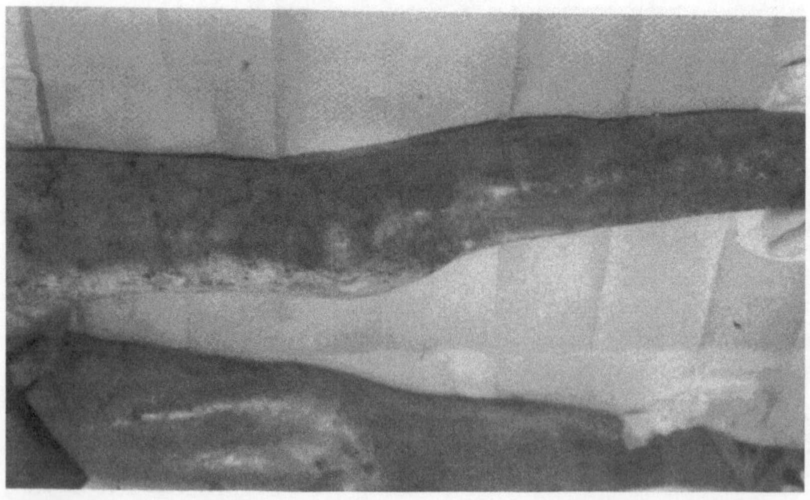

Abb. 5

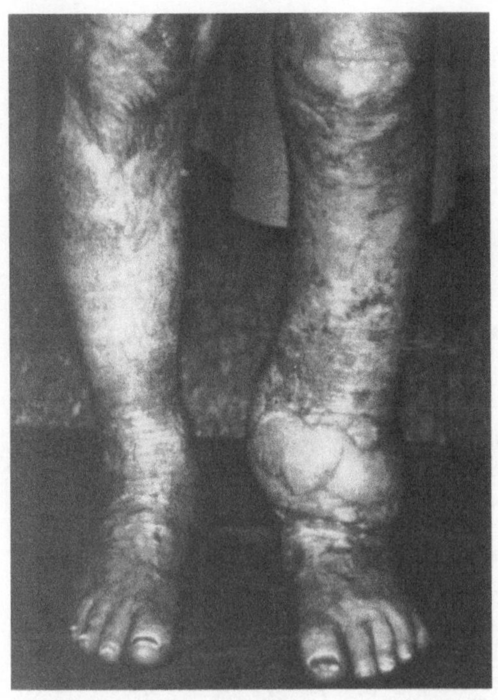

Abb. 6

Nach später durchgeführter Strecksehnen-Rekonstruktion zeigt sich ein funktionell befriedigendes Ergebnis. Bei dem selben Patienten erfolgte nach primärer Spalthautdeckung der linken Gesichtshälfte nach einem Jahr die sekundäre Rekonstruktion der äußeren Kontur der Nase durch einen freien A. dorsalis pedis-Lappen (Abb. 4).

Der abschließend dargestellte, 56jährige Mann erlitt 60% Verbrennungen zweiten und dritten Grades im Bereich des Stammes und der unteren Extremitäten. Das linke Bein war zirkulär 3gradig verbrannt.

Noch am Aufnahmetag wurde je eine Vollhautbiopsie aus beiden Inguinalregionen entnommen und zur Keratinozytenzüchtung geschickt.

Innerhalb der ersten 72 Stunden wurden die 2- und 3gradigen Verbrennungsareale teils tangential, teils bis auf die Fascien nekrektomiert.

Die passagere Deckung des linken Beines mit Kunsthaut (Epigard) erlaubte 17 Tage nach dem Trauma die Auflage der Keratinozytenkulturen.

Während der Einheilungsphase der Keratinozyten zeigten sich tiefere Nekrosen über beiden Malleolen. Daher wurde 8 Wochen nach Trauma ein freier Latissimus dorsi-Transfer zum linken oberen Sprunggelenk durchgeführt.

Dank dieser Maßnahmen konnte das Bein erhalten werden und der Patient verließ die Klinik an einer Gehstütze (Abb. 6).

Die Übersicht zeigt, daß mit der neuen Methode der Gewebezüchtung und der Technik des freien Gewebetransfers verbesserte Möglichkeiten gegeben sind, nach radikaler Frühnekrektomie bei Schwerbrandverletzten den vital bedrohten Gesamtzustand zu verbessern und die Überlebensrate zu steigern.

Darüber hinaus können wichtige funktionelle Strukturen konsequenter erhalten, bzw. rekonstruiert werden und die Liegezeiten verkürzt werden.

256. Hautersatz nach Elektroverbrennung

R. Büttemeyer, J. C. Bruck und K. Plogmeier

Abt. für Plastische Chirurgie, Zentrum für Brandverletzte, Krankenhaus am Urban, Dieffenbachstr. 1, 1000 Berlin 61, Bundesrepublik Deutschland

Skin Reconstruction Following Electrical Injury

Summary. Skin reconstruction following electrical injuries is characterized by the difficulty of early diagnosis. There are two forms of tissue damage: (1) thermal trauma, (2) damage of cells duo to high field strengths. For the diagnosis of makroskopically undetectable damage we use scintigraphy with technetium pyrophosphate and quantitative histological examination of the necrosis. After efficient debridement split thickness skin graft is only feasible in a few cases. Sometimes local flaps from areas without any tissue damage can be employed but mostly microvaskular free flaps are used to cover the defect.

Key words: Electrical Injury – Scintigraphy – Histology – Microsurgery

Zusammenfassung. Der chirurgische Gewebeersatz nach Elektroverbrennungen wird geprägt durch die Schwierigkeit der sofortigen und genauen Diagnose des Schadensausmaßes. Grundsätzlich werden zwei Ursachenketten unterschieden. 1. der elektrothermische Schaden 2. direkt Zellwandschädigung durch hohe Feldstärken. Zur Diagnostik der makroskopisch verborgenen Zellwandschäden ist die Szintigraphie mit Technetiumpyrophosphat sowie die quantitative Histologie hilfreich. Nach ausreichendem Debridement erfolgt nur bei einwandfreiem Wundgrund eine Spalthautdeckung. Neben lokalen Lappenplastiken aus sicher nicht geschädigten Arealen werden hauptsächlich jedoch freie mikrovaskuläre Haut- und Hautmuskellappen zur Defektdeckung benutzt.

Schlüsselwörter: Elektroverbrennung – Szintigraphie – Histologie – Mikrochirurgie

Die chirurgische Versorgung nach Elektroverbrennungen unterscheidet sich erheblich von der üblichen Vorgehensweise nach rein thermischen Unfällen und wird geprägt durch das spezifische Schädigungsmuster der Elektrounfälle sowie die Schwierigkeit einer sofortigen, endgültigen und genauen Diagnosestellung des Schadensausmaßes.

Bei Unfällen durch hochgespanntem Wechselstrom erfolgt der Durchgang der Haut in einem Zeitraum von $10^{-4}-10^{-5}$ s und verursacht an den Kontaktstellen zu den Leitern eine drittgradige Verbrennung – die Strommarke – entsprechend der Größe der Kontaktstelle. Die Strommarke läßt keinerlei Rückschlüße über das tatsächliche Schadensausmaß zu.

Die Verteilung des Stroms erfolgt hiernach in Abhängigkeit von der Leitfähigkeit der übrigen Gewebe.

Entsprechend dem hohen Eigenwiderstand ist die Haut nunmehr kaum noch direkt betroffen, sondern nur noch indirekt durch die Schädigung des darunterliegenden Gewebes. Ausnahme sind sehr hohe Stromstärken oder aber sekundäre Flammenbögen z.B. auf der Beugeseite des Ellenbogen oder der Axilla.

Bei den entstehenden Schäden am übrigen Gewebe lassen sich grundsätzlich zwei Ursachenketten unterscheiden:

1. der direkte elektrothermische Schaden,
2. die direkte Zellwandschädigung.

Der elektrothermische Schaden, der in Abhängigkeit von der anliegenden Spannung und dem spezifischen Gewebewiderstand entsprechend dem Ohmschen Gesetz Hitzenekrosen bis hin zur Verkochung verursachen kann, läßt sich relativ leicht nach Exposition makroskopisch diagnostizieren und debridieren.

Der zweite, weniger bekannte Mechanismus der Schädigung, die selektive Zellwandschädigung, ergibt sich im Bereich hoher Feldstärken. Hierbei muß angenommen werden, daß aufgrund hoher Feldstärken nicht-physiologische Poren in der Zellwand bis hin zur Zellfusion entstehen, die über einen nun folgenden pathologischen Substanzaustausch zur Zellnekrose führen [1, 2, 3, 8].

Klinisch sind hinter diesem Mechanismus die zeitlich verzögerten latenten Schäden im Übergangsbereich mit anfänglich makroskopisch nicht zu erkennenden Nekrobiosearealen und schwer zu entdeckenden „spot-areas" isolierter nekrotischer Bezirke v.a. innerhalb gesunder Muskulatur zu sehen [6, 7].

Würde man in diesem Schädigungsbereich nach einem auf nur makroskopischen Kriterien beruhenden Debridement eine Spalthauttransplantation oder Vollhauttransplantation durchführen, so wäre diese in einem hohen Prozentsatz zum Scheitern verurteilt, da das geforderte vitale Transplantatbett fehlt. Auch Lappenplastiken sind gefährdet, da sich auch unter vitalem Gewebe die verbliebenen Nekrosen infizieren und so zu einem Verlust der Lappenplastik selbst führen können.

Der Hautersatz nach Elektroverbrennungen ist also gebunden an ein ausreichendes Debridement, was wiederum eine ausreichende Diagnostik des Schadens voraussetzt.

An unserer Klinik hat sich daher folgende Vorgehensweise bewährt (Abb. 1).

Nach notfallmäßiger Fasciotomie und evtl. Ampuation werden die Strommarken am Unfalltag excidiert [4]. Im Zeitraum 24–48 Std nach dem Unfall wird ein Technetium^{99} Pyrophosphatszintigramm zur Darstellung von Weichteil- und Knochennekrosen durchgeführt. Nach 72 Std. erfolgt das erste Debridement entsprechend dem Ergebnis des Szintigramms. Aus dem nach dem Debridement makroskopisch intakten Wundgrund werden Probeexcisionen zur quantitativen histologischen Begutachtung entnommen. Nur bei einer Nekroserate unter 20% erfolgt eine Spalthaut oder lokale Lappendeckung, sofern die auch sonst üblichen plastisch-chirurgischen Kriterien für diese Vorgehensweise erfüllt werden [5, 9, 10].

Bei einer Nekroserate über 20% erfolgt möglichst bald ein erneutes Debridement, evtl. begleitet von einem weiteren Szintigramm. Auch hier wird wieder eine quantitative Histologie durchgeführt. Erst bei einer Nekrobioserate unter 20% streben wir eine plastische Deckung an.

Eine Spalthautdeckung sollte nur bei völlig einwandfreiem vitalem Wundgrund, histologisch gesicherter Nekrosefreiheit und nicht exponierten Sehnen, Nerven und Knochen erfolgen. In allen anderen Fällen ist eine Lappenplastik zu bevorzugen.

Die Lappenplastik selber sollte möglichst aus einem vom Stromdurchgang sicher nicht betroffenen Areal stammen, welches keine latenten Schäden aufweist. Im Zweifelsfall kann dieses durch die Szintigraphie mit abgesichert werden. So wäre bei einer Durchströmung z.B. Hand-Oberarm ein Radialislappen zur Deckung von Defekten an der Hand nicht ein Verfahren der ersten Wahl. Bei der Wahl des Hautlappens sind solche mit axialer Gefäßversorgung zu bevorzugen, da diese eine zusätzliche Durchblutung in das geschädigte Gebiet bringen. Cross-Leg-Lappen, Stiellappen o.ä. fordern hingegen eine Durchblutung aus dem geschädigten Areal.

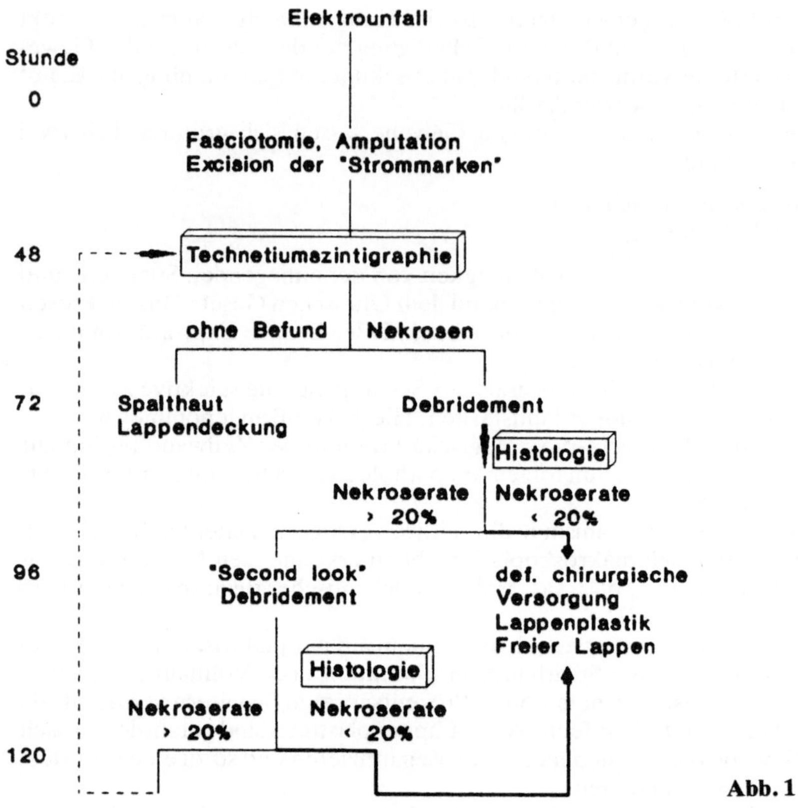

Abb. 1

Aus den vorgenannten Gründen sind freie mikrovaskulär angeschlossene Lappenplastiken in der Therapie nach Elektroverletzungen zu bevorzugen. Diese können auch zur Erhaltung geschädigter Areale, z.B. avitalen Schädel- oder Röhrenknochens beitragen. Sofern nicht cutane Lappen Verwendung finden, können freie Fett-Fascienlappen oder reine Muskellappen, welche beide infektresistenter sind als reine cutane Lappen, als vitales Transplantatbett zur Spalthaut- oder Vollhautdeckung verwandt werden.

Nach angiographischer Kontrolle des Anschlußgefäßes können sämtliche bekannte freie Lappen zur Anwendung kommen. Insbesondere bei verbliebenen Restnekrosen, freiliegenden Sehnen, Knochen oder Nerven sowie zur Deckung avitaler Knochenstrukturen stellt der cutane oder myocutane freie mikrovaskuläre Lappen die Therapie der Wahl zur endgültigen Hautdeckung dar. Reine Muskel- oder Gleitgewebe bzw. Fascienlappen dienen als vitales Transplantatlager zur Spalthautdeckung. In seltenen Fällen können diese Lappen zur Revaskularisation angrenzender Gewebe oder zum Erhalt von Extremitäten beitragen.

Literatur

1. Benz R, Becker F, Zimmermann U (1979) Reversible electrical breakdown of lipid bilayer membranes: A charge-pulse relaxatin study. J Membrane Biol 48:181–204
2. Coster HGL, Zimmermann U (1975) The mechanism of electrical breakdown in the membranes of valonia utricularis. J Membrane Biol 22:73–90
3. Crowley JM (1973) Electrical breakdown of bimolecular lipid membranes as an electromechanical instability. Biophys J 13:711–724

4. Holliman CJ, Saffle JR, Kravitz M, Warden GD (1982) Early surgical decompression in the management of electrical injuries. Am J Surg 144:733–739
5. Hunt J, Lewis S, Parkey R, Baxter C (1979) The use of technetium 99m stannous pyrophosphate scintigraphy to identify muscle damage in acute electric burns. J Trauma 19 (6):408–413
6. Lee RC, Gaylor DC, Bhatt D, Israel DA (1988) Role of cell membrane rupture in the pathogenesis of electrical trauma. J Surg Res 44:709–719
7. Lee RC, Kolodney MS (1987) Electrical injury mechanisms: electrical breakdown of cell membranes. Plast Reconstr Surg 80 (5):672–679
8. Neumann E, Gerisch G, Opatz K (1980) Cell fusion induced by high electric impulses applied to dictyostelium. Naturwissenschaften 67:414–415
9. Quinby WC, Burke JF, Trelstad RL, Caulfield J (1978) The use of microscopy as a guide to primary excision of high-tension electrical burns. J Trauma 18 (6):423–431
10. Zelt RG, Daniel RK, Ballard PA, Brisette Y, Heroux P (1988) High-Voltage electrical injury: chronic wound evolution. Plast Reconstr Surg 82 (6):1027–1039

Weiterbildung und Fortbildung

Computerauswertung von Voten des Auditoriums (TED-System)

257. 1. Thema: Divertikulitis

M. Betzler, Heidelberg

(Manuskript bis Redaktionsschluß nicht eingegangen)

258. 2. Thema: Schilddrüse

P. E. Goretzki, Düsseldorf

(Manuskript bis Redaktionsschluß nicht eingegangen)

259. 3. Thema: Blutendes Magen- und Duodenalulcus

V. Schumpelick und G. Winkeltau

Chirurgische Klinik, Klinikum der RWTH Aachen, Pauwelsstraße, W-5100 Aachen, Bundesrepublik Deutschland

Bleeding Gastroduodenal Ulcer

Summary. The principles of surgery in bleeding of gastroduodenal ulcers are discussed on the basis of three different case reports. The first case is Forrest Ia bleeding of a penetrating duodenal ulcer in a 62-year-old patient. Therapy of choice in this case should be early elective surgery with intra-and extraluminal stitching and additional vagotomy. The second case describes bleeding from a prepyloric ulcer (Johnson III), classified by endoscopic means as a Forrest II ulcer with a visible vessel in a 75-year-old patient with multiple risk factors. As an example, this case should lead to early elective combined resection to prevent the complications of massive rebleeding and massive transfusion. The last case concerns bleeding from a superficial gastric stress ulcer. Optimal therapy in this case should be definitive endoscopic injection therapy. Surgical interventions are only indicated in cases of recurrent bleeding, massive bleeding, or penetrating ulcers.

Key words: Bleeding gastroduodenal ulcer – Endoscopic therapy – Early elective surgery

Zusammenfassung. Die Prinzipien der chirurgischen Therapie blutender gastro-duodenaler Ulzera werden exemplarisch an drei Falldemonstrationen zur Diskussion gestellt. Der erste Fall demonstriert eine Forrest-Ia-Blutung in einem tiefen Hinterwandulkus des Duodenums. Therapie der Wahl sollte in diesem Fall die früh-elektive Operation mit intra- und extraluminärer Ulkusumstechung und einer Vagotomie sein. Der zweite Fall beschreibt eine Forrest-II-Blutung mit sichtbarem Gefäßstumpf eines präpylorischen Magenulkus Typ Johnson III. Da der 75jährige Patient multiple Risikofaktoren aufweist, sollte gerade deswegen eine früh-elektive Operation in Form einer kombinierten Resektion angestrebt werden. In einem 3. Fall wird ein blutendes, oberflächliches Streßulkus beschrieben. Hier sollte der definitiven endoskopischen Therapie der Vorrang eingeräumt werden. Chirurgische Interventionen sollten auf Fälle massiver Blutung, rezidivierender Butung oder tiefer Hinterwandulzera im Duodenalbereich beschränken.

Schlüsselwörter: Ulkusblutung – endoskopische Therapie – früh-elektive Operation

Filme und Video

260. Stadiengerechte Lungenresektion beim Bronchialkarzinom

L. Sunder-Plassmann, München

(Manuskript bis Redaktionsschluß nicht eingegangen)

261. Operative Entfernung einer Echinokokkuszyste aus dem rechten Lungenmittellappen

M. Thermann, W. Kaymer, P. Dreverhoff, Bielefeld

(Manuskript bis Redaktionsschluß nicht eingegangen)

262. Die endoskopisch-mikrochirurgische Dissektion des Ösophagus (EMDÖ) – Klinische Ergebnisse

G. Bueß, H. D. Becker, B. Mentges und M. Naruhn

Chirurgische Universitätsklinik, Hoppe-Seyler-Str. 3, W-7400 Tübingen, Bundesrepublik Deutschland

Endoscopic Microsurgical Dissection of the Oesophagus (EMDO)

Summary. Blunt dissection of the oesophagus is the only procedure in surgery that is performed without optical control. By means of an endoscopic technique using a newly designed operation mediastinoscope, we can dissect the peroesophageal region under precise optical control. Two operation teams start the procedure simultaneously. The scope is introduced into the posterior mediastinum from a collar incision. Operation time is reduced to less than 3 h. In 26 procedures performed up to now, a thoracotomy was necessary twice.

Key words: Edoscopic microsurgical dissection of the oesophagus (EMDO) – Oesophageal cancer – Blunt dissection – Minimal invasive surgery

Zusammenfassung. Die stumpfe Dissektion der tumortragenden Speiseröhre ist das einzige Verfahren der Chirurgie, das völlig ohne Sicht durchgeführt wird. Mit unserer endoskopischen Technik können wir mit einem neu entwickelten Operationsmediastinoskop von einem collaren Schnitt aus die periösophageale Region unter Sicht freipräparieren. Der Eingriff wird gleichzeitig von zwei Teams durchgeführt, die Operationsdauer auf unter 3 Stunden verkürzt. Bei 26 Eingriffen mußten wir in zwei Fällen auf eine Thoraktomie umsteigen.

Schlüsselwörter: Endoskopisch Mikrochirurgische Dissektion des Ösophagus (EMDÖ) – Ösophaguskarzinom – Stumpfe Dissektion – Minimal Invasive Chirurgie

263. Die offen-laparoskopische Cholezystektomie

H. M. Kohaus und F. J. Schumacher

Marienhospital Gelsenkirchen, Virchowstraße 135, W-4650 Gelsenkirchen, Bundesrepublik Deutschland

Open Laparoscopic Cholecystectomy

Summary. With a Buess surgical rectoscope, 3 and 4 cm in diameter, we have now performed 250 cholecystectomies through the musculus rectus: 16% acute phlegmonous and 84% chronic elective. We had one wound infection and one wound hematoma; five bile duct concrements had to be postoperatively removed by endoscope. We performed six bile duct revisions with T-tube drain. Open laparoscopic cholecystectomy allows intraoperative cholangiography and bile duct revision. The method is safe, gentle for the patient, and has very good cosmetic results. The cost of the instruments is only one-tenth of that of laparoscopic instruments. Open laparoscopic cholecystectomy represents a relevant alternative to the laparoscopic operation.

Key words: Open-laparoscopic cholecystectomy – Cholecystectomy – Laparoscopy

Zusammenfassung. Mit einem Operationstubus, weiterentwickelt aus dem Rektoskop nach Buess, Durchmesser 3 und 4 cm, haben wir bei Zugang durch den Musculus rectus inzwischen 250 Patienten cholezystektomiert: 16% akut-phlegmonöse Gallenblasen, 84% chronisch-elektive. Wir hatten 1 Wundinfektion, 1 Wundhaematom, 5 Choledochuskonkremente mußten postoperativ durch ERCP entfernt werden. Sechmal haben wir eine Choledochusrevision mit Einlage einer T-Drainage durchgeführt. Die offen-laparoskopische Cholezystektomie erlaubt die intraoperative Cholangiografie und die Erweiterung der Operation auf eine Choledochusrevision. Die Methode ist sicher und bei einem Oberbauchschnitt von 3 bis 4 cm schonend mit sehr gutem kosmetischen Ergebnis. Das Instrumentarium kostet nur ein Zehntel des laparoskopischen Instrumentensets. Die offen-laparoskopische Cholezystektomie ist eine relevante Alternative zur laparoskopischen Operation.

Schlüsselwörter: Offen-laparoskopische Cholezystektomie – Cholezystektomie – Laparoskopie

264. Spezifische Techniken und Komplikationen der laparoskopischen Cholezystektomie

A. J. Coburg, R. Wolharn, N. Weinelt, Neuss

(Manuskript bis Redaktionsschluß nicht eingegangen)

265. Die endoskopische Appendektomie

H. S. Brieler, Hamburg

(Manuskript bis Redaktionsschluß nicht eingegangen)

266. Maschinelle Kolonanastomosen mit dem biofragmentablen Anastomosenring

K. E. Grund, Ch. Loweg, W. Schareck, M. Starlinger, Tübingen

(Manuskript bis Redaktionsschluß nicht eingegangen)

267. Perineale Rektumprolapsresektion

A. Larena-Avellaneda, Frechen

(Manuskript bis Redaktionsschluß nicht eingegangen)

268. Colektomie bei toxischem Megacolon mit zweizeitiger Proctomucosektomie und Ileumpouch

Ch. Gebhardt, M. Pliess, H. H. Gentsch, Nürnberg

(Manuskript bis Redaktionsschluß nicht eingegangen)

269. Coloanaler Pouch

A. Thiede

Chirurgische Klinik und Poliklinik der Universität Würzburg, Josef-Schneider-Str. 2, W-8700 Würzburg, Bundesrepublik Deutschland

Coloanal Pouch

Summary. A reconstruction of the intestinal passage after low anterior resection and coloanal reconstruction is at least initially associated with extremely frequent stools and an imperative impulse to defecate. This is because the rectum reservoir has been removed to a considerable extent. In order to counter the symptoms mentioned above, a reservoir can be reconstructed in coloanal anastomoses by shaping a pouch from the descending colon and the sigma using a rectum stamp. The film shows the procedure and radiologic and endoscopic findings. Six patients were fully continent after an absolutely uneventful postoperative period. We observed no persistent evacuation disorders. The results of this concept are encouraging.

Key words: Deep rectum carcinoma – Mechanical pouch formation – Surgical strategy – Rectum stamp

Zusammenfassung. Die Rekonstruktion der Darmpassage nach tiefer anteriorer Resektion und coloanaler Anastomose wird begleitet von einer zumindest anfänglich sehr hohen Stuhlfrequenz und einem imperativen Stuhldrang. Dies beruht auf der weitgehenden Entfernung des Rektumreservoirs. Durch eine Pouchbildung aus Colon descendens und Sigma bei coloanalen Anastomosen mit Hilfe eines Rektumstempels kann ein Reservoir rekonstruiert werden, um den oben genannten Symptomen zu begegnen. Der Film zeigt die Technik, sowie radiologische und endoskopische Befunde. Bei 6 Patienten mit völlig glattem Heilverlauf ergab sich eine volle Kontinenz. Entleerungsstörungen auf Dauer sahen wir nicht. Die Ergebnisse dieses Konzeptes sind stimulierend.

Schlüsselwörter: Tiefes Rektumcarcinom – Maschinelle Reservoirbildung – Operationsstrategie – Rektumstempel

270. Interventionelle endorektale Sonographie – Indikation, Methodik, Ergebnisse

M. Löhnert und P. Dohrmann

Abteilung für Allgemeine Chirurgie der CAU Kiel, Arnold-Heller-Str. 7, W-2300 Kiel 1, Bundesrepublik Deutschland

Interventional Endorectal Sonography – Indication, Technique, and Results

Summary. During a period of 18 months, we performed 384 EUS examinations. In 45 cases, we saw indications for EUS-guided puncture of pathological processes. We found pararectal recurrence of rectal cancer in 13 cases, in 10 cases, the histological result of needle biopsy was uterus or ovarian cancer.
Sclerotherapy of pararectal cysts was performed in seven patients, six of them are without any complaints up to now. Seven patients with pararectal abscesses were treated with EUS-guided abscess drainage. Five of seven abscesses healed without complications; in two cases operations had to be performed.

Key words: Endorectal sonography – Rectal cancer recurrence – Interventional endosonography

Zusammenfassung. Wir führten in einem Zeitraum von 18 Monaten 384 endorektale Sonographien durch und stellten dabei in 45 Fällen die Indikation zur endosonographisch gesteuerten Punktion. In 13 Fällen konnte ein pararektales Rektum-Ca-Rezidiv gesichert werden, bei 10 Patienten hieß die histologische Diagnose nach endosonographisch gesteuerter Punktion eines pararektalen Tumors Uterus- oder Ovarial-Ca.
Bei 7 Patienten führten wir eine Verödungsbehandlung von pararektalen Zysten durch, 6 Patienten sind bis jetzt beschwerdefrei. In weiteren 7 Fällen wurde in einen pararektalen Abszeß eine Drainage eingelegt, die in 5 Fällen zur komplikationslosen Abheilung führte.

Schlüsselwörter: Endorektale Sonographie – Rektumkarzinom-Rezidiv – interventionelle Sonographie

271. Videofilm: Die Analfisteln

D. Staimmer, S. Römer, U. Bergmann und T. Hoffmann

1. Chirurg. Abt., Städt. KH-Neuperlach, Oskar-Maria-Graf-Ring 51, W-8000 München 83, Bundesrepublik Deutschland

Anal Fistulas

Summary. The video first shows the different causes of anal fistulas. Then the classification into intra-, trans-, supra-, and extrasphincteral fistulas follows. The treatment of each type of fistulas is demonstrated by means of theory and operation. The film is only for instruction and therefore only the standard methods are shown.

Zusammenfassung. Der Videofilm zeigt zunächst die Ursachen der Analfistel, dann erfolgt die Klassifikation in Intra-, Trans-, Supra- und Extrasphinkter. In den Abschnitten der einzelnen Fisteln wird die Therapie beschrieben und gezeigt. Der Film ist als Lehrfilm aufzufassen und beschränkt sich damit auf die Darstellung von Standardverfahren.

Schlüsselwörter: Videofilm: Analfisteln

272. Die Eversionsendarteriektomie der Arteria carotis interna

P. M. Kasprzak und D. Raithel

Abteilung für Gefäßchirurgie, Klinikum Nürnberg, Flurstr. 17, W-8500 Nürnberg 91, Bundesrepublik Deutschland

Eversion Endarterectomy on the Internal Carotid Artery

Summary. Conventional carotid endarterectomy is encumbered with a high percentage of recurrent stenoses (12.3% after 3 years in our patient population). Since 1985, eversion carotid endarterectomy has been performed at the Department of Vascular Surgery in Nuremberg.
Operative principle: (1) oblique transsection of the ICA at the carotid bifurcation; (2) eversion endarterectomy of the ICA; (3) endarterectomy of the carotid bifurcation and the ECA; (4) reimplantation by shifting (shortening the elongation); (5) intraoperative angioscopy. During a mean follow-up of a 36 months, we found a low rate of restenosis of 1.9%

Key words: Carotid endarterectomy – Eversion technique

Zusammenfassung. Die konventionelle Carotisendarteriektomie ist einem hohen Prozentsatz der Rezidivstenosen behaftet (12,3% nach 3 J. im eigenen Krankengut). Seit 1985 wurde in der Abteilung für Gefäßchirurgie, Nürnberg, die Eversionsendarteriektomie der A. carotis eingeführt.
Das Prinzip der Operation: 1. Schräges Abtrennen der ACI aus der Carotisgabel, 2. Eversionsendarteriektomie der ACI, 3. Endarteriektomie der Carotisgabel und der ACE, 4. Versetzte Reimplantation (Verkürzung der Elongation), 5. Angioskopie. Im Nachbeobachtungszeitraum von durchschnittlich 36 Monaten konnte eine niedrige Restenoserate von 1,9% festgestellt werden.

Schlüsselwörter: Carotisendarteriektomie – Eversionstechnik

273. Patcherweiterung des Hauptstammes der linken Kranzarterie bei koronarer Herzerkrankung

J. Ennker, H. Warnecke und R. Hetzer

Deutsches Herzzentrum Berlin, Augustenburger Platz 1, 1000 Berlin 65, Bundesrepublik Deutschland

Widening of the Main Stem of the Left Coronary Artery by Patch Application

Summary. In conventional surgical therapy of isolated main stem stenoses of left coronary artery by means of bypass bridging, there is relatively little physiological myocardial perfusion and a substantial amount of bypass material. These disadvantages can be avoided in a state of cardioplegia if the stenosis of the left main stem is opened, and the stem is widened by sewing in a venous patch in a continuous suture. A special advantage of this technique is that it eliminates coronary reoperation due to bypass closure. When clear contraindications such as preoperatively visible calcifications or stenosis of the main bifurcation are taken into consideration, surgical main stem plasty can claim its place among the surgical therapeutic techniques of coronary artery disease.

Key words: Main stem stenosis – Coronary artery disease – Widening plasty

Zusammenfassung. Die konventionelle chirurgische Therapie von isolierten Hauptstammstenosen der linken Kranzarterie mittels Bypassbrücken stellt eine vergleichsweise weniger physiologische Myocardperfusion her und benötigt eine erhebliche Menge an Bypassmaterial. Demgegenüber vermeidet die chirurgische Erweiterung der Hauptstammstenose durch Eröffnung des stenosierten linken Hauptstammes in kardioplegischem Herzstillstand und Erweiterung desselben durch fortlaufende Einnaht eines Venenpatch diese Nachteile. Von besonderem Vorteil ist jedoch, daß eine erneute Koronaroperation aufgrund eines Bypaßverschlusses vermieden werden kann. Unter Berücksichtigung klarer Kontraindikationen, wie präoperativ sichtbare Verkalkungen bzw. Stenosierung der Hauptstammbifurkation, besitzt die operative Hauptstammplastik ihren Stellenwert in der chirurgischen Therapie der koronaren Herzerkrankung.

Schlüsselwörter: Hauptstammstenose – Koronare Herzerkrankung – Erweiterungsplastik

274. Die Chirurgie der portalen Hypertension

Ch. Hottenrott, E. Hanisch und V. Paolucci

Chirurgische Universitätsklinik, Theodor-Stern-Kai 7, W-6000 Frankfurt am Main, Bundesrepublik Deutschland

Surgical Treatment of Portal Hypertension

Summary. There is an indication for surgery for the three main complications of portal hypertension: bleeding esophageal verices, hypersplenism, and ascites. Patients with prehepatic block are candidates for spleen- conserving portosystmic shunts. When there is an intra- or post-hepatic block, liver transplantation is the best treatment. In malignant disease and older candidates, however, shunt surgery is preferable to portosystemic disconnection procedures. Adequate testing by simulating portal balloon occlusion is showever necessary to ensure that the patient is suitable for portal blood deviation. Only in posthepatic block is portocaval side-to-side shunt preferable to end-to-side.

Key words: Portal hypertension – Liver transplantation – Shunt surgery indications and techniques

Zusammenfassung. Eine chirurgische Indikation gibt es nur für die drei wesentlichen Komplikationen der portalen Hypertension: Ösophagusvarizenblutung, Hyperspleniismus und Aszites. Patienten mit einem prähepatischen Block sind Kandidaten für lebererhaltende porto- systemische Shunts. Beim intra- und posthepatischen Block stellt die Lebertransplantation die beste Therapie dar. Bei malignen Erkrankungen und älteren Kandidaten jedoch müssen Shuntoperationen vorgezogen werden. Allerdings ist eine adäquate Eignungsuntersuchung mittels simulierender Ballonokklusion der Pfortader notwendig, um ein postoperatives hämodynamisches Leberversagen auszuschließen.

Schlüsselwörter: Portale Hypertension – Lebertransplantation – Shunt-Chirurgie-indikationen und -techniken

275. Epidermiodzyste der Milz – Organerhaltende Operation

W. Lambrecht, D. Kluth, P. Reich, Hamburg

(Manuskript bis Redaktionsschluß nicht eingegangen)

276. Initiales Management des Schwerverletzten

M. L. Nerlich, T. Pohlemann, Hannover

(Manuskript bis Redaktionsschluß nicht eingegangen)

277. Wiederherstellungschirurgie bei Weichgewebssarkomen der Extremitäten

H.-U. Steinau, E. Biemer, H.-L. Nathrath, P. Paskuda, Bochum

(Manuskript bis Redaktionsschluß nicht eingegangen)

278. Der neuro-vaskuläre Tensor fasciae latae zur Weichteilsanierung großer Fußsohlen-Fersendefekte

J. Müller, T. Jansen, U. Dobler und S. Weller

Berufsgenossenschaftliche Unfallklinik Tübingen, Schnarrenbergstraße 95, W-7400 Tübingen, Bundesrepublik Deutschland

The Neurovascular Tensor Fasciae Latae for Coverage of Large Sole-Heel-Defects

Summary. This video, lasting 15 min, presents a case of a large soft tissue defect of the sole an heel. The aim is to achieve a soft tissue area of maximal mechanical resistance and sensibility. The microsurgical neurovascular transfer of the tensor fasciae latae flap is demonstrated. The method of treatment with preparation of the flap is explained, as are the transfer and the result infunction und resistance.

Key words: Tensor fasciae latae-flap – Neuro-vascular

Zusammenfassung. In diesem ca. 15minütigen vertonten Video wird anhand eines Fallbeispieles die Problematik der dauerhaften und auch sensiblen Weichteilsanierung großer Weichteildefekte im Fußsohlen- und Fersenbereich vorgestellt und der Tensor fasciae latae-Lappen als neurovaskulärer Transfer demonstriert. Die myocutane Lappenplastik wird im Operationsablauf mit Präparation des Flap, des Transfers und des Ausheilungsergebnisses in Funktion und Belastbarkeit vorgestellt.

Schlüsselwörter: Tensor fasciae latae – neuro-vaskulär – Fußsohlen-Fersen-Region

279. „Lateral release" und Sportgruppentherapie

K.-A. Riel, Th. Danner und P. Bernett

Klinik und Poliklinik für Sportverletzungen TU München, Connollystr. 32, W-8000 München 40, Bundesrepublik Deutschland

„Lateral Release" und Sport Rehabilitation

Summary. In a prospective study, 17 active young patients (5 female, 12 male patients) with an average age of 26 years underwent arthroscopy for patellofemoral pain, und lateral release was performed in cases of lateral patellar subluxation combined with weakness of the vastus medialis muscle. In the 4th postoperative week, rehabilitation in a sports group started. The goal of this rehabilitation was to strengthen and balance the dynamics of the quadriceps muscle. The patellofemoral stability thus regained and the normalized quotient of quadriceps to hamstrings strength (3/2) enabled patients to practise sports without patellofemoral pain.

Key words: Chondromalacia patellae – Lateral release – Sport rehabilitation

Zusammenfassung. In einer prospektiven Studie wurden 17 sportlich aktive Patienten (5 Frauen und 12 Männer) im Durchschnittsalter von 26 Jahren wegen Chondropathia patellae arthroskopiert und bei nachgewiesener Lateralisation der Kniescheibe mit „lateral release" versorgt. In der 4. postoperativen Woche erfolgte eine Sportgruppenrehabilitation mit dem Ziel der Kräftigung der medialen Patellazügel. Die verbesserte zentrierung der Kniescheibe verminderte die patellofemoralen Schmerzen, normalisierte die Strecker/Beugerquotienten und ermöglichte allen Patienten ein schmerzfreies Sporttreiben.

Schlüsselwörter: Chondropathia patellae – lateral release – Sportgruppentherapie

Poster

Allgemeine Chirurgie/Endoskopie

280. Stoffwechsel von Panthenol bei Patienten mit postoperativer Darmatonie

M. Sachs, H. Förster, A. Encke, Frankfurt/M.

(Manuskript bis Redaktionsschluß nicht eingegangen)

281. Die lokale Exzision beim Rektumkarzinom, eine Alternative zum radikal-chirurgischen Vorgehen

A. Heintz, B. Lang, S. Braunstein, Th. Junginger, Mainz

(Manuskript bis Redaktionsschluß nicht eingegangen)

282. Der frühzeitige Magenhochzug als Therapie-Verfahren einer langstreckigen Oesophagus-Atresie

J. Jakschik, C. Stab, A. Hirner, Bonn

(Manuskript bis Redaktionsschluß nicht eingegangen)

283. Pankreatikopleurale Fisteln – seltene Komplikationen bei chronischer Pankreatitis

H. Köhler, R. Nustede, A. Schafmayer, H.-J. Peiper, Göttingen

(Manuskript bis Redaktionsschluß nicht eingegangen)

284. Die Beurteilung der Funktionsfähigkeit portosystemischer Anastomosen durch den Einsatz der Kernspintomographie

A. Müller, J. Jakschik, A. Steudel, A. Hirner, Bonn

(Manuskript bis Redaktionsschluß nicht eingegangen)

285. Morbus Basedow – Hemithyreoidektomie und kontralateral ausgedehnte Strumaresektion im Vergleich mit ausgedehnter Strumaresektion beidseits

F. Spelsberg und R. Hettlage

Krankenhaus Martha-Maria, Wolfratshauser Str. 109, W-8000 München 71, Bundesrepublik Deutschland

Basedow's Disease – Hemithyroidectomy and Contralateral Near-total Strumectomy in Comparison with Bilateral Near-total Strumectomy

Summary. In a randomised clinical study running since 3. March 1988, 81 patients with Basedow's disease have been hemithyroidectomised and underwent contralateral struma resection (3 g thyroid tissue remaining) or bilateral struma resection (3 g tissue remaining on each side). All patients receive regular checkups. So far postoperative complications and recurrence rates have been low in both groups. The tendency, however, seems to be for postoperative complications and recurrence to be lower in the „hemi“ group. The number of patients is still too low and the follow-up too short for an final review and statistical evalution. The study is described and will be continued on a multicenter basis.

Key words: Basedow's disease – hemithyroidectomy – struma resection – randomized study

Zusammenfassung. Seit 3. März 1988 wurden 81 Patienten im Rahmen einer randomisierten klinischen Studie mit Morbus Basedow hemithyreoidektomiert und kontralateral strumareseziert (3 g SD-Reste) oder beidseits strumareseziert (je 3 g SD-Reste). Alle Patienten werden regelmäßig nachuntersucht. Die postoperativen Komplikationen und die Rezidivquoten sind bisher in beiden Gruppen niedrig. In der Tendenz scheinen postoperative Komplikationen und Rezidive in der „Hemi“-Gruppe geringer zu sein. Der Fallzahlen sind noch zu niedrig, die Verlaufsbeobachtungen zu kurzfristig für eine definitive Beurteilung und statistische Bewertung. Die Studie wird vorgestellt und soll multizentrisch weitergeführt werden.

Schlüsselwörter: Morbus Basedow – Hemithyreoidektomie – Strumaresektion – randomisierte Studie

286. Möglichkeiten und Grenzen laparoskopischer Operationen

H. S. Brieler, G. Dost, R. Grimlitzka, H. Hamelmann, Hamburg

(Manuskript bis Redaktionsschluß nicht eingegangen)

287. Die anorektale Sonographie bei entzündlichen perianalen Erkrankungen

A. El Mouaaouy, F. Makowiec, M. Starlinger, H.-D. Becker, Tübingen

(Manuskript bis Redaktionsschluß nicht eingegangen)

288. Erste klinische Erfahrungen mit einem neuen Angioskopie-System (MASY) zur Diagnostik periphere Gefäßveränderungen

J. Ennker, R. Groß, G. Biamino und R. Hetzer

Deutsches Herzzentrum Berlin, Augustenburger Platz 1, 1000 Berlin 65, Bundesrepublik Deutschland

Initial Clinical Experience with a New Angioscopy System (MASY) for Diagnosis of Peripheral Vascular Lesions

Summary. For visualization of the superficial femoral artery before and after Excimer laser desobliteration or balloon dilatation using the usual technique (intermittent blood flow blockage, continous irrigation with saline) we have used a new micro cardioangioscopy system. With the angioscope we were able to visualize small intimal, leaflets, wall adherent thrombus, and intimal disruptions after the intervention. By doing so, an improvement in the results especially concerning the long term outcome, were obtained. Angioscopy can thus be regarded as a valuable enrichment of the treatment of vascular pathology.

Key words: Angioscopy – Vascular imaging

Zusammenfassung. Zur Darstellung der A. femoralis superficialis vor und nach Desobliteration mit der Excimer-Lasertechnik bzw. mit der Ballondilatationsmethode mittels der bekannten Technik (intermittierende Blutflußblockierung, kontinuierliche Spülung mit Kochsalzlösung) haben wir ein neues Mikro-Kardio-Angioskopie-System eingesetzt. Per angioscopiam konnten kleinere Intimalefzen, wandständiger Thrombus und Intimaaufbrüche nach Intervention dargestellt werden. Hierdurch war eine Verbesserung, insbesondere im Hinblick auf das Langzeitergebnis, möglich. Es läßt sich festhalten, daß die Angioskopie eine wertvolle Bereicherung bei der Behandlung gefäßchirurgischer Erkrankungen darstellt.

Schlüsselwörter: Angioskopie – Gefäßdarstellung

289. Laparoskopische Cholezystektomie – Resultate der ersten 100 Fälle

E. Frei a. E., J. Middendorp, Ch. Klaiber, A. Akovbiantz, Bern

(Manuskript bis Redaktionsschluß nicht eingegangen)

290. Therapie des fortgeschrittenen Oesophagus-Karzinoms: Chirurgie versus Endoskopie

K. E. Grund, R. K. Teichmann, H. D. Becker, Tübingen

(Manuskript bis Redaktionsschluß nicht eingegangen)

291. Routineeinsatz einer computerunterstützten wissenschaftlichen Endoskopiedokumentation

Ch. Ohmann, H. Stölzting, K. Thon, Düsseldorf

(Manuskript bis Redaktionsschluß nicht eingegangen)

Experimentelle Chirurgie

292. Bedeutung eines tierexperimentellen Modells als Grundlage für eine neue operative Technik bei der Lebertransplantation

I. C. Ennker, G. Gubernatis und R. Pichlmayr

Med. Hochschule Hannover, Klinik für Abdominal- und Transplantationschirurgie, Konstanty-Gutschow-Str., W-3000 Hannover 61, Bundesrepublik Deutschland

Significance of an Experimental Animal Model as the Basis for a New Operative Technique in Liver Transplantation

Summary. To evaluate wether patients without a portal vein, suitable for anastomosis can undergo liver transplantation several experimental models in pigs which allowed analysis of liver function without direct portal blood flow were evaluated. As a result of these experiments, a liver transplantation was performed in a patient with only minimal portal vein blood flow. In doing so, the portal vein areas of the left and right liver were separated, portal blood being directed into the left portal vein system and arterialized caval-venous blood into the right system. Three years postoperatively, transplant function and clinical condition were satisfactory. Thus by means of an experimental animal model, the indications for liver transplantation were expanded.

Key words: Liver function – Portal vein perfusion – Liver transplantation

Zusammenfassung. Um abzuklären, inwieweit Patienten, die nicht über ein anastomosierungsfähiges Portalgefäß verfügen, trotzdem einer Lebertransplantation zugeführt werden können, wurden verschiedene tierexperimentelle Modelle am deutschen Hausschwein entwickelt, die Aussagen über die Leberfunktion ohne eine direkte portale Durchblutung aufzeigten. Auf diese Erfahrungen aufbauend wurde eine Lebertransplantantion bei einem Patienten mit minimalem Pfortaderfluß durchgeführt. Dabei wurden die Pfortaderbereiche der linken und rechten Leberseite separiert, portales Blut in das linke und arterialisiert caval-venöses Blut in das rechte Pfortadersystem eingeleitet. Die Transplantatfunktion sowie der klinische Verlauf waren auch 3 Jahre postoperativ unauffällig. Tierexperimentell konnte die Voraussetzung für eine Indikationserweiterung für eine Lebertransplantation geschaffen werden.

Schlüsselwörter: Leberfunktion – Pfortaderperfusion – Lebertransplantation

293. Einfluß von Immunisierung und intragastraler Antigengabe auf die Verteilung immunkompetenter Zellen der Antrummukosa

T. P. Hüttl[1], H.-J. Andreß[1], H.-J. Krämling[1], G. Enders[2] und F. W. Schildberg[1]

[1]Chirurgische Klinik und Poliklinik
[2]Institut für Chirurgische Forschung, LMU München, Klinikum Großhadern, Marchioninistraße 15, W-8000 München 70, Bundesrepublik Deutschland

Influence of Immunization and Intragastric Antigen Administration on the Distribution of Immunocompetent Cells in the Gastric Antral Mucosa

Summary. Antigen-specific protection from peptic ulcers and an effect on the release of gastrin were demonstrated in immunized animals. The purpose of this study was to investigate immunologically induced changes in the number of immunocompetent cells using single-cell suspensions of gastric antral mucosa. In ovalbumin (OvA)-immunized rats, an increase in leukocytes (by a factor of 2.5) was found. Additional intragastral administration of antigen (OvA) caused a further increase in leukocytes (factor 1.8) and, in particular, an increase in Ia-positive cells (factor 3.2) and mast cells (factor 2.3). No effect was observed after administration of the control protein (BSA). Thus, these morphological changes are an expression of the antigenspecific immune response to intragastral antigen administration.

Key words: Gastric antrum – Single-cell suspension – Immunocopetent cells – Immunostimulation

Zusammenfassung. Eine antigenspezifische Ulcoprotektion und Beeinflussung der Gastrinfreisetzung nach systemischer Immunisierung ist nachgewiesen. Ziel dieser Studie war es, immunologisch bedingte Veränderungen der Anzahl immunkompetenter Zellen anhand von Zellsuspensionen der Rattenantrummukosa zu untersuchen. Nach systemischer Immunisierung mit Ovalbumin (OvA) erhöhte sich der prozentuale Anteil an Leukozyten um den Faktor 2,5. 24 h nach zusätzlicher intragastraler Antigengabe (OvA) zeigte sich ein weiterer Anstieg der Leukozyten (Faktor 1,8), insbesondere der Ia-positiven Zellen (Faktor 3,2) und der Mastzellen (Faktor 2,3). Bei Applikation des Kontrollproteins (BSA) unterblieb dieser Anstieg. Diese morphologischen Veränderungen nach Immunisierung und intragastraler Antigengabe sind Teil einer antigenspezifischen Reaktionsfähigkeit der Mukosa.

Schlüsselwörter: Magenantrum – Zellsuspension – immunkompetente Zellen – Immunstimulation

294. Proliferationskinetische Untersuchungen der syngen orthotop transplantierten Rattenleber – Vergleichende Morphometrie des nichtarterialisierten und arterialisierten Organs

St. Lemperle[1], R. Jakobi[1], G. Herrmann[2], M. Schneider[2] und E. Hanisch[1]

[1]Zentren der Chirurgie und [2]Pathologie, Chirurgische Universitätsklinik Frankfurt, Theodor-Stern-Kai 7, W-6000 Frankfurt am Main 70, Bundesrepublik Deutschland

Orthotopically Transplanted Rat Liver – Differences in Cell Proliferation and Morphology Between Arterialized and Nonarterialized Grafts

Summary. Fifteen inbred male Lewis rats were divided into three groups: control group (only laparotomy), liver transplantation (LTX) without arterialization, and LTX with rearterialization. 5-Bromo-2-Deoxyuridine was injected iv 8 days postoperatively. One hour later the grafts were harvested and examined immunohistochemically. The arterialized grafts showed the highest proliferation of Kupffer cells, bile duct epithelium and especially hepatocytes. These results seem to indicate that the rearterialized liver has a greater capacity to regenerate. This technique should therefore be preferred despite the greater technical impact.

Key words: Rat liver transplantation – Arterialized graft – Cell proliferation

Zusammenfassung. 15 männliche Lewis Ratten wurden randomisiert 3 Gruppen zugeteilt: Konrollgruppe (nur Laparotomie), Lebertransplantation (LTX; ohne Arterialisation), LTX mit Arterialisation. Am 8. postoperativen Tag wurde den Tieren 5-Bromo-2-Deoxyuridin iv verabreicht, eine Stunde später wurden die Organe in Vollnarkose entnommen und anschließend immunhistochemisch aufgearbeitet. Im Vergleich zeigten die arterialisierten Transplantate eine deutlich höhere Proliferation der Kupffer-Zellen, der Gallengangsepithlien und besonders der Hepatozyten. Diese Ergebnisse könnten auf eine bessere Regeneration des arterialisierten Organs hindeuten.

Schlüsselwörter: Lebertransplantation – Ratte – arterieller Anschluß – Zellproliferation

295. Eiweißresorption bei syngen und allogen transplantiertem Dünndarm

J. Seifert, U. Zybur, E. Deltz, P. Schröder, Kiel

(Manuskript bis Redaktionsschluß nicht eingegangen)

296. Morphologische und funktionelle Befunde nach eingenähter, kontinenter Gastrostomie

M. A. Scherer, J. Liebreich, R. Ascherl, S. Winkler, K. Geissdörfer, S. Lederer, München

(Manuskript bis Redaktionsschluß nicht eingegangen)

297. Experimentelle Chirurgie – Die postoperative Resorptionsfunktion des Dünndarms

R. Weiner und W. Hartig

Klinik für Chirurgie, „St. Georg"-Krankenhaus, Str. der DSF 141, O-7021 Leipzig, Bundesrepublik Deutschland

Postoperative Intestinal Absorption

Summary. To assess postoperative intestinal absorption, a modified D-xylose test was used. After singledose administration, the absorption kinetics were measured in the pre- and posthepatic blood compartments. With increasing time after operation, the rate and extent of absorption returned towards normal. There were significant differences in D-xylose kinetics dependent on degree of stress and postoperative gastric decompression. Absorption capacity returned to normal after 48 h in controls and after 72 h following elective gastrointestinal surgery.

Key words: Intestinal absorption – Postoperative period

Zusammenfassung. Ein modifizierter D-Xylose-Test wurde zur Ermittlung der postoperativen Dünndarmresorption eingesetzt. Nach einer single-dose-Applikation wurde die Xylose-Kinetik im prä- und posthepatischen Blutkompartment messend verfolgt. Mit zunehmenden Abstand zum Operationsende normalisierten sich Geschwindigkeit und Ausmaß der Resorption in Abhängigkeit vom Streßgrad. Durch eine postoperative Dekompression des Magens konnte die Resorption günstig beeinflußt werden. In der Kontrollgruppe normalisierte sich die Resorption nach 48 h.

Schlüsselwörter: Dünndarmresorption – postoperative Phase

298. Quantitative Buffy-Coat-Analyse im postoperativen Verlauf

W. Kahle, S. Uzun, W. Hartel, Ulm

(Manuskript bis Redaktionsschluß nicht eingegangen)

Gefäßchirurgie/Thoraxchirurgie

299. Die Flüssigkristall-Thermographie in der Angiologie

S. v. Bary, M. Camci, Würselen

(Manuskript bis Redaktionsschluß nicht eingegangen)

300. Laserdoppleruntersuchung bei gefäßchirurgisch versorgten Patienten

A. Gaitzsch, A. Becker, Köln

(Manuskript bis Redaktionsschluß nicht eingegangen)

301. Venenklappenablatio mit dem Hot-Tip-Laser beim in situ bypass

G. Pflugbeil a. E., R. Stühler, St. v. Sommoggy, J. Dörrler, München

(Manuskript bis Redaktionsschluß nicht eingegangen)

302. Der Effekt von Neodym-YAG-Laserbehandlung auf humane arteriosklerotische Plaques

S. v. Sommoggy, H. Mentrup, G. Pflugbeil, J. Dörrler, München

(Manuskript bis Redaktionsschluß nicht eingegangen)

303. Rasterelektronenmikroskopische Untersuchungen der Pleura beim Spontanpneumothorax

H.-P. Becker, W. J. Weidringer, J. Radomsky, W. Hartel und G. Blümel

Bundeswehrkrankenhaus, Abt. Chirurgie, Oberer Eselsberg 40, W-7900 Ulm, Bundesrepublik Deutschland

Scanning Electron Microsocpe Findings in the Pleura in Patients with Spontaneous Pneumothorax

Summary. In a prospective study of 10 patients (7 men, 3 woman, mean age 26.2 years) undergoing thoracotomy because of spontaneous pneumothorax, the pleura was examined histologically and by scanning electron microscope. The results showed that the presence of air in the intrapleural space induced reactions on the surface in different stages, extending from a simple hyaline membrane to thick pleural scar. The phenomenon of air leaking through the undammaged wall of the bleb is explained by the distension of fibers and cells with increasing pressure in the bronchial system.

Key words: Pneumothorax – Pleura – Scanning electron microscopy

Zusammenfassung: Im Rahmen einer prospektiven Studie wurden bei 10 Patienten (7 Männern, 3 Frauen, Altersdruchschnitt 26,2 Jahre), die sich wegen Spontanpneumothorax einer Thorakotomie unterziehen mußten, lichtmikroskopische und rasterelektronenmikroskopische Untersuchungen resezierten Pleura vorgenommen. Die Ergebnisse zeigen, daß das Auftreten von Luft im Intrapleuralraum an der Oberfläche stadienhafte Reaktionen von der einfachen hyalinen Membran bis zur Pleuraschwiele auslöst. Dabei wird das Phänomen des Luftdurchtritts durch die intakte Blasenwand damit erklärt, daß die steigende Wandspannung Fasern bzw. Zellverbände dehiszent werden läßt.

Schlüsselwörter. Pneumothorax – Pleura – Elektronenmikroskopie

304. Funktionsverbesserung nach Dekortikation beim Pleuraempyem: Funktionelle Untersuchungen unter besonderer Wertung der Lungenperfusionsszintigraphie

L. Swoboda, R. Bonnet, H. Blattmann, J. Hasse, Freiburg

(Manuskript bis Redaktionsschluß nicht eingegangen)

Unfallchirurgie

305. Ergebnisse der operativen Therapie ellenbogengelenksnaher Humerusfrakturen beim Kind

Th. Zimmermann, K. Schnecker und H. J. Patzak

Klinik für Unfallchirurgie, Klinikstr. 29, W-6300 Gießen, Bundesrepublik Deutschland

Results of Open Reduction of Distal Humerus Fractures in Childhood

Summary. Fractures of the distal humerus are among the most common injuries in childhood. Precise reduction is vital to achieve satisfactory functional results and to achieve satisfactory functional results and to avoid late complications. Therefore, we favor immediate operation with open repositioning and internal fixation by two crossed K wires. Between 1979 and 1988 we operated on 64 children (average age 9.6 years). Our young patients were examined at an average of 57 months after the injury. According to the classification of Morgan we found an ideal or good late result in 86%.

Key words: Distal humerus fractures – Open reduction

Zusammenfassung. Unabdingbare Voraussetzung für ein Ausheilen ellenbogengelenksnaher Humerusfrakturen bei Kindern ohne Fehlstellung ist eine korrekte anatomische Reposition. Wir streben daher bei dislozierten Frakturen die sofortige operative Therapie an: Die Fraktur wird offen reponiert und durch gekreuzte Spickdrähte refixiert. Zwischen 1979 und 1988 operierten wir 64 Kinder (Durchschnittsalter 9,6 Jahre). Bei einer durchschnittlichen Nachbeobachtungszeit von 57 Monaten beurteilen wir das Ergebnis bei 86%, entsprechend der Einteilung nach Morgan als ideal oder gut.

Schlüsselwörter: Ellenbogengelenksnahe Humerusfrakturen – offene Reposition

306. Die Dynamische Trochanterlasche (DTL) – Entwicklung und Anwendung bei proximalen Oberschenkeltrümmerfrakturen

G. Dost, H. S. Brieler, Hamburg

(Manuskript bis Redaktionsschluß nicht eingegangen)

307. Alloplastischer Kreuzbandersatz – 3-Bündelprothese (Kevlar) im Kniemodell

A. Zabel a.E., J. V. Wening, U. Rehder, K. H. Jungbluth, Hamburg

(Manuskript bis Redaktionsschluß nicht eingegangen)

308. Indikation zu den verschiedenen Kallusdistraktions-Techniken nach Ilizarow

G. Giebel, M. Bauer, Th. Kossmann, Homburg/Saar

(Manuskript bis Redaktionsschluß nicht eingegangen)

309. Muskellappen zur Therapie der chronischen Unterschenkelosteomyelitis

R. Ketterl, H. U. Steinau, A. M. Feller und B. Stübinger

Stadtkrankenhaus Traunstein, Unfallchirurgie, Cuno-Niggl-Str. 3, W-8220 Traunstein, Bundesrepublik Deutschland

Muscle Flaps in the Treatment of Chronic Tibial Osteomyelitis

Summary. In a prospective study, 67 patients (19 females, 48 males, mean age 39 years) suffering from chronic posttraumatic osteomyelitis of the tibia were treated with unroofing of the tibia and local or free muscle flaps. In 7 patients we determined the concentration of the antibiotic in the bone 60 min after administration of a single dose of 1.5 g cefuroxime. Six weeks later bone concentrations of cefuroxime measured once more 60 min after administration of a single does of 1.5 g using HPLC. In 59 patients infection was cured while in 3 cases the osteomyelitis persisted. Our reinfection rate was 7.4% (5 patients) after a follow-up period of 42 months. The bone concentration of cefuroxime could be raised from 3.7 mg/kg (first op.) to 6.9 mg/kg (second op.) using muscle flaps.

Key words: Osteomyelitis – Muscle flap – Antibiotic concentration

Zusammenfassung. In einer prospektiven Studie an 67 Patienten (19 Frauen, 48 Männer, Durchschnittsalter 39 Jahre) mit chronischer posttraumatischer Osteomyelitis der Tibia erfolgte eine langsteckige Muldung der Tibia in Kombination mit einem Muskellappen. Bei 7 Pat. wurde zusätzlich eine Antibiotikaspiegelbestimmung im Knochen 60 Minuten nach i.v. Gabe von 1,5 g Cefuroxim unter Verwendung der HPLC durchgeführt. 6 Wochen nach der Muskellappenplastik konnte unter den gleichen Voraussetzungen der Cefuroximspiegel im Knochen an einer identischen Stelle bestimmt werden. Bei 59 Pat. konnte eine Infektausheilung erzielt werden. In 3 Fällen zeigte sich eine Infektpersistenz und bei 5 Erkrankten (7,4%) mußten wir während eines Nachbeobachtungszeitraumes von 42 Monaten eine Reinfektion diagnostizieren. Bei der Antibiotikaspiegelbestimmung im Knochen fanden wir 6 Wochen nach Muskellappen eine signifikante Erhöhung der Cefuroximkonzentration von 3,7 mg/kg bei der ersten Bestimmung auf 6,9 mg/kg bei der zweiten Operation.

Schlüsselwörter: Osteomyelitis – Muskellappen – Antibiotikakonzentration

Transplantationschirurgie

310. Die Bedeutung des löslichen Interleukin-2-Rezeptors im Serum lebertransplantierter Patienten im postoperativen Monitoring

H. Juhl, D. Henne-Bruns, H. Krämer-Hansen, B. Kremer, Hamburg

(Manuskript bis Redaktionsschluß nicht eingegangen)

Wissenschaftliche Ausstellung

311. Einfluß des Alters auf die endokrinologischen und metabolischen Reaktionen des Körpers durch den Streß eines Operationstraumas

A. Holzgreve[1], K. Hengst[2], G. Assmann[3] und H. Bünte[1]

[1]Klinik und Poliklinik für Allgemeine Chirurgie, WWU Münster, [2]Medizinische Klinik und Poliklinik, Innere Medizin B. WWU Münster, [3]Institut für Klinische Chemie und Laboratoriumsmedizin, WWU Münster, Jungblodtplatz 1, W-4400 Münster, Bundesrepublik Deutschland

Influence of Age on Endocrinea and Metabolic Responses to Operative Trauma

Summary. 100 patients (clinical trial) and 300 rats (experimental work), divided in four age groups, blood samples were taken during two different types of operation at seven fixed time intervals. Preoperatively, the levels of thyroxine and triiodthyronine were higher in the younger age groups, while the levels of corticotropin, cortisol, and noradrenalien were lower than in the older age group. Postoperatively, thyroxine and triiodthyronine levels decreased in the younger age group and increased in the older age group. Corticotropin, cortisol, and noradrenaline as well as aldosterone showed increases in the younger age group, wehreas in the older age group the levels were lower and to preoperative levels only a very limited increase was noted in comparison. The capacity of the suprarenal gland to adequately respond to an operative trauma is limited in the older age group, and so perioperative substitution is therefore recommended.

Key words: Influence of age – Endocrine and metabolic responses

Zusammenfassung. Bei 100 Patienten und 300 Ratten wurde in 4 Altersgruppen perioperativ bei 2 Operationsarten an 7 Zeitpunkten Blut entnommen. Präoperativ waren die Konzentrationen von T3 und T4 in den jüngeren Gruppen höher, die Werte für ACTH, Cortisol und Noradrenalin niedriger als in den älteren. Postoperativ fielen T3- und T4-Werte bei den jüngeren ab und stiegen bei den ältesten. ACTH, Cortisol, Noradrenalin und Aldosteron waren bei den jüngeren erhöht, bei den ältesten erniedrigt mit nur mäßigem Anstieg. Die Reservekapazität der Nebennieren ist im Alter reduziert, eine Substitution ist perioperativ angezeigt.

Schlüsselwörter: Altersabhängigkeit – perioperative endokrinologische Reaktionen

312. „Leitender Notarzt“ und „Sondereinsatzgruppe Rettungsdienst“ bei der Bewältigung von Großunfällen

R. H. Gahr, P. Hoffmann, K. Lau, M. Imhoff, Dortmund

(Manuskript bis Redaktionsschluß nicht eingegangen)

313. Akutes Abdomen als Spätfolge nach Kindesmißhandlung

P. Mehnert, W. Armbruster, S. Weigert und K. Muschter

Kinderchirurg. Abt. der Chirurg. Klinik und Kinderklinik/BKH „Am Sund“, O-5191 Stralsund, Bundesrepublik Deutschland

Acute Abdomen: A Late Sequela of Child Battering

Summary. Abdominal injuries seldom exist isolation in battered children. The diagnosis is very difficult when injuries are surviving without medical aid. Case: 2 year-old girl in hospital for some months because of dystrophia with a swollen abdomen and multiple states of subileus. Sudden ileus. Resection of 60 cm of small intestine showed considerable sequelae of trauma. This girl, now 10 years old, developed well after operation and adoption. Her 3-months-old brother had a fracture of humerus. He died after a second battering.

Key words: Battered children – Late sequela – Ileus

Zusammenfassung. Abdominelle Form der Kindesmißhandlung isoliert äußerst selten. Diagnose besonders schwierig, wenn unmittelbare Verletzung ohne ärztl. Hilfe überstanden wird. Kasus: 2jähriges Mädchen, monatelang stationäre pädiatrische Diagnostik wegen Dystrophie mit geblähtem Abdomen und mehrfach Subileuszuständen. Plötzlich Ileus. Dünndarmresektat von 60 cm Länge zeigte erhebliche Traumafolgen. Das jetzt 10jährige Mädchen hat sich nach der Operation und Adoption gut entwickelt. Bruder mit 3 Monaten Oberarmbruch, eine zweite Mißhandlung endete tödlich.

Schlüsselwörter: Kindesmißhandlung – Spätfolge – Ileus

314. Wertigkeit der Sonographie bei der akuten Appendizitis im Kindesalter

B. Dreuw, G. Steinau, S. Truong, V. Schumpelick, Aachen

(Manuskript bis Redaktionsschluß nicht eingegangen)

315. Frühdefibrillation durch ersteintreffende Rettungskräfte – Münchener Konzept und Erfahrungen

K.-G. Kanz, A. Koeppel, K. Enhuber, P. Kleber, E. Höcherl und L. Schweiberer

Chirurgische Klinik und Poliklinik der Universität München, Klinikum Innenstadt, Nußbaumstr. 20, W-8000 München, Bundesrepublik Deutschland

Early Defibrillation by Emergency Medical Technicans – Munich Algorithm and Experiences

Summary. In Munich, the incidence of cardic arrest is about 1000 cases per year. As the mean response time of our 9 mobile intensive care units with onboard physicians is more than 10 min, 570 emergency medical technicans have been trained in early defibrillation since 1989. We used 32 automated external defibrillators (LifePak 250 PhysioControl®) and a CPR interposed algorithm. In 33 of 76 cases, ventricular fibrillation was found; in 24 (73%) patients defibrillation was sucessful, and 19 (58%) patients were stabilized, transported, and admitted under medical control.

Key words: Cardiac life support – Early defibrillation – Automated external defibrillator – Algorithm

Zusammenfassung. Jährlich werden etwa 1000 Reanimationen durch Notarztdienst in München durchgeführt. Die Zeitspanne zwischen der Alarmierung und dem tatsächlichen Eintreffen des Notarztes beträgt allerdings im Mittel über 10 Minuten. Seit 1989 wurden 570 RettungsAss/San in der Frühdefibrillation unterwiesen. Zur Zeit sind 32 Geräte des Typs LifePak 250 PhysioControl® im Einsatz. Bisher wurden in 76 Fällen der halbautomatische Defibrillator angewendet, bei 33 Patienten lag Kammerflimmern vor, 24 Patienten konnten konvertiert werden, 19 Patienten primär reanimiert werden.

Schlüsselwörter: Reanimation – Frühdefibrillation – Halbautomatischer Defibrillator – Algorithmus

316. Die kombinierte Pankreasduodenal-/Nierentransplantation beim Typ-I-Diabetiker

U. T. Hopt, M. Büsing, W. Schareck und H. D. Becker

Abt. für Allg. Chirurgie Chir. Univ.-Klinik Tübingen, Hoppe-Seyler-Str. 3, W-7400 Tübingen, Bundesrepublik Deutschland

Combined Pancreaticoduodenal/Renal Transplantation in Type I Diabetics

Summary. The management of the exocrine pancreatic secretions, graft pancreatitis, and the strong immunestimulation of the recipient comprise the main problems of pancreatic transplantation. Since introducing the bladder drainage technique and new immunosuppressive strategies, the 1-year graft function rate for the pancreas as well as the kidney graft increased in our center to 85%. Thus, pancreaticoduodenal/renal transplantation is now a well-established therapeutic procedure for a selected group of type I diabetics.

Key words: Pancreatic transplantation – Bladder drainage technique – Graft function rate – Complications

Zusammenfassung. Ein sicheres Management der exocrinen Pankreasssektion, die Transplantatpankreatitis sowie die massive Immunstimulation des Empfängers stellen die Hauptprobleme der Pankreastransplantation dar. Durch Einführung der Blasendrainagetechnik und eine modifizierte immunsuppressive Therapie konnte in unserem Zentrum die 1-Jahres-Funktionsrate für die Pankreas- und auch die Nierentransplantate auf über 85% gesteigert werden. Die Pankreasduodenal-/Nierentransplantation stellt daher für einen selektierten Kreis von Typ-I-Diabetikern jetzt ein etabliertes Therapieverfahren dar.

Schlüsselwörter: Pankreastransplantation – Blasendrainagetechnik – Transplantatfunktionsrate – Komplikationen

317. Der retrograde Latissimus-dorsi-Lappen

G. H. Müller

Chirurgische Klinik, Caritaskrankenhaus, Wachbacher Str. 52, W-6990 Bad Mergentheim, Bundesrepublik Deutschland

The Retrograde Latissimus Dorsi Flap

Summary. The latissimus dorsi is a flat muscle which is very frequently pedicled on to the thoracodorsal vessels in reconstructive surgery. We describe the technique for dissection and use of a retrograde perfused latissimus dorsi flap. We conclude that the retrograde latissimus is a well-perfused flap and suitable for defects in the lumber area.

Key word: Flaps – Reconstructive surgery

Zusammenfassung. Der Latissimus dorsi ist ein flacher Muskel, der sehr häufig in der rekonstruktiven Chirurgie, gestielt an den thoracodorsalen Gefäßen, benutzt wird. Wir beschreiben die Technik und die Anwendung eines retrograd perfundierten Lappens. Wir fassen zusammen, daß der retrograde Latissimus ein sehr gut perfundierter Lappen ist, der für Defekte in der Lumbalgegend geeignet ist.

Schlüsselwörter: Lappen – rekonstruktive Chirurgie

318. Das progrediente kolorektale Karzinom: Tumorbiologische Aspekte, therapeutische Ansatzpunkte und Konsequenzen für die Nachsorge

A. Altendorf-Hofmann und J. Scheele

Chirurgische Universitätsklinik, Maximiliansplatz, W-8520 Erlangen, Bundesrepublik Deutschland

Progressive Colorectal Cancer: Tumor Biology, Therapeutic Aspects, and Follow-Up Strategy

Summary. A total of 5247 consecutive patients who presented with colorectal carcinoma from 1960 through 1987 were analyzed with respect to individual risk and timing of synchronous and metachronous tumor progression, benefit from operative reintervention, and consequences on follow-up strategies. At initial presentation, 950 patients (19%) had bloodborne metastases, and 28 patients demonstrated a concomitant extracolorectal malignancy. Of the 4297 patients without inital hematogenous spread, 3495 entered the study as they underwent „curative" procedures and survived more than 3 months. At January 1, 1990, 2033 patients (58%) remained free of recurrent colorectal disease, whereas 1160 patients (33%) had documented recurrent colorectal disease, and 186 had an independent second malignancy. Survival of 302 patients (9%) whose tumor status was unknown followed the same course as in the group with cancer relapse. Curative resection was achieved in 127 of 950 patients (13%) with synchronous hematogenous metastases, 165 of 561 patients (29%) with isolated metachronous metastases, 104 of 406 patients (26%) with isolated local recurrence, and in 50% each of 28 synchronous and 186 metachronous concomitant cancers. In combined tumor recurrence (i.e. local recurrence + hematogenous metastases), only 6 of 182 patients (3%) had complete tumor clearance. The 5-year survival rate after „curative" resection of recurrent disease in the liver, lungs, abdominal cavity, or area of primary growth was constant at around

40%. Following nonradical reintervention, only 3 patients survived more than 5 years. Various factors related to the primary tumor allowed reliable prediction of the risk of developing recurrent colorectal cancer. The possible benefit from surgical reintervention, however, showed a contrary course to this risk profile. Therefore individualization of follow up is not possible using traditional morphologic criteria.

Key words: Colorectal cancer – Natural history – Tumor recurrence – Prognosis – Follow-Up

Zusammenfassung. Anhand von 5247 konsekutive Patienten mit kolorektalem Karzinom der Jahre 1960 bis 1987 wurden individuelles Risiko und zeitlicher Ablauf einer syn- bzw. metachronen Tumorprogression, Aussichten einer operativen Reintervention und daraus ableitbare Konsequenzen für eine individualisierte Nachsorge analysiert. 950 Patienten (19%) zeigten zum Zeitpunkt der Ersttherapie Fernmetastasen, 28 ein extrakolorektales Zweitkarzinom. Von den 4297 initial metastasenfreien Patienten erfüllten 3495 die Auswertungskriterien einer RO-Resektion und eines zumindest 3monatigen Überlebens. Bis zum 1. 1. 1990 hatten 2033 Patienten (58%) nie wieder Zeichen ihres kolorektalen Karzinoms entwickelt, während 1160 Patienten (33%) einen Tumorrückfall erlitten. Der Überlebensverlauf von 302 Patienten (9%) mit unbekanntem Tumorstatus gleicht dem der Gruppe mit nachgewiesenem Rezidiv. Eine kurative Resetktion gelang bei 127 der 950 synchronen Fernmetastasen (13%), 165 der 561 metachronen Fernmetastasen (29%), 104 der 406 Lokalrezidive (26%) und bei je 50% der 28 synchronen bzw. 186 metachronen Zweitkarzinome. Bei 182 Patienten mit kombiniertem Tumorrückfall (z.B. Lokalrezidiv + Fernmetastasen) erfolgte nur sechsmal eine RO-Resektion (3%). Die 5-Jahres-Überlebensrate ab der jeweiligen „Rezidiv"-Resektion lag nach RO-Eingriffen von Leber- bzw. Lungenmetastasen, intracavitären Rezidiven und Lokalrezidiven recht konstant um 40%; nach unradikaler Resektion bzw. bei unbehandelter Tumorprogression wurde ein 5jähriges Überleben beobachtet. Verschiedene tumorspezifische Charakteristika erlaubten eine recht verläßliche Risikoabschätzung hinsichtlich eines Tumorrückfalls; da sich jedoch die therapeutischen Erfolgsaussichten diesem Risikoprofil gegenläufig verhalten, ist das Ziel einer kostenreduzierenden individualisierten Tumornachsorge anhand konventioneller morphologischer Kriterien nicht möglich.

Schlüsselwörter: Kolorektales Karzinom – Spontanverlauf – Rezidivrate – Prognose – Tumornachsorge

319. Resezierende Leberchirurgie: Entwicklung und heutiger Stand

J. Scheele, R. Stangl und A. Altendorf-Hofmann

Chirurgische Universitätsklinik, Maximiliansplatz, W-8520 Erlangen, Bundesrepublik Deutschland

Evolution and Current Statuts of Hepatic Resection

Summary. From 1970 to 1989, a total of 906 liver resections were performed including 67 emergency procedures and 839 elective operations. Some 587 patients (65%) presented with malignant tumors [colorectal metastases 348, other metastases 76, primary liver cancer 81, gall bladder cancer 25, Klatskin tumor 16, tumor infiltration from extrahepatic malignancies (EHM) 28, attachment to EHM 13]. Of the remainder 128 patients (14%) had solid benign tumors (hemangioma 57, FNH 46, adenoma 14, others 11), 94 patients (10%) had cystic lesions (hydatid cysts 42, nonparasitic cysts 52), 40 patients (4%) suffered from trauma or posttraumatic complications, and 57 patients

(6%) presented with various other conditions. Substantial diagnostic and operative advances include optimized external imaging, routine application of intraoperative ultrasound, new methods of prenchyma transection and hemostasis, and development of segment-oreintated procedures. Beside reduced operative risk, clear proof of the oncological effectiveness became the crucial factor in the increasing acceptance of hepatic resection. For all subsets of patients with malignant disease mentioned above, radical resection resulted in 5-year survival rates of 35% to 50%.

Key words: Liver resection – Operative technique – Prognosis

Zusammenfassung. Von 1970 bis 1989 wurden an der Chirurgischen Universitätsklinik Erlangen 906 Leberresektionen durchgeführt. 67 Notfalleingriffen stehen 839 Elektivoperationen gegenüber. Hauptindikation waren mit 587 Patienten (65%) maligne Tumoren (kolorektale Metastasen 348, sonstige Metastasen 76, primäre Lebermalignome 81, Gallenblasenkarzinom 25, zentrales Gallengangskarzinom 16, Tumorinfiltration der Leber durch sonstige Malignome 28, Tumoradhärenzen ohne histologisch nachweisbare Infiltration 13). An zweiter Stelle stehen mit 128 Fällen (14%) benigne solide Raumforderungen (Hämangiom 57, FNH 46, Adenom 14, Sonstige 11), gefolgt von 94 Patienten (10%) mit zystischen Veränderungen (Echinococcus 42, nicht-parasitäre Zysten 52), 40 Traumen und posttraumatischen Komplikationen (4%), sowie 57 sonstigen Erkrankungen (6%). Entscheidende diagnostische und operative Fortschritte umfassen eine Optimierung externer bildgebender Verfahren, die routinemäßige Anwendung der intraoperativen Sonographie, neue Methoden von Parenchymdurchtrennung und Blutstillung und die Einbeziehung segmentorientierter Resektionsverfahren. Entscheidend für die zunehmende Etablierung der Resezierenden Leberchirurgie war neben der erhöhten operativen Sicherheit der eindeutige Nachweis ihrer onkologischen Effektivität. So ließen sich für alle oben aufgeführten malignen Erkrankungen nach RO-Resektion 5-Jahres-Überlebensraten zwischen 35 und 50% erzielen.

Schlüsselwörter: Leberresektion – Operationstechnik – Prognose

320. Therapiewandel bei der Cholezystolithiasis

M. Trede, H.-D. Saeger, Ch. Petermann und W. Schaupp

Klinikum Mannheim der Universität Heidelberg, Chirurgische Klinik, Theodor Kutzer-Ufer, W-6800 Mannheim 1, Bundesrepublik Deutschland

The Evolution of Gallstone Therapy

Summary. The poster has three divisions: 1. Conventional cholecystectomy. Analysis of the Mannheim experience with 7028 gallstone operations performed over the past 21 years (overal morbidity 3%; overall mortality 1.1%; mortality for elective cholecystectomy 0.2%). 2. Alternative therapies (e.g. lysis and tripsy). These have only limited applicability (10%–20%), unsatisfactory success rates (80%), prolonged therapy duration, and high recurrence rate. 3. Laparoscopic cholecystectomy. The results of the first 200 consecutive operations are presented (mortality 0; elective conversion 2; complications managed conservatively 3).

Key words: Gallstone therapy – Laparoscopic cholecystectomy

Zusammenfassung. Die Ausstellung ist in 3 Abschnitten unterteilt: 1. Konventionelle Cholezystektomie. Hier werden die Erfahrungen der Mannheimer Klinik mit 7028 Gallenstein-Eingriffen der letzten 20 Jahre analysiert (Gesamtmorbidität: 3%, Gesamtmortalität: 1,1%; Mortalität bei elektiver Cholezystektomie: 0,2%). 2. Alternative Therapieformen (z.B. Lyse und Trypsie). Diese Verfahren haben den Nachteil der geringen Anwendbarkeit (10-20%), unbefriedigender Erfolgsquoten (bis zu 80%), langer Therapiedauer und hoher Rezidivquoten. 3. Laparoskopische Cholezystektomie. Hier werden die eigenen Ergebnisse der ersten 200 konsekutiven Eingriffe präsentiert (Letalität: 0; elektives Umsteigen: 2; konservativ beherrschbare Komplikationen: 3).

Schlüsselwörter: Gallensteintherapie – Laparoskopische Cholezystektomie

321. Der Hyperparathyreoidismus – Diagnostische und operative Strategie

Th. Junginger, S. Walgenbach, Mainz

(Manuskript bis Redaktionsschluß nicht eingegangen)

322. Diagnostik und Therapie der Echinokokkose

Th. Karavias, Ch. Germer, S. Ihle und R. Häring

Chirurgische Klinik und Poliklinik, Klinikum Steglitz, FU Berlin, Hindenburgdamm 30, 1000 Berlin 45, Bundesrepublik Deutschland

Diagnosis und Treatment of Hydatidosis

Summary. Human hydatidosis is an important zoonosis in both endemic areas and in the industrialized countries. The most reliable diagnostic methods are patient's history, ultrasound and CT scanning, and serological tests. Surgery is indicated in symptomatic hydatidosis. The spectrum of surgical techniques includes resection or exstirpation of organs pericystectomy, and hydatidectomy. A 0.5% silvernitrate solution is an effective scolicidal agent. A very low mortality (0.8%–3.8%) and recurrence rate (2%–11%) have been reported.

Zusammenfassung: Die Echinokokkose ist eine wichtige Zoonose in den Endemieaber auch in den Industrieländern. Die entscheidenden diagostischen Kriterien ergeben sich aus der Anamnese, der Sonographie bzw. Computer-Tomographie und der Immundiagnostik. Die symptomatische Echinokokkose stellt eine Operationsindikation dar. Das Repertoire der Operationstechniken umfaßt die Organresektion bzw. -exstirpation, die Perizystektomie und die Hydatidektomie. Als skolizidale Substanz empfiehlt sich eine 0,5% Silbernitrat-Lösung. Die Operationsletalität (0,0–3,8%) und die Rezidivhäufigkeit (2–11%) sind gering.

Schlüsselwörter: Echinokokkose – Diagnostik – Therapie

323. Immunologische Veränderungen nach Lungenverletzung

F. Gebhard, W. Kaffenberger und W. Hartel

Bundeswehrkrankenhaus Ulm, Oberer Eselsberg 40, W-7900 Ulm, Bundesrepublik Deutschland

Immune Consequences of Lung Injury

Summary. The immune consequences of thoracic injury with or without lung tissue lesions on 24 patients are demonstrated. Flow cytometric analysis of peripheral blood mononuclear cells shows an immune response due to the injury. There is a shift in cellular balance of peripheral blood T-helper/supressor cells. Patients with cancer show a reduced postoperative immune response, i.e. a decrease in immunocompetent cells. Increased neopterin levels showed a release of tumor antigen by manipulation of lung tissue.

Key words: Lung injury – Immune response – Flow cytometry

Zusammenfassung. Am Beispiel operativer Thoraxtraumen mit oder ohne Verletzungen von Lungengewebe wird die Immunantwort des peripheren Blutes dargestellt. Die flowcytometrische Analyse des mononucleären Zellkonzentrates zeigt eine periphere Immunantwort. Es kommt zu einer Veränderung der zellulären Balance von T-Helfer und -Supressorzellen. Patienten mit Lungentumoren zeigen eine deutliche postoperative Immunschwäche, ausgedrückt im Abfall immunkompetenter Zellen. Die erhöhte Neopterinfreisetzung ist Folge intraoperativer Freisetzung von Tumorantigen durch Manipulation am Gewebe.

Schlüsselwörter: Thoraxverletzung – Immunantwort – Flowcytometrie

324. Erste Erfahrungen mit einem neuen multisegmentalen universellen Wirbelsäuleninstrumentarium in der Behandlung thorakolumbaler Wirbelsäulenfrakturen

R. Sambale a. E., P. Metz, V. Echtermeyer, Bad Wildungen

(Manuskript bis Redaktionsschluß nicht eingegangen)

325. Die Endo-Helix zur dynamischen Markraumstabilierung

R. Labitzke, Schwerte

(Manuskript bis Redaktionsschluß nicht eingegangen)

326. Wert interdisziplinärer Zusammenarbeit bei der thoeretischen chirurgischen Forschung am Beispiel der Biomechanik des Hüftgelenkes

D. Schröder, H. Gall, J. Seifert, H. Hamelmann, Kiel

(Manuskript bis Redaktionsschluß nicht eingegangen)

327. Bedeutung von Muskellappen in der Revascularisation und Reintegration von avasculärem Knochen

R. Ketterl[1], R. Ascherl[2], H. U. Steinau[3], A. M. Feller[4], B. Stubinger[5] und G. Blümel[2]

[1]Unfallchirurgie, Stadtkrankenhaus, Cuno-Niggl-Str. 3, W-8220 Traunstein, Bundesrepublik Deutschland, [2]Inst. für Exp. Chirurgie der TU München, [3]Abt. für Plast. Chirurgie, der Univ. Bochum, [4]Abt. für Plast. Chirurgie der TU München und [5]Chirurgische Klinik der TU München

Value of Muscle Flaps in the Revascularization and Reintegration of Avascular Bone

Summary. In an experimental trial with rabbits, we showed that avascular bone could be reintegrated faster and more completely by tranposition of a muscle flap. The same results were found with additional bacterial contamination. The earlier and complete reintegration of avascular and infected bone is induced by an additional blood supply via the muscle flap which also leads to endosteal and periosteal bone revascularization and bone formation.
Corresponding results ware found in a clinical trial in patients with open tibial fractures and severe soft tissue damage. Patients who received a muscle flap for the treatment of the open fracture showed a significantly lower rate of posttraumatic osteomyelitis, a significantly lower incidence of pseudarthroses, and a reduction of the amputation rate.

Key words: Muscle flap – Bone vascularization – Open fracture

Zusammenfassung. Anhand von tierexperimentellen Untersuchungen an Kaninchen konnte nachgewiesen werden, daß durch die Transposition eines Muskellappens eine schnellere und vollständigere Reintegration von avasculärem Knochen erreicht werden kann. Diese Feststellung gilt auch bei bakterieller Kontamination. Eine zusätzliche Blutgefäßversorgung über den Muskellappen an den avitalen Knochen führt über eine sowohl endostale als auch periostale Knochenrevascularisation und -neubildung zu einem frühzeitigen und vollständigen Einbau avasculärer und infizierter Knochenanteile.
Entsprechend den Ergebnissen der tierexperimentellen Untersuchungen konnte bei der klinischen Anwendung durch den Einsatz von Muskellappen bei offenen Unterschenkelfrakturen mit schwerem Weichteilschaden eine signifikante Senkung der Osteomyelitisrate, eine Minderung des Prozentsatzes an Pseudarthrosen und eine Reduktion der Amputationshäufigkeit erreicht werden.

Schlüsselwörter: Muskellappen – Knochenvascularisation – offene Frakturen

328. Trainingsverfahren in der Minimal Invasiven Chirurgie (MIC)

M. Naruhn, G. Bueß, B. Mentges und H. D. Becker

Abt. für Allgemeine Chirurgie und Poliklinik, Eberhard-Karls-Universität Tübingen, Hoppe-Seyler-Str. 3, W-7400 Tübingen, Bundesrepublik Deutschland

Training for Minimally Invasive Surgery (MIS)

Summary. The rising number of operations and the continuous inauguration of new techniques for minimally invasive surgery have altered the way surgeons are trained. To meet the need for high-quality training we have installed a training center for minimally invasive surgery in our department. By means of special training phantoms with integrated animal tissues the standard operation can be realistically simulated without stress but with high innovative potential. Special courses are available for operative laparoscopy and transanal endoscopic microsurgery.

Key words: Minimally invasive surgery – Endoscopy – Training

Zusammenfassung. Die steigenden Operationszahlen sowie die weitere Inauguration neuer Verfahren der Minimal Invasiven Chirurgie begründen den Wandel der Ausbildungsstrukturen für den Chirurgen. Um dem Bedarf an Ausbildung zu begegnen wurde an unserer Klinik ein Trainingszentrum für MIC eingerichtet. An speziellen Trainingsphantomen mit integriertem tierischem Gewebe kann die Standardoperation streßfrei, wirklichkeitsnah mit hoher innovativer Potenz simuliert werden. Für die Operative Laparoskopie und Transanale Endoskopische Mikrochirurgie werden spezielle Kurse angeboten.

Schlüsselwörter: Minimal Invasive Chirurgie – Endoskopie – Ausbildung

329. Ergebnisse der Minimal Invasiven Chirurgie

G. Buess, B. Mentges, K. H. Manncke, H. D. Becker, Tübingen

(Manuskript bis Redaktionsschluß nicht eingegangen)

330. Neue technologische Entwicklungsprinzipien in der Minimal Invasiven Chirurgie

A. Melzer[1], R. Trapp[2], O. Reuthebuch[1], B. Mentges[1] und G. Bueß[1]

[1]Abt. für Allg. Chirurgie der Uni Tübingen, Hoppe-Seyler-Str. 3. W-7400 Tübingen, Bundesrepublik Deutschland, [2]Kernforschungszentrum Karlsruhe, W-7500 Karlsruhe, Bundesrepublik Deutschland

Developmental Principles in Minimally Invasive Surgery

Summary. We have started a new development programm (industry will be included as soon as possible). Together with the Nuclear Research Center Karlsruhe, FRG, we are realizing various instruments, e.g. combining suction, coagulation, cutting and a water jet in one instrument, combined grasping and clip application, and a new sewing system, and in future a robotic system will be developed. The developments are basically divided into four phases, although the boundaries between them are fluid.
1. Concept phase: a simple model is manufactured and tested.
2. Phantom Test Phase: test using animal tissue.
3. Animal experiment phase: Testsing the first prototype.
4. Clinical test phase: Using an industrially manufactured prototype.
After a successful proving, serial production can start.

Key words: Minimal invasive surgery – Instrument combination – Clip systems – Robotics

Zusammenfassung. Wir haben in enger Kooperation mit dem Kernforschungszentrum Karlsruhe ein neues Entwicklungsmodell erarbeitet. Die Einbindung der entsprechenden Firmen wird noch erfolgen. Wir entwickeln Kombinationsinstrumente (Saugen,

Koagulieren, Schneiden und Spülen in einem Instrument) und neue endoskopisch anwendbare Clip und Nahtsysteme sowie Fernhantierungssysteme werden realisiert. Die Entwicklungen gliedern sich prinzipiell in 4 Phasen, deren Übergänge jedoch fließend sind.

1. Phase. Einfache Modelle werden hergestellt und erprobt.
2. Phase. Ein erster Prototyp wird an tierischem Gewebe getestet.
3. Phase. Tierversuche mit entprechenden Prototypen.
4. Phase. Klinisch einsetzbare Instrumente werden gefertigt.

Schlüsselwörter: Minimal Invasive Chirurgie – Kombinationsinstrumente – Clip-Systeme – Fernhantierung

331. Mikromorphologische Untersuchungen am Interface von CFK-Pfannen – tierexperimentelle 5,5-Jahresergebnisse

A. Liebendörfer, R. Ascherl, S. Kerschbaumer, K. Herfeldt und G. Blümel

Institut für Experimentelle Chirurgie der TU München, Orthopädische Klinik und Poliklinik der TU München, Ismaninger Str. 22, W-8000 München 80, Bundesrepublik Deutschland

Micromorphological Investigations on the Interface of CFK Hip Sockets: Experimental 5.5 Year-Results

Summary. To assess the suitability of the composite material carbon fibre reinforced epoxy resin (CFK) for application in total hip replacement, a functionality test was performed in six German shepherd mongrel dogs. Time of implantation was 5.5 years. Both acetabula were worked up completely for calcified and decalcified light microscopy, microradiographs, SEM and fluorescence microscopy. Five out of the six cups revealed direct implant-bone contact. The interface was predominantely densely and parallely organised. CFK wear was phagocytosed by macrophages and transported away lymphatically. Single particles lying extracellulary did not evake an adverse tissue reaction and larger amounts only provoked a mild inflammatory- proliferative reaction. Altogether, the material revaled a good biocompatibility in solid and particle form, which makes it a promising material for human application.

Key words: CFK – interface – biocompatibility

Zusammenfassung. Die Eignung des Verbundwerkstoffes kohlenstoffaserverstärktes Epoxidharz (CFK) für die Hüftendoprothetik wurde durch Implantation einer konischen CFK-Schraubpfanne in 6 Schäferhundmischlinge erprobt. Die Versuchsdauer betrug 5,5 Jahre. Beide Azetabula wurden mit periartikulärem Gewebe in Serienschnitten zur entkalkten und unentkalkten Lichtmikroskopie, Mikrokontaktröntgen, REM und Fluoreszenzhistologie aufgearbeitet. 5 der 6 Pfannen wiesen direkten knöchernen Implantatkontakt auf. Das Interface war überwiegend straffparallel aufgebaut. CFK-Abrieb wurde histozytär phagozytiert und lymphogen abtransportiert. Kleinere Mengen freiliegender Partikel wurden reaktionslos vertragen, größere Mengen riefen eine nur geringe entzündlich-proliferative Reaktion hervor. Insgesamt wies das Material eine sehr gute Gewebsverträglichkeit in solider wie in partikulärer Form auf, die es für einen klinischen Einsatz geeignet erscheinen läßt.

Schlüsselwörter: CFK – Interface – Biokompatibilität

332. Das komplizierte abdominale Aortenaneurysma

H. Korthmann, Ch. Ratusinski, J. Dernedde, Hamburg

(Manuskript bis Redaktionsschluß nicht eingegangen)

Kurse

333. Endoskopie am Phantom

B. C. Manegold, Mannheim

(Zusammenfassung bis Redaktionsschluß nicht eingegangen)

334. Nahttechniken bei Beugesehnenverletzungen am Modell

U. Lanz, Würzburg und P. Reill, Tübingen

(Zusammenfassung bis Redaktionsschluß nicht eingegangen)

335. Fixateur-externe-Montage

S. Weller

Berufsgenossenschaftliche Unfallklinik, Schnarrenbergstr. 95, W-7400 Tübingen, Bundesrepublik Deutschland

Introductory Remarks on External Fixation and Different Techniques

Summary. In connection with the workshop on External Fixation of Fractures, some introductory remarks concerning indications, biomechanics, some technical details, aftercare, and possible complications are given. Each implant and technical system has advantages and disadvantages. Experiences with different implants and systems are discribed and demonstrated.

Key words: External fixation – Different implants and techniques – Practical demonstrations

Zusammenfassung. Zu der Kursveranstaltung mit praktischen Übungen verschiedener Fixateur externe-Systeme und Techniken werden eine Reihe einleitender Bemerkungen gemacht. In diesem Zusammenhang wird nochmals an die heute allgemein akzeptierten Indikationen, die biomechanischen und technischen Grundlagen und schließlich die Begleit- und Nachbehandlung mit Komplikationen hingewiesen. Jedes Implantat, gleich welcher Provenienz, hat seine Vor- und Nachteile. Erfahrungen mit dem einen oder anderen System werden mitgeteilt und demonstriert.

Schlüsselwörter: Fixateur externe – verschiedene Implantate und Techniken – praktische Demonstrationen

Die rasante Zunahme von Unfällen und Verletzungen in unserem technischen Zeitalter mit Frakturen und schweren begleitenden Weichteilverletzungen sowie multiplen Frakturen und Polytraumen hat im Rahmen der Erst- und Notversorgung den Fixateur externe immer populärer gemacht.

Histologisch gesehen ist die äußere Stabilisierung keine Entwicklung der Neuzeit, sondern wurde bereits im vorigen Jahrhundert durch Malgaigne, später von Lambotte, Codivilla u.a. entwickelt. Die technische Weiterentwicklung ist mit den Namen Stadler, Hoffmann, Anderson, Vidal u.a. verbunden.

Die AO und andere Arbeitsgruppen haben in den letzten Jahren weitere wertvolle Forschungs-, technische- und klinische Beiträge geleistet.

Im System der biomechanischen Prinzipien der Osteosynthese kommt dem Fixateur externe als extracorporaler Schienungsmethode eines Knochenbruchs oder einer Gelenkverletzung eine temporäre Kraftträgerfunktion zu.

Bei Verwendung eines „Gewindestangenfixateurs" läßt sich zusätzlich zur extracorporalen Montage eine interfragmentäre Kompression auf die Knochenfragmente (Pseudarthrose – Arthrodese – Osteotomie) verwirklichen.

Heute hat die Fixateur-externe-Osteosynthese folgende Hauptindikationen:

1. Frakturen mit ausgedehnten Weichteilschäden (geschlossen und offen)
2. Multiple Frakturen im Rahmen der Erst- und Notversorgung (Polytraumen),
3. Infizierte Frakturen und Pseudarthrosen,
4. Korrektureingriffe im metaphysären Bereich und Arthrodesen.

Folgende Vorteile zeichnen die Fixateur-externe-Osteosynthese aus:

1. Stabilisierung ohne zusätzliche Weichteilschädigung,
2. Einfache und schnelle Operationstechnik,
3. Geringer technischer Aufwand,
4. Variabilität der Montage.

Zahlreiche verschiedene Fixateure-externe-Systeme mit unterschiedlichen Modifikationen wurden in den letzten Jahren eingeführt, die aus unterschiedlichen Aspekten betrachtet mehr oder weniger markante Vor- und Nachteile aufweisen.

Modelle und Systeme verschiedener Provenienz sollen Ihnen im Rahmen dieses Kurses vorgestellt und demonstriert werden.

Es ist nicht die Absicht hier gleichsam eine Competitions- und Werbeveranstaltung zwischen verschiedenen Entwicklern und Produzenten verschiedener Fixateur-externe-Systeme abzuhalten.

Eine Reihe heute in unserem Lande verwendeter Fixateur-externe-Modelle sollen völlig neutral vorgestellt und ihre jeweiligen Techniken mit Details und Tricks demonstriert und bekannt gemacht werden.

Lassen Sie mich, bevor wir mit den Vorstellungen beginnen, nochmals die Forderungen zusammenfassen, die wir Kliniker an einen Fixateur-externe stellen:

1. Das System und seine Anwendungstechnik müssen einfach sein,
2. Der Fixateur-externe darf nicht zu voluminös und dadurch behindernd sein,
3. Das System muß eine ausreichende Stabilität gewährleisten,
4. Sekundär- und Stellungskorrekturen müssen leicht ausführbar sein,
5. Variationsmöglichkeiten im Hinblick auf verschiedene Montageformen sollten möglich sein. Ebenso die Dynamisierung.
6. Trotz Wiederverwendbarkeit soll der Fixateur-externe finanziell ökonomisch sein.

336. Der Zellen-Fixateur externe „Exfix" – System, Montage, Ergebnisse

K. H. Müller[1] und U. Witzel[2]

[1]Klinik für Unfall- und Wiederherstellungschirurgie, Ferdinand-Sauerbruch-Klinikum, Kliniken der Stadt Wuppertal, Arrenberger Str. 20–56, W-5600 Wuppertal 1, Bundesrepublik Deutschland
[2]Ruhr-Universitätsklinik Bochum, Abteilung Maschinenbau, W-4630 Bochum, Bundesrepublik Deutschland

The Exfix Cellular External Fixator – Assembly, Results

Summary. The demand for simple unilateral mounting without any sophisticated additional instruments, X-ray transparency, low weight and large-scale low-cost production resulted in the conception of the Exfix universal clamping element. The clamping element is designed as a „cell", that is, it contains two carbon fiber rods running axial, which are individually cut according to requirements. The center of the turnable toggle of this „cell" also contains the threaded bolt. A swivel disk allows each threaded bolt to be orientated in a spherical sector of 40°. This allows particular consideration of the soft tissue conditions and repositioning of the fracture in accordance with the axis even with primarily inserted threaded bolts. Secure fixation is effected without screws, by deformation and friction of the composite materials. A safe „press fit" between the toggle and the metal threaded bolt is secured by means of a special surface profile. The system is also compatible with the AO tube system. The cellular elements are the carbon fiber rods are delivered in a sterile condition and ready for use. The results in 21 juvenile femur fractures and 46 tibia fractures with different indications are demonstrated.

Key words: Exfix – External fixator – Assembly – Results

Zusammenfassung. Das Fixateur externe-System erlaubt eine einfache unilaterale Montagetechnik ohne aufwendige Zusatzinstrumente. Die Elemente sind für Röntgenstrahlen durchlässig, haben ein geringes Gewicht und werden konstengünstig unter Verwendung von Kunststoff hergestellt. Das als Zelle bezeichnete Klemmelement nimmt axial 2 Kohlefaserstäbe, der schwenkbare Knebel der Zelle gleichzeitig den Gewindebolzen auf. Durch die Schwenkscheibe ist jeder Gewindebolzen in einen kugelförmigen Sektor von 40° zu manipulieren. So kann nach Weichteilschaden die Fraktur auch bei primär eingebrachtem Gewindebolzen achsengerecht reponiert werden. Die gebrauchssichere Fixierung geschieht ohne Schrauben allein durch die Verformung und Reibung der Verbundwerkstoffe untereinander. Ein gesicherter „Preß fit" zwischen Knebel und metallischem Gewindebolzen ergibt sich aus dem speziellen Oberflächenprofil. Das System ist mit dem Rohrsystem der AO kompatibel. Die Zellen und die Kohlefaserstäbe sind steril verpackt und gebrauchsfertig. Die Ergebnisse an 21 kindlichen Oberschenkelschaftbrüchen und 46 Tibiafrakturen mit verschiedenen Indikationsstellungen werden demonstriert.

Schlüsselwörter: Fixateur externe „Exfix" – Montage – Ergebnisse

(Manuskript bis Redaktionsschluß nicht eingegangen)

337. Darmanastomose am Präparat – Handnaht versus Klammernahtgerät; spezielle Indikationen

A. Thiede, B. Lünstedt, R. Engemann und C. Petermann

Chirurgische Universitätsklinik Würzburg, Josef-Schneider-Str. 2, W-8700 Würzburg, Bundesrepublik Deutschland

Gastrointestinal Anastomosis: Manual Suturing and Stapler Techniques Using Special Gut Preparations

Summary. Three moderators demonstrated on pig gut preparations: esophagal pouch anastomoses, small-bowel anastomoses, ileotransversostomy, and anterior resections using manual and stapler techniques. Anastomoses with biodegradable anastomotic buttons were also performed. Modern suture materials with special indications were demonstrated, and a survey of surgical stapling instruments was given. Special indications for stapling instruments in lung surgery were recommended. It was possible to discuss practical problems with the audience and demonstrate solutions,

Key words: GI anastomoses – Suture material – Stapler anastomoses – Biodegradable anastomotic button

Zusammenfassung. Drei Moderatoren demonstrierten am präparierten Schweinedarm: Oesophago-Pouch-Anastomosen, Dünndarmanastomosen, Ileotransversostomie und tiefe anteriore Rektumresektionen, jeweils in Hand- und Staplertechnik. Ebenfalls wurden Anastomosen mit einem biodegradablen Anastomosenring gefertigt. Es wurde eine Übersicht über moderne Nahtmaterialien mit speziellen Indikationen gegeben. Auf Indikationen der Klammernahtgeräte in der Lungenchirurgie wurde hingewiesen. Gemeinsam mit dem Auditorium wurden praktische Probleme diskutiert und Lösungswege demonstriert.

Schlüsselwörter: GI Anastomosen – Nahtmaterialien – Stapleranastomosen – biodegradabler Anastomosenring

(Manuskript bis Redaktionsschluß nicht eingegangen)

Schlußveranstaltung

Prof. Dr. W. Hartel:
Meine sehr verehrten Damen und Herren!

Freiheit ist nicht nur für unser tägliches Leben, sondern auch für die Wissenschaft, wenn sie objektiv sein soll, unverzichtbar.

Deshalb habe ich Herrn Prof. Karl Steinbuch gebeten, uns das Thema

Wissenschaft in Freiheit

vorzutragen.

Dies ist nicht das erste Mal, daß Herr Prof. Steinbuch zu uns Chirurgen spricht. Vielen von uns ist er auch durch seine publizistische Tätigkeit bekannt.

Deshalb bin ich sehr dankbar, Herr Steinbuch, daß Sie das Thema für uns vorbereitet haben und darf Sie nun zu Ihrem Vortrag bitten.

338. Wissenschaft in Freiheit

K. Steinbuch

Adalbert-Stifter-Str. 4, W-7505 Ettlingen, Bundesrepublik Deutschland

Die Revolution der Freiheit

Im Jahre 1789 begann mit der Erstürmung der Bastille in Paris eine neue Epoche der Geschichte.

Im Jahre 1989 signalisierte die Öffnung des Brandenburger Tores in Berlin eine ganz andere Epoche der europäischen Geschichte: Man hat die Unfreiheit des „real existierenden Sozialismus" satt – man läßt sich nicht länger mit Ideologie abspeisen.

Die Unfreiheit war nicht Fehlentwicklung oder Mißbrauch eines im Prinzip freiheitlichen Systems – sondern schon in seinem Grundsätzen angelegt: Die Diktatur des Proletariats kann ja nicht kritisiert werden!

Im Gegensatz hierzu ist unsere Gesellschaft eine „offene Gesellschaft", deren Grundsätze vor allem Karl R. Popper dargestellt hat („Die offene Gesellschaft und ihre Feinde", Uni-Taschenbücher, Francke-Verlag München 1957).

Das Grundgesetz der Bundesrepublik Deutschland ist nach den Idealvorstellungen der „offenen Gesellschaft" angelegt. Dies zeigt z.B. Artikel 2:

„Jeder hat das Recht auf freie Enfaltung seiner Persönlichkeit, soweit sie nicht die Rechte anderer verletzt und nicht gegen die verfassungsmäßige Ordnung oder das Sittengesetz verstößt".

Artikel 5:

„Jeder hat das Recht, seine Meinung in Wort, Schrift und Bild frei zu äußern und zu verbreiten und sich aus allgemein zugänglichen Quellen ungehindert zu unterrichten".

Doch betrachten wir die grundsätzliche Problematik der Freiheit! Solange STASI und Stacheldraht freies Verhalten verhinderten, war das Leben in gewissem Sinne einfach: Man befolgte Befehle und jubelte den sozialistischen Fürsten zu.

Seit der Revolution der Freiheit ist es aber ganz anders. Dies zeigt sich vor allem

- bei der Kommunikation: An die Stelle von Befehl und Gehorsam treten Verantwortung und Vertrauen
- beim Weltbild: An die Stelle politischer Dogmen tritt das freie Suchen nach Wahrheit, die Kreativität

Die politische Steuerung der Wissenschaft im etablierten Marxismus-Leninismus illustrierte vor allem der „Fall Lyssenko": Die biologische Theorie Lyssenkos (der die Veränderung von Erbanlagen durch Umwelteinflüsse behauptete), war in der Sowjetunion zu Stalins Zeiten sakrosankt, obwohl sie vom Sachverstand mit guten Gründen abgelehnt worden war.

Daß Lyssenko in der Sowjetunion zu Stalins Zeiten hohes Ansehen erlangte, beruht nicht auf dem Wahrheitsgehalt seiner Theorie, sondern auf der Bestätigung marxistischen Denkens, auf politischer Opportunität.

Ganz anders entwickeln sich wissenschaftliche Ideen in der „offenen Gesellschaft": Hier ist Freiraum für ungesteuerte Kreativität – die Erzeugung neuer und wertvoller Ideen – gleichgültig, ob sie nun opportun sind oder nicht.

Kreativität ist immer ein Hinaustreten des kreativen Subjekts aus der Geborgenheit allgemeiner Zustimmung: Ein gewagtes Unternehmen, das mancherlei Gefahren mit sich bringt und Mut braucht.

Paradigmatisch hierfür ist der „Fall Galilei": Ihn hat uns vor allem Bert Brecht nahegebracht: Wie Galilei seine Vorstellungen gegen die Dogmen der Kirche und gegen die Inquisition verteidigte:

Es setzt sich nur soviel Wahrheit durch, als wir durchsetzen ..." „Unglücklich das Land, das Helden nötig hat!"

Rückblickend erscheint es grotesk, daß Brecht solches in der Hoffnung auf eine „sozialistische" Zukunft schrieb!

Doch für uns – hier und jetzt – gilt:

Wir sind glücklich,
in einem Lande zu leben,
in dem man kein Held sein muß
um die Wahrheit zu sagen!

Abgesehen von den ideologischen Turbulenzen während des „Dritten Reiches" verliefen die Jahrhunderte seit dem Durchbruch der Aufklärung relativ ungestört – bis durch die Studentenrevolte 1968 bei uns erneut politische Gewalt in die Wissenschaft einbrach und eine neue Gegenaufklärung brachte:

Wahrheit interessiert kaum mehr – „Emanzipaiton!" hieß das neue Zauberwort. Da meinte mancher Wirrkopf, seine Pubertät sei gar nicht Pubertät, sondern pure Progressivität – und die sozialistische Rhetorik heiligte jede Torheit.

Da suchte man „neue Paradigmen", „Moderne", „Postmoderne" und „Post-Postmoderne", und höchsten Ruhm errangen allerlei „Querdenker".

Aber es kommt nicht darauf an, immer mehr Zufälliges zu produzieren (das können Computer viel schneller!), es kommt darauf an, das wenige Wertvolle aus der Überfülle des Wertlosen herauszufinden!

Der Kreative muß wie ein Diamantensucher arbeiten – er muß Tonnen von Wertlosem hinwegräumen, bis er ein winziges, glänzendes Stückchen Wahrheit in der Hand hält!

Leichter hat es da der Nonsens-Produzent: Er streut das Wertlose in die Umwelt.

Typisch hierfür ist Ivan Illich, der über Aristoteles, Arbeitsteilung, Luftverkehr, Kindererziehung, Hurerei, Schattenökonomie und Jesus Christus doziert und die zeitgenössische Medizin als ein unsinniges Ritual anklagt, das wenigen Gewinn und vielen Schaden bringt.

Illich kennt offensichtlich nicht die Zustände vor dem Aufkommen unserer Medizin, der Zeit ohne Anaesthesie und Antisepsis, als viele Kranke die Aussicht auf die Fortdauer ihrer Leiden und frühen Tod medizinischer Behandlung vorzogen.

Die empirische Statistik für die Bundesrepublik sagt ganz anderes als Illich:

„Die Lebenserwartung ist seit der Jahrundertwende um etwa 30 Jahre auf nunmehr fast 72 Jahre bei Männern, 78,4 Jahre bei Frauen gestiegen. ... Der Gesundheitszustand der Deutschen war noch nie so gut wie heute".
(Bundesgesundheitsministerin U. Lehr bei der MEDICINALE XX)

Doch Lebenserwartung ist nicht alles – die zeitgenössische Medizin verbessert die Lebensqualität rundum.

Kürzlich erlebte ich, wieviel subjektive Verbesserung schon eine wohlgelungene Augenoperation bringt!

Darf ich hier – im Widerspruch zu Illich, aber wohl mit Zustimmung der meisten Mitbürger – Medizinern im allgemeinen und Chirurgen im besonderen für ihre sachverständige und aufopferungsvolle Arbeit an der Gesundheit unserer Mitbürger danken!

Unser Land wird gegenwärtig geradezu überflutet von „esoterischer" Literatur, der Hexenglauben floriert, „New Age" ist große Mode.

Da wird aus unverstandener Naturwissenschaft und angelesenem Buddhismus etwas zusammengebraut, was Halbgebildete begeistert.

Manche meinen: Das kartesianische Weltbild – bestimmt durch die Trennung von Subjekt und Objekt und orientiert an der Effizienz – müsse ersetzt werden durch ein ganz anderes Weltbild: „Ganzheitlich", „sanft" und „weiblich".

Bei der Suche nach einem Zauberstab, der das Unverständliche verständlich und das Gefährdete ungefährdet macht, stoßen viele auf „fernöstliche Weisheiten".

Dr. Karl Kadlez (Wien) hat die Tragfähigkeit der Hoffnungen auf „fernöstliche Weisheiten" durch Gespräche mit indischen Wissenschaftlern, Studium einschlägiger Schriften und unmittelbare Beobachtungen untersucht. Sein Bericht (K. Kadlez, „Die dritte Achsenzeit", von Loeper Verlag Karlsruhe 1988) widerspricht allen Vor-Urteilen und Vor-Hoffnungen, die bei uns gehegt werden:

- Fernöstliche Weisheit stillt den Hunger nicht!
- Fernöstliche Weisheit ist weder demokratisch noch weiblich!
- Auch indische Wissenschaftler gehen von der grundsätzlichen Trennung von Subjekt und Objekt aus.
- Heilung von Kranken setzt auch nach der in Indien vorherrschenden Überzeugung naturwissenschaftliche Medizin voraus: *„Forschungen über die Ursache von Krankheiten und exakte Beobachtungen über die Wirkung von Heilmitteln sind fast unmöglich, wenn von den Priestern und Brahmanen die Krankheitsursachen auf ein schlechtes Karma, auf Sünden und Vergehen in früheren Vorgeburten zurückgeführt werden".*

Die „fernöstlichen Weisheiten" werden von den Gebildeten ihrer Herkunftsländer nicht so ernst genommen, wie von den Halbgebildeten unseres Landes!

Das Wahrheitsproblem

Wenn Freiheit nicht zur Beliebigkeit verkommen soll – in der alles gesagt und alles hingenommen wird – dann stößt man zwangsläufig auf die alte Frage: „Was ist Wahrheit?"

Eine scheinbar einfache Antwort gab schon Thomas von Aquin im dreizehnten Jahrhundert:
„Veritas est Adaequatio Rei et Intellectus"

Von Kant übersetzt:
„Wahrheit besteht ... in der Übereinstimmung der Erkenntnis mit dem Gegenstande."

Die philosophische Forschung hat in den letzten Jahrhunderten manches Wichtige zum Wahrheitsproblem beigetragen: Erschien einst „die Wahrheit" als eine singuläre Aussage, so erscheint sie im modernen Verständnis eher als vorläufiger Endpunkt der Folge von Beschreibungsversuchen, der bisher noch nicht als falsch erkannt („falsifiziert") wurde.

Das moderne Wahrheitsverständnis ist bestimmt durch

- das Fehlen endgültiger Dogmen,
- die Offenheit gegenüber neuen Erfahrungen – und
- die Offenheit für allgemeine Überprüfung.

Als gefährliche Beeinträchtigung der kulturellen Wahrheitssuche erscheint in unserer Zeit der Medienbetrieb: Er ersetzt die Autorität der Wahrheit durch die Autorität der Sensation:

Wohlgemerkt: Hier geht es um die „Wahrheit" der Millionen unserer Mitbürger, deren Denken und Handeln unser aller Politik und Schicksal bestimmt!

Empfängt der Medienkonsument mehr Information, als er verarbeiten kann, dann setzen sich in seinem Kopf diejenigen Informationen durch, die durch subjektive Erregung die Abwehr überwinden – gleichgültig, ob sie nun wahr oder falsch sind.

Hat beispielsweise in unserem Lande ein seriöser Arzt mit Wissenschaft schon soviel Medienwirkung erzielt wie Herr Hackethal mit seinem Sensationismus?

Auf dieses Konsumentenverhalten haben sich viele Medien eingestellt: Sie verbreiten Sensationelles – ohne Sensibilität für Richtigkeit und Wahrheit! (Daß es Ausnahmen gibt, sei zugestanden – aber auch, daß sie Ausnahmen sind!)

Es ist schlimm, daß diese Beeinträchtigung der kulturellen Wahrheitssuche nicht erkannt und bekämpft wird – in der Konkurrenz von Medien-Interesse und menschlicher Existenz siegt bisher das Medien-Interesse: Wir amüsieren uns zu Tode!

Der Sensationismus beschädigt gleichermaßen Wissenschaft und Kunst: Sensationeller Unsinn und sensationelle Häßlichkeit verdrängen Wahrheit und Ästhetik: Die „Moderne" kommt in des Kaisers neuen Kleidern. Nietzsches Warnung vor der Heraufkunft des Nihilismus ist in unserer Zeit hochaktuell.

Ich meine: Die gegenwärtige „Medien-Kultur" reproduziert mit moderner Technik die Fehler der mittelalterlichen Scholastik. Wurden einst – bei der mittelalterlichen Scholastik – die Irrtümer vermeintlicher Autoritäten in endlosen Disputationen zementiert (bis hin zur Anatomie von Affen anstatt der Anatomie von Menschen) und die Realität gar nicht gesehen, so zementiert die Neo-Scholastik der Medien die Irrtümer vermeintlicher Autoritäten (beispielsweise der Propheten von 1968) und sieht gar nicht die Realität.

Als ich vor 20 Jahren das Buch „Die informierte Gesellschaft" schrieb, da hoffte ich, mehr Information durch neue Medien brächte mehr Rationalität, bessere Entscheidungen und bessere Ordnung menschlichen Zusammenlebens.

Aber jetzt ist es offensichtlich: Mehr Information hat nicht mehr Rationalität gebracht, bessere Entscheidungen und bessere Ordnung menschlichen Zusammenlebens.

Dies ist die Krankheit unserer Zeit:
Wir haben allzuviel „Querdenker",
die Sensationen produzieren
ohne deren Folgen zu verantworten.
Aber wir haben allzuwenig Gradaus-Denker,
welche unsere alte Kultur
vor den Querschlägern des Sensationismus
bewahren!

Verantwortung

Außer der Ungültigkeit ideologischer Dogmen ist die „offene Gesellschaft" durch die freiheitliche Kommunikation bestimmt: Statt Befehl und Gehorsam – Verantwortung und Vertrauen.

Verantwortung braucht
– einerseits die glaubwürdige Motivation – und
– andererseits den notwendigen Sachverstand.

Die Verantwortlichkeit der Motivation kann vor allem an Kants Forderung gemessen werden: *„Handle so, daß die Maxime deines Willens jederzeit zugleich als Prinzip einer allgemeinen Gesetzgebung gelten könne"*.

Aber die Anwendung solcher Grundsätze sittlichen Verhaltens stößt in unserer Zeit auf zunehmende Schwierigkeiten: Wer beispielsweise menschliches Leben erhalten möchte, steht vor der kaum beantwortbaren Frage: Wo beginnt überhaupt menschliches Leben, wo endet es – und welches sind die „besten" Methoden seiner Erhaltung?

Offensichtlich ist das Bekenntnis zur Sittlichkeit in unserer hochkomplexen Welt nicht mehr ausreichend. Diese unbefriedigende Situation ist vor allem durch die informationelle Unzulänglichkeit des Menschen begründet, durch das Mißverhältnis zwischen der Komplexität seiner Welt und seinem beschränkten Bewußtsein.

Beispielsweise hatte Leibniz im siebzehnten Jahrhundert noch eine vollständige Übersicht über das gesamte Wissen seiner Zeit, er konnte sein Denken und Verhalten noch so einrichten, daß es vor diesem „vollständigen" Wissen „richtig" war und ihn keiner leicht kritisieren konnte.

Aber heutzutage kann keiner mehr beanspruchen, eine vollständige Übersicht über das gesamte Wissen seiner Zeit zu haben; keiner kann mehr die Autorität beanspruchen, sich vor dem „vollständigen" Wissen seiner Zeit verantworten zu können, und deshalb sind wir auch alle ständig der Kritik ausgeliefert: berechtigter und unberechtigter.

Jede ernsthafte Überlegung zur Verantwortung muß ausgehen von der informationellen Unzulänglichkeit des Menschen, von der Tatsache, daß das Bewußtsein quantitativ immer weiter hinter der wachsenden Komplexität seiner Welt zurückbleibt.

Vor allem von der Tatsache, daß der Mensch die Folgen seines Tuns nicht immer voraussehen kann. Die sogenannte „Futurologie" ist nicht mehr als die profitable Kunst, andere glauben zu machen, man wüßte etwas über die Zukunft:

Meine Empfehlung: Lesen Sie die „futurologische" Literatur immer erst zehn Jahre später – und sie erkennen, wieviel Unsinn da gewinnbringend verkauft wird!

Doch zurück zur informationellen Unzulänglichkeit des Menschen!

Das gesamte Wissen der Menschheit ist vergleichbar einem ungeheuren und rasch wachsenden Gitter aus Begriffen, die durch Relationen miteinander verbunden sind – und unser Bewußtsein ist vergleichbar einem Käferchen, das in diesem ungeheuren Gitter herumkrabbelt: Es kann zwei oder drei Begriffe erfassen – aber es ist außerstande, das Gitter in seiner Gänze zu verstehen.

Unser Wissen ist Stückwerk. Wer absolute Aussagen macht, beweist vor allem sein Unverständnis der informationellen Unzulänglichkeit des Menschen.

Jeglicher „Fundamentalismus" – ob „rot" oder „grün", ob theologisch oder weltlich – verkennt die informationelle Unzulänglichkeit des Menschen: Die menschliche Existenz kann nicht auf *eine* fundamentale Idee reduziert werden, sie kann nur mit einem Geflecht aus Unvollkommenheiten, Widersprüchen und Kompromissen „begriffen" werden.

Auch der moralische Rigorismus, der überheblich urteilt, gehört hierzu.

Anklagen führen häufig dazu, daß verantwortliche Menschen ersetzt werden durch Bürokratien, die es zwar nachträglich immer besser wissen, aber im entscheidenden Augenblick handlungsunfähig sind und keine Verantwortung für ihre Mißerfolge tragen.

Dies zeigt sich besonders an der Arbeit der Chirurgen. Ich bin kein Chirurg – aber ich versuche, mich in seine Lage zu versetzen: Er steht am Operationstisch, vor sich den geöffneten Körper eines Menschen, der leben und gesund sein möchte.

An dieser Verantwortung trägt der Chirurg schwer: Von seinen kurzfristigen Entscheidungen und seinem Geschick hängt es vielfach ab, ob dieser Mensch leben und gesund sein wird. Aber seine Entscheidungen sind weder einfach noch eindeutig bestimmt. Führen sie zum Erfolg, dann werden sie vergessen – wenn nicht, fallen die Ankläger über ihn her.

Unser Bewußtsein ist der Komplexität unserer Welt nicht gewachsen. Aber die Realität zwingt den Menschen ständig zu Entscheidungen: Woran kann er sich da orientieren?

Auf diese Frage gibt es nur eine einzige Antwort: Andere Menschen – teils früher lebende, teils gleichzeitig lebende – befanden sich schon in ähnlichen Situationen und waren ebenso gezwungen, sich irgendwie zu verhalten. An ihnen und ihrem Schicksal zeigt sich, welches Verhalten zu guten und welches zu schlechten Folgen geführt hat. Die informationelle Unzulänglichkeit des Menschen kann offensichtlich durch fremde Erfahrung überwunden oder gemildert werden.

Hierbei ist vor allem auf die Überlieferung zu verweisen, die als Erfahrung mit sehr komplexen Systemen verstanden werden kann, als ein ungeheurer Erfahrungsschatz von menschlichem Verhalten und seinen Folgen.

Hier ist aber auch an die Spezialisten zu denken, mit deren Sachwissen manches Problem gelöst werden kann, das der Nicht-Spezialist kaum angehen könnte.

Verantwortung setzt ethische Maßstäbe voraus: Was ist gut, was kann man verantworten – was ist schlecht, was kann man nicht verantworten? Allerdings darf man sich hierüber keine Illusionen machen: Die gute Absicht ist zwar notwendig, nicht aber hinreichend für verantwortbares Verhalten. Unverzichtbar ist die sachliche Kompetenz, die bewirkt, daß die gute Absicht auch zu guten Folgen führt.

Bei Max Weber findet sich die nützliche Unterscheidung: Gesinnungsethik oder Verantwortungsethik – kommt es auf die „gute“ Gesinnung ohne Rücksicht auf die „falsche“ Wirkung an oder entscheidet ausschließlich die „gute“ Wirkung?

Ich habe gegen die Gesinnungsethik in unserer Zeit größte Bedenken: Der Weg in die Hölle war schon immer mit guten Vorsätzen gepflastert, aber in unserer Zeit zunehmenden Realitätsverlustes sind die guten Vorsätze besonders gefährlich.

Gesinnungsethiker sind nur ausschließlich an dem häufig grotesken Mißverhältnis von versprochenem Gut und angerichtetem Übel kritisierbar. Ich meine, man sollte sich weniger am versprochenen Heil und mehr am angerichteten Unheil orientieren.

Verantwortliches Verhalten ist nicht immer konformes Verhalten: Besonders der Widerstand gegen unheilvolle politische Entwicklungen zeigt außergewöhnliches, verantwortungsbewußtes Verhalten.

Dieser Widerstand richtet sich nicht immer gegen eine grobe Diktatur, manchmal auch gegen vorherrschende Irrtümer oder gegen die Diktatur der veröffentlichten Meinung.

In solchen Situationen zeigt sich die Verantwortung in der trotzigen Haltung: *„Hier stehe ich, ich kann nicht anders!“*

Die Verantwortungs-Problematik wurde neuerdings wiederbelebt durch das Buch von Hans Jonas „Das Prinzip Verantwortung“ (Insel Verlag Frankfurt am Main 1979).

Jonas kritisierte Kants kategorischen Imperativ, weil er am Augenblick orientiert und an das Individuum gerichtet ist – er empfiehlt einen neuen Imperativ:

Handle so, daß die Wirkungen deiner Handlungen nicht zerstörerisch sind für die künftige Möglichkeit solchen Lebens“.

Auch wenn mich der starke moralische Appell des Autors beeindruckt, kann ich ihm doch nicht durchweg folgen:

- Jonas ist bestimmt durch den moralistischen Irrtum: Wo Übles geschieht, muß Übles gewollt sein! Die Realität zeigt aber: Das meiste Übel entsteht aus Irrtum oder Unverstand. Deshalb kommt es mehr auf sachliche Aufklärung als auf moralische Appelle an.
- Besonders bedenklich erscheint mir die These von Hans Jonas: *„... daß der Unheilsprophezeiung mehr Gehör zu schenken ist, als der Heilsprophezeihung.“*
  Ich fürchte, damit wird Demagogen ein Zauberstab in die Hand gegeben, die Rationalität unserer Kultur weiter beschädigt und es entsteht eine pessimistische Gesellschaft, in der keiner mehr sagen wird: Es ist eine Lust zu leben!

Vor allem ist zu fürchen, daß in einer derart durch Schreckensmeldungen abgestumpften Gesellschaft notwendige Warnungen gar nicht mehr ernstgenommen werden!
– Jonas findet keine klaren Schlüsse – er geht „en passant“ an ihnen vorbei.

Ich meine: Ein überzeugendes „Prinzip Verantwortung“ muß in unserer Zeit münden in eindeutige Forderungen:

Weltweite Geburtenkontrolle
Asketische Kultur – und
Rationalität menschlichen Handelns.

Wie wenig die Theorie der Verantwortung für die Praxis der Verantwortung bringt, zeigten die öffentlichen Auseinandersetzungen um den Golfkrieg:

– Ist der Widerstand gegen einen Aggressor sittlich geboten – oder
– ist der Verzicht auf jegliche Kriegshandlung sittlich geboten?

Bei den heftigen öffentlichen Auseinandersetzungen um dieses so wichtige sittliche Problem fand ich keinerlei Rat und Hilfe bei den Theoretikern der Sittlichkeit.

Vertrauen

Freiheitliche Kommunikation braucht Vertrauen. Der Mensch der offenen Gesellschaft ist vergleichbar einem Schiff auf hoher See, das Orientierung sucht. Aber an seinem Horizont leuchtet nicht *ein* Leuchtfeuer, sondern deren viele – und alle signalisieren: *Mir* mußt du folgen – die anderen führen ins Unheil!

Beim Vertrauen geht es um die Frage: Welchen der vielen angebotenen Informationen kann ich folgen, ohne daß Schaden entsteht?

Durch Desinformation werden Entscheidungen erschlichen: Man stellt nachträglich fest: *Das* habe ich doch gar nicht so gewollt – ich wurde durch Desinformation zu falschen Entscheidung verführt!

Wieviel Unglück kam über unser Volk, weil es unglaubwürdigen Politikern vertraute!

A. Schopenhauer hat – verstreut an vielen Stellen – Beachtenswertes zum Vertrauen und Mißtrauen geschrieben – so z.B. *„Es gibt auf der Welt nur ein lügenhaftes Wesen: Es ist der Mensch“.*

Im Hinblick auf Zeitgeist und „Schweigespirale“ ist beachtlich, was Schopenhauer (in seinen „Aphorismen“) schrieb:

„Denn da die Menschen in der Regel ohne eigenes Urteil sind und zumal hohe und schwierige Leistungen abzuschätzen durchaus keine Fähigkeiten haben; so folgen sie hier stets fremder Autorität, und der Ruhm, in hoher Gattung, beruht bei 99 unter 100 Rühmern, bloß auf Treu und Glauben. Daher kann auch der vielstimmige Beifall der Zeitgenossen für denkende Köpfe nur wenig Wert haben, indem sie in ihm stets nur das Echo weniger Stimmen hören, die zudem selbst nur sind, wie der Tag sie gebracht hat. Würde wohl ein Virtuose sich geschmeichelt fühlen durch das laute Beifallklatschen seines Publikums, wenn ihm bekannt wäre, daß es, bis auf einen oder zwei, aus lauter völlig Tauben bestände, die, um einander ihre Gebrechen zu verbergen, eifrig klatschen, sobald sie die Hände des einen in Bewegung sähen?“

Über das Vertrauen gibt es einige neuere Publikationen – so vor allem

– Niklas Luhmann „Vertrauen“ (F. Enke Verlag Stuttgart 1973), in dem Vertrauen als „Reduktion von Komplexität“ erklärt wird.
– R. Schottländer „Theorie des Vertrauens“ (W. de Gruyter & Co. Verlag Berlin 1957).
– F. Petermann „Psychologie des Vertrauens“ (Otto Müller Verlag Salzburg 1985)

So beachtenswert diese Darstellungen auch sind – sie geben uns kaum Hilfe für die wichtigen Fragen der Informationsgesellschaft – wie z.B.

– Kann man diesem oder jenem Publizisten trauen?
– Kann man dieser oder jener Partei trauen?

Vor derartigen Fragen fühlt man sich – auch nach Lektüre der einschlägigen Literatur – ziemlich hilflos.

Im „real existierenden Sozialismus" war es viel einfacher – da wurde klar und eindeutig festgestellt: „Die Partei, die Partei hat immer recht!"

Vertrauen braucht vor allem das Verhältnis von Arzt und Patient: Hier ist ein Erfolg dann zu erhoffen, wenn der Patient sich der Diagnose rückhaltlos erschließt und den Empfehlungen des Arztes folgt.

Aber wie leichtfertig wird dieses notwendige Vertrauen mit manchen sensationellen Berichten gestört!

Die Erfahrungen der letzten Jahre legen uns besoderes Mißtrauen nahe gegenüber dem ideologisierten Moralismus: Dem Anspruch, alles besser machen zu können – ohne daß angemessener Sachverstand vorhanden ist. Dies deckt sich mit Poppers leidenschaftlichen Warnungen vor Glücksversprechungen.

Angesichts ihrer ständigen Mißachtung sei diese Banalität deutlich ausgesprochen:
Am meisten Vertrauen verdienen sicher nicht diejenigen, die am meisten versprechen!

Zum Schluß

Wir leben – wie gesagt – theoretisch in einer „offnen Gesellschaft".

Aber die Praxis entspricht dieser Theorie nicht immer – und dieses Manko wurde in den letzten Jahren besonders deutlich.

In der veröffentlichten Meinung unseres Landes ist die Tendenz *gegen* unser gutes bürgerliches System und für den „Sozialismus" übermächtig.

Einen bemerkenswerten Leserbrief brachte kürzlich der „Spiegel" (37/1990). Da schrieb ein Dr. Wladimir Ostrogorski, Ex-Kommentator des Moskauer Rundfunks: *„Während meiner Tätigkeit beim Moskauer Rundfunk griffen meine Kollegen und ich immer wieder zum Spiegel, wenn wir „wider die Westdeutschen" ... agitieren sollten und wollten. Eine bessere Inspirations- und Tatsachenquelle fanden wir kaum"*.

Über den „Stern" schrieb mein – leider verstorbener – alter Freund O. W. Haseloff in seinem Buche „Stern – Strategie und Krise einer Publikumszeitschrift" (Verlag v. Hase & Koehler, Mainz 1977): *„... daß genau zwei Drittel des „Stern" geeignet sind, Anhänger westlich-demokratischer Lebensformen zu „verunsichern" und das Vertrauen in die Zukunft dieser politischen Lebensform zu schwächen"*.

Ich wehre mich seit Jahren gegen die Manipulation unserer Demokratie und die Desinformation unserer Gesellschaft.

Wir Deutschen haben das Glück, in einer freien Gesellschaft zu leben. Ich meine, wir sollten uns dessen würdig erweisen, wir sollten aus der Geschichte dieses gelernt haben:

Das politische System, das nach schwersten Irrtümern in unserem Lande von verantwortungsbewußten Männern wie Konrad Adenauer, Ludwig Erhard, Theodor Heuss, Kurt Schumacher und F. J. Strauß aufgebaut worden ist und uns viel Freiheit und einen hohen Wohlstand gebracht hat, ist es wert, erhalten und verteidigt zu werden – gegen innere und äußere Feinde!

Lassen Sie mich schließen mit dem schon Gesagten:

Wir sind glücklich,
in einem Lande zu leben,
in dem man kein Held sein muß
um die Wahrheit zu sagen!

Prof. Dr. W. Hartel:
Herzlichen Dank Herr Steinbuch. Genauso habe ich mir Ihren Vortrag gewünscht.

Zum Abschluß habe ich mir Musik von Mozart für Sie gewünscht. Angehörige des Musikkorps 10, Ulm, spielen nun das Streichquartett Nr. 15 in B-Dur.

Meine sehr verehrten Damen und Herren!

Nachdem diese alles verbindende Musik verklungen ist, bleibt mein Dank. Bitte gestatten Sie mir, diesen vorbringen zu dürfen. Dieser Dank richtet sich zunächst an Vorstand und Präsidium, in dem ich freundschaftlich aufgenommen wurde.

Der Generalsekretär, Herr Professor Ungeheuer, hat meine Arbeit vorbehaltlos unterstützt. Nichts hat diese Unterstützung unterbrechen können. Sein Einsatz für die Gesellschaft ist von unschätzbarem Wert. Dies ist auch der Grund, warum er schon heute wieder an einer entscheidenden Sitzung in Frankfurt teilnimmt und deshalb fehlen muß.

Bei unserem Schatzmeister, Herrn Dohrmann, fand ich Sicherheit und Kameradschaft. Ich danke Ihnen dafür. Dank auch an die Referenten und Sitzungsleiter, die wesentlich zum Gelingen des Kongresses beitrugen. Herr Prof. Herfarth, Herr Prof. Betzler, Heidelberg, sowie Herr PD Raute, Mannheim, haben mit bekannter Präzision die Arbeit im Forumsausschuß vorbereitet, so daß sie zügig abgewickelt werden konnte. Herzlichen Dank!

Bedanken möchte ich mich auch bei Herrn Udo Schreiber, dem Leiter der Pressestelle, der eine erfolgreiche Öffentlichkeitsarbeit geleistet hat. Das Echo war außerordentlich!

Der Kongreß konnte nur durch die Industrie trotz ihrer vielen neuen Verpflichtungen so großzügig ausgerichtet werden. Daher verdient sie großen Dank.

Reibungslos funktionierte die Zusammenarbeit mit der Münchener Messegesellschaft, was vor allem Frau Brunner herzlich zu danken ist.

Meine Abteilung und die Bundeswehr haben mir die nötige Rückendeckung gegeben. Besonders möchte ich meinen Oberarzt Dr. Kahle und die Herren Dr. Becker, Dr. Usinger und Dr. Weidringer hervorheben, die generalstabsmäßige Arbeit leisteten. Dank auch an meine Sekretärin Frau Tron und die Damen unseres Büros in der Elektrastraße.

Damit schließe ich den 108. Kongreß und wünsche Ihnen eine gute Erinnerung und Heimreise.

Autorenverzeichnis

* Beitragsnummer

Sachverzeichnis